Kohlhammer

Bianca Berger/Fabian Graeb/Gundula Essig/
Petra Reiber/Reinhold Wolke (Hrsg.)

Förderung und Erhaltung der Mobilität in der Pflege alter Menschen

Empfehlungen für die Praxis

Verlag W. Kohlhammer

Dieses Werk einschließlich aller seiner Teile ist urheberrechtlich geschützt. Jede Verwendung außerhalb der engen Grenzen des Urheberrechts ist ohne Zustimmung des Verlags unzulässig und strafbar. Das gilt insbesondere für Vervielfältigungen, Übersetzungen, Mikroverfilmungen und für die Einspeicherung und Verarbeitung in elektronischen Systemen.

Die Wiedergabe von Warenbezeichnungen, Handelsnamen und sonstigen Kennzeichen in diesem Buch berechtigt nicht zu der Annahme, dass diese von jedermann frei benutzt werden dürfen. Vielmehr kann es sich auch dann um eingetragene Warenzeichen oder sonstige geschützte Kennzeichen handeln, wenn sie nicht eigens als solche gekennzeichnet sind.

Es konnten nicht alle Rechtsinhaber von Abbildungen ermittelt werden. Sollte dem Verlag gegenüber der Nachweis der Rechtsinhaberschaft geführt werden, wird das branchenübliche Honorar nachträglich gezahlt.

Dieses Werk enthält Hinweise/Links zu externen Websites Dritter, auf deren Inhalt der Verlag keinen Einfluss hat und die der Haftung der jeweiligen Seitenanbieter oder -betreiber unterliegen. Zum Zeitpunkt der Verlinkung wurden die externen Websites auf mögliche Rechtsverstöße überprüft und dabei keine Rechtsverletzung festgestellt. Ohne konkrete Hinweise auf eine solche Rechtsverletzung ist eine permanente inhaltliche Kontrolle der verlinkten Seiten nicht zumutbar. Sollten jedoch Rechtsverletzungen bekannt werden, werden die betroffenen externen Links soweit möglich unverzüglich entfernt.

1. Auflage 2022

Alle Rechte vorbehalten
© W. Kohlhammer GmbH, Stuttgart
Gesamtherstellung: W. Kohlhammer GmbH, Stuttgart

Print:
ISBN 978-3-17-039584-8

E-Book-Formate:
pdf: ISBN 978-3-17-039585-5
epub: ISBN 978-3-17-039586-2

Vorwort – Idee und Aufbau des Buches

Reinhold Wolke und Bianca Berger

Was geht (noch)?! – nicht nur eine Idee!

Wie entsteht die Idee für ein Buch mit dem Titel »Förderung und Erhaltung der Mobilität« und mit dem Fokus auf alte Menschen und Pflege? Erstens durch die intensive Auseinandersetzung mit Studien zum Thema Erhaltung und Förderung der Mobilität, die positive Wirkungen zeigen und/oder auf Verbesserungsbedarfe aufmerksam machen. Wir verweisen an dieser Stelle auf die Verbesserung der Lebensqualität, die Teilhabe am gesellschaftlichen Leben, aber auch auf die Prävention von Dekubitus, Sturz, Kontraktur usw. Zweitens durch die Beobachtung von Routinen im Rahmen von Praxisprojekten, die uns Anlass gegeben haben, Fragen zu stellen oder Aspekte zu thematisieren, die verbesserungswürdig erscheinen. Drittens durch die Zusammenarbeit mit engagierten Einrichtungen, Diensten, Mitarbeitenden, die uns an ihren Erfahrungen teilhaben lassen. Viertens durch zahlreiche Fortbildungsveranstaltungen, in denen die Mitarbeiterinnen über ihre Praxiserfahrungen sprechen. Und zu guter Letzt, weil alte und hochbetagte Menschen uns Einblick in ihr Leben sowie in ihre Bedarfe und Bedürfnisse zur Erhaltung und Förderung der Mobilität gegeben haben, die wir gerne weitergeben möchten.

Die alten und hochbetagten Menschen werden uns im Rahmen des Buches immer wieder begegnen, weil sie uns dazu motiviert haben, darüber nachzudenken: Was geht noch?! Das beinhaltet ausdrücklich auch das Gegenteil, also auch zu Entscheidungen zu gelangen, dass z. B. jemand nicht mehr aufstehen möchte und im Bett eine partielle Autonomie erlebt. Die Bedürfnisse des alten Menschen stehen im Mittelpunkt.

Ein Beispiel: Wir lernen die weit über 90-jährige Frau Maier[1] im Rahmen eines Projektes in einer Einrichtung der stationären Altenhilfe kennen. Die rüstige, sehr gepflegte und kontaktfreudige Dame sitzt im Rollstuhl bzw. sie »hängt« eingefallen und schief in einem Transportrollstuhl, in dem sie keine stabile Sitzposition halten kann. Frau Maier wird in ihrem Rollstuhl von den Mitarbeitenden von A nach B geschoben, ohne dass eine Eigenbewegung erkennbar wird. Im Gespräch formuliert Frau Maier einen Herzenswunsch: Sie möchte gerne ein paar Schritte gehen können, um selbständig auf die Toilette zu gelangen. Sie berichtet über Übelkeit und Schwindel und darüber, dass sie das Gefühl habe, dass die Mitarbeitenden sehr beschäftigt sind und keine Zeit haben, mit ihr das Gehen zu üben. Auf Nachfrage, ob Frau Maier die Mitarbeitenden schon einmal auf Gehübungen angesprochen habe, verneint sie dies mit dem Hinweis, nicht zur Last fallen zu wollen. Sie beschreibt Folgendes: »Na ja, die haben alle ihre Arbeit und die möchte ich nicht mit meiner Sache noch aufhalten. Das möchte ich dann auch wieder nicht.«

Gemeinsam mit Frau Maier wurde eingeübt, mit dem Rollstuhl selbständig Strecken zurückzulegen, und zwar indem sie sich trippelnd fortbewegte. Für Frau Maier war diese Maßnahme mit Lebensqualität assozi-

---

1 Bei allen in diesem Buch aufgeführten Personen wurde der Name geändert, um deren Anonymität zu gewährleisten.

iert, da sie selbst entscheiden konnte, wann sie den Speiseraum verlassen oder wieder aufsuchen kann. Außerdem hat eine Mitarbeiterin sich intensiv darum bemüht, den Rollstuhl und das Sitzkissen durch das Sanitätshaus überprüfen zu lassen, damit ein bequemes und stabiles Sitzen möglich wurde. Die Überdosierung eines Schmerzmittels wurde bei der Hausärztin angesprochen und deutlich reduziert, so dass Schwindel und Übelkeit und die damit einhergehende Angst, aber auch Kraftlosigkeit deutlich reduziert werden konnten. Außerdem übte die Nichte das Gehen mit ihrer Tante, nachdem Frau Maier Mut gefasst hatte, am Geländer aufzustehen und sich wieder hinzusetzen. Sie ging nach einigen Wochen wieder wenige Schritte am Handlauf.

Warum dieses Beispiel? Weil es exemplarisch zeigt, dass im Alltag Routinen mächtig werden. Der Transport im Rollstuhl von A nach B wird von den Mitarbeitenden übernommen, weil es schneller geht. Die Medikation wird nach einem Krankenhausaufenthalt selten überprüft. Schwindel und Übelkeit passen auch zu anderen bereits bestehenden Diagnosen. Die pflegebedürftige Person resigniert und ist unzufrieden mit sich selbst. Gefühle werden geäußert wie:

> »Ich tue nix, auf der einen Seite, ja und du kannst ja gar nix [...]. Also dann bist du an dir selber unzufrieden. Also dann lässt man es.«

Aber das »Eigentliche« – der Wunsch von Frau Maier, ein paar Schritte zu gehen, um eine Teilautonomie, nämlich den Toilettengang selbst zu gestalten – gerät immer mehr in den Hintergrund oder die pflegebedürftigen Personen haben den Eindruck, dass sie mit ihrem Wunsch zur Last fallen. Am Ende ist möglicherweise ein Kreislauf entstanden, der nicht gestoppt wird, weil alle sich mit dem Zustand oder den Umständen eingerichtet haben.

Sie kennen diese Beispiele aus Ihrer Alltagspraxis. Und wenn Sie jetzt denken: »Ja, aber viele ältere Menschen wollen sich nicht mehr bewegen«, dann haben Sie recht, dennoch bleibt ein »Aber« und die Frage nach dem »Warum?« und danach, welche sinnstiftenden Beweggründe die Person tatsächlich wieder in Bewegung bringen könnten. Der Grat zwischen ermunternder Beziehungsarbeit und Zwang ist schmal, er muss aber immer wieder ausbalanciert werden, denn Gründe für das nicht mehr in Bewegung sein wollen oder können, sind nicht immer identisch mit einer Ablehnung von Maßnahmen.

Zielgruppe

Wir möchten mit diesem Buch Ideen und Impulse geben, sich mit der Erhaltung und Förderung der Mobilität auseinanderzusetzen und plädieren für »mehr Mut zur Bewegung«, d. h. sich gemeinsam auf Spurensuche zu begeben und im Team sowie mit pflegebedürftigen Personen und ihren Angehörigen und anderen Akteurinnen darüber nachzudenken, wie der Alltag bewegungsfreundlicher und -förderlicher gestaltet werden kann. Wir werden in diesem Buch wissenschaftliche Erkenntnisse, aber auch Praxiserfahrungen thematisieren und lassen unterschiedliche Expertinnen zu Wort kommen, um möglichst viele Perspektiven zu berücksichtigen. Wir möchten mit diesem Buch alle Akteurinnen ansprechen:

- Einrichtungs- und Pflegedienstleitungen in allen Settings der Altenhilfe
- Pflegende und Auszubildende, Betreuungs- und Präsenzkräfte/Alltagsbetreuende
- Mentorinnen und Qualitätsbeauftragte und alle, die sich für Bewegung in der Einrichtung einsetzen wollen

Wir betonen, dass die Erhaltung und Förderung der Mobilität nicht nur die Aufgabe der Pflegenden sein kann, sondern sie muss als gemeinsame Aufgabe der Betreuungskräfte, der Therapeutinnen, der Ehrenamtlichen, der Angehörigen, aber auch als Aufgabe der alten Menschen verstanden werden.

Aufbau des Buches

Im ersten Teil werden theoretische Aspekte in den Blick genommen. Unter anderem werden die demographische Entwicklung und die Bedeutung von Mobilität im Alter beleuchtet. Folgend werden die Inhalte des aktualisierten Expertenstandards nach § 113a SGB XI zu diesem Thema vorgestellt. Der Teil des Buches endet mit einer ethischen Perspektive auf das Verständnis von Mobilität.

Der zweite Teil thematisiert die Konzepte »Aktivitas« und »Kinästhetik«. Die Erhaltung und Förderung der Mobilität geht in diesen Konzepten von bestimmten Prämissen aus und erfordert sowohl die Eigenwahrnehmung als auch eine grundlegende Haltung, um pflegebedürftige Personen gezielt zu unterstützen. Im dritten Teil des Buches werden verschiedene Projekte vorgestellt. Es handelt sich um Schlaglichter bewegungsförderlicher Einrichtungen und Angebote, um Lust auf eigene Ideen zu machen. Praxisprojekte der Hochschule Esslingen werden im vierten Teil des Buches vorgestellt. Ziel des Projekts ist die gemeinsame Konzeptentwicklung mit Praxiseinrichtungen, um aktuelles Wissen zu Bewegung/Mobilität in die Pflegepraxis zu transferieren.

Der fünfte Teil ist das Kernstück des Buches, das sogenannte A–Z, in welchem Herausforderungen und vielfältige Ideen zur Erhaltung und Förderung der Mobilität beschrieben werden. Die Themen wurden im Rahmen der Forschung und Beratung der Einrichtungen und Dienste herausgearbeitet. Die Kapitel sind so aufgebaut, dass man die Inhalte als Schulungen oder zur Praxisanleitung einsetzen kann.

> In diesem Buch haben wir uns für das generische Femininum entschieden, schließen aber explizit alle anderen Geschlechter – wie männlich oder divers – ausdrücklich ein. Redundanzen sind erwünscht, wenn das Verständnis eines Kapitels dies notwendig macht. An einigen Stellen wird auf digitales Zusatzmaterial und ergänzende Dokumente oder ein anderes Kapitel verwiesen. Kontaktadressen zu den jeweiligen Autorinnen finden Sie im Autorinnenverzeichnis.

Wir wünschen Ihnen eine spannende Auseinandersetzung mit und bei der Lektüre sowie beim Ausprobieren der Vorschläge für »Mehr Mut zur Bewegung«. Wenn Sie Anregungen haben, selbst gelungene Projekte zum Thema Erhaltung und Förderung der Mobilität durchgeführt haben, kontaktieren Sie uns! Beispiele guter Praxis ermöglichen es anderen Einrichtungen und Diensten, sich auf den Weg zu machen. Und wenn Sie sagen: »Das machen wir doch schon alles«, dann nehmen Sie dieses Buch als Ermutigung, dass Sie auf dem richtigen Weg sind.

Inhalt

Vorwort – Idee und Aufbau des Buches 5

1 **Grundlegendes** 11
  Bewegtes Altern oder Altern in Bewegung?! 11
  Expertenstandard »Erhaltung und Förderung der Mobilität in der Pflege« –
  Mut zur Bewegung! 18
  Ethische und philosophische Betrachtungen von Bewegung und Mobilität 31

2 **Bewegungskonzepte und ihre Perspektiven vom Ich und Du** 44
  Aktivitas – der Mix macht's! 44
  Kinästhetik – gesund bewegen! Bewegung mit oder gegen die Schwerkraft? ... 57

3 **Bewegungsförderliche Einrichtungen und Angebote – (jede) Bewegung
  zählt!** 69
  Bewegt(er) leben – Fitness im Pflegeheim 69
  »Ich bin dann mal raus…« – pflegerische Projekte im Außenbereich zur
  Förderung der Mobilität und Normalität 80
  »Bewegende Alteneinrichtungen und Pflegedienste 2.0« (BAP 2.0) – Sport und
  Pflege arbeiten Hand in Hand 86
  Lust am Wandern: Gemeinsam draußen und auf Tour 93

4 **PEBKO – Projekte mit Pep!** 103
  Einführung PEBKO – Projekte mit Pep! 103
  Tagespflege in Bewegung 105
  »Rumliegen/-sitzen?« – Mobilität bei Menschen mit Ortsfixierung oder
  Bettlägerigkeit 113

5 **A – Z zur Erhaltung und Förderung der Mobilität** 123
  A Halt mal! Innehalten und Haltungen in der Pflege bei der Erhaltung
     und Förderung der Mobilität reflektieren 123
  B Asche bewahren oder Feuer anzünden – Selbständigkeit im Pflegealltag
     fördern! 135
  C Biografie ist heute: sinnstiftende und gelebte Bewegung 142
  D Mehr Mobilität mit dem Rollator – GEHT das? 150
  E Schwuppdiwupp – im Rollstuhl: von der Notwendigkeit bis hin zur
     korrekten Auswahl, Anpassung und Wartung 160
  F Umgebungsgestaltung – wohnst du schon bewegungsförderlich? ... 170

	G	Fit in die Zukunft – Technik und digitale Angebote machen's möglich! Chancen virtueller Spiel- und Bewegungswelten	182
	H	Wohnraumberatung – von der Barriere zur Freiheit und wie ist das bezahlbar?	192
	I	Mobilität fördern und erhalten – (nicht nur) eine Aufgabe der Pflege – Zusammenarbeit braucht das Land!	200
	J	Angehörige mit ins Boot holen – Mutter, komm, wir laufen ein Stück!...	213
	K	Betreuung mal anders – Bewegung wirkungsvoll und mit Spaß ist angesagt!	221
	L	Ehrenamt – Spaziergänge und Bewegungsanlässe im Quartier schaffen	231
	M	Nach dem Training zum Gehirnjogging – multimodale Programme: nur trendy oder wirken sie auf die Mobilität?	237
	N	Keinen Hunger oder Mangelernährung – was hat das mit Bewegung zu tun?	242
	O	Medikamente – viel hilft nicht immer viel!	252
	P	Der Sturz im Kopf: »Bleiben Sie mal lieber sitzen, damit Sie nicht fallen!«	266
	Q	Ortsfixierung – die Perspektive Rollstuhl und die zunehmende Kontrollverdichtung	277
	R	Bettlägerigkeit: Das Bett im Kopf oder heute schon die weiße Decke beobachtet?	290
	S	Mobilisation, tagesformabhängig – ein Alles oder Nichts! Was ist damit eigentlich gemeint?	303
	T	Kontinuität – bewegungsförderliche Maßnahmen (mal nicht personenabhängig)?	309
	U	Keine Zeit! Perspektiven auf die Zeit und was kann im Rahmen der Pflege an Bewegungsförderung integriert werden?	313
	V	Wofür zahle ich 3.000 Euro? Dienstleistungsmentalität, erlernte Hilflosigkeit und Krankheitsgewinn	321
	W	»Dieses Gezerre an mir… Ich weiß, dass Sie keine Zeit haben!« Wie fühlt sich das eigentlich an, was wir da tun?	327
	X	»Ich sag's Ihnen ehrlich: Ich habe keine Lust!« Ablehnungsgründe verstehen und Lust zur Bewegung wecken	336
	Y	Bewegung erleben bis zum Schluss: Mobilität in palliativen Situationen	344
	Z	Nicht können oder nicht wollen – ethische Aspekte der Mobilität.....	352
6	Zum guten Schluss – Mut zur Bewegung!		366

Digitales Zusatzmaterial 368

Literatur 370

Die Herausgebenden 392

Die Autorinnen, die Autoren 393

1 Grundlegendes

Bewegtes Altern oder Altern in Bewegung?!

Bianca Berger und Fabian Graeb

Paul Klee hat einmal gesagt: »Bewegung ist die Seele aller Dinge«. Was ist damit gemeint? Menschliches Leben ohne Bewegung ist undenkbar. Nur einige Beispiele: Alle Sinnesorgane sind auf Bewegung angelegt, damit Wahrnehmung und Interaktion stattfinden können. Von morgens bis abends sind Menschen in ihrem Alltag auf Bewegung angewiesen, damit dieser gelingen kann. Das morgendliche aus dem Bett aufstehen, der Gang zur Toilette, die Zubereitung des Frühstücks, aber auch das Einkaufen, der Arztbesuch oder der Weg zur Arbeit oder, oder…

Durch Bewegung werden die Aktivitäten des täglichen Lebens ermöglicht. Neben diesen funktionalen Aspekten von Lebens- und Arbeitsgestaltung gibt es aber auch Bewegungsanlässe, die mit Spaß, Freude und Gemeinschaft oder mit Entspannung sowie mit der Ausübung von Hobbys einhergehen. Mobilität umfasst damit nicht nur das Bewegen und das Gehen per se, sondern wie Westphal & Doblhammer (2018) es darstellen, auch das Ausmaß der gesellschaftlichen Integration.

Dies betrifft Menschen jeden Alters, in jeder Lebenslage, eben ein Leben lang. Gleichzeitig kann es bereits als Binsenweisheit angesehen werden, dass unsere Gesellschaft im Zuge der demografischen Entwicklung zunehmend älter wird. Daher wird im Folgenden auf die grundlegenden gesellschaftlichen Entwicklungen und physiologischen Veränderungen bei älteren Menschen nur kurz eingegangen und das Thema »Mobilität im Alter« fokussiert. Dazu gehören auch »Verhinderungsgründe« sowie »Vorteile und Ermöglichungsbedingungen« für Bewegung. Der Beitrag schließt mit der Frage, ob Bewegung im Alter Sinn macht und knüpft an ein weit verbreitetes Vorurteil an, dass man im Alter »lieber etwas langsam machen sollte«.

Demografische Entwicklung und Pflegebedürftigkeit

Wandel bietet immer Chancen und Herausforderungen. Dies gilt auch für die demografische Entwicklung. Kennzeichen dieser Entwicklung ist das Älterwerden der Bevölkerung in Deutschland. Das Demografieportal (2021) zeigt auf, dass im Jahr 1960 jede achte Einwohnerin mindestens 65 Jahre alt war, heute ist es jeder Fünfte und bis 2060 wird es wohl jede dritte Person sein. Gleichermaßen gibt es auch immer mehr hochaltrige Menschen.

Der Anteil der über 80-Jährigen an der Gesamtbevölkerung hat sich von 1960 bis 2019 vervierfacht. Man geht davon aus, dass der Anteil der hochbetagten Menschen 7 % beträgt (Demografieportal 2021). Ungefähr im Jahr 2060 ist davon auszugehen, dass jede neunte Person in Deutschland dann über 80 Jahre alt ist (Demografieportal 2021). Und wenn Sie das lesen, dann stellt sich die Frage: Wie alt werden Sie im Jahr 2050 oder 2060 sein? Schätzungen für das Jahr 2060 gehen von einer weiteren Steigerung aus: Die mittlere Lebensdauer soll dann bei Mädchen bis zu 88,1 Jahre und bei Jungen 84,4 Jahre betragen (Demografieportal 2021).

Der medizinische Fortschritt ist einer der wichtigsten Gründe für diese Entwicklung (Radtke 2021). Neben der Verringerung der Kindersterblichkeit und Erfolgen bei der Bekämpfung von Infektionskrankheiten sind heute die präventiven und therapeutischen Interventionen bei geriatrischen Diagnosen wie Herz-Kreislauf-Erkrankungen oder Krebs entscheidend für eine höhere Lebenserwartung. Von zentraler Bedeutung sind darüber hinaus Verbesserungen in den Bereichen Bildung, Hygiene sowie Arbeits- und Lebensweisen der Menschen (Radtke 2021).

Auf der anderen Seite steigt aber mit der Lebenserwartung und – damit verbunden – mit zunehmenden Einschränkungen und Erkrankungen auch das Risiko für eine Pflegebedürftigkeit. Im Dezember 2019 galten 4,1 Millionen Menschen entsprechend dem Pflegeversicherungsgesetz (SGB XI) als pflegebedürftig (Destatis 2020). Nach Angaben des Bundesinstituts für Bevölkerungsforschung (2015) wird die Anzahl pflegebedürftiger Menschen in Deutschland bis 2030 um etwa 35 % zunehmen. Unter anderem wird die Zahl der Menschen mit Pflegebedarf in der Altersgruppe der 80- bis 89-Jährigen um mehr als ein Viertel steigen. Bei den 90-Jährigen und Älteren wird mit einer Verdopplung gerechnet (Bundesinstitut für Bevölkerungsforschung 2015).

Kuhlmey und Blüher (2015) verweisen darauf, dass alle größeren Befragungen bestätigen, dass die Mehrheit der in Deutschland lebenden Menschen bei einer eintretenden Pflegebedürftigkeit zu Hause leben und versorgt werden möchten. Mit diesem Wunsch – so die Autorinnen – ist die Hoffnung verbunden, ein hohes Maß an Selbstständigkeit und Kontinuität zu erleben – insbesondere auch im Hinblick auf vertraute Personen und die Umgebung. Etwa drei Viertel der pflegebedürftigen Personen können diesem Wunsch entsprechend zuhause versorgt werden. Von diesen Personen werden fast 80 %, also 3,3 Millionen, zuhause gepflegt. Rund 2,1 Millionen werden allein durch Angehörige versorgt (Destatis 2020). Knapp eine Million der zuhause lebenden Pflegebedürftigen werden hingegen von Angehörigen in Zusammenarbeit mit dem ambulanten Dienst oder vollständig durch denselben versorgt (Destatis 2020).

20 % (820.000 Personen) aller pflegebedürftigen Menschen leben in Einrichtungen der stationären Altenhilfe. Die Tagespflege, also die teilstationäre Pflege, hat in den letzten Jahren stark an Bedeutung gewonnen, da neben der Sach- oder Geldleistung nach SGB XI zusätzlich auch Leistungen der Tagespflege in Anspruch genommen werden können. Angehörige werden durch dieses Angebot entlastet und damit scheint diese Angebotsform für viele Angehörige ein Kompromiss zwischen den Versorgungsformen ambulant und vollstationär zu sein.

Blüher et al. (2017) verweisen darauf, dass es insbesondere bei älteren Pflegebedürftigen zu einer Überlagerung von chronisch-degenerativen und psychischen Erkrankungen kommt, die häufig mit kognitiven Einschränkungen verbunden sind und Pflegebedürftigkeit begünstigen. Aufgrund der Zunahme alter und hochbetagter Menschen nehme auch die Bedeutung von Demenzerkrankungen als Ursache von Pflegebedürftigkeit zu. Je nach Schätzung – so die Autorinnen – wird es bis 2050 zu einer Zunahme von Menschen mit Demenz von momentan 1 bis 1,5 Millionen auf 1,5 bis 3,5 Millionen kommen (Blüher et al. 2017). Auf der anderen Seite zeigen die aktuellen Entwicklungen, dass bereits jetzt weit weniger Menschen an einer Demenz erkrankt sind, als noch vor wenigen Jahren auf Basis der demografischen Entwicklung prognostiziert wurde. Wolters et al. (2020) konnten aufzeigen, dass die aktuellen Inzidenzraten, also die Anzahl an Neuerkrankungen, bei Männern 24 % und bei Frauen 8 %

unter den erwarteten Zahlen liegen. Die Autorinnen vermuten, dass positive Veränderungen des Lebensstils, wie weniger rauchen und verringerter Alkoholkonsum oder mehr Bewegung, hierfür mitverantwortlich sind (Wolters et al. 2020).

Körperliche Veränderungen im Alter und Auswirkung auf die Mobilität

Veränderungsprozesse im Alter, auch im Hinblick auf Mobilität, werden oft in einem Atemzug mit Krankheit, Verfall und Abbau genannt. Aussagen von alten Menschen und Personen, die älter werden, erinnern daran: »Kommen Sie mal in mein Alter« oder »Es ist halt nicht mehr so«. Meist wird eine solche Aussage vorschnell auf das hohe Lebensalter geschoben. Dabei besteht aber die Gefahr, dass sich ein »Zustand infolge falscher oder gar keiner Behandlung aufgrund inadäquater Beurteilung weiter verschlechtert« (v. Renteln-Kruse 2008, S. 65) oder der Status quo akzeptiert wird, obwohl eine Verbesserung möglich wäre.

Normale physische Alterserscheinungen von Erkrankungen oder Krankheitsfolgen zu unterscheiden, ist nicht immer möglich! Alterungsprozesse sind komplex und verlaufen inter- und intraindividuell variabel (Sadjak 2017). Im Zuge des Alterungsprozesses kommt es aber durchaus zu einer zunehmenden Rückbildung einzelner Organe und deren Funktion. Beispielsweise steigt das Risiko von Herz-Kreislauf-Erkrankungen aufgrund der alternden Zellschicht an der Innenfläche der Arterienwände stark an. Entzündungsprozesse in der Arterienwand führen zu Verdickungen, die die Durchblutung beeinträchtigen, in Folge auch zu einer verringerten Sauerstoffzufuhr führen und die Bildung von Thromben befördern können (Rensing & Rippe 2014). Das Vorkommen von Venenthrombosen beträgt bei Hochbetagten fast 1 % pro Jahr. Eine wichtige Rolle bei der Entstehung von Thrombosen bei alten Menschen ist der Risikofaktor Immobilisierung (Rosendaal et al. 2007).

Im Altern zeigen sich auch Veränderungen im Bereich der Lunge. Es kommt zu einer verringerten Austauschfläche zwischen Alveolen und Blutkapillaren. Parallel dazu nimmt die Elastizität von Alveolengängen und -wänden ab und die Geschwindigkeit des Gasaustausches verringert sich (Rensing & Rippe 2014). Die Atmung wird auch durch eine veränderte Nachgiebigkeit des Brustkorbs und einer zunehmenden Schwächung der Atemmuskulatur beeinflusst. Im Alter neigt der Körper dazu, die Reserven des Atmungssystems in akuten Krankheitsfällen zu vermindern. Das heißt eine verminderte Empfindlichkeit des Atemzentrums gegenüber Sauerstoffmangel oder einer Kohlenstoffdioxiderhöhung im Blut führen zu einer verminderten Atemreaktion (z. B. bei Herzinsuffizienz usw.). Bei alten und hochbetagten Menschen können damit einhergehende »Anpassungsvorgänge« beobachtet werden: Wenn alte Menschen ihre körperliche Aktivität vermindern oder die eingeschränkte Atmung erst einmal gar nicht als krankhaft wahrnehmen (wollen) (Janssens et al. 1999), hat das Auswirkungen auf die Mobilität, und zwar unter dem Aspekt »sich zu schonen«.

Muskeln, Knochen und Sehnen halten den Menschen im wahrsten Sinne des Wortes zusammen. Die auffälligste Veränderung der Körperzusammensetzung betrifft das Verhältnis von Fett und Körperwasser. Sadjak (2017) verweist darauf, dass mit dem Altern der Gesamtwassergehalt um ca. 10 % abnimmt. Gleichzeitig kommt es zu einer Zunahme des Fettgewebes, einem altersbedingten Umbau des Bindegewebes sowie einer Abnahme des Muskelgewebes (Sadjak 2017). Eine Abnahme der Knorpelsubstanz im Knochen ist festzustellen und die Qualität der Kollagenfasern verändert sich. Diese Veränderungen führen zu einem erhöhten Risiko für Brüche, aber auch zu sichtbaren Veränderungen an Schädel, Rücken oder in der Beinstellung, die auch als charakteristische Altersmerkmale wahrgenommen werden (Rensing & Rippe 2014).

Die Autoren verweisen zudem darauf, dass mit zunehmendem Alter auch die Muskelquantität durch den Verlust oder die Reduktion von Muskelfasern abnimmt. Ein solcher Muskelverlust kann unterschiedliche Gründe haben, beispielsweise eine verminderte Nahrungsaufnahme in Folge von Krankheit oder Appetitlosigkeit, Störungen in der Nahrungsaufnahme und/oder -resorption, Veränderungen des Stoffwechsels usw. (Rensing & Rippe 2014). Bei einem Gewichtsverlust trennt sich der Körper schnell von Muskelgewebe. Fett- und Knochengewebe sind auch davon betroffen, aber erst in einem späteren Stadium.

Ein altersabhängiger Muskelabbau hat viele Ursachen, u. a. eine verringerte Beanspruchung der Muskeln. Bewegungsmangel erzeugt einen Teufelskreis, Inaktivität führt zu Muskelabbau, ggf. Gewichtsverlust führt zu weiterem Muskelabbau (Rensing & Rippe 2014). Die Folge ist eine Erhöhung der Sturzgefahr, aber auch die Gefahr einer zunehmenden Ortsfixierung bis hin zur Bettlägerigkeit.

Gleichzeitig verändert sich während der gesamten Lebensdauer die Knochenmasse. Bereits ab einem Alter von etwa 28 bis 40 Jahren sinkt die Knochenmasse bei Männern kontinuierlich. Bei Frauen geht man davon aus, dass eine Abnahme von 1–2 % pro Jahr während der Menopause und bis etwa zehn Jahre danach stattfindet. Strukturänderungen in der Architektur des Knochens sind die Folge, die wiederum ein erhöhtes Risiko des Knochenbruchs zur Folge haben (Lanham-New 2008).

Gleichermaßen verändert sich die Mineralisierungsdichte von Knochen. Bei 90 Jahre alten Männern ist sie etwa 40 % niedriger als bei 20- bis 29-jährigen. Die Demineralisierung des Knochens hängt eng mit der Verminderung des Calciumgehalts des Blutes und der Calciumresorption im Darm zusammen (Rensing & Rippe 2014). Durch eine geringere Nahrungsaufnahme wird auch weniger Calcium und Vitamin D zugeführt. Als Folge wird Calcium aus den Knochen freigesetzt. Zudem gehen alte und hochbetagte Menschen weniger an die »frische Luft«, so dass die körpereigene Produktion von Vitamin D häufig wegen der geringeren UVB-Bestrahlung nachlässt (Rensing & Rippe 2014). Es wird geschätzt, dass eine von drei Frauen und einer von zwölf Männern im Alter von über 55 Jahren im Laufe ihres Lebens daher an Osteoporose erkranken und infolgedessen ein erhöhtes Frakturrisiko entwickeln (Lanham-New 2008). Das heißt: Altersbedingte körperliche Veränderungen und deren Folgen können zu einer Einschränkung der Mobilität führen. Andersherum werden körperliche Beeinträchtigungen durch einen Mangel an Bewegung verstärkt und sich selbsterhaltende »Teufelskreise« in Gang gesetzt.

Altern ist mehr als nur Krankheit

Diese altersbedingten und/oder pathologischen Veränderungen sind in ihren Auswirkungen erheblich. Es muss dennoch bedacht werden, dass chronische Erkrankungen eben nicht mit einer »automatisch eintretenden Lebensqualitätsbeeinträchtigung« (Wahl & Schneekloth, 2007 S. 31) gleichzusetzen, sondern als beeinflussbares und gestaltbares Geschehen anzusehen sind. Alte Menschen beurteilen ihre eigene Gesundheit auch nicht ausschließlich auf Grundlage von diagnostizierten Erkrankungen, sondern ziehen beispielsweise Vergleiche zum Gesundheitszustand anderer älterer Personen (RKI 2015). Wichtig erscheint deshalb, dass »Personen trotz vorhandener Erkrankungen oder Einschränkungen in der Mobilität ihre eigene Gesundheit häufig noch als gut bewerten« (RKI 2015, S. 410) und sich subjektive Gesundheit und objektiver Gesundheitszustand somit oft unterscheiden.

Im Hinblick auf die psychologische Dimension des Alterns müssen im Altern zwar Verluste hingenommen werden, wie z. B. die Geschwindigkeit, Informationen zu verarbeiten oder Einbußen beim Kurzzeitgedächtnis (RKI 2002). Potentielle »Stärken des Alters liegen dagegen in den erfahrungs-, wissens- und fertigkeitsbasierten Leistungen, die Menschen im Lebenslauf erbracht haben, insbesondere in der Fähigkeit zur psychischen Bewältigung von Anforderungen und Belastungen im Alltag.« (RKI 2002, S. 8).

Die soziale Dimension des Alterns geht vor allem mit den Möglichkeiten sozialer Teilhabe einher. Einerseits zeigt sich eine Entpflichtung von bisherigen gesellschaftlichen Rollen (wie z. B. durch den Eintritt in die Rente). Andererseits werden bis ins hohe Lebensalter auch identitätsstiftende »Verpflichtungen und eine an persönlichen Interessen und Bedürfnissen orientierte Lebensgestaltung« (RKI 2002, S. 9) eingegangen bzw. wahrgenommen (z. B. ehrenamtliches Engagement). Bei älteren Menschen haben daher alltagsrelevante Funktionsfähigkeiten und (größtmögliche) selbstbestimmte Lebensführung sowie die Entwicklung von Bewältigungsstrategien eine hohe Bedeutung für das Erleben von Gesundheit und Lebensqualität. Es zeigt sich aber auch die große Bedeutung von Prävention, um Gesundheit und Selbständigkeit so lange wie möglich aufrechtzuerhalten (RKI 2002). Die Förderung von körperlicher Fitness ist damit eine Voraussetzung, um Autonomie (Selbständigkeit und Selbstbestimmtheit) im Alter zu ermöglichen (Rott 2015).

Zur Wiederholung: Für eine stabile Lebensführung in der Häuslichkeit und im Pflegeheim ist die Mobilität von zentraler Bedeutung, denn ohne Bewegung geht im Alltag nichts! Dies beginnt beim Aufstehen am Morgen und dem Gang zur Toilette. Auch die außerhäusliche Bewegung, wie beispielsweise der Weg zur Apotheke, zur Ärztin oder zum Einkaufen, ist abhängig von Fähigkeiten der Mobilität und sichert die Teilhabe alter Menschen an der Gemeinschaft – unabhängig vom Setting.

Mit zunehmendem Alter treten häufiger Mobilitätseinschränkungen auf. Beispielsweise gehen für die Altersgruppe 70 Jahre und älter gesundheitliche Einschränkungen auch mit einer Einschränkung der Mobilität einher (Nobis & Kuhnimhof 2018). Musich et al. (2018) gehen davon aus, dass ca. 30 % der älteren Erwachsenen (Bandbreite von 22,5 %–46,7 % in verschiedenen Studien) in ihrer Mobilität eingeschränkt sind. Ab 80 Jahren zeigen sich bei den Alltagsaktivitäten, die mit Bewegung einhergehen (z. B. Treppensteigen, die Zubereitung von Mahlzeiten), zunehmend Schwierigkeiten (Hieber et al. 2006). Erste Anzeichen, wie eine Veränderung des Gangbildes oder das Auftreten von Gangunsicherheiten, sind Indikatoren für eine Verschlechterung des Gesundheitszustandes und für spätere funktionale Einschränkungen (Musich et al. 2018).

Mobilitätseinschränkungen gehen mit einem verminderten Zugang zu medizinischen Leistungen sowie einer schlechteren psychischen Verfassung und abnehmenden funktionellen Fähigkeiten einher (Musich et al. 2018). Altersstudien wie die Generali Altersstudie (2017) verweisen darauf, dass gesundheitliche Beschwerden bei den über 75-Jährigen kontinuierlich zunehmen (z. B. Herz-Kreislauf-Erkrankungen, Diabetes mellitus und muskoskeletale Erkrankungen). Als Folge können auch Einschränkungen bei der Bewegung beobachtet werden, die einen Sturz nach sich ziehen können. Mundt es al. (2019) verweisen in ihrem systematischen Review darauf, dass etwa ein Drittel der über 65-Jährigen einmal im Jahr einen Sturz erleidet. Die Hälfte der über 80-Jährigen und Älteren sogar jedes Jahr. Zumeist nimmt die Gangunsicherheit oder die Immobilität zu und wird durch die Angst verstärkt, erneut zu stürzen. Bei 30 bis 50 % der älteren Sturzopfer ist diese Angst sehr stark ausgeprägt; man spricht in diesem Zusammenhang vom sogenannten »Post-Fall-Syndrom« (Dieckmann 2008).

Wenig überraschend verweisen Studien darauf, dass der Umfang von Gehstrecken bei vielen Älteren abnimmt, sodass Versorgungsstrukturen für den Alltag, soziale Teilhabe sowie kulturelle Aktivitäten schwieriger erreicht oder wahrgenommen werden können (Dieckmann 2008; Oswald & Konopik 2015). Unter anderem verweisen Oswald und Konopik (2015) darauf, dass etwa ein Fünftel der zuhause lebenden alten Menschen während einer Woche innerhalb des letzten Monats nie oder nur selten außerhalb der Wohnung unterwegs waren. Häufiger sind alleinlebende Menschen hiervon betroffen. In diesem Zusammenhang ist auch darauf zu verweisen, dass nur ca. 6 % der 70- bis 85-Jährigen in einer barrierereduzierten Wohnung leben (Nowossadeck & Engstler 2017). Hinzu können Desinteresse oder eine fehlende Motivation an Bewegung kommen sowie die Überzeugung, dass sie keinen Nutzen aus Bewegung ziehen, diese vielmehr »nachteilig« sein könnte (Franco et al. 2015).

Folgen dieser eingeschränkten Mobilität ist eine zunehmende »Kontrollverdichtung« (Oswald 2014). Das bedeutet: Der Aktionsradius reduziert sich zunehmend auf einen Aufenthaltsort (z. B. den Sessel). Alltagsgegenstände werden so platziert, dass diese in Sitzposition griffbereit sind (z. B. Fernbedienung, Getränke, Medikamente usw.). Die Alltagsgestaltung kann so mit minimalem Bewegungsaufwand sichergestellt werden. Folgen sind eine zunehmende Immobilisierung und Erhöhung des Sturzrisikos. Man »richtet sich ein«. Zegelin (2013) spricht von »Ortsfixierung«. Zumeist wird diese noch verstärkt, indem Angehörige, Pflegende oder Ärzte die betroffenen Personen vor Stürzen warnen und dazu ermutigen, lieber sitzen zu bleiben.

Frühzeitige Interventionen zur Erhaltung und Förderung der Mobilität alter Menschen sollen dabei helfen, ihr tägliches Aktivitätsniveau zu halten oder dieses wiederzuerlangen, um damit die Lebensqualität zu befördern (Musich et al. 2018). Selbständigkeit und eine damit einhergehende verbesserte Lebensqualität sind somit Aspekte, die für alte Menschen in allen Settings der Altenhilfe zentral sind.

Bewegung im Alter – bringt das was?

Bewegung ist ein Grundbedürfnis des Menschen. Ihre Förderung ist bis ins hohe Alter möglich. Dem Tag mehr Bewegung zu geben heißt, die verbliebenen Kompetenzen im Alltag der pflegebedürftigen Menschen einzubinden. Dies kann aber nur dann gelingen, wenn die Maßnahmen in Kooperation mit allen Beteiligten (Therapeutinnen, Angehörige, Kolleginnen etc.) dauerhaft umgesetzt werden. Der Expertenstandard »Erhaltung und Förderung der Mobilität in der Pflege« (2020) betont die Kontinuität von Maßnahmen und verweist darauf, dass Erhaltung und Förderung der Mobilität bis ins hohe Alter möglich sind. Hierfür sind die Bedürfnisse, die Ressourcen und Defizite der Person zu beachten.

Vorteile und Risikofaktoren müssen hinreichend berücksichtigt werden, damit die Personen eine individuelle Förderung erhalten, die sie fordert, aber nicht überfordert. Was ist damit gemeint? Wenn man sich eine Waage vorstellt, dann gibt es auf der einen Seite immer Verhinderungsgründe oder Risikofaktoren für Bewegung – ein Leben lang (siehe Zusatzmaterial 1). Sei es Faulheit oder der innere Schweinehund, der überwunden werden muss. Diese Verhinderungsgründe beinhalten aber auch individuelle Risikofaktoren, wie etwa Übergewicht, Schmerzen oder die Einnahme von Medikamenten und körperliche Einschränkungen, die die Bewegung hemmen können. Diese Gründe und Risikofaktoren, sich nicht oder zu wenig zu bewegen, müssen in ein individuelles Gleichgewicht mit den Vorteilen und Ermöglichungsbedingungen von Bewegung gebracht werden. Ob das jeweils gelingt, bleibt natürlich eine Entscheidung der jeweiligen Person – auch das Recht, sich gegen Maßnahmen zur Erhaltung und Förderung der Mobilität zu entscheiden. Denn Mobilität bleibt Ausdruck individueller »Körper- und Bewegungsgeschichten« (Abraham 2008, S. 178). Diese

Geschichten zeigen, wie das »aktuelle Verhältnis zum eigenen Körper, zur Bewegung und Beweglichkeit vor dem Hintergrund des gelebten Lebens« zu begreifen ist (Abraham 2008, S. 179). Es kann also nur darum gehen, Angebote zur Bewegung zu unterbreiten und Verhinderungsgründe gemeinsam in den Blick zu nehmen, damit ein Gleichgewicht zwischen Ruhe und Bewegung im Alltag gelebt werden kann.

Insbesondere Menschen, die im Pflegeheim leben, weisen ein erhöhtes Risiko auf, Beeinträchtigungen der Mobilität oder eine Verstärkung der Mobilitätseinbußen zu erleben. Lange Phasen am Tag, die sitzend oder liegend verbracht werden, setzen eine zunehmende Abwärtsspirale in Gang (DNQP 2014, 2020; Harvey et al. 2013; Reid et al. 2013). Dieser Personenkreis profitiert von gezielten Maßnahmen zum Erhalt der Mobilität, weil weitere Funktionseinbußen vermieden oder zumindest verzögert werden können.

Die Empfehlungen der Weltgesundheitsorganisation (WHO) zur körperlichen Aktivität und Gesunderhaltung sind als Orientierungshilfe für Personen ab 65 Jahren zu verstehen; sie sind auf die jeweilige Person und ihre Fähigkeiten anzupassen (Franco et al. 2015). Die Empfehlungen können Sie im Beitrag zum Expertenstandard einsehen.

Anders (2008) verweist außerdem darauf, dass der relative Zugewinn motorischer Leistungen durch gezieltes Training bei älteren Menschen sogar ausgeprägter wirken kann als dies bei jüngeren Personen der Fall ist. Trainingsprogramme für ältere Menschen, die alltägliche Bewegungsabläufe wie z. B. Treppensteigen integrieren, führen zu erkennbaren Verbesserungen der körperlichen Leistung. Zudem sei eine Kombination von Kraft- und Balancetraining geeignet, die Mobilität zu fördern und zu erhalten und Stürzen vorzubeugen. Voraussetzung ist, dass die Maßnahmen individuell auf das Leistungsniveau und die Bedürfnisse des alten Menschen abzustimmen sind. Zu erkennen, dass eine ältere Person Mobilitätseinschränkungen hat, oder zu beurteilen, ob sie gefährdet ist, eine solche zu entwickeln, kann ein wichtiger Schritt zur Verhinderung von Behinderung und Abhängigkeit für ältere Personen sein (Cummings et al. 2014).

Resümee

Was bleibt zum Schluss zu sagen? Altern ist nichts für Feiglinge! Man muss sich den vielfältigen Veränderungsprozessen als Mensch früher oder später stellen. Körperliche und kognitive Funktionsreserven gehen zurück, Lebensbedingungen sowie soziale Netzwerke unterliegen einem dynamischen Wandel (RKI 2015). Das heißt die Veränderungen beziehen sich auf den gesamten Menschen und umfassen körperliche, seelisch-geistige sowie soziale Aspekte.

Auf der einen Seite wird der Diskurs um Demografie sehr stark darauf fokussiert, welche Folgen das Alter mit sich bringen kann, nämlich funktionale Verluste, Krankheit, aber auch die Entwicklung von Pflegebedürftigkeit. Das Bild einer Alterslawine von Hilfe- und Pflegebedürftigen, die die Gesellschaft überrollt, stellt sich ein. Auf der anderen Seite wird das Altern als Lebensphase, welche Lebensqualität und -sinn trotz Einbußen beinhaltet, kaum in den Blick genommen.

Werden aber (über) Hundertjährige befragt, dann wird auch ein beachtenswertes Ausmaß an psychologischen Stärken deutlich, welches zu ihrem Wohlbefinden beiträgt (Rott et al. o. J.) Die Autorinnen resümieren, dass ein hohes Maß an Lebenssinn und -wille diesem Personenkreis dabei hilft, erschwerte Bedingungen, wie beispielsweise vorhandene Gesundheitseinbußen, quasi zu neutralisieren (Rott et al. o. J). Marc Chagall sagte: »Die Leute, die nicht zu altern verstehen, sind die gleichen, die nicht verstanden haben, jung zu sein.« Wenn man dieses Zitat auf sich wirken lässt, wird deutlich, wie fließend die Übergänge zwischen Alt und Jung sind und man das Leben »bewegen«

und sich selbst bewegen sollte, weil man sonst statisch ist und bleibt.

Bewegung muss Spaß machen und Sinn vermitteln, im Alter wie in der Jugend. Sie sollte sich an den Interessen und Vorlieben orientieren und mit einem individuellen Ziel verbunden sein. Es geht dabei auch um eine Suche nach den individuellen Körper- und Bewegungsgeschichten und wie diese dazu beitragen können, Bewegung in den Alltag zu integrieren. Der Grundsatz »nur so viel Hilfe wie nötig und so wenig wie möglich« sollte aber von allen berücksichtigt werden, damit die Ressourcen der Menschen zum Tragen kommen und erhalten bleiben (DNQP 2014, 2020; Berger 2018).

Oder wie Frau Maier, die bereits bekannte, rüstige Dame am Anfang des Buches zu bedenken gab: Immer auf Hilfe angewiesen zu sein, erzeugt das Gefühl, dass man nichts mehr kann. Die Aufrechterhaltung von Selbstständigkeit kann das Empfinden von personaler Würde und Lebensqualität befördern.

Expertenstandard »Erhaltung und Förderung der Mobilität in der Pflege« – Mut zur Bewegung!

Bianca Berger

Hinführung

In jedem Alter ist Bewegung ein zentrales Bedürfnis, um selbst bestimmen zu können, wo ich mich aufhalten möchte, mit wem ich zusammen sein will und vor allem mit wem nicht. Selbstbestimmtheit, insbesondere die Frage, welche Ziele ich im Alltag verfolgen möchte, ist eng mit Erhaltung und Förderung der Mobilität verbunden. Aber auch die Möglichkeit, so lange wie es geht zuhause wohnen zu bleiben, geht mit der Frage nach den Fähigkeiten, sich zu bewegen, einher. Pflegende nehmen hierbei eine besonders wichtige Rolle ein: von der Erfassung des Mobilitätsstatus über die Identifizierung von sinnstiftenden Bewegungsanlässen bis hin zur Evaluation des Prozesses. Dabei sind die Bedürfnisse der alten Menschen, unabhängig von der Versorgungsart, in den Blick zu nehmen. Mobilität kann bis ins hohe Alter erhalten und gefördert werden und es bedarf einer Grundhaltung von »Mehr Mut zur Bewegung« (DNQP 2020).

Der vorliegende Beitrag zeigt die Entwicklung der unterschiedlichen Expertenstandards auf. Der Schwerpunkt liegt aber auf der Vorstellung der Kriterien des Standards (DNQP 2020). Zudem werden Tipps zur Umsetzung in den Pflegealltag gegeben. Die Ausführungen sind als eine Art Leitfaden zu verstehen und sollten an das Setting und die Einrichtung angepasst werden. Den Hinweis »Mehr Mut zur Bewegung!« gilt es, in der eigenen Pflegepraxis zu reflektieren und immer wieder im Team zu überlegen: Wenn etwas nicht mehr geht, was geht noch? Inhalte des Expertenstandards werden erläutert – auf die fortlaufende Nennung der Quelle wird verzichtet.

Expertenstandards des DNQP

Expertenstandards in der Pflege waren über viele Jahre als berufsgruppenspezifische Beiträge zur Qualitätsentwicklung mit der Arbeit des Deutschen Netzwerks für Qualitätsentwicklung in der Pflege (DNQP) verbunden.

Zahlreiche Expertenstandards zu unterschiedlichen Themen wurden seit Ende der 1990er Jahre erarbeitet. Größtenteils liegen diese bereits in ein- oder zweifach aktualisierter Form vor (DNQP 2019). Die Standards entfalten eine hohe Bedeutung in den Einrichtungen und im Alltag der Pflegenden. Im Blick sind zentrale Qualitätsrisiken (wie Dekubitus, Sturz etc.), die in der Regel für alle Leistungsbereiche der Pflege gültig sind. Die Betonung auf »berufsgruppenspezifische Instrumente« macht eine von Dritten unabhängige Entwicklung deutlich.

An dieser Stelle wird *nicht* detailliert auf das Verfahren zur Entwicklung und Aktualisierung von Expertenstandards eingegangen. Diese können dem Methodenpapier mit Stand 2019[2] des DNQP entnommen werden. Büscher und Blumenberg (2018, S. 64) geben folgenden Hinweis zur Umsetzung von Expertenstandards:

> »Die Arbeit mit Expertenstandards bedarf immer einer einrichtungs- und zielgruppenspezifischen Konkretisierung, da die eher allgemein formulierten Kriterien keine konkreten Umsetzungsvor-gaben machen. Dies stellt eine anspruchsvolle Aufgabe für die Verantwortlichen dar, unterstützt aber maßgeblich die interne Qualitätsentwicklung in den Einrichtungen und Diensten, da es durch die inhaltliche Auseinandersetzung mit einem Expertenstandard zu klärenden Dialogen innerhalb der Berufsgruppen und vielfältigen Impulsen für die Qualitätsentwicklung kommt.«

Mit der Überführung der Expertenstandards in die jeweiligen Strukturen und Prozesse der Einrichtungen und Dienste werden die Inhalte für das tägliche Handeln ebendieser also konkretisiert und sichtbar. Für jeden Standard gibt es ein auf das Thema abgestimmtes Auditinstrument[3], wobei geprüft wird, inwieweit der Standard umgesetzt ist.

Expertenstandard nach SGB § 113a SGB XI

Mit dem Pflege-Weiterentwicklungsgesetz (2008) wurde vom Gesetzgeber das Ziel formuliert, die Leistungen der Pflegeversicherung besser auf die Bedürfnisse von Pflegebedürftigen/Angehörigen abzustimmen. Mit diesem Gesetz wurden auch die Expertenstandards als eine wichtige Säule der Qualitätssicherung im SGB XI verankert. Die Entwicklung und Fortschreibung von Qualitätsinhalten sollten durch die Umsetzung von Expertenstandards eine stärkere Anerkennung des internen Qualitätsmanagements befördern.

Mit dieser Entscheidung wurde die Sicherstellungsverantwortung zur Entwicklung und Aktualisierung u. a. den Vertragsparteien (Spitzenverband Bund der Pflegekassen, Bundesarbeitsgemeinschaft der überörtlichen Träger der Sozialhilfe, die kommunalen Spitzenverbände auf Bundesebene und die Vereinigungen der Träger der Pflegeeinrichtungen auf Bundesebene) übertragen, die dazu aufgefordert wurden, eine »Verfahrensordnung zur Entwicklung von Expertenstandards« zu erstellen. Dieses Verfahren orientierte sich überwiegend am methodischen Verfahren des DNQP. Eine fachlich unabhängige Entwicklung und Aktualisierung sollten dadurch sichergestellt werden (Berger 2018; Berger & Hennings 2014a).

Die Vertragspartnerinnen hatten sich zu Beginn darauf verständigt, dass vorrangig Beschlüsse über die Aktualisierung der bisher entwickelten Expertenstandards des DNQP unter Beachtung der Urheberrechte herbeigeführt werden sollten. Diese Rechte konnten zwischen den Vertragsparteien und dem

---

[2] Methodenpapier DNQP: https://www.dnqp.de/fileadmin/HSOS/Homepages/DNQP/Dateien/Weitere/DNQP-Methodenpapier2019.pdf, Zugriff am: 30.11.2021

[3] Auditinstrumente: https://www.dnqp.de/expertenstandards-und-auditinstrumente/, Zugriff am: 30.11.2021

DNQP nicht geklärt werden, so dass das Vorhaben scheiterte, die bis dato veröffentlichten Expertenstandards einzubinden.

Nach einem Aufruf der Vertragsparteien, relevante Themen einzureichen, wurde die Entwicklung des Expertenstandards »Erhaltung und Förderung der Mobilität in der Pflege« ausgeschrieben. Das DNQP wurde mit der Erarbeitung beauftragt. Der Entwurf wurde in einer Fachkonferenz konsentiert und im Juni 2014 an den GKV-Spitzenverband übergeben. Eine modellhafte Implementierung wurde anschließend durchgeführt. Der Endbericht »Erhaltung und Förderung der Mobilität in der Pflege« (EXMO) attestierte zwar, dass der Expertenstandard praxistauglich und die Kosten für eine Umsetzung gering seien. Ein Wirksamkeitsnachweis könne aber nicht erbracht werden (Görres & Rothgang 2016). Der erweiterte Qualitätsausschuss sprach folglich eine Empfehlung zur »freiwilligen Umsetzung« des Standards aus. Parallel sollte der Expertenstandard aktualisiert werden, dies ist mittlerweile erfolgt. Die aktuelle Fassung (2020) kann auf der Website »Geschäftsstelle Qualitätsausschuss Pflege«[4] heruntergeladen werden.

> Wie sind die Expertenstandards nach § 113a SGB XI rechtlich einzuordnen? Die Expertinnen beschreiben ein Qualitätsniveau, welches bereits mit der Veröffentlichung den allgemein anerkannten Stand der pflegewissenschaftlichen Erkenntnisse präzisiert und damit Wirksamkeit im Sinne des § 11 (1) SGB XI entfaltet. Dort heißt es: »Die Pflegeeinrichtungen pflegen, versorgen und betreuen die Pflegebedürftigen, die ihre Leistungen in Anspruch nehmen, entsprechend dem allgemein anerkannten Stand medizinisch-pflegerischer Erkenntnisse. [...].«

---

4 Download Expertenstandard »Erhaltung und Förderung der Mobilität«: https://www.gs-qsa-pflege.de/dokumente-zum-download/, Zugriff am: 30.11.2021

Der Expertenstandard »Erhaltung und Förderung der Mobilität in der Pflege« – Präambel

Im Vorfeld der Aktualisierung wurde eine Literaturstudie erstellt. Der Standard wurde anhand dieser Erkenntnisse überarbeitet und die Fachöffentlichkeit in die Konsultationsphase eingebunden. Die Abnahme des Abschlussberichts erfolgt durch die Geschäftsstelle des Qualitätsausschusses Pflege. Eine erneute Implementierungsstudie ist geplant.

Die Präambel und die zentralen Inhalte

Die Erhaltung und Förderung der Mobilität ist ein zentrales Thema, Mobilitätsdefizite und kognitive Beeinträchtigungen gehören zu den wichtigsten Ursachen einer dauerhaften Pflegebedürftigkeit. Da die Mehrheit der pflegebedürftigen Menschen von Mobilitätseinbußen betroffen ist, wird die Erhaltung und Förderung der Mobilität als zentrales Ziel einer professionellen Pflege beschrieben. Folgende Aspekte werden aufgeführt:

- Mobilität ist eine grundlegende Voraussetzung für Selbständigkeit und autonome Lebensführung und ermöglicht soziale Teilhabe. Sie befördert Lebensqualität und subjektives Wohlbefinden.
- Pflegerische Maßnahmen zur Erhaltung oder Förderung der Mobilität leisten einen wichtigen Beitrag, um die Reduktion weiterer Funktionseinbußen und gesundheitlicher Störungen zu verhindern, die den pflegebedürftigen Menschen abhängig von pflegerischer Hilfe machen, und stärken die Ressourcen der Selbstpflege. Zudem kann spezifischen Risiken, wie z. B. Sturz-, Kontrakturen-, Thrombose- oder Dekubitusgefährdung, entgegengewirkt werden.

Der Standard betont die Bedeutung der Mobilitätsförderung: Insbesondere die Haltung der Pflegefachkräfte und der Einrichtungen ist für die Umsetzung von Maßnahmen entscheidend. Eine konsequente Orientierung an den Ressourcen der pflegebedürftigen Menschen wird empfohlen.

Definition von Mobilität und »Geltungsbereich«

Der Expertenstandard definiert Mobilität:

> »als die *Eigenbewegung des Menschen mit dem Ziel, sich fortzubewegen oder eine Lageveränderung des Körpers vorzunehmen.* Lageveränderung und Fortbewegung umfassen den Lagewechsel im Liegen, Sitzen, das Aufstehen und das Umsetzen sowie das Gehen mit oder ohne Hilfen« (DNQP 2020, S. 14).

Der Expertenstandard richtet sich an Pflegefachkräfte und Einrichtungen aller Settings der Langzeitpflege, weil dort eine gewisse Kontinuität gelebt werden kann und somit eine dauerhafte Mobilitätsförderung möglich ist. Neu ist die Erwähnung von »psychisch kranken Menschen«, bei denen Antriebslosigkeit oder Müdigkeitserscheinungen zu einer verminderten Mobilität führen können (z. B. durch Einsatz von Medikamenten).

Unterschiedliche Settings sind mit unterschiedlichen Anforderungen und Voraussetzungen konfrontiert. Das bedeutet, dass die besonderen Bedingungen des Settings bzw. der jeweiligen Einrichtung zu berücksichtigen und die Vorgaben des Standards daran anzupassen sind. Maßnahmen sollten aber kontinuierlich durchgeführt und nicht dem Zufall überlassen werden.

Die Zielsetzung des Standards lautet: »Jeder pflegebedürftige Mensch erhält im Rahmen seiner Selbstbestimmung eine pflegerische Unterstützung, die zur Erhaltung und Förderung der Mobilität beiträgt« (DNQP 2020, S. 18). Die Umsetzung des Standards setzt einen pflegerischen Auftrag voraus, der durch einen Aushandlungsprozess zwischen dem pflegebedürftigen Menschen und der Pflegefachkraft vereinbart wird. Das Selbstbestimmungsrecht des pflegebedürftigen Menschen umfasst daher auch das Recht auf Ablehnung oder Verzicht von Maßnahmen (DNQP 2020).

Der Expertenstandard – Inhalte der Kriterien und To-dos

Einschätzung

Pflegebedürftige Menschen, die auf Hilfe und pflegerische Betreuung angewiesen sind, weisen ein erhöhtes Risiko auf, Beeinträchtigungen der Mobilität oder weitere Mobilitätseinbußen zu erleben. Eine Identifizierung von Risikogruppen entfällt, begründbar ist das u. a. damit, dass rund 75 % der Menschen, die in einer stationären Einrichtungen leben, Einschränkungen bei der Fortbewegung oder der Bewegung in liegender Position haben; in der häuslichen Versorgung geht man von ca. 60 % der Menschen aus (DNQP 2014).

Mobilität und Mobilitätseinschränkungen sind komplexe Phänomene, die nicht nur anhand der Einschätzung der funktionalen Bewegungsfähigkeiten beurteilt werden können. Es konnte kein Instrument identifiziert werden, mit dem sich sämtliche Aspekte standardisiert erfassen ließen, daher empfiehlt die Expertenarbeitsgruppe eine kriteriengeleitete Einschätzung, deren Inhalte im nachfolgenden Kasten dargestellt sind (DNQP 2020).

> **Aktueller und früherer Status der Mobilität, Beurteilung der folgenden Fähigkeiten:**
>
> - Selbstständiger Lagewechsel in liegender Position, eingeschlossen ist dabei das selbstständige Aufrichten in eine sitzende Position
> - Selbstständiges Halten einer aufrechten Sitzposition
> - Selbstständiger Transfer (aufstehen, sich hinsetzen, sich umsetzen)
> - Selbstständige Fortbewegung über kurze Strecken (Wohnräume)
> - Selbstständiges Treppensteigen
>
> **Merkmale der materiellen und sozialen Umgebung**
>
> - Nutzung von Hilfsmitteln, Raum- und Umgebungsgestaltung, Einbeziehen von Angehörigen usw.
>
> **Individuelle körperliche, kognitive oder psychische Beeinträchtigungen und Ressourcen**
>
> - Unter anderem eine fehlende Motivation zur Bewegung, Angst, Schmerz, Adipositas
>
> **Erkrankungen und aktuell durchgeführte therapeutische Maßnahmen**
>
> - Diagnosen, die eine Auswirkung auf die Mobilität haben, aber auch Medikamente, die Mobilität beeinflussen
> - Therapien, wie z. B. Physio- oder Ergotherapie
>
> (DNQP 2020)

Die Pflegefachkraft muss über die Kompetenz verfügen, die Mobilität des pflegebedürftigen Menschen und die Gründe für seine Mobilitätseinschränkung (z. B. Übergewicht, visuelle oder kognitive Einschränkungen, Angst vor Stürzen, Schmerzen, Müdigkeit, Einnahme von Anticholinerika, Antidepressiva oder Benzodiazepinen usw.) einzuschätzen. Probleme und Ressourcen im Zusammenhang mit der Mobilität sollen differenziert beschrieben werden. Die Perspektive des pflegebedürftigen Menschen ist zentral und sollte eingebunden werden. Eine Einschätzung erfolgt immer zu Beginn des pflegerischen Auftrags und in individuell festzulegenden Abständen:

- Bei Veränderungen der gesundheitlichen Situation (z. B. nach Schlaganfall) oder bei Rückkehr aus dem Krankenhaus
- Bei Veränderung der individuellen Pflegeziele oder Umgebungsbedingungen (z. B. Umzug innerhalb einer Einrichtung) und generell in Verbindung mit der Evaluation
- Bei stabiler gesundheitlicher Situation ist eine Einschätzung in einem Intervall von einigen Monaten ausreichend!

Mit der Aktualisierung des Standards wird darauf hingewiesen, dass die Einschätzung mit der regelmäßig durchzuführenden Ergebniserfassung in der stationären Langzeitpflege in Einklang gebracht werden soll, bei der auch Aspekte der Mobilität eingeschätzt werden. Die Ergebnisse sollten übersichtlich dokumentiert werden, damit diese bei einem Beratungsgespräch oder Überleitung (Krankenhauseinweisung oder Umzug) sinnvoll genutzt werden können (DNQP 2020).

Praxisimpulse und Empfehlungen – »To-dos« zur Einschätzung

- Entscheiden Sie, wie eine Einschätzung der Mobilität konkret erfolgen soll und wann darüber hinaus biografische Daten erfasst, zusammengeführt und gemeinsam besprochen werden.
- Bei der Einschätzung der Mobilität muss die Perspektive des pflegebedürftigen Menschen eingebunden werden. Ein checklistenartiges Abarbeiten von Anforderungen wird dem »Gewordensein« von Personen nicht gerecht. Es geht vielmehr darum, die Biografie, die subjektive Bedeutung, aber auch die Erfahrungen wahrzunehmen. Besonders wichtig sind Aspekte, die es über die Schwelle in die Gegenwart schaffen, aber auch individuelle Bewegungsgeschichten und -gewohnheiten.
- Der Einsatz spezifischer Instrumente, wie des »Timed up and go Tests« oder komplexer Assessmentinstrumente (z. B. Resident Assessment Instrument – RAI), sollte nur in Ausnahmefällen erfolgen, etwa wenn die Wirksamkeit eines Interventionsprogramms überprüft wird.
- Sichten Sie die vorhandenen Einschätzungsinstrumente, die in Ihrer Einrichtung bereits verwendet werden, und ergänzen Sie diese ggf. um die Aspekte einer kriteriengeleiteten Einschätzung. In der digitalen Anlage des Buches können Sie Fragestellungen einsehen, die in die strukturierte Informationssammlung (SiS) integriert werden können (siehe Zusatzmaterial 6).
- Vermeiden Sie Doppeleinschätzungen und prüfen Sie Bezüge zur Einschätzung weiterer Risiken wie der Sturz-, der Dekubitus- oder der Kontrakturgefahr. Stimmen Sie die Einschätzungsintervalle mit der Ergebniserfassung in der stationären Langzeitpflege ab.

Koordination und Kooperation

Mobilität sollte als übergeordnetes Qualitätsziel verstanden werden, also Bestandteil des internen Qualitätsmanagements sein und in einem Konzept festgehalten werden. Unter anderem sind die folgenden Inhalte eines Konzepts zur Erhaltung und Förderung der Mobilität zu beschreiben:

- Stellenwert der Erhaltung und Förderung der Mobilität in der Einrichtung sowie zielgruppenspezifische Weiterbildungs- und Schulungsmaßnahmen für die an der Versorgung Beteiligten
- Einrichtungsspezifische Vorgehensweisen (von der Einschätzung über Planung, Maßnahmen und Angebote zur Förderung und Erhaltung der Mobilität bis hin zur Evaluation)

Die übergeordneten Ziele des Konzepts sollten allen an der Versorgung Beteiligten intern und extern bekannt sein und in Form von spezifischen Informationen (Informationsabende und -materialien) bekannt gemacht werden. Hier ist das Management gefragt.

Der Expertenstandard empfiehlt zur Sicherstellung der Koordination und Kooperation ein Bezugspflegesystem, um individuelle Interaktions- und Aushandlungsprozesse sicherzustellen, aber auch um zu gewährleisten, dass die Verantwortung von Maßnahmen in einer Hand liegen. Wichtig ist dabei: Individuelle Maßnahmen zur Erhaltung und Förderung der Mobilität werden gemeinsam festgelegt und müssen an den Ressourcen und Bedürfnissen der Person ansetzen und für sie sinnstiftend sein.

Pflegefachkräfte müssen wissen, welche Maßnahmen von der eigenen Berufsgruppe oder von anderen Gruppen angeboten werden. Inhalte und Ziele der therapeutischen Maßnahmen sollten bekannt sein und bei der Tagesstruktur bzw. Maßnahmenplanung Berücksichtigung finden. Maßnahmen der Therapeutinnen ersetzen nicht die pflegerischen Aufgaben, sondern ergänzen diese. Zudem werden wichtige Impulse für den pflegebedürftigen Menschen und seine Angehörigen oder die Pflegenden selbst gegeben. Es geht bildlich gesprochen um ein »Orchestrieren«, in dem die einzelnen Professionen jeweils um ihren Part wissen und die Maßnahmen aufeinander abgestimmt werden. Die geplanten Maßnahmen sollen in einem gemeinsamen Maßnahmenplan zusammengeführt werden, der für alle Beteiligten einsehbar ist. Die Fachkraft sorgt dafür, dass die Maßnahmen zur Bewegungsförderung abgestimmt und kontinuierlich und über den Tag verteilt angeboten und nach einer Erkrankung zeitnah wieder aufgenommen werden.

In Zusammenarbeit mit den jeweiligen Expertinnen erfolgt auch die Auswahl geeigneter Hilfsmittel. Die individuelle Anpassung der Hilfsmittel an die Bedarfe und Bedürfnisse der pflegebedürftigen Personen sowie die Einweisung in den Umgang mit diesen ist Aufgabe der Therapeutinnen und Orthopädietechnikerinnen. Die Pflegenden sind gefragt, wenn es um die Integration von Hilfsmitteln in den Alltag geht, d. h. die Personen anzuleiten, das Hilfsmittel korrekt zu nutzen. Bei Beschädigungen, Abnutzungen und anderen Mängeln (Reparaturbedarf) müssen die notwendigen Maßnahmen veranlasst werden (DNQP 2020).

Kooperationen mit »externen« Anbietern (z. B. Sportvereinen) unterstützen die Einbeziehung von pflegebedürftigen Menschen im Quartier und somit deren Teilhabemöglichkeiten. Dies betrifft Menschen in der Häuslichkeit, aber auch (teil-)stationäre Einrichtungen können sich Angeboten im Quartier anschließen und in das Alltagsleben der Einrichtung/Tagespflege integrieren. Die Organisation sollte sich daher über Angebote außerhalb der Einrichtung bzw. in der unmittelbaren Umgebung des Wohnortes informieren (DNQP 2020).

»Kontinuität« ist für alle Beteiligten wichtig. Erstens bedeutet das eine inhaltliche Kontinuität, also z. B. das Einüben alltäglicher Bewegungsabläufe in gleicher Art und Weise. Ziel ist es, Sicherheit zu vermitteln, um ggf. Angst zu reduzieren. Zweitens: die zeitliche Kontinuität. Es ist zu beachten, dass nur sporadisch durchgeführte Maßnahmen wenig erfolgsversprechend sind (DNQP 2020). Etwas überspitzt: Das einmalige Trinken vor einer Wüstenwanderung rettet nicht vor dem Verdursten! Drittens: Es gibt keine allgemeingültigen Empfehlungen hinsichtlich Dauer und Häufigkeit sowie Intensität von Maßnahmen. Einige Interventionsprogramme beinhalten feste Vorgaben. Wenn es keine Vorgaben gibt, dann sollten die Einrichtungen/Dienste Festlegungen treffen. Hierfür können die Empfehlungen z. B. der WHO genutzt werden (DNQP 2020).

Empfehlungen zur körperlichen Aktivität und Gesunderhaltung der Weltgesundheitsorganisation (WHO 2010)

- Empfehlung für Personen im Alter ab 65 Jahren, wöchentlich mindestens 2,5 Stunden mäßig anstrengend körperlich aktiv sein *oder* etwa die Hälfte dieser Zeit mit intensiv-belastenden Aktivitäten verbringen.
- Bei bestehenden Mobilitätseinschränkungen mindestens drei Mal wöchentlich mobilitätsfördernde Aktivitäten zur Verbesserung von Balance und Sturzprävention durchführen. Soll die Muskulatur gestärkt werden, mindestens an zwei Tagen pro Woche trainieren.
- Kann aufgrund gesundheitlicher Beeinträchtigungen die genannte Intensität nicht mehr erreicht werden, sollte ein Belastungsniveau angestrebt werden, das auf der Grundlage der verbliebenen Ressourcen möglich ist.

Orientierungshilfen sind als Kompass zu verstehen. Eine Anpassung ist daher notwendig. Das Ziel, die Motivation der Person und die körperliche Verfassung sind entscheidend, wie die Dauer, Häufigkeit und Intensität anzupassen sind.

Wenn sich die Mobilität verschlechtert, gilt es zu reagieren und ggf. notwendige Schritte der Diagnostik oder Therapie einzuleiten. Fallbesprechungen sind dann sinnvoll und richtig, wenn zunehmende Einschränkungen erkennbar oder Maßnahmen abgelehnt werden (»Ich steh nicht mehr auf!«). Ziel muss es sein, zu einer gemeinsamen Entscheidung zu kommen, die von den Bedürfnissen des pflegebedürftigen Menschen geprägt ist. Die Ergebnisse einer Besprechung sind zu dokumentieren, in der Häuslichkeit unter Einbeziehung der Angehörigen.

Für den ambulanten Bereich ist demnach Kooperation und Koordination schwieriger zu realisieren. In diesen Konstellationen sind edukative Angebote besonders wichtig, um die Wichtigkeit der Maßnahmen zur Erhaltung und Förderung der Mobilität zu verdeutlichen, gemeinsame Handlungsansätze zu besprechen und ggf. festzulegen. So viel Eigenbewegung wie möglich und so wenig Hilfe wie nötig, sind die Ziele.

Praxisimpulse und Empfehlungen – »To-dos« zu Kooperation und Koordination

- Klären Sie, mit welchen Partnerinnen eine Kooperation bereits besteht, vertieft oder verbessert werden soll. Planen Sie einen regelmäßigen Austausch, z. B. mit dem Sanitätshaus oder der Physiotherapie, und sprechen Sie darüber, welche Erwartungen Sie haben, um eine gute Zusammenarbeit sicherzustellen.
- Bei kommunikativen Problemen mit/zwischen den Kooperationspartnerinnen (z. B. Ärztin und Apothekerin) sollte gemeinsam im Gespräch nach Lösungen gesucht werden.
- Die Durchführung und der Erfolg sämtlicher Maßnahmen sollte von den Therapeutinnen in der Pflegedokumentation festgehalten oder mündlich kurz erläutert werden.
- Legen Sie Anlässe fest, wann die Hausärztin für ein Rezept »Physiotherapie« anzusprechen ist (z. B. neues Hilfsmittel), und klären Sie, ob Maßnahmen der Physiotherapie in das pflegerische Handeln integriert werden können. Beachten Sie bitte: Therapeutinnen sollten selbst auch ein Interesse an der Ausstellung von Folgerezepten haben.
- Suchen Sie neue Formen von Fallbesprechungen (z. B. Telefonkonferenzen, andere digitale Formate), um alle Akteurinnen an einen Tisch zu bekommen.
- Prüfen Sie die vorhandenen Konzepte, um sicherzustellen, dass die Haltung »Bewegung in alle Maßnahmen des Alltags zu integrieren« transparent wird.
- Betonen Sie regelmäßig die Bedeutung der Mobilitätsförderung und bleiben Sie mit Angehörigen, Ehrenamtlichen und pflegebedürftigen Personen im Gespräch. Äußerungen wie »Ich zahle hier so viel Geld!« bieten Gesprächsanlässe, um das Handeln zu begründen.
- Sorgen Sie für Kontinutiät bei den Maßnahmen und machen Sie sich im Team gegenseitig darauf aufmerksam, wenn Maßnahmen nicht durchgeführt werden.

Information, Beratung und Anleitung – Gespräche aktiv nutzen

Die Pflegefachkräfte müssen über die Kompetenz verfügen, Betroffene zu informieren, anzuleiten und zu beraten. Dieses »Handwerkszeug« ist unerlässlich, um die Bedeutung der Mobilität für die Gesundheit und den Erhalt der Selbstständigkeit verständlich zu vermitteln, aber auch um auf die Bedürfnisse der Betroffenen und ggf. ihre fehlende Motivation einzugehen. Es geht aber auch darum, die einrichtungsinternen Angebote, das Einbeziehen anderer Berufsgruppen sowie Bewegungsübungen darzustellen, die allein oder mit Unterstützung durchgeführt werden können. Hilfreich kann Informationsmaterial zur Bedeutung sowie zur Erhaltung und Förderung der Mobilität sein. Einrichtungen und Dienste sollten diese zur Verfügung stellen (DNQP 2020).

Anhand der identifizierten Probleme, Risiken und Ressourcen setzt die Pflegefachkraft eine Information, Beratung oder Anleitung um. Diese müssen an den Möglichkeiten und Fähigkeiten des Gegenübers ausgerichtet werden. Es geht also um einen sinnvollen Zeitpunkt, die Dauer sowie um die Inhalte von edukativen Angeboten selbst. Es ist unumgänglich, die Motivation, aber auch emotionale Aspekte einzuschätzen, z. B. kann die Angst sich zu bewegen mit einem zurückliegenden Sturzereignis in Verbindung gebracht werden. Es nützt dann wenig zu sagen »Sie brauchen keine Angst zu haben«, vielmehr sollte diese Angst thematisiert werden.

In der nachfolgenden Tabelle sind die Ziele und die jeweiligen Inhalte von Information, Anleitung und Beratung skizziert (▶ Tab. 1.1). Die Betroffenen sollten die Auswirkung einer eingeschränkten Mobilität und die bestehenden Möglichkeiten zur Erhaltung und Förderung der Mobilität kennen. Nur auf Grundlage einer gezielten Information und Beratung kann eine Entscheidung für oder gegen Maßnahmen getroffen werden. Bei Menschen mit Demenz ist eine praktische Anleitung zu empfehlen – etwa durch das Vorführen einer Handlung (DNQP 2020).

Tab. 1.1: Überblick Information, Beratung und Anleitung (nach Berger & Hennings 2014a)

Information	Beratung	Anleitung
Ziel:	Ziel:	Ziel:
• Übermittlung von Fakten und Einschätzung zur Erweiterung des Kenntnisstandes	• Eigenverantwortlichkeit stärken, um dialogische Entscheidungsprozesse zu unterstützen	• Unterstützende Begleitung praktischen Handelns (z. B. Anbahnung von Bewegung)
Inhalte		
• Einfluss körperlicher, kognitiver und psychischer Ressourcen bzw. Beeinträchtigungen auf die Mobilität und Einschätzung der Situation durch die Pflegefachkraft (z. B. krankheitsspezifische Aspekte) • Folgen von bewegungsarmem Verhalten und zunehmender Immobilität • Darstellung von bewegungsförderlichen Angeboten innerhalb der Einrichtung oder im Quartier	• Stärkung der Kompetenz, eine Entscheidung zu treffen, und zwar bezogen auf die Erhaltung und Förderung der Mobilität (z. B. welche Maßnahmen könnten sinnvoll sein, die individuellen Fähigkeiten zu erhalten oder zu fördern?) • Ausloten von Bedarfen und Bedürfnissen (u. a. auch die Ablehnung von Maßnahmen)	• Hilfe beim Erlernen oder eigenständigen Durchführen bestimmter Handlungen zur Erhaltung und Förderung der Mobilität • Maßnahmen und Handlungen werden verbal und/oder durch Vorführung unterstützt (z. B. Transfer vom Bett in den Stuhl, Einsatz und Anwendung von Hilfsmitteln)

Der Wunsch einer Person, sich nicht mehr bewegen zu wollen, ist Ausdruck von Selbstbestimmtheit. Pflegende haben diese Entscheidungen zu akzeptieren, aber gleichzeitig auch zu reflektieren, ob andere Gründe vorliegen, wie etwa den Pflegenden nicht zur Last fallen zu wollen. Eine Ablehnung von Maßnahmen muss keine endgültige Entscheidung sein. Sie kann mit dem Betroffenen immer wieder thematisiert werden. Ein »Der will eh nicht mehr« muss immer wieder hinterfragt werden, denn häufig zeigt sich, dass eine motivierende Beziehungsarbeit zur Bewegung anregen kann. Inhalte und Ergebnisse von Information, Anleitung und Beratung sind zu dokumentieren (DNQP 2020).

Der pflegerische Auftrag und das Setting bestimmen den Rahmen, in dem sich das Handeln der Pflegenden bewegt. Während der Beratungsbesuche in der ambulanten Pflege nach § 37 Abs. 3 SGB XI kann auf Angebote im Quartier aufmerksam gemacht werden oder auch auf Informationsbroschüren zum Thema Mobilität eingegangen werden. Bei weiteren Besuchen können Bewegungsübungen vermittelt werden. Pflegedienste, die mit den Pflegekassen einen Vertrag über die Durchführung individueller häuslicher Schulungen abgeschlossen haben, können zusätzlich eine gezielte Anleitung und Schulung für Angehörige anbieten, z. B. Gestaltung eines Transfers. Gleichermaßen bieten ambulante Dienste auch Betreuungsangebote oder -gruppen an. Diese Angebote ermöglichen es, Maßnahmen der Mobilitätsförderung gezielt einzuüben. In der Tagespflege ist Begleitung ein wichtiger Ansatzpunkt, um zuhause lebende Personen und deren Angehörige mit Informationen und einer gezielten Beratung zu unterstützen (DNQP 2020).

Wichtig: Die Verantwortung für Pflege und Betreuung in der häuslichen Versorgung liegt zumeist bei den Angehörigen und die Pflegefachkraft hält sich nur eine begrenzte Zeitspanne und als Gast im häuslichen Umfeld auf. Es geht also vorrangig darum, wesentliche Risiken für eine Mobilitätseinschränkung aufzuzeigen und angemessene, alltagsnahe Maßnahmen vorzuschlagen sowie weitere Kontakte, z. B. zu Sanitätshäusern oder der Wohnraumberatung, herzustellen oder zu vermitteln (DNQP 2020).

Praxisimpulse und Empfehlungen – »To-dos« zur Information, Beratung und Anleitung

- Erheben Sie den Fortbildungsbedarf bezüglich Information, Anleitung, und Beratung und planen Sie alltagsnahe Schulungen und Übungseinheiten für die Mitarbeiterinnen.
- Insbesondere im ambulanten Bereich muss bei edukativen Angeboten immer überlegt werden, ob der Pflegebedürftige selbst oder die pflegenden Angehörigen die Adressaten sind. Sollen Angehörige Maßnahmen zur Erhaltung und Förderung der Mobilität umsetzen, müssen sie alltagsnahe Fähigkeiten und Kompetenzen entwickeln, um den Pflegebedürftigen adäquat anzuleiten und zu motivieren.
- Angehörige sind Schlüsselfiguren: Eine aktive Information und Beratung ist unerlässlich, um Meinungen entgegenzuwirken, z. B. dass ein alter Mensch sich nicht mehr bewegen muss, weil er seinen Lebensabend verdient hat. Informieren Sie regelmäßig bei Veranstaltungen, Angehörigenabenden, aber auch Beratungsgesprächen über die Wichtigkeit der Mobilität im Alter.
- Halten Sie zielgruppenspezifisches Informationsmaterial vor und gestalten Sie eine Beratungsbox mit Anschauungs- und Informationsmaterial. Überlegen Sie, wie die schriftlichen Informationen zu gestalten sind (z. B. »Wittener Liste«). Es gibt aber auch eine Vielzahl an Informationsbroschüren in guter Qualität, die genutzt werden können.
- Überlegen Sie, wann und in welcher Form bei Ihnen in der Einrichtung/im Dienst Informations- oder Beratungsgespräche geführt werden und wie die Ergebnisse dokumentiert und thematisiert werden. Inhalte sind wichtiger als eine Häkchenmentalität (»ist erledigt«). Edukative Angebote sind an die Möglichkeiten und die Motivation des Gegenübers anzupassen.

- Menschen mit Demenz profitieren besonders von einer Anleitung, etwa beim Einüben eines Transfers oder bei einer Gehübung. Sinnvoll erscheint es, diese Anleitungssituation immer wieder im Team zu reflektieren, um herauszufinden, welche Maßnahmen gut funktionieren.

Maßnahmen – was geht noch?!

Wenn mobilitätserhaltende und -fördernde Maßnahmen dauerhaft umgesetzt werden sollen, müssen folgende Faktoren berücksichtigt werden: Mitarbeiterinnen müssen von der Sinnhaftigkeit der Angebote überzeugt sein. Zudem sollte klar sein, mit welchen Maßnahmen man welche Gruppe an Pflegebedürftigen ansprechen will (z. B. Menschen mit Demenz) und welche Qualifizierungsmaßnahmen hierfür notwendig sind. Außerdem gilt es immer wieder zu prüfen, ob die angedachte Zielgruppe wirksam erreicht wurde und ob die Maßnahmen korrekt und dauerhaft umgesetzt werden (DNQP 2020).

Um ein zielgruppenspezifisches Angebot inklusive der Umgebungsgestaltung sicherzustellen, müssen von Seiten der Einrichtung, neben genügend qualifizierten Mitarbeitenden, Räumlichkeiten und Trainingsmaterialien (Hanteln oder Gewichtsmanschetten) für Gruppenmaßnahmen zur Verfügung stehen (DNQP 2020).

Im Expertenstandard werden drei Arten von Interventionen unterschieden:

- *Mobilitätsförderung als Teil pflegerischen Handelns:* Fokus ist es, ein Maximum an Eigenaktivität zu fördern und Übungen gezielt in den Alltag einzubinden, z. B. das Gehen mit Unterstützung, das Ankleiden oder das Umsetzen vom Rollstuhl auf den Stuhl. Aber auch jeder Gang in die Küche oder den Aufenthaltsraum kann zur »bewegungsfördernden Einheit« werden. Grundlage für diese Maßnahmen sind die jeweiligen Vorlieben und Fähigkeiten der Person, dies können z. B. auch Haushaltstätigkeiten sein. Achtung, nicht von allen Personen wird diese Tätigkeit als motivierend empfunden. Männer, die ein Leben lang nicht im Haushalt aktiv waren, werden das ggf. auch im Alter nicht attraktiv finden.
- *Spezielle Einzelmaßnahmen (unterschiedliche Bewegungs- und Fitnessübungen):* Die Studienlage erlaubt keine spezifischen Empfehlungen, was die Auswahl der Maßnahmen, die Häufigkeit oder die Intensität betrifft. Eine ressourcenorientierte Auswahl zeigt aber positive Ergebnisse.
- *Gruppenmaßnahmen:* Hier liegt der Fokus auf Balance, Koordination, Kraft, Ausdauer und Beweglichkeit. Dies wird erreicht durch Übungen zur Stärkung der Muskulatur, Gangtraining mit Gewichten oder durch den Einsatz von Übungs- oder Widerstandsbändern. Tänzerische Übungen sowie Tai-Chi und Yoga sind ebenfalls wirksame Maßnahmen. Aspekte des Gruppentrainings können auch als Einzelmaßnahme zum Tragen kommen.
- Komplexere Gruppen- und Einzelprogramme haben an Bedeutung gewonnen. Hierbei werden unterschiedliche mobilitätserhaltende und -fördernde Übungen (z. B. zu Kraft, Balance und Ausdauer etc.) zusammengefasst, die individuell abgestimmt werden können. In diesen Programmen werden auch andere Themen eingebunden, wie z. B. Übungen zur Verbesserung der Kognition oder der Alltagskompetenzen. Andere Disziplinen (u. a. Ergo- oder Physiotherapie) können an diesen Interventionen gleichermaßen beteiligt werden (▶ Teil 5, Kap. N).

Die Entscheidung, welche Übungen angeboten werden, sollte anhand der Zielgruppe getroffen werden. Programme externer Dienstleister (z. B. Yogakurse) können eine sinnvolle Ergänzung sein, wenn sie auf die Bedarfe und Bedürfnisse pflegebedürftiger Menschen zugeschnitten sind. Zwar gibt es keine Hinweise zur Wirksamkeit unterstützender Technik (z. B. durch MOTOmed®, Fitnesstracker etc.), aber der Einsatz kann sinnvoll sein, um Menschen zu motivieren, sich überhaupt zu bewegen (z. B. Spiele auf der Wii™).

Bei allen Interventionen geht es darum, die Ressourcen des Betroffenen einzubinden. Es gibt einen Unterschied zwischen sich aktiv an Maßnahmen beteiligen und passiv mobilisiert werden. Gleichermaßen müssen die Grenzen der Belastbarkeit und Schwankungen in der Tagesform sowie eine abnehmende Bereitschaft zur Bewegung im Alter bedacht werden, damit Unter- und Überforderung vermieden werden. Nicht zu vergessen: Ein einheitliches »Handling« (z. B. beim Transfer) schafft Sicherheit, Routine und Akzeptanz beim Pflegebedürftigen. Dieses Handling sollte allen Beteiligten bekannt sein, es sollte eine Anleitung von Pflegehilfs- und Betreuungskräften, aber auch von Ehrenamtlichen und Angehörigen erfolgen. Ziel muss es, den Transfer möglichst in gleicher Weise durchzuführen. Situativ erforderliche Fähigkeiten, wie das Aufstehen oder Hinsetzen, sollten im Alltag wiederholt werden, um die Mobilität zu unterstützen. Bei Menschen mit Demenz ist zu beachten, dass sie ggf. ablehnend reagieren können. Der Beziehungsaufbau mittels verbaler und nonverbaler Kommunikation steht hier im Vordergrund (vgl. Expertenstandard zur Beziehungsgestaltung in der Pflege bei Menschen mit Demenz) (DNQP 2020).

Umgebungsrelevante Faktoren, wie gemütliche Sitzecken, eine gute Beleuchtung, Buffettische mit Getränken, aber auch interessant gestaltete Flure, sollten bedacht werden. Die Umgebung soll den Betroffenen Impulse zur Bewegung geben. Zu berücksichtigen sind auch »allgemein sinnvolle Maßnahmen«, wie das Einstellen der individuellen Betthöhe, damit die Füße auf den Boden gestellt werden können. Individuelle Hilfsmittel müssen sinnvoll einbezogen werden. Es müssen regelhaft die korrekte Anwendung, notwendige Anpassungen und der Bedarf des jeweiligen Hilfsmittels sowie der sicherheitstechnische und hygienische Zustand geprüft werden (DNQP 2020).

Praxisimpulse und Empfehlungen – »To-dos« zu den Maßnahmen

- Die Integration von bewegungsfördernden Maßnahmen in die Pflegehandlungen ist in jedem Setting eine wichtige Möglichkeit, die Bewegung aktiv zu fördern oder zu erhalten.
- Klären Sie, welche Angebote bereits durchgeführt und wie diese von den Betroffenen angenommen werden. Fokussieren Sie auch auf vernachlässigte Gruppen, z. B. profitieren Männer weniger von den Angeboten und ziehen sich eher zurück. Handwerkliche Tätigkeiten hingegen können Bewegung fördern. Gleichermaßen sollten ortsfixierte und bettlägerige Menschen in den Blick genommen werden.
- Nutzen Sie für die Auswahl möglicher Gruppeninterventionen die Informationen des Zentrums für Qualität in der Pflege (ZQP 2020b).[5]
- Schaffen Sie notwendige Trainingsmaterialien an und überlegen Sie, ob der Einsatz von Technik in Ihrer Einrichtung sinnvoll sein könnte bzw. informieren Sie Angehörige und Pflegebedürftige in der Häuslichkeit über den Einsatz von Technik (z. B. Wii™).
- Wenn Sie sich auf ein Bewegungskonzept in der Einrichtung/im Dienst festgelegt haben, ist es wichtig, dass Mitarbeiterinnen dies im täglichen Handeln umsetzen. Es ist die Aufgabe der Leitung, diese Arbeitsweise zu fördern und einzufordern.

---

5 ZQP (Hrsg.) (2020b) ZQP-Übersicht. Bewegungsförderung in der stationären Pflege (https://www.zqp.de/wp-content/uploads/ZQP_%C3%9Cbersicht_Bewegungsf%C3%B6rderung.pdf, Zugriff am: 30.11.2021)

- Erwägen Sie eine regelmäßige Praxisbegleitung der Mitarbeiterinnen durch Fachexperten wie Physiotherapeutinnen oder Kinästhetikexpertinnen.
- Setzen Sie sich in der Einrichtung mit dem Phänomen der »Ortsfixierung« auseinander (Zegelin 2013). Das »Drei-Schritte-Programm« umzusetzen, ist ein guter Anfang! Das bedeutet: Die letzten drei Schritte bei jedem Transfer werden selbst durchgeführt.
- Sorgen Sie für die Vereinheitlichung von Transfers, um die Angst zu minimieren und Sicherheit und Routine zu vermitteln. Fotografieren Sie ggf. den Ablauf als Hilfestellung.
- Überlegen Sie gemeinsam, wie eine mobilitätsfördernde und sinnstiftende Umgebung gestaltet werden kann, z. B. die Einrichtung von Sitzecken, das Aufstellen einer Werkbank usw.
- Beschreiben Sie, wie Betreuende, Angehörige und Ehrenamtliche bei der Erhaltung und Förderung der Mobilität beteiligt werden können. Planen Sie spezifische Schulungen für diese Gruppen.
- Ambulante Dienste können ein Bewegungsangebot konzipieren, z. B. »Fit in den eigenen vier Wänden«. Verschaffen Sie sich aber in jedem Fall einen Überblick über Bewegungsangebote im Quartier und organisieren Sie auf Wunsch eine Teilnahme.

Evaluation – Entwicklungen im Bereich der Mobilität wahrnehmen und reflektieren

Es ist laut Expertenstandard wichtig, Veränderungen im Verlauf zu erkennen. Grundsätzlich sollte eine Überprüfung bei Veränderungen (z. B. Status der Mobilität) durchgeführt werden, dies kann aber auch im Rahmen einer zu aktualisierenden Einschätzung erfolgen.

Als sinnvoll erweist es sich, die Angemessenheit von Maßnahmen in kürzeren Zeitabständen zu überprüfen. Wenn man den Eindruck gewinnt, dass die Maßnahmen die Betroffene an ihre (körperlichen) Grenzen bringt, müssen Maßnahmen hinsichtlich ihrer Dauer, Häufigkeit oder Intensität angepasst oder beendet werden. Die Pflegefachkraft sollte wissen, auf welche Fähigkeiten die Maßnahmen eine Wirkung ausüben können und in welchem zeitlichen Rahmen diese zu erwarten ist. Zu prüfen sind im Rahmen der Evaluation folgende Aspekte:

- Entsprechen die Maßnahmen dem Belastungsniveau und den Bedürfnissen des Pflegebedürftigen und sind die Maßnahmen geeignet, die gesteckten Ziele zu erreichen?
- Wurden eigenständige Aktivitäten durch die Teilnahme an spezifischen Programmen zur Bewegungsförderung gehemmt?
- Haben nicht beeinflussbare Faktoren oder Ereignisse zu einer Veränderung der Mobilität geführt oder hat sich die Motivation der pflegebedürftigen Person verändert?

Verlaufsdarstellungen sind sinnvoll, um Veränderungen besser einschätzen zu können. Dokumentiert werden sollten daher Beobachtungen zum aktuellen Mobilitätsstatus, Veränderung der Mobilität seit der letzten Einschätzung, Motivation der Betroffenen, Änderungen im Maßnahmenplan und Veränderungen der gesundheitlichen Situation. Alle an der Versorgung Beteiligten sollten über eine Änderung im Maßnahmenplan informiert werden. Evaluationsergebnisse bzgl. des Mobilitätsstatus sollten bei Übergängen in andere Einrichtungen (z. B. Krankenhaus) zur Verfügung gestellt werden.

Praxisimpulse und Empfehlungen – »To-dos« zur Evaluation

- Im Team ist zu klären und festzulegen, wie die Evaluation der Maßnahmen erfolgen soll und wie der Status der Mobilität erfasst wird (siehe Kriterium »Einschätzung«).
- Interne Kennzahlen können wichtige Hinweise auf Entwicklungen geben. Beispiels-

weise kann regelmäßig die Anzahl derjenigen erfasst werden, die sich noch selbstständig mit dem Rollstuhl oder dem Rollator fortbewegen können, die Treppen steigen oder bei denen das »Drei-Schritte-Programm« angewandt wird.
- Legen Sie fest, wie Ärztinnen/Therapeutinnen über gravierende Änderungen des Mobilitätsstatus informiert werden und wie Evaluationsergebnisse bei Übergängen in andere Einrichtungen zur Verfügung gestellt werden können.

Resümee

Bisher gibt es keinen im Bundesanzeiger veröffentlichten Expertenstandard, sondern eine Empfehlung zur freiwilligen Umsetzung. Das Vorhaben, die Expertenstandards gesetzlich zu verankern, war sicher mit einer guten Absicht verbunden. Ob es noch zu einer Veröffentlichung im Bundesanzeiger kommt, bleibt offen. Letztlich spiegelt sich in diesem Vorgehen aber ein dauerhafter Konflikt, und zwar, ob und inwiefern eine höhere Verbindlichkeit qualitätssichernder Maßnahmen per Gesetz »verordnet« werden kann. Unabhängig von einer rechtlichen Einordnung: Mobilität ist quer zu allen pflegerischen Risiken ein verbindendes Element, um Lebensqualität, Gesundheit, Teilhabe und Selbstbestimmtheit zu befördern! Die Umsetzung des Standards bietet Hinweise, wie dies im Alltag umgesetzt werden kann. Hierfür gilt es, die ganze Organisation und alle Prozesse, aber auch Überzeugungen und alltägliches Handeln kritisch zu reflektieren. Mit Fantasie und Einsatz kann es gelingen, wieder mehr Bewegung in den Alltag zu bringen – also mehr Mut zur Bewegung!

Ethische und philosophische Betrachtungen von Bewegung und Mobilität

Heiner Friesacher

Hinführung

Gedanken über Phänomene wie Bewegung und Mobilität, die in diesem Beitrag synonym gebraucht werden, macht man sich im Alltag eher selten. Sie sind so selbstverständlich, dass man erst bei Einschränkungen und Beeinträchtigungen auf sie aufmerksam wird. So ist allen seit der Coronapandemie schmerzlich bewusst, was die Einschränkung der Mobilität bedeutet und welche persönlichen und sozialen Folgen damit verbunden sind.

Mangelnde Bewegungsfähigkeit durch einen Unfall, einen Schlaganfall oder allgemeine körperliche Schwäche macht deutlich, wie sehr der Bewegungsradius plötzlich eingeschränkt sein kann und im Extremfall in langfristiger oder dauerhafter Ortsfixierung und Bettlägerigkeit mündet.

Die extremste Form der Mobilitäts- und Bewegungseinschränkung erleben Menschen im (Wach-)Koma oder ähnlich einschränkenden Situationen (z. B. Locked-In-Syndrom, Menschen in der Endphase schwerer kognitiver Abbauprozesse). Diese Zustände werfen den Menschen zurück auf basalste Formen des Lebens, Bewegung ist dabei kaum noch erkennbar. Und doch wäre menschliches Leben ohne Bewegen nicht möglich. Die Funktionen der Organe, der Wimpernschlag bis hin zur Zellteilung sind Ausdruck von Bewegung und damit von Leben (Bienstein 2011). Pflegende sind mit mangelnder Mobilität und Bewegungsunfähigkeit ebenso konfrontiert wie mit gesteigerter und/oder unkontrollierter Bewegung, z. B. aufgrund von psychiatrischen oder neurologischen Erkrankungen.

Jede dieser Veränderungen ist auch ethisch relevant. Wenn Ethik die Beschäftigung mit ernsten Fragen des Menschseins ist (Böhme 2008a), dann sind Themen wie Autonomie, Teilhabe, Sicherheit, Wohlbefinden, Identität, Würde und Scham unmittelbar mit Bewegungsfähigkeit und der Möglichkeit, mobil zu sein, verknüpft. Die übliche Beschäftigung mit diesem Thema in der Pflege berücksichtigt diese Aspekte aus einer zu einseitigen Perspektive und einem unterkomplexen Bewegungsverständnis. In dieser Arbeit wird deshalb der Versuch unternommen, Bewegung und Mobilität umfassender und komplexer zu rekonstruieren und die zentrale Rolle der Ethik aufzuzeigen. Dazu wird zunächst Bewegung als Kernelement der Pflege dargelegt und das enge naturwissenschaftlich geprägte Bewegungsverständnis um eine leibphänomenologische Perspektive erweitert. Ausgehend von diesem Ansatz wird ein qualitatives Bewegungsverständnis aufgezeigt, bei dem es darum geht, Bewegung als Handlung zu verstehen.

Die ethische Betrachtung und Analyse zeigt auf, dass die Unterstützung und Förderung der Bewegung ein ethisch heikler Ort ist. Das leiblich erfahrene, existentielle Erleben von zeitweiser oder dauerhafter Abhängigkeit, von Verlust, Ortsfixierung und Bettlägerigkeit ist schambesetzt und rührt an der Identität und am Selbstwertgefühl. Die Scham hat im ethisch-moralischen Kontext die zentrale Funktion der *Hüterin der Würde*. In einem Exkurs zu technischen Unterstützungssystemen wird auch deren ethische Relevanz erkennbar. Selbst einfache Dinge wie ein Rollstuhl erweisen sich als wirkmächtig, Bewegungsfreiheiten und Interaktionen werden dadurch gestaltet. Komplexe und invasive Technologien wie die Hirnstimulation greifen tief in das Selbstverhältnis der Personen ein. Einer kritischen Ethik kommt hier eine wichtige Funktion zu. Mit ihr lässt sich zeigen, dass neben der bio-technologischen Gestaltbarkeit des menschlichen Körpers (z. B. durch Eingriffe und Implantate) gleichzeitig eine Unverfügbarkeit leiblicher Existenz gegeben ist. Eine Ethik leiblicher Existenz bietet der Pflege eine wertebasierte Folie für die Unberechenbarkeit und Unvorhersehbarkeit des Krank- und Pflegebedürftig-Seins. In der ethischen Auseinandersetzung werden das Verständnis und das »Standing der Pflege« sichtbar. Die individuelle ethische Haltung bedarf allerdings einer institutionellen Verankerung in Form einer Organisationsethik, in der hierarchiefreie Diskussionen stattfinden und Ethik zum festen Bestandteil der Kultur einer Einrichtung wird. Der knappe Ausblick betont noch einmal die Komplexität von Bewegungs- und Mobilitätsförderung und die damit verbundene notwendige Expertise im pflegerischen Handeln.

Bewegen als Kernelement der Pflege

Sich bewegen können und mobil sein sind grundlegende Bereiche des Lebens und damit auch der Pflege. In den »klassischen« Bedürfnistheorien und -modellen von Henderson, Roper, Logan & Tierney sowie von Juchli & Krohwinkel wird das »Sich bewegen« als Grundbedürfnis (Henderson), als Lebensaktivität (Roper, Logan & Tierney) oder als Aktivität des täglichen Lebens (Juchli & Krohwinkel) klassifiziert (Schoolmann & Stephanow 2017).

- Mobilität und Bewegung sind wichtige Faktoren zur Gesunderhaltung und Gesundheitsförderung im Allgemeinen und für ein »gutes Altern« im Besonderen. Wichtige Faktoren für die Kompetenz zur Bewegung sind sowohl Muskelkraft, Balance und Standfestigkeit, Beweglichkeit sowie Ausdauer und Gehfähigkeit als auch die geistige Aktivität (Hindrichs & Fährmann 2017).

- Der Stellenwert von Selbständigkeit und Fähigkeiten wird auch im neuen Pflegebedürftigkeitsbegriff des Sozialgesetzbuchs SGB XI, § 14 Abs. 1 hervorgehoben, wenn es heißt: »Pflegebedürftig im Sinne dieses Buches sind Personen, die gesundheitlich bedingte Beeinträchtigungen der Selbständigkeit oder der Fähigkeiten aufweisen und deshalb der Hilfe durch andere bedürfen.« (MDS 2017, S. 4).
- Im Expertenstandard »Erhaltung und Förderung der Mobilität in der Pflege« wird Mobilität definiert als »Eigenbewegung mit dem Ziel, sich fortzubewegen oder eine Lageveränderung des Körpers vorzunehmen«. In der Erhaltung und Förderung der Mobilität wird ein »übergeordnetes Ziel pflegerischen Handelns« gesehen (DNQP 2020, S. 14, 16). Der Mobilitäts- und der Pflegebedürftigkeitsbegriff stehen damit in enger Übereinstimmung.

Wenn Bewegung und Mobilität eine so zentrale Rolle in der Pflege spielen, überrascht aber die recht eindimensionale Perspektive in beiden Begriffsbestimmungen. Die Auffassung von Mobilität und Bewegung und die Orientierung an den Qualitätsdimensionen von Donabedian (in allen Expertenstandards) offenbaren ein Bewegungsverständnis, welches sich weitgehend im Rahmen eines naturwissenschaftlichen Wissenschafts- und Weltverständnisses bewegt. Bewegung wird ganz im Sinne eines physikalischen Verständnisses konzipiert als »Ortsveränderung eines Körpers mit der Zeit«. Diese Betrachtungsweise wird der Komplexität menschlicher Bewegung nicht gerecht.

Ein erweitertes Bewegungsverständnis – vom Körper zum Leib

Soll Bewegung umfassend verstanden werden, dann bietet sich der Begriff des Leibes als Zugang für diese Perspektive an. Aber warum Leib und nicht Körper?

> Die wesentliche Differenz der Begriffe *Leib* und *Körper* ist die jeweilige Erfahrung, die damit verbunden ist. Mit dem Ausdruck Leib wird der materielle Körper in der Selbsterfahrung wahrgenommen, während Körper die Perspektive der Fremderfahrung darstellt (Böhme 2019, 2008a, 2003).

In der Selbsterfahrung spüren wir etwas, das ist die elementarste Betrachtung der Beziehung des Menschen zur Welt, d. h. wie sie wahrgenommen und erlebt wird, wie in ihr gehandelt und sich orientiert wird. Auch die Beziehung zum anderen Menschen wird aus der leiblichen Perspektive als *Zwischenleiblichkeit* bezeichnet. Das Spüren des anderen, das Wahrnehmen von Stimmungen, Atmosphären und Gefühlen geht der sinnlichen Wahrnehmung immer schon voraus (z. B. wenn man einen Raum betritt und man spürt, hier ist »dicke Luft«).

Die Wissenschaft, die sich mit diesem Thema beschäftigt, ist die Leibphänomenologie. Die Phänomenologie will die Dinge (Phänomene) so betrachten und untersuchen, wie sie sich uns zeigen bzw. wie sie subjektiv empfunden werden. So kann man natürlich das Phänomen *Liebe* naturwissenschaftlich zu erfassen versuchen, indem man über das Gehirn spricht, die neurophysiologischen Verschaltungen darstellt und die Prozesse in den Blick nimmt, die ablaufen, wenn jemand *Schmetterlinge im Bauch* hat. Es mag also durchaus möglich sein, Gefühle wie Liebe (oder auch Schmerz, Trauer, Angst usw.) als Erscheinungs- und Funktionsweisen des Gehirns zu sehen. Aber trifft das wirklich das Phänomen, um das es geht? Verliert man so nicht das Eigentliche aus dem Auge? Genau hier setzt die Phänomenologie an, indem sie die subjektive Sichtweise, die Selbsterfahrung, ins Zentrum setzt. Empfindungen wie

Schmerz und Scham, aber auch Phänomene wie Bewegungen und Mobilität, sind ja nicht nur aus der naturwissenschaftlichen Perspektive erschließbar.

Der Naturphilosoph Gernot Böhme möchte Natur neu und anders denken. Während die äußere Natur die Umwelt darstellt, ist der *Leib die Natur, die wir selbst sind* (Böhme 2019, 2008a, 2003). Während der Begriff Körper sich vom toten Gegenstand her ableitet (corpus), bedeutet der Begriff des Leibes so viel wie Leben. Dabei ist der Leib der deutlich ältere Begriff und wurde im 18. Jahrhundert durch die naturwissenschaftliche Perspektive verdrängt. Lediglich im religiösen Kontext und in der Alltagssprache ist der Begriff des Leibes noch sichtbar (z. B. Leibgericht, Leibschmerzen, Unterleib, leibliches Wohl usw.). Niemand käme auf die Idee, sein Lieblingsessen als »Körpergericht« zu bezeichnen, sondern es ist das Leibgericht. Weil mit dem Begriff des Leibes eben das Empfindende, Spürende, Persönliche angesprochen ist und nicht das von außen Sicht- und Messbare.

Ebenso verhält es sich auch mit einer Krankheit, die ich habe, im Unterschied zum Kranksein. Während Krankheit die Außenperspektive darstellt und sich in naturwissenschaftlicher Herangehensweise beschreiben lässt, z. B. als Defekt oder Störung von physiologischen Funktionen, ist das Kranksein eine leibliche, zutiefst persönliche Erfahrung, die nicht naturwissenschaftlich fassbar ist. Wie ich z. B. einen Herzinfarkt spüre, verarbeite und bewältige, ist immer eine subjektive und individuelle Erfahrung des Krankseins.

Beide Zugangsweisen haben in der Pflege ihre Berechtigung. In der Verbindung der beiden Begriffe Leib und Körper, d. h. als Doppelbegriff *Leibkörper* oder *körperlicher Leib*, können beide Perspektiven berücksichtigt werden. Der Doppelbegriff des Leibkörpers ermöglicht auch eine Kritik an der Instrumentalisierung, Verdinglichung und Entfremdung des Menschen. »Ein Mensch ist immer zugleich Leib […] und hat diesen Leib als diesen Körper« (Plessner 1970, S. 43, zit. n. Fuchs 2015, S. 147). Darauf wird im späteren Teil über technische Unterstützungssysteme noch eingegangen.

> Für eine tiefergehende Auseinandersetzung mit der Leibphänomenologie und den Theorien des Leibes sei auf folgende, für die Pflege relevante Disziplinen und Quellen verwiesen. In der Philosophie: Böhme 2019, 2008a, 2003, in der Medizin und Psychotherapie: Fuchs 2021, 2018, 2015; Hofer-Moser 2018, in der Soziologie: Gugutzer 2016; Uzarewicz 2011; Jäger 2004 und in der Pflegewissenschaft: Brieskorn-Zinke 2019; Remmers 2016; Hülsken-Giesler 2016; Uzarewicz & Moers 2012; Böhnke 2011; Friesacher 2011, 2008; Weidert 2007.

Was hat das mit den Themen Bewegen und Mobilität zu tun? Die Frage, wie wir in die Welt gestellt sind, beantwortet Rosa (2016, S. 83) folgendermaßen: »Mit den Füßen«. Der Boden trägt uns, das gibt Sicherheit und Halt und gehört zu den elementaren Bedingungen des Menschseins. Wie sehr der sichere Stand mit unseren Welterfahrungen zusammenhängt, zeigt sich bei einschneidenden Traumata und Verlusterfahrungen, bei denen uns quasi »der Boden unter den Füßen weggezogen wird« (Rosa 2016, S. 83).

Die entscheidende Schnittstelle für jede leibliche Weltbeziehung ist die Haut, sind Berührungen und taktile Erfahrungen. Bereits im Mutterleib in den Wochen vor der Geburt sind die Sinnesorgane und das limbische System als zentrales Bewertungssystem des Gehirns voll ausgebildet. Das Ungeborene erkennt die Stimme der Mutter, nimmt deren emotionale Tönung wahr. Die Blutkreisläufe von Mutter und Kind sind eng miteinander verbunden. Mütterliche Botenstoffe beeinflussen die Entwicklung des fötalen Gehirns, auch Informationen über emotional-affektive Zustände der Mutter gelangen in den Körper und das Gehirn des Fötus (Roth 2001). Nach dem stressreichen Geburtsereignis, dessen Auswirkungen für die kindliche weitere Entwicklung nur schwer abzuschätzen sind, bilden Säugling und Mutter eine »Sphäre des Gesamtempfindens«. Der eigene wie der andere Leib wird erspürt und ertastet, pflegende Mutter und lebendiges Kind sind »durch leibliche Mimesis aufeinander subtil eingestimmt«, sie interagieren und kommunizieren. Die Körpersprache, verstanden als leibliches bzw. zwischenleibliches Kommunizieren, geht jeder begrifflichen Fassung in Form von Zeichensprache voraus (Gröschke 2002, S. 96). Mimesis bedeutet Nachahmung, erst durch die Imitation und emotionale Anteilnahme gelingt überhaupt das Hineinversetzen in die Perspektive des Anderen. Bei Adorno (1985, S. 204) heißt es dazu: »Ein Mensch wird zum Menschen überhaupt erst, indem er andere Menschen imitiert«. Dabei sind die Blicke und Berührungen, Gesten und einfache Lautäußerungen erste leiblich-körperliche Formen sozialer Abstimmung.

Der Mensch ist von Anfang an auf andere Menschen existentiell angewiesen. Dabei spielt der Leibkörper eine zentrale Rolle, ermöglicht doch erst die spezifische Ausstattung unseres Körpers die Erfahrung von sozialer Interaktion und Anerkennung. Die vorkommunikative Zwischenleiblichkeit in Form von leiblichen Ausdrucksformen geht dabei jedem Verstehen und sprachlich-kommunikativer Interaktion voraus. Diese Ausdrucksgesten spielen ebenfalls in den Interaktionsbeziehungen zwischen Erwachsenen eine zentrale Rolle. Unabhängig von unterschiedlichen kulturellen Prägungen lassen sich die Expressionsformen, so variabel sie sich im konkreten Miteinander zeigen, als anthropologische Universalien (d. h. sie gelten überall auf der Welt und zu allen Zeiten) beschreiben. Stets haben sie dieselbe grundlegende Funktion, sei es in Ergänzung oder als Ersatz für gesprochene Worte: Sie bringen eine Position zum Ausdruck, die dem anderen Menschen zu verstehen gibt, dass er oder sie als Person anerkannt wird und ihm oder ihr die (Menschen-)Würde zuerkannt wird. Diese in der frühkindlichen Sozialisation entwickelte Fähigkeit lässt sich auf die soziale und damit auch pflegerische Welt übertragen. Die zugewandten Ausdrucksformen in Form des leiblichen Kommunizierens bekunden die Bereitschaft zur Anpassung und Orientierung unseres Handelns an der moralischen Autorität des Anderen (Honneth 2003; Dörner 2002).

Die Phänomenologie macht die Kritik am naturwissenschaftlichen Bewegungsparadigma sowohl an der nicht angemessenen Methode der Beobachtung von außen als auch an dem zugrunde liegenden Menschenbild einer »Körpermaschine« fest. »Der sich selbst bewegende Mensch ist der Gegenstand phänomenologischer Bewegungsforschung, nicht irgendeine Masse, kein Körper, auch kein Bewegungssubjekt« (Thiele 1995, S. 64). Auf die Problematik einer Übertragung physikalischer Kategorien auf lebendige Phänomene hat schon von Weizsäcker (1950) aufmerksam gemacht. Mit seinem »Gestaltkreis« wird die Einheit des Lebendigen im Wahrnehmen und Bewegen symbolisiert.

In der modernen Psychomotorik und Motologie (Bewegungslehre) wird von einem Körper- und Bewegungsmodell ausgegangen, in welchem der »erlebte« Leib im Mittelpunkt steht. Auch hier wird betont, dass Körper und Leib nicht deckungsgleich sind. Die Fähigkeit zur »Einleibung« von Menschen und Dingen, Werten, Einstellungen und Haltungen, aber auch von Rollen und Normen sind »gesellschaftliche Prägemuster« (Seewald 2007, S. 20 ff.).

Bei Bourdieu (1979) heißt dieses Konzept der Habitus. In diesem wird das sichtbar, was einen Menschen zu einem gesellschaftlichen Wesen macht, die Zugehörigkeit zu einer bestimmten Gruppe und die entsprechende Prägung. Der Habitus hat eine Art Scharnierfunktion, er ist ein System von Dispositionen (Anlagen und Schemata zu einem bestimmten Verhalten), die die Wahrnehmung, das Denken und Handeln einer Person prägen. So ist

z. B. die Gangart eines Menschen nicht nur individuell verschieden, sondern von gesellschaftlichen und kulturellen Mustern geprägt.

Auch die Differenz der Geschlechter wird immer wieder leiblich-affektiv erfahren, und sie ist deshalb so stabil, weil wir uns immer wieder als Mann oder Frau leiblich spüren. Dabei prägt das Körperhaben das Leibsein.

Iris Marion Young (1993) zeigt in ihrem Essay »Werfen wie ein Mädchen«, wie unterschiedlich die Bewegungsmuster beim Werfen schon bei Mädchen im Vorschulalter zu denen von Jungen sind. Young zeigt eine ganze Reihe weiterer Unterschiede auf. So lässt sich auch beim Sitzen, Stehen und Gehen ein typischer Unterschied im Stil und in der Reichweite feststellen. Frauen zeigen eine weniger offene Haltung im Gehen, Männer lassen ihre Arme freier und offener schwingen. Beim Stehen sind die Füße der Männer weiter voneinander entfernt als die der Frauen, Hände und Arme halten Frauen in der Regel dichter am Körper, um ihn zu berühren und zu beschützen (Young 1993). Diese Unterschiede sind nicht einfach sozialisatorischer oder physiologischer Natur, sondern, wie Young und auch Rosa folgern, ein unterschiedliches in die Welt gestellt und auf die Welt bezogen sein. »Ihre leiblichen Weltbezüge und Weltbeziehungen […] [sind] die Folge tiefliegender, überwiegend vorsprachlicher und habitualisierter kultureller Muster« (Rosa 2016, S. 126).

Bewegung ist somit nicht einfach ein Ausdruck von der Funktionsfähigkeit des Körpers, sondern über den Leibkörper wird eine Einschränkung der Mobilität – gerade bei älteren Menschen mit chronischen Erkrankungen und Multimorbidität – als eine existentielle Krise empfunden, die leiblich erfahren und gespürt wird.

Bewegung als Handlung verstehen

Corbin & Strauss (2010) weisen in ihrer Arbeit zum chronischen Kranksein darauf hin, dass jede längerfristige Einschränkung (der Mobilität, der Kognition, der Alltagsbewältigung usw.) eine leibliche Dauerkrise darstellt und zur Störung der BKK-Kette (Biografische-Körper-Konzeption) führt. Dabei sind die drei Dimensionen Biografische Zeit, Selbstkonzeption (Identität) und Körper (Leib) drei miteinander in Wechselbeziehung stehende Konzepte. Durch biografische Arbeit kann die BKK-Kette wieder stabilisiert werden. Dazu muss die Krankheitsverlaufskurve in die Biographie integriert werden, es muss bewältigt werden, die Identität muss wiederhergestellt, evtl. sogar neu definiert und neu entworfen werden.

> »Ich habe das ganze Programm durchgemacht, das Querschnittgelähmte durchmachen – allen die Schuld gegeben, die Rebellion, die tiefe Depression. Dann realisierte ich endlich, dass es den anderen piepegal ist und es an dir liegt, ob du etwas machst oder nicht. Man muss für sich selbst sorgen« (Corbin & Strauss 2010, S. 94).

Diese Neuausrichtung der Identität beinhaltet u. a. den alten und noch möglichen Aktivitäten eine neue Bedeutung zu geben, alte Aktivitäten durch neue zu ersetzen und auch Hilfsmittel einzusetzen, um Aktivitäten durchzuführen (Corbin & Strauss 2010). Diese Prozesse können durch Pflegende unterstützt und begleitet werden. Bei dieser Arbeit steht das Existentielle und das Leibliche im Zentrum pflegerischen Tuns. Behrens (2002, S. 24) spricht in diesem Zusammenhang von »renormalisierende[r] biographische[r] Identitätsbildung«.

Böhnke (2011) sieht eine Kernaufgabe pflegeberuflichen Handelns darin, dem Leibkörper auf der Spur zu sein. Ein ressourcenorientierter pflegetherapeutischer Prozess hat zum Ziel, biografische und lebensgeschichtliche Lebensspuren in der Begegnung mit der zu Pflegenden zu rekonstruieren und deutend mit der Krisensituation in Verbindung zu bringen. Das setzt voraus, dass Bewegung als Handlung und Interaktion verstanden wird. Erinnerungsspuren

> sind im Leib verankert, leibliche Handlungsvollzüge (z. B. gemeinsame Bewegungen) mobilisieren ein Erinnern, welches in einem impliziten Leibgedächtnis und biografischen Strukturen fundiert ist (Fuchs 2018).

Das Verstehen richtet sich auf den impliziten Sinn, auf das *Wie* einer Geste, einer Bewegung, der Haltung des Körpers. Dieser Verstehensprozess ist kein kognitiver, sondern das Organ ist das leibliche Erspüren, ein »antenniges Verhalten‹, sich-einstellen-Lassen« (Seewald 2007, S. 40). Bewegungsunterstützung und Mobilitätsförderung werden so zu einer interaktiv-dialogischen, leibkörperlichen Begegnung.

Darmann (2002) plädiert ebenfalls dafür, Bewegung als Interaktion zu verstehen. Auch sie bemängelt das überwiegend mechanistische Bewegungsverständnis der Pflegepraxis. Subjektive Dimensionen der Bewegung sind völlig ausgeblendet. Das heißt die subjektiven Bewegungsmuster, die Ziele und Motive, der Sinn und die Bedeutung von Bewegung werden oftmals nicht erfasst und es kommt zu »patientenignorierender Bewegung der Patienten durch Pflegende« (Darmann 2002, S. 182). Erst in der Interaktion selbst, also in der Verständigung und gemeinsamen Situationsdefinition, gelingt es Pflegenden, sich in die Position des Gegenübers zu versetzen.

> Bewegungsangebote sind deshalb als Anregungen zu verstehen. Standardisierte Planung und Durchführung von Interventionen, z. B. das Heraussetzen vom Bett in den Stuhl, ohne weitere sinnvolle Angebote und Betätigungen, verkommt dann zu sinnentleerten Maßnahmen und falsch verstandener aktivierender Pflege (Darmann 2002; Abt-Zegelin 2011).

Sollen Bewegung und Mobilität als Handlung verstanden werden, dann greift ein als äußerlich beschreibbares Verhalten zu kurz. Es lässt sich festhalten, dass Handlungen einen Mehrfachaspekt haben. Der Mensch kann seine Handlungen als Bewegungsprozess, quasi von außen wahrnehmen (körperliche Perspektive), gleichzeitig erlebt er dieses Handeln auch (leibliche Perspektive). Handeln enthält lebensweltlich-kontextuelle, situative, historische, kulturelle und weitere grundlegende Elemente, hat also Bedeutungen. Das lässt den Schluss zu, dass »alle Handlungen Interpretationskonstrukte« sind (Lenk 1992, S. 126). Bewegungen müssen also interpretiert, gedeutet und verstanden werden. (Seewald 2007; Prohl & Seewald 1995).

Ethische Aspekte von Bewegung und Mobilität

Mobilitätsförderung als ethisch heikler Ort

Was hat das alles mit Ethik zu tun? Ethik und Moral beschäftigen sich mit dem guten und gerechten Handeln. Es geht um die Frage: Was sollen wir tun? Die Ethik liefert dabei Begründungsmaßstäbe für ein von allen Mitgliedern einer Gemeinschaft als gut oder gerecht anzuerkennendes Handeln, Ethiken fragen danach, wie sich moralische Entscheidungen wechselseitig begründen lassen (Friesacher 2017; Remmers 2000).

> Die *Ethik* oder auch *Moralphilosophie* ist das reflektierte Nachdenken über moralisches Handeln. Unter Moral fallen die allgemein anerkannten Regeln, Normen und Werte einer Gesellschaft bzw. Gemeinschaft. Im Bereich der Ethik in der Pflege geht es primär um das alltägliche Handeln in pflegerischen Situationen. Moralische Fragen sind ernste Fragen und

> betreffen zugleich existentielle und alltägliche Bereiche des Lebens (Böhme 2008a). Denn es sind gerade die scheinbar einfachen, direkten Pflegemaßnahmen, wie die Körperpflege, die Förderung der Mobilität, das Anreichen des Essens, die als heikler und zentraler Ort des Aufeinanderprallens ethischer Ansprüche zu bezeichnen sind (Krainer & Raitinger 2008, hier mit Bezug auf das Waschen).

So kommt es nicht selten zu Widersprüchen bei der Mobilisierung und Bewegungsförderung, wenn Prinzipien wie Selbstbestimmung und Fürsorge kollidieren, es um die Frage von Aktivierung oder Passivierung geht, wenn Verrichtungsorientierung und Bedürfnisorientierung nicht im Einklang stehen und Machtasymmetrien zwischen Pflegenden und zu Pflegenden zu unangemessenen Berührungen und/oder zu Gewaltphänomenen in der Pflege führen. Aber auch das Nicht-Handeln durch Unterlassen kann ethisch problematisch sein, wenn Bewegungsmangel, Ortsfixierung und Bettlägerigkeit *gemacht werden*. Das Dauerliegen oder -sitzen bringt Verlusterfahrungen mit sich. Den Betroffenen wird manchmal selbst das Menschsein abgesprochen, ausgedrückt in Sätzen wie »der vegetiert ja nur noch« (Bejick 2014, S. 29).

Die pflegerische Arbeit in einer Langzeitpflegeeinrichtung und auch im häuslichen Milieu ist eingebunden in einen Rahmen von formellen und informellen Regeln, die Arbeitsabläufe sind stark funktional und ablauforientiert ausgerichtet. Zuwendungsorientierte Handlungen und Arbeitsformen wie Gefühls-, Wohlbefindens- und Biografiearbeit werden durch die Organisationsstrukturen und betriebswirtschaftliche Steuerungsmechanismen erschwert. Es kollidieren hier die Imperative des Systems, gesteuert durch die Medien Macht und Geld, mit dem lebensweltlichen Kontext, in dem Interaktion und Verständigung die Steuerungsmedien darstellen. Um in der Sprache Habermas' zu bleiben, kommt es zu einem Konflikt zwischen zweckrationalen und kommunikativen bzw. situativen Handlungsformen. Die »Kolonialisierung der Lebenswelt« (Habermas 1981, S. 522 ff.) betrifft vor allem die Klientinnen/Bewohnerinnen, die aufgrund ihrer Einschränkungen der Mobilität und Bewegungsfähigkeiten ortsfixiert oder sogar bettlägerig sind. Der Mobilitätsverlust korrespondiert mit einem Verlust des biografischen, des sozialen und des intimen Raums, wie Bejick (2014) eindringlich zeigt. Vormals private und lebensgeschichtlich relevante Bereiche spielen nur noch eine Nebenrolle, das Zimmer und das Bett – eigentlich Orte des Rückzugs und der Privatsphäre – werden zum öffentlichen Ort und zum Arbeitsplatz. Die Bedürftigkeit, die Ohnmacht und die Verletzlichkeit werden nirgends sichtbarer als bei Menschen mit Bewegungseinschränkungen, Ortsfixierung und Bettlägerigkeit (Schrems 2020).

Bewegen als Ort existentiellen Erlebens

Es geht beim Erhalten und Fördern der Mobilität nicht nur um Lageveränderungen des Körpers und das Wiedererlangen von Funktionen. Die pflegerische Arbeitssituation ist geprägt von existentieller Bedrohung, vom Verlust der Alltagsnormalität und Sicherheit. Existentiell sind die Erlebnisse, die die Identität, das menschliche Selbstverständnis und den eigenen Lebenssinn betreffen. Bewusst thematisiert werden existentielle Erlebnisse aber oftmals erst, wenn existenzbedrohende Situationen eintreten. Das können kritische Lebensereignisse wie Scheidung, Trennung, Arbeitslosigkeit sein, ebenso wie Erkrankungen, Pflegebedürftigkeit und Bettlägerigkeit. Diese Erlebnisse, die als bedrohlich wahrgenommen werden, werden auch leiblich erfahren.

»Leiblichkeit« zeigt sich als Quelle menschlichen Gesundheitswissens neben den Zugriffsmöglichkeiten auf den naturwissenschaftlich-objektiv erschlossenen menschlichen ›Körper‹, leibliches Mit-Sein und Kommunizieren wird zum therapeutischen Medium und Zugang zum Anderen« (Wettreck 2020, S. 91).

Die Anteilnahme an der existentiellen Erfahrung des Anderen bedeutet, sich von »menschlichen Geschichten« treffen zu lassen (Schernus 1997, S. 91), sich zu identifizieren mit dem Anderen (Adorno 1966), Resonanzerfahrungen zu ermöglichen (Rosa 2016) und der »ethischen Konfrontation« (Wettreck 2020, S. 94ff.) Raum zu geben. Resonanz meint einen Beziehungsmodus, eine Form der Beziehung des Subjekts zu anderen Menschen, zu den Dingen und auch zu sich selbst. Nur da, wo auch Antworten entstehen, wo etwas in Schwingung gerät, finden Resonanzen statt. Ein Film im Kino, der einen nicht berührt, lässt einen kalt, es entsteht keine Beziehung und auch keine Resonanz. Aber eine berührende Geschichte führt zu Resonanzen, die sich z. B. in Sätzen wie »Der Film war so schön, ich habe so geheult« ausdrücken (Rosa 2016, S. 288). In der Pflege kommt es zur Resonanzwirkung, wenn die Beziehungsarbeit eine Gelingende ist. Den richtigen Zugang zum Anderen zu finden, den passenden Takt in den Handlungen zu treffen und sich nicht von immer mehr beschleunigten Abläufen infizieren zu lassen, sind Voraussetzungen und Kennzeichen des Pflegerischen oder des Kerns der Pflege. Anteilnahme am existentiellen Erleben des Anderen, z. B. bei der Pflege und Begleitung bewegungseingeschränkter Menschen, ist ethisch heikel, schambesetzt und grenzüberschreitend – und ist gerade deshalb eine Arbeit, die »Würde schafft« (Friesacher 2019a, S. 6ff.; Gröning 2014, S. 14, 104). Jenseits der Zweckorientierung des Handelns ist das Einlassen auf die ethisch herausfordernde direkte Pflege in der unmittelbaren Begegnung mit dem Anderen eine ethische Konfrontation. Sie zeigt das Konfrontiert-Werden mit menschlichem Leid, das Involviert-Sein in die ernsten Fragen des Lebens: *Werde ich wieder alleine das Bett verlassen können? Wann kann ich wieder laufen? Bin ich dauernd auf fremde Hilfe angewiesen?*

Gerade der Verlust von Aktivität und Selbstständigkeit ist für viele Menschen schambesetzt. Die Scham, die als das »Gefühl des Selbstwertverlustes in den Augen der (möglichen) anderen« (Tugendhat 1993, S. 57; Huizing 2016; Immenschuh 2020) zu bezeichnen ist, ist nicht nur eine Empfindung, bei der die leibliche Beteiligung im Zentrum der Aufmerksamkeit steht, sondern Scham verkörpert auch ein soziales Gefühl. Scham wird so zu einem zentralen Begriff der Ethik. Der wohl bedeutendste Vertreter einer Ethik im Gefolge Kants ist Ernst Tugendhat.

In seinen Vorlesungen über Ethik haben Gefühle, speziell die Scham, eine prominente Stellung. Wenn etwas in der Sozialisation des Menschen eine zentrale Rolle spielt, dann ist es nach Tugendhat die Fähigkeit, ein »sozial umgängliches, ein kooperatives Wesen zu sein« (Tugendhat 1993, S. 57; Wildt 1997). Die Scham ist dann die Reaktion, wenn wir moralisch versagen. Der Beschämte hingegen reagiert mit Empörung, allerdings nur, wenn er oder sie dafür empfindlich ist, d. h. dieses in der Scham verinnerlicht hat und sein Gewissen entsprechend ausgebildet ist.

Es geht also um die gemeinsame wertebezogene Basis. Eine moralische Haltung zu haben, bedeutet somit die Einhaltung derjenigen Normen, die wir wechselseitig voneinander fordern. Bei dieser »kollektiven Autonomie« ist jeder zugleich »Quelle der Norm und Adressat« (Tugendhat 2000, S. 98, 105). Jeder Mensch hat die Erwartung der Achtung der eigenen Würde, diese Forderung ist nicht von außen, von einer höheren Instanz oder Autorität auferlegt, sondern eine selbstauferlegte Pflicht. Die Scham hat dabei eine Schutzfunktion zur Wahrung des Selbstwertgefühls, der Persönlichkeit und Identität. Das macht ihre herausragende Bedeutung für die Moral deutlich.

Die menschliche Würde steht dabei in einem Spannungsverhältnis: zwischen der unveräußerlichen, universellen, unantastbaren und nicht abstufbaren Idee der Menschenwürde auf der einen Seite und der verletzbaren sozialen Ehre auf der anderen Seite, die durch inadäquates Handeln bis hin zur Demütigung beeinträchtigt wird und die Scham die Schutz- und »Hüterinnenfunktion« einnimmt (Baranzke 2015; Margalit 1999).

Eine qualitativ hochwertige Berührung, das Gelingen einer leiblichen, dialogischen und resonanten Beziehungsgestaltung und das Verstehen der Bewegung in der Aushandlung mit dem Anderen werden durch starre und beschleunigte Arbeitsabläufe, die rigide Einteilung der Pflegebedürftigkeit in Pflegegrade und einem allzu engen Mobilitätsverständnis, auch im Expertenstandard »Erhaltung und Förderung der Mobilität«, eher erschwert als gefördert.

Exkurs: Technische Unterstützungssysteme zur Förderung der Mobilität und ihre ethische Relevanz

Die Technikverwendung hat unbestreitbar zur Verbesserung der Lebensqualität von Pflegebedürftigen beigetragen. Soziale Teilhabe ist für viele ältere Menschen erst durch technische Hilfen realisierbar, angefangen bei Gehhilfen und Rollstühlen bis hin zu komplexen Robotiksystemen. Die konkreten Einsatzmöglichkeiten von Robotik sind so vielfältig wie die Lebenssituationen. Robotersysteme gibt es für die unterschiedlichsten Einsatzbereiche: Assistenz- und Service-Roboter übernehmen Routinearbeiten im Haushalt und dienen der persönlichen Assistenz, Roboter können als Exoskelette (körpergetragene Systeme) bis zu mobilen Trainingsgeräten den Prozess des Wiedererlangens von Fähigkeiten unterstützen (Klein et al. 2018; Meißner 2017).

In pflegerischen Arbeitsfeldern stehen traditionell analoge Mensch-zu-Mensch-Interaktionen und leibhaftige Begegnungen im Zentrum des Handelns. Neue Technologien und Assistenzsysteme sind auch eine ethische Herausforderung. Können im Zeitalter von Digitalisierung und Technisierung noch Fürsorge und Zuwendung gewährleistet werden? Schließen sich technische Unterstützung und menschliche Zuwendung aus? Wo liegen die Chancen, wo die Gefahren und Grenzen neuer Technologien für die Pflege? (Friesacher 2019b)

Der »Takt« von chronisch kranken, alten und pflegebedürftigen Menschen ist nicht unbedingt kompatibel mit den Zeitregimen der digitalisierten und technisierten Pflegearbeitswelt. Die Folgen können Entfremdung und eine nicht mehr gelingende Weltbeziehung – sowohl auf Seiten der Helfer als auch bei den zu pflegenden Menschen – sein. Der Technikeinsatz in der Pflege sollte nicht zuletzt daran gemessen werden, inwieweit es gelingt, das Gespür für Leiblichkeit bei sich und den anderen nicht weiter zu verdrängen und resonante Beziehungen zu ermöglichen.

Selbst »einfache« Hilfsmittel und Techniken zur Fortbewegung, wie ein Rollstuhl, erweisen sich als äußerst wirkmächtig. In der Theorie sozialer Praktiken (Reckwitz 2003) besteht die Praxis aus Aktivitäten des Körpers und Artefakten, also künstlichen Gegenständen. Dabei stellt sich dann die Frage nach der Rolle der Artefakte (Manz 2015; Artner et al. 2017). Knüpft man wie Manz an die Akteur-Netzwerk-Theorie (ANT) von Latour an, dann wird den Artefakten selbst ein Handlungspotential zugesprochen. Nach Latour sind alle Entitäten (konkrete oder abstrakte Gegenstände), auch nicht menschliche, als Handlungsträger anzusehen, da sie Auswirkungen auf andere Entitäten haben. Der Unterschied zwischen menschlichen Akteuren und Artefakten verschwimmt, da beide die Praktiken gestalten. Deshalb bezeichnet Latour auch beide als »Aktanten« (Manz 2015, S. 216). Damit wird ein anderer Zugang zu den Dingen ermöglicht, mit dem z. B. Pflegehilfsmittel wie ein Rollstuhl als »Partizipanden des Tuns« konzipiert werden und ihre Rolle sowohl als Unterstützer, Ermöglicher oder Verhinderer deutlich wird (Manz 2015, S. 213).

> So erweisen sich Rollstuhl und Bodenbeschaffenheit als sehr wirkmächtig, da sie zusammen eine Begrenzung in der Mobilität und Bewegungsfreiheit aufzeigen. Durch die sitzende Position ist die Außenwahrnehmung eine als »passive kranke«. Menschen im Rollstuhl werden übersehen und vergessen, es wird über ihre Köpfe hinweggeredet und sie werden oftmals nicht beachtet (Manz 2015). Ein Rollstuhl ist ein wesentliches Element der jeweiligen Praxis, er konstituiert sowohl Interaktionen als auch Bewegungsfreiheiten.

Techniken, Apparate und soziotechnische Systeme sind in unseren Leib, unsere Beziehungen und unseren gesellschaftlichen Zusammenhang eingedrungen (Böhme 2008b). Ob sie eher sinnvoll zum Erhalt der Freiheit und Autonomie, der Fürsorge und Teilhabe beitragen oder ob die möglichen Gefahren grenzenloser Technisierungs- und Maschinisierungsprozesse letztendlich unbeherrschbar sind, hängt u. a. von der sinnvollen Einbettung in eine Gesamtidee von Pflege ab. Ohne »Rahmung« in eine interaktionsorientierte, am Kern der Pflege ansetzende Konzeption bleibt Technik leer und äußerlich, möglicherweise lediglich ein »Vehikel« zur weiteren Ökonomisierung, Kostenersparnis und zum Ersatz der persönlichen Zuwendung der Helfer.

Technische Assistenzsysteme können z. B. in der Langzeitpflege oder auch in der häuslichen Pflege viele Aktivitäten ermöglichen, die die Betroffenen wieder autonom ausführen können. Der neue Pflegebedürftigkeitsbegriff geht von der Selbständigkeit der Person bei der Ausübung der Lebensaktivitäten aus. Selbstständigkeit meint die personenunabhängige Durchführung der Tätigkeiten, unter Umständen mit der Hilfe technischer Systeme, also Hilfsmittel und Assistenzsysteme. Diese vermehrte Unabhängigkeit verringert aber möglicherweise den Grad der Pflegebedürftigkeit und die Betroffenen erhalten weniger finanzielle und vor allem auch weniger persönliche Zuwendung. Das wäre ein Argument für eine vorrangig kostensparende technische im Gegensatz zu einer kostenintensiven personalen Lösung (Manzeschke 2015; Hagemann 2017; Weber 2017).

Techniken, die den Bereich Teilhabe unterstützen sollen, betreffen einen äußerst sensiblen Bereich. Eine Ausrichtung an einem mehrdimensionalen Konzept von Lebensqualität mit den Bereichen *Adaptation* (Zugang zu Ressourcen, Unterstützung und Umwelt), *Akkomodation* (Lebenszufriedenheit, soziale Identität, soziale Beziehungen), *Assimilation* (Autonomie, Kompetenz zur Teilhabe) und *Affektive Regulation* (Psychisches Wohlbefinden und Emotionen) erscheint sinnvoll und ethisch geboten (Pieper 2009). Ebenso ist eine ethische Technikbewertung wie z. B. mit MEESTAR (Modell zur ethischen Evaluation sozio-technischer Arrangements) (Weber 2017; Manzeschke et al. 2013), bei der sieben ethische Dimensionen (Fürsorge, Selbstbestimmung, Sicherheit, Gerechtigkeit, Privatheit, Teilhabe und Selbstverständnis) fokussiert werden, unabdingbar. MEESTAR setzt auf Aushandlung und die Bewertung durch alle Beteiligten. Bei der Gruppe der schwer kognitiv beeinträchtigten Menschen stößt der Ansatz allerdings an Grenzen. Gerade diese Menschen können am Diskurs in der Regel nicht teilnehmen, Stellvertretermeinungen (z. B. An- und Zugehörige) sind aber ethisch problematisch und unbefriedigend (Weber 2017).

Ethik leiblicher Existenz

Die bisherigen Ausführungen zur Ethik sind geprägt von dem Verhalten und Handeln des Menschen gegenüber anderen Personen. Es geht um Verständigungsorientierung und um Anerkennung, um wechselseitige Forderungen und kollektive Autonomie und um den

Begriff der Würde. Bei allem schwingt aber der Begriff des Leibes mit, dieser nimmt quasi eine paradigmatische Rolle für das Verständnis des Menschen ein. Die Zugehörigkeit des Menschen zur Natur wird zur Grundfrage einer Naturphilosophie und einer Ethik leiblicher Existenz (Böhme 1992, 2003, 2008a, 2019). Wie weiter oben schon dargelegt, ist die äußere Natur die Natur, die wir nicht selbst sind. Hingegen ist der Leib die Natur, die wir selbst sind. Diese erfahren wir im leiblichen Spüren. Mit dem Doppelbegriff des Leibkörpers kann das, was objektiv als Natur gegeben ist (Körper), zugleich aus der Perspektive der Selbsterfahrung (Leib) bestimmt werden.

Das moderne Menschenbild spaltet die Leiblichkeit auf in Körper und Psyche, fachlich verteilt an Medizin und Psychologie. Das existentielle Erleben, z. B. von Bettlägerigkeit und Ortsfixierung, wird dadurch herabgewürdigt – zur eingeschränkten Eigenbewegung mit objektiv bestimmbaren körperlichen Einschränkungen einerseits und zu psychologisch rationalisierbaren Emotionen andererseits.

Eine Ethik leiblicher Existenz ist eine Ethik des Widerfahrens, des Pathischen. Mit dem Pathischen ist das gemeint, was sich nicht dem eigenen Willen fügt, was nicht durch Aktivität beherrschbar oder machbar ist, wo aktives Tun, Unabhängigkeit und Selbstbestimmung zumindest zeitweise eingeschränkt sind. In Krisensituationen, im Kranksein und im Pflegebedürftig-Sein, in denen die Abhängigkeit von anderen Menschen bei der Mobilisation und Bewegungsförderung zumindest zeitweise, manchmal dauerhaft gegeben ist, wird die Unwägbarkeit deutlich: Es trifft jeden einmal, das Hadern mit dem Schicksal hat keinen Zweck, neben der Selbstbestimmung in der Rolle als mündige Klientin/Bewohnerin zeigt sich eine souveräne Haltung gerade auch in der Akzeptanz der Angewiesenheit auf und Abhängigkeit von anderen Menschen, die dann nicht als kränkend und beschämend empfunden werden muss sondern »als Chance, sich pflegen zu lassen« (Böhme 2008a, S. 193).

Pflege muss dann nicht als Substitution der Selbstsorge definiert werden, wie bei Orem (1997), »sondern kann als Solidarität im Tragen der Last des Daseins verstanden werden« (Böhme 2008a, S. 193). In der ethischen Konfrontation mit dem Anderen und der ethischen Resonanz wird das existentielle Erleben leibhaftig erfahren, dieses Kernkonstrukt pflegerischen Handelns begründet »das eigene, autonome ›Standing‹ der Pflege« (Wettreck 2020, S. 211).

Ein Ort für die Ethik – Ethik organisieren

Die direkte Pflege ist ein Ort voller ethischer Widersprüche. Die Fähigkeit zum ethisch-moralisch kompetenten Handeln hängt einerseits von den individuellen Haltungen der einzelnen Pflegenden ab, gleichzeitig müssen in einer Organisation Möglichkeiten geschaffen werden, in denen die Ethik im wahrsten Sinne des Wortes Raum findet. Ohne eine institutionelle Verankerung der Ethik wird die Bürde der ethischen Widersprüche und Dilemmata ausschließlich den einzelnen Pflegenden aufgeladen. In Organisationen, die ihren eigenen Rationalitäten und Logiken folgen, bedarf es aber einer Verankerung der Ethik auf der institutionellen Ebene. Das heißt: Die Organisation braucht eine Ethik, aber ebenso muss Ethik organisiert werden (Krobath & Heller 2010).

Neben institutionalisierten Ansätzen, wie ethische Fallbesprechungen, Ethikberatung, Ethikkonsile und ethische Gesprächskreise, sollte ethisches Denken und Handeln ein fester Bestandteil des Arbeitens in Organisationen sein. Dieses findet sich dann wieder in den Teamgesprächen und Übergaben, in formellen und informellen Gesprächen, den Abläufen und Routinen, der Einarbeitung neuer Kolleginnen und dem Anleiten der Auszubildenden und Studierenden der Pflege.

Eine so verstandene Organisationsethik hat »Irritationscharakter« (Bejick 2014, S. 31), denn es treffen die (scheinbaren) Widersprüche des »Systems« und der »Lebenswelt« aufeinander: Zweckorientierung versus Interaktionsorientierung, standardisierte und geplante Abläufe versus individuelles und situatives Handeln. Mit diesen Widersprüchen zu arbeiten und sich ihnen zu stellen wird z. B. dadurch ermöglicht, wenn man sich klar macht, welche »Hintergrundtheorien« das Handeln leiten. Diese Theorien stellen den Versuch dar, »die soziale Wirklichkeit von Systemen bestmöglich zu erfassen« und zu verstehen, warum einzelne Repräsentantinnen »immer auch agieren und argumentieren, wie es jener Logik entspricht, für die sie stehen« (Krainer & Raitinger 2008, S. 163). Ethik ist somit nicht etwas Aufgesetztes oder Äußerliches, sondern Ethik gehört zur gelebten Kultur in den Einrichtungen. Wird das ernst genommen, dann dient Ethik nicht als weiteres »Schmiermittel der Kommerzialisierung« (Kühn 2007, S. 64), sondern bietet eine normative Folie für die Kritik an den bestehenden Zuständen.

Resümee

Der Erhalt und die Förderung der Bewegung und Mobilität sind, solange es sinnvoll und gewünscht ist, Ziele der Pflege und anderer Professionen. Bewegung ermöglicht soziale Teilhabe, steht für Selbstbestimmung und Kontrolle, für Lebensqualität und Wohlbefinden. So wichtig diese Ziele sind, es gibt keinen Zwang zur Mobilisation in Richtung »turne bis zur Urne« (Zegelin 2013, S. 26).

Die »Passivitäten des täglichen Lebens« ermöglichen Raum für Ruhe, Rückzug und Reflexion. In diesen Situationen zu begleiten, biografische Arbeit, Gefühls- und Wohlbefindensarbeit zu leisten, gehört ebenso zu den Kernkompetenzen professioneller Pflege wie die Aktivierung und Förderung der Bewegungsfähigkeit.

Bewegung und Mobilität sind Kernbereiche professioneller Pflege, sie sollten nicht gedankenlos delegiert werden. Der Umgang mit Bewegungseinschränkungen erfordert vielfältige Kompetenzen und profundes theoretisches Wissen, das sich nicht in der Anwendung von Assessmentinstrumenten und evidenzbasierten Interventionen erschöpft. Bewegung als leiblich-existentielles Erleben zu verstehen, die ethische Relevanz zu erkennen, die Widersprüche und Unwägbarkeiten auszuhalten, erfordert das Können von erfahrenen Pflegenden und Expertinnen. Sollen Bewegung und Mobilität als komplexe Herausforderung ernst genommen werden, müssen tägliche Routinen und Rituale hinterfragt, das allzu mechanistische und funktionale Bewegungs- und Menschenbild abgelöst und Ethik als kritische Instanz in den Pflegealltag implementiert und institutionalisiert werden (▶ Teil 5, Kap. Z).

2 Bewegungskonzepte und ihre Perspektiven vom Ich und Du

Aktivitas – der Mix macht's!

Marlies Beckmann, Ute Müller-Hesselbach und Michael Breuckmann

Hinführung

Bei der Interaktion »Bewegung« sind die Anforderungen an die Durchführung der Pflegemaßnahmen sehr unterschiedlich. Derselbe Bewegungsablauf bei Menschen mit Unterstützungsbedarf (Terminus des Konzeptes der Aktivitas-Pflege® anstatt der üblichen Formulierungen Pflegebedürftige, Betroffene usw.) erfordert unterschiedliche Anpassungen der grundlegenden physiologischen Bewegungsmöglichkeiten (z. B. Beckmann 2000; Hatch et al. 1992) eines Körpers und der Umwelt. Das Aufstehen mit einem Menschen mit Unterstützungsbedarf, der nur körperlich oder altersbedingt kraftlos ist oder zusätzlich noch eine Operation am Hüftgelenk hatte, unterscheidet sich vom Aufstehen mit Menschen, die an einer neurologischen Störung wie z. B. Schlaganfall oder Demenz erkrankt sind. Um solche Situationen individuell zu gestalten, bedarf es zum Wissen von grundlegenden physiologischen Bewegungsmöglichkeiten auch das Wissen um andere Konzepte. Für Menschen mit unterschiedlichsten Problemlagen wurden in das Konzept der Aktivitas-Pflege® Aspekte aus den folgenden bestehenden Konzepten extrahiert, reflektiert und weiterentwickelt.

Bei Menschen

- mit körperlicher bzw. altersbedingter Schwäche: Wissen zur Feldenkrais-Methode (u. a. Feldenkrais 1978)
- mit neurologischer Symptomatik, wie z. B. schlaffer oder spastischer Lähmung: Wissen aus dem Bobath-Konzept (u. a. Bobath 1985, 1993; Beckmann 2000, 2014)
- mit Störungen der Wahrnehmung: Wissen aus dem Affolter-Modell (z. B. Affolter 2001, Hofer 2009) und der Basalen Stimulation® (u. a. Bienstein & Fröhlich 2012)
- mit Sprachstörungen und Schluckproblematik: Wissen aus der Facio-Oralen-Trakt-Therapie (F.O.T.T.®), (u. a. Coombes 1996) und zur Diagnose und Rehabilitation (nach Bartolome & Schröter-Morasch 2006; Morales et al. 1991)
- mit Demenz oder herausforderndem Verhalten: Wissen aus der Validation (u. a. Feil 1990; Feil 1993; Kitwood 2000)
- mit Kontrakturen oder Verletzungen: Wissen zu spezifischen Positionierungen (u. a. Müller-Hesselbach & Beckmann 2006)
- mit Kommunikationsstörungen: Wissen zur klientenzentrierten Kommunikation nach Rogers (u. a. 1973), Gewaltfreie Kommunikation nach Rosenberg (u. a. 2002), Transaktionsanalyse nach Harris und Harris (u. a. 1990), Beckmann (u. a. 1996)

Wissens- und Handlungsansätze, bezogen auf Menschen mit Unterstützungsbedarf und Pflegende sowie ihre Ressourcen und Einschränkungen, müssen jeweils unterschiedlich miteinander verknüpft werden, um einer individuellen Interaktion gerecht zu werden.

Grundlegende Anteile des Konzeptes der Aktivitas-Pflege®

Das Konzept der Aktivitas-Pflege® darf nicht nur als Bewegungskonzept verstanden werden. Wie in der Hinführung dargestellt, geht es um die Verknüpfung von unterschiedlichen Wissensbeständen, die bezogen auf die Bedarfslage der Menschen mit Unterstützungsbedarf und dem Wissen und Können der Pflegenden Berücksichtigung finden müssen. Es geht um die Aktivierung der Menschen mit Unterstützungsbedarf und darum, ihre Fähigkeiten in den Blick zu nehmen und diese weiterzuentwickeln.

Ein lediglich auf Bewegung ausgerichtetes Konzept nimmt eher physiologisch bedingte Anstrengung für Rücken, Gelenke, Muskulatur, Faszien und Bänder in den Blick. Eine mangelnde Wahrnehmung für mögliche Schädigungen im Bewegungsapparat durch die Wechselwirkung von Körper und Psyche ist den Pflegenden häufig nicht bewusst. Hüther (2006) und Storch (2006) beschreiben hierzu mehrere Untersuchungen, in welchem Ausmaß Körperhaltung bzw. Körperspannung und Emotionen sich gegenseitig bedingen. Das Wissen um diese Zusammenhänge ist ein wichtiger Anteil im Konzept Aktivitas-Pflege®. Die übergeordneten Anteile, die für eine Interaktion definiert wurden, sind in der Abbildung zur Aktivitas-Pflege® dargestellt (▶ Abb. 2.1).

Die Interaktion beinhaltet

- Wahrnehmung und Berührung als Teil der Wahrnehmung,
- Kommunikation,
- Bewegung und
- Ich-Du-Beziehung.

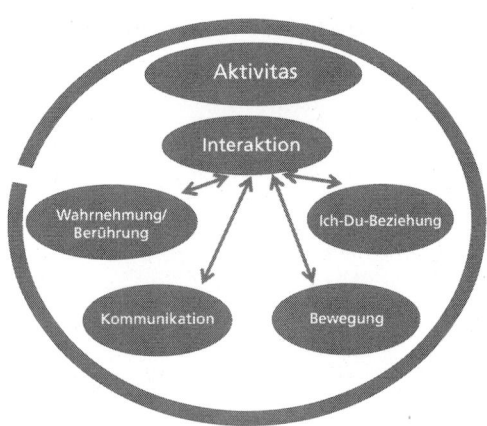

Abb. 2.1: Grundlegende Anteile im Konzept der Aktivitas-Pflege® (eigene Darstellung)

Diese Anteile werden im Rahmen dieses Kapitels an unterschiedlichen Stellen immer wieder einfließen. Das Konzept richtet sich an Pflegende,

- die bereit sind, sich auf eine echte Ich-Du-Beziehung (Buber 2005; Kitwood 2000) einzulassen, um sich mit den Menschen mit Unterstützungsbedarf gemeinsam zu entwickeln,
- die sich verändern wollen und sich dazu auf einen Weg machen, der noch viele neue Erfahrungen beinhaltet, und
- die bereit sind, das im Grundkurs oder Vertiefungskurs erworbene Wissen und die erarbeiteten Fähigkeiten einzuüben und in der realen Pflegesituation umzusetzen.

Aufbauend auf dieser Haltung kann Wissen in Grund- und Vertiefungskursen erworben werden und durch Einüben in der Praxis ein Kompetenzzuwachs erreicht werden.

Aktivitas-Pflege® – Fähigkeiten gemeinsam wahrnehmen und erweitern

Das Konzept der Aktivitas-Pflege® ist ein auf Aktivierung ausgerichtetes Konzept, welches verbliebene Fähigkeiten unterstützt. Entwicklungsmöglichkeiten sollen initiiert werden. Dabei werden die Grenzen der Fähigkeiten und Fertigkeiten von Menschen mit Unterstützungsbedarf und Pflegenden akzeptiert und anerkannt.

Interaktion als Aushandlungs- und Beziehungsprozess

Gleichzeitig ist das Konzept darauf ausgerichtet, Grenzen der Personen, die miteinander in Interaktion sind, rechtzeitig zu erkennen und zu respektieren. Die Interaktionen fußen auf den Grundlagen der verstehenden empathischen Kommunikation und einer professionellen Beziehung. Die vorhandenen Fähigkeiten und Fertigkeiten der Menschen mit Unterstützungsbedarf werden anerkannt, akzeptiert, gemeinsam ausgebaut, erweitert und gefordert. Das Fordern zeigt sich im Sprachgebrauch: »Ich unterstütze Sie beim Aufrichten« statt »Ich richte Sie auf«. Das Handeln wird initiiert, ohne dieses zu konkretisieren. Es wird erst dann eingewirkt, wenn die Menschen mit Unterstützungsbedarf selbst nicht mehr weiterkommen. Bei diesem Vorgehen müssen die Pflegenden sehr genau beobachten und erkennen können, wozu die Menschen mit Unterstützungsbedarf noch selbständig in der Lage sind. Weicht das Ergebnis der Beobachtung von den erwarteten Fähigkeiten oder der Handlung ab, so ist eine Anpassung vorzunehmen.

Das Konzept setzt zudem auf die Analyse der pflegetherapeutischen Situationen. Diese Analysen orientieren sich an den Grundaussagen der unterschiedlichen Expertenstandards des Deutschen Netzwerks für Qualitätssicherung in der Pflege (DNQP). Darin werden unterschiedliche Instrumente auf der Analyseebene vorgeschlagen, die dann in den entsprechenden Situationen genutzt werden können. Anhand dieser Analysen ergeben sich unterschiedliche Ziele und individuelle Maßnahmen. Ziele und Maßnahmen werden mit den Menschen mit Unterstützungsbedarf besprochen und wo immer nötig ausgehandelt.

Die Haltung macht's – vom Ich und Du

Das Konzept der Aktivitas-Pflege® ist ein breit angelegtes Konzept. Hierzu gehören Kenntnisse der Anatomie, Physiologie und Bewegungsentwicklung. Außerdem müssen Kenntnisse aus philosophischem, psychologischem, lerntheoretischem, kommunikationswissenschaftlichem und klinischem Grundwissen bedacht und einbezogen werden. Diese spielen alle eine Rolle bei der Durchführung oder der Anleitung von Bewegung.

»Die Haltung macht's« verweist auf die dem Konzept zugrundeliegenden humanistisch begründeten Einstellungen und Haltungen (u. a. Rogers 1973; Rogers 2012; Buber 2005). Das Anliegen einer solchen Haltung ist die Entwicklung der eigenen Persönlichkeit mit dem Ziel, sich selbst zu verwirklichen und die Verantwortung für die eigenen Entscheidungen zu übernehmen. Aber auch das Gegenüber, den Menschen mit Unterstützungsbedarf wahrzunehmen, zu respektieren und zu akzeptieren. Dies geschieht, indem vor allem in Praxissituationen reflektiert wird, ob die Pflegehandlung gewünscht ist und ob die Interaktion dadurch bestimmt wird, dass man sich auf den Menschen und seine Bedürfnisse einlässt. Der Fokus liegt also darauf, gemeinsam mit den Menschen mit Unterstützungsbedarf Entwicklungen zu entdecken und geschehen zu lassen. Kurz gesagt: nicht mitzuleiden, sondern mitzufühlen und durch die Reflexion der Situation zur Fürsorge (Singer & Bolz 2013) zu gelangen.

Eigenverantwortung und Verantwortung für Andere

Das Konzept zielt darauf ab, die eigene Verantwortlichkeit der Pflegenden und die der Menschen mit Unterstützungsbedarf in den unterschiedlichsten Interaktionen zu reflektieren. Im Konzept wird Wert auf die Reflexion der eigenen Haltung im Pflegalltag gelegt. Die Erkenntnis, dass nur Pflegende, denen es gut geht, Menschen mit Unterstützungsbedarf mehr als eine an Technik ausgerichtete pflegerische Interaktion zukommen lassen können, ist im Rahmen des Konzepts wichtig. Ein Ziel des Konzepts ist es daher, dass Pflegende lernen, besser auf sich selbst zu achten. In den Grund- und Vertiefungskursen wird durch angeleitete Selbsterfahrungen nicht nur die Bewegungserfahrung, sondern auch die Differenzierung vom Mitleiden zum Mitfühlen (Singer & Bolz 2013) auf unterschiedlichen Ebenen vermittelt.

Es gilt für Pflegende, in der Interaktion eine Haltung des Menschseins zu entwickeln, die es erlaubt, so zu sein wie sie sind. Hierzu gehört es, sich selbst wahrzunehmen und bei Bedarf verändern zu dürfen, um die eigenen Grenzen zu erkennen und liebevoll anzunehmen. Gerade das Akzeptieren von Grenzen fällt Pflegenden häufig sehr schwer und muss eingeübt werden. Das Konzept begreift Fehler als Lernmöglichkeiten.

Pflegende in der Verantwortung für das Du fungieren als Anwältinnen der Menschen mit Unterstützungsbedarf und nehmen deren gesellschaftliche Vertretung wahr. Hiermit ist auch eine kritische Wahrnehmung von organisatorisch bedingten Problemen wie Personalmangel, mangelnde Ausstattung mit Hilfsmitteln, schlecht ausgebildete Hilfskräfte und profitorientierte Organisationsstrukturen verbunden. Diese Problemstellungen werden in den Kursen unter verschiedenen Aspekten besprochen, diskutiert und Grenzen des Machbaren betrachtet und anerkannt. Mit Hilfe der Gewaltfreien Kommunikation werden Lösungswege erarbeitet.

Hierzu gehört auch, dass nach einer Diskussion und gemeinsamer Abstimmung zwischen den Pflegepersonen und den Menschen mit Unterstützungsbedarf akzeptiert wird, dass keine weiteren Anforderungen an die Menschen mit Unterstützungsbedarf gestellt werden, wenn diese das nicht wollen und von der Sinnhaftigkeit der Maßnahmen nicht überzeugt werden können. Dies gilt auch, wenn es mit einer Verschlechterung des Allgemeinzustandes und Verkürzung des Lebens dieser Menschen einhergehen sollte. Es zählt ausschließlich die Entscheidung des Menschen mit Unterstützungsbedarf.

Grundvoraussetzungen für eine Umsetzung in Organisationen

Im Rahmen einer Umsetzung müssen die organisatorischen Bedingungen in den Blick genommen werden. Die Umsetzung eines wie auch immer gestalteten Konzeptes gelingt nur dann, wenn grundlegende Anteile des Konzepts, Personal, Material und Räumlichkeit zur Umsetzung gewollt und vorhanden sind. Pflegende und Institutionen müssen deshalb in einem Interaktionsprozess die Grundvoraussetzungen für eine Umsetzung des Konzeptes der Aktivitas-Pflege® erarbeiten.

Prinzipien

Das Konzept der Aktivitas-Pflege® macht zwar keine Vorgaben, die eins-zu-eins in die direkte Praxis zu übertragen sind. Es werden aber in sehr kleinen Schritten die unterschiedlichen Ebenen erarbeitet, um die Ergebnisse dann durch die grundsätzlich geltenden Prinzipien in einer individuellen Situation mit Menschen mit Unterstützungsbedarf anzupassen und anwenden zu können. Die einzelnen Anteile des Konzeptes sind auf den unterschiedlichsten Ebenen direkt oder indirekt miteinander verknüpft, was durch die vielen Pfeile in nachfolgender Abbildung dargestellt ist (▶ Abb. 2.2). Seit Mitte der achtziger Jahre wurde begonnen, die Komplexität der Verbindungen zu reduzieren, indem allgemeingültige Aussagen gesucht wurden, die zu Prinzipien verdichtet wurden.

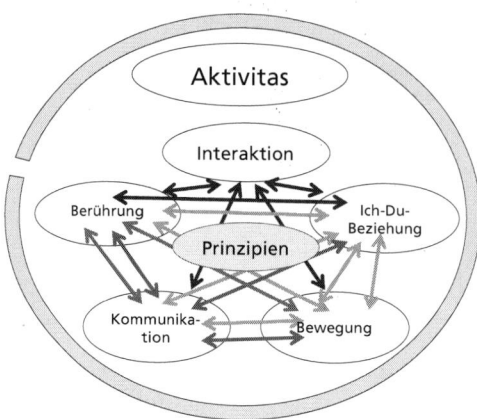

Abb. 2.2: Verknüpfung der Anteile des Konzeptes der Aktivitas-Pflege® zu Prinzipien (eigene Darstellung)

Grundlage und zum »Fingerabdruck« des Konzeptes der Aktivitas-Pflege®. Sie sind wie ein Netz aus vielen zusammengeknüpften Schnüren zu verstehen. Wird das Netz an einem Knotenpunkt verändert, hat das Auswirkung auf das gesamte Netz. Das heißt: Wird ein Prinzip nicht eingehalten, hat dies Auswirkungen auf das Gelingen oder Nichtgelingen der gesamten Pflegeintervention.

Die zurzeit gültigen Prinzipien wurden gemeinsam mit den Trainerinnen der Aktivitas-Pflege® auf der Grundlage von Beckmann (2000) entwickelt (▶ Tab. 2.1). In ihnen steckt die über dreißigjährige Erfahrung der praktischen Anwendung des Konzeptes. Die Prinzipien werden in regelmäßigem Wochenendtreffen mit Trainerinnen des Aktivitas-Pflegekonzepts® im Sinne einer Qualitätssicherung reflektiert, erweitert und geschärft. Durch die Reflexion der Prinzipien in einer Interaktion können Gründe erkannt werden, warum eine Interaktion erfolgreich oder nicht erfolgreich ist.

Durch die Konkretisierung ergaben sich 17 Prinzipien, die gemeinsam bei der Reflexion ihrer Anwendung zu einer Kontrollmöglichkeit der Interaktion führen, aber trotzdem die individuelle Anpassung nicht verhindern. Die Prinzipien wurden zur

Tab. 2.1: Darstellung der Prinzipien nach dem Konzept der Aktivitas-Pflege® (eigene Zusammenstellung)

Prinzipien	Kurze Erläuterungen
Während aller Interaktionen der Menschen mit Unterstützungsbedarf und der Pflegenden Kontrolle ermöglichen.	Menschen haben ein sehr starkes Bedürfnis, die Kontrolle über Situationen zu behalten (Maslow 1981). Sie wollen sich nicht an andere ausliefern und die Kontrolle über die Situation verlieren. Wenn alle Prinzipien eingesetzt werden, bleibt die Kontrolle erhalten.
Vor dem Beginn der Bewegung Beziehung aufbauen.	Besteht aus mehreren Aspekten: Erfahrungen, die bei den ersten Begegnungen beim Einzug ins Heim oder auf dem Wohnbereich gemacht wurden und bisher Beobachtetes und erlebte Interaktionen sind entscheidend für den Beziehungsaufbau. Ein stetig neuer Beziehungsbeginn und -erhalt in der direkten Pflegeinteraktion und der körpernahen Beziehung ist wichtig.
Vor und während der Bewegung gerichtete Aufmerksamkeit herstellen.	Sie bezieht sich auf das direkte Tun mit folgendem Fokus: Allgemeiner Fokus vorbereitend: • Wo, wie und warum berühre ich? • Wie gestalte ich die Situation?

Tab. 2.1: Darstellung der Prinzipien nach dem Konzept der Aktivitas-Pflege® (eigene Zusammenstellung) – Fortsetzung

Prinzipien	Kurze Erläuterungen
	Direkter Fokus: • Ist meine Aufmerksamkeit genau jetzt in dieser Berührung in diesem Bewegungsschritt? Wie lenke ich die Aufmerksamkeit der Menschen mit Unterstützungsbedarf auf den Berührungspunkt oder den Bewegungsschritt?
Selbständigkeit erhalten, fördern, fordern und zulassen.	Analyse der Möglichkeiten: z. B. anhand der Bewegungsanalyse (BWA) beobachten und erkennen der Fähigkeiten und Umsetzungsstrategien der Menschen mit Unterstützungsbedarf und diese weiter nutzen. Genügend effektiv gestaltete Unterstützungsflächen anbieten und gestalten; das bedeutet, dass tragende Körperanteile eine sichere Auflagefläche haben. Hierdurch trauen sich die Menschen mit Unterstützungsbedarf mehr zu.
Tempo an die eigenen Fähigkeiten und die der Menschen mit Unterstützungsbedarf anpassen.	Als Pflegeperson sich selbst die Zeit zugestehen, die zum Erfühlen der richtigen Balance und Muskelspannung nötig ist. Sich nicht von der Alltagshektik beeinflussen lassen. Langsamere Verarbeitungsmöglichkeiten der Menschen mit Unterstützungsbedarf zulassen.
Bei jeder Bewegung tonusregulierend arbeiten und immer wieder auch den eigenen Körper auf den physiologischen Tonus zurückbringen.	Der physiologische Tonus bei Pflegenden und Menschen mit Unterstützungsbedarf ist der Tonus, der zur Verfügung stehen muss, um Bewegungen flüssig und gezielt ausführen zu können. Bei Angst oder Hektik entsteht ein erhöhter Tonus, der die Bewegung hemmt. Bei neurologischen Schädigungen entsteht ein pathologischer Tonus, der z. B. ein spastikreduzierendes Arbeiten erforderlich macht (Beckmann 2014).
Energie kommt aus der Bewegung.	Bewegungsenergie oder kinetische Energie entsteht, wenn ein Körper sich bewegt. Fixiert sich die Pflegende in ihren Gelenken, z. B. indem der Oberschenkel ans Bett gedrückt wird oder die Beine im Knie gestreckt sind, kann die Bewegung nicht ungehindert durch den Körper weiterlaufen. Die Hüftgelenke können sich z. B. dann nicht an die Bewegungen anpassen. Es kommt zu einer Bewegungsblockade.
Energie und Bewegungsrichtung müssen gleich sein.	Bewegungen laufen auf Bewegungsbahnen. Im Konzept werden diese in Kreisbahnen gedacht (▶ Abb. 2.3, ▶ Abb. 2.4), auf denen sich beide Körper gemeinsam bewegen. Bewegungsbahnen unterscheiden sich häufig von der Bewegungsrichtung. Deshalb müssen beide aufeinander abgestimmt werden. Die zwei genutzten Bewegungskreise werden im Konzept als »Rhönrad« bezeichnet (▶ Abb. 2.3) und als »Transversalkreisbewegungen« (▶ Abb. 2.4).
Keine ballistischen Bewegungen durchführen.	Sogenannte »Flugbewegungen« mit Verlust der Unterstützungsflächen führen dazu, dass der Mensch mit Unterstützungsbedarf die Verbindung mit der Unterstützungsfläche verliert. Folge: Tonuserhöhung, die die Beweglichkeit reduziert (▶ Abb. 2.5).

2 Bewegungskonzepte und ihre Perspektiven vom Ich und Du

Tab. 2.1: Darstellung der Prinzipien nach dem Konzept der Aktivitas-Pflege® (eigene Zusammenstellung) – Fortsetzung

Prinzipien	Kurze Erläuterungen
Ausschließlich Rampenbewegungen durchführen.	Bedeuten kleine nachvollziehbare Bewegungsschritte, die immer wieder auf einen sicheren Ausgangpunkt zurückgeführt werden können und ermöglichen, wie auf einer Rampe bei Bedarf immer wieder pausieren zu können. Es wird genügend Unterstützungsfläche für jeden Bewegungsschritt angeboten, um aus der Sicherheit heraus den nächsten Schritt zu gehen (▶ Abb. 2.6).
Menschen mit Unterstützungsbedarf und Pflegende bilden eine Einheit.	Die Einheit entsteht, indem die Pflegende und der Mensch mit Unterstützungsbedarf an mehreren Körperstellen einen Kontakt eingehen, sodass sie einen gemeinsamen Dreh- und Schwerpunkt haben. Durch die Körperbewegung der Pflegenden wird die Bewegungsbahn vorgegeben und der Menschen mit Unterstützungsbedarf auf dieser Bahn mitgenommen.
Physiologische Bewegungsabläufe anbahnen.	Hierzu ist es notwendig, das Zusammenspiel der Muskulatur und die Auswirkung der Gelenkstellungen auf den Bewegungsablauf zu erkennen und bei Bedarf zu verändern. Z. B. stellen Sie sich hin und richten Ihre Fußspitzen nach außen. Gehen Sie ein paar Schritte. Durch die Fußgelenkstellung werden Sie in einen unphysiologischen Bewegungsablauf gezwungen. Physiologisch müssen beide Fußspitzen in die Richtung zeigen, in die sie gehen wollen.
Körperteilkommunikation anbahnen.	Wird beispielsweise der Brustkorb in eine Rotation gebracht, folgt das Becken durch die Verbindung der Muskelketten nach.
Gewicht bleibt während der Bewegung bei den Menschen mit Unterstützungsbedarf.	Kann eine Bewegung nicht ohne Heben durchgeführt werden, müssen Hilfsmittel eingesetzt werden.
Körperanteile, die bewegt werden, dürfen kein Gewicht zur Unterlage ableiten.	Zwischen der Auflagefläche und den zu bewegenden Körperanteilen muss so viel Spielraum sein, dass diese beweglich auf der Unterlage verschoben werden können.
Zur Bewegungsanbahnung werden Körperteile oder beide Körper über einen gemeinsamen Schwerpunkt gebracht.	Der Schwerpunkt sorgt dafür, dass die Bewegungsbahn für diesen ausgewählten Bewegungsschritt auf der Unterstützungsfläche bleibt.
Sprach- und Bewegungsanweisung synchronisieren.	Hierbei wird der einzelne kleine Bewegungsschritt mit der angepassten Sprache begleitet, z. B. in der Wiederholung: »nach vorne, nach vorne, nach vorne«, begleitet von der gleichzeitigen körperlichen Information, die die Bewegung in die gewünschte Richtung führt.

Aktivitas – der Mix macht's!

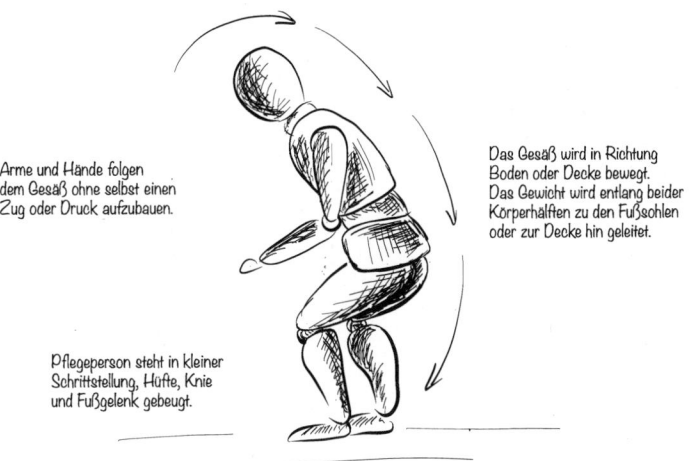

Abb. 2.3:
Bewegungskreis »Rhönrad«
(© Mathea Berger)

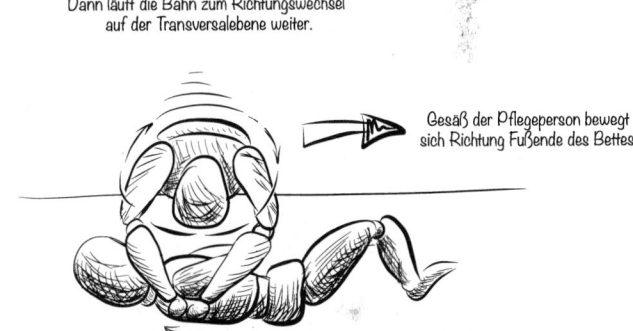

Abb. 2.4:
Bewegungskreis »Transversalkreis« (© Mathea Berger)

Kurzbeschreibung von Schulungsinhalten des Aktivitas-Pflegekonzeptes®

Der Grundkurs führt in das Konzept ein. Hier geht es um die Schulung der eigenen Bewegungswahrnehmung und um die Erkenntnis, wie man sich selbst im Pflegealltag vor Belastungen schützen kann. Hierfür werden die für Menschen mit Unterstützungsbedarf notwendigen Bewegungsabläufe, wie vom Fußende zum Kopfende bewegen, zur Seite drehen, auf die Bettkante setzen, nach vorne an die Bettkante bewegen und unterschiedliche Transferarten (Steh-Geh-Transfer, Halbstand-Transfers, Tieftransfers und rückwärts auf den Stuhl) eingeübt. Gleichzeitig wird erarbeitet, woran zu erkennen ist, ob ein Bewegungsablauf der eigenen Person guttut. Hierfür ist ein großer Anteil Selbsterfahrung vorgesehen. Diese Erkenntnisse werden nachmittags mit Menschen mit Unterstützungsbedarf in der Praxis umgesetzt und reflektiert. Ein weiterer

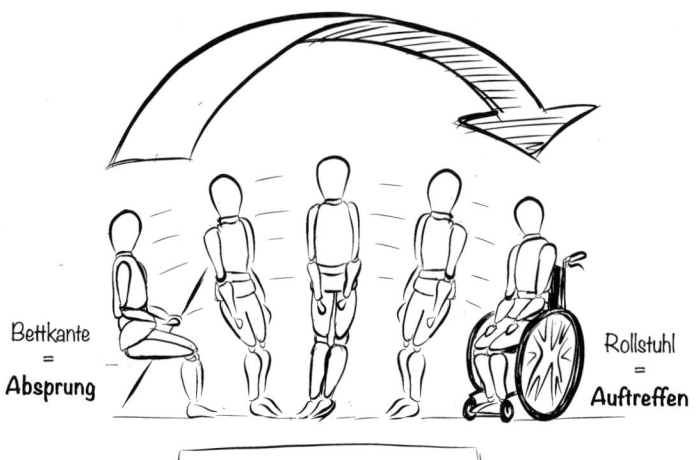

Abb. 2.5:
Ballistische Bewegung
(© Mathea Berger)

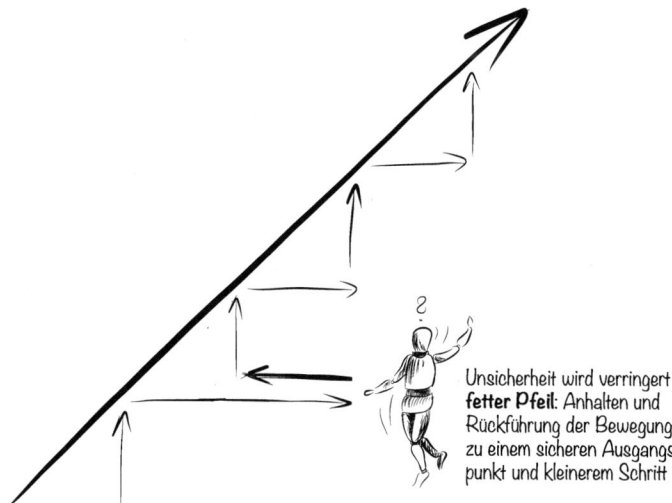

langsamer Aufbau von Bewegungen.
Das ergibt eine "Rampe"

Unsicherheit wird verringert
fetter Pfeil: Anhalten und
Rückführung der Bewegung
zu einem sicheren Ausgangspunkt und kleinerem Schritt

Abb. 2.6:
Rampenbewegung
(© Mathea Berger)

wichtiger Inhalt ist die Frage, inwieweit man als einzelne Pflegende auf organisatorische Gegebenheiten Einfluss nehmen kann. Die sechs verschiedenen Vertiefungskurse dienen dazu, die in der Praxis gemachten Erfahrungen zu reflektieren und weiter auszubauen und die im Grundkurs immer wieder angesprochenen Anteile des Konzeptes der Aktivitas-Pflege® ausführlich zu bearbeiten. Die Schwerpunkte der einzelnen Module sind u. a. schwierige Transfers, prophylaktische, therapeutische Positionen und Alltagspositionierung, Schluckanalyse, Schlucktraining und Essen verabreichen, Wahrnehmungsschulungen, Anwendung von

Kommunikationskonzepten, Anforderungen aus den Expertenstandards in der Pflege, Anwendung der Pflegediagnostik und Fallarbeit.

Übertragung in die Praxis anhand einer Falldarstellung

An einem exemplarischen Fall lässt sich am besten verdeutlichen, wie ein Vorgehen nach dem Konzept der Aktivitas-Pflege® und die Anwendung der Prinzipien erfolgen kann. Als Grundlage wurde die Unterstützung beim Essen und Trinken gewählt. Für viele Menschen in der Altenpflege ist das Essen ein wichtiges und tagestrukturierendes Erlebnis. An diesem Beispiel kann aufgezeigt werden, dass Bewegungsförderung in allen Alltagssituationen möglich ist.

Fallbeispiel Frau Meier

Informationen von Kolleginnen

Sie ist 86 Jahre alt, hat sehr wenig Kraft, wiegt 60 kg bei einer Körpergröße von 1,70 m; sie sei leicht desorientiert, möchte nicht aufstehen und jammere beim Transfer. Die Nahrungsaufnahme verweigere sie, obwohl sie gerne bei den anderen Menschen im Aufenthaltsraum sitzt. Bisher wurden keine bewegungseinschränkenden Erkrankungen festgestellt. Der Transfer sei sehr schwierig, weil sie sich hängen ließe.

Inaugenscheinnahme durch Pflegende

Frau Meier sitzt am Frühstückstisch. Sie ist in sich zusammengesunken, hat die Augen geschlossen, der Kopf fällt leicht in Richtung Brustbein.

Ergebnisse aus der Dokumentation

Ein Schluckassessment wurde von einer Pflegenden mit der Qualifikation Vertiefungskurs 2 durchgeführt. Frau Meier kann flüssige Nahrung und Getränke nur in guter Sitzposition schlucken.

Bewegungsanalyse (BWA) im Sitzen (Beckmann 2021)

Die gesamte Bewegungsanalyse hat sehr viel mehr Überprüfungspunkte – Ergebnisse der Bewegungsanalyse:

- Der Kopf ist nach vorne gestreckt oder fällt leicht Richtung Brustbein.
- Kann den Schürzengriff nicht durchführen
- Eine Extension der Wirbelsäule im Sitzen ist nicht möglich, sie fällt immer wieder im oberen Brustkorbbereich zusammen.
- Schmerzen im rechten Knie
- Frau Meier muss bei allen Bewegungen geführt werden und übernimmt dann die weitere Bewegung selbst.
- Konnte kurz stehen

Frau Meier hält sich morgens und mittags ca. 2 x 4 Stunden im Rollstuhl auf, was einer leichten Bettlägerigkeit entspricht. Den Rollstuhl kann sie nicht alleine in Bewegung setzen und den Raum somit nicht verlassen. Dies entspricht einer schweren Ortsfixierung (Zegelin 2005b).

Zielsetzung

- Energiereserven für die Nahrungsaufnahme herstellen
- Wahrnehmung für den Geschmack der Nahrung ermöglichen
- Freude an der Nahrungsaufnahme ermöglichen
- Achtsamkeits- und Aufmerksamkeitssteuerung
- Eigenaktivität bei der Nahrungsaufnahme unterstützen
- Schlucken im physiologischen Ablauf ermöglichen
- Erholung nach der Nahrungsaufnahme ermöglichen
- Kraftsparendes Vorgehen durch die Unterstützung der Nahrungsaufnahme im Bett im Aktivsitz
- Mich selbst als Pflegende vor Überlastung schützen

Maßnahme – Der Aktivsitz
Um diese Ziele zu erreichen, benötigt Frau Meier Kraft. Man kennt das von sich selbst, dass man in Überlastungssituationen keinen Appetit hat oder das Essen nicht richtig wahrnehmen und wertschätzen kann.

Die morgendliche Routine: geführtes Waschen am Waschbecken, Dreischritt-Methode (Reuter 2008) beim Transfer vom Rollstuhl auf die Toilette umsetzen und zurück auf den Rollstuhl, Durchführen der Intimpflege und Inkontinenzversorgung im Stehen hat sie sehr angestrengt. Deshalb ist für die Nahrungsaufnahme und den notwendigen korrekten Sitz am Tisch nur noch wenig Kraft übrig.

Das Sitzen wirkt sich maßgeblich auf die Stimmung und Leistungsfähigkeit aus. Wenn die nötige Kraft fehlt, kann der Oberkörper nicht mehr in aufgerichteter Position gehalten werden. So wurde in Untersuchungen festgestellt, dass durch eine gekrümmte Körperhaltung im psychischen System Themen wie Depression, Aufgeben, Mutlosigkeit aktiviert wurden, was zu entsprechenden Verhaltenskonsequenzen führt (Storch 2006). Bei Menschen mit Unterstützungsbedarf wirkt sich das zwangsläufig auf die Fähigkeit aus, alleine, mit oder mit wenig Unterstützung zu essen, aber auch auf die Freude am Essen selbst. Da durch einen eingefallenen Brustkorb auch die Armfunktion und der physiologische Schluckvorgang gestört sind und die Atmung und Sauerstoffversorgung reduziert werden, wirkt sich diese Kraftlosigkeit auf die Nahrungsaufnahme negativ aus. Die Alternative, im Aktivsitz (Beckmann & Müller-Hesselbach 2013) im Bett zu essen, ist daher bei Frau Meier sinnvoll.

Die Nahrungsaufnahme im Bett hat den Vorteil, dass Frau Meier sich erst noch vor der Unterstützung der Nahrungsaufnahme erholen kann. Hierdurch kommt sie in eine bessere Muskelentspannung, die sich für das Führen während der Unterstützung beim Essen und Trinken positiv auswirkt. Die Kontaktaufnahme nach der Ruhephase beginnt wie immer über die Initialberührung (Bienstein & Fröhlich 2012), durch eine ruhige und nicht zu laute Ansprache, die Ankündigung durch die Initialberührung und den Einsatz der professionell therapeutischen Hand. Dabei sind die Finger geschlossen. Der Druck wird über die Handfläche ausgeführt. Die Finger folgen der Bewegung, ohne selbst Druck auszuüben. Die Hand passt sich dem Tonus der berührten Person an (Beckmann 2000).

Der Aktivsitz ermöglicht es, bequem und physiologisch zu sitzen und vor und nach einer Interaktion ohne großen Kraftaufwand zu einer liegenden Ruheposition zurückzukehren. Der Brustkorb wird so unterstützt, dass die Aufrichtung über dem Becken stattfinden kann. Hierdurch erhöht sich die Sauerstoffversorgung. Die Vigilanz erhöht sich und die Stimmung verändert sich zum Positiven. Der Kopf kann eine physiologische Position für das Schlucken einnehmen (Bartolome & Schröter-Morasch 2006). Die Arme erhalten Bewegungsfreiheit. Die Beine können in Außenrotation gebracht werden. Hierdurch wird ein Rutschen zum Fußende hin verhindert. Durch die vollständige Unterstützung aller Auflageflächen ist die Haltemuskulatur entlastet und es muss keine Haltekraft aufgewendet werden.

Diese physiologische Sitzposition ermöglicht die Anwendung des Führens (Hofer 2009) der Hände und Arme bei der Nahrungsaufnahme. Sie schafft eine stabile Umwelt und damit die Voraussetzung, um die topologischen Veränderungen gegen den Widerstand der Unterstützungsflächen und die veränderte räumliche Beziehung der Körperteile (Hofer 2009) während der Nahrungsaufnahme bei jeder Bewegungsänderung wahrnehmen zu können. Wird z. B. der Brustkorb zur Seite rotiert, erfährt Frau Meier, dass sie auf einem stabilen Untergrund ihr Gewicht sicher von einer Körperseite zur anderen hin rollen kann. Hierdurch kann sie ohne Kraftanstrengung an die eine oder andere Seite des Tisches gelangen.

> Exkurs Eigenschutz: Die Pflegeperson kann für sich eine gute Bewegungsposition finden, indem sie das Bett auf die für sie entlastende Höhe einstellt. Das bedeutet, dass sie sich nicht am Bett fixiert, sondern in eine entspannte, sich in jede Richtung leicht veränderbare Bewegungsposition begeben kann. Diese ist gekennzeichnet durch eine kleine Schrittstellung, leicht gebeugte Knie, Brustwirbelsäule aufgerichtet, die Schulterblätter nach hinten unten, den Kopf in einer sich selbsttragenden Position, Kinn Richtung Sternum ausgerichtet. Während des Führens muss sie darauf achten, dass ihre Gelenke die Bewegungen in der physiologischen Richtung ermöglichen. Alle Bewegungen werden aus den Beinen und dem Becken gesteuert. Es werden nicht nur die Arme in die Bewegung geführt, sondern sie folgen der Körperbewegung nach und übertragen so die eigene physiologische Bewegung der Pflegenden auf Frau Meier.

Während der Unterstützung beim Essen und Trinken wird mit Frau Meier nur angepasst an den gerade geführten Bewegungsschritt gesprochen. Hierdurch wird sie von den Bewegungsabläufen nicht abgelenkt und kann sich ganz auf die Bewegungsführung (Hofer 2009) der Gabel zum Mund und das Kauen konzentrieren. Es wurde festgestellt: Wenn für die Nahrungsaufnahme nur so viel Kraft verbraucht wurde, wie Frau Meier zur Verfügung hatte und gewährleistet werden konnte, dass das von ihr vorgegebene Tempo eingehalten wurde, konnte sie selbständig und mit großer Freude essen und die Mahlzeit genießen. Eine Schluckproblematik war nicht zu beobachten. Nach dem Essen und einer Zeit von ca. 20 Minuten konnte sich Frau Meier wieder in einer liegenden Position ausruhen und je nach Kraftreserven konnte nach dem Ausruhen ein Transfer für das Mittagessen außerhalb des Bettes durchgeführt werden. Durch dieses Vorgehen wurde eine maßgebliche Aktivierung im Alltagsgeschehen möglich.

Alltagskompetenz – Sitzen außerhalb des Bettes

Ein Beispiel dafür, wie ein Aspekt der Erhaltung der Alltagskompetenz dient, soll im Folgenden am Sitzen außerhalb des Bettes dargestellt werden. Gleichermaßen wird aufgezeigt, welche praktischen Konsequenzen damit verbunden sind.

Grundlegende Anforderungen

Generell gehen wir bei sehr hochaltrigen und/oder kraftlosen Menschen mit Unterstützungsbedarf davon aus, dass erst, wenn eine stabile Sitzposition für 20 Minuten im Aktivsitz im Bett gehalten werden kann, eine Aktivierung außerhalb des Bettes sinnvoll ist. Während der Bewegungen innerhalb des Bettes muss dann mit angeleiteten Mikrobewegungen so viel Aktivität wie möglich von den Bewohnerinnen/Klientinnen gefordert werden. Hierdurch wird das mögliche Aktivitätsniveau erhalten. Die Menschen mit Unterstützungsbedarf spüren, dass sie noch selbst Fähigkeiten haben, sich zu bewegen und dass ihre Grenzen respektiert werden. Kontrakturen und andere Komplikationen werden durch die regelmäßige Muskelaktivität vermieden. Durch die angeleiteten Bewegungsschritte lernen die Menschen mit Unterstützungsbedarf, wie sie sich kleinschrittig mit wenig Kraftaufwand auch selbst aus fest liegenden Positionen lösen können. Hierdurch kommt es zur Entlastung einzelner Auflageflächen und damit zur Vermeidung von Dekubitus.

Um Aktivität außerhalb des Bettes zu gewährleisten, muss das Sitzmöbel angepasst sein. Ungeeignete Sitzmöbel sind Sessel, Sofas, Stühle ohne Armlehnen und Rollstühle, die mit Weichlagerung ausgestattet sind. Weiche Sitzunterlagen erschweren die Wahrnehmung, lassen das Becken nach hinten rollen und die Oberschenkel in eine Innenrotation geraten. Der richtige Einsatz von Sitzmöbeln ermöglicht folgende Ziele:

- Die Bewegung ist erleichtert, nicht reduziert.
- Energiereserven für den Kontakt mit anderen Menschen mit Unterstützungsbedarf sind hergestellt.
- Belastungsgrenze bei Hochaltrigen wird beachtet.
- Wahrnehmung für Gespräche oder Spiele ist möglich.
- Freude am Zusammensein wird ermöglicht.
- Pflegende schützen sich selbst vor Überlastung.

Vor dem Sitzen außerhalb des Bettes steht immer der Transfer vom Bett zum Rollstuhl. Anders als in der Morgensituation sind nur zwei Transfers nach einer Ruhepause nötig. Viele Menschen mit Unterstützungsbedarf erleben den Transfer vom Bett zum Stuhl und wieder zurück als ein Gezerre (Zegelin 2005b) und nicht als einen selbst kontrollierten Bewegungsablauf von einer sicheren Position in eine andere. Um einen sinnvollen Wechsel zwischen Belastung und Ruhe zu ermöglichen, ist die Belastungsgrenze der Menschen mit Unterstützungsbedarf zu beachten. Diese wird erfahrungsgemäß häufig überschritten. Menschen sitzen dann zwar außerhalb des Bettes, aber der gewünschte Nutzen wie die Sicherung von Teilhabe oder Prophylaxe kann nicht eintreten, weil sie durch ihre Position nicht mehr in der Lage sind, gut zu atmen, sich zu bewegen oder zu kommunizieren. Kurzfristiges Sitzen außerhalb des Bettes könnte häufiger ermöglicht werden, wenn die Rahmenbedingungen, z. B. durch genügend ausgebildetes Pflegepersonal, vorhanden wären und entsprechende Schulungen zum physiologischen, kräftesparenden Transfer flächendeckend angeboten und die Umsetzung begleitet würde. Anforderungen an aktivierende sowie aktivitätsreduzierende Sitzmöbel und Hinweise zum Einsatz von Rollstühlen sind dem Anhang zu entnehmen (siehe Zusatzmaterial 2).

Resümee

In einem begrenzten Text kann nur ein Bruchteil eines so komplexen Konzeptes dargelegt werden. Für die Verdeutlichung dieser Komplexität wurde »das Sitzen« gewählt. Es hat eine hohe Alltagsrelevanz für Menschen mit Unterstützungsbedarf. Außerdem bietet es eine sehr gute Möglichkeit der Aktivierung.

Bei jeglicher Form der pflegerischen Intervention ist der Beziehungsaufbau eine zwingende Voraussetzung, der immer wieder neugestaltet werden muss. Im Konzept der Aktivitas-Pflege® ist dies ein Grundprinzip, bei dem die Pflegenden und die Menschen mit Unterstützungsbedarf gleichwertige Partnerinnen sind.

Ein komplexes Konzept zu erlernen, ist nur durch regelmäßige Anwendung und damit Übung möglich, auch im Alltag mit beweglichen und gesunden Menschen. Das dabei Erlernte und Erkannte kann dann leichter in der pflegerischen Praxis umgesetzt werden. Wo der gelernte, umsichtige Umgang mit Menschen mit Unterstützungsbedarf umgesetzt wird, erhalten die Pflegenden vermehrt positive Rückmeldungen, die sich deutlich auf ihre Arbeitszufriedenheit auswirken.

Kinästhetik – gesund bewegen! Bewegung mit oder gegen die Schwerkraft?

Carmen Steinmetz-Ehrt

Hinführung

Kinaesthetics-/Kinästhetik-Schulungen werden für Mitarbeiterinnen seit über drei Jahrzehnten in Einrichtungen der Altenhilfe angeboten und sind schon lange bekannt und etabliert. Es geht vornehmlich darum, dass Mitarbeitende lernen, pflege- und betreuungsbedürftige Menschen »rückenschonender« zu bewegen, um Skelett- und Muskelerkrankungen und Verletzungen zu reduzieren, die Bewegung der zu unterstützenden Menschen zu erhalten und zu fördern. Das Hauptangebot von Kinästhetik besteht jedoch nicht nur in einer rückenschonenden Arbeitsweise, sondern zielt darauf ab, dass Menschen ihre eigene Bewegung verstehen, dieser im Alltag Achtung schenken und lernen, Bewegung effektiver mit weniger Kraft zu gestalten, und zwar alleine, mit anderen Menschen und mit Gegenständen. Ein elementarer Beitrag für alle zur Gesundheitsentwicklung und Lebensgestaltung im Sinne von Selbstständigkeit mit höherer Lebens- und Arbeitsqualität, lebenslang.

Solange wir leben bewegen wir uns. Bewegung ist Leben und Leben ist Bewegung. Wenn Sie ein Kind fragen, warum es weiß, dass der Käfer nicht mehr lebt, wird es immer antworten, weil er sich nicht mehr bewegt. Alles, was wir tun, basiert auf Bewegung und unser gesamter Organismus, jede einzelne Zelle ist in Bewegung, solange wir leben. Das Entscheidende dabei ist, *wie* wir uns bewegen. Solange wir nicht bewegungseingeschränkt sind und keine Schmerzen erfahren, ist uns unsere Bewegung im Alltag nicht bewusst. Wir sind mobil und unabhängig in der Gestaltung unseres privaten und beruflichen Tuns, »selbst und ständig« und selbstverständlich. Wir alle wissen und es ist uns bewusst, dass sich dies im Laufe des Lebens, früher oder später, aber sicher im Alter, verändert. Denn Leben ist ein Prozess und kein Zustand.

Mit diesem Beitrag wird dazu eingeladen, etwas über Kinästhetik aus heutiger Sicht zu erfahren, mit Beispielen zur Eigenerfahrung und der Praxis. Zuerst wird der Aufbau des Bildungssystems dargestellt und es werden Informationen über wissenschaftliche Grundlagen und Annahmen – das »Make it easy-Kinästhetik-Kernangebot« – erläutert. Anschließend werden spezifische Bewegungsangebote für ältere Menschen, für pflegende Angehörige und Mitarbeitende in der Altenarbeit vorgestellt. Das Kapitel schließt mit Empfehlungen für eine gelingende Umsetzung von Kinästhetik in Organisationen. Dieser Teil richtet sich vor allem an interessierte Führungspersonen, die die Absicht haben, Kinästhetik als Werkzeug im Sinne der betrieblichen Gesundheitsförderung und Erhaltung und Steigerung der Mobilität der älteren Menschen einzuführen oder wieder zum »Leben erwecken« möchten.

Was ist Kinästhetik?

Kinästhetik ist ein praktisches bewegungs- und lernorientiertes Bildungssystem, welches auf »sich selbst wahrnehmen« basiert. Das Konzept legt den Fokus darauf, dass Menschen lernen, ihre Bewegung in privaten und beruflichen Alltagsaktivitäten zu verstehen, die Eigenbewegung mit Wissen bewusst wahrzunehmen, schätzen zu lernen und mit weniger Kraft zu verändern und anzupassen. Sie steigern und erweitern dadurch ihre *Bewegungskompetenz und -fähigkeiten* in allen Alltagsaktivitäten. Die dabei entstehende Bewegungsqualität und -sensibilität ermöglicht es, achtsamer mit sich selbst zu sein. Dies ist die wichtigste Grundlage, um pflege- und betreuungsbedürftige Menschen mit Würde und Wertschätzung zu unterstützen. Im Vordergrund steht die Qualität der Beziehungsgestaltung unter Berücksichtigung der heterogenen Kompetenzen, Fähigkeiten, Möglichkeiten und »Grenzen« aller Beteiligten. Ein Beitrag zur Gesundheitsentwicklung, insbesondere zur Erhaltung und Förderung der Bewegung in allen Alltags- und beruflichen Aktivitäten, um mit höherer Lebens- und Arbeitsqualität möglichst lange selbstständig und selbstbestimmt in Würde sein Leben zu gestalten, lebenslang und für alle Menschen.

Beispiel: Stellen Sie sich vor, Sie wären seit kurzem halbseitig gelähmt und sitzen im Rollstuhl. Die Rehabilitation ist abgeschlossen und Sie sind wieder zu Hause. Gerne würden Sie mal wieder, wie früher, in die Oper gehen. Ihre Betreuerin ist sehr freundlich und engagiert und würde Sie dorthin begleiten. Das zu organisieren, ist nicht das Problem.

Die Herausforderungen sind eher, dass jedes Aufstehen und Hinsetzen, jeder Kleidungswechsel, jeder Transfer vom Rollstuhl auf die Toilette, ins Bett oder ins Auto und zurück, mit viel Kraft durchgeführt wird. Jedes Mal haben Sie Angst zu fallen, es ist jedes Mal eine körperliche und psychische Belastungs- und Schmerzsituation für beide, zwar kurz und heftig, aber mehrmals am Tag. Und dann könnte es noch sein, dass Sie spätestens nach dem 2. Akt in der Pause zur Toilette müssen. *Frage:* Entscheiden Sie sich dann doch lieber, zu Hause zu bleiben und auf den Opernbesuch zu verzichten, um sich und Ihrer Betreuungsperson das alles zu ersparen?

Und jetzt stellen Sie sich vor, Sie und Ihre Betreuungsperson verfügen über die Bewegungskompetenz und -fähigkeit, diese Aktivitäten in Interaktion mit weniger Kraft und Schmerz selbstkontrolliert »zu erleben und durchzuführen« unter Berücksichtigung der individuellen Bewegungsmöglichkeiten und Grenzen von Ihnen beiden. In diesem Fall könnten Sie sich beide wahrscheinlich auf den Opernbesuch freuen nach dem Motto »Das kriegen wir hin« – oder?

Gesundheit und Gesundheitsentwicklung

Leben ist Bewegung, Bewegung ist Leben. Gesundheit ist ein kontinuierlicher Prozess, kein Zustand. Diese hängt von vielen Einflussfaktoren ab. Eine Erklärung von Gesundheitsentwicklung bezieht sich auf die verhaltenskybernetische These, die lautet, dass während der ganzen Lebensdauer unsere Gesundheit kontinuierlich durch eigene Bewegung entwickelt wird. Alle menschlichen Alltagsaktivitäten basieren auf Eigenbewegung in der Umgebung. Die Art und Weise, wie wir unser Körpergewicht und das Gewicht von Gegenständen sowie das Gewicht von anderen Menschen lebenslang in der Schwerkraft bewegen, bestimmt die Qualität aller Alltagsaktivitäten. Dies hat einen positiven oder negativen Einfluss auf das Muskel- und Skelettsystem, auf alle inneren Vorgänge im Körper, auf Kommunikations-, Interaktions-, Denk- und Lernprozesse und Problemlösungsfähigkeiten – lebenslang (Maietta & Hatch 2015).

> *Bewegungskompetenz* ist die Fähigkeit, die Eigenbewegung in Alltagsaktivitäten zu verstehen, bewusst wahrzunehmen und in der Bewegung anzupassen im Sinne der Gesundheit, Lernfähigkeit und Lebensqualität. *Bewegungsfähigkeit,* das ist die Fähigkeit, Bewegungsabläufe in Alltagsaktivitäten durchführen zu können, z. B. ich liege auf dem Boden und stehe wieder auf (Maietta & Hatch 2015).

Die verhaltenskybernetischen Grundlagen

Forschungsergebnisse zeigen: Eigenbewegung ist ein Schlüsselfaktor für die Bewegungsentwicklung, Regulierung der Gesundheit, für das Lernen, für Leistung und Produktivität während des ganzen Lebens (Smith & Smith 1988).

Der Mensch als Rückmeldungs- und Fehlerkorrektursystem

Der amerikanische Mathematiker Norbert Wiener, benannt als Gründer der Kybernetik, beschäftigte sich mit der Wissenschaft der Bewegungskontrolle bei Tieren und Maschinen (Wiener 1948). Dr. Karl U. Smith, Wissenschaftler der Verhaltenskybernetik, nutzte diese Erkenntnisse und erforschte die Rolle der Rückkopplung in Bezug auf Bewegungskontrolle. Diese »Feedback-Kontroll-Theorie« definiert die vernetzte Beziehung zwischen Verhalten, Muskulatur und physiologischen Funktionen. Sie besagt: Lebende Systeme kontrollieren ihr Verhalten von innen in einem zyklischen Prozess selbst. Eigenbewegung spielt dabei die zentrale Rolle. Ein Mensch bewegt sich in Richtung eines Zieles. Dabei vergleicht (bemerkt) er ständig den Effekt seiner Bewegung mit dem Ziel und passt seine Bewegung durch Veränderung der Muskelspannung fortlaufend an, um im Gleichgewicht zu bleiben (Smith & Smith 1988). Diese Erkenntnis wurde weltweit als Theorie akzeptiert und erklärt, wie Leben auf allen Ebenen funktioniert: molekular, zellular, organisch, systemisch, anatomisch, persönlich, sozial, kulturell und ökologisch. Die Feedback-Kontroll-Theorie erklärt also, wie ein Mensch als biologisches System und als tätigkeitsorientiertes Wesen sein Verhalten von innen kontrolliert. Maietta & Hatch (2018) nutzen diese Theorie und beschreiben den folgenden Ablauf:

- Ein Mensch bewegt sein Gewicht mit Absicht gegenüber der Schwerkraft. Alle Sinnessysteme registrieren den Effekt dieser Bewegung.
- Das Ergebnis der Bewegung wird im Zentralnervensystem geordnet und mit der Absicht der Bewegung verglichen. Die Abweichung steuert die weitere Bewegung in Richtung der Absicht.

Jeder Mensch ist ein geschlossenes, selbst regulierendes und selbststeuerndes Rückmeldungssystem und gestaltet sein Verhalten, indem er kontinuierlich Fehler gegenüber seiner Absicht korrigiert. Fehler sind nicht nur gut, sie sind notwendig. In den möglichen Fehlern liegen die Problemlösungsmöglichkeit und die Kreativität. Sie sind gewissermaßen die Grundlage von Kinästhetik als Erfahrungswissenschaft. Dieses Verständnis ermöglicht selbstkontrolliertes Lernen, d. h. jeder Mensch lernt selbst (Maietta & Hatch 2018).

Tracking

Tracking bedeutet folgen. Die Grundannahme ist, dass jeder Aspekt des Lebens hauptsächlich durch Interaktionen mit anderen Menschen entsteht und sich lebenslang weiterentwickelt im Sinne von Entwicklung und Lernen (Smith & Smith 1972). Es werden drei Trackingformen beschrieben.

Body Tracking – »Der eigenen Körperbewegung folgen (ich)«

Interaktionen fangen im eigenen Körper an. Der Mensch benötigt differenzierte Bewegungsfähigkeiten für die Gestaltung der Alltagsaktivitäten, um die Bewegungskontrolle in der Schwerkraft zu gewährleisten und mit Bewegungskompetenz weiterzuentwickeln und anzupassen. Diese sind:

- Verschiedene Körperpositionen zu halten, um im Gleichgewicht zu bleiben
- Gegenstände in verschiedenen Formen und Gewicht und als Werkzeuge für Tätigkeiten zu nutzen
- Positionswechsel, um sich horizontal sowie vertikal im Raum fortzubewegen
- Gleichzeitig mehrere Aktivitäten auszuführen

Social Tracking – »Der Bewegung anderer Menschen folgen (ich und du)«

Das Folgen der Bewegung anderer Menschen in kontaktgeführten Interaktionen/Berührungen durch kontinuierliche Anpassung des Spannungszustandes der Muskulatur ist eine der effektivsten Weisen, wie Menschen ihre Bewegungskompetenzen und Fähigkeiten in Alltagsaktivitäten erhalten, weiterentwickeln und anpassen können. Die unterstützende Person kann über die Regulierung der eigenen Muskelspannung die Bedingung schaffen, dass eine Veränderung des Gegenübers selbst möglich wird. In Interaktionen bringt jede Person ihre Bewegungskompetenz/-fähigkeiten ein und passt sich in real-time durch Veränderung der eigenen Muskelspannung wechselseitig an. Ein Lernprozess wird ermöglicht, so dass jede Person das eigene Bewegungsmuster verstehen, wahrnehmen und verändern kann.

Culture Tracking – »Der Bewegung eine Bedeutung schenken (wir)«

Culture Tracking wird beschrieben als Prozess kultureller, zeitlicher Entwicklung und Traditionen, wie sie auch bei verschiedenen Tanzformen eine große Rolle spielen (Maietta & Hatch 2015). Beim Tanzen beobachten und erhalten wir Rückmeldungen von den Führungspersonen in gelingenden Implementierungsprozessen, dass aufgrund der Kinästhetik-Fähigkeiten und -Kompetenzen Problemlösungsprozesse auf allen Ebenen effektiver und häufiger selbst gelöst werden. Die Achtung auf sich selbst (Body Tracking) und die achtsame Interaktion mit dem Gegenüber (Social Tracking) bilden die Grundlage für respektvollere Kommunikation und respektvollere Umgangsformen im Team und in der Organisation. Effektive Problemlösungsprozesse durch Fehlerkorrektur und Anpassung werden möglich, also die Entwicklung einer »Bewegungskultur mit Respekt und Wertschätzung«.

O-Ton einer Führungsperson: »Unsere Organisationsstruktur geht weg von gegen die Schwerkraft hin zu in der Schwerkraft. Das heißt Hierarchien werden abgeschafft und es wird mehr im Team gearbeitet. Kommunikation muss sehr unterschiedlich sein, da jeder in seinem Denkprozess unterschiedlich ist!«

> »Body-Tracking und Social-Tracking sind die Hauptquellen für Gesundheit, Lernen und Kommunikation einer jeden Person« (Maietta & Hatch 2018, S. 12).

Einfluss der Bewegung auf Lern-, Denk- und Problemlösungsfähigkeiten

Viele wissenschaftliche Forschungen im Bereich der Biologie, Neurowissenschaften, Psychologie und Physik befassen sich seit Jahrzehnten mit der menschlichen Bewegung. Aktuelle Gehirnforschungen zeigen u. a., dass Bewegung (Körper) und Psyche (Geist) unmittelbar im Zusammenhang und in Wechselwirkung stehen. Es gibt verschiedene Studien von Psychologinnen und Neurowissenschaftlerinnen, die sich damit beschäftigt haben, wie die Körperhaltung, der Spannungszustand der Muskeln, das Denken, sprich das Gehirn, sich gegenseitig negativ oder positiv beeinflussen, insbesondere auch in Kommunikationsprozessen (u. a. Storch et al. 2011). »Die EC-Theorie (Embodied Communication) besagt, dass Worte, für sich allein genommen, sinnlose Silben sind. Die Bedeutung eines Wortes erzeugt der Körper, nicht der Verstand« (Storch & Tschacher 2014, S. 9).

> **Selbsterfahrung**
>
> Sprechen Sie mit einer anderen Person über ein Problem aus Ihrem Alltag, tauschen Sie sich aus und suchen Sie Lösungsmöglichkeiten. Tun Sie das einmal mit hoher und niedriger Körperspannung mit demselben Thema. Was bemerken Sie bei der Wortwahl, beim Atemrhythmus, beim Austausch und bei den Lösungsfindungsmöglichkeiten?

Make it easy – das Kinästhetik-Kernangebot

Die einfache und verständliche Beschreibung des Kernangebotes wurde 2017 im Rahmen eines Pilotprojektes mit Dr. Frank Hatch und Kinaesthetics-mlh (KMLH DE) in Kooperation mit der AOK Baden-Württemberg mit ca. 50 Straßenbaumeistern entwickelt. Die Fragestellung und Herausforderung war, Kinästhetik so verständlich wie möglich zu vermitteln, damit die Zielgruppe erfahren kann, wie sie ihre extrem belastenden Arbeitstätigkeiten mit schweren Gegenständen mit weniger Kraft während ihrer Arbeit gestalten kann. Dr. Frank Hatch erklärte in einfachen Worten das Gravitationsgesetz nach Newton, verknüpft mit verhaltenskybernetischen Grundlagen.

> »Wir Menschen leben und bewegen uns auf der Erde. Das Gewicht unseres Körpers und das Gewicht von Gegenständen werden zum Boden gedrückt. Heben und Tragen wir Gewicht mit hoher Muskelspannung gegen die Schwerkraft, verletzen wir uns. Bewegen wir unseren ganzen Körper mit dem Gegenstand in der Schwerkraft und heben nicht, benötigen wir weniger Kraft und bleiben beweglicher. Wir passen die Arbeitsumgebung an. Wir verletzen uns nicht und tun somit was für unsere Gesundheit, Lebens- und Arbeitsqualität, auch für zuhause« (Hatch 2016).

In einem weiteren Austausch mit beteiligten Referentinnen und Trainerinnen entstand die folgende Darstellung des Kinästhetik-Kernangebots.

Praxisbeispiele zum Kernangebot

- Ich bewege das Gewicht meines Körpers in der Schwerkraft (alleine).
  - Ein älterer Mensch lernt anhand ausgewählter Kinaesthetics-Konzepte, seine Eigenbewegung wahrzunehmen und zu verstehen. Er findet im Tun Lösungen, wie er sich trotz Bewegungseinschränkungen und mit wenig Kraft vom Boden selbständig zum Sitzen im Rollstuhl bewegen konnte. Er nutzte die vorhandene Umgebung.
- Ich bewege das Gewicht meines Körpers mit dem Gewicht eines anderen Menschen.
  - Die Teilnehmerin lernt in der direkten Interaktion mit einer Kinaesthetics-Anwenderin, gemeinsam Lösungen zu entdecken, wie sie sich mit Hilfe und ihren Bewegungseinschränkungen vom Stehen auf eine Liege/Bett bewegen kann.

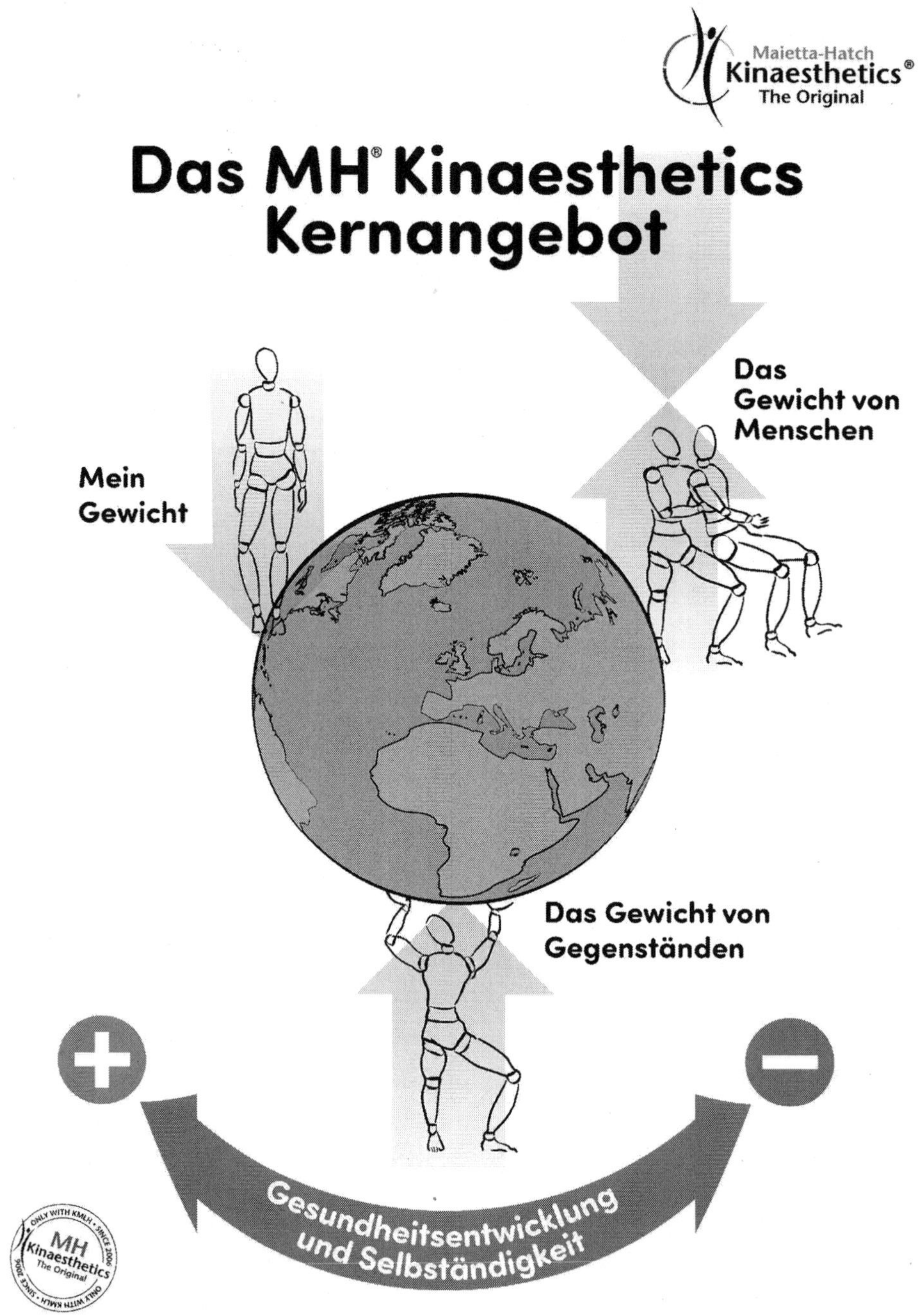

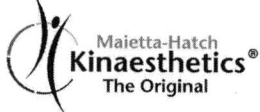

Abb. 2.7: Darstellung KMLH (nach Idee von Heisterhagen 2018, © KMLH)

- Ich bewege mein Gewicht meines Körpers mit dem Gewicht eines Gegenstands.
  - Die Mitarbeiterin nimmt das Gewicht des Gegenstands über ihre Muskelspannung und Druck wahr und findet Möglichkeiten. Sie nutzt die Unterstützungsfläche und ihre Bewegungsspielräume und bewegt sich mit dem Gegenstand. Mehr Informationen unter: www.quint-bewegt.de.

Das Kinästhetik-Bildungssystem (nach Hatch & Maitetta 2009, 2013)

Leitbild »Moveo ergo sum – ich bewege, also bin ich«

»Wir lernen unsere Bewegung wahrzunehmen und finden neue Bewegungsmuster in alltäglichen Aktivitäten, indem wir unserer eigenen Bewegung und anderen Menschen sowie der Bewegung aus dem eigenen Umfeld folgen. Wir entwickeln Selbstkontrolle über neue Bewegungen und entdecken unsere eigene Art, eine Tätigkeit durchzuführen, indem wir mit verschiedenen Varianten spielen.« (Maietta & Hatch 2014, S. 63)

Die eigene Bewegung wahrnehmen und schätzen zu lernen und selbst neue Kompetenzen und Fähigkeiten mit anderen Menschen zu entdecken, ist der Schlüssel für »*Verhaltensänderung*«. Dieses grundlegende Verständnis, das Erleben über Erfahrung der eigenen Bewegung im direkten Tun, ermöglicht Pflegepersonen ihr Pflege- und Lernverständnis, ihr Menschenbild, ihre Annahmen und Glaubenssätze zu reflektieren und zu verändern.

Der Paradigmenwechsel von »Ich weiß, was du brauchst und zeige dir, wie es geht« hin zu »Ich biete dir meine Kompetenzen, Fähigkeiten an, wir lernen voneinander und jeder von uns entdeckt einen Kompetenzzuwachs im Rahmen der eigenen Möglichkeiten und Grenzen« kann sich entwickeln.

Die Idee, dass Menschen ihre Haltung, ihr Menschenbild, ihr Pflegeverständnis verändern, weil es von außen »angeordnet oder erwartet« wird, ist nicht möglich. Jeder Mensch lernt von innen in der Begegnung und Interaktion mit anderen Menschen und der Umgebung und gibt dem eine eigene Bedeutung. »Ich bewege und denke, also bin ich.«

Curriculare Elemente/Werkzeuge der Kinästhetik

Die curricularen Elemente bilden den Inhalt im gesamten Kinästhetik-Bildungssystem. Das Wissen und das Verständnis werden in allen Bildungsangeboten systematisch aufgebaut und vertieft.

Tab. 2.2: Curriculum (nach Maietta & Hatch 2013)

Curriculare Elemente/Werkzeuge der Kinästhetik	
Aktivität	Jede Aktivität ist ein spezifischer Bewegungsablauf mit einer Absicht und für einen Zweck und Funktion. Es gibt einen Anfang und ein Ende und dazwischen ein bestimmtes Tempo. Meist sind es mehrere unterschiedliche Aktivitäten, die durchgeführt werden, um die Absicht zu erreichen.
Konzeptsystem	Das Konzeptsystem ist ein Werkzeug, um Bewegung aus unterschiedlichen Perspektiven zu verstehen, zu beschreiben und zu analysieren. Das Ziel ist, dass Menschen ihre Bewegungen nicht nur als leicht und angenehm durch Tun erfahren, sondern auch eine einheitliche Sprache und Wissen entwickeln, um Bewegung zu beschreiben.

Tab. 2.2: Curriculum (nach Maietta & Hatch 2013) – Fortsetzung

Curriculare Elemente/Werkzeuge der Kinästhetik	
Lernmodell	Das Lernmodell ist die Lernmethodik in allen Bildungsangeboten mit Dokumentation. Die Lernschritte ermöglichen, dass jede Person ihren eigenen Kompetenzzuwachs erfahren und beschreiben kann. Die Ausgangsaktivität, z. B. Aufstehen vom Stuhl allein und mit einem anderen Menschen, wird durchgeführt, um diese wahrzunehmen und zu beschreiben, bevor etwas Neues gelernt wird (1). Anhand eines ausgewählten Konzeptes wird neues Wissen über Erfahrung und Unterschied in verschiedenen Lernaktivitäten vermittelt (2) und in weitere Aktivitäten integriert (3). Das erworbene Wissen sowie die dabei gelernten Bewegungsfähigkeiten werden für die Ausgangsaktivität genutzt und Lösungsmöglichkeiten entdeckt. Der persönliche Kompetenzzuwachs bildet die Essenz des Lernprozesses (5). Der Einfluss auf spezifische Gesundheits- und Fachthemen wird über Erfahrung und Wissen gestaltet (6). Lernen durch Unterschied.
Curriculumstruktur	Die Curriculumsstruktur (was, wie, warum?) bildet ein systematisch aufbauendes Verständnis hinsichtlich Bewegungsverhalten und Gestaltung von Gesundheits- und Lernprozessen und wird in Kursen und Weiterbildungen differenziert aufbauend genutzt.
Kompetenzfelder	Die Essenzen des kognitiven und praktischen Lernzuwachses werden den sechs Kompetenzfeldern zugeordnet, um das Gelernte als Erinnerungshilfe zu reflektieren und zu dokumentieren. Die Felder sind: eigene Bewegung, Konzeptsystem, Handling, Lernumgebung, Grundwissen und Organisation.
Thema	Durch die Wahrnehmung, Gestaltung und Veränderung von Bewegungsaktivitäten entsteht häufig ein Bewusstsein von eigenen Lebens-, Gesundheits- und/oder Fachthemen. Diese werden persönlich bearbeitet und dokumentiert.

Die Kinästhetik-Bildungsangebote für ältere Menschen

Die alternde Generation und ihre Angehörigen benötigen strukturelle und mobilitätserhaltende und -fördernde Maßnahmen. Die in diesem Beitrag dargestellten kinästhetischen Impulse sollten daher genutzt werden, um Alltagsaktivitäten so lange wie möglich selbständig durchzuführen. Dies sollte im Sinne der Menschen und ihrer persönlichen, sozialen und kulturellen Lebensgestaltung und Gesundheitsentwicklung erfolgen. Strukturen, Leistungen und Angebote für ältere Menschen sollten gemeinsam entwickelt, reflektiert, überprüft und angepasst werden, damit für alle ein Mehrwert entsteht. Die folgenden spezifischen Angebote sind auf ältere Menschen und für pflegende Angehörige abgestimmt.

AbiA – Alltagsbewegung in jedem Alter

Ältere und jüngere Menschen lernen mit und ohne Bewegungseinschränkungen in Kleingruppen oder auch als einzelne Person, ihre Kompetenzen und Fähigkeiten in für sie schwierigen Alltagsaktivitäten zu erhalten und effektiver zu gestalten, wie z. B. bequemes Sitzen und Liegen, in und aus dem Bett bewegen, Aufstehen vom Stuhl und Sofa, vom Bettrand und vom Boden. Gleiches gilt für Haushalts- und Gartenaktivitäten, Tragen von Gegenständen, Treppen gehen, Bücken, Ein- und Aussteigen aus Auto, Bus oder Bahn etc.

Achtsam zu Hause pflegen und begleiten

»Achtsam zu Hause pflegen und begleiten« fokussiert auf Angehörige und Betreuerinnen von pflegebedürftigen Menschen in der Häuslichkeit und in der Tagespflege. Die Zielgruppen sollen lernen, ihre eigene Bewegung im Alltag und die individuellen Bewegungsressourcen des zu Pflegenden wahrzunehmen, zu verstehen und Lösungsmöglichkeiten zu entdecken. Damit kann die Belastung der betreuenden Personen reduziert und eine höchstmögliche Selbständigkeit des Pflegebedürftigen erhalten oder sogar verbessert werden. Damit die pflegenden Angehörigen und die Betreuerinnen das Gelernte mit dem zu Pflegenden nutzbringend umsetzen können, gibt es optional die Möglichkeit, zwischen oder nach den Kurseinheiten eine Schulung im häuslichen Bereich zu gestalten. Dieses variantenreiche Kursangebot wurde in Kooperation mit der AOK Baden-Württemberg und dem Caritasverband Hochrhein entwickelt und evaluiert. Die Finanzierung wird von der AOK Baden-Württemberg übernommen.

Kinästhetik-Implementierung in die Praxis

Der Transfer in die Praxis nach den Schulungen ist die größte Herausforderung und gelingt aus Sicht der Führungspersonen in Relation zu den Kosten und zum Aufwand oft zu wenig. Aufgrund der Personalfluktuation muss immer wieder nachgeschult werden. Eine Führungsperson nannte dies einmal eine »never ending Schulungsstory« mit zu wenig Wirkung und Nachhaltigkeit. Die Folge ist, dass nach einer bestimmten Zeit die Schulungen häufig wieder eingestellt werden. Kinästhetik ist ein praktisches bewegungs- und lernorientiertes Bildungssystem. Nutzen und Wirkung entstehen, wenn Mitarbeitende das kinästhetische Wissen und Können in ihre Bewegung integrieren und es im Team gelebt wird. Die aktive Beteiligung aller in einer Organisation ist dabei unabdingbar.

> **Grundverständnis**
>
> Die Implementierung des Kinästhetik-Bildungssystems folgt der Absicht und den Menschen in der Organisation unter Berücksichtigung des Leitbilds, der Unternehmenskultur sowie den finanziellen und organisatorischen Rahmenbedingungen!
>
> Kommunikation, Reflexion, Vernetzung und Anpassung mit allen Beteiligten in ihren unterschiedlichen Positionen, Rollen und Aufgaben sind die Quellen einer bewegenden Integration im Prozess! (Seliger 2012)

Eine Organisation ist kein Ding, sie ist von Menschen, Positionen, Funktionen und Fähigkeiten mit einer bestimmten Absicht (Leitbild) gebaut und aktiv gestaltet. Die Qualität der Kommunikation und die professionelle Beziehungsgestaltung im Zusammenspiel sind Erfolgsfaktoren, die zu einem gelingenden Implementierungsprozess beitragen können. Die Organisation steuert diesen Prozess intern und selbstverantwortlich von Beginn an oder beim »*Wiederbeleben*« von bereits vorhandenem »Kinästhetik-Know-how«. Die verantwortlichen Menschen in der Organisation sind die Prozesseigentümer, der interne Kompetenzaufbau steht im Vordergrund. Auf diesem Grundverständnis wurde das KMLH-Rückmeldemodell® aus der Praxis und für die Praxis entwickelt.

Das KMLH-Rückmeldemodell®

Das KMLH-Rückmeldemodell® (▶ Abb. 2.8) ist ein »bewegtes« einfaches und praktisch anwendbares Selbsteinschätzungsinstrument für einen gelingenden Implementierungsprozess im Sinne von Nutzen, Wirkung und

Nachhaltigkeit. Es dient der fachlichen und organisationalen Qualitätssicherung und -weiterentwicklung basierend auf dem Verständnis der verhaltenskybernetischen und kinästhetischen Grundlagen. Erkenntnisse aus der hypnosystemischen Organisations- und Teamentwicklung (Schmidt 2011, 2012), Qualitätsmanagementsysteme (EFQM), Erwachsenenbildung und andere sind integriert.

Die *Absicht* (Vision, Werte, Haltungen, Ziele, gewünschtes Ergebnis etc.) steht in der Mitte und wird von den Führungspersonen selbst formuliert und orientiert sich am Leitbild oder an strategischen Zielen, nach dem Motto »*einfügen anstatt dazu fügen*«. Sie bildet den Kontext und Bezugsrahmen in allen kinästhetischen Settings. Die *Praxisbegleitungsprozesse* während und nach den Schulungen (*Qualifizierung*) baut Brücken zur *Integration/Umsetzung in die eigene Bewegung und in die Praxis*. Die *Steuerung* des Lernprozesses ermöglicht das Lernen auf allen Ebenen. Das oberste Management mit dem Blick auf die gesamte Organisation schafft Rahmenbedingungen, ggf. werden vorhandene *Arbeitsstrukturen* angepasst. Die *Vernetzung* mit anderen passenden Themen, Projekten, Konzepten und Standards verhindert, dass Kinästhetik als ein Projekt neben vielen anderen steht. Die »*Kinästhetik-Müdigkeit*«, die manchmal in Organisationen auftreten kann, wird dadurch verhindert. Mit dem Einsatz von Mitarbeiterbefragungen in schriftlicher Form oder im Online-Format kann die Ergebnisqualität erfasst werden.

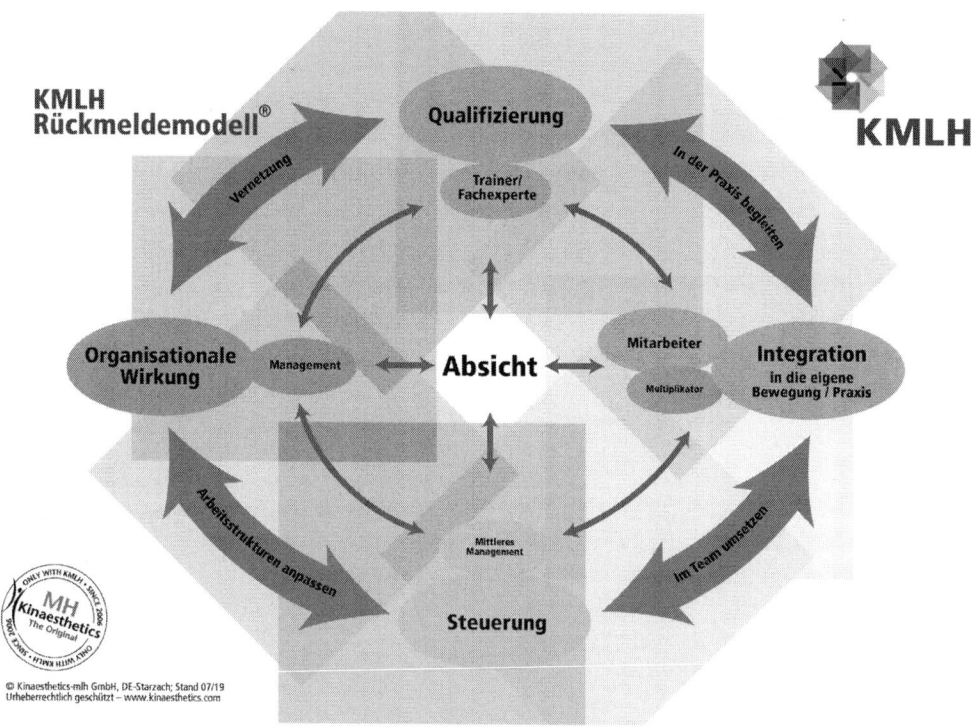

Abb. 2.8: KMLH-Rückmeldemodell® (© Kinaesthetics-mlh GmbH)

Der Nutzen kann wie folgt beschrieben werden:

- Die Selbsteinschätzung im Rahmen von träger-, einrichtungs- und bereichsbezogenen Meilensteinmeetings findet regelmäßig und strukturiert anhand der Blickpunkte (Best-Practice-Faktoren) statt. Der Kompetenzzuwachs ist aufgrund der Dokumentation des Verlaufs, der Struktur und Systematik sichtbar und nachvollziehbar.
- Der Austausch zwischen den unterschiedlichen Funktionsträgern orientiert sich an der Absicht, generiert Informationen, Wissen und Verständnis auf allen Ebenen und legt damit eine Grundlage für kreative Ideenentwicklung und »bodenständige« Maßnahmen unter Berücksichtigung der aktuellen organisationalen Bedingungen und Situationen (Senge et al. 2000).
- Alle Personen in ihren jeweiligen Positionen, Funktionen und Rollen sind beteiligt. die Verantwortung und Entscheidungen werden von allen getragen. Dies gewährleistet eher, dass der Prozess weiterläuft, auch wenn Prozesseigentümer aus dem Unternehmen ausscheiden.
- Das KMLH-Rückmeldemodell® ist »neutral« und kann für andere Bildungsprozesse, die eine praktische Umsetzung verlangen, eingesetzt werden.

To-dos – Empfehlungen für Organisationen

Diese Empfehlungen unterstützen Führungspersonen, die interessiert sind, Kinästhetik für verschiedene Zielgruppen und Bereiche einzuführen oder das Konzept »wiederbeleben« möchten.

- Tauschen Sie sich auf der Führungsebene aus, was Sie mit Kinästhetik erreichen möchten (Absicht). Was ist Ihnen besonders wichtig?
- Analysieren Sie, welche Konzepte, Projekte, Themen und Standards zum Thema Gesundheit der Mitarbeitenden sowie Erhaltung und Förderung der Bewegung im Unternehmen bereits vorhanden sind.
- Erstellen Sie eine Liste, welche Mitarbeitenden bereits kinästhetisch geschult sind, welche Kurse sie absolviert haben und welche Kompetenzen und Fähigkeiten im Unternehmen vorhanden sind, unabhängig vom Anbieter.
- Informieren Sie sich, wie Kinästhetik im Kontext Ihrer Absicht und den bereits vorhandenen Strukturen, Konzepten, Kompetenzen und Fähigkeiten aufgebaut oder »wiederbelebt« werden kann, unter Berücksichtigung ihrer organisationalen Rahmenbedingungen und Möglichkeiten.
- Informieren Sie sich über die unterschiedlichen Kinästhetik-Anbieter und finden Sie heraus, welcher Ansatz, welches Bildungssystem, welches Grundverständnis von Implementierung und welche Angebote und Menschen in Ihr Unternehmen passen.
- Sorgen Sie für einen stetigen Austausch und eine Praxisbegleitung der Personen, die geschult wurden, und reflektieren Sie den Stand der Umsetzung (Barrieren, Ermöglichungsbedingungen etc.).
- Expertenstandards können mit Kinästhetik sinnvoll vernetzt und integriert werden. Der Expertenstandard »Erhaltung und Förderung der Mobilität« ist explizit zu nennen. Dabei handelt es sich um ein Instrument zur Qualitätsentwicklung, d. h. es geht nicht um eine Abarbeitung, vielmehr sollten die eigene Haltung, Denkweisen und Praktiken zum Vorschein kommen.

Resümee

Bewegung ist Leben, die Grundlage menschlichen Seins und die Grundlage, um unser Leben zu gestalten. Nicht nur das: Bewegung findet in unserem Organismus statt, in jeder kleinsten Zelle.

Die demographischen, gesellschaftlichen, soziokulturellen, ökologischen und ökonomischen Entwicklungen und Veränderungen sind heute schon auf allen Ebenen spürbar. Die Babyboomer-Generation geht in den nächsten Jahren in Rente. Die Geburtenzahl sinkt, die Lebenswartung steigt, Personal- und Fachkräftemangel sowie fehlende finanzielle Mittel im Gesundheitswesen sind evident.

Die Art und Weise, wie ein Mensch sich selbst bewegt, mit anderen Menschen bewegt und von anderen Menschen berührt und bewegt wird, ist der Schlüssel für wertschätzende und achtsame Beziehungsgestaltung, mit sich selbst und mit anderen Menschen. Ein grundlegender Beitrag für die Lebensqualität, Gesundheitsentwicklung und Selbständigkeit – das ist das Angebot von Kinästhetik für alle Menschen. Diese Fähigkeiten zu entwickeln, ist ein kontinuierlicher Lernprozess, den jeder Mensch von innen steuert und kontrolliert, alleine und in der Interaktion mit anderen Menschen. Und genau deshalb gibt es hier Grenzen einer Machbarkeitslogik von Kinästhetik.

Die Fähigkeit der Pflegepersonen über direkten Kontakt der Bewegung von hilfe- und pflegebedürftigen Menschen zu folgen (Social Tracking) und mit wenig Anstrengung zu führen, ist die Quelle für respektvolle und achtsame Interaktion. Das ermöglicht Begegnung, Zuwendung, Vertrauen, Sicherheit, Selbstwirksamkeit und Wahrnehmung der noch vorhandenen Bewegungsressourcen und Erweiterung der Beweglichkeit, sei sie noch so klein.

Mit zunehmendem Alter steigt der Pflege- und Betreuungsbedarf. Es braucht daher neue, mutige und kreative Wege, Konzepte, Bildung, Strukturen, wissenschaftliche, fachliche, organisatorische und technische Erkenntnisse, mobilitätsfördernde Hilfsmittel, Kompetenzen und Fähigkeiten, um effektive und passende Lösungsmöglichkeiten zu finden im Sinne der Würde, des Respekts und Lebensqualität der älteren Menschen. Diese Vision gilt auch Menschen mit dementiellen oder psychischen Erkrankungen, aber auch für Menschen in der Abbau- und Sterbephase. Sie benötigen eine hohe und professionell achtsame Berührungs- und Bewegungsqualität von außen. Dies ermöglicht ihnen, dass sie sich beispielsweise bei minimalen Veränderungen der Position im Bett durch eine Pflegeperson selbst wahrnehmen können und nicht von einer Kraft von außen irritiert werden.

3 Bewegungsförderliche Einrichtungen und Angebote – (jede) Bewegung zählt!

Bewegt(er) leben – Fitness im Pflegeheim

Boris Troll

Hinführung

Herr Kaiser war ins Altenpflegeheim eingezogen und nach kurzer Eingewöhnung wurde die Wohngruppenleitung im Bewegungsbereich vorstellig mit der Bitte, Herrn Kaiser zu mobilisieren. Herr Kaiser war Mitte 60, früher sportlich sehr aktiv und hatte eine fortgeschrittene frontotemporale Demenz. Mittlerweile war er nur noch im Rollstuhl zu mobilisieren, das Sprechen war nicht mehr möglich. Er wurde als aggressiv beschrieben, wurde deshalb in der vorherigen Einrichtung laut Pflegekräften zeitweise fixiert. Wie zumeist üblich, versuchten wir Herrn Kaiser zunächst passiv am Bewegungstherapietrainer durchzubewegen. Schon nach einigen Minuten konnten wir nach zunächst staccatoartigen Bewegungen einen harmonischen, gleichmäßigen Zyklus der Beinbewegungen beobachten, die zunächst verkrampfte Muskulatur löste sich zunehmend, die Gelenkbeweglichkeit verbesserte sich. Der zunächst verbissene Gesichtsausdruck entspannte sich und vermittelte Zufriedenheit. Nach ca. 15 Minuten sanfter Bewegung enthuschte Herrn Kaiser ein Lächeln.

Das ist eine von vielen Geschichten aus dem Bewegungsbereich des St. Marienhaus, die den Beitrag zum Thema *Mobilität im Pflegeheim* unterstützen soll: Sie beschreibt eindrücklich, wie wichtig Bewegung für uns Menschen ist. Zudem wird auch deutlich, wie es ist, wenn uns Bewegung geraubt wird, aber auch, welche Wirkungen Bewegung hat, wenn diese wieder Teil des Lebens wird oder bleibt. Folgend wird die Konzeption eines umfangreichen Bewegungsmodells und -konzepts beschrieben, das seit fast zwei Jahrzehnten zur Anwendung kommt und sich etabliert hat.

Das Bewegungsangebot im St. Marienhaus – ein erster Blick

Der Träger und die Idee von der Bewegung – Historie

Das St. Marienhaus ist eines von zwei Pflegeheimen, das der Marienhaus St. Johann e. V., ein seit 1999 existierender frei gemeinnütziger katholischer Träger, in Freiburg im Breisgau betreibt. Konzeptionelle Schwerpunkte liegen in der körperlichen Aktivierung der Bewohnerinnen sowie in der erlebensorientierten Pflege (Mäeutik) von Menschen mit Demenz.

Bereits im Jahr 2001 gab es erste Versuche der Geschäftsleitung, das Thema *Bewegung* im Bereich der Pflege voranzutreiben. Die Grundsätze damals und heute sind die Förderung der Mobilität der Bewohnerinnen und die gleichzeitige Reduktion freiheitsentziehender Maßnahmen.

Um dieser Idee Vorschub zu leisten, wurden zunächst Räumlichkeiten zur Verfügung gestellt. Über einen Spendenaufruf und durch ein gezieltes Sponsoring wurden eine Funktionsstemme (Gerät zum Training der Beinkraft), ein kleiner Bewegungstherapietrainer sowie eine Sprossenwand angeschafft und installiert. Zudem wurde eine Sportfachkraft (50 % Stellenumfang) eingestellt. Sie sollte zunächst erste Erfahrungen sammeln und prüfen, ob ein entsprechendes Bewegungsangebot von den Bewohnerinnen angenommen würde. Nachdem das Interesse der Bewohnerinnen an Bewegung zunahm, wurde die Stelle mit einem Sportwissenschaftler besetzt, der das Sportangebot konzeptionell ausweiten sollte.

Mit dem Neubau des St. Marienhauses wurde eine Erweiterung des bestehenden Bewegungskonzeptes umgesetzt, dabei stand die Planung eines Bewegungsraumes im Vordergrund. Hier sollte die Nutzung von Rehabilitationsgeräten zur Förderung der Kraft, Ausdauer und Balance im Sinne einer medizinischen Trainingstherapie (heute: Krankengymnastik am Gerät) zur Anwendung kommen. Im Laufe der Zeit kamen weitere Räumlichkeiten und Angebote hinzu. Zu Beginn bestand die Hauptproblematik in der Entwicklung des Bewegungskonzepts aber darin, dass es keinerlei Referenzeinrichtungen mit einem gleichwertigen oder ähnlichen Bewegungskonzept gab.

Die Erfahrung bei der technischen Ausführung und Anwendung der Geräte wurde genutzt und in die weitere Entwicklung einbezogen. Insbesondere waren die Gerätehersteller und deren Angebot nicht an geriatrischen Bedarfen ausgerichtet. Die Funktionalität der Geräte hatte höchste Priorität: Die mit dem Gerät trainierte Muskulatur sollte im Alltag genutzt werden. Ein Training in der Funktionsstemme (Beinpresse) fördert beispielsweise rasch die Fähigkeit, gut aufstehen zu können. So wurde eine Mischung an Geräten angeschafft, um die Bewegungsfähigkeiten der Bewohnerinnen zu erhalten und/oder weiter auszubauen. Das Team des Bewegungsbereiches wurde zunehmend personell aufgestockt und umfasst heute zwei Sportfachkräfte, eine Altenpflegefachkraft mit sportfachlicher Ausbildung sowie Freiwillige im sozialen Jahr.

Das Konzept »Bewegt(er) leben« – konzeptionelle Grundlagen

Zu Beginn aller konzeptionellen Überlegungen zum Thema steht der Gedanke: Was wollen wir mit Bewegung eigentlich bei pflegebedürftigen Menschen erreichen? Aus unseren Erfahrungen und in zahlreichen Studien zeigt sich, dass Bewegung essentiell für den menschlichen Organismus ist. Bewegung zeigt eine positive Wirkung auf die physische, aber insbesondere auch auf die psychische Verfassung. Gesundheit und die damit einhergehende Fähigkeit, sich zu bewegen, sind für das menschliche Leben wesentlich. Im Umkehrschluss sind Krankheit und das Fehlen von Bewegung als Abkehr vom Leben hin zu Leid, Immobilität und psychischer Unausgeglichenheit zu verstehen.

So unterschiedlich die Menschen, ihre biografischen Hintergründe, ihre Persönlichkeiten, ihre Diagnosen und Einschränkungen sind, so unterschiedlich sind auch die daraus resultierenden Zielsetzungen. Selbstverständlich gehören hierzu die Ziele, die von den Personen selbst genannt werden und von denen anzunehmen ist, dass sich Bewegung hierfür lohnt.

Es gilt, den Bewegungsmangel im Allgemeinen zu reduzieren und Menschen zu befähigen, sich wieder bewegen zu dürfen (Blättner 2007). Die Erhaltung und Förderung der Bewegungsfähigkeit im Alter ist eine Voraussetzung zur Bewältigung des Alltags und zum Erhalt von Selbständigkeit. Die Förderung von aktiver Teilhabe am Leben und Selbstbestimmung steht im Vordergrund.

Was die Sinnhaftigkeit von Bewegungskonzepten im geriatrischen Bereich angeht, steht häufig die Frage im Raum, ob Menschen auf Trainingsreize im fortgeschrittenen Alter überhaupt noch reagieren. Kernaussage einer Vielzahl wissenschaftlicher Studien hierzu: Eine Trainierbarkeit des menschlichen Körpers ist auch im höchsten Greisenalter noch vorhanden. Kraftzuwächse bei hochaltrigen Menschen wurden bereits in den 1990er Jahren nachgewiesen (Fiatarone et al. 1994).

Konkrete Ziele

Motorik: Kraft, Ausdauer, Beweglichkeit und Gleichgewicht

Die Zielsetzungen zum Aufbau dieser klassischen Fähigkeiten sollen zunächst näher betrachtet werden, da diese insbesondere beim Thema Prävention von Stürzen eine entscheidende Rolle spielen. Aber auch bei nahezu allen Aktivitäten des täglichen Lebens (ADL) benötigen wir vor allem Kraft, Koordination und Beweglichkeit.

Kraft

Bei jeder Bewegung muss Kraft aufgewendet werden, d. h. entsprechende Muskulatur wird aktiviert. Erst wenn die fehlende Maximalkraft einen bestimmten Schwellenwert unterschreitet, wird dies körperlich inaktiven Menschen bewusst. Im geriatrischen Bereich ist dies insbesondere beim erschwerten Aufstehen oder Treppensteigen zu beobachten. Gerade bei Frauen ist die Einschätzung von reduzierter Maximalkraft bezüglich ihres Sturzrisikos von Bedeutung, weil sie durch ihren niedrigeren Ausgangswert früher als Männer unter diesen Schwellenwert fallen. Aber auch die Kraft der Rumpfmuskulatur und oberen Extremität gehört zum ganzheitlichen Ansatz von Bewegungsprogrammen. Dem Muskelaufbautraining (Hypertrophie) kommt dabei besondere Bedeutung zu. Dies kann teilweise mit dem eigenen Körpergewicht geschehen, größtenteils werden aber zur Kräftigung Rehabilitationsgeräte eingesetzt (Zahner et al. 2014).

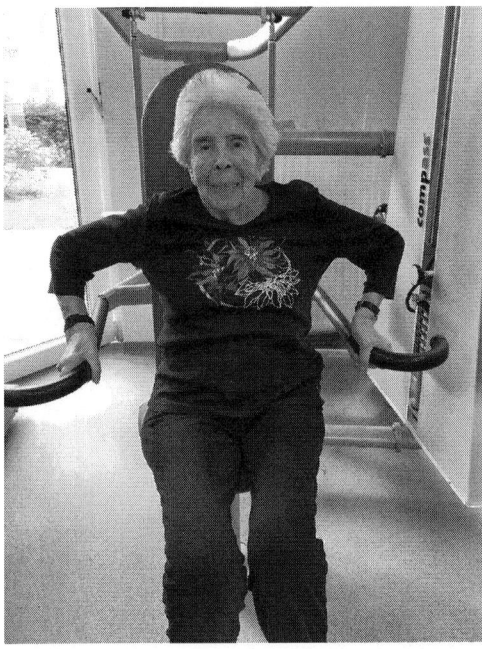

Abb. 3.1: Dame beim Krafttraining (Foto: Boris Troll)

Ausdauer

Einer guten Ausdauer wird vor allen eine präventive Wirkung hinsichtlich kardiovaskulärer Erkrankungen zugeschrieben (Alves et al. 2016). Im Rahmen dieses Beitrags werden grundsätzliche positive Ansätze aufgezählt. Diese sind:

- Verbesserung der kardialen Funktion und Verminderung von Hypertonie (mit Medikation)
- Optimierung des Stoffwechsels sowie Vermeidung/Verbesserung von Arteriosklerose
- Verbesserung der Durchblutungssituation sowie das verminderte Fortschreiten dementieller Erkrankungen

Viele gehfähige und orientierte alte Menschen haben die Möglichkeit, Ausdauerformen mobil und eigenständig durchzuführen. Menschen mit Demenz in einem fortgeschrittenen Stadium und stark bewegungseingeschränkte Menschen können dies an apparativ-assistierten Bewegungstrainern durchführen. Dem aeroben Training kommt hier entscheidende Bedeutung zu (Guoyuan et al. 2016).

Beweglichkeit

Auch einer Einschränkung der Beweglichkeit wird oft erst beim Auftreten eines Defizits eine Bedeutung zugemessen. Viele alte Menschen können ihre Schuhe nicht mehr binden, wenn ihre Beugefähigkeit im Rumpf und/oder die Beweglichkeit der hinteren Oberschenkelmuskulatur eingeschränkt sind. Bei Verbesserung der Schulterbeweglichkeit ist beispielsweise auch das Haare kämmen wieder möglich. Entsprechende Beweglichkeitsübungen sind daher immer Teil von Bewegungsprogrammen und unterstützen die Bewohnerinnen in der Teilhabe am aktiven Leben und bei der Durchführung von Alltagsaktivitäten.

Gleichgewicht

Im Laufe des Lebens verändern sich die koordinativen Fähigkeiten des Menschen zunehmend. Ohne entsprechendes Training verschlechtern sich sowohl das statische (Stehen) als auch das dynamische (Gehen) Gleichgewicht, alte Menschen nutzen gerne einen Rollator zur sicheren Fortbewegung. Ohne das alltägliche Gleichgewichtstraining durch freies Gehen verstärkt sich dieser negative Effekt auf das Geleichgewicht weiter. Es kommt daher vermehrt zu Stürzen und damit einhergehenden Ängsten vor weiteren Stürzen. Koordinationstraining kann seine Wirkung nur dann entfalten, wenn es an der jeweils spezifischen Grenze der noch vorhandenen koordinativen Fähigkeit ansetzt. Daraus entstehen im Setting der stationären Altenpflege Probleme, da dies mit der Wahrung der Sicherheit in Konflikt stehen kann (Kramer et al. 2013).

Zielgruppenorientierung – Menschen mit besonderen Bedürfnissen

Menschen mit Demenz

In zahlreichen Studien wurde die Wirksamkeit von (Ausdauer-)Bewegungsprogrammen auf Menschen mit Demenz nachgewiesen (Hörder et al. 2018). Vor 15 Jahren galten Menschen mit Demenz als nicht in Sportprogramme integrierbar, mittlerweile sind sie aber in den Bewegungsprogrammen fest integriert. Eines der Hauptziele ist, das Fortschreiten der Erkrankung möglichst zu verzögern. Ein Erlernen neuer Bewegungsmuster ist auch für Menschen mit Demenz erfahrungsgemäß im Bereich des Möglichen. Durch Bewegungsprogramme ist es möglich, Menschen mit Demenz und ihrem Drang nach Bewegung optimal zu begegnen.

> Frau Walter trainierte länger im Trainingsraum. Zusammen mit den Sportfachkräften absolvierte sie zweimal wöchentlich das Sturzpräventionsprogramm mit Kraft- und Gleichgewichtstraining. Mit Rollator steigerte sie ihre Zeit beim Timed-Up-and-Go- Test um über zehn Sekunden. Am Wochenende stand ein Rennen auf dem Programm. In der Freiburger Innenstadt wurde ein Rollatorlauf über 800 Meter absolviert. Mit großem Vorsprung gewann Frau Walter. Ihre Freude und ihr Stolz über das Erreichte währten über Monate.

Menschen mit Depression – innerliche Bewegung

Dem Ziel »Verbesserung der psychischen Situation durch Bewegung« kommt eine entscheidende Bedeutung zu. Häufig wird die

Diagnose »Depression« bei den in der Einrichtung wohnenden Menschen genannt. Hier kommen die positiven Wirkungen von Ausdauertraining mit verringertem Ausstoß von Stresshormonen (Katecholaminen) zum Tragen (Franz et al. 1985).

Unabhängig von wissenschaftlichen Arbeiten erfahren wir aber bei der Durchführung unserer Programme täglich Lächeln, Dankbarkeit und Lebendigkeit bei unseren Bewohnerinnen. Sie berichten davon, wie wohl sie sich fühlen und wie gerne sie das Angebot wahrnehmen. Nicht zu vernachlässigen ist die Steigerung des Selbstwertgefühles, wenn bestimmte Tätigkeiten wieder ausgeführt werden können. Das Fallbeispiel von Frau Walter zeigt in besonderer Weise, wie Menschen auch von Erfolgen zehren.

Ressourcenorientierung – Bewegungsangebote auf das Individuum abgestimmt

Pflegebedürftige Bewohnerinnen haben zumeist eine Vielzahl mobilitätseinschränkender Diagnosen. Dies betrifft sowohl die kognitive Leistungsfähigkeit als auch die körperlichen Einschränkungen. Die Bewohnerschaft zeigt sich, bezogen auf die unterschiedlichen Kompetenzen, als sehr heterogen. Einige von ihnen sind mit Rollator oder ohne Hilfsmittel noch sehr mobil, ihre dementiellen Erkrankungen schränken sie jedoch ein. Andere sind noch orientiert, haben aber einen Schlaganfall erlitten, leiden beispielsweise unter Morbus Parkinson oder sind gestürzt und zeigen einen allgemeinen Kraftverlust. Wiederum andere sitzen im Rollstuhl und können sich nicht mehr selbst fortbewegen. Anhand der jeweiligen Ausgangssituation können mögliche Ziele aufgezeigt und ein Bewegungsplan erarbeitet werden. Der motivationale Ansatz mit den folgenden Fragestellungen kommt noch hinzu:

- Ist die Bewohnerin grundsätzlich überhaupt gewillt, Bewegung durchzuführen?
- Inwieweit ist das Verständnis für das Angestrebte noch vorhanden?
- Kann eine Bewohnerin die Bewegungsaufgabe umsetzen?
- Wie hoch ist der Grad der Belastungsfähigkeit jedes Einzelnen?

Diese Aufzählung soll vermitteln, wie individuell jeder einzelne Mensch zu betrachten ist, auch im Hinblick auf die Erstellung und Durchführung von Bewegungsprogrammen. Wir sind nach dem Einsatz verschiedener standardisierter Programme (z. B. Sturzprophylaxe), dazu übergegangen, die Programme individuell anzupassen. Das heißt: Der jeweilige Mensch und die Orientierung an seinen Ressourcen stehen dabei im Vordergrund. Die Perspektive hat sich geändert, und zwar weg von der Gruppe hin zu den Bewohnerinnen und den Fragen:

- Was können die Personen noch und was sind sie gewillt noch zu tun?
- Was würden sie gerne wieder können und was wollen sie möglichst lange noch tun?

Das Prinzip der Freiwilligkeit – bewegen wollen

> Herr Felix ist vor zwei Tagen eingezogen. Nach einem Sturz sitzt er seit knapp einem Jahr im Rollstuhl. Von seinen Angehörigen wird er als früher sehr aktiv und sportlich beschrieben. »Er war immer sehr gerne im Fitnessstudio«, so seine Tochter. Sie wünscht sich für ihren Vater eine rasche Aufnahme in das Bewegungsprogramm. Nach einer kurzen Vorstellung meiner Person stelle ich Herrn Felix unser Bewegungsprogramm vor. »Lasst mich bloß mit eurem Käse in Ruhe; mit dem Sport bin ich jetzt durch«, so die etwas harsche Aussage. Nach einer herzlichen Verabschiedung verlasse ich mit einem inneren Lächeln und der Freude über die deutliche Willensäußerung das Zimmer.

Geschichten wie diese erleben wir häufig im Alltag. Hier stimmen »extern« gewünschte Bedürfnisse nicht mit den Wünschen und

Bedürfnissen der Bewohnerinnen überein. Viele Personen, die neu in die Einrichtung einziehen, haben zumeist erst einmal mit sich selbst zu tun. Sie müssen den Verlust ihrer gewohnten Umgebung, oft sogar einen Wohnortwechsel verkraften. Hinzu kommt, zumindest bei orientierten Bewohnerinnen, die Gewissheit, dass sie ihre letzte Lebensstation erreicht haben. Eine Einbindung in Betreuungssituationen braucht oft Zeit, bei Bewegungsprogrammen ist dies nicht anders. Als Sportfachkräfte und Expertinnen wollen wir die Menschen schnellstmöglich zu Bewegung führen, möchten Menschen mit körperlichen und psychischen Einschränkungen Rehabilitation ermöglichen. Doch wollen die betroffenen Personen das überhaupt? Während in stationären und ambulanten Rehabilitationseinrichtungen nicht nach der Motivation gefragt wird, ist dies im Pflegeheim von entscheidender Bedeutung.

Bewohnerinnen müssen aus freien Stücken dauerhaft an Bewegungsprogrammen teilnehmen. Denn nur wenn Trainingsprogramme über einen langen Zeitraum kontinuierlich durchgeführt werden, kann es zu Erfolgen in der Zielsetzung kommen. Aus diesem Grund ist es wichtig, als Sportfachkraft Vertrauen zu den Bewohnerinnen aufzubauen, ihnen Zeit und Raum einzuräumen, um sie behutsam in ein Bewegungsprogramm zu integrieren. Der Bewegungsbereich ist somit auch als Sozialbetreuung zu sehen. Im Trainingsraum herrscht Kommunikation und soziale Interaktion. Die Sportfachkräfte sehen sich als Lebensbegleiter der Bewohnerinnen; sie geben ihnen Unterstützung, zeigen Mittel und Wege auf, wie sie ihr Leben (bewegungstherapeutisch) besser gestalten können. Die Sportfachkraft wird zwar verallgemeinernd gerne als *Trainer* bezeichnet. Ihre Aufgaben sind vorrangig die Vorbereitung, Planung, Durchführung und Überprüfung des Trainings. Im Laufe der Jahre haben sich Aufgabengebiet und Herangehensweise im Pflegeheim aber, wie beschrieben, vielschichtiger entwickelt.

Das Konzept »Bewegt(er) leben« – die Bausteine

Baustein – Datenerhebung und Dokumentation

Vor Aufnahme eines Bewegungsprogrammes wird auf Grundlage der bestehenden Diagnosen, der Erstinformation und eines ausführlichen Eingangsgesprächs (Anamnese) mit den Bewohnerinnen ein detaillierter Informationsbogen erstellt. Zur Befunderhebung nutzen wir, sofern noch möglich, die klassischen Instrumente zur Einschätzung der Sturzgefährdung, wie beispielsweise den Chair-Rising-Test (Kraft der unteren Extremitäten), den modifizierten Rombergtest (statisches Gleichgewicht) oder den Timed-up-and-go-Test (Mobilität/Gehfähigkeit) (Chow et al. 2019).

Dazu kommen weitere Methoden wie Mobilitäts- und Krafttests sowie eine Schmerzeinschätzung. Aufgrund dieser Ergebnisse wird das Training geplant und ein individuelles Trainingsprogramm erstellt. Durch das Führen einer Trainingsdokumentation ist eine Überprüfung der aktuellen Situation, aber auch eine Anpassung der Trainingsziele oder der Übungen jederzeit möglich. Die Testverfahren können nach geraumer Zeit zur Überprüfung der Zielerreichung erneut angewandt werden.

Baustein – Trainingsmaßnahmen

Individuelles Bewegungstraining – das Kernstück für mehr Bewegung

Das sogenannte individuelle Bewegungstraining ist das Kernstück aller Bewegungsmaßnahmen. Dabei wird mindestens zwei Mal pro Woche ein Gerätetraining durchgeführt. Zwischen beiden Trainingstagen ist eine Regenerationsphase von mindestens 48 Stunden vorgesehen. Ziel ist die Verbesserung/Erhaltung von Kraft, Gleichgewicht, Beweglichkeit und Ausdauer in Anlehnung an die Medizinische Trainingstherapie bzw. Krankengymnastik am Gerät. Dazu dienen diverse Kräftigungsgeräte,

Vibrationsgeräte, Stabilisationstrainer, Fahrradergometer sowie Bewegungstherapietrainer und Kleingeräte zur Verbesserung des Gleichgewichts. Das individuelle Bewegungstraining kommt vorwiegend zum Einsatz:

- Bei einem allgemeinen Kraftdefizit und zum Wiederaufbau der Muskeln nach Operationen oder Immobilitätsphasen – auch passive Strukturen (Bänder, Knochen, Knorpel) erfahren eine Adaptation
- Zur Sturzprophylaxe

Zur Kraftsteigerung kommt ein Mehrsatztraining zum Einsatz. Je nach Belastungsfähigkeit werden ein Kraftausdauertraining im Bereich von 15 bis 25 Wiederholungen und/oder ein Hypertrophieprogramm mit 8 bis 15 Wiederholungen durchgeführt.

Bewegungstherapietraining – alle Personen im Blick von Bewegung

Das ausschließlich mit dem Bewegungstherapietrainer durchgeführte Training findet mindestens zwei Mal pro Woche im Bewegungsraum oder auf den Wohngruppen statt. Hierbei können sowohl die unteren als auch die oberen Extremitäten passiv bewegt oder aktiv trainiert werden. Vorwiegend werden hier schwerst pflegebedürftige oder Menschen mit einer fortgeschrittenen Demenz motiviert (Holthoff et al. 2015). Der Fokus liegt hier auf Ausdauer und dem Vermeiden von Kontrakturen.

Bewegungstherapie Bett-Training – Personen im Bett in Bewegung bringen

Das Training wird mehrmals pro Woche im Bett durchgeführt. Mit dem Bewegungstherapietrainer für das Bett ist es möglich, auch schwerst pflegebedürftigen und bettlägerigen Bewohnerinnen ein adäquates Trainingsprogramm anzubieten. Die Bewohnerin kann mit dem Bett-Trainer sowohl passiv als auch aktiv trainieren. Das Training dient der Kontraktur- und Dekubitusprophylaxe.

Gruppengymnastik – gemeinsam mit Spaß bewegen

Die Bewegungsgruppe besteht aus zehn bis fünfzehn Bewohnerinnen. Hier kommen vorrangig Spielformen zum Einsatz, die einerseits einen kräftigenden Effekt und eine Steigerung der Beweglichkeit erzielen. Andererseits wird in der Bewegungsgruppe vorrangig die Freude an der Bewegung vermittelt. Das Miteinander fördert das Auflösen der Isolation. Neben den Spielformen, die ausschließlich im Sitzen durchgeführt werden, kommen gymnastische Übungen mit und ohne Handgeräte sowie Atemübungen zum Einsatz.

Baustein – die wichtigsten Trainingsgeräte

Im Bewegungsbereich kommen zahlreiche therapeutisch orientierte Trainingsgeräte zum Einsatz. Die Geräte haben gerade bei Menschen mit starken körperlichen und kognitiven Einschränkungen einen großen Vorteil gegenüber dem Einsatz des eigenen Körpers, oft sind Bewegungen nur unter Mithilfe der Geräte möglich. Gelähmte oder kraftreduzierte Strukturen des menschlichen Körpers können so überhaupt erst wieder mobilisiert werden. Ebenso kann durch die Steuerung der Gewichte eine ausreichende Anzahl von Wiederholungen durchgeführt werden, um eine Hypertrophie (Muskelaufbau) der trainierten Muskulatur zu erreichen, was unter Einsatz des eigenen Körpergewichts nicht möglich wäre. Gleichzeitig kann das Training in einer sanften, nicht überforderten Weise durchgeführt werden. Mit den Geräten kann eine Bewegung außerhalb des Schmerzbereiches, insbesondere bei Gelenkverschleiß (Arthrose), durchgeführt werden.

Bewegungstherapietrainer

Der Bewegungstherapietrainer ist das meistgenutzte Gerät in der Einrichtung, weil es nahezu von allen Bewohnerinnen des Hauses genutzt werden kann und die Mobilität auf vielen Ebenen fördert. Einem kleinen Standfahrrad entsprechend, nutzt das Gerät drei verschiedene Formen der Ansteuerung: der passive Modus, bei dem Menschen mittels eines Motors passiv durchbewegt werden, den assistiven Modus, in dem eingeschränkte Bewohnerinnen mit Hilfe einer Art *Servolenkung* hin zu einer gleichförmigen Bewegung unterstützt werden und schlussendlich den aktiven Modus, bei dem mit verschiedenen Widerständen das Gerät als klassischer Ergometer genutzt werden kann. Es können sowohl die unteren als auch die oberen Extremitäten trainiert werden. Die Bewohnerinnen entscheiden dabei selbst, welcher Belastung sie sich aussetzen wollen. Treten sie aktiv, setzt der Motor aus. Lassen sie locker bzw. entspannen sie sich, so startet der Motor in den Passivmodus. Gleichzeitig ist das Gerät sehr leicht zu bedienen, so dass es von (orientierten) Bewohnerinnen selbständig genutzt werden kann – nach Einweisung auch von Pflege- und Betreuungskräften und Angehörigen (Diehl et al. 2008).

Der Bewegungstherapietrainer für das Bett stellt eine Erweiterung der Modellreihe dar. Er kommt bei bettlägerigen Bewohnerinnen zum Einsatz. »Bewegung« soll möglichst allen Menschen des Hauses zugutekommen.

Funktionsstemme zur Kräftigung der unteren Extremitäten

Die Funktionsstemme hat über die Kniestreckung das Ziel, die vordere Oberschenkelmuskulatur zu kräftigen. Durch die Hüftstreckung werden zusätzlich auch die hintere Oberschenkel- sowie die Gesäßmuskulatur trainiert. Die Streckbewegung der Füße wird durch den Einsatz der Wadenmuskulatur erreicht. Neben der eigentlichen Kräftigung entspricht die Bewegung in diesem Gerät in etwa einer sogenannten *Kniebeuge* und stellt somit also eine *natürliche* Bewegung des Menschen dar. Sie unterstützt die Gehfähigkeit des Menschen durch Stärkung der unteren Extremitäten. Ebenso wird die grundsätzliche Aufstehfähigkeit gefördert. Auch Transferaufgaben, wie den Wechsel vom Bett in den Rollstuhl, werden dadurch für die Bewohnerinnen unterstützt.

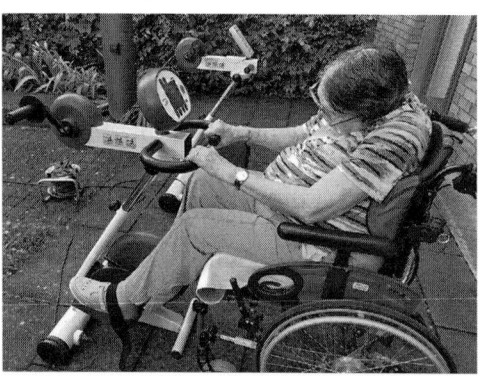

Abb. 3.2: Dame mit Bewegungstherapietrainer (im Rollstuhl) (Foto: Boris Troll)

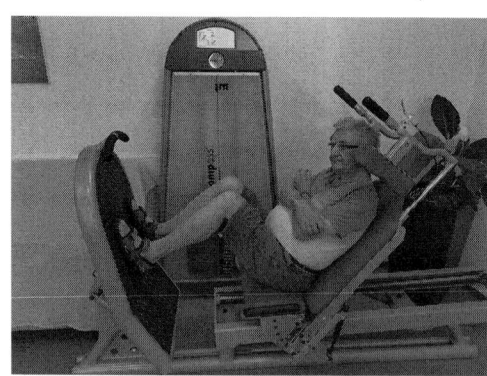

Abb. 3.3: Herr mit Beinpresse (Foto: Boris Troll)

Stochastische Resonanztherapie

Die Stochastische Resonanztherapie (SRT) nach Schmidtbleicher ist eine völlig schmerzfreie Anwendung, die auf der Stimulation durch mechanische Reize beruht. Die über die Füße eingeleiteten mechanischen Schwingungen wirken dabei auf die Zellen des Nervensystems, der Muskeln und Knochen. Im Gegensatz zu klassischen Vibrationsgeräten arbeitet das SRT-Gerät mit dem Zufallsprinzip. Das heißt die Platten bewegen sich dreidimensional in einem nicht vorhersehbaren, zufälligen Muster. Das wirkt sich positiv auf das Zusammenspiel zwischen Rezeptoren, Nerven und Muskeln aus. Hieraus resultiert auch der große Anwendungsbereich vorrangig bei orthopädischen und neurologischen Krankheitsbildern. Gerade hinsichtlich der Verbesserung der Gleichgewichtsfähigkeit kommt dem SRT daher eine entscheidende Bedeutung zu. Die Durchführung eines klassischen Sensomotorik-Trainings ist bei Personen, die mehrfach gestürzt sind, als problematisch zu betrachten. Das SRT hat aber den Vorteil, dass die Trainierenden selbst entscheiden, ob sie freihändig stehen oder sich (möglichst kurz) wieder am Geländer festhalten. So sorgen sie selbst für eine gesteigerte Gangsicherheit (Haas et al. 2006).

> Frau Reinhard kam nach Sturz, Fraktur und anschließender Operation in Kurzzeitpflege zu uns. Ihr Antrag auf Rehabilitation wurde im Vorfeld abgelehnt. Im Anschluss führten wir nach eingehender Befundung ein umfangreiches Therapieprogramm durch. Im Trainingsraum trainierte sie jeweils dreimal pro Woche. Hier erarbeitete sie sich die Grundlagen von Kraft und Gleichgewicht. Das Gehtraining führte sie zusammen mit der Physiotherapie jeweils an zwei Tagen durch. Unterstützt wurde sie auch von den Pflege- und Betreuungskräften im Haus. Nach sechs Wochen war Frau Reinhard wieder fit und konnte zurück in ihre häusliche Umgebung. Noch heute liebt sie es, zu uns zu kommen. Sie trainiert als »Externe« und hält sich bei uns fit.

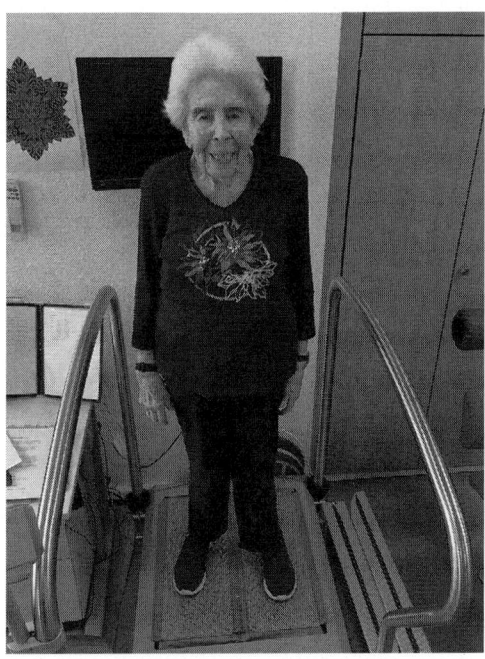

Abb. 3.4: Dame bei Stochastischer Resonanztherapie (Foto: Boris Troll)

Baustein – Räumlichkeiten zur Bewegung

Im Bewegungsraum sind zumeist zwei betreuende Personen tätig. Eine Person führt und steuert das Training und die Kommunikation, eine Hilfskraft führt den Transfer für Menschen mit Demenz und immobile Bewohnerinnen durch. Im großen Varioraum findet einmal wöchentlich klassische Hockergymnastik statt. Je nach Kapazität wird er auch zur Verbesserung der Sensomotorik genutzt. Ein spezieller Laufparcours mit Hürden, Weichbodenmatten und Seilen dient dabei als Trainingsmittel. Mit dem Therapieraum steht ein speziell eingerichteter Raum für externe Therapeutinnen zur Verfügung. Folgende Ausstattung steht zur Verfügung: Therapieliege, Funktionsstemme, Gehbarren und Zugapparat. Außerdem verfügt jede der zwölf Wohngruppen über eine Bewegungsnische mit Bewegungstherapietrainer und Sprossenwand. Die Nische kann von motivierten, orientierten Bewohnerinnen nach Einweisung genutzt werden. Ebenso kann dies gemeinsam mit Physiotherapeutinnen, Angehörigen, Pflege- oder Betreuungskräften erfolgen.

> Herr Maier ist 78 Jahre und bekam die Diagnose Alzheimer-Demenz. Früher war Herr Maier oft im Fitnessstudio. In der Einrichtung war er als Dauerläufer bekannt. »Mir ist einfach furchtbar langweilig«, so die Kernaussage von Herrn Maier. Seit einigen Jahren ist er Dauergast im Bewegungsraum. Er wird quasi den Tag über mit individuellen, sehr leichten Übungen beschäftigt. Herr Maier macht dabei einen glücklichen und entspannten Eindruck. Das Pflegepersonal ist glücklich über die entlastenden Bewegungsinterventionen.

Das Konzept »Bewegt(er) leben – zusammen unterwegs!

Interdisziplinäre Zusammenarbeit, die bewegt

Seit Jahren ist das Konzept im Haus und bei den behandelten Ärztinnen und Therapeutinnen bekannt. Der Zusammenarbeit mit anderen Berufsgruppen kommt für das Ziel Bewegungserhalt eine entscheidende Bedeutung zu. Mit Physiotherapeutinnen werden u. a. sowohl Trainingsinhalte als auch Termine für die Bewohnerinnen festgelegt. So steht für die Wiederherstellung der Gehfähigkeit für die Mitarbeitenden des Bewegungsbereichs das Grundlagentraining wie Kraft und Balance im Vordergrund, während sich die Therapeutin um die Umsetzung des Gehtrainings kümmert.

Eine Zusammenarbeit findet aber auch mit anderen Berufsgruppen statt. Die Pflege ist im Alltag von entscheidender Wichtigkeit. Gerade in der Begleitung von Transfersituationen, wie z. B. bei der Begleitung vom Zimmer in den Wohnbereich mit dem Rollator, kann sie einen entscheidenden Beitrag zur Mobilitätsförderung erbringen. Aber auch die Beobachtung und Unterstützung bei der Ernährung sind für den Therapieerfolg wichtig. Auch Betreuungskräfte können das Thema Mobilität unterstützen. Spaziergänge oder Lauftraining auf dem Flur sowie gruppengymnastische Angebote sind beispielsweise sinnvoll.

Außendarstellung – bewegt nach innen und außen!

Sporttherapie und Fitnessstudio im Pflegeheim sind nicht die Regel. Vielmehr handelt es sich im Falle dieses besonderen Bewegungsangebotes um eine Maßnahme, die im Altenpflegebereich bislang oft vermisst wird, obwohl die Wirkung für die Bewohnerinnen unbestritten ist. Trotzdem stellt sich natürlich die Frage des Nutzens für die Organisation, denn eine solche Therapie ist kostenintensiv. Aus diesem Grund kommt der Außendarstellung eine besondere Bedeutung zu. Momentan stellen speziell ausgerichtete Bewegungskonzepte noch ein Alleinstellungsmerkmal im Angebot der stationären Pflege dar und das sollte konsequent genutzt werden. Das Angebot wird bei Führungen, im Internetauftritt des Trägers und durch einen Flyer vorgestellt. Mund-zu-Mund-Propaganda im Umfeld der Einrichtung ist wichtig. Den Hausärztinnen ist das Bewegungsangebot mittlerweile umfänglich bekannt. Sie empfehlen das Haus ihren pflegebedürftigen Patientinnen, bei denen eine Reha durch die Kasse abgelehnt wurde. Ebenso hat das Angebot einen Bekanntheitsgrad bei den Seniorinnen erlangt, die es als *Externe* wahrnehmen.

Sport für Mitarbeitende – Bewegung für alle!

Unter Einweisung des Fachpersonals können zusätzlich individuelle Programme für Mitarbeiterinnen erstellt werden. Besonders hinsichtlich der Kräftigung der Rumpfmuskulatur und des präventiven Charakters für Wirbelsäulenerkrankungen ist das Bewegungsangebot Arbeitsschutz in Reinkultur. Die Nachfrage ist hoch. Alle Mitarbeiterinnen können nach Einweisung selbständig ihr Trainingsprogramm durchführen.

Finanzierung

Der finanzielle Gesichtspunkt muss in den Blick genommen werden. Wie beschrieben ist der sporttherapeutische Ansatz im Bereich der Altenpflege selten anzutreffen, daher sollten zur Finanzierung dieser Maßnahmen neue Wege beschritten werden.

Aus Gesprächen mit leitenden Mitarbeiterinnen wurde deutlich, dass vermehrt kritische Töne aus externen Unternehmen bzgl. sporttherapeutischer Maßnahmen laut wurden, da die Mittel zur Finanzierung aus den festgelegten Pflegesätzen stammen, die nicht für derartige Einsätze vorgesehen sind. Diese Kritik ist schwer nachvollziehbar, sollte sich doch durch die angebotenen Maßnahmen eine Erhöhung der Pflegegrade im Durchschnitt aller teilnehmenden Bewohnerinnen verzögern und damit eine Kostensenkung durch eine verminderte Betreuungsintensität erreichen lassen.

Nach Vereinbarung mit der Heimaufsicht ist es möglich, für ein Muskelaufbautraining von Bewohnerinnen oder Angehörigen einen Betrag zu erheben. Bei einer Betreuung von insgesamt einer Stunde bei mindestens zweimal wöchentlichem Angebot wird ein monatlicher Betrag von 30 € pro Teilnehmer veranschlagt. 60 Personen nehmen dieses Angebot derzeit wahr. Das »Privatzahlermodell« ermöglicht eine Teilfinanzierung; weitere Kosten müssen aber durch das Unternehmen selbst getragen werden. Die Personalstellen werden aus dem Gesamtbudget über Stabsstellen finanziert. Die Trainingsgeräte des St. Marienhauses wurden größtenteils im Rahmen des Neubaus angeschafft, über das Deutsche Hilfswerk finanziert oder über die Investitionskosten des Hauses gedeckt. Weitere Anschaffungen wurden hauptsächlich über Sponsoring und Fundraising abgedeckt.

Resümee

Das Bewegungsprogramm wird seit 15 Jahren durchgeführt und ist mittlerweile ein fester Bestandteil im Alltag der Bewohnerinnen geworden. Dem Programm ist es zu verdanken, dass sich im St. Marienhaus die sturzbedingten Folgen seit Beginn der Anwendungen nachweislich deutlich reduziert haben. Viele Menschen konnten und können in ihrem letzten Lebensabschnitt trotz eingeschränkter Mobilität zur Bewegung »bewegt werden«. Eine gesteigerte Lebensqualität ist nicht nur in der Wiederherstellung oder Erhaltung körperlicher Funktionen, sondern vor allem auch im psychischen Bereich (z. B. Empfinden von Lebensqualität und Selbstwirksamkeit) tatsächlich sicht- und spürbar, weil Bewegung und Mobilität essentielle Faktoren unseres menschlichen Daseins sind (Hollstein 2019).

»Ich bin dann mal raus…« – pflegerische Projekte im Außenbereich zur Förderung der Mobilität und Normalität

Holger Carstensen

Hinführung

Das Thema der Mobilität ist untrennbar mit dem Begriff der Bewegung verbunden, weil hier z. B. auch seelische »Beweggründe« ihren Platz und Anteil finden. Überhaupt sind Mobilisation und Mobilität unter Umständen durchaus passive Angelegenheiten, die von außen dem Körper zugefügt werden und weit davon entfernt sind, eine »bewegende Sache« zu werden. Was hier schon durchscheint, sind die seelischen »Beweggründe«, ohne die es im Sinne der Nachhaltigkeit von Bewegung keinen selbstständigen Impuls geben wird, der aber notwendig ist, wenn aus einer »Sache, die bewegt wird, eine bewegende Sache« werden soll. Das bedeutet, dass es für eine nachhaltige Bewegung eine Motivation geben muss und ein Ziel, für das es sich lohnt, sich zu bewegen. Diese Überlegungen standen im Stadtdomizil (GmbH, Hamburg) im Mittelpunkt eines umfassenden Pflegebegriffs. Um es klar zu sagen: Es ist letztlich nicht »normal« in einem Heim zu leben. Umso mehr müssen Anstrengungen unternommen werden, die Atmosphäre im Heim selbst so wohnlich und unreglementiert zu halten wie möglich. Noch wichtiger erscheint es uns, dass Bewohnerinnen das Heim so oft es geht für Außenaktivitäten verlassen.

Der Umzug aus der eigenen Häuslichkeit in eine Altenpflegeeinrichtung stellt für jeden Menschen eine sehr große Veränderung dar. Und dieser Umzug geschieht selten freiwillig, sondern fast immer gezwungenermaßen. Dies ist keine gute Grundlage für irgendeine Form der Motivation. Damit einhergehend kommt es häufig zu einem Gefühl der Entwurzelung und der Sinnentleerung. Der Umzug ist nicht selten auch mit großen Ängsten und anderen Stressfaktoren verbunden. Sozialkontakte müssen häufig wieder neu aufgebaut werden. Diese Umstände machen deutlich, dass in der Pflegeeinrichtung Strukturen vorgehalten werden müssen, die eine Anpassung an die neue Umgebung erleichtern. Sie sollen ermöglichen, das neue Wohnumfeld langfristig als ein echtes Zuhause zu erleben.

Kurzporträt: Das Stadtdomizil, eine Pflegeeinrichtung in Hamburg

Das Stadtdomizil wurde im Jahr 2002 als Einrichtung, in der 198 Bewohnerinnen leben und fast so viele Mitarbeiterinnen arbeiten, fertiggestellt. Die Einrichtung mit ihrem Motto »Mitten im Leben« liegt im Hamburger Schanzenviertel, das aus verschiedenen Gründen häufig im Interesse der Öffentlichkeit stand und steht. Schwerpunkt ist die Versorgung von Menschen mit Demenz:

- Ein Bereich für Menschen mit besonders herausforderndem Verhalten bei Demenz
- Eine stationäre Wohngemeinschaft für Menschen mit vielen Ressourcen bei Demenz
- Eine Pflegeoase für Menschen in der letzten Lebensphase einer Demenz

Gleichzeitig wurde der Bereich der Ausbildung zur Altenpflegerin versus Pflegefachfrau auf 25 Auszubildende gesteigert. So wird die Einrichtung mit dem notwendigen Fachpersonal versorgt.

Demenz und Bewegung

Von Anfang an wurden im Stadtdomizil gerontopsychiatrische Bereiche eingeplant und es wurde somit ein pflegerischer Schwerpunkt geschaffen. Es war nicht zu verhindern, dass Menschen mit innerer Unruhe und Ängsten und im Zustand des Suchens die Einrichtung verlassen haben. Umso erstaunter ließ sich aber häufig feststellen, dass die von der Polizei oder von Nachbarn zurückgebrachten Bewohnerinnen nach einer solchen »Tour« äußerst zufrieden und ausgeglichen wirkten.

Bewegung scheint als Ausgleich seelischer Konflikte eine notwendige Sache zu sein. Innere Spannungen lösen sich auf. Dieser Ansatz gilt nicht nur für Menschen mit Demenz, sondern auch für Menschen mit Depression und anderen seelischen Erkrankungen. Er ist zudem auf alle anderen Heimbewohnerinnen ohne seelische Erkrankungen übertragbar und erzeugt einen präventiven Gesundheitsansatz. Dabei lässt sich dieser Ansatz von zwei Seiten her erfolgreich praktizieren: Die Seele bewegt den Körper und umgekehrt.

Das Reizreaktionsschema sieht wie folgt aus: Es gibt einen Auslöser für Bewegung (Unruhe, Sorge, Langeweile, Neugier, Suchen etc.), die Motivation löst die Bewegung aus und führt sie zu einem fiktiven Ziel. Das »nach Hause wollen« ist hier die häufigste Motivation, der man im Alltag begegnet. Diese Bewegungsgründe sollte man sich also in der täglichen Arbeit zunutze machen, anstatt sie zu bekämpfen (Stichworte: Psychopharmaka zwecks »Ruhigstellung«). In der täglichen Arbeit wurde bemerkt, dass der Zeitaufwand zum Verhindern des Verlassens der Einrichtung ebenso hoch sein kann wie das begleitete Verlassen der Einrichtung. Viele der Bewohnerinnen sind hochbetagt und schon nach einer erfolgreichen Runde im Viertel relativ schnell erschöpft. Das Weggehen und Ankommen werden zelebriert. Der zuletzt verlassene Ort wird von der Bewohnerin meist wiedererkannt und dann auch als Ziel akzeptiert.

Im nächsten Schritt wurden tägliche Spaziergänge mit den Bewohnerinnen geplant: das Besuchen des nächstgelegenen Parks (Erleben von Gemeinschaft), der Einkauf in einem Geschäft (Autonomie erleben). Die Achtsamkeit füreinander stieg dabei stetig an und führte häufig zu gegenseitigen Hilfsangeboten der Bewohnerinnen untereinander (Selbstwirksamkeit = »Ich kann helfen«, Förderung der nicht vom Personal eingefädelten Kommunikation).

Projekt mit und in Bewegung

Im Folgenden werden einige Projekte vorgestellt, die neben dem Spaß, den sie erzeugen, explizit gewollt auch die Mobilität fördern. Jedes Mal sind folgende »Zutaten« sinnvoll:

- Ein eigener Kleinbus für die Pflegeabteilung (unabhängig von den Bedürfnissen anderer Berufsgruppen)
- Die Einbindung von Ergotherapeutinnen im Sinne einer erweiterten Pflegeauffassung im Wechselspiel mit Pflegefachfrauen/Altenpflegerinnen/Pflegehilfskräften/Auszubildenden/43b-Betreuungskräften/Praktikantinnen etc.

Die Schwimmgruppe

Erste Versuche der Schwimmgruppe, die im Stadtdomizil initiiert wurde, waren besonders mutig und auch von einer gewissen Unbedachtheit angetrieben. Mit 15 Bewohnerinnen wurde das städtische Hallenschwimmbad regelmäßig besucht. Da diese Einrichtung recht groß und sehr unübersichtlich ist, war es äußerst schwierig, die Gruppe zusammenzuhalten. Dies führte zu besonders stressigen (und manchmal auch lustigen) Situationen, wie das Auffinden der plötzlich vermissten Person, die sich bereits im Kassenbereich befand.

Die Flut der auf die Bewohnerinnen hereinbrechenden Außenreize war ebenfalls zu hoch und stiftete manchmal Verwirrung. Dies führte zur Entscheidung, uns den kleineren

Schulbädern zuzuwenden. Diese sind inzwischen häufig in den Besitz und/oder Verwaltung von Sportvereinen oder Elternvereinen übergegangen und es war relativ einfach, ein bestimmtes Zeitfenster zu buchen. Dies durfte nicht zu knapp bemessen sein, da die Begegnung mit nachfolgenden Gruppen vermieden werden sollte. Begegnungen und Überschneidungen mit Kindergruppen waren zwar einerseits ganz interessant, lenkten die Bewohnerinnen allerdings komplett ab. Das Thema Inkontinenz war lange ungelöst. Unser Anbieter für Inkontinenzartikel hatte jedoch unerwarteterweise Artikel im Sortiment, die einen Besuch des Bades schließlich auch für diese Personengruppe erlaubte.

Fast zehn Jahre besuchten wir das Schulbad. Doch unsere Bewohnerinnenstruktur veränderte sich im Laufe der Zeit hin zu vielen Personen, die einen besonderen Unterstützungsbedarf im Bereich der Mobilität aufwiesen. Hierdurch wurden die engen Türen, Gänge, Duschen sowie die Stufen in das Wasser hinein zu echten Hindernissen. Trotzdem wurde von dieser Intention nicht abgelassen, denn die Bewohnerinnen zeigten besonders viel Freude im Wasser und die Leichtigkeit des Körpers bewirkte ungeahnte Bewegungsmöglichkeiten. Ein CD-Player war immer dabei und spielte leichte Schlagermusik. Zudem waren Ballspiele sehr beliebt.

Heute wird vom Frühsommer bis in den Herbst hinein ein großer Natursee mit flachen Ufern besucht. Man orientiert sich dabei am Wetter. Das Zeitfenster ist viel länger, damit sich der Aufwand lohnt. Ein Picknick wird so gut wie immer veranstaltet. Auch der Kontakt zu anderen Menschen außerhalb der eigenen Einrichtung ist möglich, in diesem Fall ohne die ohrenbetäubende Akustik der öffentlichen Halle.

Das Theaterprojekt

Seit langer Zeit bemühte sich die Einrichtung um Aktivitäten mit Kindern. Einerseits wurde ein bleibender Kontakt mit gegenseitigen Besuchen mit einem Kindergarten hergestellt und andererseits ergab sich eine bleibende Kooperation mit einer fußläufig gelegenen Grundschule. Nach vielen Wechseln der Lehrerinnen und einigen Neuanfängen wurde ein dauerhafter Kontakt zur Schulleitung hergestellt. Das Projekt wurde Teil des Lehrplanes und somit für die jeweilige Klasse ein Teil ihres Unterrichtes. Über einen kommunalen Verein mit unterschiedlichen Angeboten (nicht nur für Senioren) konnte Geld für ein »Alt-Jung-Projekt« eingeworben und eine Theaterpädagogin federführend eingebunden werden.

Die Kinder werden zu Patinnen einer einzelnen Seniorin und umgekehrt. Die teilnehmenden Bewohnerinnen sind dementiell erkrankt und bekommen symbolische Wiedererkennungshilfen für ihre Einsätze und Impulse durch die Kinder für das Fortschreiten der Handlung. Das ganze Spiel ist voller Bewegung: Es wird gezeigt, gegangen, geführt, getanzt und zu Musik mit einer symbolhaften Körpersprache gesungen. Auch hier greifen gemäß des pflegerischen Ansatzes mehrere Sphären ineinander und überlagern sich, damit aus Bewegung (hinfahren, Kinder wieder treffen = Ziel, Aktion = Gemeinschaft erleben, seinen Körper erleben, lernen und behalten, zurückfahren = ankommen) Sinn entsteht und umgekehrt aus Sinn Bewegung wird. Das Angebot findet einmal wöchentlich statt und es sind auch hier ca. 15 Bewohnerinnen im Wechsel je nach Tagesform eingebunden.

Fußball

Bewohnerinnen freuen sich ganz besonders an einem Fußballspiel beim Verein St. Pauli. Die Verantwortlichen des Vereins sind selbst auf die Einrichtung zugekommen und haben uns im Rahmen ihres sozialen Engagements Freikarten angeboten. Diese Karten waren so hochbegehrt, dass begleitende Mitarbeiterinnen auch aus den Bereichen Küche oder Haustechnik geworben werden konnten, um eine Bewohnerin als Paten zu begleiten.

Unser Schrebergarten

Es ist eher selten, dass eine Pflegeeinrichtung so exponiert im städtischen Bereich liegt. Dieser Zustand wird von den Mitarbeiterinnen unendlich geschätzt, da er kurze Wege zur Teilhabe am öffentlichen Leben erlaubt. Was definitiv zu kurz kam, war der direkte Kontakt mit der Natur. Seit Eröffnung des Stadtdomizils wurde auf den Dachterrassen mit Hochbeeten gearbeitet und es wurden Kräuter, Blumen und einige Nutzpflanzen angebaut. Der Einbezug der Bewohnerinnen zeigte sehr schnell, dass ein hohes Interesse an solchen Aktivitäten besteht. Doch Materialien für die Bewirtschaftung der Beete mit dem Fahrstuhl hoch und runter zu transportieren und keine Möglichkeit zur Kompostierung von Pflanzenschnitt und verbrauchter Erde zu haben, machte die Logistik zu einer sehr komplizierten Aufgabe. Der Raum für solche Aktivitäten war auch schlicht zu klein. Als dann die Wurzeln der Pflanzen anfingen, die Beete zu durchwurzeln und sich an die Bausubstanz heranmachten, mussten die Aktivitäten stark begrenzt werden. Was nun?

Die Idee entstand, sich als Einrichtung für einen Schrebergarten zu bewerben. Doch das war nicht möglich, da nur juristische Einzelpersonen als Gartennutzerinnen von den Satzungen her akzeptiert wurden. Also ließ sich nach Abstimmung mit unserem Geschäftsführer die Direktorin als Interessentin eintragen. Nach zwei Jahren Wartezeit ergab sich endlich ein Angebot in einem nahe gelegenen Schrebergartenverein. Die Direktorin verhandelte die Ablösesummen für den zu übernehmenden Bestand an Laube und Schuppen mit zahllosen Gartengeräten. Die Geschäftsführung sorgte für die finanzielle Unterstützung. Zudem wurde ein weiterer Bus mit neun Plätzen für die geplanten Besuche der Bewohnerinnen im Garten angeschafft. Den Umstand, dass dieser Garten später täglich mit größeren Bewohnerinnengruppen aufgesucht werden würde, begrüßte der Vorstand des Vereins allerdings ausdrücklich (»Wir werden alle mal alt«, »Wenn einer von uns ins Heim müsste und dieses Heim dafür sorgt, dass ich regelmäßig in den Schrebergarten kommen kann, das wäre optimal und das einzige Heim, das ich mir dann vorstellen könnte…«). Diese Aussage ermutigte die Beteiligten. Im August 2012 fand die Übergabe der Gartenparzelle statt.

Bis in den Winter hinein arbeitete ein Teil der Haustechnikerinnen allein im Garten, um die Laube herzurichten und für eine gute Ausstattung zu sorgen. Eine Gruppe von garteninteressierten Mitarbeiterinnen und Bewohnerinnen, die in der Lage waren mitzuhelfen, beteiligte sich ebenfalls. Außerdem halfen einige Angehörige – so wurde der Garten instandgesetzt und teilweise neu bepflanzt. Diese Aufgaben fanden im Rahmen der täglichen Arbeit statt oder wurden ehrenamtlich geleistet. Erwähnt werden sollte, dass die Wahl mit voller Absicht auf einen Garten außerhalb der Einrichtung fiel: Der Eindruck, noch »in der Reichweite des Heimes« zu sein, sollte vermieden werden – ein Gartentag sollte sich wie eine echte Auszeit anfühlen.

Im Frühjahr 2013 wurde mit einem großen Eröffnungsfest der Start des Projektes gefeiert. Die Nachbarinnen der anderen Parzellen waren dabei, dazu viele Angehörige, Betreuerinnen, Mitarbeiterinnen etc. Es waren fast 150 Menschen vor Ort. Das Fest zur Saisoneröffnung und zur Schließung der Saison im Herbst wurde ein festes Ritual.

Der Garten wird nun in der Zeit von April bis Oktober täglich angefahren. Jeder der fünf Wohnbereiche im Haus hat einen Wochentag als Gartentag festgelegt. Täglich fahren acht bis zwölf Bewohner in den Garten, abhängig von der Anzahl an Rollstuhlfahrern. Die personelle Begleitung wird von dem jeweiligen Wohnbereich organisiert und es wird darauf geachtet, möglichst allen Bewohnerinnen dieses Angebot zugänglich zu machen. Ergänzt wird die Begleitung durch eine therapeutische Mitarbeiterin sowie eventuell eine Mitarbeiterin aus dem FSJ, einer Auszubildenden oder einer Praktikantin. Die Organisation der Gruppen in den Wohnbereichen übernimmt jeweils eine Mitarbeiterin des Pflegeteams als »Gartenbeauftragte«. Diese achtet darauf, dass die Gruppen sinnvoll zusammengestellt sind, und zwar nach Kriterien der Sympathie der Bewohnerinnen untereinander und entsprechend der körperlichen und geistigen Leistungsfähigkeit.

Die Gartenlaube ist mit einem Sanitärbereich und einer Küche ausgestattet. Je nach Wetter, der Jahreszeit und den jeweiligen Aufgaben, die sich vor Ort stellen, werden die Aktivitäten und Speisenversorgung variiert. Die Versorgung mit Essen kann über die Hauptküche erfolgen, wenn reine Gartenarbeit vorgesehen ist. Es kann vor Ort gekocht werden, entweder indem mit der Gartengruppe vorab ein Markt angefahren wird, um sich dort mit allem Notwendigen zu versorgen (»Teilhabe am öffentlichen Leben«) oder indem man sich in der Erntezeit aus dem eigenen Gemüsegarten selbst versorgt. Es wird gegraben, geharkt, gepflanzt, gefegt, geerntet, gekocht. Bewohnerinnen spazieren durch die Gartenanlage. Zudem werden mit den Bewohnerinnen Spaziergänge im nahen Hochwald unternommen.

Das Gartenprojekt entwickelte ungeahnt eine gewaltige Größenordnung. Im ersten Jahr gab es insgesamt 1.400 Personen, die den Garten besucht hatten. Da auch andere Ausflüge organisiert wurden, durchbrachen wir die Schwelle nach draußen in einem unerwarteten Ausmaß. Hilfreich war auch eine Kooperation mit drei Schulen für Ergotherapie in Hamburg. Diese Kooperationen sorgen jetzt dafür, dass im ganzen Jahr immer sechs Schülerinnen anwesend sind und uns als angehende »Bewegungsexpertinnen« zur Seite stehen.

Im Grunde hat die Einrichtung jetzt, ohne sich dessen bewusst zu sein, ein riesiges Mobilitätsprogramm initiiert. Es blieb nicht aus, dass sich der Gesundheitszustand vieler Bewohnerinnen erheblich verbesserte. Einige Bewohnerinnen können wieder längere Strecken zu Fuß bewältigen. Andere sind nicht mehr oder nicht mehr so oft gestürzt. Die Konzentration auf eine für sinnvoll erachtete Tätigkeit erzeugt die dazugehörige Bewegung wie von selbst, und das mit größerem Erfolg, als wenn man sich übungstechnisch auf das Defizit an einer Bewegung konzentrieren würde, um dann auch sofort wieder in eine Vermeidung der Bewegung überzugehen (Ängste, Langzeitgedächtnis). Somit entsteht wieder eine natürlich erreichte Balance in der Körperbewegung.

Die vielen Reize, die von den vielen Aufgaben und Erlebnissen im Garten ausgehen, haben häufig auch zu einer Verbesserung der Sprach- und Merkleistung (auch bei Menschen mit Demenz) geführt. Die sozialen Verbindungen zwischen den Bewohnerinnen und den Mitarbeiterinnen konnten intensiviert werden (gemeinsames Erleben und Verstehen). Freundschaften zwischen Bewohnerinnen sind ganz neu entstanden. Dies hat zu gesundheitsfördernden Sozialkontakten geführt, die ein allgemeines Wohlbefinden erzeugen.

Viele Bewohnerinnen berichten, dass sie nach den Gartentagen wieder besser Schlaf finden. Wieder andere Bewohnerinnen benötigen weniger Psychopharmaka oder Schmerzmittelgaben. Die Aufenthalte im Freien fördern die Gesundheit und unterstützen die psychische Balance und steigern so das Wohlbefinden. Das Erleben von Natur, Licht, Sonne, Regen und frischer Luft ist wichtig und es kann so psychischen Verhaltensauffälligkeiten gut entgegengewirkt werden.

Es muss zugegeben werden, dass insbesondere das Pflegepersonal auf die Eröffnung der Gartenpläne mit Skepsis reagierte. Die Argumentation beruhte darauf, dass es sich beim Besuch des Gartens um so etwas wie eine »ausgelagerte Pflegegruppe« handelte. Diese müsste ja ohnehin versorgt werden und der Ort, an dem die Versorgung stattfinde, sei dann ja letztlich egal. Also wurde immer an einem Gartentag eine Pflegeperson benannt, die federführend auch die medizinische Verantwortung trägt. Seit dem Jahr 2013 wurde das »Gartenhandy« jedoch nur ein einziges Mal dazu benutzt, um eine Bewohnerin bei gesundheitlichen Problemen vor Ort in ein Krankenhaus zu bringen. Mehrfach kam es vor, dass Bewohnerinnen den Besuch im Garten aus gesundheitlichen Gründen vorzeitig verlassen mussten. Der Garten ist jedoch in 15 Minuten zu erreichen und somit sind solche Zwischenfälle kein großes Problem.

Was als Nebeneffekt auftrat war, dass auch die Mitarbeiterinnen zunächst von der Idee des Gartens bewegt wurden und selbst Initiative und kreative Ideen einbrachten, die sie auch körperlich ganz anders forderten. Der Tag im Garten ist für die Mitarbeiterinnen ein Arbeitstag, der sich wie ein Geschenk anfühlt. Inzwischen reißen sich die Mitarbeiterinnen darum, die Gruppen der Bewohnerinnen begleiten zu dürfen.

Sind solche Aktivitäten nicht sehr gefährlich?

Zu Beginn der Aktivitäten und vor dem Aufbruch nach draußen standen bei allem Aktionismus eventuelle *Haftungsfragen* im Vordergrund. Der Justiziar prüfte die entsprechenden Fragestellungen und konnte beruhigen. Bewohnerinnen sind Bürgerinnen wie alle anderen Personen auch. Sie können sich zu einem Spaziergang entschließen und andere Menschen auffordern, sie zu begleiten. Die Aufarbeitung von Stürzen durch Krankenkassen ist Mitarbeiterinnen und Verantwortlichen bekannt, insbesondere die Abwälzung oder Teilerstattung von Behandlungskosten auf die Institutionen. Der erste Sturz ist immer eine Art »Neuland« und war nicht zwangsläufig vorherzusehen. Spätere, ähnliche Situationen müssen pflegerisch so vorgeplant werden, dass ein höherer Schutz für künftige Gefahren besteht. Das heißt es ist wichtig, auf eine eingetretene Gefahrensituation angemessen mit Gegenmaßnahmen zu reagieren. Die Freiheit der Bewegung hat immer einen höheren juristischen Rang als die Beseitigung jeglichen Lebensrisikos. Das Vermeiden eines Risikos macht unbeweglich und birgt sogar ein deutlich höheres Risiko im Sinne von dauerhaften Einschränkungen. Alle Stürze von Bewohnerinnen im Zusammenhang mit Außenaktivitäten hatten keine Zahlungen der Einrichtung im Sinne eines Regresses zur Folge. Aufgrund solcher Befürchtungen keine Risiken einzugehen, ist also unbegründet!

Resümee

Das städtische Umfeld des Stadtdomizils ist besonders und herausfordernd wie das Umfeld jeder anderen Einrichtung. Die hier dargestellten Projekte funktionieren nicht überall oder in dieser Weise. Wichtig ist, eine jeweilige Idee zu einem Umfeld zu finden, die in der Umsetzung dazu führt, dass die Strukturen der Einrichtung durchbrochen werden und eine Teilhabe als Bürgerinnen in Form einer Bewegung nach draußen stattfindet. Wir haben die Aufgabe, die Menschen aus der Isolation herauszuführen und ihnen die Welt wieder zu öffnen. Das Heim allein ist nicht die Welt.

Es ist unbestreitbar, dass die oben beschriebenen Aktivitäten zur Planung und Durchführung einen sehr langen Atem benötigen. Es hat auch damit zu tun, wie man sich selber zum Erfolg führt. Der Wechsel von Führungskräften in Einrichtungen der Altenhilfe beeinträchtigt im besonderen Maße jegliche Zielerreichung. Projekte brauchen Zeit. Deshalb ist es wichtig die Frage: »Was machen Sie in fünf Jahren?« zweifelsfrei beantworten zu können. Nämlich: »Ich bin hier und habe mein Projekt entwickelt.« Neue Führungskräfte haben immer neue Ideen, deren Umsetzung sehr viel Zeit kostet, die diese oft gar nicht haben. Deshalb wird in der Altenpflege über Jahrzehnte hinweg so wenig erreicht! Beispielsweise das Gartenprojekt: Von der Idee bis zur Einschreibung als Interessentin hat es ca. sechs Monate gedauert, bis zur Zuweisung des Gartens ca. zwei Jahre. Das

Herrichten des Gartens auf die Bedürfnisse der Bewohnerinnen hat ca. sechs Monate in Anspruch genommen. Bis das Projekt zur »DNA« bei den Mitarbeiterinnen geworden ist und sich dort »eingeschrieben« hat (bis es reibungslos funktionierte) dauerte es nochmal ca. zwei Jahre.

Auch die anderen beschriebenen Projekte haben Jahre an Planung und Steuerung gebraucht. Doch was ist Führung anderes als sich selbst und seine Mitarbeiterinnen auf ein gemeinsames Ziel hin zu führen? Und was ist Erfolg, wenn nicht die Zielerreichung? Zeigen Sie der Geschäftsleitung, dass Sie es Wert sind und zeigen Sie es Ihren Kundinnen. Selbst der materielle Erfolg stellt sich über den Erfolg des Projektmanagements meistens von selber ein, das kann aber nie das erste Ziel sein.

»Bewegende Alteneinrichtungen und Pflegedienste 2.0« (BAP 2.0) – Sport und Pflege arbeiten Hand in Hand

Judith Blau, Katrin Brandenberg und Margret Eberl

Hinführung

> »Das Wenige, das du tun kannst, ist viel […]!« (Albert Schweitzer)

Ganz in diesem Sinne möchte das Projekt »Bewegende Alteneinrichtungen und Pflegedienste 2.0« (BAP 2.0) einen Beitrag für mehr Mobilität und Wohlbefinden für hochaltrige Menschen leisten. Ob Gymnastik, Bewegungsspiele, Rollator-Training, Gangschulung oder Tanzen im Sitzen – es geht noch sehr viel im hohen Alter. Jede angemessen dosierte Bewegungsaktivität kann helfen, Stürze zu vermeiden, den Geist anzuregen, die Mobilität zu erhalten, das bewegte Gemeinschaftserleben zu fördern und Freude erlebbar zu machen. Bewegung gilt längst als der Schlüsselfaktor für mehr Lebensqualität und kann in der Pflege älterer Menschen viel Gutes bewirken. Besonders deutlich wird die positive Wirkung von Bewegung bei der Betrachtung der Lebensphasen »Alter«. Die Lebensphase der 65- bis 80-Jährigen wird als »Drittes Lebensalter« bezeichnet und ist mehr denn je von Aktivität und Leistungsfähigkeit geprägt (Rott & Jopp 2012). Diese Zielgruppe wird seit einigen Jahren sehr gut von den Gesundheitssportangeboten der Sportvereine erreicht (Landessportbund NRW 2012c) und stellt in den Mitgliedsstatistiken des organisierten Sports die am stärksten wachsende Altersgruppe dar. Dieser Trend ist nicht ausschließlich demografisch zu erklären, sondern vielmehr mit einem gesteigerten Gesundheitswissen sowie -bewusstsein in der Bevölkerung. Auf dem Weg in das höhere Alter spielen Sport und Bewegung als Mittel zur Gesundheitsförderung für viele Menschen eine bedeutende Rolle, insbesondere mit Blick auf die Verhinderung von Pflegebedürftigkeit.

Das »Vierte Lebensalter« ist das prägnanteste Charakteristikum des demografischen Wandels. Die Altersgruppe der hochbetagten Menschen ab 85 Jahren wächst rasant. Gleichzeitig ist diese Altersgruppe am stärksten von Leistungseinbußen und Multimorbidität bis hin zur Pflegebedürftigkeit betroffen. Der Anteil derjenigen älteren Menschen, die Pflege und Unterstützung benötigen, wird in den nächsten Jahren deutlich zunehmen. Doch besonders bei älteren Menschen, die in stationären oder ambulanten Pflegeverhältnissen leben, kommt die Bewegung oftmals zu kurz, obwohl zahlreiche Studien die unverzichtbare Bedeutung von Bewegung für den Erhalt und die Förderung von Mobilität bis ins hohe Alter belegen.

Die Gründe für den oben genannten Mangel an Bewegung sind ebenso vielschichtig wie das vergleichbare Manko in jüngeren Bevölkerungsgruppen. Als ausschlaggebender Faktor ist dabei die eigene Bewegungssozialisation zu nennen, die maßgeblich über Lust oder Unlust auf Bewegung entscheidet. Bei hochaltrigen Menschen, insbesondere in Pflegesituationen, spielen jedoch noch weitere Faktoren eine Rolle. Unabhängig von der eigenen Motivation hängt die Teilnahme an einem Bewegungsangebot ganz wesentlich davon ab, ob dieses erreichbar ist. Wenn der Aktionsradius aufgrund physischer und psychischer Einschränkungen auf die eigene Häuslichkeit beschränkt ist, können Bewegungsangebote in Sporthallen oder kommunalen Räumen kaum eigenständig wahrgenommen werden. Daher können Sportvereine, trotz einer vermeintlich geografischen Nähe, diese Zielgruppe selbst mit qualifizierten Alterssportangeboten nicht mehr erreichen. Für Menschen, die in stationären Pflegeeinrichtungen leben, gestaltet sich die Chance auf Bewegung nochmals anders. Die zeitlichen Ressourcen im fordernden Pflegealltag sind knapp und lassen Mitarbeitenden vielerorts kaum Spielräume, um regelmäßige Bewegungsangebote zu initiieren und in Tagesabläufe zu integrieren. Es fehlt die Zeit, um mit jedem von zunehmender Immobilität Bedrohten z. B. täglich die Gehfähigkeit zu trainieren (Zegelin 2013).

Unter Berücksichtigung der Tatsache, dass Bewegung sowohl präventiv als auch rehabilitativ wirkt und damit ein unverzichtbares Teilstück in der Versorgungskette älterer und pflegebedürftiger Menschen darstellt, wird der Bedarf für gezielte bewegungsorientierte Maßnahmen, insbesondere im Bereich der Pflege, deutlich.

Um langfristig den gestiegenen Lebenserwartungen im Sinne eines gesunden Alterns und einer angemessenen Lebensqualität gerecht werden zu können, sind alle Akteure des Sozial- und Gesundheitswesens vor große Herausforderungen gestellt (Landessportbund NRW 2012a). Mit ihrer Expertise im Bereich der Bewegungs- und Gesundheitsförderung sind Sportorganisationen prädestiniert, den demografischen Wandel aktiv und zum Wohle älterer Menschen mitzugestalten (Landessportbund NRW 2012b, 2012c).

»Bewegt ÄLTER werden in NRW!«

Mit seinem Programm »Bewegt ÄLTER werden in NRW!« stellt sich der Landessportbund Nordrhein-Westfalen (NRW) seit 2011 den Veränderungsprozessen, die der demografische Wandel hervorruft. Im Zuge dieses Programms wurde ein Handlungsrahmen zur systematischen Weiterentwicklung des Themenfeldes »Ältere im Sport« geschaffen. Das Programm unterstreicht den Auftrag des gemeinnützig orientierten Sports, der Menschen in Nordrhein-Westfalen vielfältige Bewegungsaktivitäten bis in das hohe Alter zu ermöglicht (Landessportbund NRW 2012a).

Mit definierten Handlungsprogrammen werden fortlaufend neue Sportangebote für die Zielgruppe älterer Menschen in der Praxis realisiert. Derzeit binden die Stadt- und Kreissportbünde als Mitgliedsorganisationen des Landessportbundes NRW eine Vielzahl der Sportvereine in NRW in den demografisch orientierten Ausbau der Sport- und Bewegungsangebote für Ältere mit ein (Landessportbund NRW 2012c). Es handelt sich demnach um ein Netzwerk zur Bewegungs- und Gesundheitsförderung, das an den Lebenswelten orientiert bis in die Bereiche der altengerechten Quartiersentwicklung sowie der Sozial- und Altenarbeit hinein wirkt.

Das Projekt »BAP 2.0« – Sport und Pflege auf gemeinsamen Wegen

Das Modellprojekt »Bewegende Alteneinrichtungen und Pflegedienste 2.0« (BAP 2.0) ist ein spezifischer Schwerpunkt im Kontext des

Programms »Bewegt ÄLTER werden in NRW!« des Landessportbundes NRW. Gefördert wird das auf drei Jahre Laufzeit angelegte Projekt (06/2019–05/2022) vom Ministerium für Arbeit, Gesundheit und Soziales (MAGS) des Landes NRW sowie den Pflegekassen NRW. Im Fokus des Projektes stehen diejenigen alten Menschen, die aufgrund ihrer Pflegebedürftigkeit und der damit verbundenen Lebenssituation nicht mehr an den klassischen Angeboten der Sportvereine teilnehmen können.

Raus aus der Sporthalle, rein ins Altersheim« – die Vorstellung, Sport und Bewegung könnten nur in Sporthallen stattfinden, wird im Zuge des BAP-Projektes eindrücklich widerlegt. Bewegung kann und sollte überall stattfinden können, auch in nicht normierten Sporträumen. Darunter sind Räume zu verstehen, die üblicherweise in keinem direkten Bezug zum Sporttreiben stehen (Stiftung Sicherheit im Sport, LSB NRW 2016). Der Speiseraum einer Alteneinrichtung kann mit wenig Aufwand zum Sportraum werden, indem der Stuhlkreis für die Sitzgymnastik dort aufgebaut wird. Auch Flure und Außenanlagen lassen sich für kleine Bewegungseinheiten nutzen. Immer mehr Einrichtungen der Altenpflege verfügen inzwischen sogar über eigens konzipierte Bewegungsräume. Ein weiterer Grund für Sportvereine, sich verstärkt im Themenfeld der Altenpflege zu engagieren. Sportvereine sollen ermutigt werden, mit ihrer Expertise und ihren Angeboten dorthin zu gehen, wo ältere Menschen leben und sich bewegt in deren Lebenswelten einzubringen.

Ziel des Projektes ist es, Bewegung als elementaren Bestandteil der pflegerischen Versorgung in NRW zu etablieren. Die dafür erforderlichen Strukturen sollen in aktiven Kooperationen (Tandems) zwischen Sportvereinen und Einrichtungen der stationären und/oder ambulanten Altenpflege aufgebaut und nachhaltig gesichert werden. Speziell auf die Bedürfnisse älterer und hochaltriger Menschen zugeschnittene Bewegungsangebote sollen zum Erhalt und der Förderung von Mobilität bis in das hohe Alter beitragen.

Teilziele und Handlungsebenen

Das Leitziel des Projektes ist in Abstimmung mit den Förderern wie folgt formuliert:

> Den stationären Alteneinrichtungen und ambulanten Pflegediensten in NRW soll ein in der Praxis erprobtes und bewährtes Informations-, Beratungs- und Schulungssystem zur Verfügung gestellt werden, um Bewegung und Bewegungsangebote in die pflegerischen Versorgungsstrukturen zu integrieren.

Aus diesem Leitziel ergeben sich für die Agenda des Projektes folgende sieben Teilziele:

- Initiierung von 150 Kooperationen zwischen Sportvereinen und Einrichtungen der stationären und ambulanten Pflege
- Verstärkte Integration der ambulanten Pflege (bspw. Tagespflegen, aufsuchende Dienste)
- Konzipierung präventiv gesundheitsorientierter Angebote für Einrichtungsmitarbeiterinnen
- Fokussierung des Quartiersaspektes (Öffnung der BAP-Angebote für Bewohnerinnen des Quartiers, Einbeziehung der vor Ort tätigen Quartiersentwicklerinnen)
- Erweiterung der Qualifizierungsmaßnahmen (quantitativ/thematisch) für Übungsleiterinnen und Einrichtungspersonal
- Entwicklung nachhaltiger Finanzierungsmodelle zur dauerhaften Angebotsimplementierung
- Wissenschaftliche Evaluation

Sport und Pflege arbeiten Hand in Hand – Gewinn für alle

Sowohl Sportvereine als auch Einrichtungen der Altenpflege sind durchaus geübt in Kooperationen, allerdings eher in klassischen Konstellationen mit Partnern des eigenen Umfeldes. Sportvereine kooperieren mit Kitas und Schulen, befreundeten Vereinen und örtlichen Sponsoren. Alteneinrichtungen setzen meist auf die Zusammenarbeit mit Quartiersbüros, örtlichen Kultureinrichtungen, Karnevalsvereinen oder der zuständigen Kirchengemeinde. Die Zusammenarbeit zwischen Sportvereinen und Einrichtungen der ambulanten und stationären Pflege ist bisher ein eher ungewohntes, neues Terrain für beide Partner.

Das BAP-Projekt möchte die Bereiche des Sports und der Pflege zum beiderseitigen Vorteil zusammenbringen: auf der einen Seite das Know-how vieler Sportvereine im Hinblick auf Bewegung und Gesundheitssport, inklusive der oft umfangreichen Expertise im Bereich Sport mit Senioren, auf der anderen Seite das Interesse vieler Alteneinrichtungen an einer Öffnung nach außen. Beiden Interessen übergeordnet steht das gemeinsame Ziel, den Bedarf an Bewegungsförderung für ältere und hochaltrige Menschen zu decken. Zusammen ergibt dies eine gute, bisher aber wenig erprobte Ausgangslage für neue, aber zukunftsorientierte Formen der Zusammenarbeit.

Wie bereits beschrieben, stellt das *Tandem-Prinzip das Kernstück des BAP-Projekts* dar und ist vermeintlich einfach umsetzbar. Ein Sportverein und eine Pflegeeinrichtung/ein ambulanter Dienst gehen eine Kooperation ein, um ein Bewegungsangebot für ältere und hochaltrige Menschen zu initiieren. In diesem Zuge verständigen sich beide Partner auf gegenseitige Verpflichtungen wie beispielsweise den Inhalt, die Dauer oder Häufigkeit des angedachten Bewegungsangebots. Dabei stellt der Sportverein z. B. eine qualifizierte Übungsleitung, die Pflegeeinrichtung einen Raum und idealerweise auch die Betreuungskräfte, die die Seniorinnen während des Bewegungsangebots unterstützen. Sport und Pflege arbeiten auf diese Weise Hand in Hand und schaffen neue Bewegungsangebote, die im Idealfall zu einer dauerhaften Implementierung führen.

> Durch eine Anschubfinanzierung von bis zu 1.000 Euro können Partner aus dem Sport und der Pflege sich kennenlernen und ein Bewegungsangebot initiieren.

Um sich als zuverlässige und kompetente Partner kennenzulernen und gemeinsam auf den Weg zu machen, bietet das BAP-Projekt Unterstützung auf verschiedenen Ebenen an. Neben der Beratung zu inhaltlichen und formalen Fragen können Sportvereine und Alteneinrichtungen und/oder ambulante Dienste, die sich als Tandems zusammenfinden und gemeinsam ein neues Bewegungsangebot installieren, mit einer Anschubfinanzierung in Höhe von 1.000 Euro gefördert werden. Die Fördermittel können z. B. für die Vergütung der Vereinsübungsleitung oder für die Anschaffung benötigter Sportmaterialien sowie zum Zwecke der Öffentlichkeitsarbeit oder Weiterbildung eingesetzt werden. Sollten die Kosten für das Bewegungsangebot die förderfähige Summe von 1.000 Euro überschreiten, müssen die Tandempartner die Mehrkosten eigenständig finanzieren. Der Finanzierungsbedarf hängt dabei immer von der individuellen Ausgestaltung des Bewegungsangebots ab. Für eine erfolgreiche Umsetzung ist entscheidend, wie sich die Absprachen zwischen den Kooperationspartnern gestalten. Dabei ist die Erstansprache vor Ort von großer Bedeutung. Kommt die Initiative von einem Sportverein, kann dieser durch seine sportfachliche Kompetenz überzeugen. Eine qualifizierte Übungsleitung, die Bewegungsangebote z. B. zum Thema Sturzprävention anleiten kann, ist oftmals sofort willkommen. Geht die Initiative von einer Einrichtung aus, ist es hilfreich, dem Sportverein zu signalisieren, dass er als Unterstützer z. B. im Rahmen des Betreuungskonzeptes eines Hauses und damit als geschätzter Partner gewonnen werden soll.

Um den Prozess des gegenseitigen Kennenlernens bis hin zur Bildung von aktiven Tandems und darüber hinaus bestmöglich zu unterstützen, stehen den interessierten Tandems Beraterinnen aus dem Team des BAP-Projektes unterstützend zur Seite. Die Beratungstätigkeit der BAP-Beraterinnen wird als vielseitige Prozessbegleitung verstanden und reicht von Hilfestellungen bei förderrechtlichen Fragen bis hin zu Impulsen für die Ausgestaltung der Kooperation sowie der Bewegungsangebote vor Ort. Durch eine intensive Aufklärungs-, Netzwerk-, Beratungs- und Servicearbeit wird die Initiierung von BAP-Bewegungsangeboten durch die BAP-Beraterinnen vorangetrieben. Die Steuerung und Koordinierung des Projekts erfolgt durch die Projektleitung direkt aus der Geschäftsstelle des Landessportbundes Nordrhein-Westfalen in Duisburg.

Wie alle Kooperationen leben auch die BAP-Kooperationen von gegenseitiger Verlässlichkeit. Um eine möglichst dauerhafte und nachhaltige Zusammenarbeit abzusichern, ist es empfehlenswert, eine schriftliche Vereinbarung zu treffen, in der die Partnerinnen die Eckpunkte ihrer Zusammenarbeit festschreiben. Hierzu gehören u. a. folgende Punkte:

- Titel des Bewegungsangebotes (z. B. mobil und fit, bewegtes Gehirntraining, mit dem Rollator unterwegs, Rehasport, Orthopädie etc.)
- Termine, Dauer, Häufigkeit des Angebotes (z. B. jeden Dienstag, 10:30–11:30 Uhr, bis zum Beginn der Sommerferien oder ganzjährig)
- Bereitstellung geeigneter und verkehrssicherer Räumlichkeiten für die Durchführung des Bewegungsangebotes
- Art und Umfang der Unterstützung durch Personal der Alteneinrichtung oder andere Helfer (z. B. Transfer der Teilnehmenden in den Bewegungsraum, ggf. Betreuung teilnehmender demenziell erkrankter Personen)
- Qualifikation der Übungsleitung (mindestens Übungsleiter-C-Lizenz)
- Zusicherung der Kontinuität des Angebotes (u. a. adäquate Vertretung im Verhinderungsfall)
- Veranstalterschaft und Versicherungsfragen
- Aspekte der Fortfinanzierung nach der BAP-Anschubfinanzierung

Die Zusammenarbeit im Rahmen des BAP-Projektes stellt Tandems möglicherweise immer wieder vor Probleme. Oftmals liegen Hindernisse im strukturellen, formalen oder organisatorischen Bereich. Sobald jedoch Hürden dieser Art überwunden sind und die Kooperation greift, wird der *Win-Win-Aspekt* für alle an diesem Prozess Beteiligten sichtbar:

Sportvereine

- erreichen neue Zielgruppen (z. B. Menschen in der Nachbarschaft, Angehörige und Pflegekräfte) und profilieren und vernetzen sich als kompetente Akteurinnen in der Senioren- und Quartiersarbeit
- qualifizieren ihre Übungsleitungen im Bereich der Bewegungsförderung hochaltriger und pflegebedürftiger Menschen
- nutzen die Angebote für die Presse- und Öffentlichkeitsarbeit und erzielen öffentliche Wirksamkeit
- erschließen neue Bewegungsräume, Handlungsfelder und gewinnen neue Interessenten für ihre Angebote
- gewährleisten Qualität durch die Zertifizierung zum anerkannten Projektpartner »Bewegende Alteneinrichtungen und Pflegedienste«

Alteneinrichtungen/ambulante Dienste

- schaffen durch neue Bewegungsangebote und -förderung in ihrem Umfeld mehr Lebensqualität und Wohlbefinden für die Bewohnerinnen, ihre Gäste, Mitarbeitende sowie Menschen aus dem Quartier

- können auf qualifizierte Übungsleitungen mit spezifischem Know-how im Sport mit Älteren zugreifen und haben die Möglichkeit, eigene Mitarbeitende für bedarfsgerechte Angebote zu qualifizieren
- erwerben Kenntnisse und Erfahrungen in den Bereichen Bewegung, Spiel und Sport sowie Prävention und Gesundheitsförderung durch die Kooperation mit Sportvereinen
- gewährleisten Qualität durch die Zertifizierung zum anerkannten Projektpartner »Bewegende Alteneinrichtungen und Pflegedienste«

Ältere/pflegebedürftige Menschen

- können ihre Mobilität und Selbstständigkeit erhalten und zunehmende Immobilität wird vermieden bzw. verzögert. Sie bleiben standfest und vermeiden dadurch Stürze.
- fördern und aktivieren ihre kognitiven Fähigkeiten sowie physischen Alltagskompetenzen
- steigern ihre Lebensqualität und das allgemeine Wohlbefinden
- erleben soziale Teilhabe und Gemeinschaft und haben Freude an Bewegung, Spiel und Sport

Vielfalt als Stärke – facettenreiche Bewegungsangebote

Eine der hartnäckigsten Mythen des Altwerdens und zugleich größte Fehlinterpretation der Wirkungsweisen von Bewegungstraining besteht darin, dass es im Alter, insbesondere bei schon vorliegenden Funktionseinschränkungen, zu spät sei für Interventionen mit positiven Effekten. Das Gegenteil ist der Fall. Die Gesetzmäßigkeiten der Trainingslehre gelten und wirken bis in das höchste Lebensalter. Menschen können bis ins hohe Lebensalter, auch bei bereits vorliegender Pflegebedürftigkeit, noch in erheblichem Umfang von Maßnahmen der bewegungsbezogenen Prävention und Gesundheitsförderung profitieren.

Die Angebote, die Sportvereine zusammen mit Einrichtungen der Pflege durchführen, sind vielfältig und bringen damit eine besondere Stärke des BAP-Projektes zum Ausdruck. Denn im Idealfall ist ein Bewegungsangebot in gemeinsamer Absprache passgenau auf den jeweiligen Bedarf bzw. auf das Fähigkeitsniveau der Teilnehmenden vor Ort abgestimmt.

Nachfolgend einige Beispiele für Angebote aus dem Portfolio der bisher am Projekt beteiligten Tandems:

- »Spaziergänge und Gehtraining«, »Standfest bleiben mit Bewegung«
- »Übungen zur Stärkung der Alltagskompetenzen«
- »Spielerische Aktivierung«, »Sport für Menschen mit Demenz«
- »Rollator-Training«, »Bewegtes Gehirntraining«
- »Mobilisation und Krafttraining«, »Mobil mit Gymnastik«
- »Locker vom Hocker«, »Tanzen – auch im Sitzen«
- Rehabilitationssport (z. B. in den Indikationen Orthopädie, Neurologie)

> Alle Bewegungsangebote zielen darauf ab, physische und psychosoziale Ressourcen zu stärken und die Gesundheitspotenziale bestmöglich auszuschöpfen. Dabei steht immer der Aspekt der Alltagskompetenzen im Fokus. Die Bewegungsübungen sollen Fähigkeiten und Aktivitäten des Alltags, wie das Ankleiden oder Greifen von Gegenständen, gezielt ansprechen und üben. Die Bewegungsangebote sind ein Beitrag zur Erfüllung des Expertenstandards »Erhaltung und Förderung der Mobilität in der Pflege« (DNQP 2020).

Nachhaltigkeit über das Projekt »BAP 2.0« hinaus

Die im Rahmen des Projektes initiierten Strukturen sollen auch über die Projektlaufzeit hinaus Bestand haben. Um Nachhaltigkeit in diesem Sinne zu fördern, sind die nachstehend beschriebenen Maßnahmen der Qualifizierung wichtige Projektbausteine.

Unter dem Motto »Sport & Pflege im gegenseitigen Austausch« wurden verschiedene Schulungsmodule entwickelt. Dabei steht immer die Idee im Fokus, dass Begegnung, Austausch und Wissenstransfer eine gute Basis für eine dauerhafte Aufrechterhaltung der Ziele von »BAP 2.0« darstellen können.

Die *BAP-Basisschulung* ist das bisherige Kernstück des Projektes und versteht sich als ein speziell für BAP-Tandems zugeschnittenes Modul. Übungsleitungen aus Sportvereinen und Pflege- und Betreuungskräfte lernen in einer Tagesfortbildung grundlegende Aspekte der Planung, Organisation und Durchführung von Bewegungsangeboten für pflegebedürftige Menschen. Zudem ermöglicht die Schulung den Erfahrungsaustausch zwischen Sport und Pflege, wodurch beide Seiten vom Wissen der anderen Seite profitieren. Teilnehmende aus dem Sport sollen ein Verständnis für die Rahmenbedingungen im Themengebiet der Pflege entwickeln, die Akteurinnen aus der Pflege lernen, wie eine Bewegungseinheit aufgebaut ist und welche Inhalte dabei vermittelt werden können. Dieser Wissens- und Erfahrungsaustausch soll zur Bildung eines stabilen Netzwerks beitragen und die Qualität von Bewegungsangeboten sicherstellen.

- *Der Bewegende Flur* ist ein Mobilitäts-Tool, das mit einfachen, ausgesuchten Übungen die Alltagskompetenzen älterer Menschen gezielt unterstützen soll. In Kooperation mit der Deutschen Sporthochschule Köln (DSHS) entwickelt, ist die Idee des »Flursports« (Fleiner 2013) im Sinne einer aktivierenden Umgebungsgestaltung neu aufgegriffen worden. Daraus ist ein kompaktes Praxisformat entstanden, bestehend aus folgenden Elementen (Landessportbund NRW 2020):
  - Ein Manual als Handlungshilfe für die Durchführung vor Ort, mit Erläuterungen zur Bewegungsausführung und beispielhaften Ideen zur Übungsvariation
  - Neun Übungsplakate für den Flurgebrauch sowie drei Extraplakate zur Testung relevanter körperlicher Fähigkeiten in Anlehnung an das geriatrische Assessment »Short Physical Performance Battery« (SPPB)
- In einer ersten Pilotphase werden Online-Schulungen zum »Bewegenden Flur« durchgeführt, die zukünftig in Präsenzveranstaltungen in NRW ausgeweitet werden sollen.

Weitere Schulungsmodule, die den Aspekt der beruflichen Qualifizierung von Pflege- und Betreuungskräften aufgreifen, befinden sich derzeit in der Entwicklung. Neben den o. g. Schulungen, die aus dem BAP-Projekt entwickelt wurden, können Interessierte aus Sport und Pflege die zahlreichen Schulungen des Aus- und Fortbildungsangebots des Landessportbundes NRW zum Thema »Alter – Bewegung – Gesundheit« nutzen und so ihr Fachwissen vertiefen.

Resümee

Die bisherigen Projekterfahrungen zeigen, dass die Zusammenarbeit von Sportvereinen und ambulanten sowie stationären Einrichtungen der Pflege eine sehr gute Möglichkeit darstellt, die Mobilität alter und hochaltriger Menschen zu erhalten und zu fördern. Der organisierte Sport übernimmt als Akteur des Sozial- und Gesundheitswesens eine wichtige Rolle und nutzt die vorhandenen Kompetenzen, um niedrigschwellige Bewegungsangebote bereitzustellen. Die beschriebene Tandem-Konstellation bietet eine gute Voraussetzung für einen dauerhaften Erfolg. Ein intensiver Austausch, klare Absprachen und ein gemeinschaftliches Handeln der Tandempartner stehen im Vordergrund.

Um neben den im Erfahrungsbericht bereits genannten hemmenden sowie fördernden Faktoren weitere fundierte Aussagen für erfolgreiche (Bewegungs-)Kooperationen treffen zu können, wird das Projekt »Bewegende Alteneinrichtungen und Pflegedienste 2.0« durch eine wissenschaftliche Evaluation begleitet, die Ergebnisse stehen mit Abschluss des Projekts zur Verfügung.

Lust am Wandern: Gemeinsam draußen und auf Tour

Gabriele Kreutzner

Hinführung

Anfang 2013 ging in Stuttgart ein bewegungsbezogenes Praxisprojekt an den Start, das neue Impulse und Wege der Öffnung von Sport- und Bewegungsangeboten im Gemeinwesen für Mitbürgerinnen erkunden sollte, die mit demenziellen Beeinträchtigungen leben. Initiiert und durchgeführt wurde es von der Demenz Support Stuttgart gGmbH in Kooperation mit diversen Partnerorganisationen. Im Rahmen des Projekts »Was geht! Sport, Bewegung und Demenz« stand u. a. die Erprobung des gemeinsamen Wanderns bzw. Gehens von Menschen mit und ohne Gedächtnisschwierigkeiten auf dem Plan. Nach Abschluss eines fast einjährigen Feldversuchs begibt sich in Stuttgart seit 2014 alle vier Wochen eine »Lust am Wandern«-Gruppe auf Tour. Doch Idee und Konzept haben darüber hinaus deutschlandweit Verbreitung gefunden. In Baden-Württemberg sind weitere Gruppen entstanden, die in lockerem, doch regelmäßigem Austausch stehen und die Weiterentwicklung des Programms sichern. Insgesamt steht der Titel heute programmatisch für einen aktivitätsbezogenen Glanzpunkt im Alltag, der Menschen mit und ohne Beeinträchtigungen zusammenbringt.

»Demenz«

Das Ringen um einen angemessenen Umgang mit dem Begriff »Demenz« ist bei »Lust am Wandern« Bestandteil von Programm und Praxis. Dieser steht nach wie vor im Kreuzfeuer der Kritik und wird von vielen, vor allem auch betroffenen Menschen, abgelehnt. Zur Begründung wird auf die wissenschaftlich gut belegte stigmatisierende Wirkung des Begriffs verwiesen (vgl. etwa Alzheimer Disease International 2019). Deshalb finden im Kontext von »Lust am Wandern« Bezeichnungen Verwendung, die von den betroffenen Menschen selbst bevorzugt werden. Nachdem die Bezeichnung »Demenz« jedoch in vielen Zusammenhängen, insbesondere auch im Ärztin-Patientinnen-Kontakt, fest etabliert ist, bleibt sie weiterhin in Gebrauch und findet auch in diesem Beitrag Verwendung.

Bewegung und Demenz

Im Zuge fortschreitender wissenschaftlicher Erkenntnisse rückten in den letzten Jahrzehnten Möglichkeiten in den Blick, demenziellen Erkrankungen mittels körperlicher Aktivität präventiv, wenn nicht gar therapeutisch, entgegenzuwirken. Epidemiologische Studien belegen, dass für körperlich aktive Menschen ein geringeres Risiko für einen kognitiven

Abbau besteht. Hiervon ausgehend spricht das Global Council on Brain Health (2016) von der präventiven Funktion eines »körperlich aktiven Lebensstils«. Damit sind nicht allein körperliche Anstrengungen in Form von Sport bzw. einem gezielten Training gemeint, sondern insbesondere auch die körperliche Aktivität im Alltag: zu Fuß gehen, Radfahren, Treppen statt Aufzug nutzen, Gartenarbeit etc. Ein »körperlich aktiver Lebensstil« wird auf Expertenseite einvernehmlich als wichtiger Faktor zur Förderung der Hirngesundheit betrachtet.

Um von einer präventiven Wirkung sprechen zu können, muss die Liste der zu erfüllenden Voraussetzungen jedoch erweitert werden. Von einem gewissen Schutz kann dann ausgegangen werden, wenn Menschen das pflegen, was die Expertinnen einen im umfassenden Sinn »aktiven Lebensstil« nennen. Die etwas spröde anmutende Bezeichnung meint eine Kombination aus regelmäßiger körperlicher Aktivität und einer gesundheitsbewussten Ernährung (Stichwort »Mittelmeerdiät«: viel frisches Obst und Gemüse, wenig Fleisch u. a. m.) zuzüglich der Pflege persönlicher Beziehungen und sozialer Aktivitäten und nicht zuletzt die Aufgabe bzw. Einschränkung schädlicher Gewohnheiten wie regelmäßiger Alkoholkonsum. Der erreichte Wissensstand ist nicht zuletzt in die internationale SaniMemorix-Kampagne übersetzt worden, die in Deutschland im Jahr 2018 vom Kuratorium Deutsche Altershilfe lanciert wurde. Ihre Botschaft lautet: Es lässt sich viel tun, um die eigene körperliche und kognitive Gesundheit zu schützen. Insbesondere in den Lebensjahren zwischen 40 und 75 trägt ein aktiver Lebensstil wesentlich zum Schutz vor dementiellen Erkrankungen bei.

Neben den nachweislich präventiven Effekten körperlicher Aktivität wird in der Fachliteratur zudem auf die Möglichkeit und Bedeutung therapeutischer Interventionen im Falle eines bereits vorhandenen demenziellen Prozesses verwiesen. Zielstellung ist hier, dem Abbau motorischer Fähigkeiten (insbesondere Kraft und Balance) durch gezieltes Training entgegenzuwirken. Darüber hinaus gibt es Belege dafür, dass ein hierauf abgestimmtes, regelmäßig ausgeführtes aerobes Training den Erhalt der selbständigen Bewältigung der Aktivitäten des täglichen Lebens unterstützen kann (Auswertung in Kreutzner 2008).

In Verbindung sein: Walking/Wandern als bedeutungsvolle Aktivität für Menschen mit Demenz

Bezüglich der Frage, ob Walking oder Wandern für Menschen mit Demenz eine spezielle Bedeutung besitzt, liegen erste Antworten vor. Eine Synthese qualitativer Studien bietet eine systematische Auswertung der Forschungsliteratur zum Thema »Bedeutungsvolle Aktivitäten aus Sicht von Menschen mit Demenz« (Han et al. 2015). Einbezogen sind Studien, die sowohl institutionelle wie auch häusliche Lebenssituationen abdecken und das gesamte Spektrum allein und selbständig betriebener Aktivitäten ausleuchten. Im Zentrum stehen Menschen in den beginnenden bis mittleren Stadien einer dementiellen Erkrankung. Nicht ganz unerwartet stellt sich heraus, dass das *sich draußen Bewegen* zu den favorisierten Aktivitäten zählt. Darüber hinaus ermöglicht diese Synthese einen differenzierten Blick darauf, was genau für Menschen mit Demenz in ihren Aktivitäten besonders wichtig ist. Hier rückt ein übergreifendes Merkmal ins Zentrum der Aufmerksamkeit, das sämtliche von Menschen mit Demenz als bedeutsam empfundene Aktivitäten miteinander teilen: Sie vermitteln den Befragten das Gefühl von Verbundensein (*connectedness*). Verbundensein kann sich auf drei Bereiche beziehen: (1) mit sich selbst, (2) mit anderen sowie (3) mit der Umwelt.

Walking/Wandern kann in allen drei Bereichen besondere Bedeutung entfalten. Als kritisches Lebensereignis, so ließe sich argumentieren, bringt Demenz Verunsicherungen in Bezug auf die Erfahrung von Verbundensein mit sich. Vor diesem Hintergrund werden solche Aktivitäten besonders geschätzt, die hier Rückversicherung oder Stärkung bieten.

Projekt »Was geht! Sport, Bewegung und Demenz«

Erfahrungen im Kontext des Engagements zur Schaffung »demenzfreundlicher Kommunen« hatten bei Demenz Support Stuttgart den Gedanken aufgebracht, dass auch im Bereich Sport und Bewegung Menschen zu finden sein müssten, die bereit sind, im Rahmen der Angebote ihrer Organisation Möglichkeiten der Teilhabe für Menschen mit Demenz auszuloten. Die Idee war, Vereine und Organisationen im Bereich Sport und Bewegung zu bitten, ihre Angebote im Bereich Breitensport und Sport für Ältere darauf zu überprüfen, ob diese nicht für körperlich fitte Menschen mit dementiellen Einschränkungen geöffnet werden könnten. Alternativ dürften sich solche Angebote eventuell ohne größeren Aufwand anpassen oder neu konzipieren lassen. Eine spannende Ausgangsfrage lautete mithin: Wie reagieren die unterschiedlichen Organisationen, d. h. deren Entscheiderinnen und Funktionärinnen, in der Region und vor Ort, wenn sie auf diese Weise zum Mittun aufgefordert werden?

Die in Stuttgart zu meisternde erste Herausforderung bestand darin, sämtliche sport- und bewegungsaktiven Organisationen zu identifizieren und zur Beteiligung einzuladen. Es wurde ein breites Spektrum möglicher Mitstreitender einschließlich Natur- und Gartenfreunden kontaktiert. Von den Entscheidungsebenen wurde unterm Strich prinzipielle Aufgeschlossenheit signalisiert, die dann auch eine hinreichende Anzahl von Willenserklärungen für eine Projektbeteiligung nach sich zog. Anfang 2013 konnte die Auftaktveranstaltung des Gesamtprojekts »Was geht! Sport, Bewegung und Demenz« in Stuttgart stattfinden. Zu den mit einer festen Kooperationszusage antretenden Partnerinnen zählte im Bereich Wandern der in der Region aktive Schwäbische Albverein (SAV; https://albverein.net/).

Wie die Mehrzahl der Vereine im Bereich Sport und Bewegung zeichnet sich der SAV durch seine gemeinnützige, ehrenamtlich getragene Organisationsstruktur aus. Der Kontaktaufnahme und ersten Sondierungsgesprächen folgte alsbald grünes Licht für eine Beteiligung durch die Vereinsspitze. Ebenso wichtig war die seitens der Ortsgruppe Stuttgart und der vereinseigenen Wanderakademie zugesicherte Bereitschaft, sich partnerschaftlich an der Erstellung und Erprobung eines Konzeptes für ein innovatives Angebot einzubringen und dieses bei aussichtsreicher Entwicklung in Kooperation umzusetzen. In Abwägung der verfügbaren zeitlichen und personellen Ressourcen entschied man sich für ein im monatlichen Turnus durchzuführendes Wanderangebot, das 2013 zunächst als Feldversuch erprobt werden sollte.

»Lust am Wandern« – das Konzept

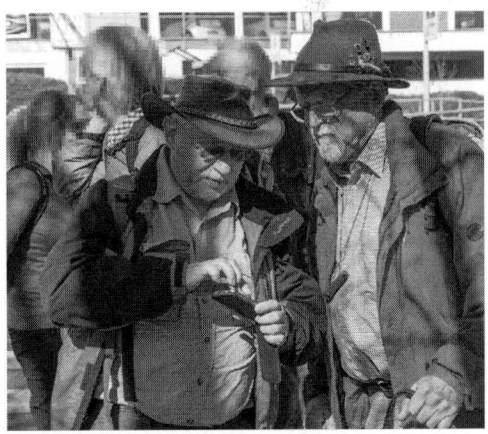

Abb. 3.5: Wandergruppe
(© Demenz Support Stuttgart gGmbH)

Offenes Angebot

Als offenes Angebot hat »Lust am Wandern« den Anspruch, vor allem auch für die Menschen offen zu stehen, bei denen kognitive oder gedächtnisbezogene Bedürfnisse zu berücksichtigen sind. Aus Sicht der Initiatorinnen war und ist eine immer stärkere Differenzierung nach Personengruppen und der Aufbau von immer mehr Spezialangeboten die falsche Antwort einer älter werdenden Gesellschaft auf den demografischen Wandel. Normativ besteht die Verpflichtung über Grundgesetz und UN-Behindertenrechtskonvention auf Gleichberechtigung und Einbeziehung aller in das gesellschaftliche Miteinander. Deshalb ist es wichtig, Handlungsräume zu schaffen, in denen Menschen gemeinsam aktiv werden und den eigenen Bedürfnissen entsprechend Umgang pflegen können. Offene Angebote können dazu beitragen, Ängste abzubauen, Vorurteile zu vermindern und Lernprozesse im Alltagsleben zu fördern.

»Tandemprinzip«

Ein zweiter wichtiger Konzeptbaustein ist das »Tandemprinzip«. Es besagt, dass das Angebot mit Blick auf die zugrundeliegende Expertise von zwei Säulen getragen wird. Einerseits bringt der SAV seine »Wanderkompetenz« ein. Das sich hieraus ableitende Aufgabenpaket umfasst die Auswahl der Touren, deren Vorwandern durch die für den jeweiligen Termin verantwortlichen Wanderführerinnen wie auch die Auswahl, Prüfung und Reservierung einer geeigneten Gaststätte für die obligatorische Schlusseinkehr.

Außerdem ist der Transport vom festen Gruppentreffpunkt zum Start der jeweiligen Wanderung nebst Rücktransport zu organisieren und zu kommunizieren. Den Prinzipien des SAV folgend wird dies mit dem ÖPNV bewerkstelligt. Zum Aufgabenpaket von Wanderführerinnen gehört außerdem die detaillierte Feinplanung der Wanderstrecke. Für die »Lust am Wandern-Touren« besonders wichtig ist dabei die Berücksichtigung altersspezifischer körperliche Bedürfnisse. Trink- und Toilettenpausen müssen besonders sorgfältig eingeplant und teilweise örtlich konkret festgelegt werden. Wandern ist mehr als sich von A nach B bewegen. Deshalb wählen die Wanderführerinnen entlang der Tour besondere Highlights aus und bereiten deren Vorstellung vor. Bei den »Lust am Wandern-Touren« beschränkt sich dies in der Regel auf einen, maximal zwei kurze Stopps für einen Hinweis, eine Erklärung oder ein kurzes Gespräch. Das jeweilige Highlight der Zielgruppe anschaulich, kurz und verständlich näherzubringen, gehört mit zur anspruchsvollen Qualifizierung, die Wanderführerinnen absolvieren.

Für die Stuttgarter Gruppe übernahm und entwickelte die Demenz Support gGmbH die Rolle der »demenzkompetenten« Sozialpartnerin. Diese klärt im Zuge eines Vorabgesprächs per Telefon oder Hausbesuch mit den Teilnahmeinteressierten und/oder deren Partnerinnen u. a. bestehende Einschränkungen und sich hieraus ergebende Unterstützungserfordernisse. Dies wurde auch in den später entwickelten Informationsflyern aufgenommen. Auf der anderen Seite wird den Wanderführerinnen und den freiwilligen Wanderbegleiterinnen Wissen zu demenziell bedingten Beeinträchtigungen vermittelt, das in Bezug auf die Wandersituation relevant ist und ihrer Verantwortung gerecht wird. Im Rahmen obligatorischer Qualifizierungsworkshops erhalten beide Gruppen Informationen, die mehr Sicherheit und Handlungsfähigkeit im Umgang mit der besonderen, häufig unvertrauten Teilnehmerinnengruppe geben.

Grundsätzlich nimmt mindestens eine mit dem Angebot vertraute Person vom Team Demenz Support (in der Stuttgarter Gruppe) an jeder Wanderung teil. Hieraus erwuchs die Funktion einer für das Angebot und alle mit diesem verbundenen Fragen zuständigen Ansprechpartnerin. Bei »Lust am Wandern« wird stets vor jedem Termin eine Einladung mit Angaben zu Wanderung, Strecke, Schlusseinkehr sowie Hin- und Rückfahrmöglichkeiten zum Gruppentreffpunkt verschickt. Zumindest für Teilnehmende mit besonderen Bedarfen hat sich hier eine kurze Rückmeldung etabliert. Insbesondere in Bezug auf Mitwandernde, die alleine zum Treffpunkt kommen, gibt dies eine gewisse Sicherheit. Mit Teilnehmenden, bei denen Einschränkungen bestehen, oder deren mitwandernden Partnerinnen ist etablierter Handykontakt die Regel.

Format und Turnus

Generell gilt: Jedes Bewegungsangebot muss Angaben zu den konkreten Voraussetzungen an die Hand geben, damit Interessentinnen ihre körperlichen Möglichkeiten im Vorfeld mit den Anforderungen des jeweiligen Angebots abgleichen können. Nun stellte »Lust am Wandern« im Rahmen des SAV-Angebots ein neues »Format« dar und es galt, die genaueren Voraussetzungen mit Blick auf die anzusprechenden Zielgruppen zu bestimmen. Die Entscheidung wurde von den kooperierenden Parteien nach sorgfältiger Abwägung der generellen Situation, d. h. über Stuttgart als »Pionierfall« hinaus, getroffen.

Grundsätzlich war zu bedenken, dass ein Teil der Regelangebote des Vereins mit Tagesausflügen von bis zu 20 km Länge in flottem Tempo durchaus »sportlich ambitioniert« angelegt ist. Zwar sind in den Programmen der Ortsgruppen durchaus auch weniger anspruchsvolle Formate zu finden, die den Bedürfnissen einer älteren Klientel entgegenkommen. Doch solche Angebote sind – zumal außerhalb des urbanen Raumes – in der Regel mit einer langjährig gewachsenen, mehr oder weniger geschlossenen Gruppenstruktur verquickt. Statt auf das ehrgeizige Ziel zu setzen, diese aufbrechen zu wollen, setzten die »Lust am Wandern«-Partner auf die Schaffung eines neuen Angebotsformats. Dieses baut auf die Bereitschaft wanderfreudiger Interessentinnen, sich auf etwas bis dato Ungewohntes einzulassen und dafür die Chance zu erhalten, bei einem entspannten Wandervergnügen dabei zu sein. Das Angebotskonzept beinhaltet zudem die Chance, Interessentinnen innerhalb wie außerhalb der bestehenden Vereinsstruktur anzusprechen. Wie die weitere Entwicklung zeigen sollte, ist dieses Kalkül langfristig aufgegangen und hat zu den besonderen Qualitäten und Leistungen des Angebots erheblich beigetragen. So wandern beispielsweise in Stuttgart eine Reihe von Mitgliedern der Ortsgruppe immer wieder in unregelmäßigen Abständen mit.

Vor diesem Hintergrund und mit einem breiten Adressatenkreis im Blick wurde als Teilnahmevoraussetzung festgelegt, eine Wanderstrecke von fünf bis maximal acht Kilometern zu Fuß bewältigen zu können. Je nach individueller Streckenanforderung übersetzt sich dies in eine reine Gehzeit von um die zwei Stunden bei moderatem Gehtempo. Das Angebot erfordert zudem mindestens zwei zuständige Personen und eine Ansprechpartnerin für eventuell auftretende Schwierigkeiten. So kann gesichert werden, dass niemand zurückbleibt und auf Bedürfnisse der Gruppe reagiert werden kann.

Wer kann mitkommen?

Die endgültige Programmbeschreibung weist »Lust am Wandern« als ein Angebot für Menschen »mit und ohne Gedächtnisschwierigkeiten« aus. Dies entspricht der Intention einer stigma-sensiblen Kommunikation, repräsentiert aber auch den Grundsatz, dass das Vorliegen oder Nichtvorliegen einer Demenzdiagnose für eine Teilnahme nicht maßgeblich ist. Zumindest langfristig muss das Ziel sein, die Einsicht zu etablieren, dass niemand frei von jedweder körperlicher oder mentaler Schwäche ist, und Menschen an die stark variierenden Erscheinungsbilder dementieller Veränderungen heranzuführen.

Die Anlage des Konzepts wurde klar auf die Intention abgestimmt, mit dem Angebot einen Beitrag zum Abbau sozialer Exklusion zu leisten. Grundsatz war und ist die Haltung, dass gedächtnisbezogene Veränderungen und Schwierigkeiten es in keinster Weise rechtfertigen, einen hiervon betroffenen Menschen von Bewegungsaktivitäten auszuschließen, die sie von den eigenen körperlichen Voraussetzungen her gut ausüben lassen könnte. Unterm Strich lautet die Antwort auf die Frage: »Wer kann mitkommen?« also: jede, die das festgelegte Streckenpensum auf zwei Beinen bewältigt und mit der ggf. zu berücksichtigende besondere Voraussetzungen im Vorfeld besprochen und abgesichert wurden.

Teilnahmegebühren bzw. Kosten

Die Wanderungen werden durch den Einsatz der beteiligten Organisationen ermöglicht. Von den Teilnehmenden wird in der Regel keine Kostenbeteiligung erhoben. Sie kommen lediglich für die Fahrten (Bus, Bahn) sowie für Kosten zur Einkehr in einem Lokal auf. Regelungsbedarf besteht mit Blick auf die Finanzierung der persönlichen Unterstützung, die die eine oder andere Wandernde aufgrund besonderer Bedürfnisse benötigt. Grundsätzlich handelt es sich hier um eine tatkräftige Geste bürgerschaftlicher Solidarität und nicht um das, was gemeinhin als Dienstleistung bezeichnet wird. Gleichwohl gründet »Lust am Wandern« auf der Haltung, dass der finanzielle Aufwand, der im Zuge eines solchen Einsatzes entsteht, in Form einer Aufwandsentschädigung ausgeglichen werden sollte, so dass für Teilnehmende, die eine Wanderbegleitung übernehmen, die Kosten der gesamten Aktivität abgedeckt sind.

In manchen Kommunen wird im Bereich des bürgerschaftlichen Engagements ein generelles Prinzip der Aufwandsentschädigung verfolgt, die dann auch in diesem Bereich Anwendung finden sollte. Wo keine kommunale Stelle eingebunden ist, ist zu fragen, ob der anfallende Unkostenausgleich von der Person übernommen werden kann oder sollte, welche die Unterstützung in Anspruch nimmt. In den meisten »Lust am Wandern«-Angeboten wird nach diesem Prinzip verfahren, dies macht u. a. eine nachhaltige, von zeitlich begrenzten Förderungen unabhängige Finanzierung möglich. Akzeptanzprobleme sind in der Praxis bislang nicht aufgetreten.

Erprobungsphase (2013)

Um die Kernidee zunächst im geschützten Rahmen einer Pilotphase zu erproben, war die Teilnahme im Testlauf auf Mitwandernde aus den beiden Trägerorganisationen beschränkt. Teilnehmende mit dementiellen Beeinträchtigungen wurden über die ortsansässigen Hilfsorganisationen angesprochen bzw. diese wurden um Kontaktvermittlung zu potentiell interessierten Klientinnen gebeten.

Erste Erfahrungen in der Pilotphase führten zu Nachbesserungen des Konzeptes. Zum einen stellt der Hin- und Rückweg zum/vom Gruppentreffpunkt für Personen, die alleine unterwegs sind, teilweise eine Herausforderung dar. Zum anderen muss mit Bedarfen gerechnet werden, die vorab nicht planbar sind. Diese reichen von der Erinnerung an den Toilettengang und der Begleitung dorthin bis zur Unterstützung beim Aussuchen, Bestellen und Bezahlen in der Gaststätte. Aus solchen Erfahrungen entstand die Idee, Teilnahmeinteressierte ohne Beeinträchtigungen dafür zu gewinnen, sich zu Wanderbegleiterinnen qualifizieren zu lassen. Diese Wanderbegleiterinnen sollten dann als freiwillig Engagierte eine Aufwandsentschädigung (Fahrt- und Verzehrausgaben) erhalten.

Mit Blick auf die jeweilige Unterstützungsaufgabe war und ist der Leitgedanke, so viel

Eigenständigkeit wie möglich zu fördern bzw. mitzutragen und umgekehrt genau so viel Unterstützung zu bieten, wie für die Person situationsbezogen erforderlich ist. Ziel war und ist, dass alle Mitwandernden entspannt und angstfrei teilnehmen können. Gleichzeitig fordert es der Respekt gegenüber einer Person, Dinge nicht überfürsorglich für sie zu regeln. Dies unterstreicht nochmals das Erfordernis, spezielle Unterstützungsbedarfe im Vorfeld zu klären. Oftmals handelt es sich hierbei um recht einfach zu bewerkstelligende Unterstützungshandlungen. Doch so trivial eine Anforderung womöglich anmutet, muss sie doch stets personenabhängig eingeübt und im Einzelfall immer wieder neu ausgehandelt oder angepasst werden.

Vielleicht stellt ein Wanderprogramm einen Glücksfall dar: Menschen, die viel im Bereich Wandern und Bewegung unterwegs sind, bringen aufgrund dieser Erfahrungen oftmals eine pragmatische Grundausstattung und ein hilfreiches Maß an Unerschrockenheit mit. Zur Veranschaulichung hier ein Beispiel: Eine Teilnehmerin, die aufgrund von Komplikationen im Zuge einer Operation mit Gleichgewichts- und Balanceproblemen konfrontiert ist, lässt erkennbar notwendige Hilfestellungen, etwa durch Handreichung oder Unterhaken, nur im Notfall zu. Ihre persönliche Begleitung stellt dies vor die Herausforderung, erwartbar diffizile Situationen ruhig beobachtend anzugehen. Grundsätzlich ist sie darauf eingestellt, falls nötig, einzugreifen oder, so die Situation dies zulässt, ein konstruktives, die Bedürfnisse beider Seiten einbindendes Miteinander auszuhandeln. Dies anzunehmen und sich damit wohl und sicher zu fühlen, ist eine anspruchsvolle Aufgabe, der sich die Begleiterin als erfahrene Wanderin und -führerin mit Empathie immer wieder gern und aufs Neue stellt und die sie mit Bravour meistert.

Übergang in den Regelbetrieb und Verbreitung des Konzepts

Ein Angebot kann nur dann erfolgreich sein, wenn es denjenigen bekannt ist, für die es gemacht ist. Eine begleitende Öffentlichkeitsarbeit ist hier unerlässlich. Hierfür gehen die Partnerorganisationen in einem ersten Schritt arbeitsteilig vor und kommunizieren das Angebot in ihre Netzwerke. Darüber hinaus sollten aber auch Menschen erreicht werden, die nicht in diese Netze eingebunden sind. Aus diesem Grund wurde »Lust am Wandern« bereits in der Erprobungsphase durch eine ortsbezogene Öffentlichkeitsarbeit unterstützt. Die Tagespresse wurde kontaktiert, über den Stand der Dinge informiert und zu einem »Ortstermin«, d. h. der Teilnahme an einem Wandertermin eingeladen. Der Artikel schloss detaillierte Informationen über das Programm sowie Kontakthinweise bei Interesse ein. Es meldeten sich Interessentinnen aus dem Kreis der mit Demenz lebenden Mitbürgerinnen und ihrer Angehörigen, aber darüber hinaus auch eine ganze Anzahl von Personen ohne Beeinträchtigungen, die gerne mitmachen wollten. Eine weitere, äußerst hilfreiche Folge des Kontakts zur lokalen Presse war, dass »Lust am Wandern« in den Kreis der Projekte aufgenommen wurde, die in jenem Jahr Erlöse aus der Weihnachtsaktion der Zeitung bekommen sollten.

Vom Einzelangebot zum Programm

Für die weitere Verbreitung von Idee und Konzept war der Projektkontext von »Was geht!« wichtig, aber auch die vernetzte Organisationsstruktur des SAV nebst dem Schwarzwaldverein als badische Partnerorganisation. Im nationalen Feld der »Demenz-Hilfe« wurde »Was geht!« rasch bekannt und stieß mit seinen bundes-/landesweit vorgestellten Informationsveranstaltungen zu Bewegungsangeboten auf reges Interesse. Im regionalen Kontext gingen die »Lust am Wandern« vorantreibenden Akteure gemeinsam auf Gesprächstour in die Ortsgruppen, um dort für ein Engagement zum Aufbau einer örtlichen »Lust am Wandern«-Gruppe zu werben. Auch wenn dies nicht überall zu einer federführenden SAV-Beteiligung führte: Am Ende der Projektzeit von »Was geht!« konnte das Wanderangebot mehr als 15 Gruppengründungen vorweisen! Und schließlich wurden Konzept und Erfahrungen von »Lust am Wandern« in Form eines öffentlich verfügbaren, niedrigschwelligen Praxisleitfadens publiziert. Diese kleine »Wanderfibel« (Demenzsupport 2016, 2018) kann über das Bundesministerium für Familien, Senioren, Frauen und Jugend bezogen werden. Nachdem es hier nicht um die Vermarktung eines profitträchtigen Artikels, sondern um die Verbreitung eines zivilgesellschaftlich und gesundheitsbezogen bedeutsamen Anliegens geht, können Akteurinnen in den Bereichen Sport/Bewegung wie auch Demenz sich das Konzept von »Lust am Wandern« zu eigen machen, es ihren Bedarfen anpassen und ihrem »Spin-off« einen Titel eigener Wahl geben.

Qualifizierung, Vernetzung, Qualitätssicherung

Für die Gruppen in Baden-Württemberg konnte ein fester Zusammenschluss etabliert werden, der eine kontinuierliche Qualifizierungsmöglichkeit wie auch Vernetzung und Qualitätssicherung gewährleistet. Für diesen Bereich sind die beiden Partnerorganisationen gemeinsam verantwortlich. In regelmäßigen Abständen finden Qualifizierungen für Begleiterinnen und Wanderführerinnen statt. Zudem stehen die aktiven Gruppen in einem lockeren, verlässlichen Austausch, der von zwei eingebundenen Vertreterinnen der Veranstalterinnen organisiert wird. Einmal jährlich findet ein Vernetzungs- und/oder Weiterqualifizierungstreffen statt.

Wer wandert mit?

Die Gruppengröße ist immer wieder Schwankungen unterworfen. Insgesamt gesehen sind in den vergangenen Jahren durchschnittlich um die 15 bis 30 Personen mitgewandert. Insgesamt hat das Angebot die Gruppe der mit dementiellen Beeinträchtigungen lebenden Menschen erreicht. Allerdings muss hier regelmäßig »nachgearbeitet« werden, etwa indem Flyer und Informationsmaterialien an Anlaufstellen der Demenz- und Altenhilfe sowie Adressen in der Kommune verschickt werden, die im Bereich Senioren aktiv sind, und um Weitergabe an Interessierte gebeten wird. Unverzichtbar ist auch eine aktive Pressearbeit, durch die die breite Öffentlichkeit hin und wieder auf das Angebot aufmerksam gemacht wird.

Nicht zuletzt zielgruppenbedingt stellt sich »Lust am Wandern« einerseits als phasenweise relativ konstant dar. Auf der anderen Seite sorgt das Krankheitsbild »neurokognitive Störungen« für eine besondere Teilnahmedynamik. Über die Jahre mussten elf regelmäßig Mitwandernde ihre Teilnahme gesundheitsbedingt aufgeben – in den allermeisten Fällen aufgrund fortgeschrittener neurokognitiver Veränderungen. Fünf dieser Personen sind in dieser Zeit verstorben. Die Mehrheit dieser Teilnehmenden hatte in einer Paarkonstellation an den Wanderungen teilgenommen, so dass meistens gleich zwei Personen nicht mehr teilnahmen. Insgesamt kann »Lust am Wandern« einen vergleichsweise häufigeren und unmittelbareren Kontakt mit den Themen Krankheit und Tod mit sich bringen. In einer Gesellschaft, in der eine Auseinandersetzung mit diesen Themen gerne an den Rand gedrängt oder ausgeblendet wird, darf dies vielleicht als ein Merkmal gewertet werden, das zur Entwicklung heilsamer Umgangsweisen mit diesen im kommunalen Miteinander beiträgt.

Dynamik und Veränderung haben sich auch dadurch ergeben, dass, wie vom Konzept gewollt, weitere Nutzerinnengruppen zum

Angebot gefunden haben. Das meint u. a. Personen, die sich z. B. mit unterschiedlichen Folgeproblemen eines Schlaganfalls arrangieren müssen. Eine weitere, von gesundheitsbedingten Einschränkungen nicht betroffene Gruppe sind ältere Frauen, die nach eigenen Aussagen alleine leben. Auch ihnen bietet »Lust am Wandern« eine Möglichkeit, mit anderen Menschen unterwegs zu sein.

Teilhabe – infrastrukturelle Barrieren

Angebote wie »Lust am Wandern« berühren unmittelbar die Thematik der Teilhabemöglichkeiten am Leben in der Kommune in den höheren Lebensjahren. Ein zentrales Problem hierbei stellt die Zugänglichkeit zu Toiletten im öffentlichen Raum dar, wobei erhebliche Engpässe bestehen. Im Zuge der Wanderungen wurde hier vor allem die Situation an Bahnhöfen und Stationen des ÖPNV als unbefriedigend wahrgenommen. Toiletten sind verschmutzt, räumlich weit entfernt oder gar nicht vorhanden. Dies führt zu Unannehmlichkeiten bei den Teilnehmenden bis hin zur Nichtteilnahme an den Wanderangeboten. Hier besteht dringender Veränderungsbedarf.

Eingelöste Teilhabe: ein Stück »ganz normales Leben«

Die Diversität der »bunt« zusammengesetzten Wandergruppe bleibt im Unterschied zu anderen heterogenen Gruppen nach außen weitestgehend unsichtbar. Für die mit unterschiedlichen Besonderheiten lebenden Mitwandernden scheint sich dies als etwas Wohltuendes darzustellen. So äußern sich zumindest die teilnehmenden Angehörigen. Die Unauffälligkeit nach außen hin scheint zu begünstigen, dass diese Teilnehmenden etwas von ihnen Gewünschtes, wenn nicht Ersehntes, erleben können. Im Austausch wird dies häufig ein Stück »normales Leben« genannt – für die Angehörigen eine Auszeit von einer ansonsten stark belasteten Lebenssituation, welche nur wenig Gelegenheiten zum Entspannen lässt. Für die Angehörigen bieten die monatlichen Termine eine entspannte Aktivität mit der Möglichkeit des Austauschs über die mit der eigenen Situation verbundenen Belastungen oder auch der Freiheit, all dies für ein paar Stunden auszublenden. Eben alles genießen, was dem gewohnten Verständnis nach zum Leben dazugehört. Die Erfahrungen und Rückmeldungen über die Jahre übermitteln die Botschaft, dass die Wanderungen für alle Teilnehmenden einen Höhepunkt im alltäglichen Leben darstellen – einen kleinen Festtag im Alltag, der Chancen zum Auftanken von Energie und Lebensfreude bereithält.

Wandern: Dynamik in Bezug auf Gehfähigkeit und Gehen

Wandern ist nicht Gehen auf ausschließlich asphaltierten Wegen, ergo vom Grundsatz her nicht auf »Rollbarkeit« angelegt. Wandern beinhaltet immer auch, sich zeitweise auf schmaleren Pfaden zu bewegen, die unter Umständen erhöhte Aufmerksamkeit verlangen, dafür jedoch besondere, nicht alltägliche Gang- und Sinneserfahrungen bieten. Überhaupt steht Wandern für eine Art des sich Fortbewegens, das sich sowohl durch Abwechslungsreichtum der umgebungsbezogenen Eindrücke als auch einen zumutbaren Grad an körperlicher Herausforderung auszeichnet.

Wie erwähnt sind die Anforderungen an die körperliche Leistungsfähigkeit so bestimmt, dass sie für einen breiten Personenkreis gut zu bewältigen sind. Gleichwohl ist die körperliche Verfasstheit der Teilnehmenden bei Wanderangeboten keine Größe, die als ein für alle Mal feststehend aufgefasst werden dürfte. Wie die Erfahrung zeigt, gilt dies insbesondere für Wandernde mit Demenz. Die im Zuge von »Lust am Wandern«

gemachten Erfahrungen unterstreichen, dass sich bei fortschreitenden neurokognitiven Veränderungen Gangschwierigkeiten verstärken und/oder die Kraft und damit die Gehfähigkeit deutlich nachlassen können. In manchen Fällen war eine Teilnahme an den Wanderungen binnen kürzester Zeit nicht mehr möglich. Mit dem offenbar werdenden Abbau der Gehfähigkeit konfrontiert, hat das Leitungsteam stets versucht, dies mit kreativen und ad hoc erdachten Lösungen so lange wie möglich aufzufangen. So konnte in der Stuttgarter Gruppe bislang vermieden werden, jemandem den Verzicht auf die weitere Teilnahme am Angebot nahelegen zu müssen. Die Entscheidung für eine Verabschiedung ging bislang immer von den betroffenen Personen und ihren Angehörigen aus.

Resümee

Das bei »Lust am Wandern« im Vordergrund stehende Ziel, ein offenes Angebot in der Praxis zu etablieren und dort vom beabsichtigten Nutzerinnenkreis angenommen zu werden, wurde voll und ganz eingelöst. Das Programm setzt den Impuls zu einem Stück gelebter Teilhabe und initiiert vielfältige, individuell sehr unterschiedliche Lernprozesse. Es zeigt, dass Inklusion kein uniformer Zustand ist. Vielmehr eröffnet sich mit einem offenen Angebot wie »Lust am Wandern« eine breite Palette von Verhaltens- und Handlungsweisen, die vom respektierenden Nebeneinander bis zu einer Vielfalt an Kontakten und Beziehungen mit je eigener Qualität reicht. Die Bedeutung von »Lust am Wandern« als offenes Angebot liegt diesbezüglich insbesondere in der Funktion des Ermöglichens solcher Entwicklungen. Auch mit Blick auf das Thema Bewegung sind insbesondere bei den Initiatorinnen bzw. Programmverantwortlichen Lernprozesse in Gang gekommen. So ist etwa das Interesse daran gewachsen, kleine, gesundheitsstärkende Elemente in das Konzept zu integrieren. Dies ist an die Bedingung geknüpft, dass die entsprechenden Einheiten auf Spaß und Freude am gemeinsamen Tun ausgerichtet sind. Im Dezember 2020 wurden sie über einen elektronischen Weihnachtskalender mit eigens hierfür produzierten Videoclips auf der Demenz Support Website angeboten. Für den Sommer 2021 stand die Erprobung einer längerfristig angelegten Integration von Elementen in die Programmpraxis auf dem Plan, die den Bewegungserhalt fördern (Balance und Kraft). Es geht nicht darum, Trainingseffekte zu erzielen. Vielmehr sollen solche Komponenten auch auf Übernahme in den Alltag angelegt werden, z. B. über Merkzettel mit knapper Beschreibung der Übung.

4 PEBKO – Projekte mit Pep!

Einführung PEBKO – Projekte mit Pep!

Fabian Graeb

Entwicklung des Projektes PEBKO

Die gesetzlichen Krankenkassen verfügen über Mittel, die in Forschungsprojekte fließen. Damit sollen Modellvorhaben finanziert werden, mit dem Ziel, Versorgungsmodelle und -strukturen weiterzuentwickeln. So soll die Versorgung pflegebedürftiger Menschen insgesamt verbessert werden.

Die IKK classic in Baden-Württemberg hatte es sich zum Ziel gesetzt, in den Handlungsfeldern *körperliche Aktivität* und *Ernährung* tätig zu werden. Vor diesem Hintergrund entstand das Forschungsprojekt *Prävention in (teil-)stationären Pflegeeinrichtungen in den Handlungsfeldern Ernährung und Bewegung mittels partizipativer Konzeptentwicklung (PEBKO)* in Kooperation von IKK classic und der Hochschule Esslingen. Konkret bedeutet dies, dass Konzepte entwickelt werden, die dazu beitragen, dass die Mobilität und der Ernährungszustand von Bewohnerinnen in der Langzeitpflege möglichst erhalten oder gar verbessert werden, um die Gesundheit und Lebensqualität bei diesen Menschen zu fördern/zu erhalten.

Als Praxispartner konnten die Träger Samariterstiftung Nürtingen, Leben & Wohnen Stuttgart, Stiftung Evangelische Altenheimat Stuttgart sowie die Einrichtungen Paulinenpark Stuttgart (Diakonie) und Wilhelmshilfe Göppingen (Diakonie) gewonnen werden. Mit diesen Partnereinrichtungen wurde zunächst gemeinsam überlegt, in welchem Handlungsfeld, Bewegung oder Ernährung, sie ein Projekt durchführen wollten. Lediglich die Samariterstiftung hatte bereits ein Konzept entwickelt, weswegen die Zusammenarbeit etwas anders abläuft. Hatte die Einrichtung oder der Träger sich für ein Themenfeld entschieden, wurde gemeinsam eine konkrete Idee entwickelt. Grundsätzlich wurde die Strategie verfolgt, dass Projekte mit dem Fokus Bewegung stets auch Ernährung zumindest mitdenken sollten und umgekehrt.

Unter dem Dach von PEBKO sind damit Projekte zur Bewegungsförderung entstanden. Sie zielen auf verschiedene Phänomene im Zusammenhang mit Bewegung ab, in verschiedenen Settings und bei verschiedenen Personengruppen. Leider hat die Covid-19-Pandemie seit März 2020 die gesamten Planungen im PEBKO-Projekt gehörig durcheinandergewirbelt, wie so vieles andere auch. Die Hoffnung bleibt, dass die angestoßenen Verbesserungsbemühungen auch danach fortgesetzt werden. Nicht nur für die Bewohnerinnen/Klientinnen, sondern auch für die Mitarbeiterinnen wäre dies wünschenswert, um die positive Wirkung der gemeinsamen Zusammenarbeit wahrnehmen zu können.

Tagespflege in Bewegung (Wilhelmshilfe Göppingen)

Die Projektidee geht von der These aus, dass eine bewegungsfördernde Tagespflege Menschen dabei helfen kann, ihre Bewegungsfähigkeiten zu erhalten oder zu verbessern. Vermutet werden zudem positive Effekte auf die Aktivitäten des täglichen Lebens und dass Menschen durch einen Kompetenzzuwachs im Bereich der Mobilität länger in der Häuslichkeit leben können. Hierfür wurde gemeinsam mit der Tagespflege der Wilhelmshilfe in Göppingen ein Konzept erarbeitet.

»Rumsitzen und -liegen?« Bettlägerigkeit und Ortsfixierung verhindern und/oder umkehren (Paulinenpark Stuttgart)

Die Projektidee nimmt hier zwei Gesichtspunkte in den Blick: Erstens soll der Expertenstandard »Erhaltung und Förderung der Mobilität in der Pflege« (DNQP 2014, 2020) in einer Wohngemeinschaft eingeführt werden und zweitens auf die Zielgruppe ortsfixierte und bettlägerige Menschen hin Anwendung finden. Das Projekt geht von der These aus, dass es Prozesse und Routinen in stationären Einrichtungen gibt, die eine Entwicklung hin zu einer »allmählichen Ortsfixierung« begünstigen. Demzufolge verlieren alte Menschen zunehmend ihren Aktionsradius bis hin zu einer Bettlägerigkeit. Es wird davon ausgegangen, dass Bettlägerigkeit oder Ortsfixierung nicht mit Bewegungsunfähigkeit gleichzusetzen sind. Vielmehr wird angenommen, dass viele Prozesse/Verläufe umkehrbar sind. Auf Basis dieser Überlegungen wurde das Konzept »Mobilmachen« entwickelt und in die Praxis umgesetzt.

Rehabilitative und ressourcenorientierte Pflege bei Bewohnerinnen mit chronisch-neurologischen Erkrankungen (Leben & Wohnen Stuttgart)

In einer gemeinsamen Diskussion wurde eine Beobachtung aus dem Alltag berichtet: In stationären Einrichtungen leben viele Menschen mit chronisch-neurologischen Erkrankungen. Damit sind Menschen mit den Krankheitsbildern Morbus Parkinson, Multiple Sklerose und Apoplex gemeint. Diese Menschen sind bei Einzug teilweise noch relativ jung. Es wurde von dem Eindruck berichtet, dass speziell diese Personengruppe nicht gemäß ihrer vorhandenen Ressourcen unterstützt und gefördert wird. Daher wird ein Konzept zur rehabilitativen und ressourcenorientierten Pflege bei Bewohnerinnen mit chronisch-neurologischen Erkrankungen entwickelt, um eine Verbesserung der Alltagskompetenz und der Selbstständigkeit zu befördern.

Bildungs- und Entwicklungsprojekt Kinästhetik (Samariterstiftung Nürtingen)

Die Samariterstiftung hat ein Konzept zur flächendeckenden Einführung und nachhaltigen Anwendung von Kinästhetik entwickelt. Dieses wurde in sechs stationären Pflegeeinrichtungen eingeführt und wird durch die Hochschulen Esslingen und St. Gallen begleitet. Der Träger verknüpft mit dem Projekt verschiedene Hoffnungen. Im Idealfall trägt Kinästhetik dazu bei, dass die Mobilität der Bewohnerinnen stärker gefördert wird und länger erhalten bleibt oder sich teilweise auch verbessert. Zudem soll die körperliche Belastung der Pflegenden reduziert und dadurch deren Gesundheit gefördert werden. Durch eine zunehmende Arbeitszufriedenheit der Pflegenden wird davon ausgegangen, dass die Fluktuation sinkt. Ob diese Effekte tatsächlich eintreten, wird von der Hochschule Esslingen geprüft. Zudem wird eine Kosten-Nutzen-Rechnung durchgeführt.

Die letzten beiden Projekte werden im Rahmen dieses Buches nicht vorgestellt, da diese bis dato noch nicht abgeschlossen sind.

Tagespflege in Bewegung

Bianca Berger, Christine Bäumler, Gundula Essig, Fabian Graeb, Michaela Holke, Elke Kälberer, Melanie Kutschke-Frye und Katja Thiele

Hinführung

Mit Novellierung des Pflegeversicherungsgesetzes im Jahr 2015 durch das Pflegestärkungsgesetz ist es möglich, die Tagespflege zusätzlich zu den Pflegesachleistungen, dem Pflegegeld oder der Kombinationsleistung in Anspruch zu nehmen. Die Zahl der Leistungsempfänger hat sich hierdurch mehr als verdreifacht und das Leistungsangebot »Tagespflege« zeigt einen starken Zuwachs (Destatis 2020). Trotz der Zunahme des Leistungsangebotes fehlt es häufig an einer präventiven Fassung der Leistungen innerhalb der Tagespflege, z. B. Mobilitätserhalt und -förderung, um länger zuhause leben zu können. Häufig ist eine Anbindung an das Quartier bzw. zu den Angeboten dort (z. B. zu den Sportvereinen etc.) nur teilweise im Blick. Zugleich ist eine Verknüpfung von häuslicher Pflege und Tagespflege nur bedingt im Fokus der Akteurinnen.

Die Wilhelmshilfe e. V. in Göppingen hat am von der IKK classic finanzierten Projekt »PEBKO« teilgenommen. Das Projekt wurde gemeinsam mit den Mitarbeitenden der Tagespflege und des Trägers über einen Zeitraum von einem Jahr stetig weiterentwickelt und Mitarbeitende geschult. Zwar musste die Tagespflege einige Wochen Covid-19-bedingt schließen, aber dennoch: Es geht voran und der Träger hat eine weitere »Tagespflege in Bewegung« eröffnet.

Facetten eines Konzeptes – Vorarbeiten

Gäste der Tagespflege und die weiteren Zielgruppen

Gäste der Tagespflege sind zumeist ältere Menschen, die alleinstehend sind und in der Gefahr stehen, zu vereinsamen oder auch bereits in sehr unterschiedlichem Maß kognitiv beeinträchtigt sind. Die Hälfte aller Menschen über 65 Jahre ist an (mindestens) einer chronischen Krankheit erkrankt (Generali 2017). Hierzu zählen u. a. Herz-Kreislauferkrankungen, Diabetes und Muskel-Skelett-Erkrankungen, wodurch funktionale Einschränkungen bei der Bewegung entstehen und mit einem Abbau von Muskeln einhergehen. Dadurch werden Sturzunfälle wahrscheinlicher. Oft können die Alltagsaktivitäten nicht mehr oder nur unter großer Anstrengung verrichtet werden. Mit der Multimorbidität geht außerdem die Einnahme zahlreicher Medikamente einher (Pott 2017).

Zusammenfassend zeigen sich die folgenden Anzeichen bei alten Menschen:

- Eine Abnahme der »groben« Körperkraft: Es fällt nicht mehr so leicht, sich wie früher zu bewegen, d. h. die Alltagsaktivitäten können nicht mehr oder nur mit größerer Anstrengung verrichtet

105

werden. Man fühlt sich schneller erschöpft. Die Gedächtnisleistung lässt etwas oder stark nach. Zudem gehen Appetit und das Durstgefühl zurück und das Risiko einer Mangelernährung kann sich auch aufgrund fehlender Gemeinschaft erhöhen.

Zumeist verlieren die Menschen die Fähigkeit und die Freude daran, den Haushalt eigenständig zu führen (z. B. für sich alleine kochen, die Wohnung reinigen). Alle Anzeichen befördern den »Teufelskreis« einer zunehmenden Inaktivität, die zu einem Abbau der Muskeln führt. Das »Wofür lohnt es sich, jeden Tag aufzustehen und sich zu bewegen«, kann immer mehr in den Hintergrund treten und häufig durch erste Anzeichen einer Demenz verstärkt werden. Diese Phänomene führen dann zu einer Erhöhung der Sturzgefahr, die eine häufige Ursache für Krankenhausaufenthalte sind und damit einhergehen, dass alte Menschen ins Pflegeheim ziehen.

Altern bringt auch positive Entwicklungen zum Vorschein: Denn Menschen in der vierten Lebensphase bezeichnen sich selbst vornehmlich als »nicht krank«. Vielmehr wird bei ihnen ein Verständnis von Zufriedenheit deutlich, das den Blick auf die verbliebenen Kompetenzen richtet. Der eigene Wert bemisst sich an persönlichen Eigenschaften oder an den lebenslangen Erfahrungen. Auch wenn die Abnahme von Fähigkeiten wahrgenommen wird, bleibt der Wunsch nach Teilhabe bestehen (Ding-Greiner 2011).

Die Entscheidung, ein Angebot der Tagespflege anzunehmen, wird häufig von Angehörigen forciert, weil sie möchten, dass die Betroffenen wieder »unter die Leute kommen« und »Ansprache haben«. Zumeist können aber die Angehörigen die Pflege und Betreuung nicht (mehr) leisten oder bewältigen und benötigen tageweise eine Entlastung, um die Pflege auf Dauer sicherstellen zu können.

Bewegung erhalten und fördern

Sich regelmäßig zu bewegen ist nicht nur im Alter, sondern in jeder Lebensphase zentral. Die Erhaltung und Förderung der Mobilität hat zahlreiche positive Wirkungen (u. a. DNQP 2014, 2020). Erstens kann sie zur Prävention chronischer Erkrankungen, z. B. Diabetes, Depression, Schlaganfall, Herz-Kreislauferkrankungen usw., beitragen. Zweitens wirkt sie sich auf die Gesundheit förderlich aus, und zwar durch den Aufbau von Muskeln und einer damit einhergehenden höheren Knochendichte, wodurch beispielsweise die Häufigkeit von Stürzen reduziert und die Sturzfolgen zumindest reduziert werden können. Drittens können die kognitive Leistungsfähigkeit und die Alltagskompetenzen verbessert werden. Ergebnisse der Gehirnforschung belegen, dass die körperliche Bewegung eine bessere Durchblutung des Gehirns bewirkt und bis ins hohe Alter eine Anpassung der Hirnstrukturen durch eine Aktivitätssteigerung möglich ist (Hollmann 2005, zit. nach Radzey 2008). Viertens trägt Bewegung auch dazu bei, dass Dekubitus, Thrombosen oder Kontrakturen vermieden werden können. Fünftens kann die Erhaltung und Förderung der Mobilität unverzichtbar für eine unabhängige und selbständige Lebensführung sein (z. B. Einkauf, Arzt- oder Apothekenbesuche,) und die Teilnahme am sozialen Leben sichern (z. B. Teilnahme an Veranstaltungen). Und zu guter Letzt: Bewegung befördert das Erleben von Lebensqualität, weil Optionen der Lebensgestaltung ermöglicht werden. Es ist ein Irrtum, dass Mobilität im hohen Alter nicht mehr gefördert oder erhalten werden kann.

Im Zusammenhang mit einer eingeschränkten Mobilität entsteht hingegen die Gefahr einer zunehmenden »Kontrollverdichtung« (Oswald 2014), in der der Aktionsradius auch innerhalb der Wohnung so eingegrenzt wird, dass mit einem Minimum an Bewegung das tägliche Leben sichergestellt werden kann. Mit einer abnehmenden Mobilität (Gehfähigkeit) können u. a. Apotheken, Lebensmittelgeschäfte, Postfilialen oder Kirchengemeinden nur noch schlecht oder gar nicht mehr erreicht werden (Hieber et al. 2006), so dass die tägliche Versorgung erschwert ist und man auf fremde Hilfe angewiesen ist.

Auf dem Weg zur Konkretisierung der Idee – Sichtung der Literatur

Um die Konzeption der Tagespflege und vor allem die Interventionen dem aktuellen Stand des Wissens anzupassen, wurde bei der Recherche vor allem auf Bewegungsinterventionen für ältere Menschen fokussiert, die in der Häuslichkeit leben und/oder eine Tagespflege besuchen. Die Suchstrategie wurde im Studiendesign festgelegt. Darüber hinaus wurde mit der Aktualisierung des Expertenstandards »Erhaltung und Förderung der Mobilität« (2020) eine Nachrecherche im Bereich der Interventionen berücksichtigt. Im Projekt »Tagespflege in Bewegung« wurde eine Vielzahl von Bewegungsprogrammen gesichtet, u. a. wurde auf die ZQP-Übersicht »Bewegungsförderung in der stationären Pflege« (2020b) zurückgegriffen und anhand einer Einschätzungsmatrix ein Programm ausgewählt.

Und weiter auf dem Weg – die Tagespflege, Ist-Analyse und Handlungsbedarfe

Anforderungen an das Konzept – Zusammenfassung aus der Ist-Analyse

Im Rahmen einer Ist-Analyse wurden die teilnehmenden Gäste zunächst hinsichtlich ihrer Mobilität eingeschätzt und beobachtet. Alle Personen waren sitz-, steh- und gehfähig und in der Lage, einen Transfer vorzunehmen. Die Sicherheit beim Gehen und die Länge der Gehstrecke waren aber sehr unterschiedlich. Darüber hinaus wurden auch die Räumlichkeiten, die Ausstattung und der tägliche Ablauf (teilnehmend) beobachtet.

Im Folgenden werden die Ergebnisse dieser Analyse skizziert.

- Die Gäste wurden sehr freundlich und zuvorkommend behandelt. Diese waren zwischen 67 bis 90 Jahre alt. Sie haben unterschiedliche körperliche und kognitive Fähigkeiten und Defizite. An der Erhebung haben neun Frauen und sieben Männer teilgenommen.
- Die bis dato angebotenen Aktivitäten der Tagespflege fokussierten stark auf kognitive Inhalte, die nur für einen Teil der Gruppe umsetzbar waren. Eine Differenzierung der Angebote entsprechend der Fähigkeiten fand nicht statt. Bei Menschen mit einer mittleren oder schweren Demenz zeigte sich, dass die Personen förmlich »ausstiegen« (umherlaufen, einschlafen, für die anderen Teilnehmenden störende Verhaltensweisen zeigen).
- Die Auswertung der personenbezogenen Mobilität kann wie folgt zusammengefasst werden:
  – Mittels eines Einschätzungsinstrumentes zur Mobilität (EBoMo) wurde der Status ebendieser eingeschätzt. Alle Personen waren sitz-, steh- und gehfähig und konnten einen Transfer vornehmen, z. B. aufstehen oder sich umsetzen. Die Sicherheit beim Gehen und die Länge der Gehstrecke sowie der Einsatz von Hilfsmitteln waren jedoch sehr unterschiedlich. Gleiches konnte beim Treppensteigen beobachtet werden.
  – Ein täglicher Spaziergang sorgte für Bewegung und die Tagesgäste nutzten diese, um Kontakte zu knüpfen, Außenreize wirkten dabei anregend. Menschen mit einer schweren Demenz wurden beim Spaziergang weniger berücksichtigt.
  – Positiv war, dass die Gäste beim Transfer überwiegend aktiv einbezogen wurden, z. B. wurden sie an ein Geländer gebeten, um dort aufzustehen.
  – Die Erhebung ergab, dass knapp über die Hälfte der Gäste ortfixiert ist, und

zwar nicht, weil sie die Fähigkeiten zur Bewegung nicht mehr haben, sondern weil sie »sich eingerichtet« haben und vollständig um- und versorgt werden. Die Aktivitäten zeigten, dass die sitzende Tischgemeinschaft im Fokus stand.
- Obwohl zwei Drittel der Gäste Kompetenzen bei der direkten Ausführung von Alltagsaktivitäten hatten, erfolgt i. d. R. eine vollständige Übernahme der Tätigkeiten durch die Mitarbeitenden (z. B. das Abräumen, Decken der Tische, Ein- und Ausräumen der Spülmaschine, Kaffee/Getränke einschenken usw.).
- Unterschiedliche Motivationen zur Bewegung waren zu beobachten. Menschen mit Demenz wollten gerne umhergehen, wurden aber häufig aus Sicherheitserwägungen (Weglauftendenz) an ihren Platz zurückgebracht. Zudem – so die Mitarbeitenden – bringe das Umhergehen und Weggehen Unruhe in die Gesamtgruppe und die gemeinsamen Aktivitäten.
- Beim Einsatz von Hilfsmitteln (z. B. bei Rollatoren, Gehstöcken, Rollstühlen) zeigen sich Mängel im Hinblick auf Notwendigkeit, Handling sowie Einstellung/Anpassung.
- Ein »Medikamentencheck« zeigte teilweise eine Polypharmazie mit Auswirkungen auf die Bewegung. Problematische Wirkstoffkombinationen konnten bei der Hälfte der Personen festgestellt werden. Außerdem wurden potenziell ungeeignete Wirkstoffe für ältere Patienten gefunden. Die Medikamente sind der Tagespflege nicht immer bekannt. Zwar bringen die Gäste die Präparate mit, aber das Medikamentenmanagement wird von den Angehörigen oder dem betreuenden ambulanten Dienst verantwortet.
- Es kristallisierten sich im Rahmen der Befragung der Tagesgäste zwei Verständnisse von Bewegung heraus: Bei dem »funktionalen Verständnis« wurde deutlich, dass durch Bewegung etwas erledigt werden muss, z. B. die Hausarbeit, Ernte usw. Beim »hedonistischen Verständnis« war Bewegung meist mit Spaß verbunden und wurde z. B. als Hobby oder Wohlfühl- oder Gemeinschaftsmoment beschrieben (z. B. Bergsteigen, Wandern, Sport).

Leitsätze – wohin möchten wir uns bewegen?

Ein Konzept muss von einem gemeinsamen Verständnis/Fundament ausgehen. Die Leitsätze sind in einem gemeinsamen Diskussionsprozess entstanden, um ein Verständnis von Bewegung zu entwickeln und um das Konzept und die entsprechenden Maßnahmen darauf abzustimmen. Es war den Teilnehmenden am Projekt wichtig, dass Bewegung nicht als rein körperlicher Akt zu verstehen ist, sondern eben auch einen Gemütszustand »bewegt« beschreibt. Das heißt im Kern sollen beide Aspekte hinreichend Berücksichtigung finden und in einer Balance zwischen Aktivität und Ruhe austariert werden. Gleiches gilt für das Spannungsfeld fördern und fordern. Die fünf Leitsätze und die dahinterliegenden Gedanken werden auch den Gästen und ihren Angehörigen vermittelt, denn für dieses Konzept sollte man sich aktiv entscheiden. Ein Informationsflyer liegt vor.

Bausteine des Konzepts »Tagespflege in Bewegung«

Der konzeptionelle Rahmen für die Tagespflege beschreibt, wie die Alltagskompetenzen und insbesondere auch die Erhaltung und Förderung der Mobilität alter Menschen gefördert werden können, damit ein Verbleib in der Häuslichkeit so lange als möglich sichergestellt werden kann. Eine Zusammenarbeit von Tagespflege, Gästen, Angehörigen und dem ambulanten Dienst ist grundlegend. Die Erstellung des Konzepts richtet sich an Zielen aus, die an dieser Stelle nicht ausgeführt werden. Diese werden aber anhand von einzelnen Bausteinen konkretisiert (▶ Abb. 4.1).

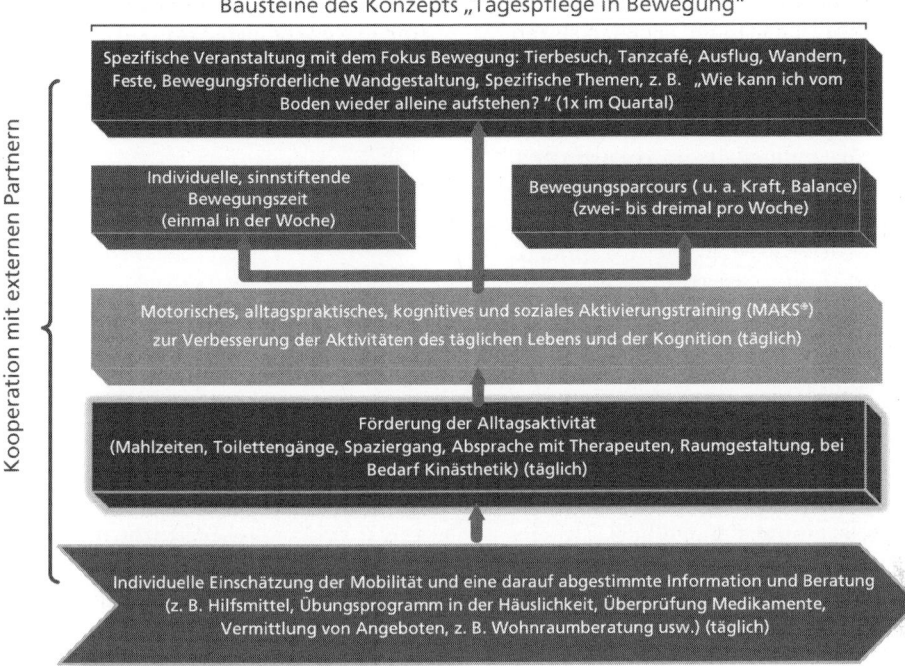

Abb. 4.1: Konzeptbausteine »Tagespflege in Bewegung« (eigene Darstellung)

Individuelle Einschätzung der Mobilität: Spurensuche – was geht (noch)!?

Die Einschätzung der Mobilität stellt einen zentralen Baustein des Konzeptes dar und orientiert sich am Expertenstandard »Erhaltung und Förderung der Mobilität in der Pflege«, dessen Inhalte an dieser Stelle nicht mehr gänzlich ausgeführt werden.

Alte Menschen, die auf pflegerische Unterstützung angewiesen sind, weisen ein erhöhtes Risiko auf, Beeinträchtigungen der Mobilität oder weitere Mobilitätseinbußen zu erleben. Dabei sind nicht alleine die Bewegungsfähigkeiten oder -defizite entscheidend, sondern zahlreiche Faktoren müssen in eine Gesamteinschätzung einbezogen werden, um ein umfassendes Bild über die Tagesgäste und ihre Mobilität zu erhalten. Der Vergleich mit einer Spurensuche ist naheliegend, denn es geht darum herauszufinden, was an Bewegung (noch) geht oder nicht mehr möglich ist und die Faktoren zu identifizieren, die Auswirkungen auf die Bewegung haben (z. B. Schmerz, Medikamente, Hilfsmittel, aber auch die Angst vor einem Sturz usw.). Um sinnstiftende Bewegungsanlässe zu identifizieren, sind Informationen über Motivationsgründe in der Vergangenheit von Interesse (z. B. Hobbys).

In einem Prozess »Einschätzung der Mobilität bei Tagesgästen« wurden die Ebenen der Einschätzung im Überblick mit einem jeweiligen Zeitrahmen hinterlegt. Was heißt das? Um sich ein Bild zu machen, braucht man bei einer Person, die nur einmal in der Woche kommt, eine längere Zeitspanne als bei Personen, die mehrmals in der Woche zu Gast sind. Gleichermaßen wurde in diesem Prozess festgehalten, wie die Erkenntnisse zu dokumentieren sind. Als Orientierungshilfe wurde eine Liste mit Infofragen erarbeitet, die die Einschätzungsebenen und -inhalte für Mitarbeitende konkretisiert (siehe Zusatzmaterial 3).

Wann eine erneute Einschätzung erfolgt, entscheidet die Pflegefachkraft. Bei einer Verschlechterung des Gesundheitszustandes, z. B. nach Erkrankung oder Krankenhausaufenthalt, muss eine erneute Einschätzung erfolgen. Wo immer möglich, werden die Einschätzungen zwischen ambulanter Pflege und Tagespflege beim Träger ausgetauscht.

Information, Anleitung und Beratung – Spuren legen für mehr Bewegung im Alltag!

Im Rahmen der Einschätzung kristallisieren sich bereits Themen heraus, zu denen der Gast oder die Angehörige eingehender informiert oder beraten werden sollten. Information und Beratung setzt immer individuell an den Bedarfen und Bedürfnissen des Gastes an. Gleiches gilt auch für einen Anleitungsbedarf. Bezogen auf die Mobilität werden die Gäste und oder ihre Angehörigen über den Status der Mobilität und über die Folgen von Immobilität informiert. Außerdem werden sie über die Angebote in der Tagespflege aufgeklärt und darüber, dass bewegungsförderliche und -erhaltende Übungen auch zuhause durchgeführt werden können.

Beratung dient der Entscheidungsfindung der Gäste und/oder der Angehörigen, indem man gemeinsam überlegt, welche Maßnahmen, bezogen auf die individuellen Fähigkeiten, aber auch die festgestellten Risiken (z. B. Anzahl der Medikamente/Wechselwirkung usw.), sinnvoll sein könnten. Bei Menschen mit einer kognitiven Beeinträchtigung wird bei Bedarf eine Anleitung in den Blick genommen, d. h. jemand wird bei der direkten Durchführung einer Handlung verbal oder durch Vorführung unterstützt bzw. wird die Handlung initiiert.

Im Anhang kann eine Orientierungshilfe »Informations- und Beratungsinhalte zur Erhaltung und Förderung der Mobilität« eingesehen werden (siehe Zusatzmaterial 4). Diese konkretisiert, wie eine Initialinformation oder -beratung durch die Mitarbeitenden der Tagespflege erfolgen kann und inwiefern ein Kontakt zur weitergehenden Beratung hilfreich sein könnte (z. B. Wohnraumberatung). Informationsbroschüren stehen zur Verfügung. Diese ersetzen aber nicht das persönliche Beratungsgespräch.

Die Klammer »Kooperation und Koordination« – gemeinsam unterwegs sein!

Die Klammer »Kooperation und Koordination« meint, dass es nur in einer gemeinsamen Zusammenarbeit von Gästen, Angehörigen und externen Kooperationspartnern (z. B. Therapeutinnen, ambulanter Dienst, Apotheke, Wohnraumberatung) gelingen kann, eine kontinuierliche Erhaltung und Förderung der Mobilität sicherzustellen. Nicht nur die Einschränkung selbst ist das Thema, sondern auch, was eine Bewegungseinschränkung verursachen kann oder wie mit den Folgen umgegangen wird. Die Mitarbeitenden der Tagespflege sind daher auf eine gute Kooperation mit unterschiedlichen Berufsgruppen oder Institutionen angewiesen, damit die vielfältigen Perspektiven hinreichend bedacht und berücksichtigt werden können. In einer Übersicht wurden alle Kooperationspartner erfasst und erläutert, welche Inhalte in der Zusammenarbeit mit den jeweiligen Partnern wichtig sind.

Die Mitarbeitenden können zwar auf Defizite oder Verbesserungspotential aufmerksam machen und weiterführende Angebote vermitteln. Es obliegt aber den Gästen/Angehörigen, diese Hinweise aufzunehmen und umzusetzen (z. B. Reparatur eines beschädigten Hilfsmittels). Zudem geht es auch darum, die Tagesgestaltung zuhause in den Blick zu nehmen, denn Bewegung geht auch dort weiter!

Baustein »ein Akkord von Maßnahmen« – Mut zur Bewegung fordern, fördern und erhalten!

Maßnahmen der Tagespflege werden als Einzel- und Gruppeninterventionen angeboten, die folgend dargestellt werden.

Erstens: Die Förderung der Alltagsaktivität – jeder Schritt und jede Bewegung zählen!

Eine der wichtigsten Maßnahmen ist, dass nur so viel Hilfe wie nötig angeboten und der Gast dazu befähigt und angeregt wird, sich so viel wie möglich am Tag zu bewegen. Das heißt insbesondere die Durchführung der Alltagsaktivitäten selbst zu übernehmen und Maßnahmen, wie z. B. das Anziehen, Aufstehen und Hinsetzen gezielt durchzuführen. Gleiches gilt für die Maßnahmen, die im Zusammenhang mit der Tagespflege sinnvoll genutzt werden können, z. B. das Aufhängen der Kleidung an der Garderobe, das Ein- und Abdecken von Geschirr, das Zusammenlegen von Wäsche, das Kochen von Teilkomponenten, aber auch das Anreichen der Schüsseln auf dem Tisch während der Mahlzeiten.

Dazu kann auch das Einüben des Transfers oder ein regelmäßiges Training des Gehens in Verbindung mit einem Training der Balance gehören (z. B. im Rahmen eines Toilettengangs). Mit den Therapeutinnen können konkrete Maßnahmen vereinbart werden, um dieses Ziel zu erreichen (z. B. Training Treppensteigen). Eine Trainerin für Kinästhetik kann gleichermaßen zu Rate gezogen werden, wenn z. B. ein Transfer möglichst selbständig umgesetzt werden soll.

Es wird in der Tagespflege darauf geachtet, dass Hilfsmittel angeboten werden, damit Handgriffe von den Gästen selbst übernommen werden können, z. B. Öffner für Flaschen mit Schraubverschluss usw. Eine kleine Auswahl an Alltagshelfern wurde erarbeitet, die auch in der Häuslichkeit eingesetzt werden können.

Zweitens: Ein spezifisches Übungsprogramm MAKS®

Unterschiedliche multimodale Konzepte wurden anhand von festgelegten Kriterien miteinander verglichen, u. a. Passfähigkeit – Verständnis von Bewegung, kombinier- und erweiterbar mit anderen Ideen und Interventionen, Umsetzbarkeit angesichts der Strukturen, Finanzierbarkeit, Wirksamkeit. Das Übungsprogramm »MAKS®« (»motorisches, alltagspraktisches, kognitives und soziales Aktivierungstraining«) zur Verbesserung der Aktivitäten des täglichen Lebens und der Kognition soll in der Tagespflege täglich durchgeführt werden. Wichtig ist: Die Zertifizierung ist aufgrund von Covid-19 leider noch nicht erfolgt! Es soll an dieser Stelle nur der Konzeptbaustein vorgestellt werden, der sukzessive umgesetzt werden soll. Das MAKS® wurde in einer Studie mit 32 Einrichtungen der Tagespflege in Deutschland untersucht (Straubmeier et al. 2017). Hierbei zeigten sich eine Stabilisierung im Bereich der Kognition und eine Verbesserung im Bereich der alltagspraktischen Fähigkeiten (Straubmeier et al. 2017).

Die Inhalte des 120-minütigen, täglich stattfindenden Übungsprogrammes sind:

- *10 Minuten soziale Einstimmung*: Hier geht es um die Orientierung in der Gruppe, insbesondere darum, Sinnhaftigkeit und Wertschätzung zu erleben (z. B. Meditation, Austauschrunde etc.)
- *30 Minuten motorische Aktivierung*: Hier soll die Bewegung, vor allem die Beweglichkeit, aber auch die Verbesserung der Grob- und Feinmotorik trainiert werden (z. B. feinmotorische Übungen, Tanzen usw.).
- *10 Minuten Pause*: Diese Zeit ist reserviert für das Trinken und den Gang zur Toilette.
- *30 Minuten kognitive Aktivierung*: Kognitive Fähigkeiten, wie das Merken und Wiedererkennen, aber auch die Reaktivierung von Allgemeinwissen, werden in den Blick genommen.
- *40 Minuten Alltagsaktivierung*: Förderung des Erlebens von Kompetenz (»ich kann noch etwas«) bei gleichzeitiger Förderung der kognitiven Fähigkeiten, u. a. mittels

handwerklicher, haushälterischer Aktivitäten.

Die Mitarbeitenden werden zur Ausübung des Trainings geschult und können aus einem reichen Ideenpool schöpfen und somit ein abwechslungsreiches Programm gestalten. Die Inhalte können anhand der individuellen Wünsche und Vorlieben, aber auch nach den Fähigkeiten der Tagesgäste geplant und umgesetzt werden. Die Schulung einer Multiplikatorin konnte noch nicht durchgeführt werden, so dass mit MAKS® auch nicht geworben wird.

Drittens: Individuelle Bewegungszeit

Einmal in der Woche wird eine individuelle Bewegungszeit für jeden Gast angeboten. Dies können sowohl körperliche oder auch beziehungs- und gesprächsorientierte Angebote sein, die vom Gast selbst bestimmt werden können. Das, was für den Gast sinnstiftend ist, wird in dieser Zeit umgesetzt. Wenn z. B. ein Mensch mit Demenz Vorlieben nicht mehr zum Ausdruck bringen kann, aber aus seiner Biografie erkennbar ist, dass er gerne tanzt, kann die Bewegungszeit hierfür genutzt werden.

Viertens: Bewegungsparcours

Dreimal in der Woche wird ein Bewegungsparcours angeboten, der die Möglichkeit eröffnet, unterschiedliche Kraft-, Ausdaueroder Balanceübungen umzusetzen. Es liegen Beschreibungen für sieben Stationen vor, die von den Mitarbeitenden genutzt und auf das jeweilige Niveau der Tagesgäste abgestimmt werden können. Aus jedem Bereich (z. B. Kraft, Balance, Dehnung und Spiel) können Übungen angeboten werden. Der Parcours kann als Baukastensystem genutzt werden. Die Kombination der Übungen kann auf die Fähigkeiten und Bedarfe der Gruppe angepasst werden. Bei Personen, die nur einmal in der Woche zu Besuch sind, ist eine Weiterführung von Übungen in der Häuslichkeit/Betreuungsgruppe anzuraten.

Zu guter Letzt: Spezifische Angebote zur Bewegung

Bei diesen Angeboten steht entweder der Spaß an Bewegung im Vordergrund (Feste, Tanzcafé) oder Angebote mit edukativen Inhalten, wie z. B. Rollatoren-Training. Die Inhalte dieser einmal im Quartal stattfindenden Veranstaltungen können mit den Gästen abgestimmt werden.

Baustein Überprüfung – in Bewegung bleiben geht nicht mehr, was dann?

Die Einschätzung der Mobilität, aber auch die Überprüfung der Maßnahmen erfolgen regelmäßig. Es gibt keine festgelegten Zeiträume. Jedoch sollte bei gravierenden Veränderungen, z. B. nach Krankenhausaufenthalten oder bei gesundheitlichen Veränderungen, eine gemeinsame Überprüfung und Neueinschätzung stattfinden. Aber auch auf Wunsch des Gastes kann diese erfolgen. Geprüft wird, ob die Maßnahmen Wirkung entfalten und ob sie adäquat für den Gast sind. Es werden im Rahmen der Überprüfung alle in der Einschätzung genannten Bereiche in den Blick genommen. Wenn etwas nicht mehr geht, stellt sich die Frage: Was geht dann?

Resümee

Die Erhaltung und Förderung der Mobilität ist für jedes Lebensalter eine wichtige Herausforderung und Aufgabe. Im Alter ist sie der Motor, um ein Leben zuhause, in dem gewohnten Quartier zu ermöglichen. Daher ist es die Aufgabe von Institutionen der Altenhilfe, kreative Angebote zu schaffen, um Fähigkeiten bis ins hohe Alter zu fördern.

Gleiches gilt aber für die Kommunen, nämlich übergreifende spezifische Konzepte für Senioren, aber auch zwischen den Generationen zu schaffen.

Die Wilhelmshilfe selbst macht sich für Strategien in der Kommune stark und sucht das Gespräch mit Verantwortlichen oder anderen Leistungserbringern und Organisationen (z. B. Kirchen, Sportvereinen usw.), um die Erhaltung und Förderung der Mobilität im Alter voranzutreiben. Alte Menschen müssen im Fokus bleiben und nicht in den Institutionen und deren Verantwortung »verschwinden«.

»Rumliegen/-sitzen?« – Mobilität bei Menschen mit Ortsfixierung oder Bettlägerigkeit

Bianca Berger, Gundula Essig, Silvia Grunert, Christina Kümmel, Katharina Lang und Nicole Zenker

Hinführung

Drei Viertel der Heimbewohnerinnen sind in ihren Fähigkeiten, sich fortzubewegen oder sich in liegender Position zu bewegen, beeinträchtigt. Bei 30–40 % der Bewohnerinnen ohne oder mit geringen kognitiven Einbußen und bei 50–60 % der Bewohnerinnen mit schweren kognitiven Einschränkungen kommt es innerhalb von sechs Monaten zu einem schleichenden Abbau der Mobilität bis hin zu Bettlägerigkeit, der nicht auf ein Krankheitsgeschehen zurückzuführen ist (Wingenfeld 2014). Es besteht Handlungsbedarf, diesen schleichenden Abbau konkreter in den Blick zu nehmen und nicht als unausweichliches Schicksal zu akzeptieren. Es gilt, entsprechende Angebote vorzuhalten und um geeignete Maßnahmen zu wissen.

Daher wurde in diesem Projekt auf Menschen mit zunehmenden Bewegungseinschränkungen fokussiert und mit dem Pflegezentrum Paulinenpark (DIAK Altenhilfe Stuttgart) ein entsprechendes Konzept entwickelt. Die Umsetzung des Projekts wurde von Mitarbeitenden der Hochschule Esslingen in Kooperation mit zwei Mitarbeitenden (hauswirtschaftliche Leitung, Pflegefachkraft) des Pflegezentrums, der übergeordneten Qualitätsmanagementbeauftragten und der Praxiskoordinatorin des Trägers auf den Weg gebracht.

Facetten eines Konzeptes

Pflegeheime, Wohnformen und Bewohnerinnen – Zielgruppe

Ca. 820.000 pflegebedürftige hochbetagte Menschen leben in stationären Einrichtungen der Altenhilfe (Destatis 2020). Hochbetagte Menschen ziehen erst sehr spät in stationäre Einrichtungen ein, meist erst dann, wenn die Versorgung in der Häuslichkeit durch das Umfeld nicht mehr sichergestellt werden kann oder körperliche und/oder kognitive Einschränkungen das Leben zuhause unmöglich machen. Gründe für den Einzug in ein Pflegeheim können nach Grau et al. (2016) u. a. ein zu hoher Zeitaufwand für die Pflege und Versorgung in der Häuslichkeit oder die Verschlechterung des Gesundheitszustandes sein. Der Einzug wird als ein kritisches Lebensereignis bewertet. Ältere Menschen vergleichen Pflegeheime häufig mit ihrem eigenen Zuhause und erwarten ein ähnliches Umfeld. Konflikte zwischen ihren Erwartungen und den organisatorischen und administrativen Anforderungen widersprechen diesem Ideal, u. a. schränkt sie der institutionelle Charakter in ihren Entscheidungen ein (Vaismoradi 2016).

In den vergangenen Jahren haben sich zahlreiche neue Wohnformen etabliert, insbesondere Haus- und Wohngemeinschaften, die einen dezentralisierten Personaleinsatz praktizieren und eine Anbindung an das Quartier betonen. Das heißt viele Leistungen werden direkt in den Wohngemeinschaften erbracht (z. B. Reinigung, Zubereitung der Mahlzeiten, Wäschepflege). »Normalität und Lebensqualität« sind die bestimmenden Begriffe, die auch für das PZ Paulinenpark leitend sind.

Herausforderungen

Multimorbide, hochbetagte Menschen prägen somit den Alltag stationärer Einrichtungen. Ein Großteil der Menschen, die in Pflegeheimen leben, benötigt Hilfe bei der Körperpflege und Unterstützung u. a. beim Essen und Trinken, bei der Mobilität oder bei Maßnahmen der medizinischen Behandlungspflege (Schneekloth & von Törne 2007; Schäffer et al. 2012). Der überwiegende Teil der dort lebenden Menschen ist somit dauerhaft von pflegerischer Unterstützung bei alltäglichen Verrichtungen abhängig und hat zumeist einen hohen Betreuungsbedarf, dies gilt insbesondere für Menschen mit Demenz (Kleina et al. 2012).

Es besteht also ein hoher, komplexer und spezifischer Unterstützungsbedarf, der die Organisation und die Pflegenden vor fachliche Herausforderungen stellt (Schaeffer et al. 2012). In Zusammenhang dem schleichenden Abbau der Mobilität bis hin zur Bettlägerigkeit wird auf Konzepte zur Bewegungsförderung verwiesen, die mit einer individuell passgenauen Intensität und Häufigkeit durchgeführt werden sollen (Schaeffer et al. 2012). Nach Reuther (2014) sind nicht allein Alter oder Krankheit für die zunehmende, meist schleichende Immobilisierung verantwortlich, sondern ein vielschichtiges und komplexes Zusammenwirken mehrerer Faktoren.»In der Regel scheint der individuelle Mobilitätsverlauf der Menschen in den untersuchten Einrichtungen noch sehr dem Zufall überlassen zu sein. Es fehlt an schlüssigen Konzepten zur bewohnerorientierten Mobilitätsförderung, von denen alle Heimbewohner in gleichem Maße profitieren.« (Reuther 2014, S. 136). Pflegende sollten eine tragende Rolle bei der Bewegungsförderung einnehmen, sehen dies aber nicht als eine ihrer Hauptaufgaben an, sondern subsummieren diese unter »Körperpflege« oder ordnen sie eher dem Arbeitsbereich der Physiotherapie zu (Reuther 2014).

Pflegebedürftige Personen fordern Unterstützung bezüglich der Mobilität meist nicht ein – aus Verständnis für die Pflegenden und der Sorge, nicht zur Last fallen zu wollen. Pflegende müssen daher Kompetenzen aneignen, um die Gründe für die Verschlechterung der Mobilität zu eruieren. Prozesse einer zunehmenden Ortsfixierung und Bettlägerigkeit sind umkehrbar, es bedarf aber individueller Strategien bewegungsförderlicher Maßnahmen, die auf diesen Personenkreis und die jeweilige Person zugeschnitten sind (▶ Teil 5, Kap. Q; Kap. R).

Zusammenfassung der Ist-Analyse und Konkretisierung der Idee

Das Pflegezentrum Paulinenpark ist eine stationäre Einrichtung mit sechs Wohngemeinschaften mitten in Stuttgart. In der Einrichtung wird die Haltung vertreten, dass jeder Mensch einzigartig ist und eine ihm eigene Würde besitzt – unabhängig von der Unterstützung, die er benötigt. Die Personen sollen im täglichen Leben ihre Ressourcen zum Wohl der Hausgemeinschaft einbringen und ein weitgehend selbständiges Leben führen können. Vor der Konzepterstellung wurde in der Einrichtung eine Ist-Analyse durchgeführt, um die aktuelle Situation abzubilden.

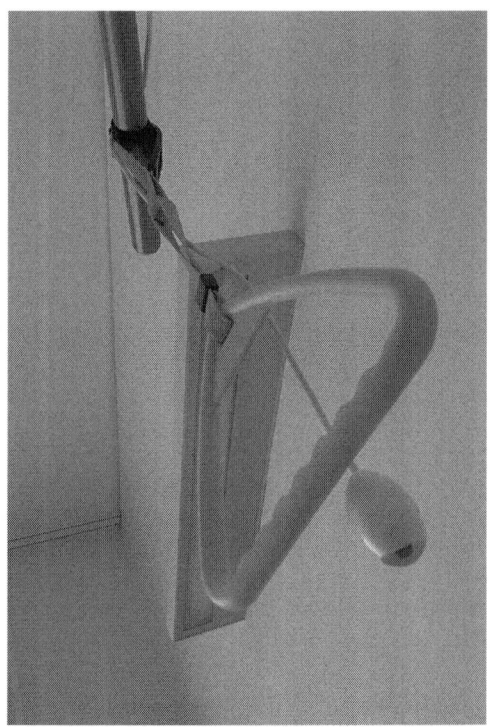

Abb. 4.2: Perspektive Bett (Foto: Bianca Berger)

So sollte sichergestellt werden, dass das zu entwickelnde Konzept zu den spezifischen Gegebenheiten und Herausforderungen vor Ort passt und umsetzbar ist. Gleichzeitig sollten Stärken und Verbesserungspotentiale hinreichend Berücksichtigung finden. Zehn Personen haben an der Datenerhebung teilgenommen, sechs Frauen und vier Männer im Alter von 58 bis 98 Jahren.

- Mittels Einschätzung durch den Mini Mental Status zeigte sich ein weites Spektrum von »keiner kognitiven Beeinträchtigung« bis hin zu »mittelschwerer Demenz«. Die Personen wiesen ein typisches geriatrisches Diagnosespektrum und eine sehr stark ausgeprägte Polypharmazie mit potenziellen Wechselwirkungen auf.
- Fähigkeiten im Bereich der Mobilität wurde mit dem »Erfassungsbogen Mobilität« (EBoMo) eingeschätzt. Der Positionswechsel im Bett sowie das Sitzen waren für die meisten der acht Studienteilnehmerinnen möglich. Bei Transfer, Stehen und Gehen zeigte sich aber, dass nur vier Personen in diesen Bereichen selbständig sind. Drei Teilnehmerinnen konnten auch mit personaler Unterstützung weder stehen noch gehen.
- Fünf Personen konnten als ortfixiert bezeichnet werden, drei Personen waren bettlägerig. Bei einem Großteil der Personen war trotz vorhandener Restkompetenzen eine vollständige Umsorgung durch die Pflegenden zu beobachten.
- Die Physiotherapie erfolgte ein- bis zweimal wöchentlich. Mit den Therapeutinnen wurden keine Ziele vereinbart. Es erfolgte keine Dokumentation der physiotherapeutischen Leistungen oder Austausch zu Fortschritten und Maßnahmen, die im Bereich der Pflege geübt werden könnten.
- Die gesundheitsbezogene Lebensqualität (EQ-5D) ergab, dass die Hälfte der Personen ihre Lebensqualität in einem Spektrum von 0 bis 100 auf 65 oder besser einschätzte und damit besser als in vergleichbaren Erhebungen (Alagic & Staudinger 2011).
- Im Bereich der Selbstversorgung wurden die Module vier (»Selbstversorgung«) und sechs (»Gestaltung des Alltaglebens/soziale Kontakte«) nach dem SGB XI genutzt. Eine große Spannweite bei den personenbezogenen Fähigkeiten konnte in beiden Bereichen festgestellt werden.

Motivation und Bewegungsanlässe

Im Rahmen der Erhebung wurde der Tagesablauf in zwei Wohngemeinschaften beobachtet. Dabei konnte festgestellt werden, dass Routinen und Abläufe sich rund um die Essenszeiten in der Einrichtung formierten. Das Gemeinschaftsleben fand überwiegend in den Wohnküchen am Tisch statt. Kurz vor und nach den Mahlzeiten waren viele Bewohnerinnen anwesend. Einzelne Personen blieben auf eigenen Wunsch im Zimmer. Der Umgang mit den Bewohnerinnen war sehr freundlich und zugewandt.

Alltagsnahe Aktivitäten, die mit Bewegung einhergehen, wie gemeinsames Backen oder das Schnippeln von Obst etc., konnten nicht beobachtet werden. Auch das Schaffen von Bewegungsanlässen, wie z. B. sich selbst Getränke zu holen, wurde nicht initiiert. Eine Alltagsbetreuerin gab an, dass es oft mühsam sei, jemanden für die Arbeit in der Wohnküche zu finden und man »schneller sei, wenn man es selbst mache«. Die Gestaltung der Mahlzeiten inklusive des Eindeckens erfolgte als Vollservice. Die Tischgemeinschaften wurden nicht aktiv gestaltet, sondern fast jeder Handgriff (Essen portionieren und reichen, Getränke einschenken usw.) wurde von der Alltagsbegleitung übernommen – obwohl viele der Anwesenden Restkompetenzen hatten. Im Rollstuhl sitzende Personen wurden geschoben, auch wenn Kompetenzen zur eigenständigen Fortbewegung vorhanden waren.

Bewegungsfreundliche Umgebung, Angebote und Hilfsmittel

Sport- oder Spielgeräte (Hanteln, Tischkicker, MOTOmed® o. Ä.) konnten nicht vorgefunden werden. In der Wohnküche oder in den Wohnzimmern gab es keine Angebote zur Bewegung (z. B. Bewegungsecken). Die Wandgestaltung wirkte eher anregungsarm und bot keinen Anlass zur Bewegung (z. B. keine Fotos, die das gemeinsame Leben in einer Wohngemeinschaft dokumentieren).

Bewegungsangebote waren vorhanden, z. B. Sitzgymnastik auf der Etage oder der Besuch von Tieren. Die Angebote in der Einrichtung können danach gegliedert werden, ob diese eher zur Eigenaktivität im Sinne einer Bewegungsförderung beitragen (z. B. Tanzen, Ausflüge) oder als Kulturangebote zu verstehen sind, bei der es um eine »innere Bewegung« und Auseinandersetzung mit den Inhalten geht (z. B. Lesungen, Gottesdienste).

Menschen mit einer starken Ortsfixierung und Bettlägerigkeit profitieren nicht immer von diesen Angeboten. Diese Personen waren teilweise über eine aufsuchende Einzelbetreuung im Blick, bewegungsförderliche Maßnahmen wurden bei diesem Personenkreis aber kaum durchgeführt.

Bei der Überprüfung der bewohnerinnenbezogenen Hilfsmittel konnte bei der Hälfte der Personen ein Defizit festgestellt werden: Rollatoren waren beschädigt (z. B. Bremsen defekt), nicht korrekt an die Person angepasst (zu hoch eingestellt) und das Handling war teilweise nicht optimal (Gangbild). Bei den Rollstühlen war eine inadäquate Auswahl zu beobachten (Transportrollstuhl anstatt Aktivrollstuhl), sie waren teilweise nicht an körperliche Bedarfe angepasst (z. B. Sitzfläche zu breit) oder die Positionierung im Rollstuhl nicht korrekt (z. B. Personen hingen auf die Seite).

Insgesamt wurde die Kooperation mit dem Sanitätshaus als verbesserungswürdig eingeschätzt, weil eine Hilfsmittelberatung durch das Sanitätshaus unterblieb und Hilfsmittel nicht auf den Bedarf und die Bedürfnisse der Bewohnerinnen abgestimmt wurden. Eine Einweisung erfolgte nicht, Reparaturen dauerten meist sehr lange. Die Abholung der Hilfsmittel, z. B. nach Tod, war unklar, so dass viele Hilfsmittel in der Einrichtung lagern.

Vorlieben und Wünsche der Bewohnerinnen zum Thema Bewegung

Die Frage, welche Art von Bewegungen sie früher gerne wahrgenommen haben, konnte von der Hälfte der Interviewpartnerinnen beantwortet werden. Sportliche Betätigung war für manche Personen lebensbestimmend und wurden im Leben als feste Größen (Hobbys) dargestellt. Genannt wurden u. a.: Wandern, Schwimmen, Seniorengymnastik, Tanz und Eistanz, Spaziergänge sowie Rad fahren. Diese Bewegungsaktivitäten waren mit Interaktion und Gemeinschaft assoziiert. Bewegung wurde auch als Möglichkeit gedeutet, Stress zu reduzieren oder sich selbst etwas Gutes zu tun. Krankheitsereignisse führten zunehmend zu Einschränkungen der Bewegungsfähigkeit.

Die Bewegungsanlässe seit Einzug umfassen zumeist funktionale Aspekte, wie z. B. sich anziehen, zum Essen gehen oder an Veranstaltungen im Haus teilnehmen. Eine Person präzisierte dahingehend, dass Angebote der Bewegung oder andere Veranstaltungen eine willkommene Möglichkeit sind, der Langeweile zu entgehen.

Die Befragten äußerten sich häufig unzufrieden mit dem eigenen körperlichen Zustand, der sie von fremder Hilfe abhängig macht und auch mit Selbstvorwürfen einhergeht. Die Befragten formulierten, dass sie nicht zur Last fallen wollen, weil die Mitarbeiterinnen viel zu tun haben und man deshalb die eigenen Wünsche zurückstecke. Besonders positiv wurden Mitarbeitende wahrgenommen, die sich Zeit nehmen, z. B. bei einem Transfer freundlich sind und zur Bewegung motivieren. Das »Sich Einrichten« erscheint als eine Möglichkeit, mit den körperlichen Einschränkungen im Heimalltag zurechtzukommen, und das obwohl Mobilität mit Unabhängigkeit und dem Empfinden von Lebensqualität verbunden wird.

Literatur und Kurzzusammenfassung der Ausgangslage

Es handelte sich um eine heterogene Zielgruppe hinsichtlich Alter, Geschlecht, Kognition und bezüglich der Kompetenzen in den Bereichen Selbstversorgung und der Gestaltung von Alltagsaktivitäten sowie der Mobilität. Alle Bewohnerinnen sind multimorbid und zeigen eine ausgeprägte Polypharmazie. Im Hinblick auf die Fähigkeiten zur Mobilität zeigt sich, dass die Personen unterschiedliche Bedarfe und Bedürfnisse im Bereich der Erhaltung und Förderung der Mobilität haben. Für die meisten Personen ist die Aufrechterhaltung einer partiellen Selbstständigkeit aber wichtig.

Von der Einschätzung der Mobilität über die adressatengerechte Information, Beratung und Anleitung bis hin zur Verbesserung der Kooperationen, der Initiierung und Evaluation von Maßnahmen zeigte sich Handlungsbedarf. Im Fokus sollten insbesondere bewegungseingeschränkte Menschen stehen, die das Risiko haben, eine Ortsfixierung zu entwickeln und damit der Gefahr unterliegen, bettlägerig zu werden.

Um die Konzeption auf die Zielgruppe (Menschen mit Ortsfixierung und Bettlägerigkeit) abzustimmen, wurde bei der Literaturrecherche auf die Phänomene »Bettlägerigkeit« und »Ortsfixierung« fokussiert. Weitere Begriffe wurden einbezogen und orientieren sich an der Arbeit von Schirghuber & Schrems (2018), die problematisieren, dass es sich zwar um bedeutende Phänomene handelt, die aber konzeptuell nicht definiert sind. Die aus der Literatur und dem Expertenstandard (DNQP 2014, 2020) abgeleiteten Interventionen spiegeln sich in den Bausteinen des Konzepts wider.

Konzeptentwicklung »Mobilmachen« – Bausteine des Konzepts

Wohin möchten wir uns bewegen? Eine Frage der Haltung!

Mit den Teilnehmenden der Projektgruppe wurde die momentan wahrgenommene Haltung zum Thema Mobilität reflektiert und überlegt, welche Haltung zukünftig wünschenswert ist:

- Es soll ein gemeinsames Ziel geben, die Mobilität zu erhalten und zu fördern. Dieses soll von allen Beteiligten (Bewohnerinnen, Angehörigen, Mitarbeitenden) getragen werden und dazu dienen, die größtmögliche Selbständigkeit der pflegebedürftigen Personen zu erhalten.
- Bewegung soll dabei Spaß und Freude machen, die Gemeinschaft stärken und als

4 PEBKO – Projekte mit Pep!

Ritual im Alltag wahrgenommen werden. Wünschenswert sind ein kreatives Miteinander sowie die Wahrnehmung und das Nutzen von Ressourcen der Bewohnerinnen. Der Einsatz von verbliebenen Fähigkeiten soll Anerkennung und Wertschätzung zur Folge haben.
- Ortsfixierung und Bettlägerigkeit sind zu vermeiden, Umkehrprozesse sind anzuregen.

Der Titel des Konzepts »Mobilmachen« soll irritieren und gleichzeitig den Charakter einer gemeinsam getragenen Initiative betonen, um eine zunehmende Immobilisierung und Ortsfixierung zu verhindern (▶ Abb. 4.3). »Machen« soll nicht in der Passivform verstanden werden, sondern es sollen Bewegungsangebote unterbreitet, Impulse gegeben und zur Bewegung motiviert werden. Es geht darum, dem Tag (mehr) Bewegung zu geben, damit alte Menschen eine größtmögliche Selbständigkeit und -bestimmtheit erleben. Bewegung soll Spaß, Gemeinschaft, Freude und Sinn vermitteln und Aufgabe aller Beteiligten sein. Wenn sich jemand nicht mehr bewegen will, wird diese Entscheidung akzeptiert.

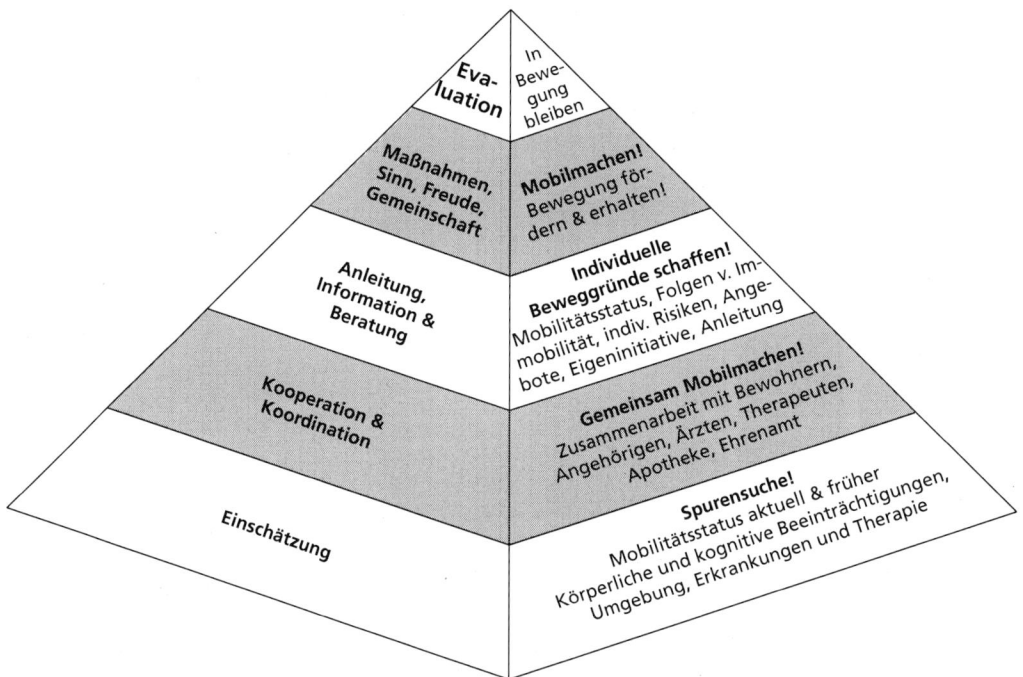

Abb. 4.3: Konzept »Mobilmachen« (eigene Darstellung)

Baustein Einschätzung des Mobilitätsstatus – Spurensuche

Die Einschätzung der Mobilität stellt einen zentralen Baustein des Konzeptes dar, da alle Bewohnerinnen ein erhöhtes Risiko für Mobilitätsbeeinträchtigungen oder -einbußen aufweisen. Es müssen zahlreiche Faktoren für ein umfassendes Bild in die Gesamteinschätzung einbezogen werden. Es geht darum herauszufinden, was an Bewegung (noch) geht oder nicht mehr möglich ist und die

Faktoren zu identifizieren, die Auswirkungen auf die Bewegung und zunehmende Ortsfixierung haben (z. B. Schmerz, Medikamente, Angst, Hilfsmittel usw.). Es ist daher auch von Interesse zu wissen, was in der Vergangenheit zur Bewegung motiviert hat, also sinnstiftende Bewegungsanlässe wie etwa Hobbys. Mobilität ist dabei häufig mit anderen Motiven positiv verknüpft, wie dem Gefühl, Gemeinschaft zu erleben. Gleichermaßen soll der Blick aber auch darauf gelenkt werden, was Bewegung verhindert, z. B. die Angst vor einem Sturz. Die Einschätzung gibt Hinweise, in welchen Bereichen Bewohnerinnen/Angehörige Informations- oder Beratungsbedarf haben.

Bei jeder Person wird daher eine Einschätzung der Mobilität lt. Expertenstandard vorgenommen. Im vorliegenden Konzept soll die Gefährdung einer potenziellen oder bereits bestehenden Ortsfixierung/Bettlägerigkeit ermittelt werden – insbesondere auch, welche Faktoren jeweils das Risiko erhöhen oder zu diesem Zustand geführt haben. Es ist wichtig, dass alle Informationen und Eindrücke zu einem Gesamtbild zusammengeführt werden. Hier spielen Alltagsbegleiterinnen eine wichtige Rolle, weil sie die Bewohnerinnen über einen längeren Zeitraum hinweg bei den Aktivitäten begleiten, beobachten und Gespräche mit ihnen führen. Folgende »Werkzeuge« wurden erarbeitet: eine Liste mit konkreten Infofragen für Pflegende (siehe Zusatzmaterial 5) und eine Beobachtungscheckliste für Alltagsbegleiter (siehe Zusatzmaterial 6). Die gewonnenen Informationen werden an die Fachkraft weitergegeben.

Die Pflegefachkraft entscheidet, wann der Mobilitätsstatus erneut eingeschätzt wird: bei Verschlechterung des Gesundheitszustandes, Krankenhausaufenthalten, Stürzen oder anderen gravierenden Ereignissen zeitnah, sonst in größeren Intervallen. Der Träger hat die Regelungen zur Einschätzung im Rahmen einer QM-Prozessbeschreibung festgelegt, entsprechende Vorgabe- und Nachweisdokumente wurden in der Beschreibung hinterlegt.

Baustein Kooperation und Koordination – gemeinsam mobilmachen!

Nur in einer gemeinsamen Zusammenarbeit von Bewohnerinnen, Angehörigen und externen Kooperationspartnerinnen (z. B. Haus- und Fachärztinnen, Therapeutinnen, Apothekerinnen, Sanitätshäuser) kann es gelingen, die Erhaltung und Förderung der Mobilität sicherzustellen. Der Aspekt »Kooperation und Koordination« taucht in allen Bausteinen auf und spiegelt die Intention, dass »Mobilmachen« nur gemeinsam funktioniert. Pflegefachkräfte müssen Defizite oder Verbesserungspotentiale erkennen, thematisieren und weiterführende Angebote oder Therapien initiieren und koordinieren (z. B. Reparatur eines beschädigten Hilfsmittels, Überprüfung der Medikamente, Anregung weiterführender Diagnostik). Zudem geht es auch darum, die Tagesgestaltung in den Blick zu nehmen. Angehörige und Alltagsbegleiterinnen müssen angeleitet werden, zur Bewegung anzuregen.

Die Zusammenarbeit mit dem Sanitätshaus wurde neugestaltet und beschrieben. Kern der Vereinbarung ist, dass alte Menschen das Recht auf eine sach- und bedarfsgerechte Beratung und auf intakte Hilfsmittel haben. Der Prozess sieht vor, dass eine Bedarfsbeschreibung durch die Mitarbeitenden erfolgt, wenn ein Hilfsmittel erforderlich ist. Diese wird an das Sanitätshaus übermittelt, welches eine darauf abgestimmte Auswahl an Modellen zum Beratungsgespräch mitbringt (z. B. Rollator oder Rollstuhl). Erst dann erfolgt die Rezeptierung durch die Hausärztin, ggf. mit einer konkreten Begründung/Indikation, warum ein spezifisches Hilfsmittel erforderlich ist. Das Sanitätshaus verpflichtet sich, die Bewohnerinnen und Mitarbeitenden in das Handling einzuweisen und das Hilfsmittel anzupassen. Zudem wurde geregelt, wie das Sanitätshaus über Reparaturbedarfe vorab informiert wird und dass alle Hilfsmittel bzgl. ihrer Funktion jährlich geprüft werden.

Für die Zusammenarbeit mit der Physiotherapie wurde vereinbart, dass Personen, die ein neues Hilfsmittel erhalten, von der Physiotherapie betreut werden sollen und ein Rezept bei der Hausärztin angefordert wird. Die Mitarbeitenden überlegen idealerweise mit den Physiotherapeutinnen, welche Ziele durch die Therapie erreicht werden sollen (z. B. sicherer Umgang mit Hilfsmittel). Die Dokumentation und ein regelmäßiger Austausch über die Ziele und Maßnahmen, die durch die Pflegenden im Alltag eingeübt werden können, mit Hinweisen zu Fortschritten/Hindernissen, wurden eingeführt. Außerdem wurde ein neuer Kooperationsvertrag mit einer Apotheke geschlossen, um das Thema »Medikamente« in Bezug auf inadäquaten Einsatz und unangemessene Wirkungen auf die Mobilität in den Blick zu nehmen.

Baustein Anleitung, Information und Beratung – individuelle Beweggründe schaffen

Information und Beratung setzen immer individuell an den Bedarfen und Bedürfnissen des Betroffenen an. Bei der Information sollen der Bewohnerin und/oder ihren Angehörigen Fakten über den Status der Mobilität und über die Folgen von Immobilität vermittelt werden. Außerdem werden sie über die Angebote in der Einrichtung informiert und darüber, wie bewegungsförderliche/-erhaltende Übungen mit Angehörigen durchgeführt werden können (z. B. Bewegungsecken).

In einer Beratung wird gemeinsam mit der pflegebedürftigen Person/den Angehörigen überlegt, welche Maßnahmen bezogen auf die individuellen Fähigkeiten, aber auch auf die festgestellten Risiken sinnvoll sein könnten. Bei Menschen mit ausgeprägten kognitiven Beeinträchtigungen wird eine Anleitung durchgeführt, d. h. die Durchführung einer Handlung wird unterstützt (verbal oder durch Vorführung) bzw. initiiert.

Personen, die keine oder leichte kognitive Einschränkungen haben, kann zusätzlich zum persönlichen Gespräch Informationsmaterial zu unterschiedlichen Bereichen angeboten werden. Exemplarische Informations- und Beratungsinhalte können in der digitalen Anlage eingesehen werden (siehe Zusatzmaterial 7) und stehen in der Einrichtung in einer »Beratungsbox« zur Verfügung.

Baustein »Mobilmachen« – Maßnahmen, um Bewegung zu fördern und zu erhalten

Erstens: die Förderung der Alltagsaktivität – jeder Schritt und jede Bewegung zählen!

Die wichtigste Maßnahme zur Erhaltung und Förderung der Mobilität ist, dass nur so viel Hilfe wie nötig angeboten und Bewohnerinnen dazu angeregt werden, sich so viel wie möglich am Tag zu bewegen. Das heißt: Bewegungsanreize zu schaffen und insbesondere die Durchführung der Alltagsaktivitäten selbst zu übernehmen. Es geht darum, die Komfort- oder Dienstleistungszone zu verlassen. Maßnahmen, die im Zusammenhang mit der Grundpflege oder der Tagesgestaltung sinnvoll eingesetzt werden können, sollten kontinuierlich genutzt werden. Hier sind neben dem Aufstehen und Hinsetzen, das Kopfkissen aufschütteln oder das Ein- und Abdecken von Geschirr z. B. auch das Herstellen eines Nachtischs gemeint. Zahlreiche bewegungsförderliche Maßnahmen können in die pflegerischen Maßnahmen integriert werden (siehe Zusatzmaterial 10).

Nach der Beratung, ggf. unter Einbezug des Sanitätshauses, werden Hilfsmittel für Alltagsaktivitäten angeboten, damit Handgriffe von den Bewohnerinnen selbst übernommen werden können, z. B. spezifisches Besteck/Geschirr etc. Eine kleine Auswahl an Alltagshelfern ist in der Anlage einzusehen (siehe Zusatzmaterial 8).

> **Fokus Bettlägerige und Ortsfixierte**
>
> - Anregungen zur Bewegung können im Rahmen der pflegerischen Handlung durchgeführt werden, v. a. bei starken Kontrakturen/Bewegungseinschränkungen in Zusammenarbeit mit der Physiotherapie. Übungen sind regelmäßig durchzuführen und bedürfen einer empathischen Anleitung und sollen nicht unter- oder überfordern.
> - Wichtig: Für das sogenannte »passive Durchbewegen« fehlen Wirksamkeitsnachweise (Daubner et al. 2011). Bei ungenügenden Schutzreflexen können sogar Mikroverletzungen entstehen, die das Kontrakturrisiko weiter erhöhen (Huhn 2012).
>
> Wenn Menschen einen großen Teil des Tages im Rollstuhl verbringen, sollten sie »gut« sitzen:
>
> - Ein Rutschen nach unten oder zur Seite sollte vermieden werden. Die Auswahl des passenden Rollstuhls ist zu überprüfen, ggf. mithilfe weiterer Hilfsmittel (z. B. Handtücher in Dreieckform, spezielle Sitzkissen).
> - Fußstützen des Rollstuhls sollten entfernt werden, damit Beinfreiheit und Bodenkontakt hergestellt werden können (ggf. Fußablage in Form einer Matte (40x40 cm) verwenden).
> - Umsetzen vom Rollstuhl in den Stuhl unterstützt das »Sich-selbst-spüren«. Ist der Stuhl zu hoch, werden die Füße auf den Zehenspitzen »abgestellt«. Hier kann mit einer Matte (40x40 cm) Bodenkontakt hergestellt und ein bequemes Sitzen ermöglicht werden.
> - Aufstehen (z. B. am Fußteil des Bettes) ist sinnvoll, damit die Beinkraft gestärkt wird.
> - Das »Drei-Schritte-Programm« (Zegelin 2013) kann ein Start in die (»Wieder«-)Bewegung sein: Gehen der letzten drei Schritte eines Transfers (zum Bett, zur Toilette usw.).

Zweitens: Gruppen und Einzelmaßnahmen zur Erhaltung und Förderung der Mobilität

In den Wohngemeinschaften soll Bewegung präsent sein. Daher wird in den Wohnzimmern Sitzgymnastik angeboten. Darüber hinaus wurde eine Anleitung für 10-Minuten-Interventionen vor den Mahlzeiten entwickelt, die die Stärkung von Kraft und Beweglichkeit zum Ziel haben und von den Alltagsbegleiterinnen durchgeführt werden können. Zudem werden Bewegungskarten genutzt, die Bewegungsübungen zeigen, die man mit den Bewohnerinnen durchführen kann. Außerdem gibt es Veranstaltungen und Angebote der Einrichtung, die den Erhalt der Mobilität fördern, z. B. »Tanzen«. Betreuungskräfte können zur Förderung von Sinn- und Selbstwahrnehmung speziell bestückte Aktivierungswägen für Bettlägerige verwenden. Diese beinhalten u. a. Musik, Massageöl und -igel und Säckchen für Bewegungsübungen. Ein Beamer, der individuelle Fotos an die Decke projiziert, ist ebenfalls anregend.

Drittens: Bewegungsförderliche Umgebungsgestaltung – Anreize zur Bewegung

In den Wohnzimmern stehen Regale mit Utensilien zur Verfügung, die zur Bewegung anregen sollen. Es liegen konkrete Beschreibungen vor, welche Übungen durchgeführt werden können. Dabei stehen der Spaß, aber auch Muskelaufbau und die Verbesserung der Beweglichkeit oder auch die Verbindung von

Kognition und Mobilität im Vordergrund (z. B. Wurfspiele, Hanteln, Pedalgerät). Diese Angebote können von Bewohnerinnen, Angehörigen und Alltagsbegleiterinnen genutzt werden. In den Fluren erfolgt eine wechselnde Wandgestaltung, die Anregung bietet, auf dem Flur umherzugehen und sich die Bilder anzusehen. Die wechselnde Wandgestaltung wird von den Bewohnerinnen (mit-)gestaltet.

Fokus Bettlägerige und Ortsfixierte

Viele Zimmer sind nicht auf die Bedürfnisse und die Perspektive von bettlägerigen Personen abgestimmt. Wenn man im Bett liegt, sieht man häufig weiße Wände/Decken, die Bilder sind nicht immer im Sichtfeld der Betroffenen. Häufig kann eine funktionale Ausgestaltung des Zimmers beobachtet werden. Hilfsmittel, Verbandsmaterial usw. nehmen viel Raum ein. Bei bettlägerigen Menschen sollte der Gestaltung des Zimmers besondere Aufmerksamkeit geschenkt werden. Die Angehörigen sollten dazu ermutigt werden, das Zimmer einzurichten. Alternativ kann die Betreuerin um einen Geldbetrag gebeten werden, damit das Zimmer gestaltet werden kann. Bei ortsfixierten Menschen ist darauf zu achten, dass diese sich frei bewegen können, Abstützmöglichkeiten finden und eine Entfernung von Stolperfallen erfolgt sowie Rangierflächen zur Nutzung des Hilfsmittels zur Verfügung stehen.

Baustein Evaluation – in Bewegung bleiben geht nicht mehr, was dann?

Die Einschätzung der Mobilität, aber auch die Überprüfung der Maßnahmen erfolgt wie eingangs thematisiert nicht in festgelegten Abständen, sondern nach Bedarf. Dabei gilt es zu prüfen, ob die Maßnahmen Wirkung entfalten und ob das Belastungsniveau adäquat ist. Es werden im Rahmen der Überprüfung alle in der Einschätzung genannten Bereiche erneut in den Blick genommen. Es wird geprüft, ob die Bewohnerin mit ihrem Mobilitätsstatus zufrieden ist und ob die vereinbarten Ziele erreicht wurden und welche Faktoren/Gründe hinderlich waren. Wenn etwas nicht mehr geht, stellt sich die Frage: Was geht dann, was sind Alternativen? Bei ortsfixierten oder bettlägerigen Personen sind auch kleine Fortschritte wahrzunehmen.

Resümee

Die Erhaltung und Förderung der Mobilität ist für jedes Lebensalter wichtig, um eine größtmögliche Selbständigkeit und Selbstbestimmtheit zu ermöglichen. Selbst eine partielle Autonomieerhaltung fördert die Lebensqualität. Es ist Aufgabe stationärer Einrichtungen, kreative und sinnstiftende Angebote zu schaffen und vor allem Menschen mit starken Bewegungseinschränkungen, wie Ortsfixierte und Bettlägerige, im Blick zu behalten. Kleine, kontinuierliche Schritte sind wichtig, um *gemeinsam* das Ziel »mobilmachen« für alte Menschen zu verwirklichen.

5 A – Z zur Erhaltung und Förderung der Mobilität

A Halt mal! Innehalten und Haltungen in der Pflege bei der Erhaltung und Förderung der Mobilität reflektieren

Bianca Berger und Gundula Essig

Hinführung

Das Wort »Haltung« wird häufig im Bereich der Pflege genutzt. Es kommt insbesondere dann ins Spiel, wenn es um das »Wie« in der Pflege geht. Also Fragen, die darauf abzielen, welches Selbstverständnis man als Pflegende hat, wie man Interaktionen in der Pflege gestaltet, Phänomene in der Pflege oder das eigene Handeln versteht oder begründet. Insbesondere aber auch, wie man alten Menschen begegnet und wie man sie als Person wahrnimmt. Haltung – ein Begriff, der inhaltlich viel Interpretationsspielraum lässt. Auch im Expertenstandard »Erhaltung und Förderung der Mobilität in der Pflege« wird an zwei Stellen von Haltung gesprochen. Einmal wird davon gesprochen, dass der Expertenstandard die Bedeutung der Mobilität stärker in das Blickfeld der Einrichtungen rückt. Hier wird insbesondere die Haltung der Einrichtung und der Pflegefachkräfte und eine konsequente Ressourcenorientierung bei der Erhaltung und Förderung der Mobilität betont. Es geht also um eine gemeinsam getragene Grundeinstellung, die das Handeln in der Alltagspraxis prägen soll. Haltung wird demnach sowohl von Personen als auch von Einrichtungen eingenommen.

»Studien belegen, dass im Alter die Bereitschaft, sich regelmäßig zu bewegen, abnimmt. Die Pflegefachkraft sollte daher sowohl über die Einstellung und Haltung aber auch die Kompetenz verfügen, pflegebedürftige Menschen durch eine nachvollziehbare Argumentation zu motivieren, sich regelmäßig an Trainings-/Bewegungsangeboten zu beteiligen.« (DNQP 2020, S. 40)

Hier wird deutlich: Es bedarf seitens der Pflegekraft einer Haltung, die das Handeln bestimmt, um pflegebedürftige Menschen zur Bewegung zu motivieren. Auch die Haltung/Einstellung der pflegebedürftigen Menschen zum Thema Bewegung spielt eine Rolle. Haltung in der Pflege hat somit viele Facetten.

Im Rahmen dieses Kapitels wird die Vielschichtigkeit des Begriffs aufgegriffen und auf das Thema »Erhaltung und Förderung der Mobilität« übertragen. Vielschichtigkeit ist hier ganz wörtlich zu verstehen, denn Haltung kann die innere Haltung einer individuellen Pflegekraft meinen, aber auch die Haltung der Pflegeeinrichtung/des Unternehmens oder der Profession. Oft ist es nicht nur »diese eine Haltung«, die das Handeln beeinflusst, sondern es sind vielmehr mehrere Haltungsschichten. Je nachdem wie weit außen in diesen Schichten (▶ Abb. 5.1) der Begriff Haltung gedacht wird, desto größer ist die Distanz zum gepflegten Menschen; Haltung wird dann abstrakter.

Haltung und Wertbegriffe der Profession Pflege lernt man in der Ausbildung kennen, die Werthaltung des Unternehmens wird vom Arbeitgeber, z. B. durch ein Leitbild, vermittelt und Pflegenden sind dazu aufgefordert, sich damit auseinanderzusetzen. Pflegende treffen auf die Lebenswelt eines pflegebedürftigen Menschen und dessen eigene Haltung. Das berufliche Handeln wird natürlich auch geprägt von einer inneren, persönlichen Haltung. Alle diese »Haltungen« kommen in der konkreten pflegerischen Interaktion zur Entfaltung – in der Art und Weise, wie Beziehungs- und Aushandlungsprozesse gestaltet werden. Haltung wird daran sichtbar, wie pflegebedürftige Menschen angesprochen werden, das Essen serviert wird oder wie Bewohnerinnen zur Bewegung angeregt werden. Die Auseinandersetzung mit diesem vielschichtigen Begriff soll dazu dienen innezuhalten, sich eigene Handlungsweisen und leitende Motive bewusst zu machen und aufzuzeigen, welche Einflüsse auf Pflegende und ihr Handeln einwirken. Die eigene Haltung sollte immer wieder thematisiert und mit Kolleginnen reflektiert werden. Leitend könnte hierbei z. B. die Frage sein, an welchen Stellen die Arbeitsstelle mit der eigenen Haltung übereinstimmt und wo nicht.

Vom Allgemeinen zum Speziellen: Haltung in der Pflege – der eigenen (professionellen) Haltung auf der Spur

In Bezug auf den Begriff »Haltung« gibt der Duden einen ersten Anhaltspunkt: Erstens wird unter Haltung die »Art und Weise, besonders beim Stehen, Gehen oder Sitzen, den Körper, besonders das Rückgrat, zu halten« verstanden (Duden 2021a, o. S.). Es geht also um Körperhaltung und -spannung. Zweitens wird unter Haltung eine »innere [Grund]einstellung, die jemandes Denken und Handeln prägt« verstanden, oder ein »Verhalten, Auftreten, das durch eine bestimmte innere Einstellung, Verfassung hervorgerufen wird« (Duden 2021a, o. S.).

Überträgt man die Frage nach der Haltung auf Pflege bzw. auf die Pflegekraft, wird schnell klar, dass hierauf viele Faktoren einwirken. Diese Faktoren oder Einflüsse werden im Folgenden als ein Schalenmodell dargestellt. Dessen »Fundament« stellt die Metaebene dar, hier sind insbesondere das Menschenbild einer Gesellschaft, aber auch die Grundrechte zu nennen, die Haltungen vermitteln und einen gesellschaftlichen Grundkonsens von Werten und Normen darstellen. Auf der Makroebene wird die professionelle Haltung eines Berufstandes, beispielsweise einer Pflegefachgesellschaft, zusammengefasst (dunkelgrauer Halbkreis in der Abbildung 5.1), aber auch gesetzliche Rahmenbedingungen. Haltung auf der Mesoebene fokussiert auf Einrichtungen oder Unternehmen (mittelgrauer Halbkreis in der Abbildung 5.1). Insbesondere Leitbilder stellen damit eine organisationale Vision und Mission des professionellen Handelns dar und beschreiben auch, wie alte Menschen wahrgenommen oder behandelt werden sollen.

Die professionelle Haltung (hellgrauer Halbkreis in der Abbildung 5.1) und die innere Haltung des Menschen, der pflegt, sind gleichermaßen im Alltag wirksam und unmittelbar in der Pflegebeziehung erleb- und spürbar. Meistens geschieht das nicht direkt, sondern ganz subtil, indirekt durch das Verhalten, z. B. durch ein motivierendes, freundliches Wort. Auch wenn es natürlich Situationen geben kann, in denen die Pflegekraft explizit ihre Haltung formuliert, vielleicht in einem Angehörigengespräch.

Auf den übergeordneten Ebenen steht die Verbalisierung von Haltung im Vordergrund (z. B. durch ein verschriftlichtes Leitbild oder Erklärungen der Fachgesellschaften), die tatsächliche Wirkung auf das pflegerische Handeln erfolgt hingegen mittelbar, also über die Pflegekraft auf das pflegerische Handeln und die Interaktion zwischen Pflegendem und Gepflegtem. Man könnte sagen, es handelt sich um eine »institutionalisierte Haltung«, symbolisiert im Schaubild durch das Haus (▶ Abb. 5.1). Die einzelnen Dimensionen der Abbildung werden näher beleuchtet und vorgestellt.

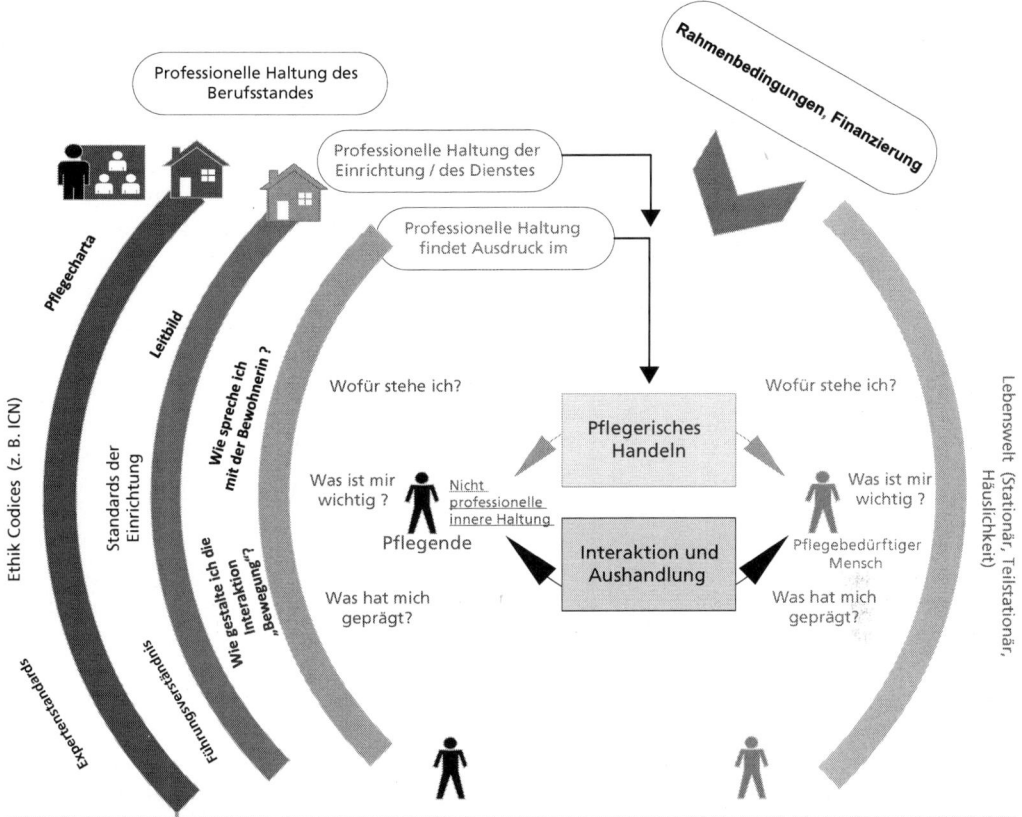

Abb. 5.1: Schalenmodell Haltung (eigene Darstellung)

Äußere Dimensionen von Haltung im beruflichen, institutionellen Kontext

Ethikkodex und Charta für pflegebedürftige Menschen: Haltung als berufliches Selbstverständnis

Von »außen« wirken unterschiedliche Vorgaben, Normen und Ethikkodizes auf die Pflegebeziehung ein. Beispielsweise beschreibt der ICN-Ethikkodex (DBfK 2014) grundlegende Verantwortungsbereiche von Pflegenden und formiert damit ein berufliches Selbstverständnis. In der Präambel heißt es:

»Untrennbar von Pflege ist die Achtung der Menschenrechte, einschließlich kultureller Rechte, des Rechts auf Leben und Entscheidungsfreiheit auf Würde und auf respektvolle Behandlung. Pflege wird mit Respekt und ohne Wertung des Alters, der Hautfarbe, des Glaubens, der Kultur, einer Behinderung oder Krankheit, des Geschlechts, der sexuellen Orientierung, der Nationalität, der politischen Einstellung, der ethnischen Zugehörigkeit oder des sozialen Status ausgeübt.« (DBfK 2014, S. 1)

Für das tägliche Handeln ist der erste Punkt »Pflegende und ihre Mitmenschen« für den Begriff Haltung besonders erwähnenswert. Hier wird u. a. formuliert, dass für Pflegende »Werte wie Respekt, Aufmerksamkeit und Eingehen auf Ansprüche und Bedürfnisse, sowie Mitgefühl, Vertrauenswürdigkeit und Integrität« (DBfK 2014, S. 2) im Alltag leitend sein sollen. Im Hinblick auf den vierten Punkt »Pflegende und ihre Kolleginnen« wird darauf hingewiesen, dass Pflegende »zum Schutz des Einzelnen, der Familie und der sozialen Gemeinschaft« (DBfK 2014, S. 3) eingreifen sollten, wenn das Wohl der Zielgruppe durch eine Pflegende oder eine andere Person gefährdet ist.

Eine weitere normative Vorgabe ist die Charta der Rechte hilfe- und pflegebedürftiger Menschen, die Einfluss auf die Lebens- und Arbeitswelt hat und sich auf das Handeln der Pflegenden und Betreuenden auswirken soll. Die Charta ist ein Katalog von Rechten pflegebedürftiger Menschen, die auf dem Grundgesetz und den Sozialgesetzbüchern fußt; sie zielt auf eine würdevolle Pflege im Alltag ab (BMFSFJ & BMGS 2018).

Neben diesen Normen der Profession Pflege und der Pflegecharta sind weitere handlungsleitende Instrumente zu erwähnen. Diese spiegeln den Stand der pflegerischen Erkenntnisse wider, die es im beruflichen Selbstverständnis der Pflegenden zu berücksichtigen gilt. Hier sind die Expertenstandards des DNQP und nach § 113a SGB XI gemeint.

Standards der Einrichtung, Leitbild und Konzepte sowie Führungsverständnis

Eine Schicht näher an der konkreten Pflegeinteraktion mit der Bewohnerin/Klientin ist das Leitbild als Ausdruck von Haltung einzuordnen, in Form von Mission und Vision eines Unternehmens oder einer Pflegeeinrichtung. Diese kann die o. g. Instrumente aufgreifen und auf diese verweisen, aber auch ganz eigene Schwerpunkte setzen. So könnten beispielsweise im Leitbild bereits richtungsweisend Aussagen zu Konzepten und Zielen in Bezug auf »Bewegung und Mobilität« oder Förderung der Selbständigkeit genannt sein oder überhaupt die Vorstellung thematisiert werden, wie man mit pflegebedürftigen Menschen umgeht (z. B. Personenzentrierte Pflege nach Kitwood 2008).

Staudhammer (2018) beschreibt anschaulich, wie bereits beim Betreten einer Einrichtung die Haltung »spürbar« wird. Beispielsweise kann das Management einer Pflegeeinrichtung bereits durch bauliche und gestalterische Elemente ein Stück Haltung vermitteln. Vor allem aber vermitteln Einrichtungen ihre Haltung ganz explizit in Leitbildern oder Leitlinien und finden in Organisationsprozessen ihren Ausdruck. Den größten Anteil beim Ausdruck dieser einrichtungsspezifischen Haltung übernimmt jedoch die Pflegekraft. Sie muss die Haltung verstehen, annehmen und in die konkrete Interaktion mit pflegebedürftigen Menschen »herantragen«.

Beiden Ebenen, die bisher betrachtet wurden, ist also gemeinsam, dass die darin vermittelte Haltung Mitarbeitende braucht, die die Haltung in Beziehungs- und Aushandlungsprozessen in der Pflege leben. Dies gelingt umso besser, je mehr die Mitarbeitenden ihre Haltung und ihre Vorstellungen in das Leitbild einbringen können und die Haltung der Mitarbeitenden zur Unternehmenskultur passt.

Äußere Dimensionen von Haltung im Kontext der Lebenswelten pflegebedürftiger Menschen

Alltags- und Lebensweltorientierung und Rahmenbedingungen

Pflege wird in Lebenswelten erbracht, die sich vor allem im Hinblick auf die Rahmenbedingungen sehr stark unterscheiden, aber auch darin, wie alte Menschen gesehen und wahrgenommen werden. In der Häuslichkeit sind Pflegende und Betreuende Gäste, sie werden von Angehörigen oder Klientinnen beauftragt und handeln in den jeweiligen Grenzen des vorgegebenen Auftrags. Wie Alltag und Lebenswelt zuhause gestaltet werden, wird aus einer »Zuschauerperspektive« oder in Ausschnitten wahrgenommen.

In der Tagespflege sind die Pflegebedürftigen in unterschiedlichem zeitlichem Umfang zu Gast. Je nachdem, wie intensiv die Beziehung zu den Angehörigen oder den Gästen gestaltet werden kann, ergibt sich ein Einblick in die Lebenswelt und in den Alltag der Gäste. Der beauftragte Zeitumfang in der Tagespflege stellt die gemeinsame Lebenswelt dar, in der der Alltag gestaltet wird.

In der stationären Altenhilfe hingegen wird die Lebenswelt zumeist durch die Organisation und ihre Routinen gestaltet, die Mitgestaltung durch die Bewohnerinnen variiert je nach Konzept. Der Alltag wird in der Regel von den Mitarbeitenden unter Einbeziehung der Bewohnerinnen gestaltet.

Die gesetzlichen Rahmenbedingungen unterscheiden sich in den Settings im Ausmaß von Überprüfung deutlich und sie beeinflussen auch sehr unterschiedlich die Haltung der Mitarbeitenden. Während Kolleginnen im stationären Bereich den MDK als Prüfinstanz sehr häufig eher als übermächtig erleben, erfolgt dies im Bereich der häuslichen Pflege und Tagespflege eher selten.

Letztlich geht es aber unabhängig vom Setting darum, als Pflegender an die jeweilige Lebenswelt anzuknüpfen und den Alltag und seine Herausforderungen in Zusammenarbeit mit Klientinnen oder Bewohnerinnen und den Angehörigen gemeinsam zu gestalten. Nur so wenig Hilfe wie notwendig oder Hilfe zur Selbsthilfe sind zwei Prämissen, die die Personen dazu befähigen sollen, so weit wie möglich selbstverantwortlich und selbstbestimmt zu leben.

Die innere Dimension von Haltung – gelebte *persönliche* und *professionelle* Haltung

Gerade weil es diese *individuelle* Interaktion ist, die die Pflege in ihrem Kern ausmacht, findet man bei der Recherche meist keine griffige, allgemeingültige Definition für Haltung auf dieser Ebene. Bei der weiteren Recherche zur professionellen Haltung der Sozial- und Heilberufe lassen sich vor allem Ergebnisse für den Bereich der Sozialen Arbeit ausmachen, die eher Grundwerte widerspiegeln und die professionelle Haltung im Handeln und die persönliche innere Haltung in den Blick nehmen – also den Kern der obigen Abbildung (▶ Abb. 5.1). Die folgenden Darstellungen sind stark verkürzt und werden auf den Bereich der Pflege übertragen und beschreiben das Verhältnis von persönlicher und professioneller Haltung. Die Definition skizziert vor allem, wie die pflegende Person durch die innere Haltung und die professionelle Haltung geprägt wird – und diese wie zwei Seiten einer Medaille das Handeln bestimmen.

Nach Domes & Wagner (2020) wird Haltung zwar oft angemahnt, ist aber zumeist mit normativen Verhaltenserwartungen aufgeladen und es existiert keine allgemeingültige Definition. Es wird unterschieden zwischen Haltung und professioneller Haltung. Tatsächlich erscheint der Begriff vielmehr als eine Art »Containerbegriff« vielfältiger Anforderungen, die zusammengefasst werden und auf den man sich reflexartig beziehen kann. Beispielsweise beim Umgang mit Menschen mit Demenz wird immer wieder auf Haltung verwiesen, ohne dass im Detail immer klar ist, was konkret die Anforderung an die Pflegenden sein soll.

Nach Tenorth & Tippelt (2007, S. 304) handelt es sich bei Haltung um die »verinnerlichte Einstellung einer Person, die unter Einflussnahme von Persönlichkeit, (Selbst-)Reflexion, kulturellen, beruflichen, milieubedingten, erzieherischen und anderen Erfahrungen erworben wurde. Sie äußert sich in allen Lebensbereichen, z. B. im sozialen Handeln, in persönlichen Beziehungen und im Bindungsverhalten, in politischen Orientierungen, im Erziehungsstil, im Bildungsverhalten, im Lebensentwurf, in psychischen und kognitiven Komponenten eines Individuums oder in seinen normativen Grundprinzipien.« Diese Haltung beeinflusst das Handeln, sie kann sich im Laufe des Lebens verändern, anpassen oder entwickeln, u. a. durch neue Erfahrungen, aber auch durch Wissen. Eine Haltung hat jede Person, sie ist aber veränderbar. Das bedeutet, dass Pflegende und Betreuende, die in der Altenhilfe arbeiten, bereits bestimmte Einstellungen in ihren Lebensbereichen erworben haben und mitbringen. Haltung verändert sich aber durch weitere Erfahrung, Erlebnisse und Wissensaneignung, durch die Berufserfahrung, also auch durch die Pflegepraxis selbst. Durch die Auseinandersetzung mit der eigenen Person, den Kolleginnen sowie durch die jeweiligen organisationalen und strukturellen Rahmenbedingungen kann eine Veränderung stattfinden.

Hinter jeder Handlung steht nach Auffassung von Spiegel (2018) eine Haltung und umgekehrt drücke jede Haltung sich wiederum in bestimmten Handlungen aus. Haltungen umfassen ihrer Ansicht nach Motive und Emotionen, die sich in Mimik, Gestik, Tonfall und der Art der Beziehungsgestaltung ausdrücken. Sie geht davon aus, dass professionelle Haltung als eine weitere Dimension von Handlungskompetenz neben Wissen und Können zu verorten ist. Noch so gut geplante und gewollte Handlungsvorschriften (eben auch Standards und andere Vorgaben) sind »sinnlos, wenn sie nicht mit einer entsprechenden Haltung verbunden werden« (Spiegel 2018, S. 89).

Diese Darstellungen von innerer Haltung und professioneller Haltung sind für alle in der Pflege und Betreuung Tätigen von Bedeutung, denn letztlich geht es immer um die Auseinandersetzung, welche Faktoren die innere Haltung beeinflussen und welche Auswirkungen diese auf die eigene professionelle Haltung haben.

Das Fundament von Haltung

Im ersten Abschnitt konnten unterschiedliche Dimensionen/Schichten von Haltung kennengelernt werden. Der innere Kern der Haltung einer Pflegekraft wurde definiert als veränderbar und durch innere und äußere Voraussetzungen und Erfahrungen geprägt. Diese innere persönliche und professionelle Haltung einer pflegenden Person ist letztlich nicht direkt beobachtbar, nur indirekt durch pflegerische Handlungen. Und gerade aufgrund dieser individuellen, persönlichen, veränderbaren Prägung ist es wichtig, als Pflegende Mindestanforderungen oder durch alle Ebenen konsentierbare Grundpfeiler der Haltung zu formulieren, wie die Anerkennung der Grundrechte. Die verschiedenen Schichten und Dimensionen müssen bei aller Veränderbarkeit ihr Fundament in gesellschaftlichen Grundwerten und Grundrechten haben. Ob dies gelingt, muss ständig kritisch reflektiert werden. Die folgenden Ausführungen zeigen, dass dieses Fundament nicht als selbstverständlich hingenommen werden darf. Eine Gesellschaft kann auch Gefahr laufen, dieses Haltungsfundament zu verlieren, wenn man sich lediglich auf den Leistungsgedanken beschränkt. Die folgenden Ausführungen zum Menschenbild alter Menschen füllen diesen Gedanken mit konkreten Beispielen.

Pflegeverständnis, Menschen- und Altersbilder

Der Anteil alter und hochbetagter Menschen wird nicht nur in Deutschland, sondern weltweit zunehmen (WHO 2018). Häufig sind diese Personengruppen von Einschränkungen in ihrer Aktivität betroffen, sind multimorbid und unterschiedlich motiviert, an Aktivitäten zur Bewegungsförderung teilzunehmen (Franco et al. 2015; Jeon et al. 2018). Die WHO (2018) verweist darauf, dass Gesundheit im Alter nicht durch die Abwesenheit von Krankheit definiert werden sollte. Gesundes Altern sollte vielmehr als Prozess verstanden werden, der es älteren Menschen ermöglicht, weiterhin die Dinge wahrzunehmen, die für sie wichtig sind. Es ist ein Menschenrecht, in Würde alt zu werden und trotz Krankheit und körperlicher Einschränkungen Lebenszufriedenheit zu erleben und Erfahrungen weiterzugeben. Es gilt auch die Lebensleistung zu würdigen. Dabei sind Pflegende (inklusive pflegender Angehöriger) gefragt, denn sie verbringen von den Heilberufen am meisten Zeit mit diesen Personen (u. a. Gholamzadeh et al. 2018).

In diesem Zusammenhang sind gesellschaftliche Haltungen wie beispielsweise Vorurteile gegenüber alten Menschen oder auch ein negatives Altersbild (z. B. »die Alten blicken es eh nicht mehr«) zu erwähnen. Darüber hinaus wirken auch subtil vermittelte Botschaften, die insbesondere die Leistungsfähigkeit junger Menschen betonen und eine negative Einstellung gegenüber dem Alter befördern. Solche Einstellungen lassen sich im Übrigen auch bei Pflegenden finden (Gholamzadeh et al. 2018) und letztlich beeinflussen sie die Qualität der Beziehungsgestaltung und der Pflegemaßnahmen, aber auch die Wahl des Berufsfeldes. So äußern Auszubildende, insbesondere im Bereich Akutpflege, zwar eine positive Einstellung gegenüber alten Menschen, aber nur wenige Personen (5,1 % der Befragten) zeigen ein Interesse daran, zukünftig mit alten Menschen zu arbeiten (Rathnayake et al. 2016). Gleichzeitig bestehen widersprüchliche Überzeugungen und Einstellungen gegenüber alten Menschen. Zwar wird »nach außen hin« eine positive Einstellung geäußert, diese steht aber im Widerspruch zur eigenen »impliziten« negativen Einstellung (Nash et al. 2014).

Wenn man nachdenkt, wird man sich sicher an die eine oder andere Situation erinnern, in der eine Kollegin über einen alten Menschen gesprochen hat. Diese Kolleginnen machen keine schlechte Arbeit oder handeln bewusst destruktiv. In der genannten »Art und Weise« kann aber eine Haltung zum Ausdruck kommen, derer man sich ggf. auch nicht bewusst ist. Es geht aber darum, sich diese Einstellungen und die daraus resultierenden Handlungen bewusst zu machen oder darauf hingewiesen zu werden, weil diese auf das Team einwirken. Insbesondere Auszubildende oder Praktikantinnen sind hierfür empfänglich und es bedarf positiver Vorbilder.

Und das Wichtigste: Haltungen gegenüber alten Menschen, die von einem negativen Altersbild geprägt sind, haben Auswirkungen auf die Erhaltung und Förderung der Mobilität. Aussagen wie »die stellt sich wieder an« oder »das ist ja typisch für die Alten« beeinflussen die Zusammenarbeit im Team und prägen die Interaktion mit dem alten Menschen. Vorurteile gegenüber dem Alter können so weiter verstärkt werden. Daher erscheint es auch sinnvoll zu überlegen: »Welches Bild habe ich selbst und welches Bild leitet uns im Team? Wird ein alter Mensch als ein Bündel von Defiziten wahrgenommen, der mit Attributen wie abhängig, schwach, unflexibel, kognitiv eingeschränkt, nervig usw. beschrieben wird (Gillis et al. 2008, zit. n. Rush et al. 2017)? Auf den Bereich der Mobilität übertragen würde man mit einer solchen Haltung überhaupt nicht tätig werden, denn die Interventionen würden aus dieser Perspektive nichts bewirken. Dieses Pflegeverständnis ist verrichtungsbezogen, die alten Menschen werden versorgt und »abgearbeitet«.

Alte Menschen können zunehmend Defizite entwickeln und diese Personen bewegen sich auf das Ende ihres Lebens zu. Dennoch stellt sich, unabhängig vom Alter, die Frage: Kann ich eine Person mit ihren positiven Eigenschaften wahrnehmen und eine förderliche Beziehung gestalten, die Ressourcen wahrnimmt? Kann ich sie in die Pflege einbeziehen, damit die Person ein Höchstmaß an Unabhängigkeit und Selbstbestimmtheit erleben kann? Dies würde ein personenzentriertes Pflegeverständnis spiegeln, das sich an den individuellen Ressourcen der Person und an einem Interaktions- und Aushandlungsprozess orientiert. Pflege in diesem Sinne erfolgt also nicht einseitig, indem eine Pflegekraft an einer passiven und abhängigen Bewohnerin/Klientin etwas tut. Vielmehr konstruieren die beteiligten Personen durch ihre Interaktion die Pflegesituation. Unabhängigkeit und Abhängigkeit gestalten sich fließend, werden ausgehandelt und sind keine unveränderlichen Zustände (Barken 2017). Wie man an diesen Fragestellungen erkennen kann, ist die Würde eines Menschen der Grundwert und das Menschenbild die Basis, auf der ein

Pflegeverständnis wachsen kann. Haltungen, die diesen Aspekten zuwiderlaufen, müssen kritisch reflektiert werden.

Das Handeln und Rückschlüsse auf die Haltung – wie kann man Haltung erkennen?

Nachdem die Dimensionen von Haltung herausgearbeitet wurden, geht der Blick auf das Zentrum: die Interaktion zwischen altem, pflegebedürftigem Menschen und der pflegenden Person. Wie wird der abstrakte Begriff Haltung konkret erlebbar und in welchen Verhaltensweisen in Bezug auf Mobilität manifestiert und konkretisiert sich diese innere Haltung?

Wertschätzung, Akzeptanz und Empathie

Wertschätzung fokussiert darauf, die Eigenheiten und das »Geworden sein« einer Person zu akzeptieren, die Einstellung sowie die Handlungen eines alten Menschen wertzuschätzen und diesem Menschen ohne Wertung und auf Augenhöhe zu begegnen. Augenhöhe bedeutet aber auch, sich auf Konflikte einzulassen oder auch unterschiedliche Einstellungen mit Klientinnen/Bewohnerinnen zu diskutieren, sofern dies noch möglich ist.

Empathie bedeutet, dass man sich in die Gefühle, Erfahrungen, in das Erleben, aber auch in die Probleme und Sorgen des alten Menschen einfühlen kann und Verständnis dafür zeigt und dies auch kommuniziert. Man muss sich nicht im Verständnis für das Gegenüber verlieren und es bedarf einer guten Regulation von Nähe und Distanz. Distanz meint dabei die Fähigkeit, eine Metaebene einzunehmen und Probleme von dieser Perspektive aus zu betrachten. Empathie kann vermittelt und erlernt werden (Richardson et al. 2015) und sie gilt als eine Basiskompetenz einer helfenden Beziehungsgestaltung. Eine empathische Kommunikation befördert u. a. Vertrauen, gegenseitiges Verständnis und Selbstwirksamkeit und führt zu einer Verbesserung der Zufriedenheit bei pflegebedürftigen Menschen (Hafskjold et al. 2015).

Was haben diese Kompetenzen mit der Erhaltung und Förderung der Mobilität zu tun? Alte Menschen können nicht immer zur Bewegung motiviert werden. Diese oben genannten Kompetenzen als Aspekte von Haltung sind hilfreich, um die Person und die dahinterliegenden Motive zu verstehen. Manchmal ist es schlicht ein »zu alt«, dass man als Antwort erhält, warum jemand sich nicht mehr bewegen will. Oder jemand hat Angst zu stürzen und traut sich nicht, diese Angst auszusprechen. Es gibt dann zwei Möglichkeiten: entweder ich bewerte »Der will eh nicht mehr« oder ich führe Gespräche und gestalte eine ermunternde Beziehungsarbeit, die immer wieder Angebote zur Bewegung macht, weil ggf. im Gespräch herauskommt, dass jemand früher sehr gerne spazieren gegangen ist oder gerne im Garten gearbeitet hat oder dass die Angst vor dem Sturz tatsächlich lähmt.

Empowerment/Partizipation/ Ressourcenorientierung

Ein breites Spektrum an Aktivitäten wird mit diesen Begriffen verbunden, die mit Informationsvermittlung einhergehen, aber auch darauf abzielen, Informationen zu sammeln und diese zu diskutieren, um die Klientin/Bewohnerin zu einer Entscheidung zu befähigen oder sie in ihrem Sinne zu treffen. Es ist zentral, wie Autonomie, Kontrolle und Einflussnahme der Bewohnerinnen/Klientinnen verstanden und letztlich auch realisiert werden.

Empowerment bezeichnet verkürzt gesagt Maßnahmen, die dazu dienen, Bewohnerinnen/Klientinnen durch Information, Mitwirkung und Mitentscheidung an der Pflege und an ihrer Lebens- und Alltagsgestaltung zu beteiligen (Reichardt & Gastmeier 2013). Es muss aber der Wunsch nach *Partizipation* der Person vorhanden sein, aktiv Mitverantwortung zu übernehmen, also an Entscheidungen teilhaben zu wollen. Eine zielgruppenspezifische Information und Beratung, um Wissen und Entscheidungsoptionen zu vermitteln, sind hierfür unerlässlich.

In der häuslichen Pflege zeigen Studien (Sanerma et al. 2020), dass die Einbeziehung der Klientinnen in die Organisation der Pflege und in die Entscheidungsfindungen dazu führen, dass Personen Entscheidungen treffen können, die für sie von Bedeutung sind, also ihr Leben lebenswert machen. Gleichzeitig erhöht dies die Wahrnehmung von Würde und Autonomie. Positive Auswirkungen auf das Wohlbefinden und die Zufriedenheit sind gleichermaßen festzustellen. Ähnliches kann auch für Personen in der stationären Pflege angenommen werden. Auch bei Menschen mit Demenz kann – je nach Stadium – eine Beteiligung an einer Entscheidung befördert werden, z. B. ist auch das Aufzeigen von Optionen sinnvoll, wenn man sich für das eine oder das andere entscheiden kann.

Ressourcenorientierung fokussiert darauf, Probleme zu mildern, diese zu bewältigen oder auch zu akzeptieren, d. h. diese in das Leben zu integrieren und damit umgehen zu können. Es geht darum, den Blick auf die verbliebenen Ressourcen zu richten. Also weniger die Probleme zum Thema zu machen, sondern einen konstruktiven Umgang damit zu finden und die verbliebenen Kompetenzen zu nutzen.

Was hat das mit der Erhaltung und Förderung der Mobilität zu tun? Frau Maier, die Sie zu Beginn des Buches kennengelernt haben, hatte den Wunsch, ein paar Schritte gehen zu können, um selbständig zur Toilette zu gelangen. Letztlich hat sie dies auch tatsächlich geschafft. Aber vorher saß die ältere Dame im Rollstuhl, sie wurde passiv bewegt und hatte auch nicht den Eindruck, dass sie ihre Wünsche formulieren kann oder dass man mit ihr das Laufen einüben könne.

Die Fragen, die sich aus diesem Beispiel allgemein ableiten lassen, sind: Inwiefern werden diese Wünsche zur Erhaltung und Förderung der Mobilität mit den Betroffenen kommuniziert? Werden im Alltag vorhandene Ressourcen eingebunden oder werden Tätigkeiten übernommen, weil die Zeit fehlt oder man Routinen von Kolleginnen übernommen hat? Was wird in Übergaben oder Dienstbesprechungen thematisiert? Wird mehr über Defizite oder Ressourcen gesprochen? Wie wird die Beteiligungskultur von Bewohnerinnen, auch im Hinblick auf Angebote zur Erhaltung und Förderung der Mobilität, gestärkt? Wie wird in der Häuslichkeit die Selbstverantwortung der Klientinnen gestärkt? Sind Information und Beratung inhaltlich auf die Themen Mobilität und Förderung der Alltagskompetenzen abgestimmt? Im Folgenden werden Elemente und Fragen vorgestellt, wie man seiner eigenen Haltung auf die Spur kommt und diese wahrnimmt. Dieses Bewusstmachen und Gewahr Werden kann neue Impulse freisetzen und die Interaktion in der Pflege verbessern.

Selbstwahrnehmung, Selbstbeobachtung und -erfahrung sowie Selbstreflexion

In der alltäglichen Pflege ist kaum Zeit innezuhalten und nachzudenken, geschweige denn Zeit dafür, auf sich selbst zu achten. Selbstwahrnehmung kann aber auch nach dem Dienst mit etwas Abstand zum Tagesgeschehen erfolgen und dann in ähnlichen Situationen abgerufen werden. Auch Rückmeldungen von Kolleginnen können einen Denkprozess in Gang setzen. Einführend einige Beispiele.

Das erste Beispiel ist aus einer Fortbildung: Wir bitten drei Personen, am Tisch Platz zu nehmen und sich in die Perspektive der Bewohnerin hineinzuversetzen. Die anderen Personen spielen den eigenen Alltag (in etwas übertriebener Form) nach. Sie gehen schnellen Schrittes durch den Raum, rufen sich entsprechende Hinweise zu, was noch zu erledigen ist und man merkt an Ton, Schritt und Körperspannung, dass alle gestresst sind. Am Tisch fängt eine Teilnehmerin an zu weinen. Diese nachgestellte Alltagssituation macht etwas mit ihr.

Das zweite Beispiel stammt aus einem Kinästhetik-Kurs: Es wird eine Teilnehmerin als adipöse Dame »nachgestellt« und mit Kissen und Bettdecke versehen. Sie soll im Bett liegen. Sie berichtet davon, dass sie ihre Füße nicht mehr sehen kann. Bei der Aufforderung, sich zu drehen, erzählt die Teilnehmerin von ihren Schwierigkeiten, »ihre Massen« seitwärts zu drehen. Ein Handtuch wird am Bettseitenteil angebracht, an dem die Teilnehmerin sich zur Seite ziehen kann. Gleichermaßen wird eine rechteckige Unterlage unter der Ferse angebracht. Beide Maßnahmen helfen bei der Seitwärtsbewegung.

Die ersten beiden Beispiele sind typische Situationen von *Selbsterfahrung*. Manchmal können diese sehr heilsam sein, das Tun und Handeln am eigenen Leib zu erfahren und zu spüren, indem man die Perspektive bewusst wechselt. Auch die eigene Angsterfahrung beim Transfer kann hilfreich sein, die Bewohnerin/Klientin künftig in einer anderen Art und Weise wahrzunehmen. Aussprüche wie »Sie müssen keine Angst haben« werden dann ggf. sparsamer dosiert, denn in der Eigenperspektive wird schnell klar, dass ein unsicherer und unklar durchgeführter Transfer (d. h. ohne konkrete Anleitung) Angst machen kann. Selbsterfahrung kann folgende Fragen aufwerfen: Wie wirkt das auf mich? Wie empfinde ich bestimmte Situationen? Wie fühlt sich das passive Agieren oder die Angst tatsächlich an? Und wie verändert sich meine Körperspannung? Selbsterfahrung hilft dabei, eigene Erfahrungen auf die Pflegesituationen zu übertragen und die eigene Haltung zu hinterfragen.

Das letzte Beispiel: Eine Pflegekraft ist deutlich im Stress, sie kommt schnellen Schritts in den Speiseraum, die Körperspannung ist hoch. Sie rückt den Stuhl der Bewohnerin vom Tisch, ohne etwas zu sagen. Die Bewohnerin erschrickt. Freundlich, aber gestresst sagt die Pflegekraft: »Frau Häberle, kommen Sie, wir gehen jetzt zum Mittagsschlaf, stehen Sie bitte auf!« Frau Häberles Körperspannung bleibt hoch, sie ist im Begriff aufzusehen, dann greift die Pflegekraft unter die Achsel und will sie vom Stuhl hochziehen, was beim zweiten Anlauf auch gelingt. Das Gesicht von Frau Häberle ist angespannt und der Schmerz erkennbar, der durch den Griff unter die Achsel entstanden ist.

Fragen der *Selbstbeobachtung* könnten sein: Was verändert sich durch meine Haltung an der Situation? Wie wirke ich mit meinem Auftreten? Wie geht es mir mit meinem Verhalten? Wie hier im Beispiel angedeutet, können auch bestimmte Haltungen die Pflegenden selbst beeinträchtigen, z. B. die im Duden erwähnte Bedeutung von Haltung im ursprünglichen Sinne, nämlich die erhöhte Körper- und Anspannung.

Selbstreflexion bedeutet sich selbst wahrzunehmen. Was tue ich wie und warum? Wie stehe ich zu einer bestimmten Thematik, z. B. zur Erhaltung und Förderung der Mobilität? Das heißt aber auch bewusst zu reflektieren, wie es mir mit einer Klientin oder einer Bewohnerin geht, die morgens nicht aus dem Bett aufstehen möchte oder sagt, dass sie keine Lust hat, sich zu bewegen.

- Was fühle ich, was geht in mir vor? Wut, Ärger, Empörung oder auch das Gefühl »ist mir egal«? Was triggert mich besonders und provoziert eine Reaktion?
- Welche Haltung kommuniziert mein Arbeitgeber und lässt sich das in konkreten Situationen umsetzen?
- Sind mein Verhalten und meine innere Haltung stimmig? Wenn das Verhalten nicht zur Haltung passt, welche äußeren Einflüsse stören? Was kann ich tun, um diese zu verändern?

Es gibt nicht *ein* »Richtig« oder »Falsch«, es ist aber gut zu wissen, was man wahrnimmt und fühlt, was bestimmte Gefühle auslösen und wie sie das Handeln beeinflussen. Kann eigenes Verhalten die Reaktion bzw. den Widerstand von Bewohnerinnen erhöhen? Ist z. B. die eigene Köperspannung und Anspannung so hoch, dass das Gegenüber darauf in der gleichen Art und Weise reagiert?

Selbstreflexion bedeutet aber auch, die eigene Haltung mit der professionellen Haltung abzugleichen. Beispielsweise gibt es Pflegende und Betreuende, die sich selbst nicht gerne bewegen. Das hat jeweils persönliche und sicher z. T. berechtigte Gründe – diese verleiten aber dazu, die eigene Einstellung zur Bewegung auf die Bewohnerinnen/Klientinnen zu übertragen. Das heißt die eigenen Werte und Einstellungen, Lebensumstände und das individuelle Geworden sein sind vom Gegenüber zu unterscheiden. Bewohnerinnen können durch die Erhaltung und Förderung der Mobilität einen großen Profit erleben, selbst dann, wenn es sich nur um einen kleinen Autonomiegewinn handelt.

Gleichermaßen kann Selbstreflexion auch mit und durch das Team ermöglicht werden. Es ist erstrebenswert, eine Kultur zu schaffen, in der Rückmeldungen von Kolleginnen möglich sind. Beispielsweise kann es ermutigend und haltungsstärkend sein, wenn Ihnen eine Kollegin mitteilt, dass Ihre Art und Weise, wie Sie die Bewohnerin dazu motiviert haben, das Bett zu verlassen, besonders hilfreich für sie war. Oder eine Kollegin gibt Ihnen einen Hinweis, dass sie Sie gestresst empfunden hat, als Sie im Speisesaal Frau XY darum gebeten haben, aufzustehen.

Handlungsempfehlungen und Reflexionsfragen für den Alltag

Das Zentrum für Qualität in der Pflege stellt umfangreiches Arbeitsmaterial (z. B. Arbeitsblätter, Filme und Diskussionsanregungen) zur Verfügung, um sich mit der Pflegecharta und dem ICN-Ethikkodex auseinanderzusetzen.[6] Im Bereich der Selbsterfahrung und -reflexion ist auf das Format der Schattentage[7] zu verweisen (ZQP 2020c). Hier geht es um die Perspektive des pflegebedürftigen Menschen, die wahrgenommen wird. Pflegende, Einrichtungsleitungen oder Vorstände verbringen einen Tag in der Beobachterrolle und begleiten eine Bewohnerin. Sie nehmen die Handlungen und das Geschehen zur Kenntnis, greifen aber nicht ein. Durch diese Beobachtung und Wahrnehmung der Alltagsroutinen kann Aufmerksamkeit auf die Bedarfe und Bedürfnisse der pflegebedürftigen Menschen gelenkt werden. Insbesondere die Bereiche der Mobilität und der Erhaltung von Selbständigkeit können wertvolle Erkenntnisse liefern (z. B. Bewegungsbarrieren, Übernahme von Leistungen etc.). Ziel ist es, durch diese gewonnenen Erkenntnisse Strukturen und Prozesse, aber auch Haltungen und das eigene Handeln zu reflektieren und im Team Veränderungsprozesse einzuleiten (▶ Teil 5, Kap. W).

Anregungen und Materialien sind hilfreich. Sie bewirken aber per se keine Wunder, wenn die Inhalte lediglich »abgearbeitet« werden. Vielmehr sollen sie eine (kontroverse) Diskussion befördern. Ziel muss es sein, Eckpfeiler für eine gemeinsame Zusammenarbeit zu formulieren, in denen das Menschen- und Altersbild, das Pflegeverständnis auf das tägliche Handeln heruntergebrochen werden und eine »Pflegekultur« entsteht, die den Respekt für alte Menschen in den Blick nimmt und Haltung widerspiegelt, der sich auch im Bereich der Mobilität zeigen sollte.

Pflege wird häufig unter Zeitdruck erbracht, aber in den wenigen Minuten, in denen Begegnungen stattfinden, kann ein Gefühl von Würde vermittelt werden, wenn die Personen sich als Individuum wahrgenommen fühlen und man ihnen als Mensch begegnet. Es ist abhängig von der Einstellung der Pflegenden und ihrem Wissen über den jeweiligen alten und pflegebedürftigen Menschen, ob das Handeln von Respekt oder Respektlosigkeit geprägt ist (Moe et al. 2013).

Mitarbeitende berichten davon, dass es Situationen gibt, in denen ihr Verhalten

---

6 Pflegecharta: https://www.zqp.de/pflege-charta/?hilite=pflege-charta, Zugriff am 30.11.2021
7 Schattentage: https://www.zqp.de/wp-content/uploads/Perspektivenwechsel_Methode_Schattentage_Pflege_Qualitaetssicherung.pdf, Zugriff am 30.11.2021

aufgrund der äußeren Umstände nicht stimmig und eine respektvolle Haltung nur schwierig umsetzbar ist. Überforderungssituationen bringen Haltung und Verhalten aus dem Gleichgewicht. Man ist und bleibt Mensch. Die Frage ist aber: Lernt man daraus für künftige Situationen und ist man dazu bereit, Grenzverletzungen zu bereinigen? Eine Entschuldigung oder Erklärung, dass man sich ggf. im Ton vergriffen hat, vermittelt genau diesen Respekt, der im Alltag gefragt ist. Es gibt keine perfekten Menschen, aber solche, die sich ihrer Fehlbarkeit und Grenzen bewusst sind – auch eine Frage der Haltung. Eine wohlwollende Haltung gegenüber sich selbst, die Fehler als menschlich zulässt, öffnet erst den Raum für eine Reflexion und Kommunikation und befördert gemeinsames Lernen. Der Umgang mit Fehlern zeigt also eine weitere Facette des schillernden Haltungsbegriffes. Verständigen Sie sich im Team zu den folgenden Punkten:

- Treffen Sie gemeinsam eine Vereinbarung im Team, wie Sie mit negativen Äußerungen über Bewohnerinnen oder Klientinnen umgehen.
- Arbeiten Sie an einer Feedback-Kultur im Team. Diese entsteht nicht von heute auf morgen, ist aber eine wesentliche Möglichkeit im Alltag, Haltungsveränderungen sichtbar oder erlebbar zu machen. Gibt es eine Feedback-Kultur, die Positives wahrnimmt und Verbesserungswürdiges nicht außer Acht lässt? Jeder ist mal schlecht drauf und vergreift sich im Ton, dennoch ist es gut, wenn das nicht einfach hingenommen wird. Halt mal – also ganz wörtlich genommen!
- Sprechen Sie Beschwerden von Bewohnerinnen und Klientinnen im Team an, beispielsweise wenn ein ruppiger Umgang oder Ton beim Transfer angemerkt wird. Kommen Sie gemeinsam ins Gespräch, wenn Sie oder eine Kollegin an Grenzen kommen, zweifeln und Unsicherheiten im Umgang mit Klientinnen/Bewohnerinnen spüren. Nicht immer gibt es schnelle Lösungen, aber die Hinweise von Kolleginnen können hilfreich sein. Letztlich ist das »Aussprechen« von überfordernden Situationen auch ein wichtiger Faktor, der eine gute Teamkultur befördert.
- Aussprüche, wie »hab dich nicht so« oder »du wieder«, sind wenig hilfreich und werden dazu führen, dass Kolleginnen sich mit ihren Äußerungen zurückhalten werden.
- Fokussieren Sie gemeinsam die Ressourcen der Bewohnerinnen/Klientinnen und wie diese in den Alltag eingebaut werden können. Sorgen Sie gemeinsam dafür, dass die Erhaltung und Förderung der Mobilität nicht von der individuellen Haltung der Pflegenden abhängig sind.
- Überlegen Sie gemeinsam, wie das Thema »Haltung« im Team immer wieder thematisiert werden kann. Knüpfen Sie dabei an die Selbsterfahrung an, nehmen Sie einen Perspektivwechsel vor. Insbesondere Auszubildende müssen hier im Blick sein und von den Mentorinnen begleitet werden. Beispielsweise stellen Sie sich die Frage: Wie fühlt es sich an, wenn man zwei Stunden im Speisesaal mit angezogenen Bremsen am Tisch sitzt? Gleichzeitig gilt für diese Gruppe: Positive Vorbilder zu haben ist wichtig und stärkend.

Zur eigenen Reflexion sind in der Anlage Fragen hinterlegt (siehe Zusatzmaterial 9). Bei diesen Fragen geht es nicht um Kategorien von »gut und schlecht« oder »falsch und richtig«, sondern darum, sich bewusst zu machen, wie man zu bestimmten Themen, Annahmen, Vorgaben steht und ob sie Einfluss auf das tägliche Handeln nehmen bzw. auch darüber nachzudenken, ob die eigenen Annahmen veränderbar sind.

Resümee

Die Altenhilfe unterliegt vielen äußeren Einflüssen, die auf die Lebens- und Arbeitswelt von Pflegenden oder Bewohnerinnen und Klientinnen einwirken. Die Rahmenbedingungen, z. B. Personalnot, erschweren eine Haltung, die Mitarbeitende sich wünschen und die an ihre Motive für ihre Berufswahl anknüpft. Bei allen Anforderungen an die Pflegenden ist zu überprüfen, ob von der Organisation die Arbeitsbedingungen so gestaltet werden, dass die formulierten Haltungen im Leitbild auch umsetzbar sind. Zudem muss eine Gesellschaft für eine menschenwürdige Pflege einstehen, und zwar eine, die von Pflegenden und Gepflegten gleichermaßen als solche wahrgenommen wird. Manchmal bedarf es Mut gegenzuhalten oder Haltung zu zeigen, indem man auch als Mitarbeitende thematisiert, dass eine menschenwürdige Pflege im Alltag scheitert.

Die Gestaltung des Beziehungs- und Aushandlungsprozesses ist ein wichtiger Punkt, ob und wie die Qualität der Pflege wahrgenommen wird. Bensch und Haas (2019) verweisen darauf, dass es bei Menschen (mit Demenz) darum geht, ihnen in »ihrem So-Sein« zu begegnen. Sie sind Personen, die trotz täglicher Arbeit den Pflegenden fremd bleiben können. In Anlehnung an Freise (2017) verweisen die Autorinnen darauf, dass diese Fremdheit als Geheimnis gedeutet werden sollte, dem es zu begegnen gilt.

Eine gemeinsame, handlungsleitende Haltung ist auch im Hinblick auf Bewegung sinnvoll, damit die alten Menschen immer wieder zur Bewegung anregt werden, Handlungsspielräume sowie ein Für und Wider austariert werden. Das »Wie« ist entscheidend, denn die Art und Weise vermittelt dem pflegebedürftigen Menschen das Gefühl, eine Person zu sein und fördert das Empfinden von Würde. Haltungen im Team zu entwickeln und im Gespräch zu bleiben, dafür braucht es einen langen Atem. Es geht nicht um einen gemeinsamen Spaziergang, sondern – um im Bild des Gehens zu bleiben – um einen Halbmarathon. Dieser Prozess muss von der Leitung begleitet werden.

B   Asche bewahren oder Feuer anzünden – Selbständigkeit im Pflegealltag fördern!

Bianca Berger und Petra Reiber

Hinführung

Der Titel ist ein abgewandeltes Zitat, das von Thomas Morus stammt. Was hat dieses Zitat mit der »Erhaltung und Förderung der Mobilität« zu tun? Der zweite Teil des Titels gibt den Hinweis, nämlich die Selbständigkeit im Alltag zu fördern, und zwar nach dem Motto »So wenig Hilfe wie nötig und so viel Bewegung wie möglich«.

> Frau Bauer ist eine alte Dame mit einer mittelgradigen Form von Demenz. In der Pflegeplanung wurde festgehalten, dass eine vollständige Übernahme bei der Entkleidung am Abend notwendig sei. Eine Kollegin berichtet, ihr sei das komisch vorgekommen. Daher habe sie Frau Bauer am Abend Schritt für Schritt angeleitet, sich auszuziehen und das Nachthemd anzuziehen. Sie sagte zu Frau Bauer: »Das haben Sie sehr gut gemacht. Morgen lege ich Ihnen das Nachthemd hin und dann ziehen Sie sich selbst aus«. Am Folgeabend wurde das Nachthemd auf dem Bett vorbereitet. Als die Kollegin das Zimmer betrat, saß Frau Bauer

»fertig« ausgezogen auf dem Bett. Auf die Verwunderung der Kollegin antwortete Frau Bauer: »Sie haben das doch gesagt!«

Was meint jetzt *Asche bewahren oder Feuer anzünden*? Asche bewahren meint, die Ressourcen der pflegebedürftigen Menschen nicht konsequent in die Pflege einzubeziehen und Tätigkeiten abzunehmen oder zu übernehmen. Folge ist, dass die pflegebedürftigen Menschen zunehmend Fähigkeiten verlieren, resignieren und abhängiger von pflegerischer Hilfe werden und damit der Pflegebedarf steigt. Ein Beispiel zur Resignation: Während einer Beobachtung im Speiseraum einer Einrichtung wurde einem hochbetagten Mann das Essen gebracht. Ungefragt wurde das Essen klein geschnitten und der Mann begann vor sich her zu schimpfen, konnte aber nicht mehr zum Ausdruck bringen, dass er das Essen nicht geschnitten haben möchte. Er regte sich auf, wollte nicht mehr essen. Der Automatismus »so machen es alle« siegte, obwohl der hochbetagte Mann noch die Fähigkeit besaß, mit Messer und Gabel umzugehen.

Feuer anzünden meint das Gegenteil, nämlich die verbliebenen Kompetenzen eines pflegebedürftigen Menschen konsequent und kontinuierlich in die Alltagsaktivitäten einzubeziehen. Das bedeutet auch, die Personen zu motivieren und ihnen Wertschätzung zu zeigen, wenn Aktivitäten umgesetzt werden können. Ein Beispiel hierfür ist die Erzählung einer älteren Dame. Sie beschreibt eine Mitarbeiterin, die besonders gut für sie sorgt, ihr beim Transfer jeden einzelnen Schritt erklärt, »wann und wie die Knie zu beugen sind« usw. Das sei ihr wichtig, sie könne sich gut halten und hätte das Gefühl, noch etwas zu können. Für die Mitarbeiterinnen sei das ja auch sinnvoll, weil das gut für ihren Rücken sei. Sie würde auch den Auszubildenden immer raten, sich den Transfer von der betreffenden Mitarbeiterin zeigen zu lassen.

Häufig führen körperliche und kognitive Einschränkungen von pflegebedürftigen Menschen eher dazu, dass im Alltag Tätigkeiten übernommen werden. Warum? Erstens weil die Zeit (zu) knapp ist und man seine Arbeit »schaffen muss« und will (Arnold 2008). In der Beobachtung – unabhängig vom Setting – zeigt sich diese Zeitnot meist schon beim Aufstehen aus dem Stuhl und dem schnellen Griff unter die Achsel, um die pflegebedürftige Person hochzuziehen.

Zweitens kommt es, wie bei Frau Bauer, zu Routinen im Pflegealltag und es wird nicht mehr hinterfragt, wie viel Restkompetenzen vorhanden sind. Drittens fehlt es häufig an einem gemeinsamen Verständnis; das führt dazu, dass eine an den Fähigkeiten orientierte Pflege nicht kontinuierlich umgesetzt wird. Kolleginnen berichten im Rahmen von Interviews und im Gespräch davon, dass sie sich als »Don Quichotte« im Alltag fühlen. Sie leiten beispielsweise Bewohnerinnen und Klientinnen an und erreichen eine selbständige oder teilweise Übernahme von Tätigkeiten. Wenn sie in den Urlaub gehen oder einige Tage nicht im Dienst seien, müssten sie wieder »von vorne anfangen«, da die Maßnahmen nicht in der gleichen Art und Weise weitergeführt wurden, sondern eher vollständig übernommen wurden. Eine Auszubildende erzählte, dass sie über mehrere Tage mit ihrer Mentorin und einer Bewohnerin einen Transfer eingeübt habe. Die übergewichtige Bewohnerin konnte schließlich ihre Restkompetenzen einbeziehen und der Transfer konnte mit einer Person durchgeführt werden. Nach ihrem Urlaub und einem Schuleinsatz sei wieder der übliche Transfer »zwei Personen heben die Dame in den Rollstuhl« durchgeführt worden. Solche Ereignisse führen oft zu Frustration und Resignation.

Wenig Augenmerk wird auf die Folgen einer »Vollversorgung« für pflegebedürftige Menschen gelegt. Für sie ist es nämlich wichtig, dass sie noch »etwas können«, selbständig sind und den anderen nicht zur Last fallen.

Pleschberger (2005) spricht davon, dass Krankheit und Pflegebedürftigkeit von den Betroffenen einerseits als Angriff auf die intrapersonelle Würde verstanden werden, weil die körperliche Integrität bedroht ist. Andererseits ist die Würde indirekt gefährdet, weil man durch die Abhängigkeit zur Belastung für andere wird. Das heißt im Umkehrschluss: Das Einbeziehen von Fähigkeiten fördert die Wahrnehmung von Würde der Betroffenen, weil man selbst etwas zur Pflege beitragen kann. Die Auseinandersetzung mit den unterschiedlichen Begrifflichkeiten und den damit verbundenen Zielen aktivierender oder rehabilitativer Pflege zeigt die Merkmale einer solchen Pflegephilosophie.

Die Begriffe »aktivierende Pflege«, »aktivierend-therapeutische Pflege« und »rehabilitative Pflege«

Pflege und die Beurteilung dessen, was qualitativ hochwertige Pflege bedeutet, hat sich gewandelt. Sicherheit als oberste Prämisse weicht immer mehr einer personenzentrierten Pflege, bei der persönliche Ziele und Vorgehensweisen ausgehandelt und stärker auf die Zielgruppe der pflegebedürftigen Menschen ausgerichtet werden sollen. Es sind nationale und internationale Entwicklungen zu beobachten, die eine Ausrichtung von Pflege an Erhalt und Förderung physischer und kognitiver Funktionen unterstreichen. Gleichermaßen werden subjektive Wahrnehmungen, wie die Wahrnehmung von Lebensqualität, betont. Das sind für die Altenpflege keine neuen Gedanken, aber nach wie vor wird hier ein Anspruch deutlich, der an Aktualität nicht eingebüßt hat. Oft kommt der Hinweis von Einrichtungs- oder Pflegedienstleitungen, dass dies bereits gelebte Praxis sei. Wenn man jedoch einige Tage vor Ort die Praxis beobachtet, dann wird deutlich: Es besteht immer noch oder immer wieder Handlungsbedarf! Die Kolleginnen bestätigen häufig diese Wahrnehmung.

In diesem Zusammenhang werden viele Begrifflichkeiten verwendet, teilweise synonym. Sie unterscheiden sich aber im Detail. Im deutschen Sprachraum finden sich Begriffe wie »aktivierende Pflege«, »aktivierend-therapeutische Pflege« oder »rehabilitative Pflege«. Vor allem der Begriff der aktivierenden Pflege hat sich etabliert. Dieser Begriff findet sich auch in § 2 (1), Satz 2 SGB XI: wieder: »Die Hilfen sind darauf auszurichten, die körperlichen, geistigen und seelischen Kräfte der Pflegebedürftigen, auch in Form der aktivierenden Pflege, wiederzugewinnen oder zu erhalten.«

Wie bereits angedeutet: nichts Neues, aber immer noch aktuell: Die zentrale Aufgabe aktivierender Pflege besteht darin, die Ressourcen der noch vorhandenen Fähigkeiten und Fertigkeiten der Betroffenen zu nutzen, um das Ziel weitgehender Unabhängigkeit von professioneller Pflege zu erreichen (Roes 2009). Fokus ist also das aktive Tun, das Selbständigkeit anregt und dem Betroffenen Handlungsmöglichkeiten eröffnet.

Bartels et al. (2016) haben den Begriff zu »aktivierend-therapeutischer Pflege« erweitert und stellen unter Beachtung der vorhandenen Fähigkeiten und Fertigkeiten sowie aktueller gesundheitlicher Einschränkungen das (Wieder-)Erlangen und Erhalten von Alltagskompetenz in den Mittelpunkt.

Rehabilitative Pflege hingegen unterscheidet sich in Deutschland von dem Begriff der aktivierenden Pflege. Die Intention einer rehabilitativen Pflege ist an die medizinische Rehabilitation gebunden (Roes 2009) und sie ist zeitlich befristet. Ziel rehabilitativer Pflege ist jedoch auch in diesem engeren Sinn die Erreichung eines größtmöglichen Maßes an Selbständigkeit. Außerdem ergeben sich im Pflegealltag Überschneidungen, da selbständiges Handeln bei Alltagsverrichtungen eine zentrale Aufgabe rehabilitativer Pflege ist.

Die Grenzen zwischen den verwendeten Begriffen sind also fließend, idealerweise impliziert der Ansatz der aktivierenden Pflege eine intensive, täglich und in den Alltag integrierte mehrfach durchgeführte pflegerische Rehabilitation. Rehabilitation beinhaltet also mehr als Aktivierung – dieser Gedanke wird aufgegriffen, wenn aktivierende Pflege als zentrales und umfassendes pflegerisches Konzept der Rehabilitation gesehen wird, die auf pflegewissenschaftlichen Bedürfnistheorien basiert und als Handlungskonzept für die Praxis ausgestaltet wird (Dangel & Korporal 2003). Für Einrichtungen und Dienste kann eine Chance darin liegen, in einem interprofessionellen Konzept aktivierende Pflege unter psychosozialen Aspekten mit Heilmitteleinsatz wie Physio-, Ergo- oder Logopädie zu verknüpfen (Nüchtern et al. 2017).

Kompetenzförderung sowie die Integration von Präventions- und Rehabilitationsmaßnahmen sind aber gleichermaßen in ambulanten Diensten und teilstationären Einrichtungen von Bedeutung und umsetzbar. Bereits im Bericht des BMFSFJ (Schneekloth & Wahl 2008) über Möglichkeiten und Grenzen selbständiger Lebensführung in stationären Heimen (MUG IV) wird darauf hingewiesen, dass Pflegeheime für alte Menschen »Orte nicht nur zum Leben, sondern auch Orte der Rehabilitation und Kompetenzförderung« sein könnten – die Möglichkeiten hierzu werden in einem weiten Spektrum von Hauswirtschaft bis hin zu medizinischer Rehabilitation gesehen. Die Integration von Präventions- und Rehabilitationsmaßnahmen in die Betreuungsangebote stationärer Langzeitpflegeeinrichtungen ist damit als zentrale Versorgungsaufgabe zu werten – die Vulnerabilität von Bewohnerinnen darf nicht dazu führen, dass Verbesserungspotentiale nicht mehr gesehen werden (Kruse et al. 2019).

Im angloamerikanischen und asiatischen Raum spielt diese Unterscheidung von aktivierender und rehabilitativer weniger eine Rolle. In Deutschland ist diese Differenzierung vorwiegend auf die Zuständigkeiten von Kranken- und Pflegeversicherung zurückzuführen. International wird insbesondere von »Restorative Care« oder auch kurz »Res-Care« gesprochen. In den letzten Jahren wurde dieser Begriff jedoch zunehmend durch »Function Focused Care« abgelöst.

Eine Übersetzung der Begrifflichkeiten ins Deutsche ist nicht einfach. Wichtig erscheint aber, dass beispielsweise »Function Focused Care« (FFC) nicht mit dem negativ belegten deutschen Begriff der »Funktionspflege« verwechselt werden sollte. Wenn im Folgenden von »Function Focused Care« gesprochen wird, meinen wir eine an Fähigkeiten und Alltagskompetenzen ausgerichtete Pflege.

> Es werden unterschiedliche Begriffe wie aktivierende, aktivierend-therapeutische oder rehabilitative Pflege genutzt. Gemeinsam ist diesen Begrifflichkeiten, dass Pflege immer in einer spezifischen Weise aktivierend zu gestalten ist. Das heißt vorhandene Fähigkeiten sollen erhalten und, soweit möglich, beeinträchtigte oder verlorene Fähigkeiten zurückgewonnen werden.

Kennzeichen einer an Fähigkeiten und Alltagskompetenzen ausgerichteten Pflege

Die Konzepte orientieren sich also an der Ergebnisqualität aus Sicht der Betroffenen mit dem Ziel größtmöglicher Unabhängigkeit und Selbständigkeit. Eine weitere Gemeinsamkeit dieser Konzepte ist der zugrundliegende Blick auf die individuelle Förderung und Erhaltung von Fähigkeiten unter Berücksichtigung der Ziele von Prävention und Rehabilitation.

Zentrale Themen sind dabei Alltagskompetenzen, Beweglichkeit und Mobilität sowie Beziehungsarbeit (Bartels et al. 2016; Galik et al. 2013; Lee et al. 2019) mit dem Ziel der Stärkung von sozialer Teilhabe und von Selbständigkeit (Kruse et al. 2019). Die Konzepte gehen über eine reine »Aktivierung« hinaus und beinhalten Maßnahmen auf mehreren Ebenen. Konkret setzen diese Konzepte darauf, die pflegebedürftigen Personen in Alltagstätigkeiten einzubinden und Aufgaben selbstständig ausführen zu lassen, um somit körperliche Aktivität zu fördern. Zuerst werden vorhandene Fähigkeiten von pflegebedürftigen Personen identifiziert, anschließend erfolgt auf Grundlage der physischen und kognitiven Fähigkeiten die Festlegung einer individualisierten Strategie, anhand derer auf ein ausgehandeltes Ziel hin gefördert wird.

Besonders zu betonen ist, dass Maßnahmen sinnstiftend sein und einen Zweck haben müssen. Aus der Perspektive der pflegebedürftigen Menschen gilt es die Frage zu stellen: Warum lohnt es sich, jeden Tag aufzustehen?

In einer Übersichtsarbeit wurden die Wahrnehmungen von Pflegenden zu ihrer Rolle in der funktionsorientierten Pflege befragt (Swoboda et al. 2020). Dabei zeigte sich, dass Pflegende um die Bedeutung und ihre Verantwortung bezüglich einer an »Fähigkeiten und Alltagskompetenzen ausgerichteten Pflege« (FFC) wissen. Dennoch sind sie nicht immer in der Lage dazu, diese Interventionen auch durchzuführen. Als Grund hierfür wird mangelnde organisatorische Unterstützung genannt, die sich in Personalknappheit und Zeitmangel zeigt, so dass den Erfordernissen der an Fähigkeiten orientierten Pflege keine Priorität eingeräumt werden kann. Leitungskräfte und Organisationen sollten daher eine an Alltagstätigkeiten und Fähigkeiten ausgerichtete Pflege wieder priorisieren.

Dazu bedarf es Mut, etwas auszuprobieren. Im Beitrag »*Ich bin dann mal raus…*« – *pflegerische Projekte im Außenbereich zur Förderung der Mobilität und Normalität* wird von der Idee berichtet, dass man mit Heimbewohnerinnen einen »Schrebergarten« bewirtschaftet und sich Menschen mit ihren verbliebenen Fähigkeiten einbringen. Gleiches gilt für Projekte im häuslichen Bereich.

Wirksamkeit von Konzepten einer an Alltagskompetenzen und Fähigkeiten ausgerichteten Pflege

Einige Konzepte mit rehabilitativer Philosophie wurden wissenschaftlich untersucht. Die Ergebnisse sind vor allem für die Zielgruppe Pflegebedürftige mit kognitiven Beeinträchtigungen erfolgsversprechend. Positive Effekte zeigen sich bei der Umsetzung von strukturierten Bewegungsprogrammen in der Langzeitpflege. Körperliche Fähigkeiten und Funktionen, die Kognition, aber auch das psychosoziale Wohlbefinden wurden positiv beeinflusst.

Eine Übersichtsarbeit, die 22 Studien im Setting Langzeitpflege auswertete, bestätigte überwiegend die Wirksamkeit von FFC-Interventionen auf physische, psychosoziale und kognitive Funktionen. Einzelne Studien konnten jedoch keine Effekte nachweisen (Lee et al. 2019). Die Interventionen der untersuchten Studien unterschieden sich dabei in Bezug auf den theoretischen Bezugsrahmen, das Format der Intervention, die untersuchten Zielgrößen und das Ausmaß der kognitiven Einschränkungen der Zielgruppe.

Weitere Studien bestätigen die Wirksamkeit von FFC auf funktionelle Fähigkeiten und Aktivitäten des täglichen Lebens (Jung et al. 2020; Resnick & Galik 2013). Ein Beispiel hierfür ist die Studie von Galik et al. (2013): In dieser Studie wurde die Intervention (Function Focused Care) anhand von vier Schwerpunkten, die auf Menschen mit Demenz angepasst wurden, angewendet:

- Einbezug umgebungsbedingter Faktoren
- Fortbildungen für professionell Pflegende
- Entwicklung individueller Ziele für die pflegebedürftigen Menschen
- Begleitung der Pflegenden durch Mentorinnen

Die Ergebnisse zeigten, dass diese Form der rehabilitativen Pflege dazu beitragen kann, Funktionsfähigkeiten bei Bewohnerinnen zu erhalten und zu verbessern. Zudem konnte bewegungsarmes Verhalten reduziert werden und es konnten Veränderungen in der Pflegepraxis der professionell Pflegenden initiiert werden (Galik et al. 2013). Auch die häufig geäußerte Sorge eines erhöhten Sturzrisikos durch aktivere Personen konnte entkräftet werden. Die Sturzrate reduzierte sich in der Interventionsgruppe gegenüber der Kontrollgruppe deutlich (Galik et al. 2013).

Ein weiteres Beispiel für die Integration von Präventions- und Rehabilitationsangeboten in die stationäre Langzeitpflege ist die Studie ORBIT, die ein dreimonatiges therapeutisches Interventionsprogramm mit anschließender dreimonatiger rehabilitativer Pflege umfasste. Für Mobilität und Lebensqualität konnten Verbesserungen nachgewiesen werden (Kruse et al. 2019). Eine weitere Erkenntnis war der Zusammenhang von Interventionserfolgen und Lebensqualität – die Beendigung der Therapie hatte einen Funktionsverlust zur Folge, der sich wiederum negativ auf die Lebensqualität auswirkte – eine *kontinuierliche* Förderung funktioneller Fähigkeiten ist notwendig.

Strategien zur Umsetzung – was ist zu tun?

Bei der Umsetzung dieser Pflegephilosophie in bestehende Konzepte kommen zwei Strategien zur Anwendung: Die erste Strategie umfasst die Integration von Maßnahmen und Grundsätzen aktivierender Pflege als Verständnis in die täglichen Pflegeabläufe, die zweite ergänzt diese durch das Angebot strukturierter Programme, die zusätzlich durch Fachkräfte angeboten werden, beispielsweise Trainingsprogramme, die aus mehreren Komponenten wie Balance-, Ausdauer- und Kraftübungen bestehen (Lee et al. 2019; Bischoff et al. 2021). Im Zuge eines Reviews, das die Umsetzung von Interventionen mit der Ausrichtung »Restorative Care« oder »Function Focused Care« auswertete, konnten mehrere Schlüsselelemente identifiziert werden (Lee et al. 2019):

- *Schaffung eines konzeptionellen Rahmens:* Es muss klar sein, dass die Einrichtung nach einem Konzept arbeitet, das die Pflegephilosophie vertritt, die zugrundeliegenden Fähigkeiten des älteren Menschen in Bezug auf Funktion und körperliche Aktivität zu erfassen und ihm dabei zu helfen, seine körperlichen Fähigkeiten zu optimieren und/oder so lange als möglich zu erhalten.
- Interaktives Lernen für Pflegende in Workshops mit praxisnaher Ausgestaltung und Angebot von Lernprogrammen für Pflegende mit dem Ziel, Wissen und Interventionsfähigkeiten zu vermitteln, um die funktionellen Fähigkeiten der pflegebedürftigen Person zu verbessern.
- *Individuelle Ausrichtung der Maßnahmen an den Fähigkeiten der pflegebedürftigen Menschen:* Einschätzung der individuellen Bedürfnisse und Fähigkeiten (körperliche/kognitive) und Vereinbarung einer individualisierten Strategie, um gemeinsam ausgehandelte Ziele zu erreichen. Präferenzen und Interessen der pflegebedürftigen Personen müssen berücksichtigt werden.

To-dos: Empfehlungen für den Pflegealltag

Auf Ebene der Pflegepraxis werden diese Prinzipien in der direkten Interaktion mit den pflegebedürftigen Menschen gelebt. Im Folgenden werden einige Beispiele genannt, die dem Grundsatz »So viel Hilfe wie nötig, so wenig wie möglich« (Bartels et al. 2016, S. 22) entsprechen:

- Pflegebedürftige Menschen zum Wohnzimmer/Speisesaal gehen lassen, anstatt sie im Rollstuhl zu schieben; Personen, die auf den Rollstuhl angewiesen sind, zum selbständigen Fortbewegen durch Trippeln mit den Füßen anleiten, Umsetzen vom Rollstuhl in den Stuhl
- Sie dazu ermutigen und motivieren, die Körperpflege selbständig durchzuführen,

u. a. Anbahnen von konkreten Handlungen
- Pflegebedürftige Menschen daran beteiligen, den Tisch im Speiseraum/Wohnzimmer zu decken/abzudecken oder dazu anregen, andere Personen zu unterstützen oder sich gegenseitig zu helfen, z. B. anderen Personen ein Getränk einschenken
- Einsatz von Hilfsmitteln zur selbständigen Umsetzung von Tätigkeiten, z. B. Strumpfanziehhilfe, spezifische Flaschenöffner, angepasstes Geschirr und Besteck
- Beteiligung an haushaltsnahen Tätigkeiten (z. B. Gartenarbeit, Kochen, Backen, Reparaturen usw.).
- Aktive Bewegungsübungen während der Pflege, wie z. B. Aufstehen und Hinsetzen während der Körperpflege (Weitere Ideen hierzu siehe Zusatzmaterial 10)

Die nachfolgende Tabelle (▶ Tab. 5.1) verdeutlicht anhand eines Beispiels, wie sich diese Ausrichtung von Pflege ausdrückt. Die gesamte Tabelle kann im Anhang eingesehen werden (siehe Zusatzmaterial 11).

Tab. 5.1: Unterschiede von Pflege mit und ohne Ausrichtung an Alltagskompetenzen und Fähigkeiten am Beispiel Mobilität im Bett (nach Resnik et al. 2009)

an Alltagskompetenzen und Fähigkeiten ausgerichteten Pflege »Mobilität im Bett«	*nicht* an Alltagskompetenzen und Fähigkeiten ausgerichteten Pflege »Mobilität im Bett«
• Den älteren Menschen bitten und dazu ermutigen, sich im Bett zu bewegen. Ihm Zeit geben, sich zu bewegen. • Es werden Schritt-für-Schritt-Anweisungen gegeben, wie man sich im Bett bewegt (z. B. »Legen Sie Ihre rechte Hand auf das Bettseitenteil, drehen Sie sich auf die linke Seite«) • Die Hände des älteren Menschen so platzieren, dass eine unabhängige Bewegung möglich ist.	• Bittet oder ermutigt den älteren Menschen, sich im Bett zu bewegen, lässt der Person aber keine Zeit, darauf zu reagieren. • Bewegen des älteren Menschen, ohne ihn um Mithilfe zu bitten – auch aus dem Bett herausholen, ohne ihn um Mithilfe zu bitten. • Der ältere Mensch wird entmutigt oder davon abgehalten, eine Aktivität durchzuführen. • Der ältere Mensch führt eine Aktivität aus, jedoch ohne Mitwirkung oder Ermutigung durch den Pflegenden/Betreuende.

Resümee

Rehabilitative Konzepte betonen personenzentrierte Pflegeprinzipien wie z. B. Bedürfnisorientierung. Es geht um die Identifizierung von Bedürfnissen, Präferenzen und Motivationsquellen zur Steigerung der körperlichen Aktivität (Galik et al. 2013). Hier sind u. a. der Beruf, frühere Hobbys und sinnstiftende Bewegungsanlässe gemeint, die Menschen buchstäblich wieder in Bewegung bringen können. Diese Identifizierung von Bewegungsanlässen ist essentiell für eine gezielte Mobilitätsförderung. Jede Durchführung ist ein fließendes Zusammenspiel vorhandener Ressourcen der pflegebedürftigen Person und der darauf angepassten und abgestimmten Unterstützung durch die Pflegekraft. Das heißt es geht darum, dem Leben mehr Bewegung zu geben, indem der Alltag kleinteilig und -schrittig an den Alltagstätigkeiten und Fähigkeiten der pflegebedürftigen Menschen ausgerichtet wird. Diese »Philosophie« umzusetzen, ist und bleibt eine dauerhafte gemeinsame Herausforderung im Pflegealltag. Verbale Hinweise, Anbahnung von Handlungen, aber auch das Andeuten über Gesten sowie Unterstützung anstatt einer vollständigen Übernahme von Tätigkeiten sollte wo immer möglich das Handeln bestimmen. Das Argument der dafür benötigten personellen und zeitlichen Ressourcen ist bekannt und zutreffend, sollte aber nicht ausschließlich als Begründung herangezogen werden. Soll die Umsetzung eines solchen Konzepts erfolgreich sein, sind verbindliche Absprachen nötig, die von allen eingehalten werden und deren Einhaltung auch von Leitungsseite begleitet und überprüft werden muss. Die Einführung von Projekten kostet Zeit und benötigt hinreichend Personal. Ist die Umsetzung vor allem von individuellem Engagement oder einer gewissen Beliebigkeit geprägt, kann das eine Frustration zur Folge haben – eine gute Planung, Begleitung und Evaluation sind daher unumgänglich. Sonst spielt man mit dem angezündeten Feuer und riskiert damit vielleicht auch negative Entwicklungen und bleibt auf der Asche sitzen.

C   Biografie ist heute: sinnstiftende und gelebte Bewegung

Sven Reuther und Bianca Berger

Hinführung

Für die Pflege stellt Bewegung neben der Kognition ein zentrales Element der Pflegebedürftigkeit dar (Zegelin 2013). Mittlerweile sind eine Reihe von Programmen zum Erhalt und zur Förderung der Mobilität entwickelt worden und finden in vielen Fällen in der pflegerischen Versorgung Anwendung (Horn et al. 2013), gleichermaßen hat das Thema mit der Veröffentlichung des Expertenstandards »Erhaltung und Förderung der Mobilität in der Pflege« weiter an Aufmerksamkeit gewonnen.

Den Pflegenden kommt bei der Verbesserung einer eingeschränkten Mobilität eine Schlüsselrolle zu. Sie haben beispielsweise in der stationären Altenhilfe den engsten Kontakt zu den Menschen und verbringen die meiste Zeit des Tages mit ihnen. Auch in der ambulanten Versorgung ist die Pflegekraft für den pflegebedürftigen Menschen und dessen Angehörige wichtige Ratgeberin und Ansprechpartnerin. Unabhängig vom jeweiligen Versorgungssetting haben Pflegende in allen Settings die Aufgabe zu begleiten, zu unterstützen und beratend zur Seite zu stehen. Gerade Brüche im Mobilitätsverlauf (Verschlechterung) sollten frühzeitig erkannt und, wenn möglich, diesen entgegengewirkt werden.

Im Rahmen der Mobilitätsförderung stehen die Pflegenden immer wieder vor der Herausforderung herauszufinden, was ältere Menschen »bewegt«. Hier stellt die Biografie der Menschen einen wichtigen Baustein dar, um gemeinsam mit dem älteren Menschen sinnstiftende Bewegung zu initialisieren. Insbesondere sinnstiftende Angebote zielen darauf ab, Menschen nicht als »reine Aktivierungsobjekte« zu betrachten, an denen die Maßnahmen zur Bewegungsförderung »abgearbeitet« werden.

In Zeiten von Veränderung oder emotionaler Unsicherheit blicken Menschen oft auf Erfahrungen zurück, um für die Zukunft zu planen (Buckley et al. 2018). Menschen möchten als Person anerkannt, wertgeschätzt und als solche mit anderen Personen in Interaktion treten. Hierbei ist die Lebensgeschichte des Menschen ein wesentlicher Schlüssel. Die Pflegenden müssen daher sowohl über die Einstellung und Haltung, aber auch über die Kompetenz verfügen, Menschen mit Pflegebedürftigkeit durch eine nachvollziehbare Argumentation zu motivieren, sich regelmäßig an Bewegungsangeboten zu beteiligen.

Die größten Erfolgsaussichten hinsichtlich der Mobilitätsförderung zeigt die Kombination von Gruppen- und Einzelmaßnahmen sowie von Maßnahmen zur Förderung der Alltagsbeweglichkeit auf Basis der persönlichen Lebensbiografie. Aus der Literatur ist bekannt, dass bewegungsfördernde Übungseinheiten, die systematisch in Alltagshandlungen integriert werden, den größten Erfolg versprechen (z. B. Spaziergang durch den Garten) (DNQP 2020). Im folgenden Kapitel wird es darum gehen, Ansätze zu beschreiben, die dabei helfen können, die Biografie für gezielte Angebote zur Bewegungsförderung zu nutzen.

Biografie und Lebensläufe der älteren Menschen und ihre Quelle für die Mobilitätsförderung

Die Biografie und der Lebenslauf der Menschen werden in der täglichen Arbeit häufig synonym verwendet, haben aber in der täglichen Begegnung mit den älteren Menschen einen durchaus unterschiedlichen Schwerpunkt (Helfferich 2016). Informationen zum Lebenslauf sind häufig in der Pflegedokumentation der stationären und ambulanten Altenhilfe zu finden. Sie beschreiben chronologisch und häufig stichpunktartig wesentliche Lebensstationen des Menschen. Darunter fallen z. B. die schulische Ausbildung, der berufliche Werdegang, Hobbys und der familiäre Hintergrund. Eine reine Lebenslaufbeschreibung ist häufig eine Erfassung von »objektiven« Daten, in der die persönliche Bedeutung der erlebten Lebensgeschichte für die Betroffenen nicht enthalten ist oder nicht zum Tragen kommt. Objektive Daten bleiben dann sinnentleert und in der Dokumentation »ungenutzt«.

Im Gegensatz dazu spiegelt die Biografie eine subjektive Bedeutung zum erlebten Lebenslauf der älteren Menschen wider. Hier geht es darum herauszufinden, warum jemand etwas gemacht hat und welche Bedeutung die Auswahl des Berufs oder des ausgeübten Hobbys aktuell noch für den Menschen hat. Biografiearbeit nimmt somit die persönliche Erfahrung und Bedeutung der Menschen in den Blick und berücksichtigt »Geschichten«, Erlebnisse und Erfahrungen, die bis in die Gegenwart wirken und immer wieder aufblitzen. Im Grunde genommen geht es hier darum, die Bedeutung der Biografie für das persönliche Leben zu erfragen. Dadurch erhält man Zugang zur Haltung und persönlichen Ausdrucksweise der älteren Menschen und ihr Geworden-Sein wird verstanden (Helfferich 2016).

Die Biografiearbeit stellt deshalb einen festen Bestandteil in der Versorgung älterer Menschen dar. Die Arbeit mit und Interpretation der Lebensgeschichten der Menschen, bei der Aspekte des vergangenen und gegenwärtigen Lebens erfasst werden und diese Informationen dann genutzt werden, um die Person in ihrer gegenwärtigen Situation zu unterstützen, sind ohne Zweifel zentrale Elemente in der täglichen Versorgung (Berendonk et al. 2011). Biografien sind vielfältig und die Bedeutung von Mobilität für den Einzelnen nimmt darin einen jeweils unterschiedlichen Raum ein.

Die ehemalige Sportlehrerin hat unter Umständen einen anderen Bezug zur Mobilität als eine Bauarbeiterin. Für die Sportlehrerin ist körperliche Betätigung eher mit Spaß und Freude verbunden, für die Bauarbeiterin hingegen, die ihr Leben schwer arbeiten musste, gehört Mobilität zwangsläufig zum Beruf und ist wahrscheinlich weniger mit Spaß assoziiert. Eine ehemalige Bibliothekarin, die ihr ganzes Leben lieber gelesen hat als regelmäßig Sport zu treiben, wird im Alter eventuell auch lieber lesen. Spurensuche ist daher angesagt und Überraschungen zeigen sich immer wieder!

In der Biografiearbeit ist es daher notwendig, das persönliche Verständnis und den persönlichen Bezug zu Bewegung und deren

Auswirkung auf die Lebensgestaltung (Hobbys) in einem gemeinsamen Gespräch herauszufinden, um neue Bewegungsspielräume zu schaffen. Gelebte Biografiearbeit ist daher nie statisch, sondern ein Prozess, in dem immer etwas geschieht und das Umfeld sich neuen Lebensgeschichten und -erfahrungen anpassen muss. Folgende Aspekte können in einem solchen Gespräch entscheidend sein:

- Welche positiven Erlebnisse im Leben werden mit Bewegung verbunden? Dies kann die Besteigung von Bergen in den Alpen sein, aber auch der gemeinsame Sonntagsspaziergang in den Park, um Enten zu füttern. Wichtig ist dabei herauszufinden, welche konkreten Maßnahmen sich daraus ableiten lassen, um möglicherweise Menschen diese positiven Erlebnisse wieder zu ermöglichen oder diese aufleben zu lassen, um sie zur Bewegung zu motivieren.
- Wie wird mit Verlusten in der Selbstständigkeit umgegangen? Welche Persönlichkeit steckt hinter dem Menschen und welche Kompensationsstrategien hat die jeweilige Person im Laufe ihres Lebens entwickelt, um mit Verlusten umzugehen? Und wie können diese Strategien ggf. für ein »Mehr« an Bewegung eingesetzt werden?
- Gibt es Brüche in der Biografie, die auch zu Bewegungseinschränkungen geführt haben? Beispielsweise reagieren ältere Menschen häufig bei einem Einzug in eine Einrichtung der stationären Altenhilfe mit Rückzug. Sie verbinden dies häufig mit dem Gefühl des »Abgeschoben-Werdens« und dem Verlust der Selbständigkeit. In der häuslichen Pflege können »Brüche«, wie beispielsweise eine Fraktur in Folge eines Sturzes, dazu führen, dass der Bewegungsradius sukzessive reduziert wird und bestimmte Veranstaltungen (wie z. B. das Dorffest) nicht mehr wahrgenommen werden.

Menschen bewegen sich intentional, d. h. sie müssen Sinn und Freude dabei empfinden. Daher ist es bedeutend, dass in allen Einrichtungen und Diensten der Altenhilfe Gelegenheiten geschaffen werden, um dies zu gewährleisten (Zegelin 2013).

Hintergrund

Frau Mayer ist in eine stationäre Einrichtung eingezogen. Sie ist 80 Jahre alt und von zierlicher Statur. Durch die Angaben auf dem Einzugsbogen und durch das erste persönliche Gespräch gab die Tochter einen Einblick in das Leben von Frau Mayer: Aufgrund einer fortschreitenden Demenz konnte sie nach Aussagen ihrer Tochter nicht mehr allein in ihrer Wohnung bleiben. Frau Mayer kann sich selbständig mit Hilfe eines Rollators fortbewegen. Da ihre Wohnung im 3. Stock lag und sie allein die Treppen nicht mehr bewältigen konnte, hatte Frau Mayer die Wohnung nur noch selten verlassen und hatte, außer zu ihrer Tochter, keinen Kontakt mehr zu anderen Menschen. Die Tochter berichtet zudem, dass ihre Eltern früher einen eigenen kleinen Blumenladen besessen hatten. Nach dem Tod des Vaters hatte ihre Mutter das Geschäft noch einige Jahre allein weitergeführt, musste es aber aufgrund der fortschreitenden Demenz aufgeben.

Situation in der Einrichtung

Nach dem Einzug in die Einrichtung stellten die Pflegenden fest, dass Frau Mayer sich überwiegend in ihr Zimmer zurückzog. An den Angeboten in der Einrichtung nahm sie nicht regelmäßig teil, da sie sich bei so vielen Menschen unwohl fühle und ihr das »zu laut« sei.

Biografisches Gespräch

Nachdem Frau Mayer Zeit hatte, die Mitarbeitenden in der Einrichtung kennenzulernen, führte die Bezugspflegende auf Basis der Angaben im Lebenslauf ein Gespräch mit Frau Mayer. In dem Gespräch mit der Pflegenden berichtet sie, dass ihr die Tätigkeit im Blumenladen nach dem Tod ihres Mannes sehr geholfen habe, mit der Trauer umzugehen. Sie habe sich in die Arbeit gestürzt und der Umgang mit den Kundinnen habe ihr sehr viel Freude bereitet. Nachdem sie das Geschäft aufgeben musste, weil sie »so vergesslich« wurde, langweile sie sich in ihrer Wohnung und sie hatte das Gefühl, nicht mehr gebraucht zu werden. Hier habe sie sich immer weniger bewegt, irgendwann seien die Treppenstufen für sie immer mehr zur Last geworden und sie hatte Angst zu stürzen. Dies führte dazu, dass sie nicht mehr in den botanischen Garten gehen konnte. Früher sei sie dort einmal die Woche mit dem Rollator hingelaufen und habe sich dort die Rosen angeschaut und an den Blüten gerochen. Das sei zwar immer sehr anstrengend gewesen und am darauffolgenden Tag habe ihr alles weh getan, aber »das war es doch immer wert«, wie sie sagt.

Abgeleitete Maßnahmen aus dem Gespräch

Um Frau Mayer wieder die Möglichkeit zu geben, ihre Rosen zu sehen, wurde vereinbart, dass sie mit einer Betreuungskraft einmal in der Woche den botanischen Garten besuchen kann, wenn sie das möchte. Außerdem wurde mit ihr verabredet, dass sie gemeinsam mit einer Mitarbeiterin des Sozialen Dienstes für die Bestellung der Blumen und für die Dekoration der Pflanzen des Wohnbereichs verantwortlich ist und in den warmen Jahreszeiten ein eigenes Beet im Garten erhält. Sie geht mit dem Rollator mindestens jeden zweiten Tag in Begleitung einer Mitarbeiterin in den Garten, um sich um die Blumen zu kümmern.

Dieses Fallbeispiel verdeutlicht eindrücklich, welche Bedeutung die Biografie als Schlüssel zur Bewegung besitzt. Durch die Aufgabe fühlt sich Frau Mayer wertgeschätzt und in ihrer Biografie ernst genommen und verstanden. Dabei spielt es keine Rolle, dass die Mobilitätsförderung hier »nur« Mittel zum Zweck für eine sinnvolle Lebensgestaltung ist. Biografie endet nicht nach Einzug in eine Einrichtung der stationären Altenhilfe oder mit der Unterzeichnung eines Pflegevertrages. Vielmehr geht es darum, permanent und gemeinsam sinnstiftende Erlebnis- und Bewegungsräume zu schaffen.

Mobilität ist somit nicht nur ein menschliches Grundbedürfnis nach körperlicher Bewegung und ein wichtiger Faktor für die Erhaltung der Gesundheit. Sie ist ebenso eine wichtige Voraussetzung für die Teilhabe an der sozialen Umwelt. Sie ermöglicht es Menschen, die Wohnung selbstbestimmt zu verlassen, soziale Kontakte zu pflegen oder einfach nur an der frischen Luft spazieren zu gehen. Im Beispiel von Frau Mayer ist es die Liebe zu Blumen, in einem anderen Fall kann es der gemeinsame Tanztee sein oder der Gang zur Modelleisenbahn, ein Spaziergang durch den Garten im Sommer oder aber der Kneipengang, um ein Bierchen zu trinken. Denkbar wäre es auch, in diesem Zusammenhang einen hausinternen Spaziergang mit vielen Haltepunkten (ähnlich einem »Trimm-Dich-Pfad«) zu entwickeln, der auch sehr gut von Angehörigen mit der Bewohnerin zusammen genutzt werden könnte (Zegelin 2013) und ggf. an das Leben im Quartier erinnert. Die Möglichkeit von Stadtteilspaziergängen gibt es für zuhause lebende Menschen. Egal welche Ideen entwickelt werden, bedeutsam ist, dass sich die persönlichen Lebensgeschichten der Menschen in den Angeboten wiederfinden.

Systematische Einschätzung der Mobilität im Kontext der Biografiearbeit

Für eine fachlich adäquate Gesamtbeurteilung der Mobilität bzw. der Mobilitätsbeeinträchtigung sind eine Reihe von Faktoren entscheidend. Bei der Erfassung sollten deshalb biografische Bezüge zwingend im Kontext der Mobilität erhoben werden und nicht isoliert gedacht werden, da diese eine wichtige Grundlage für den Dialog mit den Bewohnerinnen/Klientinnen und ihren Angehörigen darstellen. Aus diesem Dialog können individuell passende bewegungsfördernde Maßnahmen entwickelt werden.

Dabei sollten u. a. der aktuelle und der frühere Status (wenn möglich bzw. bekannt) der Mobilität in den Fokus genommen werden. Dadurch werden Verläufe in der Mobilität sichtbar. Im Rahmen einer pflegefachlichen Einschätzung sollten neben der Einschätzung der aktuellen körperlichen Fähigkeiten (genaue Beschreibung, z. B. Fortbewegung über kurze Strecken) auch der frühere Status der Mobilität erfasst werden. Durch diesen Vergleich lassen sich »Brüche« im Mobilitätsverlauf frühzeitig erkennen. Gerade hier ist die Biografie ein wichtiger Ankerpunkt, um Angebote zum Erhalt und zur Förderung der Mobilität abzuleiten. Folgende Fragen können biografische Splitter zu einem Bild zusammenfügen:

- Was wurde in der Vergangenheit unternommen? War beispielsweise der regelmäßige Spaziergang zu einem engen Angehörigen auf dem Friedhof obligatorisch?
- War das gemeinsame Treffen mit Bekannten am Sonntag in einem Café oder der tägliche Spaziergang um den Block wichtig oder das Treffen in der Kneipe um die Ecke, um die neuesten Informationen aus dem Viertel zu erhalten?

Oft entsteht der Eindruck bei Bewohnerinnen/Klientinnen und Angehörigen, dass diese Dinge bei Einzug in Einrichtungen oder bei Eintritt einer Hilfs- oder Pflegebedürftigkeit nicht mehr möglich sind. Hier können u. a. Fragen wie: »Was macht Ihnen Spaß?« oder »Welche Orte möchten Sie gerne besuchen?« ein wichtiger »Türöffner« sein, um ins Gespräch zu kommen und gemeinsam zu planen, was weiterhin möglich ist und welche Unterstützung hierfür notwendig ist. Auch hier ist wichtig, immer auch die Gegenwart im Blick zu behalten, um gemeinsam mit der Bewohnerin/Klientin kreativ neue Dinge auszuprobieren, gemäß dem Motto: »Was sind Dinge, die Sie schon immer mal machen wollten?«

Integration in den Pflegeprozess

Die Realisierung einer personenzentrierten Pflege ist nur schwer vorstellbar, wenn man den Menschen und seine persönlichen Lebensgeschichten nicht oder nur bruchstückhaft kennt (Lesker 2008; Zegelin 2018). Oft ist es jedoch eine große Herausforderung, die häufig sehr gut und ausführlich geführten Biografiebögen in die tägliche Pflege zu integrieren (Zegelin 2018). Sie werden manchmal als getrennt vom eigentlichen pflegerischen Tun verstanden und es fehlt an konkreten An- und Verknüpfungspunkten.

Die Biografiearbeit soll dazu beitragen, dass der Kontext des Menschen in den Pflegeprozess integriert wird (Schrems 2021). Unter Kontext wird der Bezugsrahmen verstanden, in dem sich der Mensch u. a. mit seinen (Lebens-)Erfahrungen und seiner Persönlichkeit in der Umwelt bewegt. In Einrichtungen der Altenhilfe sollte ein Konzept zur Biografiearbeit gemeinsam entwickelt und umgesetzt werden. Ziel sollte es sein, dieses dauerhaft in die tägliche Arbeit zu integrieren. Konzepte können sich je nach pflegerischem Setting der stationären, ambulanten oder teilstationären Versorgung unterscheiden bzw. sie müssen entsprechend des jeweiligen Versorgungsauftrags angepasst werden. So steht beispielsweise in der stationären und teilstationären Versorgung ein größeres Zeitkontingent zur Verfügung als etwa in der ambulanten Versorgung und ggf. möchten die Personen weniger persönliche Informationen preisgeben, weil Pflegende lediglich einmal am Tag in die Wohnung kommen. Vor diesem Hintergrund stellt sich die Frage, wie die Biografie bzw. das Wissen über die Person konkret in die tägliche Arbeit integriert werden können (Zegelin 2018). Im Folgenden sind dazu exemplarisch einige Beispiele beschrieben:

- »Kramkisten« enthalten persönliche Gegenstände, die der Bewohnerin/Klientin wichtig sind und die für sie eine Bedeutung besitzen. Die Boxen können mit Hilfe der Bewohnerin/Klientin oder der Angehörigen gefüllt werden und sollten wichtige Dinge aus der Biografie der Menschen, wie z. B. Fotos, Bilder oder Dinge, die mit dem Beruf oder dem Hobby der Person zusammenhängen, enthalten. Man sollte sich hierfür Zeit nehmen und sich gemeinsam mit den Personen auf die Spurensuche in die Vergangenheit begeben. Selbst die kleinsten Impulse sollten aufgenommen und gespiegelt werden und es sollte Wertschätzung gegenüber dem Erlebten vermittelt werden. Gespräche z. B. über unternommene Reisen oder den früher geführten bäuerlichen Betrieb können Impulse für bewegungsfördernde Maßnahmen darstellen und sollten regelmäßig stattfinden.
- Lebensbücher werden über Monate hinweg gemeinsam mit der Familie erstellt, diese enthalten »biografische Splitter«, halten aber auch bedeutsame Ereignisse/Erlebnisse fest.
- Collagen können statt eines Lebensbuches in stationären Einrichtungen auch als »Einzugsritual« gemeinsam erstellt werden. Fängt man mit positiven Lebenserfahrungen an, kann die Frage nach den schönen Momenten im Leben zu möglichen Ansatzpunkten für gezielte Bewegungsangebote führen.

Exkurs: Unterschiedliche Bewältigungsstrategien im Umgang mit körperlichen Beeinträchtigungen

Menschen entwickeln im Laufe ihres Lebens Bewältigungsstrategien, mit denen sie buchstäblich »durchs Leben gekommen« sind. Biografie bedeutet damit auch, dass Menschen unterschiedliche Lernprozesse zur Bewältigung von Krisen als nützlich erfahren haben, diese zeigen sich auch als Muster bei der Bewältigung körperlicher Beeinträchtigungen (▶ Abb. 5.2). Nützliche oder bewährte Strategien werden auch im Alter genutzt. In Projekten zur Bewegungsförderung konnten unterschiedliche Typen in Bezug auf Strategien zur Bewältigung von Einschränkungen der Mobilität identifiziert werden (Reuther 2014):

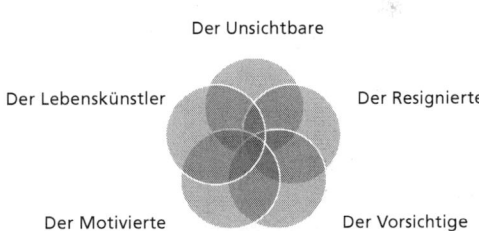

Abb. 5.2: Reaktionsweisen und Bewältigungsstrategien (nach Reuther 2014, eigene Darstellung)

»Die Motivierten« erscheinen als »Kämpfer-Naturen«. Sie weisen der eigenen Selbständigkeit bzw. deren Wiedererlangung eine große Bedeutung zu. Auf fremde Hilfe angewiesen zu sein wird als sehr schlimm erlebt. Bewegungsübungen werden oft eingefordert bzw. auch selbst durchgeführt. Bei Rückschlägen oder langsamen Fortschritten resignieren diese Personen seltener, sind aber auch häufig »ungeduldig«. Motivation und die Überzeugung über die Notwendigkeit bewegungsfördernder Maßnahmen spielen hier weniger eine Rolle. Maßnahmen sollten hier nicht überfordern, da sich manchmal auch zu viel zugemutet wird.

»Lebenskünstler« sind oft Menschen, die sich mit ihrer Situation abgefunden haben, aber nicht resignieren, sondern versuchen, das Beste aus der Situation zu machen. Sie schaffen es auch, sich an den kleinen Dingen des Lebens zu erfreuen. Wenn sie aufgrund ihrer Immobilität das Haus oder ihr Zimmer nicht verlassen können, schaffen sie ihren Möglichkeiten entsprechend eine gemütliche Umgebung. Das Zimmer oder der Sessel wird zum Zentrum, von dem aus alles erreichbar sein muss, da sie die meiste Zeit des Tages dort verbringen – alles hat hier seinen Platz.

»Die Resignierten« sind Personen, die in manchen Phasen ihres Lebens mit ihrem Schicksal kämpfen und sich sehr schnell der Situation »ergeben« und resignieren. Gerade wenn es um Mobilitätsförderung geht, fallen in den Gesprächen oft Aussagen wie: »Es wird ja eh nichts mehr«. Hier berichteten die Pflegenden, dass es oft sehr schwierig sei, die Personen zu motivieren, um wieder mit Gehübungen zu beginnen. Außerdem erfordert es oft sehr viel Zeit und Geduld, diese »Starre« aufzubrechen.

»Die Vorsichtigen« sind Personen, denen oft der Mut fehlt, wieder aufzustehen oder Gehübungen zu machen. In vielen Fällen ist die Angst, z. B. wieder zu stürzen, größer als der Wille wieder selbstständiger zu werden. Ein weiteres Kennzeichen kann hier auch eine gewisse Skepsis gegenüber den Pflegenden sein. Vertrauen gegenüber den Mitarbeitenden spielt hier eine große Bedeutung. So kann z. B. ein unsicher durchgeführter Transfer dazu führen, dass auf die Nutzung des Rollators verzichtet wird. An dieser Stelle ist von Seiten des Pflegepersonals sehr viel Zeit, Ruhe und Geduld erforderlich, um dieses Vertrauensverhältnis aufzubauen.

»Die Unsichtbaren« sind Personen, die sich darin ähnlich sind, dass sie sich den Abläufen und Prozessen so gut es geht »unterordnen« und »anpassen«. Sie geben an, nicht stören zu wollen und möchten den Pflegenden keine Mehrarbeit machen. Dadurch stellen sie die eigenen Bedürfnisse zurück und ordnen sich der Struktur des Heimes unter. Die Forderung, z. B. dass man gemeinsam mit Pflegenden das Gehen üben möchte, wird erst gar nicht gestellt, um niemandem zur Last zu fallen.

Zusammenfassend bleibt festzuhalten, dass persönliche Strategien das Verhalten, die Handlungen und die Reaktion auf die Umwelt in unterschiedlicher Weise beeinflussen. Auf der Suche nach »geeigneten Angeboten« in der Bewegungsförderung geht es nicht darum, dogmatisch die pflegebedürftigen Menschen einem bestimmten Bewältigungstypus zuzuordnen. Diese »Typen« sind Ergebnisse aus einem Praxisprojekt, die wichtige Anhaltspunkte vermitteln können, um eine Person zu unterstützen und zu fördern, sich zu bewegen.

To-dos – Empfehlungen für den Alltag

- Hinterfragen Sie Prozesse und Strukturen: Die nachhaltige Einführung von Konzepten zur Bewegungsförderung erfordert sehr viel Geduld und Ausdauer, da sie sowohl organisatorische als auch bewohnerinnen-/klientinnenbezogene Prozesse betreffen (Benjamin et al. 2014). Setzen Sie sich intensiv mit den eigenen Prozessen in Ihrer Organisation auseinander und hinterfragen Sie kritisch, welche Abläufe hier eine biografieorientierte Bewegungsförderung hemmen.
- Regelmäßige Schulungsangebote für Mitarbeiterinnen sollten das Thema Biografie und Mobilität in den Blick nehmen.
- Stellen Sie sich die Frage, ob die Angebote zur Bewegungsförderung zu den Biografien, Bedürfnissen und Persönlichkeiten der Menschen passen und in welchen Zeitabständen die Maßnahmen angepasst werden. Hier geht es vor allem darum, dass Biografiearbeit nicht eine bloße Datenerfassung darstellt, die von Prüfinstitutionen abgefragt wird, sondern um eine gelebte

Biografiearbeit, die sich daran orientiert, was in die Gegenwart hineinstrahlt, und die laufend ergänzt oder verändert wird.
- Die Betroffenen sollten regelmäßig selbst nach neuen Ideen und ihrer Meinung zu bestehenden Angeboten gefragt werden. In einigen Einrichtungen werden hierzu »Event-Arbeitskreise« eingerichtet, die dann gemeinsam z. B. einen Besuch im Fußballstadion oder einen Kneipenabend organisieren.
- Alle an der Versorgung beteiligten Personen sollten aktiv eingebunden werden. Maßnahmen müssen mit den Betroffenen und deren Angehörigen abgestimmt und evaluiert werden. In Einrichtungen der stationären Altenhilfe bekommen z. B. viele Bewohnerinnen regelmäßig Besuch von Verwandten. Diese können, mit Unterstützung der Pflegenden, einen großen Beitrag zur Mobilitätsförderung leisten, indem sie beispielsweise bei ihren Besuchen gemeinsame Spaziergänge durchführen oder den Nahraum der Einrichtung erkunden.
- Es ist sinnvoll, Mechanismen anzudenken, um Brüche im Mobilitätsverlauf frühzeitig zu erkennen und diesen zeitnah entgegenzusteuern. So sollte die Beschreibung der Mobilität anhand einheitlicher Kriterien erfolgen. Hier gibt der Expertenstandard Kriterien vor. Insbesondere bei einer Veränderung der Mobilität sollte mit dem Menschen bzw. mit den Angehörigen der Dialog gesucht werden, um die Gründe für eine Veränderung zu thematisieren. Hilfreiche Fragen sind: Was ist dem Menschen gerade wichtig? Welche fördernden Maßnahmen könnten passen, um jemanden wieder zur Bewegung anzuregen?

Resümee

Mobilität ist von grundlegender Bedeutung für die Autonomie und Selbstbestimmung im Alter und steht somit in engem Zusammenhang mit Lebensqualität. Eine Übersichtsarbeit aus dem Jahr 2015 zeigte, dass ältere Menschen prinzipiell wissen, dass körperliche Aktivität zur Verbesserung des körperlichen und geistigen Wohlbefindens wichtig ist. Dieses Wissen allein reicht aber nicht aus, um sich regelmäßig zu bewegen (Franco et al. 2015). Vielmehr ist es ein Zusammenspiel mehrerer Faktoren, die darauf Einfluss nehmen sich zu bewegen (Webber et al. 2010). So haben u. a. auch fehlende soziale Unterstützung, frühere Gewohnheiten, konkurrierende Prioritäten im Leben oder auch ganz einfach die Erreichbarkeit der Angebote einen Einfluss auf die Bereitschaft, an Angeboten zur Bewegungsförderung teilzunehmen (Webber et al. 2010). Bei einigen älteren Menschen herrscht außerdem das Gefühl vor, dass sie aufgrund ihrer wahrgenommenen Gebrechlichkeit nicht in der Lage sind, sich körperlich zu betätigen. Eine altersbedingte Verschlechterung der Mobilität wird als unvermeidlich angesehen (Franco et al. 2015).

Wie in diesem Beitrag dargestellt, kommt der Biografiearbeit im Rahmen der Bewegungsförderung somit eine wichtige, wenn nicht sogar entscheidende Rolle zu. Die Lebensgeschichte der Menschen ist ein entscheidender Zugang, um sie zu Bewegung zu motivieren. Als Orientierung für mobilitätsfördernde Maßnahmen dient alles, was den Menschen in seinem Person-Sein und seiner Individualität ausmacht. Welche Aspekte sind dies? Was bereitet der Person Freude? Diesen Fragen kann man sich gemeinsam mit dem pflegebedürftigen Menschen und seinen Angehörigen nähern. Klar ist: Sie sind nicht einfach zu beantworten und die Antworten ändern sich im Laufe des Lebens.

Biografie kann innerlich und äußerlich bewegen, wenn z. B. eine Bewegungsübung damit verbunden wird, ein Bild anzusehen, das den Stadtteil zeigt, in dem die Bewohnerin früher gelebt hat. Dabei tritt die eigentliche Bewegungsübung sogar manchmal in den Hintergrund und ist lediglich Mittel zum Zweck. Es geht also darum, immer wieder gemeinsam den Dialog zu suchen, ihn einzugehen und sich gemeinsam auf Spurensuche zu begeben. Das bedeutet, dass es oft Zeit, Geduld, Vertrauen und vereinzelt auch sanfte »Hartnäckigkeit« erfordert, Menschen zu Bewegung zu animieren (Reuther 2014).

D Mehr Mobilität mit dem Rollator – GEHT das?

Ulrich Lindemann und Ellen Freiberger

Hinführung

Der Erhalt der Selbständigkeit und der Lebensqualität ist für ältere Menschen, die noch zuhause leben, ein zentraler Aspekt zur Bewältigung des Alterns. Dies gilt aber auch für die in teilstationären und stationären Einrichtungen lebenden älteren Menschen. Ein gewisses Maß an Mobilität (z. B. der Gang zur Toilette, zum Einkaufen oder zur Ärztin) ist dabei Voraussetzung für den Erhalt der Selbständigkeit und der Lebensqualität. Altersbedingte Abbauprozesse und die Zunahme von chronischen Erkrankungen erschweren die Situation der älteren Menschen, indem sie oft die Mobilität einschränken. In der Wissenschaft geht man davon aus, dass 35 % der Menschen über 70 Jahre in ihrer Mobilität eingeschränkt sind, bei über 80-Jährigen sind die Anteile noch höher (Cummings et al. 2014; Musich et al. 2018). Mobilitätseinschränkungen werden mit einem erhöhten Sturzrisiko, Behinderungen, erhöhten Krankenhauseinweisungen, eingeschränkter Lebensqualität und einer erhöhten Mortalitätsrate in Verbindung gebracht (Gill et al. 2006; Rosso et al. 2013). Die Nutzung von Mobilitätshilfen, z. B. von Rollatoren, nimmt daher mit zunehmendem Alter zu. Dies stellt für ältere Menschen mit funktionellen Einschränkungen eine Möglichkeit dar, ihren Alltag in gewohnter Weise möglichst lange zu bewältigen (Löfqvist et al. 2009). Rollatoren sind somit wichtige Hilfsmittel, um Defizite auszugleichen bzw. verlorene Fähigkeiten wiederherzustellen (Salminen et al. 2009). Sie können so den Erhalt der Selbständigkeit und der Lebensqualität begünstigen.

Da die Mobilität einen wesentlichen Faktor im Alterungsprozess darstellt, lohnt es sich, sie genauer zu betrachten. Im Allgemeinen wird unter Mobilität verstanden, sich von einem Ort zum anderen zu bewegen (Shumway-Cook et al. 2005). Ein umfassenderes Modell berücksichtigt, dass mit einer zunehmenden Mobilität, und damit auch der räumlichen Erweiterung der Aktivitäten, auch die Komplexität der Anforderungen bei der Person-Umwelt-Interaktion steigt (Webber et al. 2010) (▶ Abb. 5.3). So werden bereits Kraft und Gleichgewicht benötigt, selbst wenn man sich »nur« in einem Zimmer bewegt. Wenn man sich allerdings im Straßenverkehr bewegt, dann sind die Anforderungen an das Gleichgewicht und die Kraft viel höher und andere Bereiche spielen jetzt auch noch eine Rolle, wie z. B. kognitive Fähigkeiten im Sinne der geteilten Aufmerksamkeit (s. u.). Die Nutzung einer Mobilitätshilfe stellt vor diesem Hintergrund einen weiteren erschwerenden Faktor bezüglich der Komplexität der Anforderungen bei der Person-Umwelt-Interaktion dar.

Aus den dargestellten Gründen ist es wichtig, vorbeugende Maßnahmen gegen den Verlust der Mobilität im Alter zu kennen und Maßnahmen auf allen Ebenen in der Person-Umwelt-Interaktion mit einzubeziehen.

D Mehr Mobilität mit dem Rollator – GEHT das?

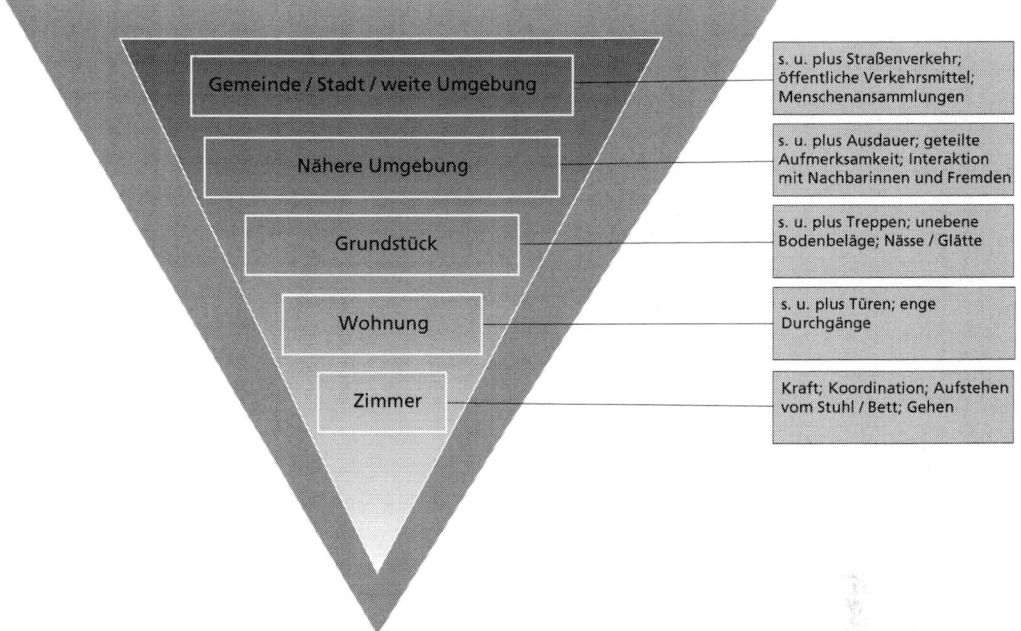

Abb. 5.3: Ansteigendes Anforderungsniveau in der Mobilität mit zunehmendem Aktivitätsradius (nach Webber et al. 2010, eigene Darstellung)

Beim Erhalt der Selbständigkeit und der Lebensqualität älterer Menschen spielt die Mobilität eine wesentliche Rolle. Rollatoren können dabei altersbedingte funktionelle Einschränkungen kompensieren. Bei der Mobilitätsförderung muss mit zunehmendem Aktivitätsradius die Person-Umwelt-Interaktion berücksichtigt werden.

Rollator – wozu brauchen ihn mobilitätseingeschränkte Personen?

Rollatoren sind »Abstützhilfen auf Rädern« und für viele Menschen, die Probleme haben, selbständig zu gehen, eine große Hilfe. Der Rollator stützt die Nutzerin, wobei mangelnde Beinkraft von den Armen übernommen wird (Alkjaer et al. 2006). Mit den vorderen, rotierbaren Rädern des Rollators kann man lenken. Gleichzeitig wird durch die hinteren, nicht rotierbaren Räder und durch das Gewicht des Rollators Stabilität erreicht, wodurch mögliche Gleichgewichtsprobleme kompensiert werden. Hilfreich für die Verbesserung des Gleichgewichts ist auch, dass die Unterstützungsfläche des Systems Mensch-Rollator durch die vier Räder insgesamt vergrößert wird (Costamagna et al. 2019).

Probleme beim Gehen können etwa durch einen Unfall entstanden sein (z. B. eine Becken-, Bein- oder Fußfraktur). In der akuten Phase nach dem Unfall ist der Rollator dann eine große Hilfe. Nach der Heilung bzw. nach einer Verbesserung der Situation ist es aber möglich, dass der Rollator nicht mehr benötigt wird. In dieser Phase ist es dann wichtig, dass die Unterstützung beim Gehen schrittweise unter Anleitung einer Therapeutin reduziert wird, z. B. durch Nutzung eines Gehstocks, oder dass wieder das freie Gehen trainiert wird. Geschieht dies nicht, kann es sein, dass die Nutzerin wertvolle Fähigkeiten (Kraft, Gleichgewicht) langfristig verliert und vom Rollator abhängig wird. In einigen Fällen kann es auch sein, dass der Rollator nur für längere Gehstrecken (z. B. einkaufen oder spazieren gehen) benutzt wird, dass aber in der Wohnung das freie Gehen möglich ist. Vorwiegend bei älteren Menschen kommt es aber auch vor, dass die körperlichen Voraussetzungen auch nach längerer Genesungszeit nach einem Unfall nicht mehr ausreichen, um ohne Rollator gehen zu können. Auch bei fortschreitender Verschlechterung einer Krankheit (z. B. Parkinson-Krankheit, Arthrose etc.) kann es sein, dass der Schritt zurück, d. h. wieder weg vom Rollator, nicht mehr möglich ist.

Der Rollator kann aber auch zum Problem werden, wenn dieser nicht den Bedürfnissen der Nutzerin und/oder den situativen Gegebenheiten entspricht (Person-Umwelt-Interaktion, z. B. Nutzung eines Rollators mit sehr kleinen Rädern in unwegsamem Gelände), wenn durch mangelhafte Wartung (z. B. der Bremsen) gefährliche Situationen entstehen oder wenn die Nutzerin nicht in den Umgang mit dem Rollator (z. B. an Bordsteinkanten oder Türen) eingewiesen wird (Lindemann et al. 2016).

Obwohl die Nutzung eines Rollators in den allermeisten Fällen für die jeweilige Person einen großen Vorteil bringt (Lindemann et al. 2017; Salminen et al. 2009; Schwenk et al. 2011), wird die Nutzung von Gehhilfen in der Gerontologie als Risikofaktor für Stürze gesehen. Dieser offensichtliche Widerspruch kann einerseits durch die gerade beschriebenen Passungsprobleme bei der Personen-Umwelt-Interaktion erklärt werden. Andererseits ist die Nutzung von Gehhilfen ein Merkmal für die Beschreibung eines Menschen mit Problemen beim Gehen, d. h. ein Mensch mit hohem Sturzrisiko.

Rollatoren können die Mobilität älterer Menschen verbessern, da funktionelle Einschränkungen (Kraft, Gleichgewicht) durch das Abstützen am Rollator kompensiert werden. Der Rollator kann aber auch bei ungünstiger Person-Umwelt-Passung, bei mangelhafter Wartung, bei mangelnder Einweisung oder bei unsachgemäßer Nutzung zum Problem werden.

Der richtige Rollator – welche Ausstattung ist sinnvoll?

Die im Handel verfügbaren Rollatoren unterscheiden sich z. B. hinsichtlich ihres Gewichts, der Anzahl der Räder oder der Ausstattung (Transportkorb, Stockhalter, Sitzbrett etc.). Bei der Auswahl eines Rollators sollte immer die jeweilig beabsichtigte Nutzung und die Situation der Nutzerin berücksichtigt werden. Bei der Ausstattung spielen Sicherheitsaspekte eine übergeordnete Rolle. Grundsätzlich sollte sich die betreffende Person vor der Entscheidung für einen bestimmten Rollator von einer Ärztin, Physio- oder Ergotherapeutin beraten lassen. Letztendlich muss der Rollator von der Ärztin verordnet werden. Das Sanitätshaus kann dann in Absprache mit der Krankenkasse das am besten zu den Bedürfnissen passende Rollator-Modell bereitstellen. Dabei ist zu beachten, dass manche Krankenkassen nur mit bestimmten Anbietern Leistungsverträge abgeschlossen haben, wodurch die Auswahl möglicherweise eingegrenzt wird. Die Versorgung über das Sanitätshaus wird empfohlen, da meist beim Kauf des Rollators auch ein Wartungsvertrag vereinbart wird.

Rollatoren unterscheiden sich bezüglich Größe, Gewicht und Ausstattung. Sehr wichtig dabei sind auch die Räder. Zum Transport des Rollators sollte dieser faltbar sein, damit er in einem Autokofferraum Platz findet. Der Rollator muss an die Körpergröße der Nutzerin angepasst werden. Dazu müssen die Griffe höhenverstellbar sein. Dies ist wichtig für eine aufrechte Haltung am Rollator (s. u.). Jeder Rollator muss unbedingt mit Bremsen ausgestattet sein. Diese müssen so angebracht sein, dass die Nutzerin sie beim Gehen problemlos betätigen kann, ohne die Steuerung des Rollators zu vernachlässigen. Auch eine Feststellfunktion der Bremse ist bei jedem Rollator unbedingt notwendig. Die Feststellbremse wird z. B. bei Bewegungsübergängen (Sitz-Stand-Transfer) oder beim Sitzen auf dem Rollator benötigt (s. u.). Schwerere Rollatoren sorgen für mehr Stabilität, sind dafür aber nicht so wendig. Bei leichteren Modellen sind die Vor- und Nachteile entsprechend umgekehrt.

Die meisten Rollator-Modelle haben vier Räder, vorne zwei rotierbare Räder zur Lenkung und hinten zwei nicht rotierbare Räder für den stabilen Geradeauslauf. Es gibt aber auch Modelle mit einem zentralen rotierbaren Vorderrad. Diese Modelle sind weniger stabil, aber sehr wendig. Dreirad-Rollatoren werden nur für den Gebrauch in der Wohnung oder auf ebenem Untergrund und nur für Nutzerinnen mit geringen Einschränkungen empfohlen.

Kleinere Räder sind etwas wendiger, aber nur für den Gebrauch auf ebenem Untergrund geeignet. Größere Räder dagegen sind für das Gehen im Außenbereich geeignet, wo sie besser über Hindernisse oder Kopfsteinpflaster geschoben werden können. Aus Sicherheitsgründen müssen die Räder der Rollatoren mit Reflektoren ausgestattet sein, wenn der Rollator in der Öffentlichkeit benutzt wird. Zusätzliche Sicherheit bei Dunkelheit können Rückstrahler an den Griffen und ein Frontlicht geben. Sitzbretter oder stabile Textilsitze sind sinnvoll, wenn der Rollator draußen genutzt wird. So ist immer eine Möglichkeit zur Pause gegeben. Bei diesem »Notsitz« ist immer darauf zu achten, dass ein Rückengurt das Sitzen sichert (▶ Abb. 5.4) und dass beide Feststellbremsen aktiv sind. Ein Rückengurt ist unbedingte Voraussetzung, wenn ein Rollator als Sitz genutzt werden soll.

Transportkörbe sind für die meisten Rollator-Modelle erhältlich. Sie sind geeignet für

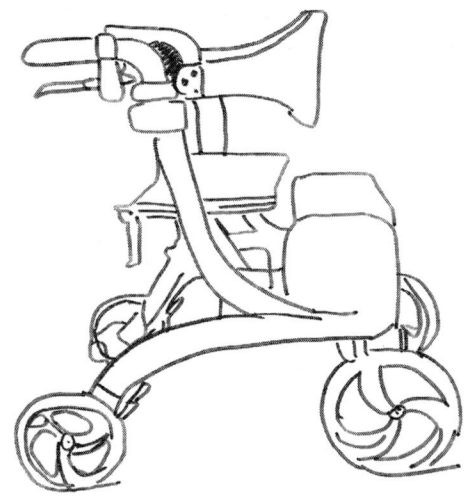

Abb. 5.4: Rollator Ausstattung (© Mathea Berger)

kleinere Einkäufe und auch für den Transport von Gegenständen in der Wohnung. Dabei ist die maximale Belastung der Körbe zu beachten. Ein Überladen kann zu Schäden am Rollator führen. Darüber hinaus kann ein überladener Rollator die Lenkbarkeit negativ beeinflussen und auf abschüssigen Wegen zu einer Gefahr werden. Weitere Ausstattungsmöglichkeiten sind z. B. ein Stockhalter, ein Regenschirm oder eine Klingel, die je nach individuellen Wünschen ergänzt werden können. Dabei darf allerdings die Sicherheit in der Handhabung des Rollators nicht eingeschränkt werden. Zudem sind Sondermodelle, wie z. B. Rollatoren mit Einhandsimultanbremse oder Rollatoren mit Halterungen für Sauerstoffflaschen, erhältlich, müssen aber beim Anbieter/Sanitätshaus nachgefragt werden. Bei der Auswahl eines Rollators sollte immer die jeweilig beabsichtigte Nutzung und die Situation der Nutzerin berücksichtigt werden. Bei der Ausstattung spielen Sicherheitsaspekte eine übergeordnete Rolle.

Wer übernimmt die Kosten für den Rollator und die Wartung?

Rollatoren sind, als fahrbare Gehhilfen, anerkannte Hilfsmittel im Katalog der gesetzlichen und privaten Krankenkassen. Allerdings wird in den meisten Fällen nur ein »Standard-Modell« übernommen, so dass Sonderwünsche und damit einhergehende Mehrkosten von der Nutzerin selbst getragen werden müssen. Auch wenn für die getrennte Nutzung innerhalb und außerhalb der Wohnung zwei Rollatoren sinnvoll und/oder notwendig sind, kommt die Kasse in der Regel nur für einen Rollator auf.

Um die Sicherheit und die Funktionstüchtigkeit zu gewährleisten, muss der Rollator regelmäßig gewartet werden. Beim Kauf über ein Sanitätshaus ist in der Regel die Wartung über eine festgeschriebene Zeit inbegriffen. Eine mindestens jährliche Wartung wird empfohlen. Darüber hinaus muss der Rollator beim Auftreten von Problemen umgehend gewartet werden (nicht erst beim nächsten Routine-Check). Schwerpunkte bei der Wartung sind die Bremsen und deren Feststellfähigkeit, die Lenkbarkeit der Vorderräder und die Lauffreiheit aller Räder. Zusätzlich sollten alle Schrauben kontrolliert und die Gelenke geschmiert werden. Bei der täglichen Pflege durch die Nutzerin selbst oder eine Hilfsperson muss auf die Sauberkeit der Räder geachtet werden, da verschmutzte Räder die Bremsfähigkeit erheblich beeinträchtigen können. Wichtig ist auch die Stabilität des Sitzbrettes, falls ein solches montiert ist. Das Sitzbrett muss fest verschraubt sein. Gleiches gilt auch für den dazugehörigen Rückengurt.

In der stationären Altenhilfe (Pflegeheim, Kurzzeitpflege) besteht eine Fürsorgepflicht für die Sicherheit der Bewohnerinnen. In Zusammenarbeit mit einem Sanitätshaus vor Ort besteht die Möglichkeit, eine regelmäßige Wartung (z. B. wöchentlich) anzubieten. Ein Kooperationsvertrag wird empfohlen. Es ist ein Qualitätsmerkmal dieser Einrichtungen, wenn die Wartung der Rollatoren so oder anders organisiert wird. Eine etwas abweichende Fürsorgepflicht wird für ambulante Dienste und die Tagespflege gesehen und zwar dergestalt, dass die Wartung über die Angehörigen angebahnt werden sollte. Die Wartung über ein Sanitätshaus kann vermittelt werden, wenn dies von der pflegebedürftigen Person oder ihren Angehörigen beauftragt wird.

Auch im privaten Bereich sollte die Wartung auch nach Ablauf von Wartungsverträgen unbedingt regelmäßig erfolgen. Da die Rollatoren meist im Besitz der Krankenkassen bleiben, kann die Wartung/Reparatur von der Kasse übernommen werden. Dafür wird ein Rezept der Hausärztin benötigt (»Reparatur eines vorhandenen Rollators«).

Andererseits muss auch die Wohnung für das Gehen mit einem Rollator angepasst werden. Die Laufwege in der Wohnung müssen freigehalten werden. Dazu müssen eventuell Möbelstücke, die nicht unbedingt gebraucht werden, entfernt werden. Wendemöglichkeiten müssen an zentralen Orten (z. B. Bett, Toilette etc.) gegeben sein. Wenn der Platz in der Toilette nicht für den Rollator ausreicht, können dort Haltegriffe angebracht werden. Dicke Teppiche sind für das Überfahren mit Rollator gänzlich ungeeignet, bei dünnen Teppichen müssen die Kanten und Ecken am Boden befestigt werden. Türschwellen in Altbau-Wohnungen müssen mit kleinen Rampen leichter passierbar gemacht werden.

Die richtige Haltung am Rollator – eine Sache der Einstellung

Um am Rollator in aufrechter Haltung gehen zu können, muss dieser für die Nutzerin individuell angepasst werden (ZQP 2020a). Dabei ist die Höhe der Griffe entscheidend. Wenn die Nutzerin aufrecht mit gerade herunterhängenden Armen steht, sollte die Höhe der Griffe so eingestellt sein, dass sie sich auf Höhe der Handgelenke befinden (▶ Abb. 5.5).

Wenn die Nutzerin nun zwischen den hinteren Rädern steht und dann die Griffe fasst, sind die Arme leicht gebeugt.

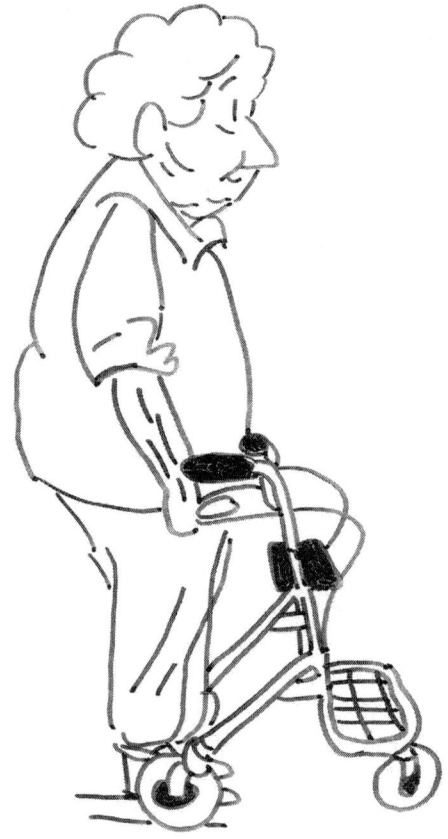

Abb. 5.5: Einstellung der Griffhöhe
(© Mathea Berger)

Zur Sicherheit der Nutzerin müssen die Bremsen so befestigt und eingestellt sein, dass jederzeit ein leichtes oder starkes Bremsen möglich ist, ohne dass das Lenken beeinträchtigt wird. Die hier beschriebenen Einstellungen sollten bei Auslieferung vom Sanitätshaus durchgeführt werden. Da dies in den meisten Fällen keine Einweisung in Alltagssituationen beinhaltet, wird empfohlen, dass die Hausärztin ein Rezept (Physio- oder Ergotherapie) zur Anleitung der Nutzung des Rollators ausstellt (»Gangschulung am Rollator wegen Gangunsicherheit«). Während dieser Therapieeinheiten sollte das richtige Gehen und die Bewältigung von Problemsituationen (Bordsteinkanten etc., s. u.) erlernt werden. Aufrechte Haltung, die Arme leicht gebeugt und die Füße zwischen den hinteren Rädern – dies ist die Haltung und Position, mit der man mit Rollator gehen sollte. Dies gilt auch für das Gehen an Steigungen (hinauf oder hinab). Die richtige Haltung am Rollator sollte durch Therapeutinnen oder Pflegekräfte angeleitet und überprüft werden.

Vermeiden sollte man das Schieben des Rollators weit vorne mit abgeknicktem Oberkörper. Dies kann zu einer eingeschränkten Übersicht und zu Problemen beim Heben der Füße führen. Insgesamt verstärkt das Schieben des Rollators weit vor dem Körper eine gebeugte Körperhaltung. Im Gegensatz dazu kann das Abstützen und Aufrichten am Rollator zu einer Verbesserung der Haltung führen. Außerdem bewirkt das »weite Schieben vorne«, dass man immer in den nächsten Schritt stolpert, da sich der Körperschwerpunkt teilweise bereits außerhalb der Unterstützungsfläche befindet. Beim Drehen auf der Stelle sollte man sogar noch etwas weiter in den Rollator hineintreten und dann dort mit kleinen Schritten drehen. Lediglich beim Rückwärtsgehen sollte man etwas hinter dem Rollator gehen, wobei der Oberkörper nur ganz leicht in Vorlage ist. Die leichte Vorlage soll dabei einen Sturz nach hinten verhindern. Dabei sollte man immer bereit sein zu bremsen (Hände an der Bremse).

Übung macht den Meister – was man mit dem Rollator üben sollte

Im Folgenden werden Alltagssituationen beschrieben, bei der die Handhabung des Rollators unbedingt geübt werden sollten, da diese Situationen bei vielen Nutzerinnen schon zu Unfällen/Stürzen geführt haben

(Lindemann et al. 2016; ZQP 2020a). Das Üben dieser Problemsituationen sollte durch eine Physio- oder Ergotherapeutin angeleitet werden, weil dann die hier geschilderten Lösungsstrategien individuell angepasst werden können. Zum Üben während der täglichen Pflege sollten die im Folgenden beschriebenen Lösungsstrategien dem Pflegepersonal daher vertraut sein. Das Üben der Problemsituationen sollte in der eigenen Wohnung und im öffentlichen Raum stattfinden, um möglichst realitätsnah zu trainieren. Darüber hinaus stehen für Gruppenangebote evaluierte Trainingsmanuals zur Verfügung (Pflaum et al. 2016; Pflaum et al. 2015).

Aufstehen und Hinsetzen

Vor dem Aufstehen vom Stuhl, von der Toilette oder vom Bett muss der Rollator vor der Aufstehenden platziert werden. Dabei müssen die Bremsen festgestellt sein. Die Person drückt sich nun mit beiden Händen vom Sitz (oder von den Armlehnen oder Haltegriffen) ab, beim Aufstehen führt sie zuerst nur eine Hand an den Rollator-Griff (die andere Hand sichert noch am Sitz) und zuletzt auch die zweite Hand. Nach Stabilisierung im Stand und Einnahme der aufrechten Haltung am Rollator werden die Bremsen gelöst und man kann loslaufen. Das Hochziehen am Rollator ist unbedingt zu vermeiden, da der Rollator nicht die dafür nötige Stabilität hat!

Zum Hinsetzen läuft man mit dem Rollator rückwärts an den Stuhl, bis man den Kontakt der Beine an der Stuhlkante spürt. Nun müssen die Bremsen festgestellt werden. Das Hinsetzen beginnt mit dem Einknicken in der Hüfte, wobei der Po nach hinten unten geschoben wird. Dabei bleiben zunächst beide Hände am Rollator. Dann greift eine Hand nach hinten zur Armlehne oder zum Sitz, und die andere Hand bleibt zur Sicherung noch am Rollator. Während des letzten Teils des Absitzens lässt auch die zweite Hand den Rollator los und greift zur Armlehne oder zum Sitz. Nur wenn der Rollator einen Rückengurt als Stütze hat, darf er als Sitz genutzt werden. Auch wenn man sich auf den Rollator setzen möchte, müssen die Bremsen vorher unbedingt festgestellt werden. Zur zusätzlichen Sicherung sollte der Rollator mit den Vorderrädern gegen eine Wand oder Kante gefahren werden.

Durch eine Tür gehen

Türen, die entgegen der Laufrichtung öffnen, können ein Hindernis darstellen. Daher fährt man mit dem Rollator zunächst neben die Tür und öffnet sie dann. Jetzt dreht man mit dem Rollator (s. o.) und fährt durch die Tür. Wenn der Platz nicht ausreicht oder bei schweren Türen braucht man Hilfe. Türen, die in Gehrichtung aufschwingen, öffnet man, indem man dicht heranfährt, sich etwas weiter in den Rollator hineinstellt und dann über den Rollator greift und die Tür öffnet. In der eigenen Wohnung sollte man möglichst alle Türen offenstehen lassen. Im öffentlichen Raum sollte man sich helfen lassen. Zum Durchfahren einer Tür, die gegen die Laufrichtung öffnet, fährt man zunächst neben die Tür (▶ Abb. 5.6).

Bordsteinkanten überwinden

Es gibt mehrere Möglichkeiten, Bordsteinkanten zu bewältigen. Bei der sichersten Technik fährt man schräg an die Bordsteinkante heran. Wenn man dann mit einem Vorderrad Kontakt hat, hebt man beide Räder dieser Seite durch Heben am diesseitigen Griff leicht an. Dabei steht man mit den Füßen etwas breiter und drückt die Gegenseite des Rollators nach unten, damit dort beide Räder am Boden bleiben. Jetzt schiebt man den Rollator vor und kommt so zunächst nur mit einem Vorderrad auf den Bordstein. Das Nachschieben der anderen Räder ist dann nicht mehr schwierig. Dabei dreht man sich dann mit dem Rollator frontal zur Bordsteinkante. Beim Hinaufsteigen auf den Gehweg sollte man die Bremsen anziehen und sich

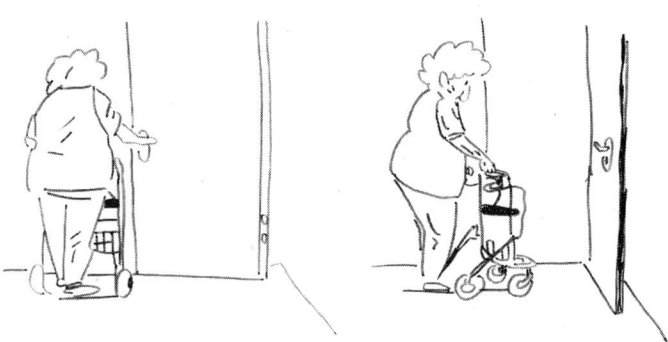

Abb. 5.6:
Durchfahren einer Tür
(© Mathea Berger)

nicht am Rollator hochziehen. Natürlich sollte man immer dort an den Bordstein heranfahren, wo dieser abgesenkt ist. Beim Hinuntersteigen vom Bordstein schiebt man zunächst den Rollator hinunter. Jetzt unbedingt die Bremsen anziehen und erst dann mit den Füßen den Bordstein hinuntersteigen.

Gehen an Steigungen

Beim Bergaufgehen ist besonders die Körperhaltung wichtig. Der Oberkörper bleibt aufrecht und man geht mit den Füßen etwa zwischen den Hinterrädern. Die Rückmeldung und Korrektur durch die Therapeutin ist wichtig, da die Eigenwahrnehmung oft trügt. Beim Bergabgehen muss man das Gehen mit schleifender Bremse üben. Je steiler die Streckenneigung ist, desto fester muss die Bremse gezogen werden. Die Sicherung durch die Therapeutin beim Üben ist hier besonders wichtig.

Mit dem Bus fahren

Besondere Aufmerksamkeit ist beim Busfahren für das Ein- und Aussteigen gefragt. Wenn man sich beim Herannahen des Busses z. B. durch Handzeichen bemerkbar macht, kann die Busfahrerin die Türen länger geöffnet halten und den Bus zum Einsteigen seitlich absenken. Man sollte mit Rollator immer im mittleren Teil des Busses einsteigen. Dort gibt es eine Abstellfläche für den Rollator und markierte Sitzplätze für Menschen mit Mobilitätseinschränkungen. Bei »Gelenk-Bussen« sollte man nicht in den Teil hinter dem Gelenk einsteigen, da dieser Teil in Kurven besonders stark schwankt.

Wenn man in einen abgesenkten Bus einsteigt, kann man möglicherweise mit der oben beschriebenen Technik (Bordsteinkante) einsteigen. Bei einem größeren Höhenunterschied zwischen Haltestelle und Bus muss man den Rollator in den Bus heben. Dazu fährt man frontal dicht an den Bus heran und stellt sich in leichter Schrittstellung etwas weiter in den Rollator hinein. Nachdem man die Bremsen festgestellt hat, greift man mit einer Hand (die andere Hand bleibt am Griff) nach vorn über das Sitzbrett und fasst den Rollator etwas unterhalb des Sitzbrettes im Gestänge oder direkt am Sitzbrett und hebt den Rollator so in den Bus. Beim Nachsteigen in den Bus hält man sich an den Türgriffen oder Haltestangen des Busses fest, nicht aber am Rollator! Wenn man sich mit dieser Technik des Hineinhebens nicht absolut sicher fühlt, sollte man unbedingt von anderen Fahrgästen oder von der Fahrerin Hilfe einfordern. Diese wird in den allermeisten Fällen gerne gewährt.

Aber auch während der Fahrt wirken erhebliche Beschleunigungskräfte auf die Fahrgäste, besonders beim Anfahren und Abbremsen. Daher sollten sich gerade Rollator-Fahrerinnen vor dem Einsteigen bei der Fahrerin bemerkbar machen und im Wagen möglichst zügig einen Sitzplatz einnehmen. Vor dem Hinsetzen muss der Rollator durch Feststellen der Bremsen gesichert werden. Falls in der Nähe des abgestellten Rollators kein Sitzplatz frei ist, sollte man diesen unbedingt von anderen Fahrgästen einfordern. Die allermeisten Menschen helfen gerne. Auf keinen Fall darf man sich während der Fahrt auf den Rollator setzen.

Zum Aussteigen macht man sich rechtzeitig bemerkbar. In den meisten Bussen gibt es Haltewunsch-Knöpfe mit einem Rollstuhl-Symbol. Sie signalisieren der Fahrerin, dass sie länger halten soll und dass sie den Aussteige-Bereich absenken soll. Erst wenn der Bus steht, sollte man aufstehen. Beim Aussteigen aus dem Bus ist es wichtig, dass man rückwärts aussteigt. So hat man möglichst lange die Sicherung durch die Haltestangen des Busses. Das Festhalten am Rollator ist auch hier viel zu instabil. Zuletzt wird der Rollator heruntergehoben.

> Das Üben von Problemsituationen wie das Aufstehen und Hinsetzen, durch eine Tür gehen, das Überwinden von Bordsteinkanten, das Gehen an Steigungen und das Busfahren sollte durch Physio- oder Ergotherapeutinnen angeleitet werden, damit mögliche Lösungsstrategien individuell angepasst werden können. Pflegekräfte sollten die korrekten Lösungsstrategien im Rahmen der mobilisierenden Pflege überprüfen und weiterüben bis sie von den Nutzerinnen in Problemsituationen automatisiert abgerufen werden können.

Was muss man beim Rollator-Training im Rahmen der aktivierenden Pflege beachten?

Im Rahmen einer aktivierenden Pflege ist es besonders wichtig, dass beim Gehen mit Rollator folgende Prinzipien der Trainingslehre beachtet werden: 1.) vom Bekannten zum Unbekannten, 2.) vom Leichten zum Schwierigen und 3.) vom Einfachen zum Komplexen. Wenn unter Beachtung dieser Prinzipien zuerst das sichere Gehen mit Rollator gefestigt wird, kann das Gehen danach mit situativen Schwierigkeiten gekoppelt und geübt werden (s. u. geteilte Aufmerksamkeit). Für Aktivitäten während der mobilisierenden Pflege sind diese Prinzipien wichtig, um eine Überforderung zu vermeiden. Prinzipiell sollten die Inhalte des Rollator-Trainings mit den Therapeutinnen abgesprochen werden.

> **Beispiele zur Beachtung methodisch-didaktischer Prinzipien**
>
> - Die Einweisung in die Nutzung des Rollators sollte mit einfachen Übungen im gewohnten Umfeld (Wohnung/Wohnbereich oder Zimmer) beginnen. Bei gegebener Sicherheit kann der Aktionsradius (Grundstück, Nachbarschaft etc.) erweitert werden.
> - Zuerst sollte die richtige Haltung/Position am Rollator, das Gehen und das Bremsen erlernt werden. Bei gegebener Sicherheit können dann besondere Situationen/Schwierigkeiten (Bordsteinkannte, Bus) geübt werden.
> - Das Bergabgehen mit schleifender Bremse sollte zuerst an einer leichten Steigung geübt werden. Bei gegebener Sicherheit kann dann an steileren Wegen geübt werden.
> - Das Überwinden einer Bordsteinkante sollte zunächst mit großer Ruhe und voller Konzentration geübt werden. Bei gegebener Sicherheit kann dann unter Zeitdruck oder zur Ablenkung mit einem gleichzeitigen Gespräch geübt werden.

Auf das Gehen mit dem Rollator und die Umgebung gleichzeitig konzentrieren

Das Problem der Personen-Umwelt-Interaktion kann am Beispiel der geteilten Aufmerksamkeit bei der Rollator-Nutzung veranschaulicht werden. Mit der oben beschriebenen Erweiterung des Aktivitätsradius (▶ Abb. 5.3) kommt es gerade bei einer Neuversorgung mit einem Rollator bei Nutzerinnen zum Problem der geteilten Aufmerksamkeit: Man muss sich auf das Gehen mit Rollator konzentrieren und gleichzeitig muss man in bestimmten Situationen reagieren und den Rollator entsprechend den situativen Bedingungen korrekt handhaben. Es ist wichtig, dass das Gehen mit Rollator zur Routine wird und nicht mehr so viel Aufmerksamkeit verlangt, damit man gleichzeitig die Hauptaufmerksamkeit auf situative Reaktionen (z. B. Ausweichen einer Gefahrenquelle) richten kann. Ein typisches Merkmal zur Erkennung von Problemen mit geteilter Aufmerksamkeit ist, wenn die Betroffene im Gespräch zur Beantwortung von Fragen stehen bleibt und erst nach einer Antwort weitergeht. In nachfolgender Abbildung (▶ Abb. 5.7) soll gezeigt werden, wie das Modell der Personen-Umwelt-Interaktion durch die Komponente der Aufgabe erweitert wird (Deutscher Turner-Bund 2018).

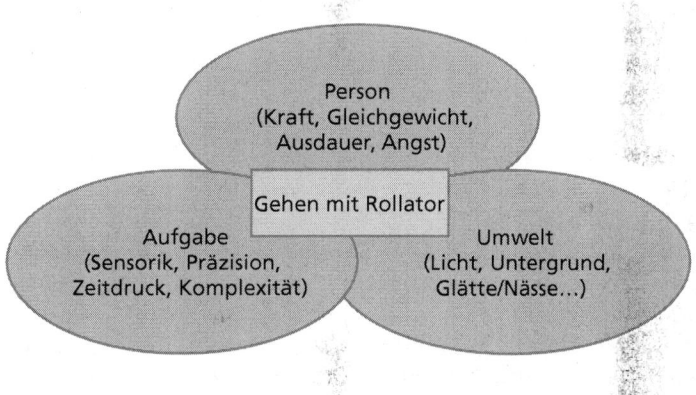

Abb. 5.7: Interaktion zwischen Person, Umwelt und Aufgabe (nach Shumway-Cook & Woollacot 1995, eigene Darstellung)

An der »Stellschraube« *Person* kann man nur mittel- bis langfristig etwas ändern. Dazu sollte in einem ergänzenden Training (Physiotherapie oder andere Angebote) die allgemeine körperliche Leistungsfähigkeit (Kraft, Gleichgewicht, Ausdauer) verbessert werden. Dadurch kommt es in der Folge meist auch zu einem besseren Selbstbewusstsein und einer Reduktion der Sturzangst.

An der »Stellschraube« *Umwelt* kann man drehen, indem das Gehen am Rollator an verschiedenen Örtlichkeiten geübt wird. Dadurch kommt es z. B. zu unterschiedlichen Lichtverhältnissen, Bodenbelägen und/oder Platzverhältnissen.

Die meisten Möglichkeiten hat man an der »Stellschraube« *Aufgabe*. Optische, akustische oder taktile Reize können genutzt werden, um z. B. einen Richtungswechsel nach Handzeichen, Zuruf oder Berührung einzuleiten. Weiterhin kann man das Anforderungsprofil der Aufgabe hinsichtlich der Genauigkeit bei der Durchführung der Übung, des Zeitdrucks oder der Komplexität anpassen. Die Genauigkeit kann z. B. beim Befahren eines Parcours geübt werden. Dies kann auch unter Zeitdruck oder bei gleichzeitiger Unterhaltung geschehen.

Alle hier genannten Möglichkeiten führen mittelfristig zur Stabilisation des sicheren Gehens mit Rollator. Ein regelmäßiger Austausch mit Tipps der Therapeutin und Rückmeldungen der Pflegerin, wie die Nutzerin im Alltag zurechtkommt, hilft dabei, die Aktivitäten in der aktivierenden Pflege dem aktuellen Leistungsstand der Nutzerin anzupassen.

Resümee

Rollatoren können die Bewegungsfähigkeit von älteren Menschen mit Geh-Problemen erhalten und fördern. Damit der Rollator für die Nutzerin nicht zum Problem wird, muss der Rollator individuell richtig eingestellt werden und er muss regelmäßig gewartet werden. Zur Optimierung der Person-Umwelt-Interaktion müssen individuelle Lösungsstrategien für Problemsituationen von der Nutzerin erlernt und geübt werden. Die Verantwortung und Aufgabe der Pflegenden ist hier das Erkennen von Problemsituationen und das Initiieren von Maßnahmen.

E Schwuppdiwupp – im Rollstuhl: von der Notwendigkeit bis hin zur korrekten Auswahl, Anpassung und Wartung

Veronika Geng

Hinführung

Mit einem Rollstuhl mobil zu sein, ist eine Herausforderung für jeden Menschen, der ein solches Hilfsmittel benötigt. Ein Rollstuhl kann bei temporären Einschränkungen der Mobilität oder bei dauerhafter Nutzung aufgrund von muskuloskelettalen Funktionsstörungen bis hin zu Lähmungen oder angeborenen Schädigungen zum Einsatz kommen. Egal ob jemand neu einen Rollstuhl benötigt oder ob man schon länger im Rollstuhl unterwegs ist, es verhält sich mit dem Rollstuhl ähnlich wie mit dem Auto: reinsetzen und sich wohlfühlen. Ein Auto wird nicht gekauft, ohne eine Probefahrt gemacht zu haben. Dies wäre bei einer Rollstuhlanschaffung ebenfalls empfehlenswert. Aber leider findet das oft nicht statt. Daher ist es umso wichtiger, dass ein Rollstuhl individuell zugeschnitten und angepasst ist. Dabei gilt es zu berücksichtigen, wie der Rollstuhl genutzt wird. Ist es ein Rollstuhl, der bei eingeschränkter Gehfähigkeit genutzt wird, um lange Strecken zu überwinden, oder ist er ein Alltagshilfsmittel, das den ganzen Tag benötigt wird, weil das Gehen, aus welchen Gründen auch immer, nicht mehr möglich ist?

Allerdings ist immer zu beachten, dass vor dem Erwerb eines Rollstuhls geprüft werden sollte, ob andere Hilfsmittel bereits eine Erleichterung darstellen können und ggf. sinnvoller sind. Vor einer definitiven Entscheidung sollten die Fähigkeiten und Ressourcen der Betroffenen geklärt werden. Wenn noch Restkompetenzen vorhanden sind, können diese ggf. eingesetzt oder trainiert werden. Solange ein Rollstuhl nicht zwingend nötig ist, stellt die Rehabilitation, aber auch die Therapie immer die erste Option dar. So sollte evaluiert werden, inwiefern ein regelmäßiges Therapieangebot die vorhandenen Funktionen noch verbessern könnte. Auch die Frage, ob z. B. ein Stock oder ein Rollator mit einer Sitzfläche eine Alternative wären, wenn längere Strecken nicht mehr bewältigt werden können, muss geprüft werden. Denn auch hier gilt der Grundsatz: nur so viele Hilfsmittel wie nötig in Anspruch nehmen. Eine Pflegeerleichterung sollte nie der alleinige Grund für eine Rollstuhlversorgung sein!

Ein Rollstuhl zählt zu den medizinischen Hilfsmitteln und mit einer ärztlichen Verordnung kann eine Rollstuhlversorgung in die Wege geleitet werden. Die gesetzliche Krankenversicherung (SGB V) regelt, dass Versicherte Anspruch haben auf Versorgung mit orthopädischen und anderen Hilfsmitteln, die im Einzelfall erforderlich sind, um den Erfolg der Krankenbehandlung zu sichern, einer drohenden Behinderung vorzubeugen oder eine Behinderung auszugleichen, soweit die Hilfsmittel nicht als allgemeine Gebrauchsgegenstände des täglichen Lebens anzusehen oder nach § 34 Abs. 4 ausgeschlossen sind.

Der Anspruch umfasst auch zusätzlich zur Bereitstellung des Hilfsmittels alle zu erbringenden, notwendigen Leistungen wie die notwendige Änderung, Instandsetzung und Ersatzbeschaffung von Hilfsmitteln, die Ausbildung in ihrem Gebrauch und, soweit zum Schutz der Versicherten vor unvertretbaren gesundheitlichen Risiken erforderlich, die nach dem Stand der Technik zur Erhaltung der Funktionsfähigkeit und der technischen Sicherheit notwendigen Wartungen und technischen Kontrollen (SGB V).

Das heißt die Ärztin muss die medizinische Notwendigkeit für den Rollstuhl fest- und ein Rezept ausstellen. Die Krankenkasse muss das entsprechende Modell genehmigen. Einige Krankenkassen haben feste Vertragspartner. Mit einem vorliegenden Rezept wird das entsprechende Sanitätshaus aufgesucht oder eine Mitarbeiterin des Sanitätshauses kommt zur Kundin. Es findet eine individuelle Beratung statt und ein Angebot mit dem ausgewählten, ausgemessenen und den Bedürfnissen entsprechenden Rollstuhl wird zusammen mit dem Rezept an die Krankenkasse gesendet. Die Krankenkasse meldet sich bei der Klientin sowie beim Sanitätshaus. Die Rollstuhlversorgung ist kein Wunschkonzert. Es wird kein Elektrorollstuhl erstattet, wenn die körperlichen Einschränkungen nicht gravierend sind.

Bei einer Rollstuhlanschaffung gibt es einiges zu beachten, doch zuerst einmal sollen der Rollstuhl mit seinen Bestandteilen und die gängigsten Rollstuhltypen vorgestellt werden. Die in diesem Kapitel verwendeten Bilder stehen stellvertretend für Materialien und Modelle anderer Hersteller. Sie stellen keine Empfehlung dar, sondern dienen der Information.

Die Hauptbestandteile eines Rollstuhls

Die relevanten Bauteile eines Rollstuhls sind in nachfolgender Abbildung dargestellt.

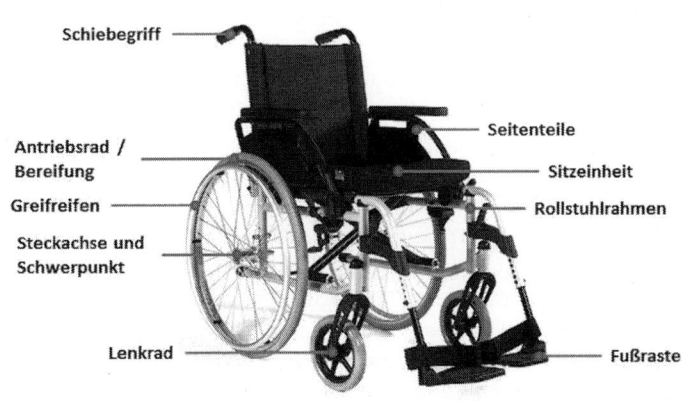

Abb. 5.8:
Rollstuhlbestandteile
(© Sunrise Medical GmbH, Malsch/HD)

Die *Sitzeinheit* besteht aus der Sitzfläche und der Rückenlehne. Die Sitzfläche sollte in Breite und Länge der rollstuhlsitzenden Person angepasst werden. Jedoch sollte der Rollstuhl nie ohne entsprechendes Sitzkissen genutzt werden (s. Rollstuhl-Sitzkissen). Bei falscher Anpassung können Schmerzen auftreten, aber auch Dekubitus entstehen. Die Rückenlehne bzw. die Höhe richten sich ebenfalls nach der Person, die im Rollstuhl sitzt. Sie ist ein wichtiger Bestandteil des Rollstuhls, die zur stabilen Haltung und einem angenehmen Sitzen führt. Dabei spielt sowohl die Form als auch die Höhe des Rückenteils eine Rolle. Die Rückenlehne sollte eine ergonomische Sitzhaltung unterstützen und keinen Druck auf den Rücken, die Wirbelsäule oder die Schulterblätter ausüben. Hierzu kommen Rückenschalen, feste Rückenplatten, aber auch sogenannte Anpassrücken zum Einsatz, die meist mit Schnürung oder Klettverschlüssen veränderbar sind.

An der Rückenlehne sind die *Schiebegriffe* angebracht. Diese können abklappbar sowie mit Bremse versehen sein, damit die Begleitperson den Rollstuhl ebenso bremsen kann. Bei der Anpassung ist bei den Schiebegriffen die Größe der Begleitperson wichtig, damit sie den Rollstuhl in ergonomischer Körperhaltung schieben kann. *Kopfstützen* sind beim Aktivrollstuhl nicht vorgesehen, diese kommen beim Multifunktions- oder Elektrorollstuhl zum Einsatz.

Fußrasten gibt es als ein- oder zweiteiliges Trittbrett, in der Regel sind sie wegklappbar, abschwenkbar oder abnehmbar. In der Höhe müssen die Trittbretter so eingestellt sein, dass der gesamte Oberschenkel auf dem Sitzkissen aufliegt – so ist der Druck auf Gesäß und Oberschenkel verteilt. Die Position der Füße und der Winkel der Fußrasten bestimmen u. a. auch die Länge des Rollstuhls und damit den Wendekreis. Für Menschen mit Amputationen kann eine Amputationsschale am Oberschenkel hilfreich sein.

Seitenteile beschränken zum einen die Sitzfläche und bieten dadurch Sicherheit. Zum anderen dienen sie als Kleiderschutz, damit die Kleider nicht in die Speichen gelangen. Bei Bedarf können Armlehnen die Sitzposition unterstützen. Die Seitenteile sollten so klein als möglich sein, da sie die Fortbewegung nicht behindern sollen.

Antriebsräder werden üblicherweise in den Größen von 20 bis 26 Zoll angeboten und sollten im Verhältnis zur Rahmengröße stehen. Die Bereifung richtet sich nach dem Gebrauch des Rollstuhls. Bei einer überwiegenden Nutzung im Innenbereich kommt ein anderes Reifenprofil zum Einsatz als bei gemischter Nutzung oder überwiegender Nutzung im Außenbereich.

Die Leichtläufigkeit eines Rollstuhls ist stark mit dem Reifen verbunden. So sind Vollgummireifen, die fast unkaputtbar sind, schlechter in ihrer Rollfunktion als Reifen mit Schlauch und Mantel. Gröbere Reifenprofile sind für den Einsatz im Outdoorbereich geeignet. Der Radsturz der Antriebsräder, d. h. der Grad der Schrägstellung, kann einen seitlichen Kippschutz darstellen. Auch die Gefahr des Einklemmens von Fingern zwischen Rad und Türrahmen kann dadurch verringert werden. Allerdings wird mit dem Radsturz auch die Breite des Rollstuhls erhöht. Ein einseitiger Antrieb, bei dem das eine Rad mit dem anderen Rad gekoppelt ist, kann bei einer Halbseitenlähmung zum Einsatz kommen.

Der *Speichenschutz*, der als Kunststoffplatte über den Speichen liegt, dient primär dem Schutz der Finger, damit diese nicht in den Speichen landen. Mit dem Speichenschutz kann der Rollstuhl aber auch nach den persönlichen Vorlieben designt werden. Der Greifreifen bzw. Überzüge aus Silikon ermöglichen einen hohen Steuer- und Fahrkomfort. Sie schützen vor Überhitzung und sorgen für einen festen Griff.

Steckachse und Schwerpunkt des Rollstuhls werden durch die Gewichtsverteilung bestimmt. Je weiter sich der Schwerpunkt vor der Achse des Antriebsrads befindet, desto weniger kippfreudig ist der Rollstuhl. Umgekehrt bedeutet dies, je weiter sich der Schwerpunkt hinter der Achse befindet, desto kippfreudiger wird der Rollstuhl. Auch die Verlängerung des Radstands kann zu mehr Stabilität des Rollstuhls verhelfen. Ein kleines fünftes Rad, welches am Rücken des Rollstuhls angebracht wird, kann als Kippschutz dienen.

Lenkräder/Vorderräder gibt es in unterschiedlichen Größen (vier bis acht Zoll) und Ausstattung. Kunststoff- oder gummibereift oder komplett aus Vollgummi sind nur einige Möglichkeiten. Die Größe der Lenkräder spielt eine Rolle bei der Wendigkeit. Mit einem kleinen Rad bleibt man ggf. auch einmal in einer Bodenrille stecken.

Bremsen gibt es als Trommel-, Naben- oder Kniehebelbremsen. Sie müssen vom Rollstuhl aus einfach handhabbar und vor allem beim Transfer in den oder aus dem Rollstuhl nicht hinderlich sein. Teilweise sind die Bremsen, wie bereits erwähnt, auch am Schiebegriff angebracht, damit diese durch die rollstuhlschiebende Person genutzt werden können.

Federung, eine Art Stoßdämpfer für den Rollstuhl, gibt es für die meisten manuellen Rollstühle an den Antriebs- und Lenkrädern. Die Kraftumsetzung wird durch diese Räder allerdings erschwert, d. h. für das Antreiben der Räder muss mehr Kraft aufgewendet werden als bei einem nicht gefederten Rollstuhl. *Weitere Anpassungen und therapeutische Hilfsmittel* können an den meisten Stühlen angebracht werden. Hierzu ist die Beratung durch eine Fachperson, die weiß, auf was es bei der Rollstuhlnutzung ankommt, sinnvoll.

Welcher Rollstuhl darf es sein?

Die Entscheidung für einen Rollstuhl muss gut überlegt werden und sollte entsprechend vorhandener Ressourcen sowie den Bedürfnissen ausgewählt werden. Vor der Rollstuhlentscheidung gilt es immer, zuerst die Alternativen zu prüfen und zu testen. Folgende Fragen müssen beantwortet werden, damit eine Entscheidung getroffen werden kann:

- Welcher Antrieb ist für die Person im Rollstuhl der geeignetste? Ein manueller Rollstuhl ist ein Stuhl, der selbst mit den Händen angetrieben und bewegt werden kann. Oder ist eine Restkraftunterstützung nötig?
- Besteht noch so viel Selbstständigkeit, dass ein Aktivrollstuhl zum Selbstfahren in Frage kommt oder ist ein Schieberollstuhl geeigneter, der für Menschen ohne aktive Bewegungsmöglichkeiten durch eine zweite Person bewegt wird?
- Oder ist ein Elektrorollstuhl sinnvoll, mit dem auch längere Strecken ohne großen Kraftaufwand zurückgelegt werden können und eine Hilfsperson entbehrlich ist?

Aktivrollstuhl

Beim Aktivrollstuhl (auch Adaptivrollstuhl genannt) wird unterschieden zwischen einem Rollstuhl auf der Basis eines starren Rahmens oder auf der Basis eines Faltrahmens. Der starre Rahmen zeichnet sich durch seine Stabilität aus (▶ Abb. 5.9). Für den Transport können die Räder einfach entfernt werden. Der Faltrahmen (▶ Abb. 5.10) kann zusammengeschoben und so einfach transportiert werden. Eine weitere Unterteilung der Aktivrollstühle wird auch nach dem Gewicht vorgenommen. So werden Leichtgewichtsrollstühle (Aluminium oder Carbon) und Stahlrollstühle unterschieden. Geeignet sind Aktivrollstühle für Menschen, die noch ausreichend Kraft und Körperfunktionen sowie kognitive Fähigkeiten haben, um den Rollstuhl zu nutzen und Strecken zurückzulegen.

Eine weitere Rollstuhlart ist der sogenannte Trippel-Rollstuhl. Dieser ist für Menschen mit einer ausreichenden Fußfunktion geeignet, die den Rollstuhl anstelle der Hände oder ergänzend mit den Füßen durch Trippeln vorwärtsbewegen. Hierbei ist es wichtig, dass die Fußrasten wegkipp- oder abnehmbar sind.

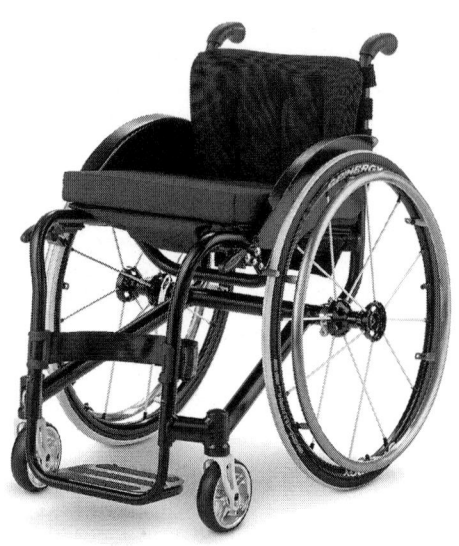

Abb. 5.9: Aktivrollstuhl – Starrrahmen (mit freundlicher Genehmigung der MEYRA GmbH)

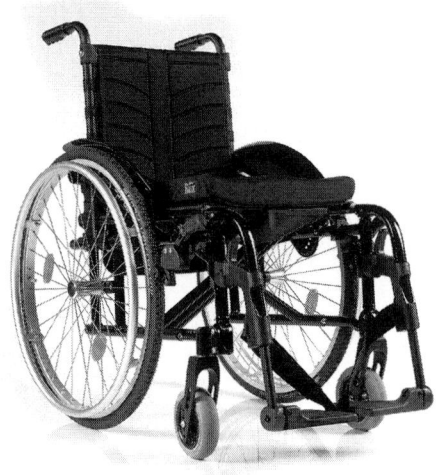

Abb. 5.10: Leichtgewichtsrollstuhl Faltrollstuhl (© Sunrise Medical GmbH, Malsch/HD)

Restkraftverstärker

Für Menschen, die noch etwas Kraft zum Selbstfahren eines Rollstuhls haben, aber schnell ermüden, oder deren eigene Kraft nicht ausreicht, kann ein Aktivrollstuhl mit restkraftverstärkendem Zusatzantrieb hilfreich sein. Elektromotoren im Rad unterstützen die Anschubbewegung und so können längere Strecken oder auch Steigungen bewältigt werden. Auch beim Bremsen unterstützt dieser Motor. Der Zusatzantrieb wird anstelle der herkömmlichen Rollstuhlräder angebracht. Das System passt an die meisten Rollstühle.

Zuggeräte

Eine weitere Unterstützung zur Bewältigung längerer Strecken können sogenannte Zuggeräte sein Diese sind in der Regel mit einem Elektromotor ausgestattet und werden vor den Rollstuhl gespannt und so wird der Stuhl gezogen. Das Zuggerät hebt in der Regel die Lenkräder an und ermöglicht so auch ein Befahren von unebenen Bodenbelägen wie Kopfsteinpflaster, Kieswege, Feldwege oder Rasenfläche. Je nach Zuggerät ist eine Nutzung auch mit einer eingeschränkten Handfunktion möglich.

Pflegerollstuhl

Beim Pflegerollstuhl (▶ Abb. 5.11), der auch Multifunktionsrollstuhl oder Lagerungsrollstuhl genannt wird, handelt es sich einfach ausgedrückt um einen Stuhl mit Rädern, der von einer zweiten Person geschoben wird. Die Auswahl dieser Rollstühle richtet sich nach den Bedürfnissen der Rollstuhlfahrerin. Dies kann ein einfacher Rollstuhl sein bis hin zu einem Multifunktionswunder. Dabei stellt sich die Frage, welche Rollstuhlbestandteile sind nötig: Armlehnen, Seitenteile, Tisch, Kopfstütze, Platz für Hilfsmittel, Möglichkeit für das Anbringen eines Sauerstoffgeräts etc.? Folgende exemplarische Fragen sind dabei zu klären:

- Müssen die Fußrasten hochgestellt werden können?
- Muss die Rückenlehne kippbar sein?

Dies sind nur ein einige Aspekte möglicher Rollstuhlbestandteile und deren Funktionalität.

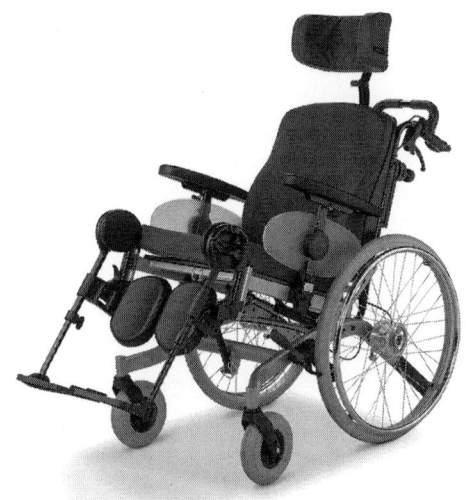

Abb. 5.11: Multifunktionsrollstuhl, Lagerungsrollstuhl, auch Pflegerollstuhl (Solero, mit freundlicher Genehmigung der MEYRA GmbH)

Kopfstütze und Armpolster, Armlagerungsschalen und Handschalen sind, je nach Einschränkungen oder Behinderungen, für eine gute Positionierung notwendig. Dies sind meistens Zubehörteile, die individuell für den Rollstuhl angepasst sind. Zur *Sicherheit* können Gurtsysteme, z. B. zur Fixierung der Beine bei starker Beinspastik, dienen. Stürze aus dem Rollstuhl können durch Brustgurtsysteme vermieden werden. Diese Gurte dienen der Sicherheit, aber die Problematik der freiheitsentziehenden Maßnahme sollte geprüft werden.

Elektrorollstuhl

Ein Elektrorollstuhl (▶ Abb. 5.12), ein Rollstuhl mit akkubetriebenem Motor, kommt zum Einsatz bei funktionseingeschränkten Menschen, die über ausreichende Handfunktion und kognitive Möglichkeiten verfügen, um einen Rollstuhl mit einem Joystick elektrisch zu steuern. Bei unzureichender Handfunktion gibt es die Möglichkeit, auch eine Steuerung mit dem Hinterkopf oder eine Mundsteuerung vorzunehmen. Die Ausrüstungen von Elektrorollstühlen sind sehr variabel und können an die Bedürfnisse der Person, die diesen Rollstuhl benötigt, angepasst werden. So können in dem Rollstuhl Positionswechsel bis hin zu einer Liegeposition eingenommen werden. Die gesamte Sitzfläche kann nach oben gefahren werden, auch eine Stehfunktion ist möglich. Hierbei ist immer zu beachten, welche körperlichen Fähigkeiten noch vorhanden und welche Funktionen auch sinnvoll sind. Grundsätzlich wird bei den Elektrorollstühlen zwischen Modellen für den Innen- und Außenbereich unterschieden. Es gibt aber auch Modelle, die für beide Einsatzorte geeignet sind.

Eine weitere Differenzierung findet durch Auswahl des Antriebs statt. Hier stehen Heck-, Mittel- und Frontantrieb zur Verfügung. Mit dem Frontantrieb ist Bergabfahren einfacher, mit dem Heckantrieb das Bergauffahren. In der Stadt kommt ein Elektrorollstuhl mit Mittelradantrieb zum Einsatz, da er einen kleinen Wendekreis hat.

Rollstuhlanpassung – die wichtigsten Maße

Aus den beschriebenen Erläuterungen zu den Bestandteilen und den damit verbundenen Aspekten lässt sich ganz schnell ableiten, dass ein Rollstuhl niemals ein Standardrollstuhl sein kann, sondern individuell ausgemessen und angepasst werden muss. Denn nur, wenn die spezifischen Körpermaße, Vorlieben und auch Bedürfnisse berücksichtigt werden, kann der Rollstuhl Mobilität, Selbstständigkeit sowie eine optimale Versorgung sicherstellen. Gleichermaßen können Komplikationen wie Schmerzen und die Entstehung von Dekubitus verhindert oder minimiert werden.

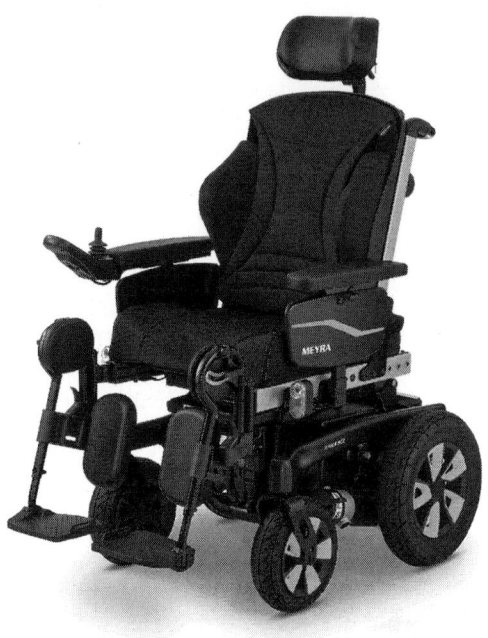

Abb. 5.12: Elektrorollstuhl (IChair, mit freundlicher Genehmigung der MEYRA GmbH)

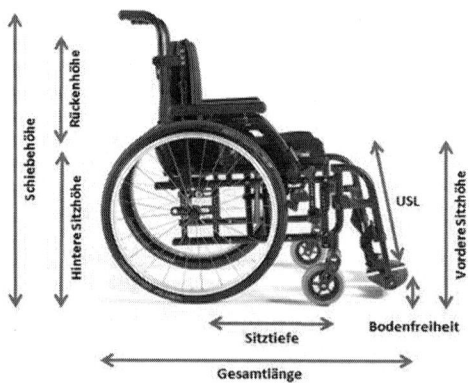

Abb. 5.13: Rollstuhlmaße (© Sunrise Medical GmbH, Malsch/HD)

Die in Abbildung 5.13 gezeigten Maße sind die Angaben, die zur Bestellung eines Rollstuhls benötigt werden.

Sitzbreite

Sie richtet sich nach der Hüftbreite der betroffenen Person. Hier wird gerne »auf Vorrat« eingekauft – nach dem Motto: »Wenn Sie dann zunehmen…und die Winterjacke soll ja auch noch dazwischen …« Ein zu breites Sitzmaß hindert aber die Rollstuhlfahrerin daran, die Greifreifen gut zu erreichen und gibt wenig Halt, was die Mobilität massiv einschränkt. Das Idealmaß ist erreicht, wenn eine hochgestellte Hand rechts und links zwischen den Patienten und den Radschutz passt. Ein zu enger Rollstuhl stellt ein Risiko für die Entstehung von Druckstellen dar (Koch & Geng 2021).

Sitzhöhe

Damit ist das Maß zwischen Kniekehle und Fußboden gemeint. Die Sitzhöhe ist ideal, wenn die Radmitte (Radnabe) mit dem Mittelfinger bei senkrecht nach unten gestrecktem Arm erreichbar ist (Koch & Geng 2021). Eine falsche Sitzhöhe kann dazu führen, dass es zu Verkrampfungen oder falschen Bewegungsabläufen kommt, die in Verspannungen oder Schmerzen enden können.

Sitzneigung

Hier handelt es sich um das Maß der Höhendifferenz zwischen der vorderen und hinteren Sitzfläche. Je stärker das Gefälle ist, desto stabiler sitzt die Rollstuhlfahrerin im Stuhl. Für den Transfer bzw. das Nach-vorne-Rutschen ist dies hingegen hinderlich. Ein rechter Winkel zwischen Sitzfläche und Rückenlehne ist anzustreben (Koch & Geng 2021).

Sitztiefe

Die richtige Sitztiefe orientiert sich an der Oberschenkellänge, gemessen vom Rücken bis zur Kniekehle, abzüglich zwei bis drei Fingerbreit. Ziel ist eine möglichst große Auflagefläche des Gesäßes und der Oberschenkel, damit eine größtmögliche Druckverteilung erreicht wird. Ist die Sitztiefe zu kurz gewählt, liegt der Oberschenkel nicht ausreichend auf und der Druck konzentriert sich aufs Gesäß. Eine zu lange Sitzfläche bedeutet Druckstellengefahr in der Kniekehle, die durch die Vorderkante der Sitzfläche verursacht wird. Außerdem sinkt die Rumpfstabilität und man rutscht nach vorne (Koch & Geng 2021).

Rollstuhlanpassung ist Teamwork

Die bereits beschriebenen Aspekte sind relevant für einen gut anpassten Rollstuhl. Aber wer ist dafür verantwortlich? Die Pflege oder die Physiotherapie stellen den Bedarf für einen Rollstuhl fest. Der Sanitätsfachhandel ist für die Beschaffung und Anpassung von Rollstühlen zuständig. Daher macht es Sinn, die Bedürfnisse aus professioneller Sicht, aber auch die Bedürfnisse der Patientin aufzunehmen und in einen optimal angepassten Rollstuhl umzusetzen. Idealerweise im Team! Hier kann dann nur die Empfehlung gegeben werden, einen Sanitätsfachhandel auszuwählen, der bei dem Anliegen einer guten Rollstuhlanpassung behilflich ist. Zur Beurteilung, ob man sich der Thematik Rollstuhlanpassung hinreichend annimmt, können u. a. die folgenden Fragen hilfreich sein:

- Geht der Sanitätsfachhandel auf die Bedürfnisse und Bedarfe der betroffenen Person ein (ggf. Angebot eines Testrollstuhls)?
- Gibt es eine Checkliste zur Anpassung eines Rollstuhls?
- Ist der Sanitätsfachhandel behilflich, wenn es um Kostenabklärung mit dem Kostenträger geht und unterstützt dieser beim Einreichen eines Widerspruchs, wenn das Angebot vom Kostenträger abgelehnt wird?
- Wird ein Service oder auch Wartung für die abgegebenen Rollstühle angeboten und wie sieht die Unterstützung im Falle eines Defekts am Rollstuhl aus?
- Wenn der Rollstuhl nicht mehr gebraucht wird, wird er vom Sanitätshaus zurückgeholt?

Sitzen und Positionieren im Rollstuhl

Ein Rollstuhl sollte nie ohne entsprechendes Sitzkissen genutzt werden. Bei der Entscheidung für ein Rollstuhlsitzkissen fließen folgende Aspekte ein:

- Druckverteilung sowie Vermeidung von Scherkräften zur Dekubitusvorbeugung
- Gutes Mikroklima zur Vermeidung von feuchter Haut. Feuchte Haut stellt ein erhöhtes Risiko für die Entstehung eines Dekubitus dar.
- Unterstützung der Sitzstabilität, um Sicherheit zu vermitteln und um die Mobilität im Sinne der Beweglichkeit zu optimieren.

Rollstuhlsitzkissen existieren in unterschiedlichen Qualitäten und Materialien. Auch hier spielen Aspekte wie die Beweglichkeit, die Hautverhältnisse, die fehlende Sensibilität, die Sitzstabilität, aber auch die Sicherheit eine Rolle. Der Gesäßbereich der Kissen ist mit Materialien wie Schaumstoff aus Verbundschaum oder viskoelastischem Schaum, Gel- oder Luftfüllung sowie speziellen Wabenzellen oder Würfelsystemen gepolstert. Wichtig ist auf jeden Fall bei Veränderung der Sitzposition und/oder des Sitzkissens, dass nach dem Sitzen eine Hautkontrolle auf Rötungen stattfindet, um zu entscheiden, ob die Materialien bzw. die Positionierung in Ordnung sind und keine Druckstellen verursachen.

Welche Rechte und Pflichten haben Versicherte im Zusammenhang mit der Versorgung mit Hilfsmitteln?

Folgende Hinweise zu Rechten und Pflichten sind zu beachten:

- Hilfsmittel sollen dabei helfen, die Folgen einer Behinderung bzw. Erkrankung auszugleichen oder den Erfolg der Behandlung zu sichern bzw. einer drohenden Behinderung oder Verschlechterung des Gesundheitszustandes vorzubeugen (§ 33 Absatz 1 Satz 1 SGB V). Hilfsmittel dienen also dazu, das Leben selbstbestimmt führen und am gesellschaftlichen Leben teilnehmen zu können (§ 1 SGB IX).
- Alle Dienstleistungen, die mit der Hilfsmittelabgabe erfolgen und die für eine möglichst selbstständige Versorgung erforderlich sind, sind im Leistungsumfang der Hilfsmittelversorgung enthalten.
- Krankenkassen schließen mit Hilfsmittelanbietern Verträge über die Hilfsmittelerbringung ab. Die Anbieterinnen werden dann Vertragspartnerinnen der jeweiligen Krankenkasse. Es besteht eine freie Wahl unter den Vertragspartnerinnen (§ 33 Absatz 6 Satz 1 SGB V).
- Es besteht eine Informationspflicht der Krankenkasse (§ 127 Absatz 5 Satz 1 SGB V). Wenn die Versicherte bestimmte Hilfsmittel benötigt, ist die jeweilige Kasse verpflichtet, die Versicherte zu informieren, welche Vertragspartnerinnen zur Auswahl stehen. Dabei sind alle Vertragspartnerinnen zu benennen. Auf Nachfrage ist mitzuteilen, welche wesentlichen Leistungen vertraglich geregelt sind.
- Eine Einschränkung des Wahlrechts gibt es bei Ausschreibungen. Dort existiert üblicherweise nur eine Vertragspartnerin (Ausschreibungsgewinnerin) pro ausgeschriebenen Versorgungsbereich, der der Versicherten zu nennen ist. Die Qualität der Hilfsmittel, notwendige Beratung, sonstige erforderliche Dienstleistungen sowie eine wohnortnahe Versorgung sind von der Krankenkasse und der Vertragspartnerin sicherzustellen (§ 33 Absatz 6 Satz 2 SGB V). Sollte es Probleme mit der Versorgung geben, sollten Versicherte umgehend mündlich und schriftlich ihre Krankenkasse informieren. Eine Forderung auf Nachbesserung unter Setzung einer Frist sollte formuliert werden.
- Besteht ein berechtigtes Interesse, kann die Versicherte sich von einer anderen Anbieterin als der Ausschreibungsgewinnerin versorgen lassen (§ 33 Absatz 6 Satz 3 SGB V). Eventuell entstehende Mehrkosten muss die Versicherte allerdings selbst tragen. Sollten man von dieser Regelung Gebrauch machen wollen, muss die abweichende Wahl mit einem Kostenübernahmeantrag und einer entsprechenden Begründung vor Durchführung der Versorgung bei der Krankenkasse beantragt werden.
- Krankenkassen haben innerhalb einer Frist von drei Wochen ab Antragstellung über einen Hilfsmittelantrag zu entscheiden. Soweit ein Gutachten für die Entscheidung erforderlich ist, insbesondere unter Einbeziehung des Medizinischen Dienstes (MDK), beträgt die Frist zur Entscheidung insgesamt fünf Wochen. Entscheidet eine Krankenkasse nicht fristgerecht über einen Antrag, so kann man die Leistung kraft fiktiver Genehmigung (»Genehmigungsfiktion«) verlangen, ohne sie sich erst auf eigene Kosten beschaffen zu müssen (§ 13 Absatz 3a SGB V, BSG-Urteile vom 07.11.2017, Az.: B 1 KR 15/17 R und B 1 KR 24/17 R).
- Wählt eine Versicherte Hilfsmittel/Leistungen, die über das Maß des Notwendigen hinausgehen, müssen diese entstehenden Mehrkosten und dadurch bedingte höhere Folgekosten (wie Wartung, Reparaturen) selbst getragen werden (§ 33 Absatz 1 Satz 5 SGB V). Werden zusätzliche

Kosten veranschlagt, gilt es die konkreten Gründe zu hinterfragen. Eine Zahlung sollte nur dann erfolgen, wenn man sich vorab schriftlich gegenüber dem Hilfsmittelversorger damit einverstanden erklärt hat (Abschluss eines privatrechtlichen Vertrages).

- Wenn eine Versicherte mit einer Entscheidung der Krankenkasse nicht einverstanden ist, kann grundsätzlich innerhalb eines Monats Widerspruch gegen diese eingelegt werden. Sollte die Entscheidung keine Rechtsbehelfsbelehrung enthalten, verlängert sich die Frist zur Einreichung eines Widerspruches auf ein Jahr. Wird der Widerspruch abgelehnt, kann dagegen Klage beim Sozialgericht eingereicht werden. Es besteht auch die Möglichkeit, die Entscheidung der Krankenkassen von der zuständigen Aufsichtsbehörde prüfen zu lassen.

Umgang mit Rollstühlen und den darinsitzenden Menschen

Wartung, Reinigung und Service

Ein Rollstuhl muss regelmäßig überprüft bzw. gereinigt werden.

- Tägliche Kontrolle: Sitzkissen prüfen, ob es korrekt im Rollstuhl liegt
- Monatliche Kontrolle: Reifendruck, Bremsen, Abnutzung, Schrauben und eventuell Funktionalitäten, die geölt oder geschmiert werden müssen. Diese Aspekte sollten detailliert in der Gebrauchsanweisung stehen, was wie oft gemacht werden muss.
- Bei Bedarf: Reinigung des Rollstuhls, d. h. Sitzkissenbezug bei Bedarf oder nach Herstellerangaben waschen
- Reinigung der Kunststoffteile mit milder Seifenlauge und Metallteile von Schmutz und Staubspuren entfernen, auf Rost überprüfen sowie Reinigung des Radlagers
- Jährlich sollte der Rollstuhl durch autorisierte Fachpersonen gewartet und eine Inspektion durchgeführt werden. Idealerweise wird ein Wartungsbuch geführt, in dem auch die eingesetzten Ersatzteile aufgeführt sind.

Wie geht man auf eine Person im Rollstuhl zu?

- Einem Menschen im Rollstuhl nähert man sich immer von vorn. Absolut untersagt ist das Anfassen des Rollstuhls von hinten, ohne die Rollstuhlfahrerin vorher um ihr Einverständnis gebeten zu haben.
- Man kann die Rollstuhlfahrerin immer fragen, ob sie Hilfe benötigt. Aber es kann durchaus sein, dass diese Hilfe abgelehnt wird.
- Die Rollstuhlfahrerin ist ihr eigene Expertin und kann sich in der Regel äußern, welche Hilfe sie benötigt, welche Sicherheitsaspekte ihr wichtig sind und wie ein Transfer erfolgen soll.
- Gespräche mit Rollstuhlnutzerinnen finden idealerweise auf Augenhöhe statt. Dazu geht der Fußgänger in die Knie oder nutzt einen Stuhl, um auf Augenhöhe zu kommunizieren.

Transfer Bett-Rollstuhl-Bett

Beim Transfer einer Person vom Bett in den Rollstuhl oder umgekehrt gibt es einige Sicherheitshinweise für die Hilfsperson, damit der Transfer für beide Personen problemlos abläuft. Aspekte, die beim Transfer durch eine Hilfsperson zu berücksichtigen sind, sind folgende (SPV 2017):

- Rutschfestes und sicheres Schuhwerk tragen, für einen guten Stand sorgen und idealerweise die Füße in Schulterbreite positionieren
- Beim Transfer auf eine gerade Rücken- und Nackenhaltung achten, Hebelwirkung ausnutzen und Gewicht verlagern, anstatt Gewicht zu tragen

- Die eigene Wirbelsäule nicht verdrehen, beim Heben ausatmen und Bauchmuskulatur nutzen
- Der Schwerpunkt der zu transferierenden Person soll sich so nah wie möglich am Körper der Hilfsperson befinden. Wo immer möglich und sinnvoll, sollten Hilfsmittel eingesetzt werden. Zudem können für einen rückenschonenden und sicheren Transfer Methoden von Kinästhetics® oder Bobath® hilfreich sein.

To-dos – Empfehlungen für den Alltag

- Ein Rollstuhl ist dann ein gutes Hilfsmittel, wenn er den Bedürfnissen der Nutzerin gerecht wird. Eine Anpassung an die nutzende Person ist daher unabdingbar, damit Komplikationen wie Stürze, Schmerzen oder Druckstellen vermieden werden können.
- Gewohnheiten der Rollstuhlfahrerin im Umgang mit dem Rollstuhl bieten Sicherheit. Daher sind Gewohnheiten auch im Rahmen der Pflege zu beachten.
- Achten Sie bei einer Rollstuhlnutzerin, wie sie sich im Rollstuhl bewegt. Kann sie den Rollstuhl gut vorwärtsbewegen, kommt sie an die Bremsen etc.? Andernfalls muss der Rollstuhl ggf. angepasst werden.
- Schmerzen in Gelenken oder Verspannungen können ein Zeichen sein, dass der Rollstuhl nicht gut angepasst ist.
- Rollstühle müssen gewartet werden. Ausreichender Reifendruck, Funktionsüberprüfung von Radlager oder Bremsen sind hier nur exemplarisch zu nennen. Aber auch die Kontrolle der Bestandteile auf Verschleiß ist sehr wichtig.
- Als Einrichtung sollten Sie mit dem Sanitätshaus die Hilfsmittelversorgung inkl. Wartung und Reparatur thematisieren und einen Prozess (Beratung, Lieferung, Einweisung, Reparatur/Wartung und Abholung nach Tod) beschreiben.

Resümee

Die Anschaffung eines Rollstuhls ist nicht nur die Anschaffung eines Fortbewegungsmittels, sondern eines Alltagshilfsmittels, welches der Nutzerin Wohlbefinden, Mobilität und Teilhabe ermöglicht. Aus diesem Grund sollte ein Rollstuhl auf die Bedürfnisse der Nutzerin angepasst und regelmäßig überprüft werden, z. B. wenn sich der Gesundheits- oder Funktionszustand verändert. So kann ein Rollstuhl die Lebensqualität erheblich verbessern.

F Umgebungsgestaltung – wohnst du schon bewegungsförderlich?

Bianca Berger, Gundula Essig und Petra Reiber

Hinführung

Wie Nahrung und Kleidung gehört das Wohnen zu den Grundbedürfnissen und zu den Grundrechten. Wohnen ist für alle Menschen eine fundamentale Erfahrung und damit von existentieller Bedeutung (Thesing 2009). Bedürfnisse, wie das Streben nach Sicherheit, Schutz und Geborgenheit, der Wunsch nach Beständigkeit und Vertrautheit sowie die Suche nach einem räumlichen Rahmen, der die Möglichkeit zur Selbstverwirklichung bietet, gehen damit einher.

Wohnen oder die Gestaltung des persönlichen Wohnraums sagen immer etwas über die Person aus und sind damit auch immer eine Form der Selbstdarstellung. Wohnen ist mit dem Begriff des Raums verbunden. Jeder Ort im erlebten Raum hat also Bedeutung für den Menschen, weil sich das Leben dort abspielt, widerspiegelt und Spielraum zur eigenen Entfaltung und für Angebote bietet. Räume werden durch Lebensbeziehungen fördernd und/oder hemmend erlebt, d. h. »Raum bedeutet für den Menschen eine Anforderung, Aktivität, Tätigsein, kein passives Erfahren oder gar Erdulden« (Thesing 2009, S. 27). Wohnen ermöglicht also sich zuhause zu fühlen. Ein Zuhause vermittelt Sicherheit, Geborgenheit und ermöglicht Beziehung, aber auch Bewegungsmöglichkeiten. Ein Ort, an dem man sich zugehörig fühlt. Menschen werden »haltlos«, wenn sie diesen Bezugspunkt nicht mehr erkennen können.

In Einrichtungen der stationären Altenhilfe werden von diesem privaten Raum öffentliche und halböffentliche Räume unterschieden, die jeweils eine eigene Funktion haben (beispielsweise der Speiseraum oder der Eingangsbereich). Diese Umgebung in Einrichtungen zu gestalten, folgt in den letzten Jahren dem Vorbild »wie zuhause«, d. h. der institutionelle Charakter soll in den Hintergrund treten und sich auch durch die Gestaltung der Angebote und Aktivitäten in diesem Raum am Vorbild der »Häuslichkeit« orientieren. Häufig stellt sich aber in stationären Einrichtungen die Frage, wie diese Umgebung äußerlich, also architektonisch, zu gestalten ist, damit Beziehungen gelebt oder befördert werden und soziale Interaktion stattfindet. Gleichermaßen ist aber auch die Ausstattung im Blick und wie diese zur (körperlichen) Aktivität anregen kann. Aber noch entscheidender ist, ob und wie Aktivitäten in diesem Raum (also in der Umgebung) initiiert und befördert werden und somit Teil des Lebens, des Alltags auf dem Wohnbereich oder in der Haus- und Wohngemeinschaft sind oder werden. Wenn von der Gestaltung der Umgebung gesprochen wird, geht es daher um den Bereich des Zimmers, der Wohnung und in den stationären Einrichtungen auch um die halböffentlichen und öffentlichen Räume, gleichermaßen aber auch um die angebotenen Aktivitäten in diesen Räumen und um das Thema Hilfsmittel (siehe Zusatzmaterial 14; Zusatzmaterial 17).

Folgend werden unterschiedliche Aspekte der Umgebungsgestaltung in Zusammenhang mit Bewegung und Aktivität in den Blick genommen. Anhand von Praxisbeobachtungen wird die Relevanz des Themas für unterschiedliche Zielgruppen und Settings vorgestellt und Empfehlungen für eine bewegungsförderliche Umgebungsgestaltung formuliert. Es erfolgt nur ein kurzer Exkurs »in« die Häuslichkeit.

Mensch-Umwelt-Beziehung: eine Vorbemerkung

Joseph et al. (2006) nutzen das »Sozialökologische Modell«, um die Einflüsse der Umgebung auf körperliche Aktivität zu untersuchen. Die folgenden Ausführungen orientieren sich an den Überlegungen der o. g. Autorinnen, die davon ausgehen, dass die physische Umgebung in Wechselwirkung mit einer Vielzahl anderer Faktoren die Entscheidung eines Individuums, körperlich aktiv zu sein, beeinflusst. Das sozialökologische Modell versucht zudem, komplexe Muster und Zusammenhänge zu verstehen, wie individuelle und gruppenspezifische Verhaltensweisen beeinflusst werden, die wiederum soziale und physische Strukturen beeinflussen.

Körperliche Aktivität wird im Zusammenspiel mit organisatorischen und persönlichen Faktoren betrachtet, die die Umwelt wechselseitig beeinflussen. Zu den persönlichen Faktoren gehören demografische und gesundheitliche Variablen sowie das Wissen, die Einstellungen und Überzeugungen einer Person in Bezug auf körperliche Aktivität, aber auch psychologische oder verhaltensbezogene Eigenschaften und Fähigkeiten, die das Bemühen um körperliche Aktivität erleichtern oder behindern können. Alter ist beispielsweise ein Faktor, der die Teilnahme an körperlicher Aktivität beeinflusst (Joseph et al. 2006).

Zu den sozialen/organisationalen Faktoren gehören die Ziele, die Philosophie und die Kultur der Organisation sowie die soziale Struktur, die die Bemühungen um körperliche Aktivität begünstigen oder behindern können. Dazu gehört auch die Art und Anzahl von Bewegungsprogrammen, die für ältere Erwachsene zugänglich sind.

Umgebungsfaktoren beinhalten vier miteinander verbundene und ineinandergreifende Ebenen: Stadtplanung, Standortwahl und -gestaltung, Gebäudegestaltung sowie die Gestaltung der Räume. Die »physische« Umgebung bietet z. B. auf verschiedenen räumlichen Ebenen unterschiedliche Quellen und Hindernisse für die Teilnahme an körperlicher Aktivität; das Thema Verkehrssicherheit ist ein Beispiel dafür.

In diesem Beitrag wird davon ausgegangen, dass Menschen in einer »typischen« Umwelt leben (Wohnung, stationäre Einrichtung). Diese Umwelt nimmt Einfluss auf die Person, ihr Empfinden, Erleben und Verhalten. Andererseits nimmt aber auch die Person selbst Einfluss auf die Umwelt, indem sie diese gestaltet, in ihr wohnt, den Alltag erlebt oder sonst Einfluss auf sie nimmt. Man spricht von einer wechselseitigen Mensch-Umwelt-Beziehung (Radzey 2014).

Im Folgenden wird zwischen physischer Aktivität und Aktivität unterschieden. Die Erste fokussiert auf körperliche Bewegung (physische Aktivität) mit Ziel der Erhaltung und Förderung der Mobilität, die Zweite auf Aktivitäten, die nicht Bewegung als Nebeneffekt fördern (Joseph et al. 2006), beide Aspekte werden gleichermaßen thematisiert.

Exkurs Häuslichkeit: der Mensch in der Umgebung – Praxisbeobachtungen

Menschen, die der häuslichen Pflege bedürfen, leben meist über viele Jahrzehnte in ihren Wohnungen oder Häusern. Diese Räume zeugen von ihrer Lebensgeschichte. Das Pflegebett im Wohnzimmer oder das sich Einrichten auf dem Fernsehsessel, aber auch andere Aspekte, wie das sich Bewegen in der Wohnung, treten in den Vordergrund und werden auch für das Zuhause bleiben können bedeutend.

Beim Wohnen zuhause sind Pflegende außenstehende Gäste, die den privaten Raum und die Lebenswelt der Klientinnen betreten. Es gilt zu bedenken, dass der Einfluss auf die Wohnung in der häuslichen Pflege je nach Auftrag nur bedingt möglich ist. Hausrecht und Bestimmungsrecht liegen bei der Klientin. Hier muss eine weiterführende Wohnraumberatung empfohlen werden oder es ist auf Leistungen der Pflegeversicherung aufmerksam zu machen (§ 40 SGB XI). Der private Raum, die Wohnung oder das Haus hat mehrere Räume, die Funktion der Räume unterscheidet sich (Bad, Küche usw.) Ob all die Räume noch genutzt oder erreicht werden können, hängt u. a. von der Mobilität ab.

Die Wohnung oder das Haus spiegelt zumeist in sehr unterschiedlicher Weise, wie jemand gelebt hat und welche Ressourcen zur Verfügung stehen. Ästhetische Momente, wie Teppiche oder auch diffuses Licht in manchen Bereichen der Wohnung, sind für viele Personen wichtiger als die Frage einer sicheren Mobilität. Es gilt diese Spannungsfelder auszutarieren, d. h. eine individuelle Gestaltung der Wohnung ist wichtig, dennoch ist auf Gefahrenquellen aufmerksam zu machen. Kompromisse zwischen Funktion und Lebenswelt müssen besprochen werden. Den Wunsch der Person, eine Gefahr in Kauf zu nehmen, gilt es aber zu akzeptieren. Folgend werden zwei Fallbeispiele und relevante Maßnahmen und Empfehlungen abgeleitet, die für das Setting bedeutsam sind und von Pflegenden, den Klientinnen und ihren Angehörigen zu bedenken sind.

Beispiel in der Häuslichkeit: Nach einer Operation lebt der ältere Herr wieder zuhause. Mit der Unterstützung von Angehörigen und Freunden konnte die Zeit bis zur Reha überbrückt werden. Es zeigten sich einige Probleme nach dem Krankenhausaufenthalt: Das Bett war zu niedrig, er hatte große Schwierigkeiten, aus diesem Bett aufzustehen. Und er musste den Rollator mit in die Wohnung nehmen, dabei waren sechs Stufen zu bewältigen.

Im vorliegenden Fall wurde kurzerhand eine Betterhöhung gebaut, die das Bett um einige Zentimeter anhob. Ein zusammenfaltbarer und vor allem leichter Rollators wurde gezielt ausgewählt und das Treppensteigen eingeübt.

Die Gehfähigkeit war einschränkt: Größere Strecken, z. B. in die Kirche oder zu Freunden, konnten nicht mehr bewältigt werden. Mit seinem Fahrrad konnte die Mobilität weiterhin aufrechterhalten werden, so dass Besuche bei befreundeten Familien und Gottesdienstbesuche weiterhin möglich waren. An diesem Beispiel wird deutlich, wie kreative und individuelle Lösungen es ermöglichen können, persönliche Ziele in Bezug auf Bewegung und Interaktion zu erreichen.

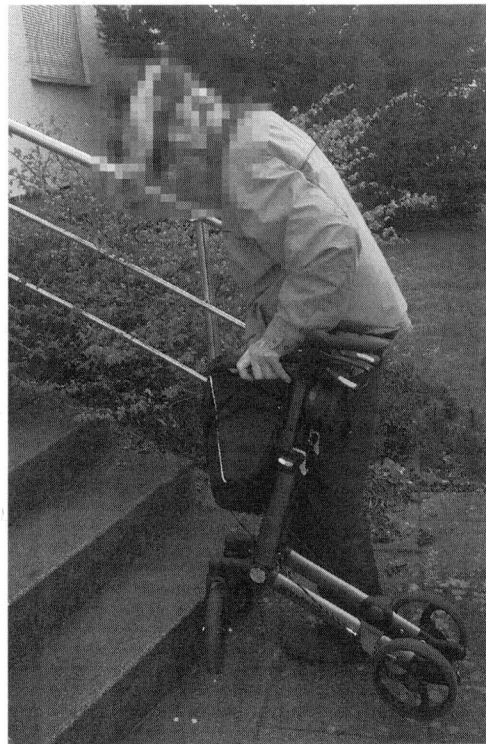

Abb. 5.14: Treppen mit entsprechender Hilfsmittelauswahl bewältigen (Foto: Bianca Berger)

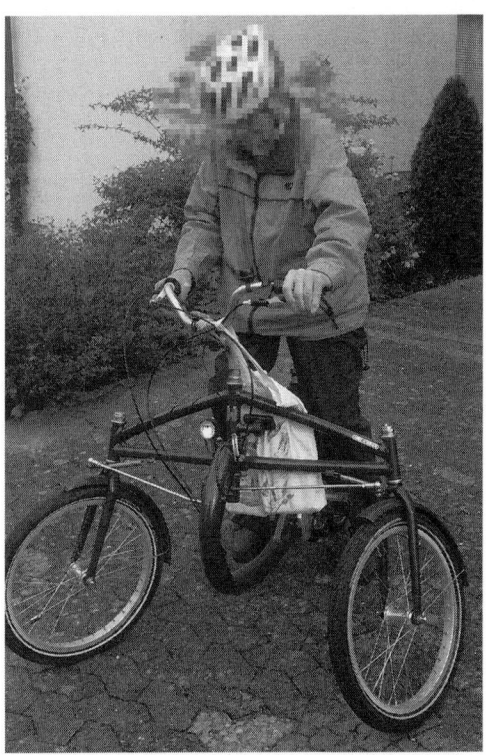

Abb. 5.15: Selbständige Mobilität mit Alternativen prüfen (Foto: Bianca Berger)

Wie bereits angedeutet, handelt es sich in der Häuslichkeit oft um wohnumfeldverbessernde Maßnahmen. Hilfsmittel ermöglichen Bewegung, weil Menschen Mut fassen, wieder nach draußen zu gehen. Entscheidend sind aber eine sorgfältige Beratung hinsichtlich der Bedarfe und Bedürfnisse sowie eine individuelle Einstellung (z. B. Höhe) und eine Anleitung zum sachgerechten Umgang für Betroffene und Angehörige. Zudem ist es unerlässlich, die betroffene Person und ggf. auch die Angehörigen zum sachgerechten Umgang mit Hilfsmitteln anzuleiten und diese auf die Person einzustellen (z. B. Höhe). Folgenden Empfehlungen für die Pflege in der Häuslichkeit können für Pflegebedürftige oft den entscheidenden Unterschied ausmachen:

- Wenn möglich und gewünscht sollte Menschen in der Häuslichkeit die Teilnahme an Veranstaltungen im Quartier ermöglicht bzw. diese organisiert werden (z. B. Betreuungsgruppen, Spaziergänge im Quartier)
- Besprechen Sie mit der Klientin und ihren Angehörigen, wie Möbel gestellt werden können, damit man sich abstützend fortbewegen kann.
- Nehmen Sie auch die nähere Umgebung um die Wohnung in den Blick. Bürgersteige, Treppen, fehlendes Licht sind umgebungsbedingte Faktoren, die Bewegung einschränken können, weil die Klientin diese »Barrieren« der Bewegung meidet.
- Nehmen Sie die Räume und die biografischen Splitter wahr, um ins Gespräch zu kommen. Ein Streifzug durch die Wohnung gibt einen Eindruck, »was« die Person bewegt.
- Fragen Sie nach, an welchen Orten sich die Klientin gerne aufhält. Üben Sie im Rahmen der pflegerischen Versorgung einen sicheren Transfer von und zu diesen Orten ein, z. B. auch auf den Balkon.
- Sportgeräte, wie ein Mini-Bike oder Spielgeräte, können zur Bewegung anregen und von Angehörigen, Ehrenamtlichen oder Betreuungskräften angeboten werden. Betreuungsangebote können auf Bewegung im Raum (z. B. kleine Bewegungsstationen) eingerichtet werden.
- Überlegen Sie bei zunehmender Pflegebedürftigkeit, wie die Wohnung oder einzelne Zimmer so umgestellt werden können, damit genügend Bewegungsfläche vorhanden ist und die Wohnlichkeit nicht darunter leidet.
- Vermitteln Sie im ambulanten Bereich Kontakte zu Wohnraumberatungsstellen und informieren Sie zu Leistungen der Pflegeversicherung bzgl. wohnumfeldverbessernder Maßnahmen.

In vielen Fällen geht es aber auch um mutige Abwägungsprozesse. Ein Fahrrad, wie im obigen Beispiel? Wie soll das funktionieren? Mit den Betroffenen und den Angehörigen muss daher besprochen werden, dass Sicherheit wichtig ist, aber ein gewisses Risiko auch zum Leben dazugehört. In dem genannten Fallbeispiel war das Fahrrad mit Lebensqualität und Autonomie assoziiert, das Risiko beherrschbar. Heißt: Mehr Mut zur Bewegung!

Der Mensch in der Umgebung – Praxisbeobachtungen in Pflegeeinrichtungen

Praxisbeobachtungen vermitteln einen Eindruck der sehr unterschiedlichen räumlichen Gestaltung der Zimmer und wie Aktivitäten und Bewegung in diesem Raum stattfinden. Daher werden folgend einige Beispiele vorgestellt und mögliche Maßnahmen abgeleitet.

Beispiel aus dem stationären Bereich: Während einer Beobachtung in einer stationären Einrichtung lernten wir eine Dame kennen, die von »heute auf morgen« aus ihrer Wohnung ausziehen musste. Sie lebte seit einigen Wochen in der Einrichtung und teilte mit, dass »jetzt andere ihre Wohnung ausräumen und ihre Sachen sortieren«. Das sei für sie sehr schwierig.

Das Zimmer wirkte leer, Frau Löfers zeigte auf Gegenstände, die ihr jemand bereits aus der Wohnung vorbeigebracht habe. »Ein Anfang«, meint sie. Das Zimmer sei aber trostlos, so ihr Eindruck. Blickte man in das Zimmer, so wurde deutlich, dass nicht mehr genutzte (Pflege-)Hilfsmittel im Zimmer gelagert wurden. Der Aktivrollstuhl benötigte viel Rangierraum, für eigene Gegenstände wie kleine Möbelstücke war das Zimmer dadurch schlichtweg zu klein. Frau Löfers gab im Gespräch an, dass sie noch so viel wie möglich selbst machen möchte.

An diesem Beispiel wird deutlich: Schicksalsschläge und Erkrankungen und der Auszug aus der eigenen Wohnung sind nicht immer planbar. Dennoch ist es wichtig, den Einzug in eine Einrichtung der stationären Altenhilfe zu planen oder in guten Zeiten darüber zu sprechen, was für die betroffenen Personen von besonderem Wert ist und was bei einem Umzug mitgenommen werden soll. »Das hat noch Zeit«, ist zumeist die Antwort, wenn man das mit Betroffenen in der Häuslichkeit oder deren Angehörigen bespricht.

Das Einleben und das Ankommen bzw. die Entwicklung eines persönlichen Lebensstils in einer Einrichtung ist aber maßgeblich damit verbunden, ob das zur Verfügung stehende eigene Zimmer die Person und ihr Gewordensein widerspiegelt bzw. Ausdruck dessen ist, was der Person wichtig ist. »Zuhause sein« bedeutet also sich in den Gegenständen, in Erinnerungsfotos wiederzuerkennen, durch den Raum zu gehen und einen Streifzug durch das eigene Leben zu unternehmen. Wie im Beispiel angeklungen, lassen sich bestimmte Aspekte nicht verändern. Die Größe des Zimmers kann nicht verändert werden, aber die Anordnung kann so gestaltet werden, dass ein guter Kompromiss zwischen Wohnlichkeit und Funktionalität entsteht. Außerdem wird ein Raum gestaltbar, wenn man selbst Möglichkeiten wahrnehmen kann, in diesem Raum so aktiv wie möglich zu sein. Hilfsmittel ermöglichen es, eigene Ideen zu verwirklichen und die Identität zum Ausdruck zu bringen (Radzey 2009).

Nähe und Distanz zwischen öffentlichen (z. B. Speiseräume oder Eingangsbereiche) und halböffentlichen Räumen (Fernsehzimmer, Sitzecken) entstehen erst durch die dritte Dimension »Wahrnehmung des privaten Raums«. Ein selbstbestimmtes Leben bedeutet auch, sich zwischen und in diesen Räumen zu bewegen und zu entscheiden, mit wem man wann und wie häufig in Beziehung treten will oder nicht.

Das vierte Beispiel ist ein Zimmer, das von einem älteren Herrn bewohnt wird, der bettlägerig ist, jedoch einige Stunden am Tag im Aktivrollstuhl verbringt. Auf der Kommode sind Verbandmittel und Verbrauchsgegenstände für die tägliche Pflege aufgereiht, an der Wand lehnt eine Matratze. Es sind keine Bilder an der Wand angebracht, es kann wenig Persönliches wahrgenommen werden. Das Zimmer ist mit Jalousien verdunkelt, der Blick in den Innenhof somit nicht möglich. Während der Beobachtung ergibt sich ein Gespräch mit der Lebensgefährtin, die täglich zu Besuch kommt und sich intensiv um ihren Partner kümmert. Das Gespräch kommt auf die Gestaltung des Zimmers. Die Lebensgefährtin teilt mit, dass sie davon ausgegangen sei, dass man keine Bilder aufhängen dürfe. Auf Nachfrage beim Einrichtungsleiter wird deutlich, dass das nicht zutrifft. Vielmehr bietet dieser sofort an, Hammer und Nägel in die Hand zu nehmen und zu helfen.

An diesem Beispiel wird deutlich, wie wichtig es ist, Angehörige und Bewohnerinnen bei Einzug über den Status des Zimmers (»eigene vier Wände«) zu informieren. Außerdem sollte darüber aufgeklärt werden, wie wichtig die Gestaltung des Zimmers ist und welche Bedeutung damit einhergeht. Häufig wird dies zwar in Einrichtungen so gehandhabt, aber im »Rauschen« des Umzugsstresses und der vielen Dinge, die es zu erledigen gilt, gehen die Informationen bei Angehörigen und den künftigen Bewohnerinnen unter.

Es sollte auch gemeinsam geklärt werden, was bei der Gestaltung und der Ausstattung des Zimmers sinnvoll ist und auf was bei der Einrichtung des Zimmers ggf. zu achten ist. Beispielsweise ist der Hinweis zu geben, dass es genug Rangiermöglichkeiten für den Gebrauch eines Rollstuhls geben sollte oder dass Bilder bei Personen, die im Rollstuhl sitzen, auf Sitzhöhe anzubringen sind oder Gegenstände so eingeräumt werden sollten, dass diese aus der Sitzposition »greifbar« sind. Hilfe beim Einzug und beim Einrichten anzubieten, ist für viele Angehörige eine Erleichterung. Ein Flyer, der bei Einzug auf die Gestaltung des Zimmers aufmerksam macht, kann dem Anhang entnommen werden (siehe Zusatzmaterial 15). Dieser ist als Anregung zu verstehen und kann je nach Einrichtung angepasst werden. Wenn Personen keine Angehörigen haben, ist es sinnvoll, die Betreuerin zu informieren und um ein Budget zur Gestaltung des Zimmers zu bitten. Die Gestaltung des Zimmers anhand von biografischen Splittern kann dann von Pflegenden, Alltagsbetreuerinnen, Präsenzkräften oder Ehrenamtlichen unterstützt werden. Den einziehenden Menschen sollte zudem signalisiert werden, dass es erwünscht ist, auf Pflegende zuzugehen, wenn der Raum zunehmend funktional dominiert ist (z. B. sichtbare Lagerung von Inkontinenzeinlagen auf Besucherstühlen) und der private Charakter dadurch sukzessive verloren geht.

In diesem Beispiel wurde als Konsequenz aus dem Gespräch mit der Lebensgefährtin eine »Fußballwand« entworfen, auf die der bettlägerige Mann blicken konnte. Zeit seines Lebens war er ein leidenschaftlicher Fußballfan. Manchmal bedarf es also auch Mut, Angehörige auf die Raumgestaltung anzusprechen. Die Antworten zeigen »Mythen« wie »Ich dachte, man darf das nicht«, »Wir sind doch hier in einem Pflegeheim, da kann man doch keine Möbel mitbringen« usw.

Bewegungsförderliche Gestaltung der Umgebung: Räume, Ausstattung

Räume per se wirken, sind aber gleichermaßen von Interaktion und Aushandlungsprozessen abhängig. In der folgenden Abbildung ist stark vereinfacht die Differenzierung von Räumen erkennbar (▶ Abb. 5.16). In der stationären Pflege sind diese Räume zumindest teilweise gestaltbar oder beeinflussbar.

Die Frage, die sich immer wieder stellt, ist: Wie sollten private, öffentliche (Speiseraum, Eingangsbereich) und halböffentliche Räumlichkeiten (Sitzecken, Nischen, Fernsehräume) und der Zugang nach »draußen« (Garten) und ins Quartier gestaltet werden, damit es sich lohnt, sich aufzumachen, um dort zu verweilen oder in Aktion/Interaktion zu treten? Stationäre Einrichtungen sind zumeist Teil eines Quartiers. Je nach Lage oder verbliebenen Kompetenzen haben die Bewohnerinnen aber wenig Gelegenheiten, sich im Quartier zu bewegen. Nach innen und außen »durchlässig« zu sein (z. B. Besuche von Gruppen aus dem Quartier), bietet Erfahrungsräume für alle Beteiligten. Wenn möglich und gewünscht, sollte Menschen in der stationären Versorgung die Teilnahme an Veranstaltungen ermöglicht bzw. diese organisiert werden.

Die Gestaltung der Umgebung kann nicht nur Bewegung befördern, sondern trägt auch maßgeblich zur Lebensqualität der in der stationären Pflege lebenden Menschen bei. Erfassungsinstrumente zur Lebensqualität, wie z. B. »H.I.L.D.E.« (Becker et al. 2010), nehmen daher diesen Aspekt der »räumlichen Umwelt« auf. Fragen zur Wohnlichkeit und Geborgenheit sind ebenso vertreten wie die Frage, ob die unmittelbare räumliche Umgebung anregend gestaltet ist. Weitere Fragen beziehen sich auch auf die Räumlichkeiten in der Einrichtung und ob den jeweiligen Bewohnerinnen Plätze angeboten werden, die sie als angenehm empfinden, z. B. auf dem Balkon.

F Umgebungsgestaltung – wohnst du schon bewegungsförderlich?

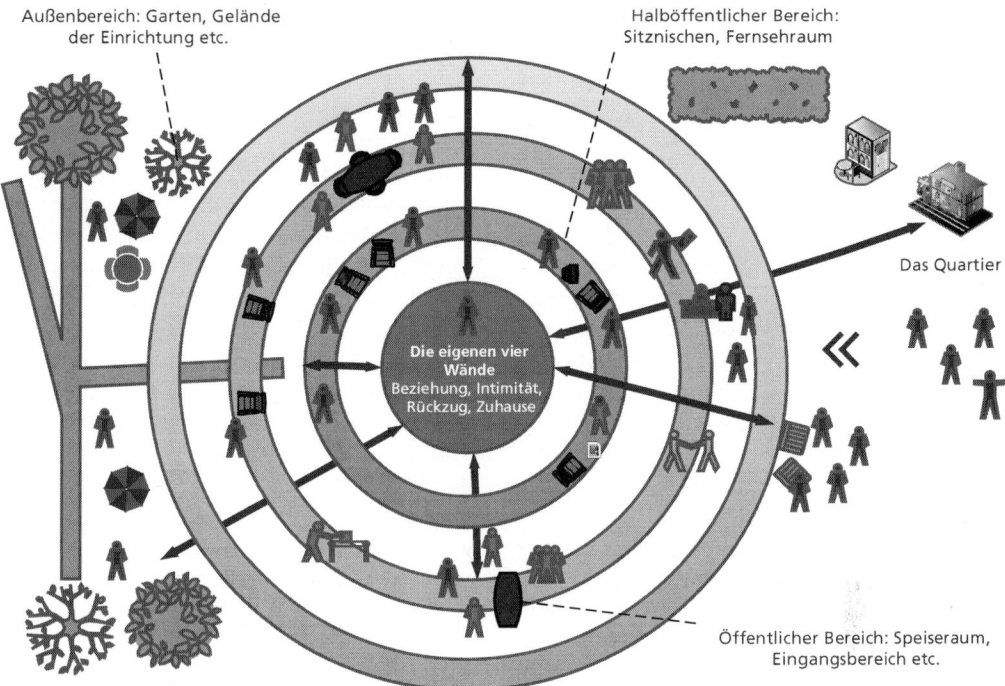

Abb. 5.16: »Räume« (eigene Darstellung)

Ob die Wohnumgebung eher als angenehm, bewegungsanregend oder unangenehm und hemmend empfunden wird, unterscheidet sich je nach Person und muss daher auch individuell in den Blick genommen und eingeschätzt werden. Entscheidend ist aber, was zur physischen Aktivität, aber auch zu anderen Aktivitäten (soziale, kulturelle etc.) anregt. Letztere verfolgen nicht immer explizit das Ziel der Bewegungsförderung, unterstützen dieses aber.

Der eigene, private Raum und Dilemmata

In stationären Einrichtungen spricht man oft davon, dass ein Platz frei ist oder man fragt danach, wie viele Plätze eine Einrichtung hat. Man könnte dahinter eine Haltung vermuten, die mehr das Versorgen in den Blick nimmt als das tatsächliche Wohnen von Menschen.

Daran wird auch ein potentielles Dilemma deutlich. Einerseits sind die Heime Arbeitsorte und spiegeln damit organisationale Anforderungen und Bedarfe wider, die auch den Auftrag Fürsorge, Sicherheit und Schutz für die Bewohnerinnen beinhaltet. Andererseits sollen sie als Lebensorte für Menschen Privatheit und Selbstbestimmtheit ermöglichen. Teilweise konkurrieren diese Anforderungen und müssen im Alltag austariert werden.

Das Zimmer – der Raum der Bewohnerin – wird von ihr »gemietet« und sie verfügt als Mieterin über diesen Raum. Dieser private Charakter eines Zimmers verflüchtigt sich im Alltag und diese Privatheit wird »nach außen« nicht sichtbar (z. B. Briefkasten, Klingel). Der Zutritt erfolgt häufig ohne entsprechende Ankündigung, wie das Klopfen und das Warten auf eine entsprechende Aufforderung. Viele Mitarbeiterinnen, Bewohnerinnen und Angehörige wissen wenig über Rechte und Pflichten in Bezug auf das Wohnen im Heim.

Es ist daher unabdingbar, dass diese bei Einzug in die Einrichtung sowie bei der Einarbeitung von Mitarbeitenden dargelegt werden.

Denn klar ist: »Die Bewohnerin/der Bewohner ist zunächst ›Herrin/Herr‹ in ihren/seinen Privaträumen. Dort darf sie/er frei schalten und walten« (BIVA o. J., o. S.). Das heißt die Bewohnerin kann sich frei und ohne jede Einschränkung in ihrem Zimmer bewegen und auch den Aufenthalt Dritter, hier ist auch das Personal gemeint, bestimmen (BIVA o. J.). Das ist für die »Bewegung« im eigenen Raum, aber auch für das »sich zuhause fühlen« ein wichtiger Hinweis, denn: »My home is my castle« gilt insbesondere auch für das Zimmer im Pflegeheim.

Was macht ein Zuhause aus? Radzey (2009) beschreibt das Zuhause als einen privaten Raum, in dem vorrangig soziale Beziehungen und Intimität gelebt werden können und die Bewohnerin die Macht hat, diesen Raum zu kontrollieren. Das heißt: Das Wohnen, also die Gestaltung des Raums, sowie die Auswahl der Ausstattung in dem jeweiligen Zimmer ist ein verbrieftes Recht der Bewohnerinnen. Kompromisse zwischen Funktion und Lebenswelt müssen gemeinsam austariert werden.

»Halböffentliche« und »öffentliche« Bereiche

Pflegeheime verfügen in der Regel über Gemeinschaftsbereiche (z. B. Speisesaal), die als Räume dienen, in denen Bewohnerinnen den Alltag erleben und sich als Teil einer Gemeinschaft wahrnehmen können (Fleming et al. 2016). Die Autorinnen stellen zudem fest (Fleming et al. 2016), dass Einrichtungen, die eine Vielzahl dieser halböffentlichen und gemeinschaftlichen Räume vorweisen können und die Möglichkeiten zur Teilnahme an verschiedenen Aktivitäten bieten, mit einer höheren Lebensqualität der Bewohnerinnen assoziiert sind. Diese Bereiche können Eigenschaften und Qualitäten aufweisen, die ähnlich wie ein lokales Café, eine Kneipe oder ein bestimmter Treffpunkt in der Nachbarschaft ein Gemeinschaftsgefühl befördern (Johansson et al. 2020).

Wichtig erscheint aber auch, Aufenthalts- oder Gemeinschaftsräume mit unterschiedlichen Qualitäten bereitzuhalten. Vielfalt ist angesagt, d. h. es sollten ruhige, aber auch stimulierende und Räume in unterschiedlicher Größe bereitgehalten werden. Das Ziel ist, dass die Bewohnerinnen ihren persönlichen Vorlieben nachkommen können und so ganz vielfältige Interaktionsmöglichkeiten realisiert werden können (Barnes et al. 2006, zit. n. Radzey 2009).

Johansson et al. (2020) verweisen aber auch auf Arbeiten von Parker et al. (2004) und Torrington (2009), die zeigen, dass ein hohes Maß an Sicherheitsdenken in Pflegeheimen häufig mit einem geringen Maß an Freude bei Aktivitäten, Umweltkontrolle und Lebensqualität der Bewohnerinnen korreliert. Aus Sicht der Autorinnen kann das darauf zurückgeführt werden, dass das Thema »Sicherheit« in der Pflegepraxis stark im Blick der Mitarbeitenden ist und man Bewohnerinnen eher von Aktivitäten abrät, die ihnen vermeintlich schaden könnten (z. B. das Verlassen der Pflegeeinrichtung auf eigene Faust, eigenständige Bewegung und das damit einhergehende Risiko eines Sturzes).

Im Rahmen von Praxisprojekten zeigt sich, dass es bestimmte öffentliche und halböffentliche Räume in Einrichtungen gibt, die sehr frequentiert sind und gute Möglichkeiten bieten, den Eingang oder das Draußen zu beobachten, das gut besuchte Bänkchen vor der Einrichtung ist nur ein Beispiel dafür. Andere Plätze an Enden von Fluren hingegen bleiben »unbesucht«, sind dunkel und man selbst fühlt sich dort auch nicht wohl. Auch lange und monoton gestaltete Flure laden nicht unbedingt dazu ein, dass man sich dort gerne aufhält oder bewegt.

Johansson et al. (2020) bestätigen diese Eindrücke durch teilnehmende Beobachtungen und stellen fest, dass es innerhalb der Pflegeheime bestimmte Orte gibt, an denen die Bewohner spontan und ohne Anleitung des Personals Zeit verbringen. Diese wurden als »magnetische Orte« bezeichnet, da sie eine anziehende Kraft haben.

Die »Anziehungskraft« dieser Orte überrascht, da sie Qualitäten aufweisen, die nicht unbedingt als attraktiv zu bezeichnen sind, wie z. B. fehlende Dekorationen oder Möbel. Diese Orte zeigen aber Potenzial für spontane Interaktionen mit anderen Menschen und Aktivitäten im Pflegeheim. Zudem sind sie nicht von der unmittelbaren Beteiligung des Personals abhängig und somit unterstützend für die Wahrnehmung von Eigenverantwortung und Kontrolle durch die Bewohnerinnen. Magnetische Orte sind:

- Die Eingänge zu den jeweiligen Wohnbereichen. Sie tragen ein inhärentes Potenzial für soziale Interaktionen mit Menschen. Hier können soziale Begegnungen mit anderen Menschen erfolgen. Es besteht aber auch die soziale »Erlaubnis«, anwesend zu sein, ohne beispielsweise aktiv zu werden oder mit anderen interagieren zu müssen.
- Kleinere, etwas abseits liegende Räume, die einen Blick auf die Straße ermöglichen, laden die Bewohnerinnen trotz fehlender Sitzmöglichkeiten zum Verweilen ein (stehend oder im Rollstuhl sitzend). Hier liegt das Potenzial in einer »sensorischen Durchlässigkeit« zur umgebenden »Gesellschaft«, die für das Leben außerhalb des Pflegeheims von Bedeutung ist, z. B. ein Supermarkt.

Diese Hinweise zur wohnräumlichen Gestaltung können genutzt werden, um »magnetische Orte« in der eigenen Einrichtung in den Blick zu nehmen, denn sie ermutigen zur Bewegung.

»Draußen«

Je nach Definition kann man den Garten oder das Gelände der Einrichtung auch den halböffentlichen oder öffentlichen Bereichen zuordnen. Van den Berg et al. (2020) zeigen, dass nur sehr wenig über jene Faktoren bekannt ist, die mit der Nutzung des Raumes »Draußen«, also dem Garten oder dem Gelände der Einrichtung, zusammenhängen. Die von ihnen verfasste Literaturrecherche nimmt die Barrieren, aber auch förderliche Aspekte für die Nutzung von Außenräumen durch Bewohnerinnen in den Blick. Sie formulieren zusammenfassend, dass die Bereitstellung von Gärten mit saisonalen Pflanzen, interaktiven Elementen, wettergeschützten Sitzgelegenheiten und leicht zu öffnenden Türen an barrierefreien Schwellen wichtig sind für die Nutzung des Lebensraumes »Draußen«. Gleichermaßen wichtig sind aber auch soziale Aktivitäten und angemessene Kleidung. Alle diese Aspekte – so die Autorinnen – sind von grundlegender Bedeutung, um den Bewohnerinnen den Gang nach draußen zu ermöglichen. Sie verweisen auch darauf, dass ein »kultureller Wandel« auf organisatorischer Ebene notwendig und es wichtig sei, Sicherheitsbedenken als mögliche Barriere aufzugreifen und zu bearbeiten. Eine Nutzung der Außenbereiche kann die Lebensqualität der Bewohnerinnen verbessern (Van den Berg et al. 2020).

Bewegungsanregende Umgebung

Umgebungsgestaltung muss im Rahmen einer baulichen Veränderung mitgedacht werden, aber auch im Rahmen des Bestehenden kann mit kleinen Veränderungen eine große Wirkung erzielt werden. Umgebungsgestaltung ist immer die Suche nach dem Möglichen und die Erfahrung zeigt, »etwas« ist immer möglich.

Gebäudedesign und Ausstattung stehen im Zusammenhang mit Aktivitäten im Innen- und Außenbereich. Offene Grundrisse, automatische Türen und Aufzüge befördern beispielsweise die Bewegung der Bewohnerinnen in den Gemeinschaftsbereichen und in der gesamten Einrichtung (Nordin et al. 2017).

- Der barrierefreie Zugang sowie automatische Türen auch zum Garten hin erleichtern Bewohnerinnen die Nutzung des Gartens (Nordin et al. 2017).
- Interessant gestaltete Flure (DNQP 2014/2020), ggf. auch mit Bewegungsstationen
- Bewegungsecken mit Anleitung für Bewohnerinnen und Angehörige sowie Ehrenamtliche, inkl. notwendiger Materialien
- Raumkonzepte mit unterschiedlichen Räumen schaffen Möglichkeiten für verschiedene Arten von Aktivitäten und für einen Umgebungswechsel (Nordin et al. 2017).
- Ausreichend Sitz- und Liegemöbel sowie gemütliche Sitzecken (DNQP 2014/2020)
- Großzügige Essbereiche ermöglichen Aktivität und soziale Interaktionen, große Fenster sorgen für natürliches Tageslicht (Nordin et al. 2017).
- Buffet-Tische mit Getränken (DNQP 2014/2020)
- Rutschhemmende Bodenbeläge sowie eine sicherheitsförderliche Ausstattung, wie z. B. das Vorhandensein von Handläufen oder Haltegriffen, erleichtern es den Bewohnerinnen, die Einrichtung zu nutzen und befördern ein Gefühl von Sicherheit. (Nordin et al. 2017; DNQP 2014/2020).
- Gute Lichtverhältnisse (DNQP 2014/2020): z. B. ein zirkadianes Lichtkonzept (automatische tageszeitspezifische Anpassung des Farbspektrums) oder genügend Fenster, die natürliche Lichtverhältnisse schaffen und Beobachtungsmöglichkeiten nach draußen bieten
- Die Lage des Gebäudes steht in Zusammenhang mit Aktivitäten im Freien und dem Kontakt mit der Umgebung. Wohnanlagen mit ebenem Gelände und angelegten Rund-Spazierwegen ermöglichen unabhängige Aktivitäten und erleichtern die Zugänglichkeit zum Leben »draußen«. Steile Hänge und Verkehrslärm in der näheren Umgebung behindern hingegen Aktivitäten im Freien (Nordin et al. 2017).
- Platz für persönliche Gegenstände und Mobiliar ermöglicht es, das Gefühl zu entwickeln, »zuhause zu sein«. Kleine Zimmer schränken Mobilität, Aktivitäten und den Raum für soziale Interaktionen eher ein (Nordin et al. 2017).
- Umgestaltung des Zimmers und Umstellung der Möbel (mit Zustimmung) (DNQP 2014/2020)
- Bewegungsmöglichkeit im Außenbereich der Einrichtung, barrierefreier Zugang in den Garten sowie entsprechende Spiel- und Sportgeräte im Außenbereich (Boccia-Bahn, Rundwege, Hochbeete, Trimm-Dich-Pfad mit Bewegungsübungen, Spielplatz für alte Menschen, Vierräder)
- Sport- und Spielgeräte im Innenbereich (MOTOmed®, Bälle, Kegel, Mini-Bike usw.)

Joseph et al. (2006) zeigen, inwiefern sich eine bestimmte Ausstattung auf das Bewegungsverhalten der Bewohnerinnen auswirkt. Als Ergebnis der Untersuchung zeigte sich, dass Einrichtungen mit entsprechenden Außenanlagen Bewohnerinnen mehr dazu motivieren, an verschiedenen Aktivitäten teilzunehmen. Einrichtungen mit Geh- und Spazierwegen und Gärten wiesen mehr Bewohnerinnen auf, die an sogenannten »Walking Clubs« teilnahmen. Das heißt dort, wo Bewegung sichtbar wird, die Umgebung bewegungsförderlich oder Bewohnerinnen in Aktivitäten eingebunden werden, zeigt sich auch ein gewisser Sog- oder Motivationsfaktor für andere.

To-dos – Empfehlungen für den Alltag

- Informieren Sie bei Einzug, wie wichtig eine persönliche Gestaltung des Wohn-

raums ist und klären Sie über Rechte und Pflichten auf. Informieren Sie ebenfalls über mögliche Unterstützungsangebote der Einrichtung beim Einzug. Geben Sie bei Bedarf einen Flyer mit entsprechenden Informationen und Hinweisen zur wohnräumlichen Gestaltung mit (siehe Zusatzmaterial 15).
- Nehmen Sie die Gelegenheit wahr, mit den Bewohnerinnen ins Gespräch zu kommen. Aufgehängte Bilder ermöglichen Bewegung, indem Sie sich das Bild erklären lassen und etwas darüber erfahren, »was« die Person bewegt. Diese Empfehlung gilt auch für die Häuslichkeit.
- Sorgen Sie dafür, dass bei Pflegevisiten oder anderen Anlässen reflektiert wird, ob die Funktionalität (Utensilien zur Versorgung) überhandnehmen. Ermutigen Sie pflegebedürftige Menschen und ihre Angehörigen, Sie darauf aufmerksam zu machen.
- Überlegen Sie bei zunehmender Pflegebedürftigkeit, wie das Zimmer umgestellt werden kann, damit genügend Bewegungsfläche vorhanden ist und die Wohnlichkeit nicht darunter leidet.
- Besprechen Sie mit der Betroffenen und ihren Angehörigen, wie Möbel gestellt werden können, damit man sich abstützend im Zimmer fortbewegen kann. Stolperfallen sind zu thematisieren – wenn eine Veränderung unerwünscht ist, gilt es diese Entscheidung zu akzeptieren.
- Wenn Zimmer »ungestaltet« bleiben, sprechen Sie Angehörige oder die Betreuerin an. Lassen Sie sich ein Budget zur Zimmergestaltung geben und beziehen Sie die Biografie, die Wünsche und Bedürfnisse des pflegebedürftigen Menschen mit ein.
- Sorgen Sie als Einrichtung für bewegungsförderliche Perspektiven. Gestalten Sie Flure ansprechend, z. B. auch mit kleinen Bewegungsübungen, Übungspostern oder Bewegungsecken/-stationen.
- Sorgen sie dafür, dass Bewegungsangebote »sichtbar« stattfinden, damit Personen zuschauen können oder zwischen den Angeboten auf den Wohnbereichen »switchen« können.
- Sportgeräte wie MOTOmed® oder Spielgeräte können zur Bewegung anregen und von Alltagsbegleitern, Angehörigen oder Betreuungskräften zur Nutzung angeboten werden. Machen Sie Sportgeräte und deren aktive Nutzung sichtbar.
- Gestalten Sie Außenbereiche so, dass sie zur Bewegung anregen und Gemeinschaft ermöglichen, z. B. Bocciabahnen, Bewegungsparcours, Rundwege mit Sitzgelegenheit, Beete für Gartenarbeit. Die Erfahrung zeigt, dass Gartenprojekte nicht »von alleine« laufen. Förderlich sind Personen, die ein solches Projekt begleiten.
- Nutzen Sie Möglichkeiten außerhalb der Einrichtung, wie z. B. das Einrichten eines Schrebergartens (▶ Teil 3, Kap. »Ich bin dann mal raus...«). Diese Angebote vermitteln Sinn und Bewegung entsteht als »Nebeneffekt«. Sicherheit ist wichtig, aber sollte nicht alleine darüber entscheiden, ob eine Maßnahme durchgeführt wird oder nicht.
- Sorgen Sie für den Einsatz von Technik (insb. digitale Angebote), um Menschen zur Bewegung zu motivieren. Versuchen Sie Neues, wie beispielsweise interaktive Oberflächen, die auf den Boden projiziert werden und zur Bewegung anregen (Braun et al. 2015). Motivationsförderlich kann auch das sogenannte »Restorative Virtual Environment« sein, indem Naturerfahrungen ermöglicht werden. Beispielweise kann das Fahren auf dem MOTOmed® mit Videoanimationen kombiniert werden, die den Eindruck vermitteln, dass man eine Spazierfahrt im Wald unternimmt (z. B. Bruun-Pedersen et al. 2016). Ideenvielfalt ist gefragt!
- Überprüfen Sie Ihre Aktivitätsangebote und nutzen Sie die Anlage (siehe Zusatzmaterial 14). Hier gibt es einen Hinweis auf »Aktivitäten im Raum und die Überprüfung von Angeboten« (Checklisten/Tools) für eine

Veränderung der Angebote. Binden Sie Bewohnerinnen in die Überlegungen mit ein.
- Starten Sie Projekte, wie z. B. »Fotografieren Sie die Einrichtung«. Hier zeigen sich die Wahrnehmung und die Perspektive der Bewohnerinnen (z. B. Flurgestaltung aus Sicht von Rollstuhlfahrerinnen). Es kann ein Eindruck davon vermittelt werden, wie die Personen »ihr (vermeintliches) Zuhause« wahrnehmen (van Hoof et al. 2014) und es können ggf. Ideen für eine Umgestaltung entwickelt werden.

Resümee

Der Umgebungsbegriff ist schillernd und beinhaltet in dem vorliegenden Beitrag die architektonischen Räume von privat bis öffentlich. Gleichzeitig sind damit auch die Gestaltung und die Ausstattung derselben sowie die Aktivitäten in dieser Umgebung gemeint. Letztlich geht es aber immer auch um die Frage, ob Menschen sich zuhause fühlen und welche Anreize eine Wohnumgebung bietet oder bieten sollte, damit Personen sich an Aktivitäten beteiligen und in Bewegung bleiben.

Radzey (2014) formuliert, dass es partizipativer Planungsprozesse bedarf, um eine nutzerorientierte Gestaltung von Räumen zu ermöglichen. Es muss darum gehen »raumbezogene Bedürfnisse sensibel in eine dafür passende Sprache« (Radzey 2014, S. 27) zu übersetzen. Sie resümiert zur Lebenswelt Pflegeheime »Handeln und aktiv sein braucht Raum [....] « (Radzey 2014, S. 26). Aus ihrer Sicht ist unbestritten, dass eine räumliche Gestaltung eine qualitätsvolle Pflege nicht ersetzt, aber diese erleichtern oder in ihren Wirkungen verbessern kann (Radzey 2014).

G Fit in die Zukunft – Technik und digitale Angebote machen's möglich! Chancen virtueller Spiel- und Bewegungswelten

Ruth Dankbar und Tibor Vetter

Hinführung

»Das Spiel ist ein grundlegender Wesenszug des Menschen« (Swertz 2008, S. 129) und hat einen hohen gesellschaftlichen, kulturellen und wirtschaftlichen Stellenwert. Diese Aussage scheint insbesondere für die Unterhaltungsform des 21. Jahrhunderts zu gelten: Computer- und Konsolenspiele. Laut BITKOM, dem Bundesverband Informationswirtschaft, Telekommunikation und neue Medien e. V., spielen 43 % der Bundesbürger Computer- oder Videospiele. Damit sind digitale Spiele als liebste Freizeitaktivität und offizielles Kulturgut längst in der Mitte der Gesellschaft angekommen. Zwar machen junge Menschen noch immer den Großteil der aktiv Spielenden aus, jedoch werden digitale Spiele auch bei der sogenannten »Silver Generation« immer beliebter. Jeder Dritte zwischen 50 und 64 Jahren und immerhin jeder Zehnte über 65 Jahre spielt regelmäßig – Tendenz steigend (BITKOM 2020). Angesichts dessen überrascht es nicht, dass die Spielebranche boomt und zu einem Milliardengeschäft geworden ist. Während andere Unterhaltungsbranchen seit Jahren über Stagnation oder gar Umsatzeinbußen klagen, wächst das Segment der digitalen Spiele seit Jahrzehnten kontinuierlich weiter. So wurde in Deutschland im

Jahr 2019 mit dem Verkauf von Spielkonsolen und Computer- und Videospielen ein Gesamtumsatz von 6,2 Mrd. € erwirtschaftet (zum Vergleich: Im Jahre 2009 waren es 2,7 Mrd. €) (Hamburg Media School 2020).

Mit innovativen Spielideen und neuen Spielerlebnissen konnten in den letzten Jahren und Jahrzehnten neue Zielgruppen erschlossen werden. Spätestens mit dem Einzug der so genannten »Casual Games« sowie dem Siegeszug der »Mobile Games«, die ein leicht zugängliches Spielerlebnis ermöglichen und damit primär Gelegenheitsspieler ansprechen, erkunden immer mehr ältere Menschen, die früher in den Statistiken der Marktforschungsunternehmen kaum auftauchten, virtuelle Spielwelten. Die Durchdringung neuer gesellschaftlicher Schichten war der Hauptgrund für den enormen Erfolg der Spielebranche in den letzten Jahren.

Dies ist ein Beleg für die seit einigen Jahren zu beobachtenden Veränderungen in der digitalen Unterhaltungsbranche, die nach neuen Wegen sucht, um insbesondere die wirtschaftlich und gesellschaftlich relevante Zielgruppe »Generation 50 plus« zu bewerben und als »Silver Gamer« zu gewinnen – und dies aus gutem Grund: Zum einen steigt aufgrund der demografischen Entwicklung der Anteil älterer Menschen in unserer Gesellschaft kontinuierlich an. Zudem verfügt ein großer Teil der »Silver Generation« über ein höheres Nettoeinkommen und damit über mehr Kaufkraft und Konsumstärke als junge Menschen. Und sie haben mehr freie Zeit, um das ihnen zur Verfügung stehende Geld auszugeben.

Auch wenn Computerspiele sich einer stetig wachsenden Beliebtheit über alle Altersgrenzen hinweg erfreuen, darf dies nicht darüber hinwegtäuschen, dass sie bei einem Großteil älterer Menschen immer noch einen eher zweifelhaften Ruf haben. Während die junge Generation die Bandbreite des Computerspieleangebots ganz selbstverständlich nutzt und deren Komplexität und Unterschiedlichkeit zu schätzen weiß, werden virtuelle Spielwelten von der älteren Generation häufig als fremd oder gar bedrohlich wahrgenommen. Ihr schlechter Ruf führt zu Ressentiments oder gar Ängsten gegenüber neuen Medien. Dies hat nicht zuletzt mit kontrovers geführten Diskussionen in Politik und Gesellschaft zu tun. Dabei wird verkannt, dass man mit virtuellen Spielen heute nicht mehr »nur« spielt, sondern auch mit ihnen, von ihnen und über sie etwas lernen kann. Medienpädagoginnen und -wissenschaftlerinnen heben deshalb deren Chancen und Einsatzmöglichkeiten hervor. Ihrer Meinung nach müsse man virtuelle Spielwelten sozial- bzw. medienpädagogisch nutzen, damit ältere Menschen und Heranwachsende gleichermaßen an der Informations- und Wissensgesellschaft von morgen teilhaben können. Ihre Forderungen fußen auf der Annahme, dass spielen verbinde, die Gemeinschaft sowie die Kommunikation fördere und somit vor sozialer Isolation schütze. Auf diese Weise könne man nicht zuletzt auch dem oft zitierten Konflikt zwischen den Generationen »spielend« entgegenwirken (Gebel et al. 2004).

Computerspiele sind aber auch aus medizinischer Sicht interessant geworden. Insbesondere die intuitiv und einfach zu handhabende Bewegungssteuerung der Spielekonsole »Wii™« von Nintendo® versprach nach deren Einführung im Jahre 2006 neue Möglichkeiten zur therapeutischen Behandlung, Gesundheitsförderung und Erhaltung der geistigen Vitalität. Nintendo® ist es ganz offensichtlich als Erstes gelungen, mit benutzerfreundlichen Eingabegeräten und thematisch auf deren Bedürfnisse und Interessen zugeschnittenen Spielideen den Markt der »reifen Spieler« zu erschließen. Die in dem Projekt angewendeten Spiele gelten heute als typische »Casual Games«, wobei die intuitive Bedienbarkeit und die infolgedessen einfache Zugänglichkeit, die Gesundheitsförderung, die Erhaltung der geistigen Vitalität und nicht zuletzt das gemeinsame Spielerlebnis besonders hervorzuheben sind.

In den Jahren danach folgte mit einem ähnlichen Konzept die Kinect™-Kamera für die Spielekonsole Xbox 360™ von Microsoft. Sie waren der Grundstein für viele weitere innovative Konzepte und Ideen, um Spiele zur Therapie und Aktivierung älterer Menschen präventiv und gesundheitsfördernd einzusetzen. Beispielhaft genannt werden sollen an dieser Stelle die folgend aufgeführten soziotechnischen Produkte, die sowohl im ambulanten als auch im (teil-)stationären Setting eingesetzt werden können:

- memoreBox der Firma RetroBrain R&D GmbH – www.retrobrain.de
    - Die memoreBox ist die erste speziell für ältere Menschen entwickelte Spielekonsole, deren Trainingsspiele ausschließlich durch Gesten (Bewegung von Armen und/oder Beinen) gesteuert bzw. gespielt werden. Das dahinterstehende therapeutische Konzept vereint die Freude am gemeinsamen Spielen mit den präventiven und gesundheitsförderlichen Aspekten.
- Tovertafel der Firma Tover GmbH – www.tover.care/de
    - Die Spiele der Tovertafel bestehen aus interaktiven Lichtprojektionen und wurden entwickelt, um demenziell erkrankte Menschen auf spielerische Weise kognitiv und motorisch zu fördern.
- ichó der Firma icho systems GmbH – www.icho-systems.de
    - Der ichó-Therapieball wurde ebenfalls primär für Menschen mit Demenz konzipiert. Je nachdem, wie der Ball über die eigens für ichó entwickelten Apps eingerichtet wird, kann der Ball individuell und zielgerichtet zur Musiktherapie, Basalen Stimulation®, Motorikförderung oder zum Gedächtnistraining eingesetzt werden.

Das Thema »Gesundheitsförderung und Prävention für ältere Menschen« gewinnt zunehmend an Bedeutung und die Gesundheit der Älteren rückt als Ressource für ein selbstbestimmtes Leben bis ins hohe Alter in den Fokus (Deutscher Olympischer Sportbund 2021; BZgA 2021a). Vor diesem Hintergrund werden zunehmend Projekte in der Altenhilfe durchgeführt und entsprechende Ideen zur Aktivierung der Seniorinnen, aber auch zur Unterstützung der Pflege- und Betreuungskräfte entwickelt.

Projekt Konsolen für Senioren zum Spielen (KonSenS) – Spielend Lebensfreude schaffen

Hier setzt das Medien- und Praxisprojekt »KonSenS« – Spielend Lebensfreude schaffen« an. KonSenS startete im Jahr 2010 und lief zunächst drei Jahre. Anhand der im Projekt gemachten Erfahrungen gibt dieses Kapitel einen Überblick über die Chancen digitaler Spiele im Bereich der sozialen Altenarbeit und zeigt deren Einsatzmöglichkeiten in Pflegeeinrichtungen und Seniorenwohnanlagen.

Zielsetzung

Die Herausforderungen des demografischen Wandels wie Alterung der Gesellschaft, abnehmende Mobilität und sinkende Möglichkeiten der sozialen Teilhabe lassen digitale Anwendungen in einem ganz neuen Licht erscheinen. Vor diesem Hintergrund wurden auf Basis einer Literaturanalyse Fragestellungen formuliert:

- Wie reagieren Altenpflegefachkräfte, Sozialarbeiterinnen, Therapeutinnen, Auszubildende, Ehrenamtliche, Zivildienstleistende, FSJlerinnen, und Praktikantinnen auf das Projekt?
- Wie nehmen ältere Menschen das Angebot wahr?
- Inwieweit können digitale Spiele die kognitiven und motorischen Fähigkeiten fördern bzw. zur gesundheitsbezogenen Prävention beitragen?
- Inwieweit können durch das gemeinsame Spielerleben Gruppenbildungsprozesse in-

itiiert und infolgedessen das Erleben von Gemeinschaft gestärkt bzw. eine positive Gruppenatmosphäre hergestellt werden?
- Inwieweit kann »Silver Gaming« dazu beitragen, dass ältere Menschen ihre Vorbehalte oder Ängste gegenüber neuen Medien abbauen und gleichzeitig lernen, souverän mit diesen umzugehen?
- Inwieweit ist es möglich, die so genannte »digitale Kluft« durch den Einsatz einer Spielkonsole zu überwinden?

Da diese Fragen aufgrund der explorativen Herangehensweise nicht erschöpfend behandelt werden konnten, wurden schließlich folgende Hauptziele für das weitere Vorgehen formuliert:

- Förderung des sozialen Miteinanders und der aktiven Gemeinschaft aller Lebensalter
- Förderung bzw. Erhaltung der kognitiven und motorischen Fähigkeiten
- Vermittlung von Medienkompetenz

Medienkompetenz meint dabei sowohl die Fähigkeit zu technisch versiertem als auch zu verantwortungsvollem Umgang mit Medien. Neben der Möglichkeit, die Wii™-Konsole sowie o. g. Spielgeräte zur Behandlung, Gesundheitsförderung und Stärkung der Gemeinschaft bzw. Förderung einer positiven Gruppenatmosphäre einzusetzen, war es aus Projektsicht ein besonderes Anliegen, die Freude am gemeinsamen Spielerleben über alle Altersgrenzen hinweg zu ermöglichen. Ganz nach dem Motto »Spielen verbindet« sah man bei derart ausgerichteten Medienprojekten darüber hinaus eine große Chance, den generationenübergreifenden Gedanken sozusagen »spielerisch« zu vermitteln.

Förderung des sozialen Miteinanders

Der Spieltrieb ist im Menschen unabhängig vom Alter tief verwurzelt. In unserer von Mediatisierung geprägten Gesellschaft bieten virtuelle Spielwelten Menschen jedoch ganz neue Möglichkeiten, ihren Spieltrieb auszuleben. Aufgrund der Verschmelzung von Virtualität und Wirklichkeit und der damit einhergehenden Interaktivität stellen Computerspiele eine völlig neue Art des Spiels dar, in der Menschen sich in sozialen Erfahrungs-, Lebens-, und Bewegungsräumen frei entfalten können. Das Spielen im digitalen Zeitalter bedeutet laut dem Zukunftsforscher Matthias Horx (2008) eine »begehbare zweite Wirklichkeit«; sie stehe für einen anderen Umgang mit der Welt, wodurch die Grenzen zwischen Virtualität und Realität zusehends verwischen. Neben diesen Besonderheiten bieten digitale Spiele auch die Möglichkeit, das Spiel gemeinsam als »Gemeinschaftsevent« zu erleben. Somit kann man Computerspiele als soziales und kommunikatives Medium begreifen. Das Spiel kann Menschen Freude, Spaß und Abwechslung bereiten. Spielend Lebensfreude vermitteln, eine positive Gruppenatmosphäre herstellen und dadurch das soziale Miteinander fördern ist deshalb eines der Hauptziele des Projekts KonSenS.

Förderung bzw. Erhaltung der kognitiven und motorischen Fähigkeiten

Neben dem Spaß und dem gemeinsamen Erleben werden bei (älteren) Menschen auch die motorischen und geistigen Fähigkeiten trainiert. Schon im Jahre 1983 stellte man fest, dass Spielen die Sensomotorik, Reaktionsschnelligkeit und die Augen-Hand-Koordination trainiert (Emsbach & Schneekloth 1983). Diese Erkenntnisse werden heutzutage in nahezu jedem Fachbuch als Chancen für eine Förderung von Bewegung beschrieben und gelten als gesichert.

Darüber hinaus fördern Computerspiele auch die kognitiven Kompetenzen. Greenfield et al. bezeichneten diese bereits 1996 zusammenfassend als »computer literacy«, weil sie im Gegensatz zu den alten Medien eher visuell-räumliche als verbal-symbolische

Kompetenzen umfassen (Greenfield et al., zit. n. Fromme 2006).

Die Förderung bzw. Erhaltung der körperlichen und geistigen Fähigkeiten ist ein weiterer Beweggrund für den Einsatz innovativer digitaler Spielkonzepte in den Pflegeheimen und Seniorenwohnanlagen des Wohlfahrtswerkes für Baden-Württemberg. Durch deren Einsatz ergeben sich neue Möglichkeiten, um ältere Menschen mit niedrigschwelligen Angeboten zu erreichen und sie mit Spaß und Freude zu mehr Sport, Bewegung und geistiger Vitalität zu motivieren.

Spielen verbindet – der generationenübergreifende Gedanke

Eine umfangreiche gemeindesoziologische Studie bestätigt die »digitale Kluft« zwischen Alt und Jung und spricht von generationsspezifischen Segregationserscheinungen. Jüngere und ältere Menschen lebten in völlig unterschiedlichen Welten, die von wechselseitiger Abschottung gekennzeichnet sei und fundamentale gesellschaftliche Transformationsprozesse hervorrufe (Vogelgesang 2008).

Mit Hilfe generationenübergreifender Medienprojekte können ältere und jüngere Menschen gegenseitig an den jeweiligen Lebenswelten und Erfahrungsräumen partizipieren. Das gemeinsame Spielerleben fördert aktiv das soziale Miteinander aller Lebensalter und bietet eine interaktive Plattform zur Kommunikation, zum Austausch und für mehr Verständnis füreinander.

Da junge Menschen neue technische Entwicklungen schnell adaptieren und ihrem persönlichen Lebensstil anpassen, sind gerade Computerspiele ein wichtiger Teil ihres Lebensalltags. Durch die Einbindung von Praktikantinnen, Auszubildenden, FSJlerinnen und Zivildienstleistenden nutzte das Projekt ihre Begeisterung und ihr Wissen im Hinblick auf Computer- und Videospiele.

Projektdurchführung

Im Jahr 2010 startete das Projekt zunächst in vier ausgewählten Einrichtungen des Wohlfahrtswerkes für Baden-Württemberg, später kamen weitere hinzu – inzwischen bieten neun Pflegeheime und Seniorenwohnanlagen die Projektinhalte als regelmäßig stattfindendes Angebot an. Aufgrund einer breiten Dienstleistungspalette sieht der Träger sich in der günstigen Lage, virtuelle Spiele in allen Settings der Altenhilfe einzusetzen. Ebenso verhält es sich mit der Zielgruppe: Es gab Zugang zu sehr rüstigen, aber auch besonders pflegebedürftigen älteren Menschen.

Technische Voraussetzungen

Für die Durchführung des Projekts in einer Einrichtung benötigt man neben der Konsole noch einen Fernseher oder einen Beamer. Während der Fernseher bereits alle zum Spielen nötigen Komponenten in sich vereint, bedeutet die Nutzung eines Beamers einen Mehraufwand durch das Aufstellen einer Leinwand sowie den Anschluss der Lautsprecherboxen an den Beamer. Trotzdem entschieden sich die Einrichtungen mehrheitlich für den Einsatz eines Beamers. Die Spielgeschehnisse auf der deutlich größeren Leinwand waren nach Meinung der Betreuenden und insbesondere der Teilnehmenden selbst besser zu erkennen. Im Folgenden eine Auflistung aller für das Projekt notwendigen technischen Gerätschaften:

- Spielkonsole, Spiele und evtl. zusätzliche Controller
- Beamer, inkl. Leinwand und Lautsprecherboxen, oder Fernsehgerät

Neben den Anschaffungskosten für die Technik fallen zudem Personalkosten an, auf die an dieser Stelle jedoch nicht näher eingegangen werden soll.

Kriterien für die Spieleauswahl

Es wurden ausschließlich Spiele ausgewählt, die sich durch eine möglichst zielgruppengerechte Benutzerführung auszeichnen, unterhaltend sind und dennoch – entsprechend unserer Zielsetzung – therapeutisch sowie sozial- und medienpädagogisch sinnvoll eingesetzt werden können. Die Spielaufgaben sollten motivierend und anspruchsvoll sein, ohne dabei die Spielenden zu unter- oder überfordern. Des Weiteren soll die Persönlichkeit der älteren Menschen, ihre Erfahrungen und ihr Wissen in den Mittelpunkt gestellt werden, um sie bestmöglich in ihrer Lebenswelt abzuholen und dadurch einen vergleichsweise niederschwelligen Einstig in die digitale Welt zu ermöglichen.

An dieser Stelle muss jedoch generell darauf hingewiesen werden, dass sich die meisten der auf dem Markt befindlichen Spiele noch nicht ausreichend durch ein altersgerechtes Spieldesign auszeichnen. So auch bei den aktuellen Konsolenanbietern Nintendo®, Microsoft und SONY. Zwar richten sie sich mit ihrem Spieleangebot an Gelegenheitsspieler und öffnen sich damit auch der Zielgruppe der »Silver Gamer«, dennoch sind für motorisch und kognitiv stark eingeschränkte Menschen viele Spiele immer noch zu »actionreich«. Häufig ist die Benutzerführung zu kompliziert und die Informationsdarstellung sowie die Dialoggestaltung zu unübersichtlich. Selbst eine zu klein geratene Schriftgröße kann bereits zu Frustrationsmomenten führen und bestehende Vorbehalte und Ängste älterer Menschen gegenüber dem neuen Medium zusätzlich bestätigen, anstatt zu entkräften.

Aus diesem Grund sollte man sich deshalb im Vorfeld mit den Spielen befassen und genau abwägen, welche digitalen Angebote für die Arbeit mit älteren Menschen überhaupt in Frage kommen. Vor dem Hintergrund der oben genannten Zielsetzung wurde deshalb die Entscheidung für solche Spiele getroffen, die sich grob in zwei Kategorien gliedern lassen: Bewegungs- und Denkspiele, jeweils mit biografischem Bezug.

Bewegungsspiele wie bspw. Bowling beweisen eindrucksvoll, was vor einigen Jahren noch undenkbar gewesen wäre: Bewegung und Videospiel verschmelzen zu einer äußerst vielversprechenden Symbiose. Neben dem Trend hin zu mehr Bewegung hat sich ein weiteres Genre erfolgreich etablieren können: Denkspiele wie bspw. »Wer wird Millionär«.

Organisation

Um eine möglichst reibungslose und erfolgreiche Durchführung des Projekts zu garantieren, müssen bereits im Vorfeld die nötigen Vorbereitungen getroffen und organisatorische Aufgaben verteilt werden:

- Wer führt das Projekt wie oft durch? Kann man das Projekt in ein bereits bestehendes Angebot integrieren?
- Sind die personellen Kapazitäten vorhanden, um z. B. Ehrenamtliche oder Praktikantinnen in das Projekt einzubinden?
- Ist der vorhandene Raum groß genug und ist die notwendige Technik für eine erfolgreiche Durchführung vorhanden und eingerichtet?

Vor der Veranstaltung:

- Vorheriges Bekanntmachen der Veranstaltung in der Einrichtung (Hauszeitschrift, Aushänge, Amtsblatt)
- Auswahl eines geeigneten Raums (ausreichend Größe, regulierbare Lichtverhältnisse) und geeigneter Spiele
- Aufbau und Inbetriebnahme der Technik

Während der Veranstaltung:

- Einführung in die Funktionen der Spielkonsole
- Moderation und Begleitung während des Spielens (z. B. Fragen und Antwortmöglichkeiten bei einem Quizspiel vorlesen

oder unterstützende Hilfe bei der korrekten Anwendung der Controller geben)

Generell sollte darauf geachtet werden, dass ältere Menschen das Spieleangebot und damit das Spielen häufig zunächst aus einer passiven Distanz betrachten möchten, bevor sie selbst aktiv in das Spiel eingreifen. Damit die Teilnehmenden in ihrer Beobachterrolle alles in Ruhe begutachten können, sollte für die Vorstellung der Spielkonsole sowie der Erklärung der einzelnen Spiele genügend Zeit eingeplant werden.

Beispiel zur Umsetzung einer Spiele-Veranstaltung

Im Folgenden soll ein Beispiel für die Durchführung einer ersten Veranstaltung im Hinblick auf den Ablauf sowie den Zeitrahmen angeführt werden (▶ Tab. 5.2). Natürlich können die darin enthaltenen zeitlichen Angaben variieren. Bei der Durchführung eines regelmäßig stattfindenden Angebots entfällt z. B. die Vorstellungsrunde sowie die Erklärung der Spielkonsole.

Tab. 5.2: Zeitlicher Verlauf einer Spieleveranstaltung (eigene Zusammenstellung)

Zeitrahmen	Aktivität	Zielsetzung
ca. 15 Min.	Vorstellungsrunde	Gegenseitiges Kennenlernen, Abfragen der Erwartungen bei den Teilnehmenden
ca. 10 Min.	Vorstellung Spielkonsole	Erklärung der wichtigsten technischen Funktionen der Spielkonsole sowie der bewegungssensitiven Steuerung
ca. 15 Min.	Intensive Einführung in das jeweilige Spiel bzw. in die Spiele	Erklärung des Spielprinzips und des dafür benötigten Bewegungsablaufs
ca. 50 Min.	Aktive Spielphase	Raum für individuelle Erfahrungen mit verschiedenen virtuellen Spielwelten/Spielkonzepten
ca. 15 Min.	Abschlussrunde	Erfahrungen aus Sicht der Teilnehmenden dokumentieren
ca. 5 Min.	Evaluation/Dokumentation	Ausfüllen des Auswertungsbogens durch die betreuende Person

Erfahrungen aus der Praxis

An dieser Stelle soll lediglich auf einige relevante Erfahrungen und Erkenntnisse eingegangen werden, die auch für die anderen, oben bereits erwähnten soziotechnischen Produkte gelten:

- Die Bewertung aus Sicht der betreuenden Personen war äußerst wichtig und wurde in den Evaluierungsbogen aufgenommen, um Informationen hinsichtlich des sinnvollen Einsatzes der Spiele, der gesteigerten Vitalität und Verbesserungen des Gesundheitszustandes zu bekommen. Durch die Expertinneninterviews erhielt man zusätzliche Informationen über eventuelle Probleme hinsichtlich der Durchführung der Veranstaltungen.
- Digitale Spiele stellen aufgrund ihrer Faszinationskraft eine besonders gute Motivationsquelle dar, woraus sich neue Möglichkeiten ergeben, um ältere Menschen an neuen technischen Entwicklungen teilhaben zu lassen, ohne sie zu frustrieren, und ihre kognitiven und motorischen

Fähigkeiten zu fördern, ohne sie zu überfordern. Gleichermaßen kann das Erleben von Gemeinschaft gestärkt werden und die Personen können vor sozialer Isolation geschützt werden. Die Evaluation der Auswertungsbögen und der Expertinneninterviews bestätigten größtenteils diese Aussagen.

- Die Ergebnisse weisen vor allem darauf hin, dass ältere Menschen trotz etwaiger kognitiver und motorischer Einschränkungen nach einer kurzen Eingewöhnungsphase gut mit dem Spielkonzept/der Bewegungssteuerung umgehen können und sichtlich Freude am gemeinsamen Spielen haben.
- Durch die aktive Mitarbeit und Unterstützung des Sozialen Dienstes der jeweiligen Einrichtung sowie die frühe Einbindung von Pflegefachkräften, Sozialarbeiterinnen, Auszubildenden, Praktikantinnen, Zivildienstleistenden, FSJlerinnen und Ehrenamtlichen wurde im Anschluss an das Projekt eigenständige Fortführung des Angebots gewährt.

Wellbeing and healthy choices for older adults and their carers (WHOLE)

Im Projekt WHOLE (Förderung der Gesundheit und des Wohlbefindens für ältere Menschen und Pflegende) haben sieben Partner aus fünf Ländern der Europäischen Union und Israel gemeinsam eine besondere Website entwickelt: Sie soll Wohlbefinden und Gesundheit von älteren Menschen steigern und obendrein Spaß machen. Auf der Homepage www.project-whole.com gibt es über 350 Videoübungen, aus denen sich eigene Trainingsprogramme zusammenstellen lassen. Außerdem werden Ernährungstipps und hilfreiche Informationen zu Themen im Alter angeboten.

Per Video werden einfache Bewegungsübungen vorgeführt, zu Hause oder in einer Pflegeeinrichtung kann dann gemeinsam geübt werden. Pflege- und Betreuungskräfte können so für ihre Gruppen spezielle Übungsprogramme zusammenstellen. Für einzelne Seniorinnen lässt sich ein maßgeschneidertes Programm gestalten, das sich am jeweiligen Trainingsfortschritt ausrichtet – das ist auch für pflegende Angehörige sehr praktisch, um Abwechslung in den Alltag zu bringen und noch vorhandene Ressourcen zu stärken.

Die Website wurde von der Europäischen Union finanziell gefördert, von Universitäten mitentwickelt und steht kostenfrei zur Verfügung. Eine Anmeldung ist nicht erforderlich. Als internationales Gemeinschaftsprojekt ist die Homepage in den fünf Sprachen der beteiligten Projektpartner (Englisch, Deutsch, Bulgarisch, Griechisch, Hebräisch) verfügbar.

Zielsetzung

Körperlich aktiv zu sein und sich gesund zu ernähren, kann die Gesundheit und das individuelle Wohlbefinden in jedem Alter positiv beeinflussen. Auch Pflegebedürftige, pflegende Angehörige und professionelle Pflegekräfte profitieren von körperlicher Aktivität und gesunder Ernährung in mehrfacher Hinsicht. Neben Vorteilen für die körperliche Gesundheit bringen gemeinsame körperliche Aktivitäten und das gemeinsame Zubereiten von ausgewogenen Mahlzeiten Spaß und Abwechslung in die tägliche Routine. Ziel des Projekts war es deshalb, ein geeignetes Bewegungs- und Ernährungsprogramm für Seniorinnen, Klientinnen/Bewohnerinnen und Pflegende zu entwickeln, das

- die Gesundheit und das Wohlbefinden von Seniorinnen und Pflegenden verbessert,
- eine gesunde und aktive Lebensweise fördert,
- die Beziehung zwischen pflegebedürftigen Menschen und Pflegenden durch Spaß und Abwechslung bereichert sowie
- die Selbstständigkeit von pflegebedürftigen Menschen durch funktionelle Verbesserungen und ein verbessertes Selbstwertgefühl unterstützt.

Projektdurchführung

Um die tatsächlichen Bedarfe und Bedürfnisse der Praxis festzustellen, wurden in der Bedarfsanalyse zunächst Fallstudien mit jeweils drei Seniorinnen und zwei Pflegepersonen in jedem Partnerland durchgeführt. Über die Ergebnisse von Fokusgruppen und der Auswertung eines Fragebogens konnten Schlussfolgerungen für die Entwicklung von Lernmaterialien und die Gestaltung der Online-Plattform gezogen werden (WHOLE Consortium 2016).

In der zweiten Phase des Projekts wurden Videos sowie Dokumente zu gesunder Ernährung entwickelt und in die Online-Plattform integriert. Anschließend wurde eine Machbarkeits- und Validierungsstudie durchgeführt, um die Handhabung, Verwendbarkeit und Nützlichkeit der E-Learning-Plattform, die körperliche Aktivität und die Ernährungsinhalte zu bewerten sowie die Zielerreichung zu überprüfen. An dieser nahmen Pflegende und Pflegebedürftige der beteiligten Länder in zwei aufeinanderfolgenden Pilotstudien teil: Die Angebote wurden genutzt, außerdem wurden Tests und Befragungen durchgeführt.

Erfahrungen aus der Praxis

Das WHOLE-Programm wurde überwiegend positiv bewertet (WHOLE Consortium 2018):

- Die E-Learning-Plattform ist benutzerfreundlich, die bereitgestellten Informationen sind verständlich und die Vorschläge gut umsetzbar. Die Bewegungsübungen sind sicher und für die Zielgruppe angemessen.
- Es wurden sowohl von Pflegenden als auch von Pflegebedürftigen positive Effekte auf die physische und psychosoziale Gesundheit sowie auf die Beziehung zwischen diesen zwei Gruppen berichtet, z. B. wurden »eine bessere körperliche Gesundheit, die zur Autonomie und Wahrung der Mobilität beiträgt« und »eine Pause vom Alltag bzw. der Routine« genannt.

Diese Vorteile wurden aus subjektiver Sicht der Teilnehmenden wahrgenommen, aber teilweise durch signifikante Ergebnisse (z. B. durch Erhebung des Gesundheitszustands und der funktionellen Mobilität) bestätigt. Die Empfehlungen zur Umsetzung einer gesunden Ernährung wurden hingegen sehr unterschiedlich bewertet. Teilweise wurden sie als nützlich bewertet, teilweise aber auch im Alltag als nicht umsetzbar wahrgenommen.

Pflegende sollten durch dieses Projekt zudem ihre Kenntnisse und Fähigkeiten durch die Nutzung der E-Learning-Plattform erweitern. 90 % der Pflegenden stimmten zu, dass sie einen Lernerfolg erzielt haben. Sie konnten Erkenntnisse zur gesunden Ernährung älterer Menschen und Maßnahmen zur Steigerung der körperlichen Aktivität und Bewegung mit Seniorinnen gewinnen. Zudem konnte Wissen vermittelt werden, wie diese Aspekte im Alltag eingebunden werden können (WHOLE Consortium 2018).

Physical activity and exercising benefits in dementia care (Actimentia)

Actimentia ist als Folgeprojekt des oben beschriebenen Projekts WHOLE entstanden. Ziel ist es, durch die im Projekt entwickelte Online-Trainings-Plattform (www.actimentia.org) Kenntnisse zu körperlicher Bewegung und Aktivität insbesondere für Menschen mit Demenz zu vermitteln, so dass diese in den Alltag integriert werden. Mit Übungseinheiten, Tänzen und Spielen, die Spaß an Bewegung ermöglichen und das Gedächtnis trainieren, werden Wohlbefinden und Autonomie gestärkt – sei es zu Hause, im Betreuten Wohnen oder im (teil-)stationären Bereich. Eine ausführliche Beschreibung ist im Rahmen dieses Beitrags nicht möglich.

To-dos – Empfehlungen für den Alltag

Für den nachhaltigen Einsatz digitaler Spiele ist eine Schulung und Begleitung notwendig. Für jede Einrichtung muss spezifisch eruiert werden, wie sich die Angebote in den Alltag und die Arbeitsabläufe integrieren lassen. Darüber hinaus sollten Voraussetzungen wie z. B. ausreichendes WLAN von Seiten des Managements gelöst werden. Weitere Empfehlungen sind:

- Frühzeitige Einbindung und aktive Mitarbeit aller Beteiligten (Pflege- und Betreuungskräfte, Auszubildende, Praktikantinnen, Zivildienstleistende, FSJlerinnen, Ehrenamtliche, Angehörige und Seniorinnen)
- Trotz sehr intuitiver Bedienung und möglichst barrierefreier Nutzung sollte eine Eingewöhnungsphase eingeplant werden und die anleitende Person sollte sich vorher mit dem Spielkonzept und der Bewegungssteuerung befassen.
- Die räumlichen Gegebenheiten sind zu berücksichtigen und ggf. sollte die Anzahl der Teilnehmenden begrenzt werden.
- Die Spiele und Übungen sollten sich an der Zielgruppe und deren Gesundheitszustand oder Tagesform orientieren.
- Die neuen Möglichkeiten nutzen, um ältere Menschen an technischen Entwicklungen teilhaben zu lassen. Durch die gewonnen positiven Erfahrungen werden oft unbegründete Vorurteile oder gar Ängste gegenüber neuen Medien abgebaut und neue Möglichkeiten entdeckt, sich zu bewegen.
- Die Begeisterung und Freude am Spiel nutzen, um Gemeinschaft sowie Beziehungen zu stärken und vor sozialer Isolation zu schützen.

Resümee

Während junge Menschen im digitalen Zeitalter aufgewachsen sind und Entwicklungen in der virtuellen Welt ganz selbstverständlich in ihre reale Lebenswelt mit einbeziehen, muss sich die ältere Generation die Beherrschung neuer Technologien mühsam erarbeiten. Viele der älteren Menschen verstehen neue Technologien aufgrund ihrer Komplexität jedoch kaum oder überhaupt nicht mehr. Dies fängt bei der Bedienung von Bank- oder Fahrkartenautomaten an und gilt in erhöhtem Maße für Computer, Smartphone/Tablet sowie das Internet (z. B. Online-Banking). Die Benutzerführung ist häufig nicht auf die Wünsche, Bedürfnisse und Bedarfe älterer Menschen ausgelegt. Unübersichtliche und kompliziert gestaltete Bedienoberflächen, zu kleine Schriften und fehlende Erklärungen zu Symbolen nehmen Ältere oft genug zum Anlass, es lieber gleich sein lassen, bevor sie noch etwas »kaputt machen«.

Im Kern geht es deshalb um die Frage, wie wir in unserer von Mediatisierung geprägten Gesellschaft mit den Kulturtechniken des 21. Jahrhunderts umgehen werden und ob wir ältere Menschen durch die Vermittlung von Medienkompetenz an den technischen Errungenschaften partizipieren lassen. Zudem sollte überlegt werden, wie wir ihnen dabei die nötige Unterstützung und Hilfe geben, um die »digitale Kluft« zu überwinden, damit sie an neuen Angeboten teilhaben können, die die Mobilität erhalten und fördern. Empowerment heißt das Stichwort, um neue Bewegungswelten zu entdecken oder zu nutzen. Die Erfahrungsberichte zeigen, dass digitale Spiele die Möglichkeit bieten, die »Silver Generation« nachhaltig besser in die technisierte Gesellschaft zu integrieren. Diese Spiele helfen, motorische und geistige Fähigkeiten zu trainieren bzw. das Aktivitätsniveau zu halten und tragen dadurch auch zu mehr Lebensqualität bei. Der Einsatz von Technik kann somit Bewegung befördern und gleichzeitig Spaß vermitteln.

H Wohnraumberatung – von der Barriere zur Freiheit und wie ist das bezahlbar?

Anja Schwarz

Hinführung

»Und jetzt saß er hier im Sessel. Und konnte noch beinahe alles. Außer gehen. […] Damals, vor fünf Jahren, als die Krankheit begann, hatte es keine großen Debatten in der Familie gegeben. Fraglos und zunächst auch klaglos hatte die Mutter die Aufgabe übernommen. Sie war die Pflegerin ihres Mannes geworden. War ohnehin gewohnt, ihn zu umsorgen, ganz und gar für ihn da zu sein, vollends ergeben dem traditionellen Frauenbild. […] Sie übernahm also die Pflege ihres Mannes – und übernahm Schwerstarbeit. […] Sie war eine zarte Frau, und es wäre wahrscheinlich auch für eine stärkere eine Überforderung gewesen, den Mann morgens vom Schlafzimmer im ersten Stockwerk des Hauses die Treppe hinab zum Wohnzimmer zu bringen, mittags wieder hinaufzuschleppen und am Nachmittag die Prozedur zu wiederholen. […] Sie war schon 78 Jahre alt, als das mit der Pflege begann. […] Und nun, da sie oben im ersten Stock lag, tot auf ihrem Bett, dachte der Sohn, dass dieser plötzliche Tod wohl auch etwas mit der Überanstrengung bei der Pflege zu tun haben könnte. Er verbot sich den Gedanken schnell wieder, er wusste es schließlich nicht genau. Aber der Gedanke ließ sich nicht verbieten.« (Anonymus 2007, S. 11 ff.)

Der Sohn ist Autor der autobiographischen Geschichte. Wegen der Lösung, die er für die Pflege seines Vaters fand, möchte er anonym bleiben. Der Vater, um den es hier geht, hatte vor seiner Pensionierung ein kleines Architekturbüro. Obwohl er mit Neu- und Umbauten vertraut war, kam ihm die Anpassung seiner eigenen Wohnung, z. B. über den Einbau eines Treppenliftes oder die Verlegung des Schlafzimmers ins Erdgeschoß, nicht in den Sinn. Die Frage, ob sich die dramatische Entwicklung in der Familie hätte abwenden lassen, ist in der Tat müßig. Dem Sohn war der Gedanke an die Anpassung des Hauses gekommen, die Eltern hatten den Vorschlag verworfen (Anonymus 2007).

Es kommt häufig vor, dass Betroffene die Anpassung der Wohnung nicht als eine Option zur Verbesserung ihrer Lebensbedingungen sehen. Für sie ist ein wahrer Paradigmenwechsel erforderlich, damit sie nicht sich selbst als defizitär, sondern die für ihre Lebenssituation ungeeignete Wohnung in den Blick nehmen.

Beratungs- und Unterstützungsangebote zur Wohnungsanpassung haben die Familie des Autors nicht erreicht, obwohl sie eingebunden in das System der Pflegeversicherung und die damit verbundenen Beratungs- und Prüfmechanismen war. Dies ist nicht weiter verwunderlich, da die spezialisierte Beratung zur Wohnungsanpassung noch immer nicht zu den standardmäßigen Angeboten zählt, die den Pflegebedürftigen angeboten werden, obwohl sie ein wirksames Mittel ist, um den Umzug ins Pflegeheim hinauszuzögern.

Wie wollen wir wohnen?

Bedingt durch die Folgen des demografischen Wandels und einer steigenden Lebenserwartung setzen sich immer mehr Menschen berechtigterweise mit dem Thema Wohnen auseinander. Wie und wo werde ich in Zukunft wohnen können? Kann ich mich noch selbst versorgen, wenn die eigene Mobilität aufgrund eines Unfalls, einer Krankheit oder einfach nur durch das (hohe) Alter nachlässt? Wie werde ich mit Gebrechlichkeit oder auch mit meiner Einsamkeit umgehen? Wo finde ich Unterstützung, wenn ich sie brauche? Diese und viele weitere Fragen berühren jeden Einzelnen von uns. Sie betreffen aber auch unsere Gesellschaft und müssen insbesondere von Wohnungsunternehmen und der Stadtplanung nachhaltig beantwortet werden.

Die Wohnung und das Umfeld haben für die Lebenssituation, die Lebensqualität und die Lebenszufriedenheit der Menschen eine zentrale Bedeutung, denn Wohnen gehört zu den Grundbedürfnissen des Menschen. Verschiedene Lebensphasen erfordern verschiedene Wohnsituationen. Während jüngere Menschen beruflich flexibel und bereit sein müssen, des Öfteren umzuziehen, wird zur Familiengründung eher eine Wohnsituation im Grünen favorisiert.

Ältere Menschen sind aufgrund ihrer häufig eingeschränkten Mobilität und ihres Handlungsradius stärker auf die eigene Wohnung und die unmittelbare Umgebung angewiesen. Sie verbringen den weitaus größten Teil ihres Alltags zu Hause. Wohnen ist daher ein zentrales Thema der Planung für das Alter (Saup 1993). Gerade aus diesem Grund ist es notwendig, die Wohnumgebung für ältere Menschen attraktiv und hilfreich zu gestalten. Die Beratung zur Wohnungsanpassung ist dabei ein wichtiger Baustein.

Beratung zur Wohnungsanpassung

Entstehung der Beratung zur Wohnungsanpassung

93 % der über 65-Jährigen leben in normalen Wohnungen, die für die Bedarfe von Menschen mit Mobilitätseinschränkungen nicht geeignet sind (BMVBS 2011). Die Anpassung dieser Bestandswohnungen ist eine komplexe Aufgabe, die viele Betroffene überfordert, insbesondere dann, wenn bereits Einschränkungen, Pflegebedürftigkeit oder Teilhabeeinschränkungen vorliegen. Die Beratung zur Wohnungsanpassung bietet seit den 1980er Jahren eine umfassende Beratung, Begleitung und Unterstützung von Betroffenen. Da es für das soziale Beratungsangebot keine regelhafte Finanzierung gibt, haben sich unterschiedliche Angebote entwickelt. So bieten Kommunen, Wohlfahrtsverbände, Wohnungsunternehmen, Freiberuflerinnen, Handwerkerinnen und Architektinnen ihre Leistungen kostenlos oder entgeltlich an. Die Nachfrage der Ratsuchenden übersteigt das Angebot bei weitem.

Die 1994 gegründete Bundesarbeitsgemeinschaft Wohnungsanpassung e. V. (BAG) unterstützt bis heute diesen Prozess durch die Organisation von fachlichem Austausch, die Erstellung von Arbeitshilfen und Qualifizierungsangeboten sowie der Definition von Qualitätsstandards der Beratung. Personen, die eine Beratung zur Wohnungsanpassung vornehmen, müssen wegen der Vielschichtigkeit des Themas über Kenntnisse und Fertigkeiten aus den folgenden Themenfeldern verfügen:

- Altersbedingte körperliche Veränderungen, Krankheitsbilder
- Hilfsmittel, die über die Sozialversicherung finanziert werden
- Grundwissen baulicher Maßnahmen
- Gesetzliche Rahmenbedingungen zur Anpassung sowie Finanzierungsmöglichkeiten und Beratungskompetenzen

Da es keine Berufsgruppe gibt, die hierüber auf Basis der eigenen Ausbildung verfügt, sind für Beratende zur Wohnungsanpassung – gleich welcher Disziplin – Zusatzausbildungen erforderlich. Die BAG hat hierzu einen eigenen Standard zur Schulung entwickelt und führt berufsbegleitende Weiterbildungen durch.

Ablauf einer Wohnberatung

In allen Fragen des Wohnens im Alter, bei Menschen mit Teilhabeeinschränkungen, Pflegebedürftigkeit und Demenz, und natürlich zu solchen, die präventiven Charakter haben, sind Wohnberatungsstellen die richtigen Ansprechpartnerinnen. Die Wohnberatungsstellen leisten für den Verbleib in der eigenen Wohnung, insbesondere hinsichtlich des Abbaus von Barrieren, der Suche nach geeigneten Diensten sowie zu Finanzierungsfragen und Antragstellungen, wichtige Hilfe. Eine Wohnberatung steigert erwiesenermaßen die Zufriedenheit mit der eigenen Wohnsituation. Ziel der Wohnberatung ist es, die (möglichst) selbständige Lebensführung in der eigenen Wohnung und im gewohnten Umfeld zu ermöglichen, zu erleichtern und/oder zu verlängern.

Wohnberaterinnen informieren, beraten und begleiten Ratsuchende bei der Umsetzung der Maßnahmen. Sie orientieren sich dabei an den Ressourcen der Ratsuchenden, ohne ihre Defizite zu vernachlässigen. Der Hausbesuch, die Ortsbesichtigung, verbunden mit einem umfassenden Assessment, bildet die Basis für eine erfolgreiche Anpassung der Wohnung und stellt aus Sicht der BAG die Grundlage einer Wohnberatung dar. Das Unterstützungsmanagement und die Begleitung der Maßnahme sind in vielen Fällen wünschenswert und notwendig. Falls die Beratungsstelle hierzu kein eigenes Angebot unterbreiten kann, sollte mindestens die Vermittlung an andere geeignete Anbieter möglich sein.

Wohnungsanpassung – Veränderungen für ein komfortableres Leben

Auf welche Ausstattungsmerkmale sollte man bei einer altersgerechten Wohnung achten? Wenn die ersten altersbedingten gesundheitlichen Einschränkungen kommen, das Sehen schlechter wird, der Rücken und die Gelenke sich mit Verschleißerscheinungen melden, die Muskelkraft nachlässt, dann sollten zunächst Stolperfallen beseitigt werden, denn die Sturzprophylaxe ist in der Regel vorrangig.

Zuallererst steht meist die Anpassung des Badezimmers auf der Agenda. Zu den Anforderungen an die Wohnung zählen darüber hinaus ausreichende Bewegungsflächen, breite Türdurchgänge und der schwellenlose Zugang. Gute Beleuchtung und Kontraste können eine bessere Orientierung ermöglichen. Zudem ergänzen technische Assistenzsysteme die Bandbreite der Lösungsmöglichkeiten. Auch wenn noch nichts schmerzt, empfiehlt es sich, bereits präventiv diese Aspekte zu berücksichtigen. Denn was heute dem Komfort dient, ermöglicht bei später auftretenden Einschränkungen das bedarfsgerechte Wohnen!

Sanitärbereich

Ein großer Bedarf an Anpassungen besteht insbesondere im Sanitärbereich. Bei jeder Badmodernisierung sollte die Beseitigung vorhandener Barrieren und Gefahrenquellen beachtet werden. In dem folgenden Kasten sind Fragestellungen formuliert, die zu berücksichtigen sind.

> **Fragestellungen Sanitärbereich**
>
> - Ist der Sanitärbereich ungehindert erreichbar, auch beim Einsatz eines Hilfsmittels (wie Rollator, Rollstuhl)?
> - Ist der Zugang zum Bad bequem gestaltet und schwellenfrei? Sind die Türen ausreichend breit?
> - Kann man mühelos in die Badewanne einsteigen? Stehen dazu ausreichend Haltegriffe zur Verfügung?
> - Soll die Badewanne gegen eine bodengleiche oder möglichst flache Dusche ersetzt werden? Ist der Zugang dazu ungehindert möglich?
> - Hat die Toilette eine bequeme Sitzhöhe? Können beim Hinsetzen und Aufstehen Haltegriffe genutzt werden?
> - Ist der Boden rutschfest?
> - Besteht insgesamt im Bad ausreichend Platz?

Folgende Aspekte, angelehnt an die Informationen der Online-Wohn-Beratung (2021), stellen die Basis für eine nachhaltige Gestaltung des Bades dar:

- Gestalten Sie den Zugang zum Bad schwellenfrei. Verbreitern der Tür auf mindestens 80 cm, lichte Durchgangsbreite (besser 90 cm). Tür nach außen aufschlagend: Dadurch werden im Bad mehr Bewegungsfläche und mehr Sicherheit erreicht.
- Der Duschplatz sollte eine Grundfläche von mindestens 120 x 120 cm (besser 150 x 150 cm) aufweisen. Er ist bodengleich und rutschhemmend auszubilden. Nach innen und außen wegklappbare Trennwände erleichtern den Zugang und halten das Spritzwasser im Duschbereich.
- Bedien- und umweltfreundliche Armaturen erhöhen den Komfort. Temperaturbegrenzer schützen vor Verbrühungen.
- Bei ausreichend großen Bädern kann eine Badewanne (z. B. Liege- oder Sitzbadewanne mit Tür) installiert werden. In kleinen Bädern geht der Trend zum Austausch der Badewanne zu einem bodengleichen Duschplatz. Alternativ kann ein Unterbau-Wannensystem eingebaut werden, auf das zunächst eine Badewanne aufgesetzt wird. Dieser Badewannenaufsatz kann nachträglich gegen einen gleichgroßen, bodengleich montierbaren Duschwannenaufsatz ausgetauscht werden.
- Der Einbau eines Unterputz- oder Flach-Aufputz-Siphons erleichtert den Austausch des Waschtisches durch einen unterfahrbaren Waschtisch mit Beinfreiraum.
- Bevorzugt werden sollte der Einbau eines wandhängenden WC-Beckens an einem barrierefreien Vorwand-Installations-System mit Elektroanschluss. Vorwand-Elemente sind vorteilhaft, damit nachträglich z. B. ein WC mit erhöhter Sitzfläche, ein rollstuhltaugliches WC-Becken mit 70 cm Ausladung, Stützklappgriffe, ein Dusch-WC, elektrische Spülauslösungen etc. nachgerüstet werden können. Manche Montage-Elemente ermöglichen auch die manuelle Höhenverstellung der Toilette.
- Durch eine günstige Anordnung der Sanitärobjekte lassen sich die Bewegungsflächen erweitern. Soweit möglich, sollte vor der Badewanne, dem Waschtisch und dem WC eine Fläche von mindestens 120 x 120 cm (besser 150 x 150 cm) geschaffen werden. Das ist nicht nur von Vorteil für älter werdende Personen, sondern erleichtert auch die Badnutzung mit Kindern als »Mehrgenerationenbad«.
- Der Bodenbelag sollte rutschhemmend ausgebildet sein.
- Falls erforderlich, sollten im Zuge der Umbaumaßnahmen die Tragfähigkeit der Wände für eine optionale Nachrüstung mit wandhängenden WCs und unterstützenden Halte- und Stützgriffen geprüft und ggf. erhöht werden.

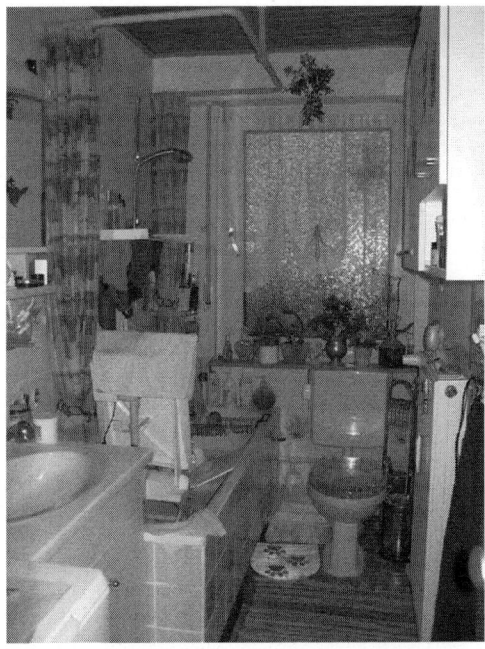

Abb. 5.17: Bad vor Umbau (Amt für Soziale Arbeit Wiesbaden, Beratungsstelle für barrierefreies Wohnen)

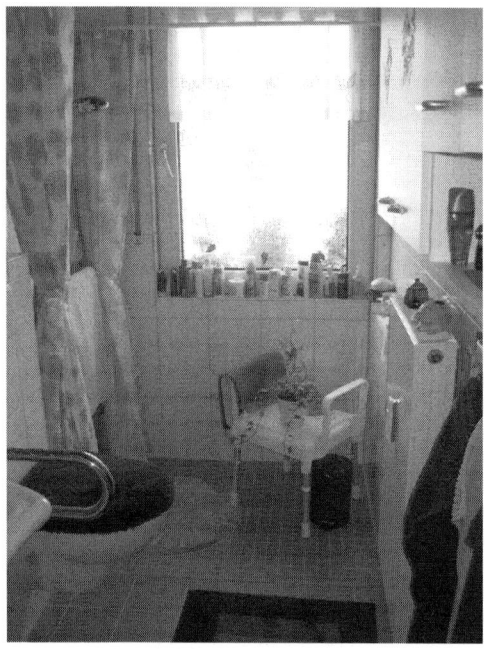

- In den Boden eingelassener Abtreter
- Abstellflächen für Rollator oder Rollstuhl
- Anbringen von beidseitigen Handläufen, die über die letzte Treppenstufe hinausragen (der Handlauf am Treppenauge darf nicht unterbrochen sein)

Treppenstufen können durch Rampen (max. 6 % Steigung, 1,20 m Breite, Lauflänge der Rampe beachten) oder technische Lösungen wie Treppen- oder Plattformlift (▶ Abb. 5.19), Hublifter oder Aufzug angepasst werden. Dabei sind immer die baustrukturellen Gegebenheiten und geltenden baurechtlichen sowie sicherheitsrelevanten Vorschriften eines jeden Bundeslandes zu berücksichtigen.

Abb. 5.18: Bad nach Umbau (Amt für Soziale Arbeit Wiesbaden, Beratungsstelle für barrierefreies Wohnen)

Hauszugang/-flur

Andere Probleme können sich im Wohnungszugang ergeben: Beispielsweise fehlt an der Treppe ein zweiter Handlauf, der Hauseingang kann mit dem Rollator nicht befahren werden, das Flurlicht geht zu schnell aus, eine Gegensprechanlage und ein Türöffner fehlen. Bei einer Anpassung sollte daher auf die folgenden Aspekte geachtet werden:

> **Darauf ist im Hauszugang/-flur zu achten:**
>
> - Gute Beleuchtung mit einer ausreichend langen Zeitdauer
> - Überdachung
> - Große, beleuchtete Hausnummer
> - Ablagemöglichkeiten vor der Haustür
> - Leichtgängige Tür oder im Bedarfsfall Ausstatten der Türen mit Schließhilfen

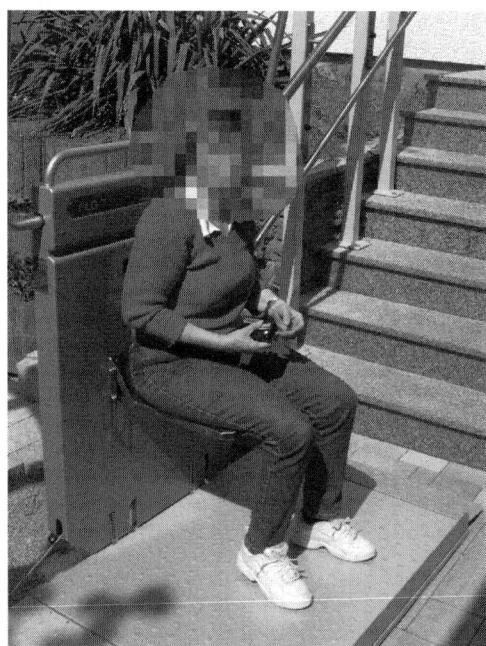

Abb. 5.19: Treppen- und Plattformlift (© B. Fach)

Technikunterstütztes Wohnen – mehr Sicherheit und Komfort?!

Neben der bedarfsgerechten Anpassung der Wohnung stellt der Einsatz von verschiedenen Technologien einen weiteren Ansatz dar, um das selbständige Wohnen in den eigenen vier Wänden zu unterstützen. (BMFSFJ 2020).

Technische Lösungen sind so zu platzieren, dass sie dem Menschen dienlich sind, ihn in seinem Alltag unterstützen und zu mehr Selbständigkeit sowie Selbstbestimmung verhelfen. Die Etablierung von altersgerechten Assistenzsystemen muss daher in Verbindung mit den Menschen erfolgen, sowohl den Nutzerinnen als auch den Unterstützerinnen und Dienstleisterinnen. Dabei sind mitlernende Systeme, die sich verschiedenen Situationen, Wünschen und Bedarfen der Individuen anpassen, zu präferieren.

Schlussendlich steht und fällt das Gesamtsystem mit dem menschlichen Netzwerk der Diensterbringung, angefangen von der Beratung/Information, den Herstellerinnen, der Verkäuferin über die Installateurin des Systems bis hin zur Systembetreuerin und – last but not least – der Dienstleisterin. Funktioniert dabei nur ein Teil dieses Systemnetzwerks nicht, so sinkt sofort die Akzeptanz der Nutzerin deutlich. (Fraunhofer ISST 2012) Nur über die gemeinsame Zusammenarbeit und einem vernetzten Denken kann die Digitalisierung sowohl im Quartier als auch im Wohnen langfristig und nachhaltig Einzug halten – und damit auch mehr Teilhabe ermöglichen.

Grundsätzlich kommen technische Lösungen in den Bereichen Komfort und Sicherheit, aber auch Alltagsstrukturierung/Alltagsunterstützung sowie Soziale Teilhabe zum Einsatz. Folgende Produkte können in Betracht kommen:

- Hausnotruf bzw. intelligenter, vernetzter Notruf mit GPS
- Herdüberwachung/Herdsicherung, vernetzte Rauchwarnmelder, ggf. zusätzliche Komponente im Hausnotruf
- Elektronischer Türspion/Gegensprechanlage mit Video, elektrischer Türöffner, elektrischer Rollladenantrieb, Tür- und Fensterkontakte, Bewegungsmelder
- Funk-Steckdosen und flexible Funkschalter, einfache Fernbedienungen für den Fernseher
- Alltagshilfen, z. B. batteriebetriebene Dosen- und Glasdeckelöffner
- Technische Hilfsmittel bei Hör- oder Sehverlust
- Personenortungssysteme für Menschen mit Demenz
- Digitale Endgeräte mit angepassten Nutzeroberflächen zur vereinfachten Bedienung (Videotelefonie, Spiele, Gesundheits-Apps, Radio, Fotos etc.).

Neben den unterschiedlichen technischen Einzellösungen bietet der Markt vernetzte Komponenten als Smart-Home-Systeme an, die auch mit Sprachassistenten gesteuert werden können. Auch in der Pflege kommen Assistenzsysteme und Robotik vermehrt zum Einsatz.

Finanzierung

Der Aufwand für die Wohnungsanpassung ist sehr individuell. Die Kosten sind grundsätzlich von den Betroffenen zu organisieren und zu bezahlen. Die Umsetzung von Anpassungsmaßnahmen wird je nach Bedarf und persönlicher Situation im Rahmen von Zuschüssen oder vergünstigten Krediten gefördert. Betrachtet man die Liste der Förderungen, so kann leicht der Eindruck entstehen, dass es ein wahres Füllhorn von Möglichkeiten gibt. Im konkreten Fall ändert sich die Betrachtung jedoch, da im Falle von Zuschüssen meistens eine persönliche, materielle oder behinderungsbedingte Bedarfslage vorliegen muss. Die Höhe der Fördermittel reicht nicht für die geplanten Maßnahmen aus bzw. sind diese nicht mit anderen Zuschüssen kombinierbar. In der Praxis werden daher verschiedene Finanzierungselemente miteinander verknüpft und aufeinander abgestimmt. Folgende Fragen sind vorab zu stellen, um ein Finanzierungskonzept erstellen zu können:

- Miete oder Eigentum?
- Einkommenssituation aller im Haushalt lebenden Personen (Renten, Ersparnisse, laufende kommunale Leistungen, sonstige Einkünfte)?
- Art und Ursache der Behinderung (Krankheit, Unfall, altersbedingt) sowie Grad der Behinderung?
- Liegt ein Pflegegrad vor?

Die Klärung der Finanzierung erfolgt parallel zu den weiteren Schritten, z. B. das Einholen einer Genehmigung des Vermieters oder der Wohnungseigentümergemeinschaft oder das Erstellen einer Planung.

> In der Regel sind folgende Unterlagen notwendig, um Fördermittel zu beantragen:
>
> - Eine Beschreibung der geplanten Maßnahme(n)
> - Eventuell mehrere Angebote
> - Informationen über die Behinderungen (Schwerbehindertenausweis, Attest)
> - Die schriftliche Einverständniserklärung des Vermieters
> - Eventuell Angaben über die Einkommens- und Vermögenssituation

Vor Beginn des Um- oder Einbaus sollte das Finanzierungskonzept abgeschlossen sein, die entsprechenden Anträge gestellt und Förderzusagen vorliegen.

Im Anhang finden Sie detaillierte Informationen zu den einzelnen Finanzierungsbausteinen und Zugangsvoraussetzungen (siehe Zusatzmaterial 16). An dieser Stelle wird auf die Zuschussmöglichkeiten der Pflegekasse eingegangen. Um diese zu erhalten, muss eine Einstufung in einen Pflegegrad 1–5 vorliegen. Nach dem Sozialgesetzbuch XI § 40 Abs. 4 »Technische Hilfen und Wohnumfeld verbessernde Maßnahmen« können bis zu 4.000 EUR als Zuschuss für Anpassungsmaßnahmen gezahlt werden. Dabei werden alle die Maßnahmen, die zum Zeitpunkt der Zuschussgewährung notwendig sind, als eine Maßnahme gewertet (Rundschreiben GKV Spitzenverband 2020). Auch Umzugskosten in eine barrierefreie Wohnung werden in diesem Rahmen übernommen. Wohnen mehrere Anspruchsberechtigte in einer Wohnung, können sie bis maximal 16.000,00 EUR von den Pflegekassen erhalten.

To-dos – Empfehlungen für den Alltag

Neben den zu Pflegenden und deren An- und Zugehörigen benötigen auch Sie, als Pflegekraft vor Ort, Unterstützung in der barrierefreien Gestaltung der Wohnung. So sind doch viele Bereiche der Wohnung der Klientinnen gleichzeitig Arbeitsbereich für Pflegende. Aus der Erfahrung heraus sind Anpassungsmaßnahmen dann von Erfolg gekrönt, wenn diese von den Pflegebedürftigen und den Pflegenden gemeinsam gewollt werden. Auch mit kleinen Maßnahmen können bereits große Effekte erzielt und der Komfort und die Sicherheit zu Hause erhöht werden.

- Trauen Sie sich, kleine Hinweise offen im Gespräch mit Ihrer Klientin anzuspre-

chen, denn Sie sind häufig die erste Vertrauensperson.
- Gehen Sie daher mit offenen Augen und Ohren in die Wohnung der Klientinnen. Dunkle Stellen an den Wänden, beispielsweise neben dem Türrahmen, sind Anzeiger dafür, dass sich Ihre Klientin dort beim Betreten des Raumes häufig festhält. Genau an diese Stellen sollten Haltegriffe, sofern es der Platz zulässt, angebracht werden.
- Ausprobieren hilft – auf beiden Seiten. Sie können beispielsweise den Betroffenen vorschlagen, bestimmte Hilfsmittel zu testen, um ihnen die Angst zu nehmen und sie auf den Hilfsmitteleinsatz vorzubereiten. Gleiches gilt aber auch andersherum: Wenn ein Pflegebedürftiger partout keinen Badewannenlifter möchte, kann es helfen, wenn Sie sich selbst einmal auf diesen setzen, um das Gefühl nachzuempfinden und das Unbehagen Ihres Gegenübers zu verstehen. Dieser Perspektivwechsel ermöglicht es Ihnen, nach weiteren Lösungen zu suchen.
- Aufgrund Ihrer fachlichen Erfahrung können Sie Pflegeabläufe besser einschätzen und gute Hinweise zur Verbesserung geben. Sie dürfen bzw. sollten sich aber auch abgrenzen. Geben Sie Ihren Klientinnen bei komplexen Fragestellungen oder notwendigen Umbauten den Kontakt der zuständigen örtlichen Wohnberatungsstelle weiter. Diese wird sich intensiv mit den Barrieren und Lösungsmöglichkeiten, den rechtlichen Rahmenbedingungen eines Umbaus und möglichen Fördertöpfen beschäftigen und gern Ihre fachliche Sicht einbeziehen.

Abschließend haben wir Ihnen eine unvollständige Aufzählung erster Hinweise zusammengetragen, die Sie gern in Ihre Arbeit einfließen lassen können.

- Entfernen von Stolperfallen (Teppiche, lose Kabel)
- Erhöhen der Sitzmöbel durch Möbelerhöhungen oder Sitzmöbel mit Aufstehhilfen sowie Erhöhen des Betts oder Nutzung von verstellbaren Einlegerahmen
- Installation einer guten, blend- und schlagschattenfreien Beleuchtung (500 Lux als Arbeitslicht, 300 Lux als Wohnlicht), auch elektronisch gesteuert
- Kontrastierende Gestaltung (bspw. Haltegriff/Wandfliese)
- Verstärken der Haustürklingel und des Telefons durch einen Klingelverstärker
- Erreichbarkeit des Fensters durch einen elektrischen Fensteröffner oder eine Fenstergriffverlängerung
- Erhöhen der Haushaltsgeräte zur besseren Erreichbarkeit durch einen Unterbau (z. B. Waschmaschine)
- Nutzung einer Stehhilfe bei der Hausarbeit und Anbringen von zusätzlichen Haltegriffen oder Alltagshelfern, z. B. zum Öffnen von Verschlüssen
- Entfernen des Waschbeckenunterschranks für mehr Beinfreiheit
- Anbringen einer Waschbecken-Handbrause zum Haarewaschen im Sitzen am Waschbecken
- Erleichterung des Einstiegs in die Badewanne und des Hinsetzens auf die Toilette durch den gezielten Einsatz von Hilfsmitteln

5 A – Z zur Erhaltung und Förderung der Mobilität

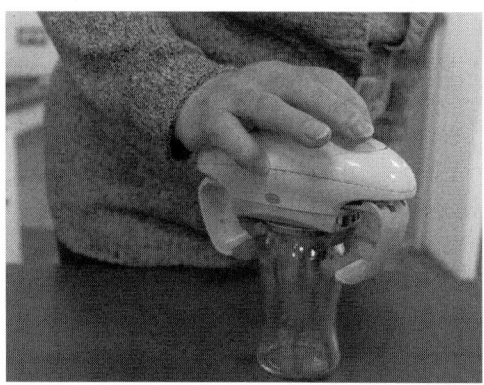

Abb. 5.20: Beispiel für Hilfsmittel im Alltag: Belle Wi Glasdeckelöffner (Amt für Soziale Arbeit Wiesbaden, Beratungsstelle für barrierefreies Wohnen)

gerecht. Es geht beim Planen, Bauen und Wohnen nicht um »alten-, kinder- oder behindertengerecht«: Vor dem Hintergrund der Individualität müssen diese Begriffe kritisch hinterfragt werden. Deshalb sollten Architektinnen bei der Planung zukünftiger Lebensräume bedenken, dass die Wohnungen in allen Lebensphasen genutzt werden können. Voraussetzung ist die Schaffung von unterschiedlichen Wohnungsgrößen mit nutzungsneutralen, barrierefreien Grundrissen, die geeignet sind, sich den verändernden Bedürfnissen im Laufe der Biographie einzelner Menschen anzupassen. Barrierefreies Wohnen ist nicht nur für ältere Menschen wichtig, auch jüngere Menschen in unterschiedlichen Lebenssituationen und Kinder könnten davon profitieren.

Resümee

Wohnungen werden vielfach den Bedürfnissen der Menschen, die darin leben, nicht

I Mobilität fördern und erhalten – (nicht nur) eine Aufgabe der Pflege – Zusammenarbeit braucht das Land!

Bianca Berger

Hinführung

Im Rahmen der Beratung, in Fortbildungen, aber auch während Beobachtungen in der stationären, teilstationären und häuslichen Pflege wird man immer wieder damit konfrontiert, dass Pflege- und Betreuungsmitarbeitende sich allein gelassen fühlen. Bewegung, Ernährung, Aktivitäten des täglichen Lebens, alles fällt scheinbar in die alleinige Verantwortung der Pflege. Für viele ähnliche Aussagen steht die Frage, die eine Pflegefachkraft formuliert hat: »Warum ist das eigentlich nur unsere Aufgabe, wir müssen ständig für selbstverständliche Dinge kämpfen, wie z. B. einen korrekt eingestellten Rollstuhl, nichts läuft von selbst.« Abstimmungsprozesse mit anderen Berufsgruppen, die zeit- und nervenraubend sind, bei ohnehin schon vielfach geäußertem Zeitmangel, wirken ermüdend und schaden am Ende den Bewohnerinnen. Die Gefahr hier zu resignieren ist groß und in den Einrichtungen oft geradezu spürbar: »Dagegen kann man schwierig etwas sagen, oder?«

Doch! Man muss etwas dagegen sagen und zwar auch deswegen, um die Mitarbeitenden in Einrichtungen und Diensten zu entlasten. Entlastung? Ja, denn die Erhaltung und Förderung der Mobilität ist nicht nur die Aufgabe der Pflege- und Betreuungsmitarbeitenden, sondern eben auch anderer (professioneller) Akteurinnen.

Beim Thema »Kooperation und Koordination« von Maßnahmen zur Erhaltung und Förderung der Mobilität sind viele Strukturen und Prozesse von den Leitungskräften und Mitarbeitenden gemeinsam zu bedenken und mit den beteiligten Akteurinnen zu vereinbaren. Überlegungen müssen immer an die Strukturen und Möglichkeiten vor Ort angepasst werden. Das heißt: Rollen und Aufgaben müssen geklärt sein. Eine Auseinandersetzung mit anderen »Professionellen«, also den Therapeutinnen, Ärztinnen, Apothekerinnen, Mitarbeiterinnen von Sanitätshäusern, bleibt häufig nicht aus und stößt auch an Grenzen. Diese Grenzen können durch die Einrichtung oder Dienste nicht immer und manchmal auch nur geringfügig beeinflusst werden.

Sektorengrenzen im Gesundheitswesen und den jeweiligen Berufsgruppen sind als Problem lange bekannt. Kooperation, Verzahnung und Zusammenarbeit sind Schlagworte, die gerne bedient werden, um ein Ideal zu beschreiben. Das Verb »zusammenarbeiten« hört sich dann gut an, wenn die Betonung auf *zusammen* liegt. Denn damit wird deutlich, dass es kein alleiniges Unterfangen einer Einrichtung/Dienstes sein kann, sondern *zusammen* immer auf Gemeinsamkeit, Dialog und Interaktion sowie auf ein Ziel angelegt sein muss. In diesem Beitrag werden die jeweiligen Berufsgruppen und ihre Rollen skizziert, die in der pflegerischen Praxis immer wieder von Bedeutung sind und dazu beitragen, dass nicht alle Möglichkeiten der Erhaltung und Förderung der Mobilität voll ausgeschöpft werden. Wenn die Zusammenarbeit nicht rund läuft, können Fehler passieren, die oft schwerwiegende Konsequenzen haben und sehr viel Zeit (und Nerven) kosten. Pflegende beschreiben dies oft mit dem Gefühl »zwischen den Stühlen« zu sitzen. Gleichermaßen wird die Zusammenarbeit mit Angehörigen, Ehrenamtlichen und Nachbarinnen thematisiert.

Zusammenarbeit braucht das Land – gemeinsam gelebte Bewegungsförderung

Die Wichtigkeit der Kooperation und Koordination von Maßnahmen zur Erhaltung und Förderung der Mobilität in der Pflege wird im aktualisierten Expertenstandard (DNQP 2020) dargestellt. Jedoch wird die Kooperation in der Praxis sehr unterschiedlich beschrieben. Einerseits berichten Kolleginnen aus der Praxis davon, dass manche Ärztinnen zwar in die Einrichtung kommen, aber keine oder nur eine sehr kurze Interaktion stattfindet. Ein Heilmittelrezept für die Physiotherapie wird mit dem Hinweis auf das Alter der Bewohnerin abgelehnt. Bezüglich der Physiotherapie wird berichtet, dass eine Dokumentation der Leistung nicht erfolgt und die Therapeutinnen die Einrichtungen oder die Wohnung bereits nach 15 Minuten wieder verlassen, ohne jegliche Ab- oder Rücksprache. In der Zusammenarbeit mit den Sanitätshäusern wird kritisiert: Hilfsmittel werden ohne Einweisung und Anpassung geliefert, Reparaturen erfolgen mit Zeitverzug.

Und dann gibt es Berichte, die im Gegensatz dazu Beispiele für eine gelingende Zusammenarbeit sind. Es wird von einer Physiotherapiepraxis berichtet, die einen Großteil des Tages in einer Einrichtung anwesend ist, weil viele Bewohnerinnen von dieser Praxis betreut werden, Termine können getauscht werden, Mitarbeitende werden in die Therapie eingebunden, indem sie relevante Informationen und Anregungen erhalten, die sie in die Pflege integrieren können. Oder Therapeutinnen, die bereit sind, bei der Formulierung eines Widerspruchs behilflich zu sein, wenn die Kassen ein Hilfsmittel ablehnen. Aber auch Berichte von Sanitätshäusern, die einmal in der Woche aktiv in die Wohnbereiche gehen und Hilfsmittel prüfen oder in der

Häuslichkeit eine angemessene Einführung in das Hilfsmittel vornehmen usw.

Diese Beobachtungen und Erfahrungsberichte sind nicht vollständig, es könnten viele weitere Aspekte ergänzt werden. Die Frage nach den gelingenden Faktoren für eine gute Zusammenarbeit bleibt. Eines ist klar: Gemeinsam »gelebte« Bewegungsförderung muss aktiv gefördert und gestaltet werden und im Interesse aller Beteiligten liegen.

Um wen geht's eigentlich? Die Bewohnerin/Klientin im Mittelpunkt!

Wenn Teilnehmende in Fortbildungen gefragt werden mit wem sie zum Thema »Mobilität« zusammenarbeiten, werden immer sehr viele Akteurinnen benannt. Zumeist am Ende kommt dann »die Bewohnerin/die Klientin«. Die Teilnehmenden sind dann immer selbst irritiert, warum ihnen die pflegebedürftigen Menschen so spät einfallen. Man könnte vermuten, dass man sich vielleicht nicht bewusst ist, dass diese Personen auch Partnerinnen sind, die in einem Atemzug mit dem Sanitätshaus genannt werden. Oder vielleicht überlagert die Kooperation mit den anderen Akteurinnen diesen Blick auf die Bewohnerin/Klientin. Aber genau das sollte stutzig machen, denn im Kern geht es um diese Menschen, nicht um die Ärztinnen, die Pflegenden oder die Angehörigen und um deren Befindlichkeiten. Das ist keine neue Botschaft. Lassen Sie sich aber ermutigen, diese Frage »Um wen geht's?« in Diskussionen oder Auseinandersetzungen aktiv einzubringen bzw. rufen Sie sich das immer wieder ins Gedächtnis.

Gelingendes *zusammen*arbeiten

Eine wichtige Prämisse für Zusammenarbeit ist, dass man grundsätzlich davon ausgehen sollte, dass das Gegenüber auch das Beste für die Zielgruppe erreichen möchte. Folgende Hinweise sind grundlegend und gleichzeitig nicht selbstverständlich, man muss sich immer wieder auf diese Punkte verständigen.

- Netzwerke sind wichtig und erleichtern die Zusammenarbeit im Alltag, sie sind geprägt von gegenseitigem Vertrauen und belastbar. Dazu müssen persönliche Beziehungen gepflegt werden.
- Austausch und Kommunikation sind Grundpfeiler. Feste Kommunikationsstrukturen sind unumgänglich. Die verbindliche Teilnahme aller Partnerinnen an Sitzungen ist verbindlich.
- *Zusammen*arbeiten braucht Steuerung, d. h. es bedarf einer Organisation oder einer Person, die Verantwortung trägt und den Prozess steuert. Ziele sind zu vereinbaren und entsprechende Strukturen zu schaffen, wie die Verteilung von Aufgaben und Verantwortlichkeiten sowie die Definition der jeweiligen Rollen.
- Ein transparenter Umgang mit Informationen ist wichtig, um das gegenseitige Vertrauen zu stärken. Eine Fehlertoleranz ist hilfreich. Fehler eröffnen die Möglichkeit, ins Gespräch zu kommen und gemeinsame Lernprozesse anzustoßen.
- Erfolge müssen dargestellt, wertgeschätzt und gefeiert werden.

Welche Akteurinnen gibt es und welche Aufgaben haben sie?

Wer ist in der Altenhilfe im Bereich »Erhaltung und Förderung der Mobilität« beteiligt bzw. wer sollte beteiligt sein oder werden? Die folgende Abbildung zeigt eine Vielzahl möglicher Partnerinnen (▶ Abb. 5.21). Koordination bedeutet, die unterschiedlichen Maßnahmen und Akteurinnen aufeinander abzustimmen. Kooperation fokussiert eher auf die inhaltliche Ausgestaltung der Zusammenarbeit, bezogen auf das Thema Mobilität.

Die stationäre Pflege ist immer die Ausgangsbasis, um über Kooperation nachzudenken. In manchen Teilen sind die Ausführungen auf die häusliche Pflege übertragbar. An anderen Stellen, an denen es Unterschiede oder Ergänzungen gibt, wird es ein »Apropos« für die Tagespflege und ambulante Pflege geben.

Bestimmte Kooperationen werden zwar in der Abbildung dargestellt, aber nicht weiter ausgeführt. Der ehrenamtliche/informelle Bereich ist »hellgrau« hinterlegt. Formelle, aber überwiegend personenbezogene Kooperationen sind »mittelgrau« dargestellt. Institutionelle und überwiegend einrichtungsbezogene Kooperationen hingegen »dunkelgrau«. Mittig, auch in »hellgrau« gehalten, wird auf die Zusammenarbeit im Team und mit den Bewohnerinnen/Klientinnen fokussiert.

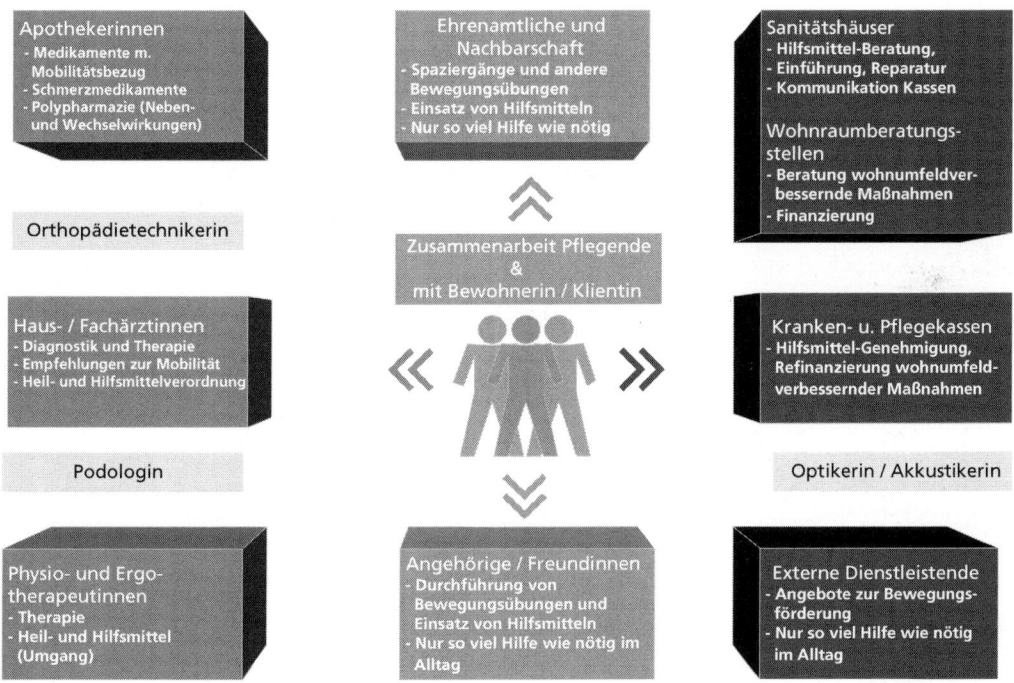

Abb. 5.21: Partnerinnen/Zusammenarbeit (eigene Darstellung)

Das Team – da fängt »*zusammen*arbeiten« an!

Eine Auszubildende berichtete, wie sie über eine Woche einen Transfer mit einer Bewohnerin eingeübt habe. Nach einer Woche »frei« wäre alles beim Alten gewesen. Die schwergewichtige Bewohnerin würde wieder durch zwei Pflegekräfte aus dem Bett in den Rollstuhl gehoben. Pflegende berichten in Fortbildungen häufig über ähnliche Erlebnisse und darüber, dass sie sich im Team mit einer aktivierenden, bewegungsförderlichen Grundhaltung »alleine« gelassen fühlen. Wieder andere berichten davon, dass man sich bei der Bewohnerin gegenseitig ausspiele. Als besonders nett gelten Mitarbeiterinnen, die »immer alles übernehmen«. Dies verweist auf unterschiedliche Haltungen zum Thema »Erhaltung und Förderung der Mobilität«. Dieses pendelt zwischen aktivierender Pflege und möglichst schnell »fertig werden«, aber auch kulturelle Unterschiede (Helfen als Ausdruck von Wertschätzung) sind denkbar. Nicht zu vergessen ist das eigene Verhältnis zum Thema Bewegung. Diese Hinweise könnte man fortführen und es kommt noch ein wichtiger Punkt dazu: Diese Konflikte oder unterschiedlichen Haltungen werden zumeist nicht im gemeinsamen Gespräch gelöst, sondern eher noch befeuert, indem man übereinander spricht und sich damit die Konflikte verstärken – übereinander reden, aber nicht miteinander. Das sind nur einige Beispiele, die zu weiteren Klagen führen und in Resignation enden. Wettreck (2001) spricht von »Pflegefallen«. Die »Psychofalle der Pflege« bezeichnet er als eine Solidarität im Klagen und nicht in der Veränderung. Daher ist zu empfehlen, dass Maßnahmen zur Erhaltung und Förderung der Mobilität gemeinsam diskutiert und vereinbart werden. Kooperation bedeutet dann auch Kontinuität.

Folgende Hinweise zur Kooperation unter Kolleginnen (nicht nur Pflege)

- Beteiligen Sie alle Berufsgruppen an der Konzeptentwicklung und machen Sie den jeweiligen Beitrag der Berufsgruppe zur Mobilitätsförderung sichtbar. Nutzen Sie die unterschiedlichen Perspektiven und binden diese ein. Empfehlungen zur Umsetzung eines Konzepts in stationären Einrichtungen können der Handreichung von Kleina et al. (2016a) entnommen werden.[8]
- Die Kontinuität von Maßnahmen ist wichtig, besprechen Sie im Team Ihre unterschiedlichen Haltungen zum Thema »Erhaltung und Förderung der Mobilität«. Es macht Sinn, ein gemeinsames Bewegungsverständnis zu erarbeiten.
- Kommunikation und Absprachen sind unerlässlich, um gemeinsame Strategien festzulegen. Dabei sollte fachlich inhaltlich diskutiert werden, was nicht heißt, dass dies ohne Emotionen erfolgen muss. Zudem sind Sätze, wie »Du schon wieder« nicht weiterführend und führen zu Konflikten.
- Vereinbartes ist nicht in Stein gemeißelt, aber verbindlich. Zusammenarbeit bedeutet, diese Vereinbarungen einzuhalten und sich gemeinsam daran zu erinnern.
- Im Hinblick auf Betreuungskräfte wird auf den Beitrag »Betreuung mal anders – Bewegung wirkungsvoll und mit Spaß ist angesagt!« verwiesen (▶ Teil 5, Kap. K). Hier sind viele Anregungen zur Zusammenarbeit enthalten, die im Pflegealltag hilfreich sein können.
- Denken Sie mutig, z. B. kann für Bewohnerinnen eine Mitarbeiterin der Haustechnik eine wichtige Ansprechpartnerin sein, um diese zur Bewegung zu motivieren. In einer Einrichtung wurde beobachtet, wie ein Pflegebedürftiger beim Streichen der Sitzbänke im Außenbereich behilflich war. Auch andere Berufsgruppen, wie z. B. Mitarbeiterinnen der Verwaltung, können zur Bewegung ermutigen (z. B. Botengänge).

Apropos – Tagespflege und häusliche Pflege

In der Tagespflege gilt Ähnliches wie für die stationäre Pflege. In der Häuslichkeit ist der tägliche Kontakt unter den Kolleginnen meist begrenzter. Klare Absprachen sind daher besonders wichtig. Die Frage stellt sich, wie eine Kommunikationskultur etabliert werden kann, die das Thema »Erhaltung und Förde-

---

8 Kleina et al. (2016a): Empfehlungen zur Implementation gesundheitsfördernder (Gruppen-)Interventionen in stationären Pflegeeinrichtungen am Beispiel der Bewegungsförderung (https://www.zqp.de/wp-content/uploads/2016_11_Handreichungen_formatiert_vf.pdf, Zugriff am: 14.05.2021)

rung der Mobilität« ermöglicht. In einem Praxisprojekt entwickelt z. B. ein ambulanter Dienst ein Konzept, das die Bewegungsförderung und die Förderung der Selbständigkeit betont, damit Menschen so lange wie möglich zuhause wohnen bleiben können. Leistungen, wie »Fit in den eigenen vier Wänden«, werden dort angeboten. Hier haben Absprachen einen verlässlichen Rahmen.

Physiotherapie und Ergotherapie

Zu den häufigsten Heilmittelbehandlungen von pflegebedürftigen Personen gehören Maßnahmen der *Physiotherapie*. Die Therapeutinnen erbringen unterschiedliche Leistungen, wie z. B. manuelle Therapie, Massagetechniken, sensomotorische Aktivierung sowie diverse Formen der Heilgymnastik. Ziele physiotherapeutischer Maßnahmen sind die Förderung, Erhaltung oder Wiederherstellung der Beweglichkeit und Funktionalität des Muskel- und Skelettapparates sowie Schmerzreduktion (Matzk et al. 2020).

Die Zusammenarbeit mit der Physiotherapie ist hinsichtlich der »Erhaltung und Förderung der Mobilität« unerlässlich. Im Rahmen der Praxisprojekte konnten hinsichtlich des Einsatzes der Physiotherapie folgende Aspekte beobachtet werden: Die Physiotherapeutinnen kamen in die Einrichtung/Tagespflege und es fand keine oder kaum eine Kommunikation mit den Pflegenden statt. Die Pflegenden gaben zudem keine Hinweise, was konkret mit der pflegebedürftigen Person eingeübt bzw. trainiert werden sollte. Die Therapeutinnen waren teilweise nur kurz bei einer pflegebedürftigen Person und verließen den Wohnbereich ohne Dokumentation ihrer Leistungen oder Rücksprache mit einer Pflegekraft. Auch ein Austausch darüber, welche Maßnahmen im Alltag eingeübt werden könnten, konnte nicht beobachtet werden. Häufig wurde auf das Gehen fokussiert, gezielte Interventionen zur Verbesserung der Balance, Beweglichkeit oder zur Stärkung der Muskulatur konnten nicht beobachtet werden.

Darüber hinaus ist die Ergotherapie eine Berufsgruppe, die Leistungen zur Erhaltung und Förderung der Mobilität erbringt. Nach Matzk et al. (2020) umfasst die *Ergotherapie* motorisch- und psychisch-funktionelle und sensomotorisch-perzeptive Therapien sowie das Hirnleistungstraining. Ziel der Therapie ist: die »[...] Wiederherstellung, Besserung, Erhaltung, Aufbau oder Stabilisierung oder Kompensation krankheitsbedingter Schädigungen [...] und daraus resultierender Beeinträchtigungen von Aktivitäten, der Teilhabe, insbesondere im Bereich der Selbstversorgung, Mobilität, der Alltagsbewältigung, Interaktion und Kommunikation sowie des häuslichen Lebens.« (GBA Heilmittelrichtlinie 2021a, S. 33).

Die Bereiche Mobilität, Selbstversorgung und Alltagsbewältigung werden hier konkret angesprochen. Jedoch zeigt sich, dass die Zusammenarbeit mit der Ergotherapie, bezogen auf das Thema »Mobilität«, häufig nicht voll ausgeschöpft wird. Die Kompetenzen der Ergotherapie werden teilweise auch unterschätzt. Im Rahmen einer Befragung äußerte sich eine Leitungskraft zum Einsatz von Ergotherapie dahingehend, dass man diese nicht benötige, so ein »bisschen Fingergymnastik« würden die Pflegenden auch noch hinbekommen. In einer anderen Einrichtung hingegen hatte man sich für die Anstellung einer Ergotherapeutin entschieden, und zwar mit dem Fokus, die »Alltagskompetenzen« zu fördern. Hier wurden Maßnahmen wie das Anziehtraining oder die Einübung alltagsorientierter Aufgaben mithilfe von entsprechenden Hilfsmitteln in den Blick genommen. An diesem letzten Beispiel zeigt sich, wie Ergotherapie verstanden und die Kompetenzen eingesetzt werden können.

Für die Zusammenarbeit mit der Physio- und Ergotherapie gilt es, die bestehende Kooperation zu reflektieren. Überlegen Sie: Was läuft bereits gut und wo gibt es Verbesserungsbedarf? Für eine Kooperation mit der Physio- oder Ergotherapie sind die folgenden Bereiche wichtig, die es gemeinsam abzusprechen und festzulegen gilt.

- Die pflegebedürftigen Menschen haben eine freie Therapeutinnenwahl, aber Angehörige und pflegebedürftige Menschen nehmen sehr wohl wahr, wenn Kooperationen »gut« laufen. Es kann für eine Therapeutin lukrativ sein, vermehrt in einer Einrichtung oder bei einem ambulanten Dienst aktiv zu sein.
- Bei Maßnahmen zur Erweiterung und Erhaltung des Bewegungsausmaßes der Gelenke überschneiden sich die Arbeitsfelder der Physio- und Ergotherapie. Wenn beide Professionen mit einem pflegebedürftigen Menschen arbeiten, ist die Therapie, d. h. die jeweiligen Ziele und Maßnahmen, aufeinander abzustimmen.
- Heilmittel werden von den (Haus-)Ärztinnen verordnet. Bevor es zur Verordnung kommt, sprechen Sie sich im Team und mit den Physio- oder Ergotherapeutinnen ab, welche Fähigkeiten für den pflegebedürftigen Menschen im Alltag besonders wichtig sind und welche Kompetenzen hierfür wiedererlangt werden sollten. Beschreiben Sie der Ärztin genau diese Überlegungen und bitten Sie, diese Ziele bei einer Verordnung zu benennen.
- Bei pflegebedürftigen, stark bewegungseingeschränkten Menschen, die keine Schmerzäußerungen mehr kommunizieren können, sollten die Therapeutinnen bei einer Einschätzung der Mobilität einbezogen werden, damit klar ist, welche Bewegungsabläufe überhaupt noch möglich sind, ohne die Bewohnerin/Klientin zu schädigen.
- Wenn Hilfsmittel, wie z. B. ein Rollator, zur Erhaltung und Förderung der Mobilität neu eingesetzt werden, macht es Sinn, dass diese Phase durch eine Therapeutin begleitet wird (z. B. Handling, Anpassung). Auch bei der Auswahl eines Hilfsmittels ist die Beratung durch die Therapeutinnen hilfreich.
- Wenn Hilfsmittel zur Verbesserung der Selbständigkeit eingesetzt werden sollen, wie z. B. Strumpfanziehhilfen, kann die Beratung und Auswahl, aber auch die Anwendung eines Hilfsmittels durch die Ergotherapie begleitet werden. Bei der Formulierung von Widersprüchen, wenn z. B. ein Hilfsmittel (Aktivrollstuhl) nicht von den Kassen genehmigt wird, sollten die Therapeutinnen einbezogen werden.
- Bei einem pflegebedürftigen Menschen, der bisher noch nicht von der Physio- oder Ergotherapeutin behandelt wurde, ist ein gemeinsames Gespräch zu Beginn der Behandlung sinnvoll. Es geht darum, die Person mit ihren Alltagseinschränkungen und Bedarfen vorzustellen und aus Sicht der betroffenen Person darzulegen, welcher konkrete Handlungsbedarf besteht.
- Es sollte überlegt werden, wie die Mitarbeitenden Hinweise erhalten, welche Maßnahmen trainiert und in den Alltag eingebunden werden könnten. Daher sollten die Therapeutinnen ihre Leistungen kurz in der Pflegedokumentation hinterlegen (z. B. welche Wirkung konnte beobachtet und welche Maßnahmen können im Alltag eingeübt werden?). Wenn bei der Behandlung Auffälligkeiten beobachtet werden (z. B. Schmerz), sind diese der Fachkraft mitzuteilen.
- Die Therapeutinnen sind mitverantwortlich, rechtzeitig darüber zu informieren, dass ggf. eine neue Verordnung oder eine langfristige Verordnung von der Ärztin ausgestellt werden muss.
- Die Gruppendynamik kann hilfreich sein, um Spaß an der Bewegung zu vermitteln bzw. das Gefühl zu verstärken »alle müssen sich mühen«. Zudem sollten der Vergleich mit anderen und der entstehende Ehrgeiz nicht unterschätzt werden. Gruppenbehandlungen können das einrichtungsinterne Angebot sinnvoll ergänzen. Gruppenverordnungen sollten mit der Therapeutin abgewogen werden.

Apropos – Tagespflege und häusliche Pflege

Im Grunde genommen sind die Anforderungen zur Kooperation mit Therapeutinnen ähnlich wie im stationären Bereich. Wichtig erscheint, dass die Pflegenden nicht immer diejenigen sind, die eine Therapie veranlassen, sondern die Angehörigen. Es müssen Strukturen überlegt werden, wie Dienste mit den Therapeutinnen ins Gespräch kommen, was im Alltag Probleme bereitet und was konkret eingeübt werden soll. Gleiches gilt auch für die Rückmeldung der Therapeutinnen, welche Übungen der pflegebedürftige Mensch selbst oder mit Unterstützung der Angehörigen oder Pflegenden im Alltag umsetzen soll. Hier braucht es viel Initiative der Pflegekräfte »am Ball zu bleiben« und über die aktuellen Entwicklungen auch mit den Angehörigen auf dem Laufenden zu sein.

Ärztinnen

Rolle und Funktion der Ärztinnen ist verkürzt ausgedrückt die Prävention von Erkrankungen, die Diagnosestellung, Beratung, Begleitung, Therapie sowie die Nachsorge bei Erkrankungen und Verletzungen. Im Bereich der Erhaltung und Förderung der Mobilität kommen alle diese Bereiche zum Tragen. Im Bereich der Prävention von Erkrankungen oder Stürzen macht es Sinn, dass die Bewohnerin/Klientin auch von der Haus- oder Fachärztin hinreichend über die positiven Wirkungen der Mobilität aufgeklärt wird. Zudem sollte bei länger anhaltenden Beschwerden eine Diagnostik in die Wege geleitet werden, die ggf. den Grund für die Beschwerden eruiert.

Mittlerweile erstellen Ärztinnen auch Empfehlungen für ihre Patientinnen, in denen konkrete Bewegungseinheiten mit Dauer und Häufigkeit aufgeführt werden. Eine solche Maßnahme, die zu mehr Bewegung im Alltag führen soll, gewinnt an Bedeutung. Insbesondere vor dem Hintergrund, dass viele Bewohnerinnen/Klientinnen ihre Hausärztinnen über Jahre hinweg kennen und ihrem Rat vertrauen bzw. die Empfehlungen auch umsetzen. Die Verordnung von Heil- und Hilfsmitteln und die entsprechenden Prozesse sind zu klären und festzuhalten, und zwar auch unter Einbeziehung der Therapeutinnen. Hier gibt es im Alltag immer wieder Probleme im Bereich der Verordnung von Heilmitteln und das Thema Kooperation mit Ärztinnen ist ein Dauerthema in (stationären) Pflegeeinrichtungen. Durch die Befragungen von Ärztinnen und Pflegenden (Meyer-Kühling et al. 2015) zeigen sich in der Zusammenarbeit folgende Schwachstellen: Ärztinnen kritisieren die strukturellen Rahmenbedingungen, insbesondere die hohe Personalfluktuation sowie die wechselnden Ansprechpartnerinnen in den Einrichtungen. Die Verfügbarkeit der jeweiligen anderen Berufsgruppe – so die Autorinnen – wird aber von beiden Gruppen kritisch betrachtet. Auf den Punkt gebracht besteht Verbesserungsbedarf in punkto gemeinsamer Kommunikation (-sräume).

Der Gesetzgeber hat daher mit dem Pflegepersonalstärkungsgesetz die Regelungen zur Zusammenarbeit konkretisiert (§ 119b SGB XI – Ambulante Behandlung in stationären Pflegeeinrichtungen). Seit 2019 müssen Kooperationsverträge mit stationären Einrichtungen geschlossen werden. In diesen werden Aufgaben der jeweiligen Partnerinnen und die Zusammenarbeit konkretisiert, u. a. sollen die wirtschaftliche Arzneimitteltherapie einschließlich der Vermeidung von unerwünschten Arzneimittelwirkungen sowie eine indikationsgerechte Heil- und Hilfsmittelversorgung gefördert werden.

Alle drei Aspekte sind für die Zusammenarbeit in Bezug auf die Erhaltung und Förderung der Mobilität wichtig und sollten daher in Kooperationsverträgen konkretisiert werden. Herder (2008, S. 25) verweist darauf, »dass die Kommunikation und Kooperation zwischen Pflege und Medizin im ambulanten Versorgungssektor ähnliche Schwachstellen oder besser ein vergleichbares Optimierungspotential birgt wie im stationären Bereich.« In der Häuslichkeit sind zumeist die Angehörigen die Ansprechpartnerinnen der Ärztinnen. Als Pflegedienst muss man einen gezielten Austausch (z. B. Medikamentenveränderung) anregen.

> **Hinweise zur Kooperation mit Ärztinnen**
>
> - Es sollte überlegt werden, wie verbindliche Regelungen und konkrete Abläufe, z. B. zu Visiten, Verordnungen von Hilfs- und Heilmitteln, mit den Ärztinnen vereinbart werden können. Für den ambulanten Bereich muss überlegt werden, wie der Informationsfluss zwischen Ärztin, ambulantem Pflegedienst und Klientin sichergestellt werden kann.
> - Vereinbaren Sie Methoden für Fallbesprechungen, die zeitsparend sind, u. a. digitale Formate. Fordern Sie bei dauerhaften körperlichen Beschwerden der pflegebedürftigen Person eine Diagnostik ein.

Apothekerinnen

Niedergelassene Apotheken sind wichtige Partnerinnen für Einrichtungen der stationären Altenhilfe. Die gesetzlichen Aufgaben sind – kurz gesagt – die ordnungsgemäße Versorgung mit Arzneimitteln und Medizinprodukten sicherzustellen. Dies impliziert auch, dass potenzielle Arzneimittelinteraktionen der Ärztin zeitnah mitgeteilt werden müssen, um unangemessene Wirkungen (auch im Hinblick auf die Mobilität) zu verhindern. Bei der Risikobewertung – so Berg (2019) – prallen aber oftmals unterschiedliche Vorstellungen aufeinander und gehen mit Konflikten einher. Eine Einrichtung veranschaulichte dies: Bei der Feststellung von Wechselwirkungen habe der Anruf bei Ärztinnen dazu geführt, dass diese die Medikation nicht verändern wollte, und zwar mit dem Hinweis, dass das in der Klinik so entschieden worden sei oder man erbost mittteilte, dass man schon wisse, was man tue.

Apropos – Tagespflege und häusliche Pflege

In der Häuslichkeit stehen der Quartiersbezug und die Verwurzelung mit der »Stammapotheke« zumeist im Vordergrund, was nachvollziehbar ist. Wichtig ist, dass Angehörige, Klientinnen/Gäste darauf aufmerksam gemacht werden sollten, dass sie ihren Medikamentenplan von der Apothekerin überprüfen lassen sollten, wenn sie fünf oder mehr Medikamente zu sich nehmen. Spezifische Programme, wie z. B. das ATHINA-Programm (Arzneimitteltherapiesicherheit in Apotheken), sind für die Prüfung geeignet.

Abschließend: Die interdisziplinäre Zusammenarbeit zwischen Ärztinnen, Apothekerinnen und Pflegenden zum Thema Mobilität ist zentral und wird im Kapitel »Medikamente – viel hilft nicht immer viel!« eingehend beschrieben (▶ Teil 5, Kap. O).

> **Hinweise für die Kooperation mit den Apotheken**
>
> - Im Zusammenhang mit der Mobilität ist die Überprüfung der Medikamente ein wichtiger Baustein. Kooperationsverträge sind das eine, im Gespräch zu bleiben das andere. Arbeiten Sie an einer Informations- und Kommunikationskultur zwischen Angehörigen, Ärztinnen, Pflegedienst/-einrichtung und der Apotheke, damit die notwendigen Informationen fließen. Außerdem: Nur wenn Probleme oder Verbesserungspotentiale benannt und

bearbeitet werden, entwickelt sich Zusammenarbeit weiter. Positives gilt es wertzuschätzen und zu benennen.
- Planen Sie mit der Apotheke regelmäßige Fortbildungen für Pflegende, ggf. auch gemeinsam mit Ärztinnen. Insbesondere das Thema Arzneimitteltherapiesicherheit, bezogen auf die Erhaltung und Förderung der Mobilität, sollte thematisiert werden. Die Einladung der Apotheke zu einem Angehörigenabend ermöglicht es, Angehörige für das Thema Multimedikation zu sensibilisieren.
- Jede unangemessene Wirkung von Medikamenten und damit einhergehende Krankenhauseinweisungen sind auch für die Pflegeeinrichtung teuer und gehen in der Regel auch mit Mobilitätseinbußen einher. Klären Sie, ob die Apotheke zu folgenden Leistungen, ggf. auch gegen Bezahlung, bereit ist: Wechselwirkungscheck bei Personen, die mehr als fünf Medikamente einnehmen (bei Einzug, nach Krankenhausaufenthalt usw.), Fallbesprechungen zum »Medikamenteneinsatz« mit Pflegenden und Ärztinnen.
- Absprache eines Verfahrens, wenn Wechselwirkungen oder der Einsatz inadäquater Medikamente festgestellt werden sowie zur Detektion von Medikamenten, die sich auf die Erhaltung und Förderung der Mobilität auswirken und u. a. auch Stürze verursachen können.
- Klärung der Abläufe von der Verordnung über die Bestellung, Lieferung, Lagerung, Bereitstellung und Gabe der Medikamente mit dem Pflegeheim und der Arztpraxis, inklusive der Festlegung von Ansprechpartnerinnen bei allen Partnerorganisationen.

Externe Dienstleisterinnen, die Angebote in der Einrichtung erbringen

Ähnlich wie bei den Ehrenamtlichen muss es darum gehen, dass die Anbieterinnen von Angeboten (z. B. Tierbesuche, Clowns, Singstunde) darüber aufzuklären sind, dass man sich als »bewegungsfreundliche Einrichtung« versteht und welche Ziele damit verfolgt werden. »So viel Bewegung wie möglich« in den Alltag zu integrieren, heißt auch zu den jeweils angebotenen Veranstaltungen zu gehen (z. B. Gottesdienst), auch wenn es unter Umständen länger dauert. Wie bei den Angehörigen und Ehrenamtlichen sind Schulungen rund um das Thema »Erhaltung und Förderung der Mobilität« sinnvoll.

Hinweise zur Kooperation mit »Externen«

Dienstleisterinnen, wie z. B. Reinigungskräfte, können zudem darauf aufmerksam gemacht werden, wie sie zur Erhaltung und Förderung der Mobilität beitragen können, z. B. »Frau Eiler, nehmen Sie Ihre Beine mal hoch, damit ich unter Ihrem Tisch und Stuhl wischen kann«.

Sanitätshaus

Sanitätshäuser sind Leistungserbringer der Hilfsmittelversorgung und für Personen mit ihren jeweiligen Einschränkungen und Anforderungen zumeist die erste Anlaufstelle, um das Rezept für ein Hilfsmittel- oder Pflegehilfsmittel einzulösen. Dazu gehören auch pflegebedürftige Menschen und die Personen, die sich um ihre Pflege und Betreuung kümmern.

Die Krankenkassen haben Verträge mit Sanitätshäusern und vor Vertragsabschluss mit den Sanitätshäusern stellen diese sicher, dass die Voraussetzungen für eine ausreichende, zweckmäßige und funktionsgerechte Herstellung, Abgabe und Anpassung der Hilfsmittel von den Leistungserbringern erfüllt werden.

In der Zusammenarbeit mit Sanitätshäusern ist es für Einrichtungen und Dienste wichtig zu wissen, welche Hilfsmittel laut Hilfsmittelverzeichnis (GBA 2021b) zur Mobilität zur Verfügung stehen – gleichermaßen aber auch, welche spezifischen Begründungen jeweils hinterlegt sind, damit eine Leistungspflicht besteht. Diese Informationen sind bedeutsam, um spezifische Hilfsmittel zur Mobilitätsförderung für den Pflegebedürftigen bedarfsgerecht auszusuchen und den Einsatz begründen zu können. Dies kann eine Kostenübernahme durch die Kasse bedeuten und gleichzeitig eine Verbesserung der Mobilität der betroffenen Person, aber auch bei einer Ablehnung für einen Widerspruch genutzt werden. Klare Absprachen in Bezug auf die Beratung, Lieferung, Einweisung und Reparatur müssen gemeinsam festgelegt werden, damit Bewohnerinnen/Klientinnen von einem Hilfsmittel profitieren bzw. dieses nicht zur Gefahrquelle wird (z. B. defekte Bremsen).

Hinweise für die Kooperation mit den Sanitätshäusern

- Ein Kooperationsvertrag mit einem Sanitätshaus kann sinnvoll sein. Wichtig erscheint dabei, der Kooperationspartnerin mitzuteilen, dass u. a. die Beratung, Lieferung, Anpassung und Einweisung in das Hilfsmittel sowie die Abholung derselben (z. B. nach Tod) erwartet wird. Auch die Kontrolle, Wartung und Reparatur von Hilfsmitteln ist von besonderer Bedeutung. Klare Abläufe, schnelle Bearbeitungszeiten bei Defekten oder regelmäßige Überprüfungstermine sind festzulegen.
- Der Prozess von der Hilfsmittelberatung bis zur Anpassung und Einweisung sollte beschrieben werden. Vereinbaren Sie mit dem Sanitätshaus, dass die Beratung bzgl. eines Hilfsmittels *vor* der Verordnung desselben erfolgen sollte, damit der pflegebedürftige Mensch unterschiedliche Hilfsmittel testen kann. Eine bedarfsgerechte Auswahl ist wichtig. Das Sanitätshaus kann bei der Verordnung unterstützen, indem die Notwendigkeit eines spezifischen Hilfsmittels gegenüber der Kasse argumentiert wird.
- Legen Sie Termine mit dem Sanitätshaus fest, bei denen Mitarbeiterinnen zum Hilfsmitteleinsatz geschult werden und auch neue Hilfsmittel kennenlernen, die die Selbstständigkeit verbessern.
- Bereiten Sie einen Koffer mit »kleinen« Hilfsmitteln oder Bildern von Hilfsmitteln zu Erhaltung und Förderung der Mobilität vor, welcher im Rahmen der Beratung von Betroffenen oder Angehörigen genutzt werden kann. Lassen Sie sich vom Sanitätshaus unterstützen.

Wohnraumberatungsstellen – ein Fall für die Häuslichkeit

Im Beitrag »Wohnraumberatung – von der Barriere zur Freiheit und wie ist das bezahlbar?« wird umfassend auf den Bereich der Wohnraumanpassung eingegangen (▶ Teil 5, Kap. H). Daher nur einige Hinweise an dieser Stelle. Klar ist, dass die wenigsten Wohnungen alten- oder behindertengerecht sind. Kleine Veränderungen sind aber manchmal bereits ausreichend, um das Leben zuhause zu verbessern oder auch grundsätzlich zu ermöglichen. In den jeweiligen Bundesländern und Landkreisen gibt es Wohnraumberatungsstellen. Die Bundesarbeitsgemeinschaft Wohnraumanpassung bietet einen Überblick über die jeweiligen Anbieter. Vermitteln Sie auf Wunsch die Adresse. Nutzen Sie vorhandenes Informationsmaterial und bieten Sie Informationsabende mit den Beratungsstellen an, um auf deren Angebot aufmerksam zu machen.

Angehörige

Im Kapitel »Angehörige mit ins Boot holen – Mutter, komm, wir laufen ein Stück!« wird die Zusammenarbeit mit Angehörigen im Bereich »Erhaltung und Förderung der Mobilität« beleuchtet (▶ Teil 5, Kap. J). Es werden für alle Settings entsprechende Empfehlungen ausgesprochen.

Ehrenamtliche

Dem Kapitel »Ehrenamt – Spaziergänge und Bewegungsanlässe im Quartier schaffen« können wichtige Hinweise zum Ehrenamt innerhalb und außerhalb der Einrichtung entnommen werden (▶ Teil 5, Kap. L). An dieser Stelle werden nur verkürzte Hinweise zur Kooperation mit Ehrenamtlichen gegeben.

Hinweise zur Kooperation mit Ehrenamtlichen

- Suchen Sie gezielt nach Ehrenamtlichen. Bewerben Sie den Bereich »Erhaltung und Förderung der Mobilität« und ermöglichen Sie kleinteiliges und kreatives Engagement.
- Information(-smaterial) zum Thema »Erhaltung und Förderung der Mobilität«, insbesondere die Darstellung der positiven Wirkungen, kann bereits bei Start des Engagements sinnvoll sein. Für ältere Engagierte kann die positive Eigenwirkung von Bewegung auch ein Argument sein, selbst ehrenamtlich tätig zu sein. Schulen und leiten Sie Ehrenamtliche an.
- Werben Sie dafür, dass nur so viel Hilfestellung wie nötig von den Ehrenamtlichen erbracht wird. Ermutigen Sie Ehrenamtliche, sich mit den Bewohnerinnen/Klientinnen zu bewegen, z. B. beim Abholen zu Veranstaltungen nicht immer den Aufzug zu nehmen. Das Treppensteigen nach oben fällt meist einfacher und man kann nach einem Stockwerk wieder den Aufzug nehmen.
- Sensibilisieren Sie Ehrenamtliche, Impulse von Bewohnerinnen/Klientinnen wahr- und aufzunehmen, z. B. wenn sich eine Person bei Musik bewegt, einen Tanz zu wagen. Nutzen Sie Beobachtungen und die Einschätzung von Ehrenamtlichen, indem Sie aktiv nachfragen.
- Nehmen Sie Ideen und Vorschläge von Ehrenamtlichen auf und an. Es müssen nicht immer große Vorhaben sein, oft sind es Kleinigkeiten, die zu mehr Bewegung führen. Das ist Teil einer »Anerkennungs- und Wertschätzungskultur«, um Ehrenamtliche zu binden und ihnen das Gefühl zu vermitteln, Teil einer Gemeinschaft zu sein.

Nachbarinnen – niederschwellige Kooperationspartnerinnen in der Häuslichkeit

In der eigenen Wohnung zu verbleiben, ist und bleibt der Wunsch älterer Menschen. Damit dieser Wunsch auch im hohen Alter, insbesondere auch mit körperlichen Einschränkungen, ermöglicht werden kann, ist ein vielfältiges Unterstützungsnetzwerk erforderlich. Nachbarn spielen zwar hinter Familie, Verwandtschaft, Freunden und Bekannten eine untergeordnete Rolle (Rohr-Zänker & Müller 1998), sie haben aber eine wichtige ergänzende Funktion für soziale Kontakte und Unterstützung im Alltag. Höpflinger (2009, zit. Nowossadeck & Mahne 2017) verweist im Hinblick auf Nachbarschaft darauf, dass gute Kontakte im Alter Sicherheit vermitteln. Es wird aber dargestellt, dass

Nachbarschaftshilfe bei schweren Krisen oder Pflegebedürftigkeit nur kurzfristig von Nutzen ist. Kreativität ist an dieser Stelle angesagt, um die niedrigschwelligen, aber wichtigen Beziehungen in die Erhaltung und Förderung der Mobilität einzubinden.

> **Hinweise für die Kooperation mit den Nachbarinnen**
>
> - Scheinbare zufällige Kontakte bieten die Möglichkeit, Nachbarinnen einzubinden. Beispiele: Ein gemeinsamer Spaziergang oder auch kleinere Interventionen, wie z. B. einmal zu läuten, um damit den Gang zur Tür und ein Gespräch zu befördern. Aber auch informelle Hinweise oder Beobachtungen können meist von Nachbarinnen gegeben werden (z. B. »Frau Berger tut sich sehr schwer, Treppen zu steigen«).
> - Die Förderung von informeller Unterstützung und freiwilligem Engagement ist im Pflegeversicherungsrecht geregelt (§ 45 SGB XI). Prüfen Sie, wie diese nachbarschaftlichen Kontakte auch in diesem Sinne zur Erhaltung und Förderung der Mobilität genutzt werden können. Das Angebot eines unentgeltlichen Schulungskurses ist gleichermaßen möglich.

Und dann…? Heil- und Hilfsmittel als Konfliktpotential

Abschließend ein Hinweis auf das digitale Zusatzmaterial zu den Themen Heil- und Hilfsmittel. Diese sind bereits aus der Perspektive der jeweiligen Berufsgruppe angeklungen. Diese Informationen sind für Pflegende, Qualitätsmanagement-Beauftragte (QMBs) oder Leitungskräfte wichtig, weil mit dem erworbenen Wissen Vorteile verbunden sind: Erstens wird vielen pflegebedürftigen Menschen die Möglichkeit eröffnet, eine längerfristige Therapie in Anspruch zu nehmen, weil die pflegebedürftigen Menschen und ihre Angehörigen zielgerichtet informiert werden können. Zweitens kann die Ärztin sachlich davon überzeugt werden, dass die Heil- oder Hilfsmittel für die betreffende Person hilfreich sind (z. B. Linderung von Beschwerden, Vermeidung von Pflegebedürftigkeit, Erhaltung einer (partiellen) Selbstständigkeit. Drittens kann man Physio- oder Ergotherapeutinnen längerfristig an die Einrichtung oder an die jeweiligen pflegebedürftigen Personen binden. So kann eine kontinuierliche Kommunikation zu Therapiezielen und -fortschritten sichergestellt und Kontinuität befördert werden. Bei vielen Beratungen in der Häuslichkeit oder in der stationären Altenhilfe sind die Themen Heil- und Hilfsmittel »heiß diskutiert« und immer wieder zeigen sich Mythen, z. B. dass man durch die Verordnung von Heilmitteln das ärztliche Budget überlaste. Dies führt zu Konflikten, denn letztlich wird dabei eine notwendige Maßnahme abgelehnt. Daher lohnt der Blick in das Zusatzmaterial (siehe Zusatzmaterial 17).

Resümee

Wenn Sie diese Ausführungen gelesen haben, werden Ihnen diverse gelingende und misslungene Beispiele aus Ihrem Alltag einfallen. Es ist aber in jedem Fall zu empfehlen, Routinen zu hinterfragen bzw. scheinbare Sachthemen und die dahinterliegenden »menschlich« geprägten Prozesse in den Blick zu nehmen. Oft werden diese Themen aus den Arztpraxen, Apotheken oder Sanitätshäusern »wegdelegiert« und Probleme auf Pflegeheime/ambulante Dienste und ihre Mitarbeiterinnen verlagert. Dann sind Gespräche angesagt!

Denn in den Projekten und Beratungen haben Gespräche und Vereinbarungen zu bestehenden Kooperationen immer Verbesserungen für die pflegebedürftigen Menschen und die Mitarbeitenden bewirkt. Manchmal nur graduell, aber in vielen Fällen waren auch deutliche Verbesserungen erkennbar. Bewegungsfreundliche Organisationen zeichnen sich dadurch aus, dass sie Prozesse in den Blick nehmen, die Bewegung verhindern, und zwar auch im übertragenen Sinne: Dort, wo es zu Stillstand oder zu Problemen kommt, sollte man beweglich sein und im Austausch bleiben. Jede Kooperationspartnerin sollte in gleicher Weise darum bemüht sein, einen Beitrag zur guten Versorgung der pflegebedürftigen Personen zu leisten. Zusammenarbeit ist keine Einbahnstraße und bedeutet, gemeinsam in Bewegung zu bleiben.

> **Weiterführende Links**
>
> Bundesarbeitsgemeinschaft Wohnungsanpassung e.V. (o. J.) Wohnberatungsstellen (https://www.wohnungsanpassung-bag.de/seite/259749/wohnberatungstellen.html, letzter Zugriff am 21.04.2022)
> GKV Spitzenverband (2022) Hilfsmittelverzeichnis (https://hilfsmittel.gkv-spitzenverband.de/home, letzter Zugriff am 21.04.2022)

J Angehörige mit ins Boot holen – Mutter, komm, wir laufen ein Stück!

Bianca Berger

Hinführung

Angehörige, professionell Pflegende und der zu pflegende Mensch stehen in einer Dreiecksbeziehung zueinander. Dreiecksbeziehungen/-konstellationen sind kompliziert, man trifft aber immer wieder auf sie im Laufe des Lebens. Grundschülerinnen sind für die Lehrerinnen nicht ohne die Eltern zu denken, die Pflege kann den alten oder zu pflegenden Menschen nicht ohne seine Biographie, seine Lebenswelt und seine Angehörigen denken. Ein stabiles Dreieck entsteht dann, wenn zwischen allen Beteiligten eine Verbindung besteht, deren Intensität gleichwohl variieren kann. Um im Bild des Dreiecks zu bleiben: In einem Fall kann ein loses Band die Eckpunkte des Dreiecks halten, in einem anderen Fall ist ein stabiles Seil von Nöten. Ganz egal in welcher Intensität die Dreieckspunkte – die Akteurinnen – zueinanderstehen, es ist wichtig, dass überhaupt eine Verbindung besteht und sei sie noch so lose. Folgend wird die Einbindung von Angehörigen in die Mobilitätsförderung thematisiert.

Beziehungsgefüge und gesellschaftliche Entwicklungen

Kerkovius (2017) beschreibt in seinen Ausführungen zur palliativen Pflege sehr eindrücklich die Rolle von Angehörigen in der Pflege und Betreuung früher und heute. Mit Blick auf die letzten Jahrzehnte erlebe man eine Verlagerung und eine »Erosion tragender sozialer Bezüge und eine von Wohlstand und Reichtum geprägte Individualisierung von Lebensentwürfen, die zum einen die Optionen für eine weitgehende Selbstverwirklichung bietet, in Krisensituationen aber zu Isolation und Einsamkeit führen kann.« (Kerkovius 2017, S. 34).

Die Ausführungen machen deutlich, wie sich die Beziehung zwischen den Beteiligten im Laufe der Zeit und abhängig von gesellschaftlichen Prägungen verändern kann. Der Autor (Kerkovius 2017) beobachtet, wie im Rahmen dieser Entwicklungen einerseits viele Hilfeleistungen von professionellen Dienstleisterinnen übernommen werden. Man »übergebe« die Pflegebedürftigen den Expertinnen, die mit ihrer Expertise die erwartete Dienstleistung erbringen (Kerkovius 2017), und versucht sich aus dieser Dreiecksbeziehung gezielt zurückzuziehen. Er beschreibt andererseits aber auch, wie in der institutionellen Pflege zunehmend Angehörige als Zielgruppe und deren Potential für den Pflegeprozess entdeckt werden. Letztlich wird die Angehörigenarbeit und damit weniger der Angehörige selbst als wichtiges Element bezeichnet. Ein kleiner, aber feiner Unterschied, denn dieser Sprachgebrauch zeugt davon, wie der professionelle Blick Angehörige zu Adressaten von sehr unterschiedlichen Zielen macht.

Der Begriff »Angehörigenarbeit«

Es scheint sinnvoll, den Ausdruck »Angehörigenarbeit« zu überdenken, weil Rolle und Aufgabe der Angehörigen sowie der achtsame Umgang mit ihnen ggf. in Vergessenheit geraten könnten. Der Begriff Angehörigenarbeit wurde vor allem in der Psychologie und Psychiatrie geprägt (Katsching 2002) und wird im Zusammenhang unterschiedlichster Professionen – Psychologinnen, Sozialarbeiterinnen, Logopädinnen sowie Pflegewissenschaftlerinnen, aber auch Pflegenden und sogar Qualitätsmanagerinnen u. a. – mit jeweils eigener Schwerpunktsetzung und z. T. unterschiedlicher Bedeutung gebraucht.

Sucht man im Netz nach den Schlagwörtern »Angehörigenarbeit« und »Altenpflege« finden sich zahlreiche Konzepte und Infotexte auf den Seiten von Trägern der Altenhilfe. Die Elemente darin fokussieren zum einen auf Hilfe für die Angehörigen. Sie haben zum Ziel, dass die Angehörigen mit der Pflegesituation besser zurechtkommen (z. B. Selbsthilfecafé für Angehörige von Menschen mit Demenz), zum anderen liegt der Fokus auf dem »Pflegeerfolg« für den zu pflegenden Menschen. Nach Petereit-Zipfel (2021) ist das die Dimension »Arbeit mit Angehörigen«. Durch das Einbeziehen des Angehörigen in pflegerische Verrichtungen soll das »Wohlfühlen« in der Einrichtung verbessert werden.

In diesem Beitrag soll das Zusammenwirken zwischen Angehörigen und Pflegepersonal beleuchtet werden. Eine die professionell Pflegenden unterstützende und konkrete Rolle im Betreuungsprozess kann auch für Angehörige hilfreich sein. Denn das ist gerade das Kennzeichnende an einer Dreiecksbeziehung, dass alle »Verbindungslinien« im Zusammenspiel wirken. Zur besseren Übersicht wird die komplizierte Konstellation in diesem Beitrag eingegrenzt: Es geht darum, gemeinsam – als Pflegende und Angehörige – Ansatzpunkte für mehr Bewegung im Pflegealltag zu finden. Es geht darum, zu überlegen wie Angehörige sich einbringen können, wenn sie das wollen. Dies kann und darf in unterschiedlicher Intensität erfolgen und hängt natürlich stark vom Versorgungssetting ab. Im Folgenden werden daher zuerst Angehörige in stationären Einrichtungen in den Blick genommen. Daran anschließend wird die teilstationäre und häusliche Pflege unter den gleichen Gesichtspunkten thematisiert und Empfehlungen zur Einbindung von Angehörigen formuliert.

Angehörige in stationären Einrichtungen

Angehörige in stationären Einrichtungen sind eine heterogene Gruppe von Menschen und sind für den alten Menschen nicht nur Angehörige im rechtlichen Sinne. Sie erfüllen die Aufgabe der Besucherin, sozusagen den Anker für die Welt nach draußen, geben Lebensqualität, sind Advokatinnen und Entscheiderinnen, auch Kontrolleurinnen sowie Expertinnen für die Biographiearbeit (Grammer 2019). Einige Angehörige kommen kaum oder gar nicht zu Besuch, kümmern sich wenig und möchten ihre Angehörigen gut versorgt wissen. Man hat sie sozusagen an professionelle Dienstleiterinnen übergeben. Andere Angehörige hingegen kommen täglich oder mehrmals in der Woche in die Einrichtung, sind fürsorglich, unterstützen bei der Pflege und Betreuung, helfen auch bei anderen Tätigkeiten in der Wohngruppe mit und unterstützen andere Bewohnerinnen.

Diese beiden Pole von »Übergabe« und »Kümmern« sind sicher die Extreme. Es gibt aber sicher noch viele Schattierungen im Hinblick auf Beteiligung und Mitwirkung bei der Pflege und Betreuung im Heim. In einer Studie von Engels und Pfeuffer (2007) wurden vier Typen von Angehörigen nach den Kriterien der Besuchshäufigkeit und der Intensität ihrer Mitwirkung unterschieden:

- Typ A wirkt regelmäßig und aktiv an Pflege und Betreuung mit.
- Typ B kommt regelmäßig zu Besuch und leistet eher soziale Betreuung und psychische Stabilisierung.
- Typ C kommt nicht so häufig zu Besuch und wird eher flankierend tätig (z. B. Besorgungen erledigen).
- Typ D kommt seltener zu Besuch. Die Pflege und Betreuung werden im Wesentlichen an die Einrichtung delegiert und punktuell »überwacht«.

Gut 10 % der Angehörigen sind aus Sicht der Mitarbeiterinnen dem Typ A zuzurechnen. Ca. 30 % nehmen eine psychosozial stabilisierende Funktion wahr (Typ B). Ebenso viele leisten flankierende Unterstützung (Typ C). Der Anteil des vierten Typs D, die distanzierten bzw. delegierenden Angehörigen, wurde auf knapp unter 30 % geschätzt. Obwohl viele Einrichtungen eine aktive Angehörigenarbeit forcieren, sind nicht mehr Angehörige dem Typ A oder B zuzuordnen. Warum? Das durchschnittliche Alter der pflegebedürftigen Menschen, die in der stationären Einrichtung leben, hat gleichermaßen zugenommen, so dass auch das Alter der Angehörigen ansteigt und ein Teil von ihnen nicht mehr so stark belastet werden kann (Engels & Pfeuffer 2007).

Wenn Angehörige sich intensiv kümmern und Forderungen an die Einrichtung stellen, wird meist angeführt, dass sie ein schlechtes Gewissen haben. In diesem Zusammenhang gilt zu bedenken, nicht nur für die pflegebedürftigen Menschen, sondern auch für die Angehörigen ist der Einzug in ein Pflegeheim mit Stress und Scham verbunden (Gaugler et al. 2001). Zumeist ist dieser Umzug der Höhepunkt einer Belastung bzw. Überbelastung der pflegenden Angehörigen. Das Gefühl, versagt zu haben, entsteht (Afram et al. 2015). Deshalb ist es vielen Angehörigen natürlich wichtig, dass die betreffende Person gut versorgt und gepflegt wird. Laut Vinsens et al. (2012) bewerten Angehörige die Qualität dann als besonders gut, wenn u. a. das Wohlbefinden und der Erhalt der physischen Funktionen der pflegebedürftigen Menschen durch das Personal in Blick genommen wird.

Ehemals pflegende Angehörige möchten darüber hinaus die Pflege und Betreuung mitgestalten, ihre Funktion und Rolle ändert sich aber. Denn war man in der Häuslichkeit hauptverantwortlich für die Betreuung und Pflege, so kehrt sich diese Arbeitsteilung in der stationären Altenhilfe ins Gegenteil (Hartmann et al. 2017), weil man »nur« noch unterstützend wirkt. Immerhin ist es laut der Erhebung jeder fünfte Angehörige, der weiterhin bei den Aktivitäten des täglichen Lebens in der Pflegeeinrichtung unterstützt (Hartmann et al. 2017).

Die vielen Rollen der Angehörigen ergeben sehr viele Nahtstellen mit den Pflegenden, die Einfluss auf die »Verbindung« zwischen beiden Beteiligten spielen können. In Diskussionen mit Pflegenden in Beratungsprozessen und Fortbildungen sind Angehörige häufig ein Thema, vor allem, wenn sie als Kontrollinstanz auftreten oder wahrgenommen werden. Man wird mit zahlreichen Berichten konfrontiert, von »(sehr) schwierigen« Angehörigen ist dann die Rede – ein Grund hierfür kann in der oben dargestellten Veränderung der eigenen Rolle liegen. Es gibt sicher auch zahlreiche andere Gründe. Es gilt aber gleichermaßen zu bedenken: Sie sind Töchter, Söhne, Partnerinnen. Man muss sie nicht »lieben«, vielmehr muss es darum gehen, eine Beziehung aufzubauen, die es ermöglicht, miteinander im Gespräch zu bleiben:

> »[Angehörige müssen] konsequent als Beteiligte am Alltag und der Lebenswirklichkeit im Pflegeheim begriffen werden« (Hartmann et al. 2017, S. 50).

Gemeinsame Mobilitätsziele: Jeder trägt seinen Teil dazu bei

Angehörige wollen in der Regel auch nach dem Heimeinzug noch »etwas Gutes« für ihre Angehörigen tun und fragen nach, wie sie sich einbringen können. Man muss darüber sprechen, wie eine gemeinsame Sorge aussehen kann. Bereits beim Einzug oder kurz danach können Angehörige dazu ermutigt werden, die Bewegung zu unterstützen. Informationsmaterial zum Thema »Bewegung im Alter« liegt in sehr guter Qualität vor und kann auch kostenfrei bestellt werden. Im Anhang (siehe Zusatzmaterial 20) können Bezugsquellen eingesehen werden. Hierzu gehört aber auch die Einrichtung des Zimmers, auf die an anderer Stelle nochmals eingegangen wird (▶ Teil 5, Kap. F).

Biografische Splitter und Hinweise, ob sich die Mutter, Partnerin etc. gern bewegt haben, können erfragt werden. Es geht darum »Bewegungsgeschichten« und »sinnstiftende Bewegungsanlässe« zu identifizieren. Angehörige sind hier gute Informationsquellen. Auch die Nachfrage, was zum Abbau von Fähigkeiten geführt hat, ist meist von Angehörigen gut zu beantworten. Der Hinweis bzw. die Erklärung, dass man so viel Bewegung wie möglich im Alltag einbinden sollte und die pflegebedürftige Person daher in der Einrichtung zur größtmöglichen Selbständigkeit angeleitet wird, ist notwendig. Auch wenn das für Angehörige mühsam erscheint und oft den Reflex auslöst, eine Tätigkeit für die Person zu übernehmen, sollten die Angehörigen sich nach Möglichkeit zurückhalten. Angehörigenarbeit heißt also auch, die angestrebten Pflegeziele zu vermitteln und aufzuzeigen und zu überlegen, wie diese gemeinsam erreicht werden können. Hier können Pflegende selbstbewusst auftreten und ihre Rolle als Expertinnen wahrnehmen und ausfüllen. Je mehr sie das tun, desto eher werden Angehörige die Erhaltung und Förderung der Mobilität als sinnvoll verstehen oder aber für den Wunsch der pflegebedürftigen Person einstehen, sich nicht mehr bewegen zu wollen. Bedeutsam erscheint für die Zusammenarbeit mit den Angehörigen aber ein proaktives Zugehen auf ebendiese, um sie zu informieren und um mögliche Konflikte und Missverständnisse erst gar nicht erst entstehen zu lassen. Hierzu ein Beispiel:

> In einer Einrichtung (Hausgemeinschaftskonzept) wurden gemeinsam mit den Bewohnerinnen die Fenster geputzt. Der Sohn war erbost und fragte, warum seine Mutter Fenster putzen müsse. Immerhin bezahle er ja sehr viel Geld und jetzt das!

Wie bereits angedeutet, steht hier *nicht* zuallererst die Frage im Raum, was Angehörige möchten, sondern welche Bedürfnisse die Bewohnerin hat und wie sie zur Erhaltung und Förderung der Mobilität motiviert werden kann. Erneut geht es also um die Frage: »Um wen geht es und warum werden welche Maßnahmen umgesetzt?«

Mobilität findet drinnen und draußen statt: Angehörige sind eine Verbindung nach draußen

Stationäre Einrichtungen sind häufig so konzipiert, dass viele Aktivitäten innerhalb der Einrichtung erledigt werden können. Es kann aber auch sinnvoll sein, zum Friseur, zum Café oder zum Einkaufen einmal die Einrichtung zu verlassen. Für viele Angehörige ist das ein gewinnbringender Hinweis. Oft wird man von Angehörigen angesprochen, weil sie Angst haben, mit ihrem Vater oder ihrer Mutter spazieren zu gehen. Folgende Gründe werden dann genannt: »Meine Mutter ist so wackelig«, »Mein Vater atmet so schwer« oder

»Wenn sie stürzt, was soll ich dann tun?«. Hier zeigt sich, dass Angehörige Angst oder zumindest großen Respekt haben, mit ihren Eltern, Partnerinnen etc. in Bewegung zu sein.

Ein Perspektivwechsel, aber das gleiche Thema: In einer Befragung teilte eine Bewohnerin mit, dass sie so gerne am Gartenfest der Familie teilnehmen würde, eine andere Bewohnerin, dass sie mit ihrem Sohn gerne einen Ausflug machen wolle. Meist wissen die Angehörigen nichts von diesen Wünschen oder es scheitert an den Fragen: »Wie kommt meine Mutter in das Auto?«, »Wie machen wir das mit dem Rollstuhl oder mit dem Toilettengang?« Ratlosigkeit oder das Gefühl, diese Aufgaben nicht bewältigen zu können, verhindern häufig, dass diese Wünsche in die Realität umgesetzt werden. Bei diesen Fragen und Einwendungen bleibt, eine Atmosphäre zu schaffen, in der man diese Themen offen thematisieren kann. Meist finden sich gute Lösungen und es ist für Angehörige auch gut, mit einer Sorgetätigkeit in Berührung zu kommen, die sich bewältigen lässt. Eine Anleitung ist für alle genannten Beispiele unumgänglich, um Sicherheit zu vermitteln. Einige größere Träger bieten auch kleine »Schulungsprogramme« an, in denen eingeübt wird, wie man mit einem alten Menschen geht, was zu tun ist, wenn jemand stürzt, wenn jemand zur Toilette muss usw.

> Frau Mitterer kommt zur Kurzzeitpflege in die Einrichtung. Zuhause lebt sie im dritten Stock, sie konnte aufgrund von Schmerzen und Angst ihre Wohnung nicht mehr verlassen bzw. die Treppen nicht mehr bewältigen. Sie wurde durch den eingeschränkten Bewegungsradius nach Aussagen der Tochter immer »wackeliger« und hat Angst zu stürzen. Nach einer gemeinsamen Absprache mit der Pflegekraft und einer Anleitung (»Gehen mit Hilfe«) traut sich die Tochter zu, mit ihrer Mutter einen Spaziergang durch die Einrichtung zu unternehmen. Ein paar Tage später wird die erste Runde durch den Garten gewagt und der Radius wird Tag um Tag vergrößert, bis zu einem nahegelegenen Café. Die Physiotherapeutin übt zusätzlich das Treppensteigen mit Frau Mitterer ein und fordert sie zweimal in der Woche mit Balance- und Krafttraining. Frau Mitterer und ihre Tochter bekommen Übungen für den Alltag vermittelt. Frau Mitterer ist mittlerweile in das Betreute Wohnen eingezogen und kann ihren Alltag weiterhin gestalten.

Anhand des Beispiels noch ein Hinweis, um das Fordern und Überfordern in den Blick zu nehmen. Wenn eine Bewohnerin mittags mit ihrer Tochter unterwegs war, will sie vielleicht abends nicht mehr am Essen im Gemeinschaftsbereich teilnehmen. Ruhe und Aktivität müssen daher immer in einem ausgewogenen (»guten«) Verhältnis stehen, denn Überforderung oder Zwangsaktivierung können häufig das Gegenteil bewirken, dass man sich nämlich nicht mehr bewegen will. Eine gegenseitige Information zwischen den Mitarbeitenden und den Angehörigen ist daher besonders wichtig.

Man darf auch eine gewisse Risikofreude vermitteln, denn ein Leben ohne Risiko ist nicht immer lebenswert und man kann die Frage stellen: »Wenn Sie mit Ihrer Mutter diesen Ausflug machen, was ist das Schlimmste, was passieren kann?« Häufig zeigt sich, dass dieses Risiko dann überschaubar gestaltet oder minimiert werden kann.

Eine Angehörige zeigte sich überfordert: »Wie kriege ich denn den Rollator ins Auto?« und »Was ist, wenn meine Mutter zur Toilette muss?« Anhand dieser zwei Aspekte scheiterte fast die Teilnahme an einer Familienfeier. Die Pflegenden wiesen die Tochter in das Hilfsmittelhandling ein (Zusammen- und Auseinanderklappen des Rollators und Verladen in den Kofferraum). Zudem wurde die Tochter angeleitet, ihre Mutter beim Toilettengang zu begleiten. Aussage der Tochter im Nachhinein: »Mann, so schwer ist das ja nicht, da hatte ich Angst, was alles passieren kann.« Für beide war dieses Familienfest ein Highlight und der Auftakt für weitere Ausflüge. Dieses Beispiel zeigt aber auch, wie schwer es ist, etwas anzusprechen, was man nicht kann oder nicht im Griff hat. Angehörige sollten dazu ermutigt werden, Fragen zu stellen. Für Angehörige kann es erleichternd sein, wenn Pflegende auf sie zukommen und proaktiv Hilfe oder Anleitung angeboten bekommen.

Eine gute Zusammenarbeit lohnt sich. Viele Ehrenamtliche in stationären Einrichtungen sind ehemalige Angehörige. Sie haben Kontakte zu anderen Bewohnerinnen aufgebaut und möchten sich weiterhin einbringen. Angehörige, die ignoriert oder als Nervensäge bezeichnet werden, merken das. Die Folge ist eine angespannte Atmosphäre. Diese ist weder für Angehörige noch Bewohnerinnen, geschweige denn für die Pflegenden erbaulich und im Alltag anstrengend und kräfteraubend.

Exkurs: freiheitseinschränkende Maßnahmen

Ein ebenfalls sehr häufig angedeutetes Thema ist die Frage von Freiheitseinschränkungen, die durch Angehörige angefragt werden: »Können Sie meiner Mutter nachts nicht Tabletten geben, damit sie nicht aufsteht und stürzt?« oder »Machen Sie doch das Gitter am Bett hoch« usw. Dieser Bereich verweist auf das hohe Sicherheitsbedürfnis von Angehörigen und hat massive Auswirkung auf die Erhaltung und Förderung der Mobilität. Angehörige sollten möglichst frühzeitig informiert werden, dass ihre Wünsche, wie z. B. das Bettseitenteil nach oben zu ziehen oder die Bewegung einzuschränken, die Gefahr eines Sturzes wahrscheinlicher machen. Teilweise ist die Information erfolgreich, teilweise aber auch nicht. Das heißt es gibt auch Grenzen rationaler Erklärungsmuster. Wichtig ist aber, den Dialog nicht abbrechen zu lassen und ggf. die Ärztin oder andere Expertinnen einzubinden. Eine rechtliche Beratung der Angehörigen ist in diesen Fällen unumgänglich und der Weg über eine gerichtliche Verfügung muss thematisiert werden. Weitere Informationen können über den Link am Ende des Beitrags abgerufen werden.

Angehörige in teilstationären Einrichtungen und in der Häuslichkeit

Man kann die bisherigen Ausführungen auch auf die häusliche Pflege übertragen. In manchen Bereichen der häuslichen Versorgung zeigen sich aber auch völlig andere Bedingungen als im Pflegeheim. Insbesondere unterscheidet sich die Rolle der Angehörigen in der Häuslichkeit. Sie sind die Hauptpflegepersonen, die die Verantwortung tragen, Hilfeleistungen und die Pflege im Alltag übernehmen. Hilfe von außen wird von ihnen meist veranlasst bzw. sie bestimmen über Art und Umfang. Angehörige haben sich über viele Jahre so zu Expertinnen entwickelt. In der Regel pflegen Frauen in der Häuslichkeit und bei etwa einem Drittel dieser Personen geht man von einer täglichen Pflege von mindestens zwei Stunden aus (RKI 2014). Diese Situation ist insbesondere bei der Beratung und Begleitung pflegender Angehöriger zu berücksichtigen, u. a. ist es daher auch sinnvoll, den Angehörigen Pflegekurse nach § 45 (1) SGB XI anzubieten, die unentgeltlich zur Verfügung stehen. Ziel ist es, die Pflege und Betreuung zu erleichtern oder zu verbessern sowie pflegebedingte körperliche und seelische Belastungen zu mindern und ihrer Entstehung vorzubeugen. Die Schulung kann in der häuslichen Umgebung durchgeführt werden und bietet die Chance, die Erhaltung und Förderung der Mobilität vor Ort konkret in den Blick zu nehmen.

Unter anderem können die Angehörigen beim Handling (z. B. Transfer) angeleitet und zu den positiven Wirkungen von Bewegung informiert werden. Gleichermaßen ist es sinnvoll, gemeinsam zu überlegen, welche Maßnahmen in die Abläufe des Alltags integriert werden können und wie Angehörige damit auch einen Beitrag leisten, auf ihre eigene Gesundheit zu achten. Es gibt zahlreiche Informationsbroschüren mit gelungenen Beschreibungen, was im Alltag an Bewegung integriert werden kann (siehe Zusatzmaterial 10).

Gleichermaßen kann es hilfreich sein, Angebote im Quartier (z. B. Seniorengymnastik, Tanzcafé, Spaziergänge im Quartier, Betreuungsgruppen) auch als Bewegungs- und Entlastungsmöglichkeit zu benennen. Wichtig ist auch das Thema Wohnraumberatung und der Hinweis auf Leistungen für wohnumfeldverbessernde Maßnahmen, die über die Pflegeversicherung (§ 40 Abs. 4 SGB XI) in Anspruch genommen werden können.

Im Bereich der Tagespflege ist die Kooperation mit Angehörigen gleichermaßen wichtig und es muss überlegt werden, wie Informationen zwischen den Angehörigen und der Tagespflege ausgetauscht werden können. Leitungen von Tagespflegen sprechen davon, dass die Kooperation mit Angehörigen häufig erschwert ist, da die Entlastung für sie im Vordergrund stehe und weitere Anforderungen (wie z. B. der Gang zum Sanitätshaus) als Belastung verstanden werde. Information und Beratung ist dennoch wichtig und auch der Verweis, dass die Erhaltung und Förderung der Mobilität zentral ist, um so lange wie möglich in der Häuslichkeit zu leben. Angebote der Wohnraumberatung, der Hinweis auf beschädigte Hilfsmittel, Multimedikation oder auch der Hinweis, Heil- und Hilfsmittel über die Ärztin verordnen zu lassen, gehören dazu.

Zu guter Letzt: In den jeweiligen Konstellationen sind Pflegende auf eine gute Zusammenarbeit angewiesen. Es gibt aber Grenzen für Mitarbeitende ambulanter Pflegedienste/der Tagespflege. Man kann zwar auf Defizite wie beschädigte Hilfsmittel aufmerksam machen und anfragen, ob man das Sanitätshaus einschalten soll. Wenn diese oder andere Hinweise aber abgewiesen werden und kein Auftrag erteilt wird, dann sind Grenzen erreicht. Ansonsten sollte darauf geachtet werden, dass die gegenseitige Information im Blick bleibt, z. B. wenn sich ärztliche Verordnungen ändern (Medikamente, Heilmittelversorgung usw.), um die Auswirkungen auf die Mobilität im Blick zu behalten.

To-dos – Empfehlungen für den Alltag

Werden Sie sich über das Pflegeziel in Bezug auf die Mobilität für einen pflegebedürftigen Menschen klar! Nur wer seine eigenen Ziele kennt, kann diese auch klar genug kommunizieren.

- Machen Sie auf Ihrer Website und mit Ihrem Informationsmaterial auf das Angebot zur Bewegungsförderung aufmerksam. Das kann für eine bewusste Entscheidung sinnvoll sein.
- Die Information und Beratung zum Thema »Erhaltung und Förderung der Mobilität« bereits bei Einzug/Beratung in der Häuslichkeit oder in der Tagespflege ist wichtig, insbesondere die Darstellung der positiven Wirkungen. Das Vorhalten von Informationsmaterial ist sinnvoll.
- Ermutigen Sie Angehörige, sich mit ihren Eltern, Partnerinnen etc. zu bewegen. Erläutern Sie, wie wichtig ihre Rolle bei der Erhaltung und Förderung der Mobilität ist.
- Fragen Sie aktiv nach, ob es Vorbehalte, unterschiedliche Auffassungen, Ängste oder Fragen gibt. Leiten Sie, wenn notwendig, die Angehörigen an. Zeigen Sie im häuslichen Bereich auf, was in die tägliche Pflege an bewegungsförderlichen Maßnahmen integriert werden kann und unterbreiten Sie das Angebot von Schulungen für die Angehörigen in der Häuslichkeit.
- Geben Sie Tipps zur Erhaltung und Förderung der Mobilität oder entwerfen Sie einen Flyer mit einfachen Bewegungsübungen. Zeigen Sie auf, dass gemeinsames Bewegen motivierend sein kann:
  - Spazieren gehen (»Komm Mama, lass uns zusammen spazieren gehen und

einen Kaffee trinken!« oder »Lass uns durch die Gassen gehen und über alte Zeiten sprechen!«)
- Pedalo® oder MOTOmed® fahren (»Hey, wie wär's mit Rad fahren?«) oder Tanzen (»Lass uns mal einen Walzer tanzen!«)
- Treppen steigen, auch nur einen Treppenabsatz laufen und mit dem Aufzug den restlichen Weg nach unten fahren, ist hilfreich. (»Komm, wir nehmen die Treppe, das tut uns beiden gut!«)
- Aufstehen vom und Hinsetzen auf den Stuhl, Kniebeuge mit Festhalten am Waschbecken, Geländer oder Bettende oder auf einem Bein stehen mit Festhalten am Stuhl/Bett
- Bewegungsecken mit Beschreibungen nutzen, z. B. Bewegungsspiele wie Kegeln (siehe Zusatzmaterial 21).
- Nutzung einer Wii™ mit Bewegungsspielen/-einheiten

• Werben Sie dafür, dass nur so viel Hilfestellung wie nötig von den Angehörigen erbracht wird. Erläutern Sie, warum bestimmte Maßnahmen (z. B. Haushaltstätigkeiten) gemeinsam mit den pflegebedürftigen Menschen durchgeführt werden.
• Nutzen Sie das Wissen der Angehörigen in Bezug auf sinnstiftende Bewegungsanlässe und individuelle Bewegungsgeschichten.
• Beziehen Sie Angehörige mit ein, wenn es bei der Verordnung von Heil- und Hilfsmitteln Schwierigkeiten gibt.
• Beraten Sie in der Häuslichkeit zur Möglichkeit wohnumfeldverbessernder Maßnahmen und vermitteln sie ggf. Kontakt zur Wohnraumberatung oder zum Sanitätshaus.
• Halten Sie eine Broschüre mit Bewegungsangeboten im Quartier bereit. Häufig gibt es kommunale »Wegweiser für Senioren«.

Resümee

Vielen Angehörigen leuchten die Gründe für mehr Bewegung im Alltag ein bzw. sie können die Folgen einer zunehmenden Immobilisierung nachvollziehen. Daher ist es ein Erfolg, wenn Angehörige den gemeinsamen Gang über den Wohnbereich umsetzen oder wenn Angehörige in der Häuslichkeit jeden Tag eine Treppe mit dem pflegebedürftigen Menschen gehen. Jeder Schritt mehr und jede weitere Maßnahme zur Bewegungsförderung ist eine Verbesserung. Es zeigt sich, dass Angehörige oft um die Sicherheit besorgt sind, eine Anleitung sie aber »mutiger« werden lässt. Wenn man etwas geübt hat, kann das Risiko besser abgewogen und eingeschätzt werden. Abschließend: In einer Einrichtung sind wir mit einer Dame an die frische Luft gegangen. Sie sagte: »Mensch, hier geht das Leben ja weiter.« Dieser Satz spiegelt innere und äußere Bewegung. Es ist lohnend, Angehörige mit ins Boot zu holen, denn »Komm, Mutter, wir gehen ein Stück!« eröffnet den Personen einen (gemeinsamen) Erlebensraum.

Weiterführende Links

Leitlinie FEM (o. J.) Startseite der Leitlinie FEM (www.leitlinie-fem.de, letzter Zugriff am 21.04.2022)

ZQP (2019) Wie kann ich freiheitsentziehende Maßnahmen vermeiden? (https://www.pflege-gewalt.de/tipps-gewaltpraevention-pflegende/fem-vermeiden/, letzter Zugriff am 21.04.2022)

Bayerisches Staatsministerium für Arbeit und Sozialordnung, Familie und Frauen (2013) Verantwortungsvoller Umgang mit freiheitsentziehenden Maßnahmen in der Pflege (https://www.alzheimer-bayern.de/images/downloads/leben_mit_demenz/4_Recht/StMGP-leitfaden_Freiheitsent_Mass.pdf, letzter Zugriff am 21.04.2022)

K Betreuung mal anders – Bewegung wirkungsvoll und mit Spaß ist angesagt!

Bianca Berger, Katharina Lang und Dorit Schneider

Hinführung

Betreuungsleistungen nehmen in der Altenhilfe stetig zu. Mitarbeitende in diesem Bereich sind bei der Erhaltung und Förderung der Mobilität wichtige Unterstützerinnen. Wir möchten in diesem Beitrag insbesondere Betreuungskräfte, Alltagsbegleiterinnen und Präsenzkräfte in den Blick nehmen und darstellen, wie diese Personengruppe wirkungsvoll eingebunden werden kann. »Betreuung mal anders – Bewegung wirkungsvoll und mit Spaß« soll Impulse geben, die häufig stuhl- oder tischzentrierten Betreuungsangebote abzulösen oder zu reduzieren.

Die Idee zu diesem Beitrag ist wie folgt entstanden. Die Autorinnen waren im Austausch und in der Beobachtung sind ihnen folgende Praxisbeispiele eingefallen:

- Betreuungsangebote fanden häufig im Sitzen am Tisch statt und es waren zumeist Angebote, die auf die Verbesserung der Kognition ausgerichtet waren. Menschen mit Demenz schliefen ein, wurden unruhig oder sie verschafften sich durch Wortbeiträge Gehör, welche aber von den anderen Personen als störend empfunden wurden. Mobilitätsangebote waren kaum oder gar nicht zu beobachten.
- Betreuungs- und Präsenzkräfte übernahmen oft jeden »Handschlag« für die Bewohnerinnen, z. B. Serviette umbinden, Mineralwasser einschenken. Das Essen wurde fertig portioniert auf den Tisch gestellt, statt eine Schöpfsystem zu nutzen. Bewegungsmöglichkeiten wurden »verpasst«, z. B. auch durch das Schieben des Rollstuhls, obwohl die Person noch über Restkompetenzen verfügte, den Rollstuhl »eigenfüßig« oder »eigenhändig« zu bewegen.
- Betreuungs- und Präsenzkräfte sind über einen längeren Zeitpunkt nahe am pflegebedürftigen Menschen und sie konnten zu vielen Aspekten der Erhaltung und Förderung der Mobilität Auskünfte geben, z. B. warum jemand keine Lust mehr hat, sich zu bewegen.
- Die Qualität der Betreuungsangebote war sehr stark personenabhängig, d. h. es gab sehr engagierte und motivierende Personen, andere hingegen wurden als sehr passiv wahrgenommen, so dass man sich fragte, wie die Aufgaben der Präsenz- und Betreuungskräfte konzeptionell gefasst sind.

Die Autorinnen (Physiotherapeutin, Hauswirtschafterin und Pflegende) waren sich einig, dass Betreuungs- und Präsenzkräfte durch ihr Handeln positiv zu Erhaltung und Förderung der Mobilität beitragen könnten. Vielmehr sogar eine zentrale Stellung einnehmen, weil sie »dicht« an den pflegebedürftigen Menschen sind. Voraussetzung ist: Man muss diese Personengruppen »mitnehmen«, mit ihnen gemeinsam Ideen entwickeln und ihnen insbesondere Sicherheit, aber auch Spaß vermitteln. Die Mehrheit der Mitarbeitenden in diesem Bereich ist dankbar für Impulse, die Betreuungsarbeit zu strukturieren und inhaltlich auszugestalten. »Einen Plan« haben und »konkret Hilfe bekommen« war der Wunsch, der häufig geäußert wurde, der dann auch dazu führte, dass weitere Ideen zur »Erhaltung und Förderung der Mobilität« entstanden.

Vielfalt an neuen Versorgungskonzepten

Neue Versorgungkonzepte haben in den letzten Jahren dazu beigetragen, dass die Pflege und Betreuung in den Einrichtungen »bunter« und vielfältiger werden. Diese Konzepte nähern sich über den Begriff »Lebenswelt« und »Alltag« der Pflege und Betreuung in stationären Einrichtungen. Die dahinterstehende Idee betont vor allem das Konstrukt »Lebensqualität«, welches in den Konzepten sehr unterschiedlich gefüllt ist. Pflegequalität und Lebensqualität werden von den pflegebedürftigen Menschen nicht deckungsgleich wahrgenommen – so eine These dieser Konzepte. Lebensqualität soll sich deshalb an der bis dato erlebten Normalität in der Häuslichkeit orientieren (Liga der freien Wohlfahrtspflege Baden-Württemberg e. V. 2009).

Der Gesetzgeber hat diese Sichtweise u. a. durch die Finanzierung »zusätzlicher Betreuungskräfte« befördert. Betreuungskräfte, Alltagsbegleiterinnen, Präsenzkräfte oder Alltagsmanagerinnen usw. – all diese Berufsgruppen vereint ein gemeinsamer Fluchtpunkt, nämlich ein Stück Normalität in den Alltag zu bringen, und zwar zusätzlich zu den Leistungen der Pflege.

Normalität wird zwar in vielen Konzepten genannt, aber wenig konkretisiert. Begriffe wie Lebensqualität und Familiarität werden gleichermaßen genutzt. Die Begriffe schillern sehr stark und können damit subjektiv gedeutet oder angereichert werden. Im Abschlussbericht Personalmix in der stationären Altenhilfe (PERLE) (Brandenburg et al. 2018) wird von »Containerbegriffen« gesprochen, die für die Organisationen insofern bedeutend sind, da sie positiv konnotiert, aber andererseits gleichzeitig an die »eigenen Interessen anschlussfähig« sind (Brandenburg et al. 2018, S. 133).

Betreuungs- oder Präsenzkräfte (oder?) und ihre Aufgaben in den neuen Konzepten der stationären Altenhilfe

Alltagsbegleiterinnen, Betreuungsassistentinnen oder zusätzliche Betreuungskräfte sind in der Betreuung von pflegebedürftigen Menschen in stationären Pflegeeinrichtungen, aber auch bei ambulanten Diensten tätig. Im Folgenden werden die Berufsbezeichnungen und die jeweiligen Aufgabengebiete dargestellt und deren Beitrag zur Erhaltung und Förderung der Mobilität anschließend skizziert.

Betreuungskräfte

Betreuungskräfte sind häufig Personen, die nach der Familienphase oder im Rahmen einer beruflichen Neuorientierung den »Wiedereinstieg« in das Berufsleben suchen. Je nach Vorbildung weisen die Personen sehr unterschiedliche berufliche Qualifikationen vor, beispielsweise Berufsabschlüsse aus dienstleistungsnahen Sektoren (wie Einzelhandel, Büro oder Friseur), aber auch aus dem Gesundheits- und Sozialwesen (GKV-Spitzenverband 2012). Erfahrungen bringen diese Personen auch aus vorherigen Beschäftigungsverhältnissen in einem Krankenhaus oder Pflegeheim oder aufgrund der Pflege ihrer Angehörigen mit (GKV-Spitzenverband 2012)

Nach § 43b SGB XI sind die Betreuungskräfte in der stationären Altenhilfe zusätzlich zur Pflege tätig und sollen eine Beziehung zu den pflegebedürftigen Personen aufbauen. Ihr Einsatz soll die Betreuung und Aktivierung im Alltag ermöglichen. Den Einrichtungen entstehen keine zusätzlichen Kosten, weil die Vergütung über die Pflegekassen erfolgt. In der Betreuungskräfte-Richtline nach § 53b SGB XI (GKV-Spitzenverband 2016) werden die Aufgaben dieser Mitarbeitenden konkretisiert. Entsprechend der Richtlinie werden die folgenden Aufgaben genannt:

- »Malen und basteln,
- Handwerkliche Arbeiten und leichte Gartenarbeiten,
- Haustiere füttern und pflegen,
- Kochen und backen,
- Anfertigung von Erinnerungsalben oder -ordnern,
- Musik hören, musizieren, singen,
- Brett- und Kartenspiele,
- Spaziergänge und Ausflüge,
- Bewegungsübungen und Tanzen in der Gruppe,
- Besuch von kulturellen Veranstaltungen, Sportveranstaltungen,
- Gottesdiensten und Friedhöfen,
- Lesen und Vorlesen,
- Fotoalben anschauen.« (GKV-Spitzenverband 2016, S. 3)

Diese Aufzählung könnte beliebig ergänzt werden (z. B. jahreszeitliche Gestaltung des Wohnraums) und lässt die Möglichkeit einer kreativen, inhaltlichen Ausgestaltung, vor allem auch hinsichtlich der Erhaltung und Förderung der Mobilität, zu. Die Betreuungskräfte werden mittels einer 160-stündigen Qualifizierungsmaßnahme sowie eines zweiwöchigen Praktikums auf ihre Tätigkeit vorbereitet. Diese Ausbildung soll keine umfassenden pflegerischen Kenntnisse vermitteln, da Betreuungskräfte nur in Ausnahmefällen Aufgaben aus dem Bereich der Pflege oder Hauswirtschaft übernehmen dürfen.

Nach Aussage der BIVA (2015) beklagen Betreuungskräfte häufig, dass sie als Helfer ausschließlich in der Pflege oder in der Hauswirtschaft eingesetzt werden. Ihre eigentlichen Aufgaben blieben auf der Strecke. Die Betreuungskräfte berichten auch, dass die an sie gestellten Anforderungen sie überfordern, weil diese die Ausbildungsinhalte überstiegen. In diesem Zusammenhang sei nochmals darauf verwiesen, dass Betreuungskräfte nicht als Kompensation für einen Pflegekraftmangel einzusetzen sind. Diese Vorgaben werden jedoch nicht immer eingehalten. Das Anreichen von Essen und Trinken, die Durchführung von Toilettengängen oder pflegerischer Tätigkeiten einer Hilfskraft gehören wohl häufig zu den Tätigkeiten von Betreuungskräften (u. a. GKV-Spitzenverband 2012).

Im Rahmen von teilnehmenden Beobachtungen in der Studie »PEBKO« konnte dieser Eindruck jedoch nicht bestätigt werden. Es zeigten sich Bewegungsangebote wie Sitzgymnastik, überwiegend aber tisch- oder ortzentrierte Angebote (Vorlesen, Gedächtnistraining). Zudem konnten Betreuungskräfte eine intensive Beziehung zu den pflegebedürftigen Menschen aufbauen und Auskünfte zur Biografie oder Angaben zum Mobilitätsstatus erteilen.

Abschließend muss erwähnt werden, dass die Frage der Bewegungsförderung von einigen Betreuungskräften besonders engagiert umgesetzt wird. Beispielsweise haben Betreuungskräfte im Rahmen einer Fortbildung Folgendes berichtet: Zum Thema Herbst wurde ein Herbstspaziergang nachempfunden. Dazu wurden säckeweise Blätter in die Einrichtung gebracht und ein »Blätterregen« beendete den »Herbstausflug«. Eine andere Betreuungskraft berichtete davon, dass sie selbst und ihre Kolleginnen Socken stricken und verkaufen. Der Erlös wird für Ausflüge mit den pflegebedürftigen Menschen verwendet (Picknick auf dem Bauernhof). Es soll damit nicht gesagt werden, dass man in der Freizeit für die Einrichtung arbeiten muss. Aber dort, wo Engagement – auch über den Dienstauftrag hinaus – sichtbar wird, sollte eine Wertschätzung erfolgen. Es lohnt sich, kreativ zu werden, damit Menschen in Bewegung kommen! Zumeist muss man aber auch sagen, dass es kreative Betreuungskräfte oft schwer haben, wenn Sätze fallen wie »Sie schon wieder« oder »jaja, die Frau XY ist ja besonders engagiert« usw. Sie sind für betroffene Betreuungskräfte demotivierend und befördern einen »inneren Ausstieg«.

Präsenzkräfte

Präsenzkräfte sind häufig in Haus- und Wohngemeinschaften (stationär und ambulant) tätig. Sie sollen durch das Alltagshandeln die individuelle Lebensweise der pflegebedürftigen Menschen, deren Selbstbestimmtheit und persönliche Teilhabe fördern und unterstützen. Ziel ist es also, den Alltag individuell auf die Bedarfe abgestimmt zu gestalten. Leit- oder Vorbild ist der »eigene bzw. frühere Haushalt« und der damit verbundene Tagesrhythmus, der sich an den pflegebedürftigen Menschen orientiert und weniger an der Organisation und ihren Routinen. Es zeigt sich, wie differenziert und teilweise »normativ aufgeladen« die Anforderungen an die Präsenzkräfte sind oder sein können.

Die Aufgaben der Präsenzkräfte bestehen darin, den Alltag zu organisieren, und zwar durch ihre »dauerhafte« Präsenz. Jedoch unterscheiden sich die jeweiligen Aufgaben je nach Konzept und es existiert kein einheitliches bzw. allgemeingültiges Aufgabenprofil. Ersichtlich wird dies auch am »Wording« der Berufsbezeichnung, denn neben dem Begriff Präsenzkraft werden auch Servicekraft, Alltagsmanagerin oder auch Lebensbegleiterin etc. verwendet. Die Tätigkeiten der Präsenzkräfte umfassen grob gefasst einen Mix aus Pflege, Hauswirtschaft und Betreuung. Sie umfassen eine sehr breite Spanne von Aufgaben, die sich je nach Konzept und nach dem Grad der Dezentralisierung unterscheiden. Dezentralisierung betrifft vor allem hauswirtschaftliche Tätigkeiten wie die Zubereitung von Mahlzeiten, die Reinigung, aber auch die Wäscheversorgung. In einigen Konzepten werden die zuvor genannten Tätigkeiten vollständig von den Präsenzkräften in der Wohngemeinschaft erbracht. Andere Wohngemeinschaften hingegen haben den Bereich der Reinigung und der Wäscheversorgung »fremdvergeben«. Letztlich fokussieren die Konzepte darauf, dass die Ressourcen der pflegebedürftigen Personen einbezogen werden sollen und betreuende sowie aktivierende Aspekte im Alltag gelebt werden, u. a. bei den folgenden Tätigkeiten:

- Assistenz bei der Grundpflege (waschen und anziehen, Essen reichen etc.)
- Zubereitung von Mahlzeiten gemeinsam mit den pflegebedürftigen Personen (reicht von der Herstellung einer gesamten Mahlzeit bis hin zur Zubereitung von Teilkomponenten, wie z. B. einem Nachtisch)
- Gemeinsame vorbereitende und nachbereitende Tätigkeiten im Zusammenhang mit der Zubereitung von Mahlzeiten (einkaufen, Geschirrspülmaschine ein- und ausräumen, spülen, Tisch ein- und abdecken usw.)
- Wäschepflege (waschen, Wäsche auf- und abhängen, zusammenlegen, bügeln etc.)

Für nicht qualifizierte Personen werden inzwischen spezielle Schulungsmaßnahmen angeboten. Der Umfang reicht von 100 bis zu 500 Stunden. Bundesweit existieren wohl ca. 900 unterschiedliche Arten der Qualifizierung (Liga der freien Wohlfahrtspflege Baden-Württemberg e. V. 2009). Eine Systematisierung oder die Einhaltung eines allgemeingültigen Standards für die Aus-, Fort- und Weiterbildung existieren also nicht, ggf. auch deshalb, weil mit dem Konzept der Haus- und Wohngemeinschaft völlig unterschiedliche Inhalte verbunden werden (Liga der freien Wohlfahrtspflege Baden-Württemberg e. V. 2009).

Der Blick auf die Erhaltung und Förderung der Mobilität

Die vorgestellten Berufsgruppen (hier »Betreuende«) verbringen sehr viel Zeit am und mit dem pflegebedürftigen Menschen und ein nicht von der Organisation geprägter Blick ist oft hilfreich. Dennoch gilt es auch, ein Bewusstsein für das Thema Erhaltung und Förderung der Mobilität zu schaffen. Dies beinhaltet einerseits, den Mitarbeitenden die positiven Wirkungen von Bewegung aufzuzeigen. Andererseits darzulegen, welche Bedeutung ein Bewegungsverlust oder eine Immobilität für die pflegebedürftigen Personen hat und wie wichtig es ist, so viel Bewegung wie möglich in den Alltag zu integrieren. Es muss klar sein: Eine Übernahme von Tätigkeiten ist zu vermeiden.

Betreuende können einen Beitrag zur Umsetzung des Expertenstandards leisten, weil sie die Pflegebedürftigen über einen langen Zeitraum am Tag beobachten. Diese Beobachtungen werden kaum oder nur unsystematisch bei der Einschätzung der Mobilität genutzt. Das Einbeziehen der Beobachtungen und der Informationen kann aber wertvolle Hinweise bieten und den Mitarbeitenden Wertschätzung vermitteln, weil man ihre Kompetenz wahrnimmt. Diese Berufsgruppen benötigen aber gleichermaßen Orientierung, was konkret beobachtet werden soll, d. h. welche Informationen bedeutend sind, wie z. B.:

- Kann die pflegebedürftige Person (verbale) Anweisungen bezogen auf die Mobilität umsetzen?
- Können Einschränkungen mit Auswirkungen auf die Bewegungsfähigkeiten beobachtet werden, z. B. sieht die pflegebedürftige Person schlecht?
- Kann die pflegebedürftige Person aufstehen, sich hin- oder umsetzen und kurze Strecken gehen und braucht sie Unterstützung? Werden Hilfsmittel eingesetzt?
- Was motiviert die pflegebedürftige Person oder gibt es Gewohnheiten zur Bewegung (z. B. Spiele, anderen zu helfen, Hobbys usw.) und was hindert die pflegebedürftige Person, sich zu bewegen, z. B. Schmerz, Scham, Unsicherheit usw.?

Hierzu wurde eine Beobachtungscheckliste für Alltagsbegleiterinnen entwickelt, die Orientierung zu Fragen der Mobilität bietet (siehe Zusatzmaterial 6). Die Informationen sollten an die Fachkraft weitergegeben und auch aktiv erfragt werden.

Die pflegebedürftigen Menschen und deren Angehörige sowie die Pflegenden sind die wichtigsten Kooperationspartner der »Betreuenden«. Die Kooperation mit Pflegenden bezieht sich insbesondere auf die Weitergabe von Beobachtungen an die Pflegefachkräfte und die Umsetzung von Maßnahmen.

Die Begrifflichkeiten Information, Anleitung und Beratung wurden bereits im Kapitel »Expertenstandard ›Erhaltung und Förderung der Mobilität in der Pflege‹ – mehr Mut zur Bewegung!« erläutert (▶ Teil 1). Betreuende können sich gleichermaßen im Bereich »Information« und »Anleitung« einbringen. Diese zielt darauf ab, jemanden bei der direkten Durchführung einer Handlung zu unterstützen, indem man z. B. eine Handlung verbal oder durch Vorführung unterstützt bzw. auch initiiert. Folgende Informationen können von den Mitarbeitenden der Betreuung gegeben werden:

- Wiederholte Information und Ermutigung der Pflegebedürftigen, wie wichtig die Erhaltung und Förderung der Mobilität ist.
- Information der Angehörigen, dass nur so viel Hilfe wie nötig angeboten werden sollte sowie ein Hinweis auf die Möglichkeit, dass Spiel- und Sportgeräte zur Verfügung stehen und diese genutzt werden können.
- Information der pflegebedürftigen Person und der Angehörigen bezüglich der Gruppenangebote in der Einrichtung, wie z. B. Sitzgymnastik, Tanz etc.

Die »Betreuenden« können im Tagesverlauf immer wieder Bewegungseinheiten einbauen und Spaß an der Bewegung vermitteln (siehe Zusatzmaterial 10). Auch bettlägerige Menschen können hier berücksichtigt werden.

> Folgende Möglichkeiten zur Förderung und Erhaltung stehen hierbei zur Verfügung und sollen dem Ziel dienen, so viel Bewegung in den Alltag zu integrieren wie möglich:
>
> - Gymnastik im Sitzen oder im Stehen (zur Sicherheit am Gehbock, am Bettende oder Handlauf), in Bewegung (mit/ohne Rollator) oder im Liegen (im Bett)
> - Bewegungsübungen mit:
>   - Bällen, Luftballons, Zeitungsrollen, Zeitungspapier, Luftschlangen
>   - Seilen, Schwungtüchern, Tüchern, Kirschkernsäckchen, Nüssen
>   - Fächern, Servietten, Kegeln, Dart
>   - Musikgeräte (Rassel, Glocken, Stäbe usw.)
> - Tanzen im Sitzen (Gymnastiktänze, Thementänze, Tänze mit Handgerät)
> - Musik anhören und dazu klatschen und sich bewegen
> - Bewegungs- und Fantasiegeschichten (Flug ins Weltall, eine Autofahrt, wir kochen etc.) sowie freies Bewegen/Tanzen mit Musik und Bewegung mit dem Bilderwürfel
> - Bewegungsimpulse mit der Wii™, Lauftraining/Spaziergänge innerhalb und außerhalb der Einrichtung und Rollator-Parcours, aber auch Entspannungsübungen usw.

Unterstützend kann die Anfertigung von Wochenplänen sein, um eine Orientierung zu ermöglichen, was im Alltag umgesetzt werden kann. In der Anlage kann ein solcher Wochenplan eingesehen werden (siehe Zusatzmaterial 18). Er beinhaltet Ideen zu zehnminütigen Interventionen, die vor den Mahlzeiten umgesetzt werden können.

Gleichermaßen können auch Aktivitäten von den Betreuenden umgesetzt werden, die dazu beitragen, eine bewegungsförderliche Umgebung zu gestalten. Hier können z. B. Wandbilder erstellt werden. Auch die Erstellung von Collagen mit Fotos kann dazu beitragen, dass Flure zur Bewegung anregen. Ebenso kann die Beteiligung oder die Übernahme von hauswirtschaftlichen Tätigkeiten Bewegungsimpulse bieten, wie z. B. die gemeinsame Zubereitung von Mahlzeiten (Obstsalat zubereiten, Kuchen backen etc.), das Ein- und Abdecken des Tisches sowie das Säubern der Tische. Hier können vielfältige Ideen entwickelt und umgesetzt werden.

Ähnlich wie bei der Einschätzung können die Mitarbeitenden die Pflegefachkräfte dabei unterstützen, Informationen zu sammeln, um die Wirksamkeit und Angemessenheit der Maßnahmen zu prüfen. Es können Hinweise an die Pflegenden gegeben werden, ob die Maßnahmen Wirkung entfalten und ob diese adäquat für die Person sind (z. B. Intensität). Es geht nicht um eine professionelle pflegerische Einschätzung, sondern um Wahrnehmungen und Beobachtungen der Mitarbeitenden. Diese sind eine wertvolle Ergänzung und wie ein fehlendes Puzzlestück, damit man das Gesamtbild erkennen kann.

Regelmäßige Besprechungen im Team der »Betreuenden«, um die Wirksamkeit der Maßnahmen gemeinsam zu reflektieren, sind unerlässlich. Es ist außerdem sinnvoll, immer wieder auf die kontinuierliche Umsetzung der Maßnahmen hinzuweisen und zu überlegen, welche Gründe ggf. dazu führen, dass diese nicht umgesetzt werden.

Wenn Betreuungs- *und* Präsenzkräfte in der Einrichtung zum Einsatz kommen, dann müssen die Aufgaben und die Maßnahmen aufeinander abgestimmt werden. Gleiches gilt für die Zusammenarbeit mit Pflegenden. Es macht Sinn, dass pflegebedürftige Personen und deren Mobilitätsstatus in übergreifenden Teamgesprächen mit den Pflegenden zum Thema gemacht werden. Beispielsweise dann, wenn die Motivation zur Bewegung schwindet, Krankheitsereignisse/Zustandsverschlechterung die Bewegung erschweren oder pflegebedürftige Menschen neu einziehen und man sich über die gemeinsamen Beobachtungen (Vorlieben, Fähigkeiten etc.) austauschen möchte. Im Alltag bedarf es aber auch immer wieder einer Rückmeldung durch die Leitung, wie die Angebote und Maßnahmen und deren Wirkung auf die pflegebedürftigen Personen wahrgenommen werden.

Was ist zu tun? Schulungen und Anleitungen

Eine Anleitung und Schulung der Betreuenden ist unerlässlich, denn häufig spielen Angst oder Überforderung eine große Rolle und sie führen dazu, dass Bewegung eher verhindert oder vermieden wird. Mitarbeitende müssen aber das Gefühl entwickeln, das Bewegungsförderung für sie »mach- und umsetzbar« ist. Deshalb muss Sicherheit vermittelt werden, indem man mit den Mitarbeitenden gemeinsam erarbeitet, welche Interventionen zur Erhaltung und Förderung von ihnen durchgeführt geführt werden können und diese mit ihnen einüben (siehe Zusatzmaterial 19).

Darum sollten die Mitarbeitenden immer wieder bei den Maßnahmen, wie aufstehen, gehen, Unterstützung beim Umsetzen, Anregung zur Eigenbewegung, angeleitet werden. Wenn spezifische Bewegungskonzepte in der Einrichtung umgesetzt werden (z. B. Kinästhetik) macht es Sinn, die Mitarbeitenden ebenfalls zu schulen. Die Leitung sollte darauf achten, ob das Gelernte/Vermittelte im Alltag umgesetzt werden kann oder ob spezifische Hilfsstellungen notwendig sind.

Es ist nicht mit einer Schulung getan, vielmehr benötigen die betreffenden Gruppen Unterstützung und ein gemeinsames Nachdenken bei der Planung und Umsetzung von Maßnahmen: Erstens muss es ihnen nähergebracht werden, dass auch kleine, aber kontinuierliche Bewegungseinheiten etwas bringen. Zweitens muss gemeinsam überlegt werden, wann welche Bewegungsrituale im Alltag eingebaut werden können (z. B. Zehn-Minuten-Rituale vor dem Essen). Drittens gilt es, gemeinsam einen Wochenplan zu erstellen, um eine personelle und inhaltliche Kontinuität sicherzustellen, aber auch um breites Angebot an Maßnahmen vorzuhalten. Die Vielfältigkeit an Angeboten soll es ermöglichen, dass entsprechend der Neigung der Mitarbeitenden und der pflegebedürftigen Menschen aus verschiedenen Bewegungsangeboten ausgewählt werden kann. Regelmäßigkeit und eine konsequente Umsetzung sind das A und O, da sonst die Wirkung von Maßnahmen verpufft. Viertens müssen pflegebedürftige Menschen begeistert werden, d. h. es muss Spaß an der Bewegung, aber auch Sinnhaftigkeit vermittelt werden. Dies hängt auch an der Haltung von Mitarbeitenden und ob sie selbst Spaß an der Sache haben und vermitteln.

Betreuung in der Häuslichkeit und in der Tagespflege

Ambulante Pflegedienste haben zahlreiche Möglichkeiten, die Betreuungsangebote auf den Bereich der Erhaltung und Förderung der Mobilität in den eigenen vier Wänden abzustimmen. Insbesondere Maßnahmen nach § 45a SGB XI eignen sich hierfür.

§ 45 SGB XI – Betreuungsangebote für Pflegebedürftige mit allgemeinem oder besonderem Betreuungsbedarf in Gruppen oder in der Häuslichkeit

Klar ist, dass Betreuungsgruppen genussvolle Momente bieten sollten, wie das Kaffeetrinken, das Kuchenessen oder das gemeinsame Gespräch. Aber eben nicht nur! Es können nämlich auch strukturierte Programme zur Erhaltung und Förderung der Mobilität in ein Rahmenprogramm eingebunden werden. Folgende Programme sind u. a. geeignet und müssen geschult werden:

- MAKS® ist eine nicht medikamentöse Mehrkomponententherapie, und zwar mit einer

sozialen, motorischen, kognitiven und alltagspraktischen Förderung nach einer festen Reihenfolge (Gräßel et al. 2011).
- High Intensity Functional Exercise (HIFE) ist ein Kraft- und Balancetraining. Es wird alltagsrelevant geübt. Es ist von besonderer Bedeutung, in ähnlichen oder gleichen Positionen und Bewegungsabläufen zu üben, wie die, die es zu verbessern gilt (Littbrand et al. 2014)
- Lifestyle-integrated Functional Exercise-Programm (LiFE) ist ein Kraft- und Balancetraining zur Reduktion des Sturzrisikos. Zugleich sollen durch die Einbindung von Übungen in den Alltag die Fähigkeiten der funktionellen Alltagstätigkeiten verbessert werden (Clemson et al. 2014).

Alle genannten Programme zeigen eine gute Wirkung auf die Kraft und Balance, aber auch auf die Fähigkeiten, Alltagsaktivitäten durchzuführen. Ein weiterer Vorteil besteht darin, dass die Inhalte sowohl in der Gruppe als auch in der Häuslichkeit mit Unterstützung von Angehörigen oder Betreuungskräften weitergeführt werden können.

Wichtig ist, dass Ehrenamtliche oder Mitarbeitende des Pflegedienstes, wie beispielsweise die »ergänzenden Hilfen«, zu den jeweiligen Maßnahmen oder Trainingsprogrammen geschult werden müssen. Als »ergänzende Hilfen« werden Personen verstanden, die in der ambulanten hauswirtschaftlichen Versorgung oder der Nachbarschaftshilfe im Rahmen des SGB XI beschäftigt sind. Ein Großteil dieser Mitarbeitenden verfügt über keine Ausbildung in diesem Bereich.

Es besteht aber auch die Möglichkeit, neue Angebote zu definieren, damit Pflegebedürftige solange wie möglich zuhause leben können. Beispielsweise bietet das Deutsche Rote Kreuz auf Ebene der Ortverbände teilweise »aktivierende Hausbesuche« an. Während des Hausbesuchs werden spezifische Kompetenzen, wie z. B. Beinkraft, Balance, Koordination etc., gezielt trainiert. Diese Angebote werden von Ehrenamtlichen/Übungsleiterinnen durchgeführt, die ein spezifisches Schulungsprogramm durchlaufen.

§ 45 SGB XI – Angebote zur Entlastung von Pflegenden und vergleichbar Nahestehenden sowie Förderung im Bereich der Angebote zur Entlastung im Alltag

Auch hier können die Erhaltung und Förderung der Mobilität oder der Alltagskompetenz zum Tragen kommen. Beispielsweise können neue Angebote beschrieben werden, die Pflegebedürftige bei der Bewältigung von Anforderungen des Alltags oder bei der eigenverantwortlichen Organisation individuell benötigter Hilfeleistungen unterstützen sollen. Beispielweise Themen, wie »Fit in den eigenen vier Wänden« oder »Alltagskompetenz – was geht noch?« können inhaltlich mit der Einübung von Alltagskompetenzen verbunden werden, z. B. Treppen steigen oder Integration von Bewegungsübungen in den Alltag, z. B. bei der Hausarbeit zu wippen, auf den Zehnspitzen stehen usw.

Pflegesachleistungen nach § 36 SGB XI

Der Anspruch auf die Pflegesachleistung beginnt mit dem Pflegegrad 2. Dieser umfasst körperbezogene Pflegemaßnahmen, pflegerische Betreuungsmaßnahmen und Hilfen bei der Haushaltsführung. Bestandteil der häuslichen Pflegehilfe ist auch die pflegefachliche Anleitung von Pflegebedürftigen und Pflegepersonen. Leistungen der häuslichen Betreuung nach § 124 SGB XI wurden in die Pflegesachleistungen nach § 36 überführt. Die pflegerischen Betreuungsmaßnahmen umfassen die folgenden Aufgaben:

- Bewältigung psychosozialer Problemlagen oder von Gefährdungen
- Unterstützung von Aktivitäten im häuslichen Umfeld, die dem Zweck der Kommunikation und der Aufrechterhaltung der sozialen Kontakte dienen

- Unterstützung bei der Gestaltung des Alltags und Maßnahmen der kognitiven Aktivierung

Wenn man diese Aufgaben liest, dann könnten auch die Betreuungsaufgaben mit dem Schwerpunkt »Erhaltung und Förderung der Mobilität« bei der Gestaltung des Alltags eingebunden werden (z. B. Kraft- und Balancetraining, Übungen zur Alltagskompetenz oder die gemeinsame Durchführung von Haushaltsaufgaben etc.). Im Bereich der »Aufrechterhaltung der Kommunikation« können Spaziergänge zur Apotheke oder zur Hausärztin umgesetzt werden, die mit Bewegungsübungen auf dem Weg kombiniert werden können, wie z. B. Aufstehen und Hinsetzen von einer Parkbank usw.

Der Gesetzgeber hat den § 36 SGB XI (Pflegesachleistungen) weiter gefasst. Die Begründung zu § 36 verweist darauf, dass es neben dem Bereich der pflegerischen Betreuungsmaßnahmen auch noch Maßnahmen geben sollte, die eine psychosoziale Unterstützung sicherstellen.

Ambulante Betreuungsdienste nach § 71 (1a)

Gleiches gilt für die inhaltliche Konzeption von »Ambulanten Betreuungsdiensten« nach dem SGB XI. Hier können Hilfen bei der Haushaltsführung (einkaufen, kochen, Reinigen der Wohnung etc.) mit pflegerischen Betreuungsmaßnahmen (Begleitung, Beschäftigung, Unterstützung bei der Nutzung von Dienstleistungen etc.) kombiniert werden. Direkte Pflegemaßnahmen können von diesen Diensten nicht erbracht werden. Beide Bereiche von Hauswirtschaft und pflegerischer Betreuung können auf die Erhaltung und Förderung der Mobilität abgestimmt werden und es kann damit geworben werden, dass eine Förderung der Alltagskompetenz und eine Erhaltung und Förderung der Mobilität einen längeren Verbleib in der Häuslichkeit befördern können.

Der Leistungsumfang der Betreuungsdienste entspricht damit in vielerlei Hinsicht den Leistungen der zusätzlichen Betreuungskräfte in Pflegeheimen. Im ambulanten Sektor sind Überschneidungen mit den Angeboten nach § 45a SGB XI erkennbar. Letztere werden über den Entlastungsbetrag von monatlich 125 € finanziert (BIVA 2019). Personen, die Leistungen eines Betreuungsdienstes in Anspruch nehmen, haben gleichermaßen Anspruch auf eine Beratung nach § 37 Absatz 3 SGB XI und hier können die Angebote inhaltlich auf die Bedarfe der Klientin abgestimmt werden (BIVA 2019).

Handlungsempfehlungen und To-dos

Folgende allgemeine Hinweise können hilfreich sein auf dem Weg zu einer Betreuung, die Spaß machen soll:

- Die Betreuungs- und Präsenzkräfte müssen über das Konzept einer bewegungsfreundlichen Einrichtung oder über das Angebot in einem ambulanten Dienst informiert werden und wissen, was das konkret für ihre Aufgaben bedeutet. Das Ziel »nur so viel Hilfe wie nötig« und »so viel Bewegung wie möglich« gilt es im Alltag immer wieder zu thematisieren und einzuüben.
- Betreuungs- und Präsenzkräfte benötigen für ihre Arbeit eine Aufgabenbeschreibung. Es geht darum, Absprachen zu treffen und eine Haltung einzuüben, sich gegenseitig zu ergänzen und zu unterstützen.
- Die Betreuenden müssen dabei unterstützt werden, kreative Angebote zu entwickeln. Der Fokus darf nicht darauf liegen, was alles nicht geht, sondern darauf, wie es ermöglicht werden kann, Ideen von Betreuungskräften umzusetzen.
- Es muss eine Anleitung erfolgen, welche Angebote zu Bewegung im Rahmen der jeweiligen Tätigkeiten integriert werden

können, z. B. kann ein Wochenplan oder ein Baukasten mit Maßnahmen zur Bewegung erarbeitet werden, aber auch überlegt werden, wie man bestehende Aktivtäten mit Bewegung verbindet. Eine benannte Person (z. B. Physiotherapeutin, Kinästhetik-Trainerin usw.) sollte die Mitarbeitenden bei Bewegungsaktivitäten anleiten. Wenn es zu Situationen kommt, die unerwünscht oder gefährlich sind (z. B. jemanden unter den Achseln hochziehen usw.), sind die Betreuenden darauf aufmerksam zu machen.

- Betreuungs- und Präsenzkräfte sollten in die Informationssammlung eingebunden werden, und zwar im Hinblick auf Bewegungsfähigkeiten und -defizite und die biografischen Splitter. Eine Checkliste kann sinnvoll sein.
- Regelmäßige Besprechungen in der Berufsgruppe, aber auch mit allen anderen Berufsgruppen sind unerlässlich, um sich auszutauschen und gemeinsam zu lernen.
- Für den Bereich der häuslichen Versorgung gilt es, niedrigschwellige Angebote in der Häuslichkeit zu entwickeln, aber auch bewegungsförderliche Betreuungsangebote im Quartier anzubieten. Betreuungskräfte können hier eingesetzt werden, vorausgesetzt sie werden geschult und angeleitet.
- Zudem sollte das Thema Bewegung in die Hausbesuche kreativ eingebaut werden und auf die Argumentation des SGB XI angepasst werden, wie z. B. Aufrechterhaltung der Kommunikation, die auch bei einem Spaziergang erfolgen kann. Kreativität ist gefragt!

Resümee

Der Beitrag zeigt, wie wichtig die Berufsgruppen der Betreuungs- und Präsenzkräfte für die Erhaltung und Förderung der Mobilität sein können. Es geht darum, so viel Bewegung wie möglich in den Alltag zu integrieren und das übergeordnete Ziel der »bewegungsförderlichen« Einrichtung oder des Dienstes zu unterstützen. Pflegekräfte im stationären Bereich sollten immer wieder auf die Betreuungs- und Präsenzkräfte zugehen und Informationen aktiv einholen. Zudem geht es darum, gemeinsam im Gespräch zu bleiben, wenn getroffene Vereinbarungen nicht entsprechend umgesetzt werden. Nicht die Übernahme pflegerischer Leistungen, sondern die Entwicklung eines eigenständigen Beitrags zur »Bewegungsförderung« ist das Ziel. Sinnstiftende Bewegungsanlässe zu identifizieren, diese umzusetzen und zu überprüfen ist hingegen eine gemeinsame Aufgabe. Und Bewegung muss Sinn machen, damit sie Spaß macht. Unabhängig vom Setting gilt es, kreative und sinnstiftende Bewegungsangebote zu schaffen, die mit Spaß und Freude verbunden sind. Die gesamte Leistungsbreite des SGB XI gilt es in der Häuslichkeit auszuschöpfen!

L   Ehrenamt – Spaziergänge und Bewegungsanlässe im Quartier schaffen

Bianca Berger

Hinführung

Wieder geht es um die Frage: Wie kann so viel Bewegung wie möglich im Alltag integriert werden und wie schafft man es, alte Menschen zu motivieren? Zumeist sind gemeinschaftliche Alltagsaktivitäten oder Bewegungsangebote attraktiver, wenn sie das »in Beziehung sein« einbeziehen. Ehrenamtliche in der stationären und ambulanten Altenhilfe haben hier einen besonderen Stellenwert. Oft sind sie Zuhörerinnen, Begleiterinnen oder die, die alte Menschen zur Bewegung motivieren. Im Rahmen von Projekten zur »Erhaltung und Förderung der Mobilität« ist man immer wieder erstaunt, wie viele Bewegungsangebote es im Quartier oder im Sozialraum gibt, die von Freiwilligen angeboten werden.

Die Inhalte dieses Kapitels sind auf alle Settings der Altenhilfe übertragbar. Insbesondere Pflegeheime bzw. Personen, die dort leben, können von solchen Angeboten profitieren, weil sie weiterhin die Anbindung an das bisherige Quartier erleben. Einrichtungen erhöhen damit ihre »Durchlässigkeit« von innen nach außen, aber auch von außen nach innen, wenn sie ehrenamtliche Angebote in den Blick nehmen. Personen, die in der Häuslichkeit leben, können durch den Einsatz von Ehrenamtlichen in der eigenen Häuslichkeit profitieren, aber auch an zentralen Bewegungsorten und an Veranstaltungen am Leben im Quartier teilhaben (z. B. an Betreuungsgruppen oder Spaziergängen).

In diesem Kapitel wird unter »Quartier« der Stadtteil oder die Umgebung verstanden, in der/dem die alten Menschen wohnen und die in der Regel per Fuß bewältigbar, d. h. »begehbar« sind. Es geht nicht um administrative Grenzen, sondern darum, alle Akteurinnen im Blick zu haben, die sich im Umfeld der pflegebedürftigen Menschen befinden und die an der Mobilität mitwirken können.

Im Folgenden wird aufgezeigt, welche Möglichkeiten bestehen, Ehrenamtliche in die Erhaltung und Förderung der Mobilität in stationären oder ambulanten Einrichtungen und Diensten einzubinden. Anschließend sollen einige Beispiele ehrenamtlicher Quartiersarbeit zum Thema Erhaltung und Förderung von Mobilität vorgestellt werden. Diese Beispiele sind Schlaglichter und sollen Mut machen, neue Ideen zu initiieren, denn Pflege und Betreuung geht alle an!

Generelles zum Ehrenamt im Zusammenhang mit Erhaltung und Förderung von Mobilität

Ehrenamtliches oder freiwilliges Engagement hat in den letzten Jahren stark zugenommen und ist immer stärker in den Fokus des gesellschaftlichen Interesses gerückt (Simonson et al. 2017). Im Deutschen Freiwilligensurvey wird dargelegt, dass zunehmend mehr Menschen sich freiwillig engagieren. In Deutschland waren 2014 rund 44 % der Bevölkerung in Deutschland (30,9 Millionen Menschen) freiwillig engagiert (Vogel et al. 2017). 14,8 % der Personen bringen sich mit ihrem Dienst bei hilfs- und pflegebedürftigen Menschen ein.

Alte Menschen werden zumeist von Frauen betreut, die selbst über 65 Jahre alt sind (Hagen & Simonson 2017). Freiwilliges Engagement ist vielfältig und kann dazu beitragen, dass Einrichtungen sich öffnen und als Teil der Kommune wahrgenommen werden, in der Bürger aktiv sind und Senioren auch weiterhin Kontakte pflegen können. Wenn man die einzelnen Bereiche des Engagements betrachtet, dann wird die stationäre und häusliche Altenhilfe vor allem in den folgenden Bereichen und mit den folgenden Tätigkeiten genannt (Vogel et al. 2017):

- Sport und Bewegung: Hier werden Tätigkeiten wie Koordinationsbewegungen, wandern und spazieren gehen angegeben.
- Gesundheit: Hier werden Tätigkeiten aufgeführt wie Spaziergänge, vorlesen, kochen oder auch Besuchsdienste.

Für die Kooperation mit Ehrenamtlichen scheint es von besonderer Bedeutung zu sein, dass diese eine Ansprechpartnerin haben. Die Wahrnehmung von Mitsprachemöglichkeiten wird dann häufiger als sehr gut oder eher gut gesehen, wenn in der jeweiligen Organisation jemand verantwortlich ist. Vermutlich sind die Ansprechpartnerinnen wichtig, »[...] weil sie eine direkte Vermittlerrolle zwischen den Interessen der Organisation und den Interessen der einzelnen Engagierten einnehmen.« (Simonson & Vogel 2017, S. 537)

Solidarität ist ein wichtiger Beweggrund, sich zu engagieren. Des Weiteren kann aber das Bedürfnis, die eigene Kreativität zu entwickeln, auch eine Triebfeder sein, sich freiwillig zu engagieren. Menschen, für die »Kreativität« wichtig ist, engagieren sich häufiger also solche, die keinen Wert darauf legen (Huxhold & Müller 2017). Für die Suche nach Ehrenamtlichen kann es daher sinnvoll sein, wenn man Gestaltungsmöglichkeiten stärker in den Blick rückt (Huxhold & Müller 2017). Es geht darum, diesem Personenkreis Gestaltungsspielräume zu eröffnen. Personen, für die der Wert »Sicherheit« bedeutsam ist, engagieren sich weniger häufig. Für diese Gruppe sind Hinweise angebracht, dass erworbene Fähigkeiten und Kenntnisse aus Beruf, Kindererziehung und aus der Organisation des Alltagslebens im freiwilligen Engagement auch gebraucht werden (Huxhold & Müller 2017). Folgende Hinweise zur Kooperation mit Ehrenamtlichen können daher hilfreich sein:

- Suchen Sie gezielt nach Ehrenamtlichen, und zwar unter Einbezug der Strategien »Kreativität und Sicherheit«. Bewerben Sie den Bereich »Erhaltung und Förderung der Mobilität« und ermöglichen Sie kleinteiliges und kreatives Engagement – also vom Spaziergang bis zu größeren Vorhaben wie Ausflügen, Wanderungen, intergenerativem Bewegungsparcours etc.
- Information und Beratung zum Thema »Erhaltung und Förderung der Mobilität«, insbesondere die Darstellung der positiven Wirkungen, kann bereits bei Start des Engagements sinnvoll sein. Das Vorhalten von Informationsmaterial ist sinnvoll. Für ältere Engagierte kann die positive Eigenwirkung von Bewegung auch ein Argument sein, sich zu engagieren.
- Werben Sie dafür, dass nur so viel Hilfestellung wie nötig von den Ehrenamtlichen erbracht wird. Ermutigen Sie Ehrenamtliche auch dazu, sich mit den Bewohnerinnen/Klientinnen zu bewegen, z. B. beim Abholen zu Veranstaltungen einen Spaziergang zu wagen oder Treppen zu steigen. Fragen Sie aktiv nach, ob es Vorbehalte oder Fragen gibt. Schulen und leiten Sie die Ehrenamtlichen an.
- Sensibilisieren Sie Ehrenamtliche, Impulse von Bewohnerinnen/Klientinnen wahrzunehmen, z. B. wenn die pflegebedürftigen Menschen sich zur Musik bewegen, mit ihnen einen Tanz zu wagen.
- Stellen Sie Anregungen zu Übungs- und Bewegungsangeboten mit Spaß bereit, wie z. B. in Form von Bewegungsecken mit konkreten Beschreibungen zu Bewegungsinterventionen (Kegeln, Dart spielen, MOTOmed® fahren, Wii™ etc.)
- Nutzen Sie Beobachtungen und die Einschätzung von Ehrenamtlichen bzgl. Mobilität. Fragen Sie nach, nehmen Sie Ideen und Vorschläge auf und an. Es müssen nicht immer große Vorhaben sein, oft sind

es Kleinigkeiten, die zu mehr Bewegung führen.
- Eine Anerkennungs- und Wertschätzungskultur ist wichtig. Gleichermaßen scheint das Gefühl, Teil einer Gemeinschaft zu sein, Ehrenamtliche an die Organisation zu binden.

Quartiere: vom Verständnis zu den konkreten Projekten

Es gibt mittlerweile sehr viel Literatur zu diesem Thema und letztlich geht es immer wieder um die Frage: Was ist eigentlich das Quartier und wie kann dieses abgegrenzt werden? Wie bereits in der Einleitung geschrieben, ist ein Quartier nicht starr begrenzt, sondern ein Raum, in dem sich die Bürgerinnen »daheim« fühlen und in dem ihr tägliches Leben stattfindet. Letztlich entscheiden sie selbst, in welchem Sozialraum sie sich bewegen und mit welchem Raum sie sich identifizieren. Das Landesbüro altengerechte Quartiere.NRW (o. J.) formuliert, dass auch bestimmte Straßenzüge ein Quartier formen und begrenzen können. Gleiches gilt für Grünflächen oder andere wahrnehmbare Grenzen und Barrieren.

> Ein Quartier
> - »hat keine fest definierte Größe, ist aber überschaubar (ein Dorf in der Stadt),
> - basiert auf räumlichen und kulturell-sozialen Gegebenheiten (u. a. lokale Identität, hohe Interaktionsdichte, informelle Aktivitäten bspw. in Vereinen),
> - zeichnet sich durch eine eigenständige städtebauliche, infrastrukturelle und soziale Vielfalt aus und
> - kann ebenso heterogen sein wie die Bewohnerschaft,
> - ist der Ort, den Menschen zum Leben und als ›Zuhause‹ wollen und brauchen.«
> (Landesbüro altengerechte Quartiere.NRW o. J., o. S.)

Die Idee von Quartierentwicklung fußt auf der Beteiligung von Bürgerinnen, und zwar von Beginn an, damit deren Ideen, Bedarfe und Wünsche erfragt und einbezogen werden können und somit nicht an den Bedürfnissen der Zielgruppe vorbeigehen. Bürgerinnen können beteiligt und ihre Kompetenzen genutzt werden.

Geplante Maßnahmen müssen auf Zielgruppen abgestimmt werden. Die Formulierung eines Konzepts, z. B. »Bewegt im Quartier«, ist hilfreich, damit schafft man Orientierung für den Prozess und es können Ziele und Zielgruppen genauer in den Blick genommen werden. Dabei ist beispielsweise zu klären, ob nur ältere Menschen im Fokus stehen oder eine weite Perspektive gewählt wird, die eine generationenübergreifende Idee von Mobilitätsförderung befördert (z. B. Bewegungspark für Jung und Alt).

Unerlässlich sind gute Kooperationen und Netzwerke, denn sie befördern eine gemeinsame Arbeit im Quartier. Insbesondere durch unterschiedliche Personen wird Vielfalt sichergestellt, indem verschiedene Perspektiven in Diskussionen sichtbar werden. Eine Begegnung auf Augenhöhe ist unerlässlich. Netzwerke sollten offen sein und bleiben, wenn neue Akteurinnen sich einbringen möchten. Für alle Maßnahmen bleibt die Empfehlung, dass sie sich aus dem Bedarf als Graswurzelbewegung aus dem Quartier selbst heraus entwickeln. Warum? Nur dann besteht eine gute Chance, dass diese Maßnahmen auch von den Bürgerinnen angenommen werden.

Quartiere – Anforderungen in Bezug auf die Erhaltung und Förderung der Mobilität

Wie bereits beschrieben, ist Alter von Abbauprozessen begleitet, die nicht schicksalshaft hingenommen werden müssen oder unveränderbar sind. Dennoch sind im Alter häufig Muskelabbau und eine Verschlechterung der Balance zu beobachten, die dazu führen, dass alte Menschen unsicher werden und sich weniger bewegen. Zumeist wird dadurch ein Teufelskreis von Immobilität, Muskelabbau und Erhöhung der Sturzgefahr in Gang gesetzt. Flankiert werden die Entwicklungen von Unsicherheiten, die sich z. B. durch eine Hör- oder Seheinschränkung ergeben. Die soziale Teilhabe wird durch diese Abbauprozesse eingeschränkt und dadurch die Lebensqualität vermindert.

Dennoch oder gerade wegen zunehmend wahrgenommenen Einschränkungen möchte der überwiegende Teil älterer Menschen in der eigenen, vertrauten Häuslichkeit wohnen bleiben, zumindest aber nach einem Einzug in eine stationäre Einrichtung noch Teil der Gemeinschaft sein. Brüchert und Quentin (2018) geben zu bedenken, dass die Bedürfnisse der Älteren auch zu neuen Anforderungen führen, die die Versorgung mit Waren und Dienstleistungen, aber auch die Gestaltung des öffentlichen Raums bis hin zum öffentlichen Verkehr betreffen. Hierfür sei eine Infrastruktur wichtig, die u. a. fußgänger- und radfahrfreundliche Straßen, Rastmöglichkeiten und sichere Straßenüberquerungen zur Verfügung stellt. Diese Voraussetzungen können eine aktive Fortbewegung und eine Vielzahl außerhäuslicher Aktivitäten ermöglichen und die gesellschaftliche Teilhabe alter und pflegebedürftiger Menschen unterstützen (Brüchert & Quentin 2018).

> In einer Studie von Oswald und Konopik in Frankfurt (2015) wurden Mobilitätstagebücher ausgewertet und es zeigte sich, dass die Teilnehmenden 54 % der außerhäuslichen Wege in ihrem Quartier zu Fuß unterwegs waren. Bei den 80- bis 89-Jährigen stieg dieser Anteil auf 58 % an. 37 % der beschriebenen Wege standen mit dem Einkaufen in Verbindung, 14 % mit der Gesundheit, 13 % mit sozialem Austausch und – last but not least – 7 % mit kulturellen Aktivitäten.
>
> Die Untersuchung zeigt, dass Quartiere tatsächlich so gestaltet werden müssen (auch für stationäre Einrichtungen), dass die alten Menschen für sie zentrale Orte fußläufig erreichen können. In der Studie zeigte sich gleichermaßen, dass alte Menschen eine tief empfundene Verbundenheit zu ihrem Quartier haben. Unter anderem war das Ausmaß der außerhäuslichen Aktivitäten, die erlebte soziale Zusammengehörigkeit sowie die stadtteilbezogene Identität bedeutsam für das Erleben von Wohlbefinden (Oswald & Konopik 2015).

Damit alte Menschen so lange wie möglich im Quartier leben können, bedarf es daher der Anstrengung aller – auch der Bürgerinnen und der Verantwortlichen in der Kommune. Warum? Es gilt, Pflege und Betreuung in die Mitte der Gesellschaft zu holen und nicht an Träger der stationären/ambulanten Altenhilfe zu delegieren.

Beispielhafte Projekte im Quartier – bunt und vielfältig!

Folgend werden Quartiersprojekte skizziert, die zum Nachahmen anregen sollen. Weitere Initiativen und Vereinsaktivitäten sind im Anhang hinterlegt (siehe Zusatzmaterial 24). Die Vielfalt der Akteurinnen kann Impulse geben, auf Gruppen zuzugehen, die man als Einrichtung oder Dienst ggf. noch nicht im Blick hatte.

Tab. 5.3: Auswahl beispielhafter Quartiersprojekte (eigene Zusammenstellung)

Name und Ort	Inhalte und weitere Informationen
Stadt Köln (o. J.) »Mehr Bewegung in jedem Alter – Rundgänge mit Tiefgang« (Broschüren)	Stadtteilrundgänge durch Köln, die dazu anregen, das eigene »Veedel« zu entdecken. Broschüren zeigen Sehenswürdigkeiten und Besonderheiten. Ziel: Körper und Geist in Bewegung zu bringen und Spaß und Freude an der täglichen Bewegung zu entwickeln. Hinweise zu Sitzgelegenheiten, Toiletten etc. sind benannt.
Seniorenwohnkonzept Rödental (o. J.) »Fit für den Alltag!«	Ziel: Trotz hohen Alters ein selbständiges Leben zuhause zu ermöglichen. Nach zehnwöchiger Übungsphase in der Häuslichkeit wird das Training in einer Gruppe weitergeführt (inkl. Fahrdienst). Ein Seniorenfitnessstudio wurde mit Sturzprophylaxe- und Sportgruppen sowie Galileo-Kursen eingerichtet. Ziel: Training des Gehens, Aufbau von Muskelkraft und Koordination.
ADFC & Bremer Heimstiftung (2017) »Begleitete Radtouren für Menschen mit beginnender Demenz«	Ein Angebot der Bremer Heimstiftung in Kooperation mit dem ADFC Landesverband Bremen: Es werden Radtouren für Betroffene und ihre Angehörigen angeboten.
Robert-Bosch-Krankenhaus (2013) »Schritt halten – aktiv älter werden in Reutlingen«	Ziel: Die sichere Bewegung älterer Menschen fördern und deren Sturzrisiko senken. 170 Bewegungsangebote, die für Seniorinnen geeignet sind, wie z. B. Tanzen, Yoga, Gymnastik, Wanderungen, spezielle Bewegungsgruppen, sind in Form einer Broschüre aufbereitet. Darüber hinaus wird ein Baukasten an unterschiedlichen Maßnahmen für Kommunen zur Verfügung gestellt.
Bundeszentrale für gesundheitliche Aufklärung (2021b) Datenbank »Gesund und aktiv älter werden«	In einer Projektdatenbank zur Gesundheitsförderung können unter dem jeweiligen Stichwort unterschiedliche Initiativen recherchiert werden. Beispielsweise: »Aktiv und mobil – mit Rollator« (Landesvereinigung für Gesundheitsförderung in Schleswig-Holstein e. V.): Sicherer Umgang mit dem Rollator auch zur Reduktion der Sturzgefahr.

Unabhängig vom Setting ist das Engagement groß, Menschen in Bewegung zu bringen und sie zu unterstützen. Auch Menschen mit Demenz und ihre Angehörigen können davon profitieren. Vor allem Sportvereine haben erkannt, dass der demographische Wandel ihre Zielgruppe verändert.

Der Expertenstandard zur Erhaltung und Förderung der Mobilität in der Pflege empfiehlt, dass Einrichtungen und Dienste um die Angebote im Quartier wissen sollten. Prüfen Sie daher das Angebot vor Ort und beraten Sie Klientinnen/Bewohnerinnen und ihre Angehörigen. Es kann Sinn machen, sich mit anderen Trägern auszutauschen, gemeinsam eine Übersicht zu erarbeiten oder die Kommune zu überzeugen, dass ein Wegweiser für Seniorinnen lohnend ist.

Vielleicht sind neue Angebote manchmal mit einem Wagnis verbunden. Wenn man z. B. von Kanufahrten mit Menschen mit Demenz oder vom »E-Bike mit drei Rädern fahren« in der Altenhilfe spricht, steht meistens das »Sicherheit-S« buchstäblich auf der Stirn geschrieben. Das ist auch wichtig, aber ein Leben ohne Risiko ist nicht möglich. Daher an dieser Stelle: Probieren Sie aus und wagen Sie Neues.

To-dos – Empfehlungen für den Alltag

Es gibt unterschiedliche Intentionen und Beweggründe, im Quartier tätig zu werden. Im Rahmen des Nationalen Aktionsplans IN FORM – Deutschlands Initiative für gesunde Ernährung und mehr Bewegung – hat das Bundesministerium für Gesundheit (BMG) bundesweit Zentren für Bewegungsförderung eingerichtet. In einer Broschüre wird darauf verwiesen, dass die Motivation und Bedeutung von Bewegung für die einzelnen Personen sehr unterschiedlich seien: »Vor diesem Hintergrund stellt sich Bewegungsförderung als ein Querschnittthema und eine übergreifende Aufgabe unterschiedlicher gesellschaftlicher Akteurinnen sowie Einrichtungen und Institutionen dar. Um Bewegungsförderung auf kommunaler Ebene bzw. im Stadtteil umzusetzen, sollten deshalb möglichst viele relevante Personen und Organisationen mit ins Boot geholt werden« (Beer et al. 2011, S. 17).

- Bewegungsangebote im Quartier zu entwickeln ist keine Einzelveranstaltung. Überlegen Sie, welche Akteurinnen ins Boot geholt werden müssen und welches Ziel Sie im Hinblick auf Bewohnerinnen/Klientinnen, aber auch die Bürgerinnen, verfolgen. Sorgen Sie für Vielfalt und beziehen Sie unterschiedliche Perspektiven mit ein.
- (Auch) Bürgerinnen müssen sich mit ihren Zielen und Bedürfnissen in den Zielen und Projekten wiederfinden und deren Bedarf und Bedürfnisse müssen berücksichtigt werden. Nutzen Sie die Ideen anderer (siehe Zusatzmaterial 24).
- Machen Sie sich stark, dass ein Projekt ggf. durch eine »neutrale« (organisationsunabhängige) Person gesteuert wird. Berichten Sie in der Öffentlichkeit über Zwischenschritte, machen Sie das Thema präsent in den Köpfen der Bevölkerung.
- Bilden Sie Netzwerke mit anderen Anbietern, um auf das Thema »Mobilität« im Alter aufmerksam zu machen, damit dieses auf die Agenda örtlicher Gremien kommt (z. B. Stadtrat).
- Wenn Sie sich als Einrichtung oder Dienst mit dem Thema Bewegungsförderung auseinandersetzen, prüfen Sie, was es bereits an Angeboten im Quartier gibt, die für Bewohnerinnen/Klientinnen geeignet sind. Oft gibt es Angebote, die nicht nutzerfreundlich aufbereitet sind. Sorgen Sie bei den Verantwortlichen (Kommune, Stadt etc.) dafür, dass diese Angebote für die Bürgerinnen aufbereitet und zugänglich gemacht werden.

Resümee

Ehrenamtliche sind eine wichtige Ressource, um gemeinsam die Aufgaben von Pflege und Betreuung in den nächsten Jahren und Jahrzehnten zu gestalten. Im Abschnitt »Betreuung mal anders« wurden Handlungsempfehlungen für stationäre und ambulante Einrichtungen formuliert (▶ Teil 5, Kap. K). Für die Querschnittsaufgabe der Erhaltung und Förderung der Mobilität können Ehrenamtliche dazu beitragen, dass Menschen so lange wie möglich zuhause leben bleiben können oder im Heim eine partielle Autonomie erfahren. Wenn Angebote außerhalb der Einrichtung wahrgenommen werden, werden Einrichtungen in beide Richtungen durchlässiger und die Verbindung zum bisherigen Quartier mit seinen sozialen Bezügen bleibt für die Bewohnerinnen bestehen. In der Häuslichkeit ermöglichen Angebote zur Bewegung eine außerhäusliche Aktivität, die neben den Trainingseffekten auch die Gemeinschaft sowie die soziale Teilhabe stärken. Projekte im Quartier zu entwickeln, bedarf einer längeren Übernahme von Verantwortung, um Kontinuität in den Netzwerken sicherzustellen. Ehrenamt und Quartiersentwicklung sind in jedem Fall lohnend.

> **Weiterführende Links**
>
> Zur Quartiersentwicklung gibt es hilfreiche Seiten, exemplarisch zwei Webseiten:
> Landesbüro altengerechte Quartiere.NRW (o.J.) Quartier gestalten (https://www.aq-nrw.de/quartier-gestalten/, Zugriff am: 01.12.2021)
> Statistisches Landesamt Baden-Württemberg (o.J.) QUARTIER 2030. Gemeinsam. Gestalten. Startseite (https://www.aq-nrw.de/quartier-gestalten/, Zugriff am: 01.12.2021)

M Nach dem Training zum Gehirnjogging – multimodale Programme: nur trendy oder wirken sie auf die Mobilität?

Laura Ruby, Roya Babaie Masoum, Graciela Sosa-Köttermann, Silvia Wydra und Petra Reiber

Hinführung

Konzepte zur Bewegungsförderung können den Risiken und Folgen eingeschränkter Mobilität entgegenwirken. So fordert der Expertenstandard zur Erhaltung und Förderung der Mobilität in der Pflege Maßnahmen wie z. B. Kraft-, Ausdauer- und Gleichgewichtstraining (DNQP 2020). Eine Weiterentwicklung stellen Konzepte dar, die verschiedene Einzelmaßnahmen kombinieren. Diese werden als multimodale und multikomponente Interventionen bezeichnet und könnten einen zentralen Beitrag zur individuellen Gesundheitsförderung darstellen.

In diesem Kapitel wird ein Überblick zum aktuellen Stand der Forschung in Bezug auf die Wirksamkeit multimodaler und multikomponenter Interventionen zur Förderung der Mobilität und Beweglichkeit bei älteren Menschen ab 65 Jahren vorgestellt. Es wird dabei sowohl das Setting der stationären Langzeitpflege als auch der Tagespflege und der Häuslichkeit betrachtet.

Multimodale und multikomponente Interventionen

> *Multimodale und multikomponente Interventionen* zur Bewegungsförderung bezeichnen Interventionen, in denen verschiedene Übungen und Ansätze so kombiniert und koordiniert werden, dass damit Mobilität und Bewegungsfähigkeit erhalten und gefördert werden. Sie kombinieren beispielsweise körperliches Training, Ernährungsumstellung und kognitives Training (Thiel et al. 2019). Diese Maßnahmen können durch ihre kombinierte Wirkung die Bewegung fördern und somit einen Beitrag zur individuellen Gesundheitsförderung beitragen. Multimodale Interventionen können auch in Zusammenarbeit verschiedener Berufsgruppen erbracht werden (Arnold 2014).

Im Zusammenhang mit pflegerischen Interventionen ist darunter die Kombination unterschiedlicher pflegerischer Ansätze zu verstehen. Die Kombination dient dem Zweck, ein besseres Ergebnis zu erzielen, als einzelne

Ansätze dies allein leisten können. Multimodale Pflegeansätze sind gekennzeichnet durch ein übergeordnetes Konzept, enge Vernetzung der einzelnen Behandlungsbausteine und Beteiligten. Sie weisen häufig eine hohe Behandlungsintensität auf (Nagel et al. 2012).

Multimodal – was »bringt es« wirklich?

Die aktuelle Studienlage zur Thematik wurde anhand einer Literaturrecherche analysiert, die gemäß der in nachfolgender Tabelle dargestellten Suchkriterien erfolgte.

Tab. 5.4: Ein- und Ausschlusskriterien (eigene Zusammenstellung)

Einschlusskriterien	Ausschlusskriterien
• Alter: > 65 Jahre • Setting: stationäre Langzeitpflege, Häuslichkeit • Zeitraum: Publikationen ab 2010 • Art der Artikel: Reviews, Metaanalysen, RCTs, qualitative Studien	• Alter: < 65 Jahre • Setting: Krankenhaus, Hospitalisierung • Ausgeprägte Demenz oder kognitive Einschränkungen, Delir • Ausschließlich kognitives Training • Volltext nicht vorhanden, nur Studienprotokolle

Im Fokus standen Studien, die Wirkungen multimodaler und multikomponenter Bewegungsförderungsprogramme untersuchten. Die Auswahl der relevanten Studien erfolgte anhand der dargestellten Ein- und Ausschlusskriterien und danach, ob relevante Outcomes untersucht wurden. Die ausgewählten Studien wurden einer qualitativen Analyse unterzogen (Studiendesign, Stichprobenzahl, Outcomes etc.). Die analysierten Studien sind zusammengefasst in einer Tabelle dargestellt, die im Anhang eingesehen werden kann (siehe Zusatzmaterial 25). Die Erkenntnisse zur Wirksamkeit werden im Folgenden nach verschiedenen Wirkungen gegliedert dargestellt.

Ergebnisse

- *Muskelmasse und Muskelkraft*
  Multimodale Programme, die Elemente zum Kraftaufbau enthalten, erzielen eine *Zunahme der Muskelmasse* (Boauziz et al. 2016; Vásquez-Morales et al. 2013). Mehrere Studien weisen signifikante *Verbesserungen der Muskelkraft* durch multimodale Interventionen nach (u. a. Ansai Hotta et al. 2016; Freiberger et al. 2012). Bei diesen Studien wurden entweder motorische mit kognitiven Übungen kombiniert oder der Fokus lag auf der Motorik, dann wurden Übungen zu Kraft, Ausdauer und Balance kombiniert. Effekte wurden vor allem in Bezug auf die Handkraft und die Armbeugungsstärke nachgewiesen (u. a. Illig & Pfeffer 2010; Romão Preto et al. 2016). Nur wenige Studien konnten keine Effekte nachweisen (Hermes 2018; Russ et al. 2020).
- *Bewegungsfähigkeiten*
  Es konnte eine *Verbesserung der Bewegungsfähigkeiten* oder zumindest eine *langsamere Verschlechterung* gegenüber einer Kontrollgruppe nachgewiesen werden. Die Beweglichkeit wurde meist anhand des Timed-up-and-go-Tests (TUG) gemessen. Dieser Test ermittelt die Fähigkeit des Aufstehens und Gehens auf Zeit: Es wird erhoben, wie lange eine Person braucht, um von einem Stuhl aufzustehen, drei Meter zu gehen und sich anschließend wieder hinzusetzen. Dabei zeigten sich in verschiedenen Settings Verbesserungen (u. a. Freiberger et al. 2012; Gudlaugsson et. al. 2012). Die Kontrollgruppen zeigten dabei eine gleichbleibende oder schlechtere Leistung (Hermes

2018; Yamada et al. 2013). Die Interventionen sollten jedoch langfristig angelegt sein, damit Verbesserungen erhalten bleiben (Eckardt 2013).

- *Balance*
Die *positive Wirkung auf die Balance* ist nachgewiesen, schnell zu erreichen und kann auch langfristig erhalten werden. Balance als Zielgröße wurde meistens durch Messung des Einbeinstands (Stehen auf einem Bein) und mit dem Rombergtest (Schwank- oder Fallneigung mit geschlossenen oder offenen Augen) erfasst. In mehreren Studien zeigen sich durch die Interventionen positive Effekte auf die Gleichgewichtsfähigkeit (Ansai Hotta et al. 2016; Barbosa Rezende et al. 2015; Freiberger et al. 2012). Bei Eckard (2013) wird der Effekt dadurch deutlich, dass sich die Balance in der Kontrollgruppe signifikant verschlechtert, während diese in der Interventionsgruppe gleichbleibt.

- *Gehfähigkeit*
Eine *Verbesserung der Gehfähigkeit* kann vor allem bei ohnehin »fitten« älteren Menschen nachgewiesen werden, sie betrifft vor allem bestimmte Aspekte von Gehfähigkeit, z. B. Schrittgenauigkeit (u. a. Freiberger et. al 2012 und Barbosa Rezende et al. 2015) und Gehgeschwindigkeit (Yamada et al. 2013; Hermes 2018). Bei Hermes (2018) besteht hinsichtlich forcierter Gehgeschwindigkeit ein nachweisbarer Unterschied zwischen Interventions- und Kontrollgruppe, jedoch nicht hinsichtlich »normaler« Gehgeschwindigkeit. Eine Studie (Yamada et al. 2013) konnte darüber hinaus eine Verbesserung der Schrittgenauigkeit und Abnahme der Fehlerrate bei einem speziellen Multitarget-Stepping-Test nachweisen, bei dem bestimmte Schrittfolgen gefordert waren. Zwei Studien berichten keinen relevanten Effekt auf die Gehgeschwindigkeit (Fairhall et al. 2012; Crocker et al. 2013), eine Studie nur minimale Verbesserungen bei Menschen, die ohne personelle Hilfe und Hilfsmittel gehen können (Russ et al. 2020).

- *Dehnfähigkeit und Gelenkbeweglichkeit*
Der *positive Einfluss* von multimodalen Interventionen *auf die Dehnfähigkeit und Gelenkbeweglichkeit* konnte für verschiedene Körperbereiche in zahlreichen Studien belegt werden (u. a. Gudlaugsson et al. 2012; Illig & Pfeffer 2010). Gemessen wurde dies am häufigsten mit dem Chair-Sit-and-Reach-Test, bei dem versucht wird, beim Sitzen auf einem Stuhl mit den Händen die Fußspitzen zu erreichen. Bouaziz et al. (2016) berichten hier von einer Verbesserung zwischen 12 % und 89 %. Es wurden signifikante Verbesserungen der Armbeweglichkeit (Hermes 2018) und der funktionellen Beweglichkeit (Yamada at al. 2013) nachgewiesen.

- *Ausdauer*
Auch die *Ausdauer verbessert sich* nachweislich durch multimodale Programme, *teilweise jedoch nur geringfügig*. Ausdauer wird anhand der Übungskapazität (Anzahl der Wiederholungen), dem 6-Minuten-Gehtest (»Wie weit kommt man in sechs Minuten?«) und durch Treppensteigen erfasst. Mehrere Studien weisen hierfür messbare Verbesserungen mit meist eher geringen Effekten durch multimodale Interventionen nach (Illig & Pfeffer 2010; Gudlaugsson et al. 2012; Bouaziz et al. 2016). Beim Treppensteigen konnte Hermes (2018) eine signifikante Verbesserung bei der Gruppe nachweisen, die an körperlichen Übungen – eingebettet in eine Geschichte und gegenseitigem Austausch – teilnahm, während die Kontrollgruppe unverändert blieb. Einschränkend ist dabei anzumerken, dass Treppensteigen keine valide und reliable Messmethode für die Zielgröße Ausdauer darstellt.

- *Sturzhäufigkeit, Sturzfolgen und Sturzangst*
Ältere Menschen, die an multimodalen Programmen teilnehmen, *stürzen seltener*, *tragen seltener Verletzungsfolgen von Stürzen davon und haben nachweislich weniger Angst*

vor einem Sturz. Die Reduzierung von Frakturen durch Stürze kann jedoch nicht zweifelsfrei belegt werden, die Studienlage hierzu ist heterogen. Mehrere Studien, darunter auch RCT-Studien und Reviews, zeigen positive Wirkungen in Bezug auf die Sturzhäufigkeit bzw. die Stolperhäufigkeit und Sturzangst (u. a. Ansai Hotta et al. 2016; Nguyen & Kruse 2012). Bei der RCT-Studie von Yamada et al. (2013) zeigte die Interventionsgruppe in der Folgeerhebung eine geringere Sturzhäufigkeit (12 % gegenüber 33 % in der Kontrollgruppe), auch die Sturzfrakturen waren hier reduziert (3 % gegenüber 11 %).

Die Reduzierung von Sturzangst konnte in drei Studien nachgewiesen werden (Eckardt 2013; Freiberger et al. 2012; Yamada et al. 2013), bei Yamada et al. war der Rückgang mit 59 % auf 37 % sehr deutlich. Eckardt (2013) untersuchte auch die Stolperhäufigkeit – diese konnte zwar bei der Interventionsgruppe nicht reduziert werden, die Kontrollgruppe zeigte im selben Zeitraum aber eine signifikante Zunahme der Stolperhäufigkeit. Daraus kann geschlossen werden, dass die Intervention zumindest einer Zunahme der Stolperhäufigkeit entgegenwirkt.

Nicht alle Studien weisen jedoch ausschließlich positive Effekte in Bezug auf Stürze nach (Eckardt 2013), bei einer Studie ist die Rate der Sturzfrakturen in der Interventionsgruppe signifikant höher als in der Kontrollgruppe (Kiel et al. 2020) – dieses Ergebnis widerspricht jedoch den Erkenntnissen aus vielen anderen Studien und kann evtl. auf die höheren Risikofaktoren in der Interventionsgruppe zurückzuführen sein.

- *kognitive Fähigkeiten und Sozialverhalten*

Eine *positive Wirkung* kann vor *allem für ältere Menschen mit leichten kognitiven Einschränkungen* belegt werden: Wiemeyer (2016) berichtet im Rahmen eines Reviews bei fünf von zehn Studien einen positiven Effekt, Bouaziz et al. (2016) ebenfalls bei vier Studien einen signifikanten Effekt in Bezug auf die Kognition. Nguyen & Kruse (2012) und Borges Machada et al. (2019) zeigen leichte Verbesserungen der kognitiven Funktionen auf. Keine statistisch signifikanten Veränderungen hingegen konnten bei einem motorisch-kognitiven Sportprogramm (Illig & Pfeffer 2010) und kombinierten Kraft-Gleichgewichts-Programmen (Russ et al. 2020) in Bezug auf Merkfähigkeit, Worteinfall, Formerfassung etc. festgestellt werden.

Bei der Studie von Straubmeier et al. (2017) zeigte die Intervention mit dem multimodalen Programm MAKS® (Motorisch, Alltagspraktisch, Kognitiv, Sozial) eine Stabilisierung der kognitiven Fähigkeiten gemessen anhand des MMSE (Mini Mental State Examination) im Vergleich zu einer Abnahme in der Kontrollgruppe. Außerdem zeigte sich in der Studie, dass weniger neuropsychiatrische Symptome und ein *günstigeres Sozialverhalten* auftraten. Dies bestätigt auch das Review von Russ et al. (2020), welches weniger Verhaltensauffälligkeiten wie z. B. Apathie und Agitation durch das HIFE-Programm belegte.

- *Lebensqualität*

Die Wirkung multimodaler Interventionen auf die Lebensqualität ist schwer zu fassen: Es deuten sich *positive Wirkungen* an, können aber meist *nicht sicher nachgewiesen werden*; Ursachen sind nicht eindeutig zu belegen und es werden auch negative Auswirkungen berichtet. Zwei Studien berichten über eine minimale Verbesserung (Borges Machado et. al. 2019; Gudlaugsson 2012). Bouaziz et al. (2016) berichten über drei Studien, die eine signifikante Verbesserung in Zusammenhang mit multimodalen Interventionen zeigen. In der Studie von Sondell et. al. (2018) zum HIFE-Programm zeigten sich *negative Auswirkungen* auf den Allgemeinzustand, wie etwa vermehrte Müdigkeit, Kopfschmerzen, Übelkeit und das

Auftreten von Angst, Unruhe und Wut, was auch Auswirkungen auf die Lebensqualität haben könnte. Das Review von Russ et al. (2020) zum HIFE-Programm konnte jedoch keinen (negativen) Effekt auf die Lebensqualität feststellen. Es muss also darauf geachtet werden, dass das Programm an die Bedürfnisse der Bewohnerinnen/Klientinnen angepasst ist, um eine nachteilige Wirkung zu vermeiden. Zur Lebensqualität können indirekt auch weitere Faktoren hinzugezählt werden – hierzu kann die Verbesserung der Schlafqualität und Reduktion von Schlafbeschwerden (Nguyen & Kruse 2012), die Reduktion von Erschöpfung und Müdigkeit (Cameron et al. 2013), aber auch die Zunahme außerhäuslicher Aktivitäten (Fairhall et. al. 2012) gezählt werden, die im Zusammenhang mit den Interventionen berichtet werden.

- *Weitere Wirkungen*
Multimodale Interventionen zeigen ebenfalls *Effekte in Bezug auf Selbständigkeit in den ADLs* (Aktivitäten des täglichen Lebens) – entweder eine signifikante Verbesserung der Fähigkeiten (u. a. Russ et al. 2020; Straubmeier et al. 2017) oder eine Verschlechterung des Barthel-Index (Bewertungsverfahren der alltäglichen Fähigkeiten) der Kontrollgruppe, während die Interventionsgruppe unverändert bleibt (Hermes 2018). Teilweise haben die Interventionen aber keinen langfristigen Effekt (Russ et al. 2020).
Die Kohortenstudie von Kiel et al. (2020) untersuchte zudem die *Pflegegradentwicklung*. Diese war in der Interventionsgruppe *geringfügig günstiger*, der Unterschied war jedoch *statistisch nicht signifikant*. In Bezug auf Pflegeheim- und Krankenhauseinweisungen konnten in einer Kohortenstudie keine signifikanten Unterschiede zwischen Interventions- und Kontrollgruppe nachgewiesen werden. Dasselbe gilt für die Mortalität: Auch hier konnte kein statistisch signifikanter Unterschied festgestellt werden (Kiel et al. 2020)

To-dos – Empfehlungen für den Alltag

- Bei der Umsetzung von multimodalen Bewegungskonzepten muss darauf geachtet werden, dass das Programm auf die Zielgruppe zugeschnitten ist, aber gleichzeitig auch eine gewisse Individualität möglich ist, um Überforderungen zu vermeiden. Insbesondere Menschen mit Demenz oder Personen mit starken Bewegungseinschränkungen sollten berücksichtigt werden.
- Für den (teil-)stationären Bereich der Pflege kann mittels einer Datenbank beim Zentrum für Qualität in der Pflege eine Übersicht »Bewegungsförderung« eingesehen werden.[9] Jeweils spezifische multimodale Interventionen können bezogen auf die Kompetenzen der Personen ausgewählt werden. Diese Interventionen werden inhaltlich beschrieben und organisatorische Rahmenbedingungen vorgestellt. Studien sind hinterlegt, die die Wirksamkeit der Intervention darlegen.
- Binden Sie multimodale Programme in ihr Konzept zur Erhaltung und Förderung der Mobilität mit ein und überlegen Sie, welche Ziele damit erreicht werden sollen. Überprüfen Sie aber regelmäßig die Wirkung multimodaler Interventionen auch im Hinblick darauf, ob diese zur Bewegung anregt.

Resümee

50 % der analysierten Studien wurden in den letzten fünf Jahren veröffentlicht – dies macht

---

9 Zentrum für Qualität in der Pflege (2021) Arbeitsmaterial zur Bewegungsförderung. Interventionen für die stationäre Pflege (https://www.zqp.de/wp-content/uploads/ZQP_Arbeitsmaterial_Bewegungsfoerderung.pdf, Zugriff am: 01.12.2021)

deutlich, dass es sich um ein aktuelles und relevantes Thema handelt. Es zeigt sich, dass multimodale Interventionen eher positive Effekte haben. Vor allem im körperlichen Bereich kann in vielen Studien eine Verbesserung nachgewiesen werden, insbesondere im Bereich Muskelkraft, Ausdauer und Balance. Auch die Beweglichkeit, die Flexibilität und Gehfähigkeit wurden verbessert und es gab insgesamt eine Reduktion der Sturzhäufigkeit. Dies belegt, dass multimodale Interventionen einen Beitrag zur Mobilitäts- und Bewegungsförderung leisten. Auf Kognition und Lebensqualität haben die Interventionen meistens nur minimale Effekte. Verschlechterungen zeigten sich nur in zwei Studien (Sondell et. al. 2018 Lebensqualität und Herz-Kreislaufsystem bei HIFE-Programm und Sturzhäufigkeit bei Kiel et al. 2020). Die Ergebnisse sind jedoch nicht konsistent mit der Fachliteratur und deuten auf Fehler u. a. bei der Randomisierung hin.

Es gibt es eine große Spannbreite an multimodalen Interventionen. Die Studien untersuchten verschiedene Programme und Konzepte zur Bewegungsförderung, die zwar alle aus verschiedenen Komponenten bestehen, sich aber nicht direkt miteinander vergleichen lassen. Auch die Outcomes wurden mit unterschiedlichen Methoden gemessen. Die Veränderungen, die multimodale Interventionen hervorrufen können, werden mit der Zeit deutlicher sichtbar. Längerfristige Untersuchungen der Wirkungen wurden überwiegend nicht durchgeführt. Mit diesen hätte analysiert werden können, wie lange die erzielten Verbesserungen erhalten bleiben und sich im Gegensatz dazu in der Kontrollgruppe reduziert haben. Mittelfristige und langfristige Effekte konnten daher also nicht genau untersucht werden.

Zusammenfassend lässt sich sagen, dass multimodale Interventionen vielfältige positive Effekte haben und zur Bewegungsförderung beitragen. Die stärkste Evidenz besteht dabei für positive Effekte für Beweglichkeit, Muskelkraft und Balance. Für Sturzereignisse deutet sich eine positive Tendenz an. Daher kann es sich lohnen, solche multimodalen Bewegungskonzepte allgemein flächendeckend für ältere Menschen und speziell Menschen in stationärer, teilstationärer und ambulanter Pflege anzubieten. Durch die Umsetzung und Implementierung von Bewegungskonzepten kann die Pflegequalität gesteigert werden. Darüber hinaus können multimodale Interventionen die Sturzhäufigkeit und insbesondere -folgen reduzieren. Im Hinblick auf weitere Forschung und Studien wäre es wichtig, dass vermehrt Langzeitstudien und nachträgliche Evaluationen durchgeführt werden, um langfristige Effekte untersuchen zu können.

N   Keinen Hunger oder Mangelernährung – was hat das mit Bewegung zu tun?

Fabian Graeb

Hinführung

Ernährung und Bewegung sind zwei Seiten derselben Medaille, sie hängen unmittelbar zusammen, im positiven wie negativen Sinn. Eine gute, ausgewogene und ausreichende Ernährung ist eine Grundvoraussetzung für den Erhalt von Kraft, Ausdauer und damit Bewegungsfähigkeit. Umgekehrt führt eine verringerte Nahrungsaufnahme zu einer Mangelernährung, die mit körperlicher Schwäche sowie dem Abbau von Muskelmasse einhergeht und damit zu einer sich verschlechternden Mobilität führt.

Ähnlich wie Einschränkungen der Mobilität sind auch der Verlust von Appetit und Gewicht direkte oder indirekte Folgen von Krankheit und fortschreitendem Altern. Zum einen treten im höheren Alter vermehrt Probleme auf, die diese Einschränkungen begünstigen, wie etwa Probleme mit dem Kauen und Schlucken, chronische Entzündungen oder Schwierigkeiten Nahrungsmittel einzukaufen und zuzubereiten (Volkert et al. 2019a).

Zum anderen ist ein schleichender Verlust von Körpergewicht und -masse als ein Teil des natürlichen Alterungsprozesses zu betrachten. Davon prinzipiell verhinderbare oder umkehrbare pathologische Prozesse abzugrenzen, ist erfahrungsgemäß nicht immer einfach. Auch ist das Thema fachlich nicht immer leicht greifbar und lässt sich prinzipiell über viele verschiedene Instrumente diagnostizieren (siehe folgender Kasten). Wichtigste Kennzeichen eines Mangelernährungsrisikos sind ein verringerter Appetit, eine reduzierte Essmenge und/oder ein erhöhter Nährstoffbedarf (Volkert et al. 2019a). Die Ursachen hierfür können sehr unterschiedlich sein, münden aber schließlich in einem ungewollten Gewichtsverlust und/oder einem erheblich verringerten Body Mass Index (BMI). Obwohl es sich beim Essen um ein menschliches Grundbedürfnis handelt und in vielen Einrichtungen der Expertenstandard »Ernährungsmanagement zur Sicherung der oralen Ernährung in der Pflege« (DNQP 2017) eingeführt wurde, findet das Thema oftmals zu wenig Beachtung. So werden beispielsweise in der Langzeitpflege nur 10,5 % der Personen als mangelernährt erkannt, obwohl alleine schon 23,4 % einen auffällig niedrigen BMI aufweisen (Volkert et al. 2020).

Eine weitere Gemeinsamkeit der Bereiche Bewegung und Ernährung ist, dass sie eindeutig in das pflegerische Aufgabengebiet fallen. Es handelt sich um alltägliche und grundlegende Tätigkeiten und sie wirken vielleicht gerade deshalb etwas banal. Zu Hintergründen und Ursachen von Mobilitätseinschränkungen und Mangelernährung liegen eigentlich viele Forschungsergebnisse vor sowie jeweils ein pflegerischer Expertenstandard. Dass es beim Anwenden dieses Wissens im Alltag zu erheblichen Problemen kommt, hat verschiedene Ursachen. So ist es im pflegerischen Alltag grundsätzlich herausfordernd, den individuellen Bedürfnissen der pflegebedürftigen Menschen gerecht zu werden. Nachfolgend soll daher zum einen die Wichtigkeit eines guten Ernährungsmanagements hervorgehoben werden. Außerdem werden die Zusammenhänge von Mobilitätserhalt und Ernährung erläutert sowie Tipps bei der Umsetzung von Empfehlungen im Alltag vorgestellt.

Aktuell gibt es keine weltweit anerkannte Definition für Mangelernährung. Allerdings formulierten erst kürzlich mehrere internationale Fachgesellschaften eine einheitliche Definition. Diese werden als GLIM-Kriterien bezeichnet (Global Leadership Initiative on Malnutrition):

- Zunächst gilt es, gefährdete Personen mithilfe eines validen Screening-Instrumentes zu identifizieren. Hierfür können beispielsweise der MNA (Mini Nutritional Assessment), NRS 2002 (Nutritional Risk Screening), MUST (Malnutrition Universal Screening Tool) oder SGA (Subjective Global Assessment) verwendet werden. In der Langzeitpflege ist der PEMU (Pflegerische Erfassung von Mangelernährung und deren Ursachen in der stationären Altenpflege) sehr weit verbreitet.
- Ist das Screening positiv, es liegt ein Mangelernährungsrisiko vor, soll in einem zweiten Schritt eine manifeste Mangelernährung identifiziert werden.

> - Eine manifeste Mangelernährung besteht dann, wenn mindestens ein phänologisches und ein ätiologisches Kriterium erfüllt wird:
>   - *Phänologische Kriterien:* ungewollter Gewichtsverlust ($< 5\,\%/6$ Monate, $> 10\,\%$ in unbestimmtem Zeitraum), niedriger BMI ($< 20\,\text{kg/m}^2$, wenn jünger 70 Jahre, $< 22\,\text{kg/m}^2$ ab 70 Jahre), reduzierte Muskelmasse
>   - *Ätiologische Kriterien:* verringerte Essmenge/Resorption ($\leq 50\,\%$ des Bedarfs/eine Woche oder allgemein reduziert/zwei Wochen oder chronische GI-Erkrankung), Inflammation (wegen Trauma, akuter oder chronischer Erkrankung)
>
> (Jensen et al. 2019)

Mangelernährung und Mobilität

In verschiedenen Studien konnte ein Zusammenhang zwischen eingeschränkter Bewegungsfähigkeit und der Entwicklung einer Mangelernährung aufgezeigt werden. So ergab etwa eine Studie, dass sich das Risiko für eine Mangelernährung bei zuhause lebenden Seniorinnen erhöht, wenn diese u. a. Probleme beim Laufen und Treppen steigen hatten (Streicher et al. 2018). Warum dies so ist, lässt sich leicht nachvollziehen. Ist die Bewegungsfähigkeit eingeschränkt, wird das Besorgen von Lebensmitteln, aber auch die Zubereitung einer Mahlzeit erschwert.

Es ist aber nicht nur die Gehfähigkeit beeinträchtigt, sondern auch die Fähigkeit zu kleineren Alltagsbewegungen. Diese sind notwendig, um beispielsweise das Essen zum Mund zu führen. Viele alterstypische Erscheinungen und Erkrankungen können Bewegungseinschränkung herbeiführen, die zu solchen praktischen Problemen bei der Nahrungsaufnahme führen (Pirlich & Norman 2011). In der Folge kommt es zu einer unzureichenden Zufuhr an Nährstoffen und daraus resultierend zu einem Gewichtsverlust. Dabei verlieren die Betroffenen aber nicht nur Fettreserven, sondern auch Muskelmasse, welche wiederum einen weiteren Abbau an allgemein körperlicher Belastbarkeit, Kraft und Ausdauer begünstigt und das Sturzrisiko erhöht.

In einer Studie in Pflegeeinrichtungen konnte festgestellt werden, dass Bewohnerinnen, die mehr als 50 % des Tages im Bett verbringen, bedeutend weniger essen und trinken (Bates-Jensen et al. 2004). In einer niederländischen Erhebung mit älteren Personen war ein verminderter Appetit mit abnehmender Muskelkraft, Mobilität und Belastungsfähigkeit verknüpft (van Dronkelaar et al. 2019).

Tatsächlich haben Muskeln aber nicht nur die Funktion Bewegung zu ermöglichen, sondern sind außerdem ein wichtiger Bestandteil des Metabolismus. Sie sind eine Art Notfallspeicher für schwierige Zeiten, etwa bei schweren Erkrankungen. Bei Bedarf können die im Muskel gespeicherten Proteine abgebaut und als Energielieferant oder als Bausteine für das Immunsystem und die Reparatur von Zellen zur Verfügung gestellt werden. Der Abbau von Muskelzellen kann dann aber Entzündungsreaktionen (Inflammationen) auslösen oder verstärken. Dies tritt vor allem bei schweren Erkrankungen mit einem ausgeprägten Verlust an Muskelmasse auf (Deutz et al. 2019). Diese Inflammationen führen zu einer weiteren Schwächung der Muskelkraft, einem weiteren Abbau an Muskelgewebe und damit zu einem deutlichen Rückgang der Selbstständigkeit bei den Aktivitäten des täglichen Lebens (Liu et al. 2019).

Aber auch ohne Akuterkrankung kann es bei älteren Menschen allein schon durch körperliche Schonung zu einem schnellen Abbau an Muskelmasse kommen. Grundsätzlich ist es physiologisch normal, dass Muskeln abgebaut werden, sobald diese nicht mehr belastet werden. Allerdings zeigte sich in einem Experiment, dass eine Gruppe älterer, gesunder Menschen innerhalb von zehn Tagen Bettruhe so viel Muskelmasse verliert wie Jüngere in einem Zeitraum von 28 Tagen (Kortebein et al. 2007). Das heißt Senioren bauen schneller Muskulatur ab und haben dann wiederum erhebliche Schwierigkeiten, diese wieder aufzubauen. Dies hängt u. a. mit dem altersbedingt veränderten Hormonspiegel zusammen (Chen et al. 2011).

Prävention und Therapie

So ist es nicht verwunderlich, dass von ernährungswissenschaftlicher Seite eine stärkere Berücksichtigung der Muskulatur und deren Veränderungen bei der Betrachtung des Ernährungszustands gefordert wird (Deutz et al. 2019). Es ist daher unerlässlich, bei auffälligen Personen den Muskelstatus zu bestimmen und grundsätzlich darauf zu achten, dass Ältere genügend Eiweiß zu sich nehmen.

- Beim ersten Kontakt mit dem pflegebedürftigen Menschen, in regelmäßigen Abständen oder bei auffälligen Veränderungen sollte ein Mangelernährungsscreening durchgeführt werden. Hat die Person laut Screening ein Mangelernährungsrisiko, sollten Muskelmasse und -kraft gemessen und im Verlauf weiter evaluiert werden. Lediglich eine Verlaufsbeobachtung des Körpergewichtes durchzuführen, ist in diesen Fällen nicht sinnvoll.
- Ist das Screening unauffällig, ist ein regelmäßiges Wiegen ausreichend, solange keine auffälligen Veränderungen oder Probleme auftreten.
- Optimal ist die Bestimmung der Muskelmasse über eine sogenannte Bioelektrische Impedanzanalyse (BIA). Das Gerät misst u. a. den elektrischen Widerstand des Gewebes und kann so über hinterlegte Formeln Körperwasser, Fett- und Muskelmasse bestimmen. Einfacher und realistisch umsetzbar, aber weniger genau, ist die Messung des Oberarmumfangs. Die Messung wird sitzend oder stehend durchgeführt, es wird am nicht dominanten, locker hängenden Arm gemessen. Beim Rechtshänder also links und beim Linkshänder rechts. Hat die Person eine Parese oder Plegie, wird auf der anderen Seite gemessen. Der Muskel darf nicht angespannt werden. Es wird an der Mitte des Oberarms gemessen, also der Mitte zwischen Schulterdach und Ellenbogen. Als kritischer Grenzwert für den Oberarmumfang wird 21 cm angenommen (Vellas et al. 2006). Wird dieser Wert unterschritten, kann von einem schlechten Muskelstatus ausgegangen werden.
- Ergänzend ist eine Messung der Muskelkraft sinnvoll, am leichtesten per Handdynamometer. Diese Geräte sind günstig, einfachste Ausführungen gibt es ab etwa 30 €, und können auch bei bettlägerigen Personen oder bei Menschen mit Paresen zum Einsatz kommen. Hier liegen die Grenzwerte bei < 30 kg für Männer und < 20 kg für Frauen (Cruz-Jentoft et al. 2010).

Das Nahrungsangebot sollte außerdem so ausgewogen sein und dabei die Wünsche und Bedürfnisse der pflegebedürftigen Menschen berücksichtigen, dass im Idealfall einer Mangelernährung vorgebeugt wird. Dies ist natürlich nicht immer möglich. Eventuell kann aber der Abbau von Körpermasse zumindest verlangsamt werden. Von Ernährungsinterventionen sollten aber keine Wunder erwartet werden. Gerade im hohen Alter kann eine wesentliche Zunahme von Gewicht und Mobilität daher auch nicht immer das zentrale Ziel sein. Wichtiger ist es, die Lebensqualität sowie den aktuellen Ernährungsstatus zu erhalten und wenn möglich zu verbessern. Das konkrete Ziel der Intervention ist deshalb stets individuell zu bestimmen. Als wichtige Quellen, um die Qualität der

Ernährungsversorgung und der Interventionen auf ein gutes Niveau zu bringen, sollten vor allem der Expertenstandard »Ernährungsmanagement zur Sicherstellung und Förderung der oralen Ernährung in der Pflege« (DNQP 2017) und die Leitlinie *Ernährung in der Geriatrie* und *Ernährung bei Demenz* der europäischen Fachgesellschaft ESPEN herangezogen werden (Volkert et al. 2019b; Volkert et al. 2015).

Zentrale Empfehlungen der genannten Leitlinien sind im nachfolgenden Kasten zusammengefasst. Wichtig erscheint es, typische Risikofaktoren für eine Mangelernährung im Alter zu minimieren. Nachweislich wirksam ist es, Schmerzen, Kau- und Schluckprobleme (Zahnstatus!) in den Blick zu nehmen. Außerdem sollten bei Verdacht auf medikationsbedingte Probleme, wie z. B. ein veränderter Speichelfluss, Geschmacks- und Geruchssinn, Übelkeit, Diarrhoe oder Obstipation, diese geprüft und ggf. Veränderungen bei der Haus- oder Fachärztin angeregt werden (O'Keeffe et al. 2018).

Förderliche Strukturen und Empfehlungen für ein gutes Ernährungsmanagement (DNQP 2017; Volkert et al. 2019b; Volkert et al. 2015; Elsbernd et al. 2018)

Strukturen

- Klare Aufgabenverteilung im Ernährungsmanagement
- Unabhängig von Alter, Diagnosen, Über- oder Untergewicht müssen alle älteren Pflegeempfänger regelmäßig und bei Auffälligkeiten auf ein Mangelernährungsrisiko gescreent werden. Ist das Screening positiv, muss ein systematisches Assessment folgen, um die Ursachen zu finden und individuelle Interventionen anbieten zu können.
- Kurzfristig abrufbare Ernährungsberatung, auch in der Langzeitpflege. Hierfür könnte es sinnvoll sein, eine Kooperation mit einer Klinik oder einer Praxis mit Ernährungsschwerpunkt einzugehen.
- Regelmäßige Weiterbildungen zum Thema Ernährung und Mangelernährung, z. B. mit Schwerpunktsetzungen auf Ernährung in der gerontologischen Pflege (u. a. bei Menschen mit Demenz oder einer Krebserkrankung)
- Förderung von Fachweiterbildungen zum Thema Ernährung, etwa *Pflegeexperte Ernährungsmanagement DGEM* (Deutsche Gesellschaft für Ernährungsmedizin)

Maßnahmen/Vorgehen

- Allgemein empfohlene Kalorienzufuhr: 30 kcal/kg Körpergewicht/Tag und empfohlene Proteinzufuhr: 1 g/kg Körpergewicht/Tag. Eine Anpassung aufgrund des individuellen Ernährungszustands, Aktivitätsumfangs, Erkrankungen und Aufnahmefähigkeit von Nahrungsmitteln ist erforderlich.
- Allgemein empfohlene Flüssigkeitszufuhr: mindestens 1,6 l für Frauen und 2,0 l bei Männern, im Sommer, bei akutem erhöhtem Bedarf, z. B. bei Fieber oder Diarrhoe, entsprechend mehr.
- Diäten zur Reduktion des Körpergewichtes bei Adipositas sollten nur durch eine geringe Reduktion der Energiezufuhr erfolgen. Es ist wichtig darauf zu achten, dass es zu keiner wesentlichen Reduktion der Proteinzufuhr kommt und die Diät mit einem Sport- oder Bewegungsprogramm kombiniert wird, um einen Abbau der Muskulatur zu vermeiden. Restriktive Diäten, z. B. bei Diabetes mellitus, sind zu vermeiden.

- Allgemeine Maßnahmen sind eine Ernährungsberatung, Anreicherung der Speisen (Energie und/oder Protein), zusätzliche energiereiche Angebote (z. B. spezielle Shakes oder orale Nahrungssupplemente), Zwischenmahlzeiten und Fingerfood.
- In palliativen Situationen, im Endstadium einer Demenz oder dem bewussten Ablehnen der Nahrungsaufnahme ist eine Orientierung an der Lebensqualität sowie generell den Wünschen und Bedürfnissen der Betroffenen die wichtigste Leitmarke.

Anregungen und Praktische Tipps

Die zuvor beschriebenen Erkenntnisse zur Mangelernährung und einem guten Ernährungsmanagement sind bereits lange bekannt. Dieses Wissen aus Leitlinien und pflegerischem Expertenstandard in der Praxis umzusetzen, ist nicht einfach und führt immer wieder zu erheblichen Schwierigkeiten. Selbst wenn der Expertenstandard in einer Einrichtung oder einem Dienst eingeführt wurde, kann nicht automatisch davon ausgegangen werden, dass die Anwendung im Alltag auch gelingt. Dies hat unterschiedliche Gründe und soll an dieser Stelle auch nicht detailliert erörtert werden. Hier geht es vielmehr darum, was praktisch getan werden kann, um die pflegebedürftigen Menschen zum Essen anzuregen. Grundlage sind zunächst die im Abschnitt Prävention und Therapie beschriebenen zentralen Voraussetzungen eines individuell angepassten Ernährungsangebots. Auch das grundsätzliche Erkennen und die Behandlung von Ernährungsproblemen im Sinne eines Mangelernährungsrisikos bzw. manifestierter Mangelernährung ist eine Voraussetzung. Bei der praktischen Arbeit kommt es zu ganz typischen Problemen, die die Umsetzung deutlich erschweren können. Was kann dann unternommen werden?

»Ich bin so müde«

Alternativ könnte man auch »Ich habe keinen Hunger« zu hören bekommen (siehe nächster Abschnitt). Ist jemand stark geschwächt, akut erkrankt oder gar am Beginn eines Sterbeprozesses, ist diese Erschöpfung zu erwarten und nicht unbedingt interventionsbedürftig. Bei allen anderen Personen ist es manchmal erforderlich, diese erst in Bewegung zu bringen, damit sie wieder essen. Im Zusammenhang mit dem Erhalt der Muskelmasse, -funktion und damit schlussendlich der Mobilität, kommt der ausreichenden Eiweißzufuhr eine überragende Bedeutung zu. Allerding sind Proteine ohne Bewegung nur wenig hilfreich, die Muskeln würden dennoch abgebaut werden. Daher ist körperliche Aktivität stets im Zusammenhang mit Ernährung zu sehen (Deutz et al. 2014). Gleichzeitig lässt sich immer wieder beobachten, dass Bewegung auch den Appetit fördert und gleichzeitig mithelfen kann, eine lethargische Müdigkeit zu vertreiben. Auch aus diesem Grund ist es sinnvoll, zum Essen aufzustehen, das Bett zu verlassen und sich zumindest an einen Tisch im Zimmer zu setzen, wenn ein gemeinsames Essen in der Gruppe nicht möglich oder von der jeweiligen Person abgelehnt wird.

»Ich habe keinen Hunger«

Die eigentlichen Gründe für diesen Appetitverlust können sehr unterschiedlich sein und werden unter Umständen nicht geäußert. Hier gilt es also nachzufragen, etwa nach Übelkeit, Schmerzen, Diarrhoe und Obstipation. Auch das angebotene Essen kann der eigentliche Grund für diese Aussage sein, aber auch Schmerzen oder andere Probleme beim Kauen und Schlucken sowie Geschmacks- und Geruchsstörungen etc.

Vor allem wenn eine solche Appetitstörung eher untypisch für die Person ist oder neu auftritt, sollte die Pflege hellhörig werden und nach den Ursachen suchen. Grundsätzlich ist es immer sinnvoll, eine Alternative zur angebotenen Mahlzeit anbieten zu können. Besteht der Appetitmangel über mehrere Tage, können Maßnahmen erwogen werden, um den Appetit anzuregen. Wenn der Verdacht besteht, dass die Ursache in den Wahrnehmungsfähigkeiten liegt, sollte versucht werden, die Sinne anzuregen. Schließlich verschlechtern sich im Alter sehr häufig Geschmacks- und Geruchssinn. Einige einfache Ideen wären buntes Essen oder würzige Speisen anzubieten, Möglichkeiten zum Nachwürzen zu geben und auf eine gute Temperatur zu achten, da warme oder heiße Speisen auch stärker duften. Genauso wichtig ist es, das Speisenangebot an den Vorlieben und Wünschen der Betroffenen individuell auszurichten. Vor allem die Lieblingsspeisen anzubieten, kann sehr hilfreich sein. Ist dies nicht möglich, beispielsweise bei ungewöhnlichen oder sehr exotischen Vorlieben, kann es durchaus sinnvoll sein, diese Speisen von Angehörigen mitbringen zu lassen.

»Ich möchte das nicht/habe darauf heute keine Lust«

Wie bereits dargelegt, ist es unabdingbar, sich an den individuellen Wünschen zu orientieren. Auch das spontane Anbieten einer Alternative ist wichtig. Eine weitere Möglichkeit besteht darin, das Essen zu »pimpen«, z. B. durch das Untermischen anderer Komponenten den Geschmack zu variieren oder zu verstärken (Marmelade oder Honig in Milchreis oder Grießbrei) und das Lieblingsgetränk dazu anzubieten (ggf. auch Bier oder Wein). Das Anrichten einer Mahlzeit ist gleichermaßen bedeutsam, was liebevoll oder schludrig durchgeführt werden kann. Bei einem Tablettsystem kann es sinnvoll sein, den Teller vom Tablett zu nehmen. Das kann die Lust zu essen wieder wecken, denn der Mensch lebt nicht vom Brot allein.

»Ich vertrage das nicht« und »Ich will kein Fleisch/keine tierischen Produkte essen«

Vor allem wenn als Reaktion auf eine Mangelernährung hochkalorische und proteinreiche Speisen angeboten werden, stellen Unverträglichkeiten ein erhebliches Problem dar. So können viele ältere Menschen Fleisch nicht mehr gut kauen und vertragen beispielsweise keine Hülsenfrüchte (mehr), die eine sehr gute pflanzliche Proteinquelle darstellen.

Bei Unverträglichkeiten und anderen (freiwilligen) Einschränkungen ist es wichtig, darauf zu achten, dass dennoch ausreichend Eiweiß zugeführt wird. Neben der reinen Menge an Proteinen sollte auch auf deren biologische Wertigkeit geachtet werden. Diese bestimmt darüber, wie gut die verschiedenen Eiweiße verwertet werden können (siehe Zusatzmaterial 22).

Zu beachten ist, dass die Lebensmittel mit dem höchsten Eiweißanteil nicht unbedingt die sind, deren Eiweiß auch am besten verwertet werden kann. So haben beispielsweise Kartoffeln eine sehr hohe Wertigkeit von 97, aber lediglich einen Eiweißanteil von 2 %. Inzwischen ist aber bekannt, dass sich die Verwertbarkeit der einzelnen Lebensmittel steigern lässt. Hierfür werden zwei Eiweißlieferanten kombiniert. Das heißt durch die Kombination können die Proteine besser verwertet werden als durch den Verzehr einzelner Eiweißlieferanten (Vaupel & Biesalski 2018).

Bei Problemen mit dem Erreichen der notwendigen Proteinmenge ist es hilfreich, die Wertigkeit und Kombinationsmöglichkeiten zu dessen Steigerung zu berücksichtigen. Das im Schwäbischen sehr beliebte Gericht »Linsen mit Spätzle« stellt daher auch eine außergewöhnlich gute und eiweißreiche Mahlzeit dar, da die hochwertige Kombination Ei und Mehl (Spätzle) mit ebenfalls eiweißreichen Hülsenfrüchten (Linsen) ergänzt wird. Ähnlich ist es bei nördlichen Vertretern der klassischen Hausmannskost wie Eier in

Senfsoße (mit Kartoffeln) oder Bauernfrühstück (Kartoffeln, Eier, Milch und Speck).

Eine vegetarische oder vegane Ernährung ist natürlich auch im höheren Alter möglich. Soja, Hülsenfrüchte und Nüsse gewinnen dann an Bedeutung und können die benötigte Eiweißzufuhr prinzipiell gut decken. Eine vegane Ernährung stellt bei verringerter Nahrungszufuhr und vorhandenen Unverträglichkeiten von beispielsweise Hülsenfrüchten dagegen eine sehr ungünstige Kombination dar. Die notwendige Menge an Eiweiß zu sich zu nehmen, ist dann kaum möglich. Die Wertigkeit und Kombination des Eiweiß gilt es auch bei Menschen zu beachten, die aus anderen, unterschiedlichsten Gründen nicht genügend Eiweiß zu sich nehmen. Auch ein erhöhter Eiweißbedarf, z. B. bei chronischen Wunden, sollte berücksichtigt werden.

In diesen Fällen ist es eventuell erforderlich, die Mahlzeiten mit zusätzlichem Eiweiß anzureichern oder alternativ als Shake zusätzlich anzubieten. Nun sind die als Medizinprodukt deklarierten Eiweißpulver relativ teuer und werden nicht immer von der Krankenkasse bezahlt. Zur Not kann auch auf ein für Sportler gedachtes Produkt zurückgegriffen werden. Diese kosten im Schnitt nur die Hälfte und es sind auch vegane Produkte im Handel erhältlich. Grundsätzlich kann es aber bei schwierigen Konstellationen sinnvoll sein, eine Ernährungsberatung hinzuzuziehen.

»Aus gesundheitlichen Gründen esse ich kein …«

Wenn man mit Bewohnerinnen/Klientinnen spricht, trifft man teilweise auf sehr abenteuerliche Ansichten zu gesundem oder vermeintlich ungesundem Ernährungsverhalten. So wird regelmäßig auf die Frage nach dem Verzehr von Eiern (zur Einschätzung der Proteinaufnahme) geantwortet, dass man sich da einschränke, weil Eier ja so viel Cholesterin enthalten würden. Auch die Überzeugung, dass grundsätzlich auf Zucker verzichtet werden muss, um einem Diabetes vorzubeugen, findet man immer wieder. Ähnlich verhält es sich mit Fetten, die grundsätzlich als schlecht und mit ungewollten Gewichtszunahmen assoziiert sind. Diese auf Fehlinformationen und Halbwissen basierenden Überzeugungen können jedoch vor allem bei einer ohnehin schon reduzierten Nahrungsmenge erhebliche Probleme mit sich bringen. Hier ist eine gezielte Information und Beratung angebracht und hilfreich. Laut aktuellen Empfehlungen der Deutschen Gesellschaft für Ernährung (DGE) ist gegen den regelmäßigen Verzehr von Eiern nichts einzuwenden. Auch ein vollständiger Verzicht auf Zucker ist weder sinnvoll noch wünschenswert, allerdings sollte dieser sparsam eingesetzt werden. Bei Fetten ist die Qualität der Fette wichtiger als die Menge (DGE 2020).

Der generelle Verzicht auf einzelne Nahrungsbestandteile wie Gluten, ohne dass eine Unverträglichkeit vorliegt, bietet keinerlei Nutzen und birgt eher noch das Risiko von Nährstoffdefiziten (DGE 2018). Ohnehin ist der Nutzen von Restriktionen, die den Genuss im hohen Alter verhindern, grundsätzlich zweifelhaft, solange diese medizinisch nicht erforderlich sind.

Vor allem im Alter sollten restriktive Diäten, wenn diese nicht medizinisch unbedingt erforderlich sind, unterlassen werden, da sie schlussendlich eher schaden als nutzen (Volkert 2015). Der Wunsch nach einer schlanken Figur oder Gewichtskontrolle ist jedoch nicht nur ein Phänomen der Jugend, sondern auch im Alter ein Bedürfnis. So können auch ungewollte und damit eigentlich hochproblematische Gewichtsverluste von den Betroffenen positiv wahrgenommen werden. Hier muss deutlich vermittelt werden, dass dies nicht positiv ist und einem weiteren Gewichtsverlust möglichst vorgebeugt werden sollte. Selbstverständlich gibt es auch in diesen Fällen das Recht auf Unvernunft und eine Entscheidung gegen vorgeschlagene Maßnahmen. Es muss jedoch überprüft werden, ob die Betreffende sich der Konsequenzen bewusst ist und nicht nur auf Basis falscher Informationen handelt.

»Ich brauch doch nicht mehr so viel« und »Ich bewege mich doch auch kaum noch«

In diesen Aussagen stecken zwei durchaus plausible Annahmen: Im Alter sinkt tatsächlich der Energiebedarf (jedoch nicht der Proteinbedarf). Dieser ist außerdem niedriger bei weniger Bewegung, da dann auch weniger Kalorien verbrannt werden. Allerdings ist der Anteil des Energieumsatzes durch Bewegung am gesamten Energiebedarf eher gering (ca. 10–20 %), so dass eine erhebliche Reduktion der Essmenge auch bei wenig Bewegung nicht sinnvoll ist. Eine ungenügende Nährstoffzufuhr führt sonst zu einer weiteren Schwächung und die Betreffenden bewegen sich unter Umständen noch weniger. Eine Möglichkeit der Intervention wäre daher die Bewohnerinnen/Klientinnen zunächst zu regelmäßiger Bewegung zu animieren, um so in der Folge auch den Appetit anzuregen (s. o.).

Ein weiteres Problem ist möglicherweise, dass für manche Menschen Essen eine rein funktionale, physiologisch notwendige Sache ist und Themen wie Genuss keine Rolle spielen. Dann kann das Essen und Trinken in Gesellschaft besonders hilfreich und appetitanregend sein. Andererseits kann bei diesen Personen die Nahrungsaufnahme auch schon länger eine reine »Vernunftentscheidung« sein. Es kann daher auch hilfreich sein, die Hintergründe zu erläutern, warum jemand gerade jetzt, in dieser Situation (z. B. nach Krankheit), auf eine ausreichende Nahrungszufuhr angewiesen ist.

Die Wichtigkeit des Essens für die Gesundheit darf auch im hohen Alter nicht unterschätzt werden, da es eben nicht bedeutet, dass man nichts mehr oder kaum Nahrung benötigt. Gerade auch um sich nach einer Erkrankung oder Verletzung zu erholen, ist eine ausgewogene und auch mengenmäßig ausreichende Ernährung essentiell. Dies deutlich und einfach zu erklären, kann mit dazu beitragen, die Essbereitschaft wieder zu erhöhen. Auch die Notwendigkeit des »bei Kräften Bleibens«, wofür Essen und Trinken nun mal eine Grundlage bilden, kann dann angeführt werden. Nicht umsonst weiß schon der Volksmund: »Essen und Trinken hält Leib' und Seel' zusammen.«

»Ich möchte nichts mehr«

Ganz klar abzugrenzen ist jedoch das Phänomen »Lebenssatt«. Nicht nur bei schwerer Krankheit oder beginnendem Sterbeprozess kann es vorkommen, dass eine Klientin sich weigert zu essen. Dies wird in der Literatur auch als »Sterbefasten« oder alternativ als »freiwilliger Tod durch Verzicht auf Essen und Trinken« bezeichnet. Es beschreibt die Entscheidung nicht mehr zu essen und/oder zu trinken, obwohl die betreffende Person dies könnte. Hintergrund ist der Wunsch nach einem selbstbestimmten Sterben. Für Pflegende und noch mehr für Angehörige ist eine solche Entscheidung oftmals nur schwer zu ertragen, da es wie ein langsamer Suizid wirkt. Nun ist aber ein Suizid ein nach wie vor großes Tabu in der Gesellschaft, nicht nur aus religiösen Gründen. Zudem wird dann aufgrund des Hungerns ein starkes Leiden vermutet. Ein Leiden im Sinne von quälendem Hunger oder Durst ist in solchen Fällen aber nicht gegeben, da das Hungergefühl nach drei bis vier Tagen Fasten nachlässt. Es gibt außerdem die Sorge, vor allem auf Seiten der Angehörigen, dass sie sich nicht ausreichend um die betroffene Person gekümmert hätten und diese deswegen diesen Weg wählen würden (Birnbacher 2015; Schmidhuber 2019).

Die Entscheidung ist außerdem umso schwerer zu akzeptieren, wenn die Betreffenden eben nicht schwer erkrankt sind. Allerdings kann ein Mensch nach einem langen Leben auch einfach »lebenssatt« sein. Es sollte abgeklärt werden, ob dies tatsächlich der Grund ist. Es wäre nämlich durchaus möglich, dass andere Motive hinter dem Nahrungsverzicht stecken, die behandelt werden könnten, etwa Übelkeit, Schmerzen (chronisch oder akut), Diarrhoe, Obstipation, Kau-/

Schluckbeschwerden, Zahnschmerzen, nicht den Bedürfnissen entsprechendes Essen oder psychische Probleme.

Ist dies nicht der Fall oder die betreffende Person lehnt eine Behandlung der zugrundeliegenden Probleme ab, muss dies akzeptiert und mit den Beteiligten besprochen werden (Bewohnerin/Klientin, Angehörige, Pflegende und Ärztin). Dem geäußerten Willen ist Folge zu leisten. Wenn die Willensäußerung aber nicht ganz klar ist (schwammige Patientenverfügung!) oder die Entscheidung nur schwer zu akzeptieren ist, kann es hilfreich sein, eine ethische Fallbesprechung durchzuführen. Hierbei können auch Bedenken, Sorgen und innere Konflikte aufgearbeitet werden. Dies betrifft nicht nur die Pflegenden, sondern auch die Angehörigen. Sorgen wie »Ich kann meine Mutter nicht verhungern lassen« sind durchaus nachvollziehbar. In solchen Fällen sind die Angehörigen in die Fallbesprechung mit einzubeziehen. Über die Bedeutung des Nahrungsverzichts im Sterbeprozess kann dann mit den Angehörigen eingehend gesprochen werden, u. a. können auch potentielle Ängste thematisiert werden.

Sterbefasten zuzulassen, ist nicht gleichzusetzen mit unterlassener Hilfeleistung oder Sterbehilfe. Es kann als Teil einer Sterbebegleitung verstanden werden. Es wird dabei empfohlen, zumindest etwas Wasser in Reichweite zu stellen, damit die Bewohnerin/Klientin sich bei Durst bedienen kann. Es ist durchaus möglich, dass die betreffende Person nach ein paar Tagen des Nahrungsverzichts ihre Meinung ändert und wieder etwas essen möchte. Auch auf diese Möglichkeit sollte man eingestellt sein und entsprechend reagieren. Eine gute palliative Begleitung des Prozesses ist ebenso wichtig. Beispielsweise sind eine gute Mundpflege, eine gezielte Schmerztherapie oder die Behandlung anderer quälender Symptome hierbei grundlegend (Schmidhuber 2019).

Resümee

Die Erhaltung und Förderung von Mobilität und Ernährungsstatus stellen zwei zentrale Herausforderungen im Alter dar, um Gesundheit zu erhalten und Krankheiten vorzubeugen. Wie erläutert, hängen sie unmittelbar zusammen und müssen daher auch immer zusammen gedacht werden. Ein individuelles Nahrungsangebot mit ausreichend Kalorien und Proteinen sollte mit einem passenden Bewegungsangebot kombiniert werden. Alterserscheinungen, wie die zunehmende Anfälligkeit für Erkrankungen und bereits bestehende Einschränkungen, müssen dabei berücksichtigt werden. So können sich allgemein als eher gesund zu betrachtende Ernährungsweisen, wie eine kalorienarme Ernährung, bei einer Mangelernährung sehr negativ auswirken. Die Angebote müssen dementsprechend individuell angepasst, Information und Beratung zur aktuellen Situation angeboten werden. Gravierende Veränderungen müssen u. a. auf Basis eines regelmäßigen Screenings erfasst werden. Eine rein intuitive Einschätzung des Ernährungsstatus ist nachweislich nicht ausreichend.

Praktische Probleme im Alltag und beim Umsetzen der Empfehlungen aus dem Expertenstandard und den Leitlinien können nur mit Kreativität und Fachwissen begegnet werden. Hierbei ist es wichtig, auch die eigenen Grenzen zu kennen und bei schwierigen, komplexen Fällen weitere Unterstützung hinzuzuziehen. Das können Kolleginnen mit entsprechenden Zusatzqualifikationen sein oder eine Diät bzw. Ernährungsberatung. Allen am Versorgungsprozess beteiligten Berufsgruppen muss aber die Bedeutung der Ernährung klar sein. Obwohl deren Wichtigkeit eigentlich offensichtlich erscheint, ist sie auch den Pflegeempfängerinnen oder deren Angehörigen nicht immer bewusst. Die bedarfs- und adressatengerechte Information und Beratung stellen wichtige Aspekte einer guten Ernährungsversorgung dar und sind damit auch ein wichtiger Beitrag zu Erhaltung und Förderung der Mobilität.

O   Medikamente – viel hilft nicht immer viel!

Katja Renner

Hinführung

Arzneimittel haben einen hohen Einfluss auf die Mobilität im Alter. Sie haben das Potenzial, die Mobilität zu verbessern, können sie aber auch gefährden, abhängig von der Art des Arzneistoffs und der Dosierung machen. So haben z. B. Schmerzmittel positive Effekte auf die Mobilität. Menschen, die sich aufgrund ihrer Schmerzen kaum oder nur eingeschränkt bewegen, sind wieder mobiler und leichter für Bewegung zu motivieren. Auf der anderen Seite schränken zahlreiche Medikamente die Reaktionsfähigkeit ein und fördern Immobilität, indem sie Schwindel, kognitive Einschränkungen oder Sedierung hervorrufen. Häufig sind diese Effekte Nebenwirkungen von Arzneimitteln mit massiven Folgen für die Mobilität, die die Lebenszufriedenheit und -qualität der alten Menschen negativ beeinflussen, und zwar unabhängig vom Lebensort. Einführend ein Fallbeispiel:

> Frau Meier sitzt im Rollstuhl. Sie lebt seit drei Wochen in der Einrichtung. Das Einleben in die Einrichtung fällt ihr schwer. Sie klagt, wirkt traurig. Appetitlosigkeit, Schwindel und Angst beim Transfer werden immer wieder geäußert. Eine Woche später teilt Frau Bauer mit, es sei ihr immer übel und der Schwindel würde schlimmer werden. Die Hausärztin verschreibt ein Medikament gegen Schwindel und Übelkeit, ohne die gewünschte Wirkung, denn Frau Bauer beklagt, dass es ihr immer schlechter gehe und das Aufstehen ihr zunehmend schwerer falle.
>
> Der gemeinsame Blick auf die Medikamentenliste zeigt: Ein aus dem Krankenhaus verordnetes Schmerzmittel in einer Überdosierung, eine Schlaftablette, ein Antidepressivum. Insgesamt zwölf Medikamente, die Wechselwirkungen zeigten. Es folgten ein gemeinsames Gespräch der Pflegenden mit der Apothekerin und Ärztin. Es erfolgte eine Abwägung, welche Arzneimittel nach dem Krankenhausaufenthalt tatsächlich noch benötigt werden und welche nicht. Das Ausweichen auf andere Wirkstoffgruppen, die Reduktion der Medikamente sowie das Stoppen von Verschreibungskaskaden brachte den Erfolg. Frau Bauer geht es besser. Sie kann mittlerweile am Rollator gehen.

An diesem Beispiel wird deutlich, dass die Themen Medikamente und Mobilität miteinander verwoben sein können. Im Alltag und in den Routinen gerät dies häufig aus dem Blick, die Akteurinnen verschieben jeweils die Verantwortung für das Thema. Medikamente oder Verordnungen aus dem Krankenhaus werden zu Dauerverordnungen. Klar wird anhand des Beispiels auch: Viel hilft nicht immer viel. Es braucht vielmehr ein kritisches Innehalten und eine gemeinsame Reflexion.

Polymedikation und altersbedingte Veränderungen

Chronische Erkrankungen, Multimorbidität und Polymedikation (gleichzeitige Einnahme von mehr als fünf Arzneimitteln) sind wichtige Faktoren, die die Pflege von alten Menschen bestimmen und das Risiko für Wechselwirkungen und unerwünschte Arzneimittelwirkungen (UAW) erhöhen.

In einer Studie (Schurig et al. 2018) in vier deutschen Universitätskliniken konnte gezeigt werden, dass UAW an 6,5 % aller Behandlungsfälle in Notfallaufnahmen ursächlich beteiligt sind und in 89 % der Fälle zu einer stationären Aufnahme führen. Problematisch ist hierbei, dass die Symptome, die zur Notaufnahme führen, wie Stürze und delirante Symptome, sich häufig nicht einem spezifischen Arzneimittel zuordnen lassen.

Bei Menschen über 60 Jahre gibt es darüber hinaus zusätzliche physiologische Risikofaktoren, die es zu beachten gilt und die Einfluss auf die Metabolisierung von Wirkstoffen nehmen können. Hier sind Störungen von Leber und Niere zu nennen, die für die Entgiftung und Ausscheidung von Arzneimitteln aus dem Körper verantwortlich sind.

Die Nieren sind besonders anfällig für UAW, da sie eine Schlüsselfunktion für den Wasser- und Elektrolythaushalt und die Ausscheidung von Stoffwechselendprodukten haben. Die Nieren sind die mit am stärksten durchbluteten Organe des menschlichen Körpers. Das macht sie angreifbar für Substanzen und deren Abbauprodukte, die mit dem Blut transportiert und/oder über die Niere ausgeschieden werden. Wer eine verminderte Nierenfunktion aufweist, benötigt möglicherweise eine Dosisreduktion der Arzneimittel, die über die Niere metabolisiert werden, weil es sonst zu Wirkstoffüberdosierungen und Nebenwirkungen kommt.

Die Anzeichen für eine Schädigung der Nieren können sehr unterschiedlich sein, da die Nierentätigkeit viele Körperfunktionen beeinflusst. So sind es oft unspezifische Symptome wie Abgeschlagenheit, Muskelkrämpfe, Blässe, Ödeme und Verwirrung, die auf eine verschlechterte Nierenfunktion hinweisen können. Allerdings treten viele Beschwerden erst in späteren Stadien der Erkrankung auf. Diagnostisch wird ein Nierenschaden häufig aufgrund eines Anstiegs des Serumkreatinins erkannt.

Die meisten Arzneistoffe werden jedoch in der Leber metabolisiert. Eine ganze Reihe Arzneistoffe sind allerdings leberschädigend. Es wird geschätzt, dass bei etwa 10 % aller

UAW die Leber beteiligt ist. Etwa 50 % aller Fälle von akutem Leberversagen werden auf Arzneimittel zurückgeführt. Allerdings sind schwere Leberschäden sehr selten.

Unerwünschte Arzneimittelwirkungen im Alter – meist unspezifisch

Unerwünschte Arzneimittelwirkungen werden häufig nicht oder nicht rechtzeitig erkannt. In der bereits genannten Studie waren die folgenden Psychopharmaka am häufigsten ursächlich beteiligt:

- Sedativa (z. B. Benzodiazepine)
- Antidepressiva (z. B. Mirtazapin, Amitriptylin oder Doxepin)
- Antipsychotika und Antiepileptika (z. B. Melperon, Pipamperon, Gabapentin) (Schurig et al. 2018)

Die klinisch wichtigsten Symptome sind im Alter kognitive Einschränkungen, gastrointestinale Probleme und eine erhöhte Sturzgefahr. Dadurch wird die Lebensqualität älterer Menschen im ambulanten, aber auch stationären Bereich nachhaltig beeinträchtigt. Außerdem nehmen Heimbewohnerinnen im Vergleich zu Klientinnen, die zuhause versorgt werden, häufiger potenziell inadäquate Medikamente (PIM) ein (Endres 2016).

Problematisch bei der Identifizierung von unerwünschten Arzneimittelwirkungen ist die Lebensphase »Alter« selbst. So finden sich alte Menschen eher damit ab, dass Beweglichkeit und Mobilität sich verschlechtern, dass sie nachts öfter zur Toilette müssen, schlechter schlafen oder Schwindel empfinden. Sie thematisieren diese Beschwerden häufig nicht, weil sie diese als alterstypische Erscheinungen einordnen.

Ärztinnen und Pflegende schieben Gangunsicherheit, Kognitionseinschränkungen oder Appetitlosigkeit gleichermaßen eher auf das Alter als auf die Medikamente. Berichten die alten Menschen von Beschwerden in Zusammenhang mit den Arzneimitteln, führt dies bei selbständig lebenden Seniorinnen häufig zum Abbruch der Therapie. Deshalb braucht es eine Aufmerksamkeit für einen möglichen Zusammenhang zwischen unspezifischen Beschwerden mit der Medikation. Eine sektorenübergreifende multidisziplinäre Zusammenarbeit und die ganzheitliche Betrachtung der pflegebedürftigen Menschen mit ihren individuellen Erkrankungen und der aktuellen medikamentösen Therapie durch die Pflegekraft sind daher essentiell zur Verbesserung der Versorgung alter Menschen.

Arzneimitteltherapiesicherheit (AMTS): Arzneimittel ja – aber sicher!

Die Verbesserung der Arzneimitteltherapiesicherheit wird mit dem regelmäßig neu formulierten Aktionsplan des Bundesministeriums für Gesundheit (BMG) seit 2007 in den Fokus genommen. Dieser wird kontinuierlich mit den am Medikationsprozess Beteiligten fortgeschrieben, um Strukturen und Abläufe der Pharmakotherapie systematisch zu analysieren und zu verbessern. Die Handlungsschritte im Sinne der AMTS werden in der entsprechenden Abbildung dargestellt (▶ Abb. 5.22).

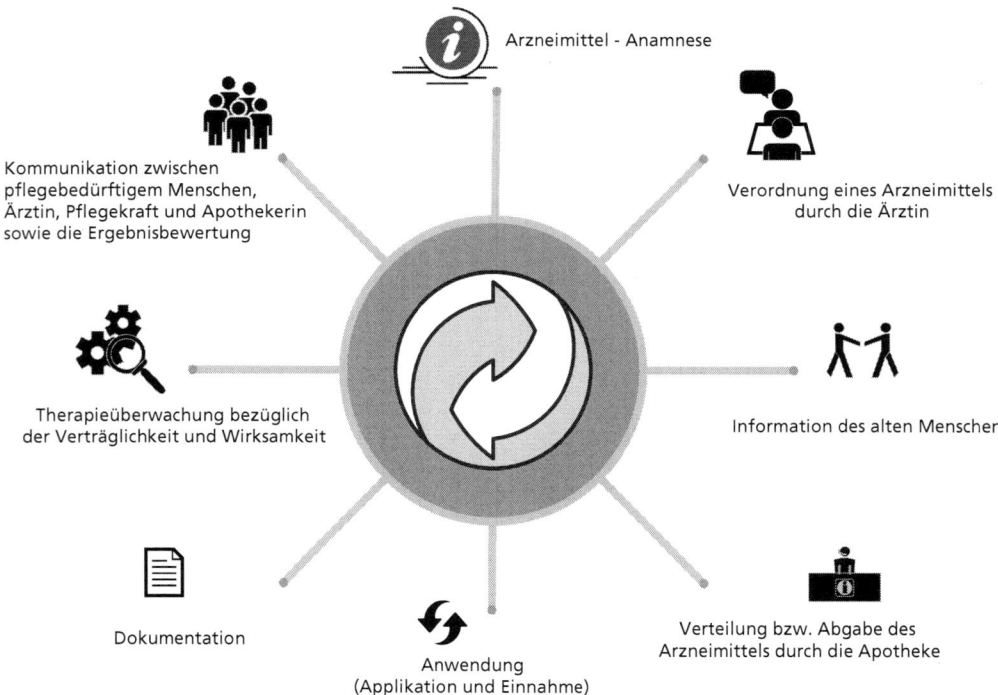

Abb. 5.22: Medikationsprozess (eigene Darstellung)

Jeder Medikationsprozess ist anfällig für Medikationsfehler. Darunter wird das Abweichen von dem für den pflegebedürftigen Menschen optimalen Medikationsprozess verstanden, der zu einer grundsätzlich vermeidbaren Schädigung führt/führen könnte. Medikationsfehler können jeden Schritt des Prozesses betreffen und von jeder am Medikationsprozess beteiligten Person, also von Ärztinnen, Apothekerinnen oder anderen Angehörigen eines Gesundheitsberufes sowie von den pflegebedürftigen Menschen, deren Angehörigen oder Dritten, verursacht werden. Ziel aller Beteiligten sollte es sein, Medikationsfehler zu vermeiden, damit die pflegebedürftigen Personen die größtmögliche Sicherheit bei der Umsetzung der Arzneimitteltherapie erhalten.

> **AMS versus AMTS (Aly 2014)**
> *Arzneimittelsicherheit (AMS)* ist die Gesamtheit der Maßnahmen zur laufenden und systematischen Überwachung der Sicherheit eines Arzneimittels mit dem Ziel, bei bestimmungsgemäßem Gebrauch des Arzneimittels unerwünschte Wirkungen zu entdecken, zu bewerten und zu verstehen, um entsprechende Maßnahmen zur Risikominimierung ergreifen zu können. Die Erkenntnisse zur Arzneimittelsicherheit leisten einen wesentlichen Beitrag zur ständigen Aktualisierung des Zulassungsstatus bei Arzneimitteln.
> *Arzneimitteltherapiesicherheit (AMTS)* hingegen ist die Gesamtheit der Maßnahmen zur Gewährleistung eines optimalen Medikationsprozesses mit dem Ziel, Medikationsfehler und damit vermeidbare Risiken für den pflegebedürftigen Menschen bei der Arzneimitteltherapie zu verringern.

Der Einfluss von Arzneimitteln auf die Mobilität – Schwindel und andere Phänomene

Müdigkeit und Schwindel

Zahlreiche Medikamente beeinflussen die Reaktionsfähigkeit und damit auch die Stabilität der Bewegungen, die Wahrnehmung und Gangsicherheit. Überwiegend zentral dämpfende Eigenschaften haben:

- Hypnotika, Sedativa, Psychopharmaka sowie stark wirksame Opioide

Zu Beginn der Behandlung mit solchen Arzneimitteln treten häufig Müdigkeit und Schwindel auf. Aufgrund ihres natürlichen Wirkprofils rufen sie automatisch auch eine Minderung der Reaktionsfähigkeit hervor. Abkömmlinge der Opioide, die als Antitussiva gegen Reizhusten eingesetzt werden, wie Codein oder Dextromethorphan, können ebenfalls in höheren Dosierungen ähnliche Nebenwirkungen auslösen.

Schlafen – aber nicht den ganzen Tag

Da ein unruhiger Schlaf im Alter von pflegebedürftigen Menschen, aber auch von Angehörigen und Pflegenden als belastend empfunden wird, erhalten immer noch zahlreiche ältere Menschen Schlaf- und Beruhigungsmittel, obwohl die Einnahme mit erhöhten Risiken für alte Menschen verbunden ist. Wenn dennoch Benzodiazepine verordnet werden, sollten Substanzen mit einer kurzen Halbwertzeit bevorzugt werden. Arzneistoffe mit langer Halbwertzeit, z. B. Flunitrazepam oder Diazepam, verursachen ein »Hangover« am nächsten Morgen. Das bedeutet: Die Schlaftablette, die durch die Nacht helfen soll, beeinträchtigt die Aktivitäten am nächsten Tag. Schwindel und Sturzgefahr sollten bedacht werden. Vertreter aus der Arzneistoffgruppe mit kürzeren Halbwertzeiten, wie Oxazepam oder Lorazepam, sind risikoärmer, wie auch Z-Substanzen (Zolpidem und Zopiclon) in niedriger Dosis.

Wer längere Zeit ein Benzodiazepin eingenommen hat, sollte dieses nicht abrupt absetzen. Ein langsames Ausschleichen ist wichtig, um ein Entzugsdelir mit Unruhe, Verwirrtheit oder Krampfanfällen zu vermeiden. Müdigkeit, Schwindel, Benommenheit und reduziertes Konzentrationsvermögen wirken sich negativ auf die allgemeine Reaktionsfähigkeit, Alltagstauglichkeit und die Teilnahme im Straßenverkehr aus. Pflegekräfte sollten bei Erstanwendung solcher Arzneimittel Ärztinnen dazu anregen, mit einer niedrigen Dosierung zu beginnen, damit die Reaktion darauf beobachtet werden kann, also wahrzunehmen, wie stark sich die sedierenden Einflüsse äußern.

In solchen Fällen sollten Pflegebedürftige und ggf. die Angehörigen beraten werden, dass man von einem zusätzlichen Alkoholkonsum absehen sollte. Zum einen setzt Alkohol selber die Reaktionsfähigkeit herab, zum anderen kann die Einnahme von Arzneimitteln, wie beispielsweise Antihistaminika, die den Alkoholabbau durch die Alkoholdehydrogenase hemmen, die Alkoholwirkung zeitlich verlängern.

Allergiebekämpfung und Psychopharmaka – im wahrsten Sinne des Wortes mögliche »Dämpfer«

Verschreibungsfreie Antihistaminika der ersten Generation, wie Diphenhydramin, Doxylamin oder Dimenhydrinat, werden bei verschiedenen Indikationen eingesetzt. Werden sie gegen Übelkeit oder Allergie eingenommen, ist dem Anwender die nachteilige sedierende Wirkung möglicherweise gar nicht bewusst. Auch Psychopharmaka wirken sich in unterschiedlichem Maße auf die Reaktionsfähigkeit aus. Trizyklische Antidepressiva, Mirtazepin und sedierende Antipsychotika haben deutliche dämpfende Eigenschaften, erhöhen das Sturzrisiko und müssen langsam eindosiert werden. Hier ist das Risiko für eine Einschränkung der Reaktionsfähigkeit höher als z. B. bei Antidepressiva, die schwerpunktmäßig die Serotoninwirkung beeinflussen, z. B. Citalopram oder Venlafaxin, die eher aktivierende Wirkungen haben.

Anticholinerge Nebenwirkungen – positive, aber eben auch negative Wirkungen

Es gibt Arzneimittel, die im vegetativen Nervensystem den Parasympathikus beeinflussen. Über diesen Bereich des Nervensystems werden Körperfunktionen wie die Verdauung, die Atmung und die Herzfrequenz sowie die Sekretion von Speichel und die Blasenfunktion gesteuert. Einige Arzneistoffe werden aufgrund ihrer hemmenden Wirkung auf den Parasympathikus ganz bewusst verordnet, z. B. gegen Dranginkontinenz. Es gibt aber auch zahlreiche Wirkstoffe, die neben einer Hauptwirkung unspezifische anticholinerge Nebenwirkungen haben, die den pflegebedürftigen Menschen belasten. Beispielsweise berichten bis zu 40 % der Personen, die Antipsychotika oder trizyklische Antidepressiva anwenden, über anticholinerge Effekte wie Mundtrockenheit, Sehstörungen und Obstipation zu leiden. Weitere typische Symptome sind Tachykardie und Kognitionseinschränkungen bis hin zum Delir. Anticholinerge Arzneimittel erhöhen ebenfalls die Sturzgefahr. Eine einschleichende Dosierung vermindert in der Regel die Schwere der anticholinergen Effekte. Gering ausgeprägte anticholinerge Nebenwirkungen sind relativ unspezifisch. Oft werden sie als altersbedingte Veränderungen fehlinterpretiert, wie z. B. leichte Seh-, Miktions- oder Gedächtnisstörungen.

Bei Multimorbidität und/oder Polymedikation ist es zudem oft nicht einfach, die Symptome zuzuordnen, da diese sowohl durch eine Erkrankung als auch durch ein oder mehrere Medikamente ausgelöst werden können. Ziel: So wenig Arzneimittel mit anticholinergen Nebenwirkungen verordnet bekommen wie möglich.

Nebenwirkung Delir – Ansammlung von Symptomen

Medikamente sind sehr häufig die Ursache für delirante Zustände. Besonders Psychopharmaka, wie Benzodiazepine, Antipsychotika und trizyklische Antidepressiva, aber auch Diuretika und daraus folgend Elektrolytentgleisungen, erhöhen das Risiko. Das Delir wird als allgemeine zerebrale Dysfunktion definiert. Die Diagnosestellung erfolgt ausschließlich anhand der Symptome der Patientin.

Es werden zwei Formen des Delirs unterschieden, das hypoaktive und das hyperaktive.

Allerdings gibt es häufig Mischformen. Typischerweise wird das Delir von psychomotorischer Unruhe begleitet (hyperaktives Delir). Allerdings kann dieses Symptom auch fehlen (hypoaktives Delir). In diesem Fall bemerken Außenstehende oft nur eine allgemeine Verwirrtheit und Orientierungslosigkeit sowie eine Verlangsamung der Motorik, die dann auch die Mobilität gefährden kann. Das hypoaktive Delir wird häufig zu spät oder gar nicht erkannt und teilweise irrtümlich auf demenzielle Prozesse zurückgeführt (Hinneburg 2013). Aber auch eine schwache Verwirrtheit gefährdet die Betroffenen und kann im Einzelfall dazu führen, dass sie Alltagskompetenz einbüßen, Einschränkungen erleben oder gar versterben. In fast allen Studien zeigt sich ein steigendes Risiko für Delir mit zunehmendem Alter.

Exkurs: Nebenwirkung Sturzgefahr – UAW als zusätzlicher Risikofaktor

Für sichere Bewegungsabläufe braucht der Mensch Gleichgewichtsvermögen, Muskelkraft, Muskelspannung, Koordinations- und Konzentrationsvermögen. Die Funktionsfähigkeit der Sinne für eine umfassende Wahrnehmung des eigenen Lebensumfeldes ist unverzichtbar. Mit zunehmendem Alter steigt das Sturzrisiko. Ein großer Teil der Stürze ist auf krankheits- und altersbedingte Funktionsverluste zurückzuführen, wobei diese meist mehrere Ursachen haben. Gerade bei alten Menschen summieren sich die Risikofaktoren, wie z. B. nachlassende körperliche und kognitive Fähigkeiten, Erkrankungen und die Einnahme von Medikamenten, die die Mobilität beeinträchtigen, aber auch iatrogene Ursachen sind möglich wie: psychotrope Medikamente (Sedativa, Antidepressiva, Antipsychotika), Antihypertonika, Diuretika und Polymedikation.

So wird die Überprüfung der Notwendigkeit der Medikation als Maßnahme zur Sturzprävention im Papier der WHO »Global Report on Falls in Older Age 2007« explizit angeraten. In der Realität werden die Medikamente eines Pflegebedürftigen aber nur selten systematisch überprüft – weder im Heim noch im ambulanten Umfeld.

Tab. 5.5: Medikamente und Mobilitätsbeeinträchtigungen (Renner 2020)

Arzneimittel/Arzneimittelgruppe	Art des Effektes in Form von Nebenwirkungen
Sedativa (Benzodiazepine, Z-Substanzen)	Verlängerte Reaktionszeit, Hangover am nächsten Tag, Benommenheit, Schwindel, eingeschränkte Konzentrationsfähigkeit, Muskelschwäche
Antihypertensiva	Verstärkter Blutdruckabfall, Müdigkeit, Schwindel, Gangunsicherheit
Stark wirksame Analgetika, Opioide	Verwirrtheit, Somnolenz, Schwindel, Benommenheit, vermindertes Bewusstsein, verschwommenes Sehen
Trizyklische Antidepressiva	Einschränkungen der Kognition, Akkomodationsstörungen (Nah- und Ferneinstellung des Auges), Schwindel, Sedation, Verwirrtheit
Antiallergika (insb. 1. Generation)	Müdigkeit, Schwindel, Sedierung bei erster Generation und – wenn auch schwächer ausgeprägt – bei der zweiten Generation, vor allem bei Cetirizin
Antipsychotika	Sedierung, Müdigkeit, Hypotonie oder orthostatische Dysregulation, Akkomodationsstörungen

Tab. 5.5: Medikamente und Mobilitätsbeeinträchtigungen (Renner 2020) – Fortsetzung

Arzneimittel/Arzneimittelgruppe	Art des Effektes in Form von Nebenwirkungen
Antiparkinsonmedikamente	Tagesschläfrigkeit, Schwindel, orthostatische Dysregulation, Hypotonie
Antidiabetika (Insuline, Sulfonylharnstoffe)	Hypoglykämien, Schwindel, neurologische Ausfallerscheinungen, Benommenheit
Antiepileptika	Konzentrationsstörungen, Verwirrtheit, Desorientierung, Reizbarkeit, Unruhe, Nervosität, Schlafstörungen, Somnolenz, verlängerte Reaktionszeit, verminderter Muskeltonus, Schwindel

Durch eine konsequente Sturzprophylaxe können nicht nur Stürze und Verletzungen verhindert, sondern auch erhebliche Kosten eingespart werden. Vor allem aber steigert jeder vermiedene Sturz die Lebensqualität alter und hochbetagter Menschen und stärkt das Vertrauen in ihre Mobilität, was den Erhalt ihrer Selbstständigkeit unterstützt (DNQP 2013).

In den vergangenen Jahren wurde daher die Arzneimitteltherapie mit ihrem Einfluss auf die Pflegesituation und auf das Risiko für Stürze und die Mobilität mehr und mehr in den Fokus genommen. In deutschen Pflegeeinrichtungen mit durchschnittlich 100 Heimbewohnerinnen werden monatlich acht unerwünschte Arzneimittelereignisse (UAE) verursacht. Dadurch entstehen erhebliche Probleme und Folgekosten. Studien (Thürmann et al. 2011) belegen, dass etwa zwei Drittel der UAE vermieden bzw. vermindert werden können. Doch nicht nur das: Hanke (2014) zeigte, dass pro vermeidbares unerwünschtes Ereignis durchschnittlich 60 Stunden Mehraufwand in der Pflege entstehen.

Es ist wichtig, um Wirkstoffgruppen zu wissen, die die Eigenschaften haben, das Sturzrisiko zu erhöhen (▶ Tab. 5.5). Daher sollte bei einer Veränderung der Medikation der pflegebedürftige Mensch genau beobachtet werden. Neu auftretende Symptome wie Schwindel und morgendlicher Dauerschlaf können mit dem verschriebenen Medikament zusammenhängen.

Fokus auf den Menschen – Abwägungsprozesse und Verschreibungskaskaden

Im Umgang mit Bewohnerinnen/Klientinnen mit psychiatrischen Erkrankungen oder kognitiven Beeinträchtigungen ist es von besonderer Bedeutung, genau abzuwägen, welcher Arzneistoff gegen welche Beschwerden in welcher Dosierung eingesetzt werden soll. Es müssen auch andere Vorerkrankungen, z. B. Morbus Parkinson, berücksichtigt werden, wenn Antipsychotika oder Antidementiva angewendet werden sollen. So können einige der Wirkstoffe die Beweglichkeitseinschränkung durch die Parkinsonerkrankung zusätzlich verschlechtern. Auch Metoclopramid, das häufig gegen Übelkeit verordnet wird, ist deshalb bei Personen mit Parkinson kontraindiziert.

Werden Blutdrucksenker neu verordnet, ist der pflegebedürftige Mensch auf den Blutdruckabfall und daraus resultierende Kopfschmerzen, Müdigkeit oder Schwindel hinzuweisen. In der Regel wird mit niedrigen Dosen begonnen und dann zur Zieldosis gesteigert. Bei insulinpflichtigen Diabetikerinnen ist auf Unterzuckerungen zu achten. Hypoglykämien befördern bei alten Menschen mit Diabetes aufgrund von Schwindel und Bewusstseinseintrübung die Gefahr zu stolpern und zu stürzen.

Verschreibungskaskaden oder noch ein Medikament mehr!

Multimorbide Pflegebedürftige, die zahlreiche Medikamente gegen ihre Erkrankungen erhalten, entwickeln häufig Nebenwirkungen, die zum Teil von der behandelnden Ärztin oder den Pflegekräften als Symptom einer eigenständigen Erkrankung fehlgedeutet werden. Die Konsequenz ist oft die Verordnung eines weiteren Arzneimittels zur Therapie der neu aufgetretenen Beschwerden. Das heißt die UAW wird nicht als solche erkannt, was zur Verordnung eines weiteren Arzneimittels führt. Verschreibungskaskaden treten besonders häufig bei alten und hochbetagten Menschen auf. Zum einen sind diese aufgrund der alterstypischen physiologischen Veränderungen besonders gefährdet für UAW, zum anderen steigt durch Multimorbidität und Polymedikation das Risiko für Wechselwirkungen und Nebenwirkungen.

Im Rahmen von Medikationsanalysen sollte daher bei alten Menschen auf mögliche Verschreibungskaskaden geachtet werden. Speziell die Pflegenden können durch bewusstes Beobachten nach Neuverordnung eines Medikamentes das Auftreten von Beschwerden erkennen und an Ärztin oder Apothekerin weitergeben. Allerdings gibt es auch therapeutische Situationen, in denen Verschreibungskaskaden bewusst eingesetzt werden, z. B. bei der Verordnung eines Abführmittels zusammen mit einem Opioid, um einer möglichen Obstipation entgegenzuwirken. Abwägungsprozesse bei der Verordnung von Medikamenten sowie das gemeinsame Gespräch sind unerlässlich, um unbewusste Verschreibungskaskaden zu verhindern.

Empfehlungen für den Alltag: Von der Beobachtung der Wirkung bis zur Weitergabe der Informationen – Pflege ist gefragt!

In den vergangenen Jahren hat ein Umdenken in der Therapie stattgefunden; die ganzheitliche Betrachtung der Personen mit allen Komorbiditäten und dem Wechselspiel der Arzneimittel untereinander mit den individuellen Besonderheiten kann dazu beitragen, UAW und Verordnungskaskaden zu vermeiden.

Die Pflegekraft verbringt die meiste Zeit mit der Pflegebedürftigen und kann am besten Veränderungen feststellen, die auf Arzneimittel zurückzuführen sind. Wenn im Pflegealltag Abläufe festgelegt sind, wie Beobachtungen dokumentiert und an Ärztinnen weitergeleitet und der Medikationsprozess unter Einbeziehung von Apothekerinnen optimiert werden kann, dann kann die Regelversorgung der Pflegebedürftigen davon profitieren. Eine erfolgreiche interdisziplinäre Kommunikation von Risiken, unter Einbeziehung der heilberuflichen Kompetenzen aller Akteurinnen, ist das zentrale Instrument.

Dokumentation von Beschwerden, die möglicherweise von Arzneimitteln verursacht sein könnten – Checkliste (nach Burgwedel 2020)

Erster Schritt: Beobachtung von…im Kontext von Therapieveränderungen

- Schwindel, Benommenheit, Verwirrtheit, Sedierung, aber auch Schlafstörungen
- Vergesslichkeit, demenzielle/kognitive Veränderungen, Verhaltensveränderungen
- Gangunsicherheit, Stürze
- Gastrointestinale Beschwerden (Übelkeit, Magenschmerzen, Diarrhoe, Obstipation)

- Mundtrockenheit
- Probleme beim Wasserlassen

Zweiter Schritt: Information von Apothekerin und Ärztin zur Prüfung (Achtung: Beschwerden können, aber müssen nicht vom Arzneimittel kommen)

Hilfsmittel und Tools zur Bewertung der Arzneimitteltherapie

AMTS-Merkkarte

Eine praktische Arbeitshilfe ist die AMTS-Merkkarte (Thürmann & Jaehde 2016). Die Karte kann als verbindendes Element zwischen Ärztinnen, Apothekerinnen und Pflegerinnen fungieren. Sie enthält Informationen zu besonders risikobehafteten Arzneistoffen mit der Zuordnung der möglichen klinisch relevanten Nebenwirkungen sowie zu Monitoringmaßnahmen bei bestimmten Arzneimitteln. Sinnvoll ist, dass die am Medikationsprozess beteiligten Personen alle diese Karte nutzen[10] (siehe Zusatzmaterial 12). Die vor allem bei Älteren auftretenden Symptome, wie Sedierung/Sturzgefahr, Kognitionsstörungen und gastrointestinale Beschwerden, stehen hierbei im Fokus:

- Diese werden im gelben Bereich direkt mit kritischen, auslösenden Arzneimittelgruppen in Verbindung gebracht. Stellt die Pflegekraft eines der Symptome bei einer Bewohnerin/Klientin fest, kann sie einen möglichen Zusammenhang mit der Medikation herstellen und diesen Verdachtsfall mit Ärztin oder Apothekerin besprechen. Im orangen Teil der Karte wird auf die Therapieüberwachung unter der Verordnung bestimmter Arzneimittel und Wirkstoffgruppen aufmerksam gemacht. In der Spalte der Begründungen werden besonders häufige und belastende UAW benannt. In einer weiteren Spalte werden Empfehlungen zur Überwachung der Dosierung und Hinweise auf Beobachtung und Kontrolle gegeben.
- Im roten Abschnitt der Karte wird auf »Arzneimittel mit hohem Nebenwirkungsrisiko« verwiesen, die möglichst zu vermeiden sind, weil sie im Alter aus verschiedenen Gründen problematisch sind. Hinter der Angabe von Gründen werden Alternativen oder auch Dosierungsempfehlungen angegeben.
- Der letzte grün markierte Teil rät zu einer generellen Überwachung wichtiger Laborwerte und Vitalparameter. Neben den allgemein empfehlenswerten Häufigkeiten der Kontrollen werden Medikamente benannt, unter welchen eine vermehrte Kontrolle als sinnvoll/erforderlich angesehen wird. Abschließend gilt die Empfehlung, einmal jährlich eine vollständige Überprüfung der gesamten Medikation jedes Patienten durchzuführen!

FORTA-Liste (Fit fOR The Aged)

Die FORTA-Liste, die unter der Federführung von Wehling, Weiß und Pazan (2018) veröffentlicht wurde, bietet eine Übersicht sowohl über inadäquate als auch über nachweislich nützliche Arzneimittel für ältere Personen. Auf Grundlage von Studien und Gutachten sind verschiedene Therapieverfahren für mittlerweile 29 alterstypische Krankheitsbilder bewertet worden. Die Bewertung der Arzneien erfolgt in vier Kategorien. Bewertungskriterien sind: Therapietreue der Bewohnerin/Klientin, altersabhängige Verträglichkeit sowie Häufigkeit von Gegenanzeigen. Im fol-

---

10 AMTS-Merkkarte: https://www.amts-ampel.de/fileadmin/img/downloads/AMTS-Karte_final.pdf, abgerufen am 30.11.2021

genden Kasten lässt sich die daraus resultierende Klassifikation der Arzneimittel ablesen.

> **Klassifikation von Arzneimitteln gemäß FORTA-Liste (Kuhn-Thiel et al. 2014)**
>
> Kategorie A
>
> - Arzneimittel wurde schon an älteren Personen in größeren Studien geprüft, Nutzenbewertung fällt eindeutig positiv aus.
>
> Kategorie B
>
> - Wirksamkeit ist bei älteren Personen nachgewiesen, aber es gibt Einschränkungen bezüglich der Sicherheit und Wirksamkeit.
>
> Kategorie C
>
> - Es liegt eine ungünstige Nutzen-Risiko-Relation für ältere Personen vor. Die genaue Beobachtung von Wirkungen und Nebenwirkungen ist erforderlich. Wenn mehr als drei Arzneimittel gleichzeitig eingenommen werden, wird empfohlen, diese Arzneimittel als erste wegzulassen. Die Ärztin sollte nach Alternativen suchen.
>
> Kategorie D
>
> - Diese Arzneimittel sollten fast immer vermieden werden. Die Ärztin sollte Alternativen finden. Die meisten Substanzen aus dieser Gruppe sind meistens auch auf Negativlisten wie der PRISCUS-Liste zu finden.

Der Link zur »FORTA-App« zur Nutzung der FORTA-Liste auf dem Smartphone ist dem Kapitel angehängt.

PRISCUS-Liste

Unter der Leitung von Thürmann (2011) wurde eine weitere Arbeitshilfe mit all jenen Medikamenten erstellt, die für ältere Menschen potenziell ungeeignet sind. Sie umfasst 83 für ältere Menschen möglicherweise ungeeignete Arzneimittel, Therapiealternativen zu diesen Substanzen sowie weitere Empfehlungen für die Praxis. Für den Fall, dass die Verordnung eines kritischen Arzneimittels nicht vermieden werden kann, werden Dosierungsvorschläge und Überwachungshinweise auf der PRISCUS-Liste aufgeführt. Die Liste soll die Arzneimitteltherapie von älteren Menschen sicherer machen, indem sie hilft, ungeeignete Medikamente, Interaktionen und Nebenwirkungen zu vermeiden. Deshalb werden nicht nur die riskanten Arzneistoffe und ihre möglichen Nebenwirkungen aufgelistet, sondern auch unbedenkliche Alternativen genannt.

Eine Kurzfassung der PRISCUS-Liste für den Schreibtisch ist erhältlich. Diese ist im Arbeitsalltag zu nutzen. Ein Ausdruck davon sollte in allen Dienstzimmern hängen, wo Arzneimittel gestellt werden. Rasch hilft ein Blick auf die Liste, um zu beurteilen, ob in der Gesamtmedikation ein kritisches Arzneimittel vorhanden ist und potenziell zu Risiken führt. Der zugehörige Link ist am Ende des Kapitels aufgeführt.

Zu beachten: Listen und Softwareprogramme helfen zur Orientierung im Pflegealltag. Doch sie erheben weder den Anspruch auf Vollständigkeit, noch ersetzen sie eine auf den einzelnen Patienten bezogene Nutzen-Risiko-Abwägung und Beurteilung der verantwortlichen Fachkräfte. Diese »Hilfsmittel« sind als Unterstützung gedacht.

Mehr AMTS im Alltag von Pflegeeinrichtungen – neue Wege gehen und die Blickrichtung wechseln

Wer im Pflegeheim ein neues Verständnis für Arzneimitteltherapiesicherheit etablieren möchte, der muss zunächst einmal die Blickrichtung ändern. Es gilt von den herkömmlichen Wegen abzuweichen und umfassender zu denken. Klassischerweise sind Personal und Zeit Mangelware im Pflegealltag, Therapiebeobachtung und Reflexion erfolgen nicht routinemäßig. Ausgerechnet dort, wo im Schnitt die meisten Medikamente zum Einsatz kommen und AMTS daher von besonders hohem Nutzen wäre, gibt es bislang keinen Standard »AMTS in der Pflege« (Burgwedel 2020). AMTS ist ein Thema, das den ganzen Pflegeprozess durchzieht. Mehr AMTS führt zur Reduktion des Pflegeaufwands, unter Umständen auch zu mehr Zeit, mehr Lebensqualität und einer Verbesserung der Mobilität der Pflegebedürftigen. Doch wie lässt sich mehr AMTS etablieren?

Am Medikationsprozess sind Ärztinnen, Apothekerinnen, Pflegerinnen und Pflegebedürftige beteiligt. Jeder übernimmt wichtige Funktionen, damit der Medikationsprozess ohne Fehler optimal funktioniert. Wenn jeder Player nur isoliert betrachtet seine Funktion erfüllt, können Medikationsfehler in diesem Prozess eher auftreten. Fatal ist es z. B., wenn ein Medikationsfehler zu Beginn des Medikationsprozesses durch eine versehentlich falsche Entscheidung der Ärztin passiert und dann ohne Reflexion durch Apothekerin und Pflegekraft »strikt und fehlerfrei« umgesetzt wird.

So kann eine zu hohe Dosierung z. B. eines Psychopharmakons langfristig verabreicht zu Schwindel, Stürzen und Immobilität führen. Werden nun von der Pflegekraft vermehrt Stürze beim alten Menschen beobachtet und zusammen mit der Apothekerin reflektiert, könnte eine Nachfrage bei der Ärztin unter Beschreibung der Symptome den Verordnungsfehler aufdecken. Wenn also gemäß des Vieraugen-Prinzips und einer Kultur der Sicherheit jede Beteiligte für das Thema AMTS sensibilisiert ist und mitdenkt, dann können vermeidbare unerwünschte Arzneimittelereignisse präventiv vermieden werden. Voraussetzung dabei ist, dass eine offene und neutrale Fehlerbetrachtung stattfindet. Dies bedeutet, dass die Verantwortlichkeiten, aber auch die Kommunikationswege unter den Beteiligten definiert sind und sie sich dabei auf Augenhöhe begegnen.

Umgang mit Fehlern

- Keine Schuldzuweisungen und offener Umgang miteinander
- Analyse und Bewertung, gemeinsam als Team aus Fehlern lernen
- Neue Prozesse etablieren

Wege zur interdisziplinären Zusammenarbeit – Begegnung auf Augenhöhe!

Die erste Säule: Schulungen und Kompetenzerweiterung

Eine Säule für mehr AMTS in stationären und ambulanten Einrichtungen ist die Kompetenzerweiterung der Pflegekräfte zum Thema Arzneimittel. Pflegekräfte können einen unschätzbar hohen Beitrag zur Verbesserung der AMTS der zu Pflegenden leisten. Damit eine Sensibilisierung auf die Arzneimittel als (Mit-)Ursache für Stürze, unerwünschte Arzneimittelereignisse und Einschränkungen der Mobilität stattfindet, sollten Schulungen angeboten werden. Diese sollten einerseits die fachliche Kompetenz im Umgang mit den Arzneimitteln erhöhen und andererseits strukturelle Prozesse beschreiben, um das Risiko für Medikationsfehler zu reduzieren. Heimbeliefernde Apotheken verpflichten sich in der Regel, zweimal jährlich die Pflegekräfte zu schulen und eine gemeinsame Überprüfung auf dem Wohnbereich vorzunehmen und den Arzneimittelbestand zu kontrollieren. Pflegedienste können auf qualifizierte Apotheken, z. B. ATHINA-Apotheken (ATHINA: Arzneimitteltherapiesicherheit in Apotheken), zugehen und dort Schulungsangebote erfragen.

> **Mögliche Schulungsinhalte durch die Apothekerin**
>
> - Sensibilisierung auf klinisch relevante Therapiebeobachtungen
> - Arzneimittel und Sturzgefahr
> - Kritische Arzneimittel, typische UAW von Psychopharmaka
> - Ungeeignete Arzneimittel im Alter sowie Vorstellung von AMTS-Tools (z. B. PRISCUS-Liste, AMTS-Karte)
> - Konsequenzen von Dosierungs- oder Einnahmefehlern
> - Gemeinsame Entwicklung eigener Prozesse zur Optimierung von AMTS

Die zweite Säule: Der gemeinsame Austausch

Neben der Kompetenzerweiterung ist der gemeinsame Austausch zwischen Pflegekräften, Apothekerinnen und Ärztinnen bedeutend. Regelmäßige Optimierungszirkel – zwei- bis dreimal im Jahr –, bei denen sich die drei Berufsgruppen zusammensetzen und die Abstimmungsprozesse reflektieren und vorgefallene Medikationsfehler besprechen, sind sehr wertvoll.

Dabei lernt jede die Verantwortlichkeiten, Kompetenzen und Limitierungen der anderen kennen. Es kann so eine Atmosphäre gegenseitiger Wertschätzung und gegenseitigen Vertrauens entstehen, was die gemeinsame Versorgung der pflegebedürftigen Menschen und die gegenseitige kommunikative Abstimmung erleichtert. Diese Optimierungszirkel können von einer Einrichtung und deren Apothekerinnen und Ärztinnen organisiert werden. Denkbar sind aber auch regionale Zirkel, an denen Vertreter aller beteiligten Berufsgruppen und aus unterschiedlichen Organisationen teilnehmen, so auch die ambulanten Pflegedienste.

Die dritte Säule: Etablierung interprofessioneller Kommunikationswege

Etablierte interprofessionelle Kommunikationswege stellen den Informationsaustausch unter den Berufsgruppen sicher. Mit dem Fortschreiten der Digitalisierung im Gesundheitswesen, mit elektronischer Patientenakte und der Telematik-Infrastruktur erhalten digitale Systeme zunehmend mehr Bedeutung. Über diese Systeme könnten dann zeitlich effizient Informationen über den Gesundheitszustand und das Befinden der zu Pflegenden, die Medikation, Diagnosen und Erkrankungen ausgetauscht werden.

Eine Pilotstudie von Schleef et al. (2019) konnte zeigen, dass durch einen regelmäßigen Austausch der drei Professionen Hausärztin – Apothekerin – Pflegekraft die Arzneimitteltherapiesicherheit für die Bewohnerinnen erhöht werden kann. Angedacht war eine gemeinsame, interdisziplinäre Visite, es wurden jedoch teilweise andere Kommunikationswege von den Akteurinnen bevorzugt. Durch die Medikationsanalyse der ATHINA-Apothekerin und die anschließende Umsetzung durch die Hausärztinnen kam es zur Reduktion der Gesamtmedikation sowie zu einer Reduktion von potentiell inadäquaten Medikamenten und Doppelverordnungen.

Werden Menschen ambulant durch einen Pflegedienst betreut, ist die Etablierung fester Kommunikationswege noch etwas schwieriger. Hier zeigt die Realität, dass die Beobachtungen des Pflegedienstes eher über die Angehörigen an die Ärztin vermittelt werden und arzneimittelbezogene Probleme separat an die Apotheke weitergegeben werden. Verantwortlichkeiten sind nicht so klar definiert und mehr Apotheken und Arztpraxen sind beteiligt. Dennoch kann die Betreuung eines Pflegedienstes durch eine AMTS-qualifizierte Apotheke mithilfe von definierten Kommunikationswegen und Dokumenten die Arzneimitteltherapiesicherheit der zu Pflegenden verbessern.

Eine solche Kooperation vermindert übrigens nicht nur Medikationsfehler, sondern kann auch den Pflegeaufwand reduzieren – wenn beispielsweise anstelle von Schmerztropfen, die mehrmals täglich abgezählt werden müssen, die Gabe von Tabletten vorgeschlagen wird, sofern die zu Pflegende noch schlucken kann. In der Anlage können Sie einen möglichen Ablauf für einen sogenannten Interdisziplinären Optimierungszirkel einsehen (siehe Zusatzmaterial 13).

Die vierte Säule: Kooperationsverträge schließen

Im Idealfall schließen Einrichtungen der stationären Altenhilfe mit AMTS-orientierten Apotheken Kooperationsverträge zur Verbesserung von AMTS ab. Gegen eine Pauschalhonorierung können die Einrichtungen Apothekerinnen zur Beratung verpflichten. Möglich sind u. a. intensive Schulungen der Pflegekräfte, wöchentliche Heimvisiten durch die Apothekerin zur Klärung arzneimittelbezogener Probleme, Tipps zur Einnahme und Anwendung erklärungsbedürftiger Arzneiformen, Etablierung fester Kommunikationswege zwischen Ärztin, Apothekerin und Pflegekraft sowie gezielte Medikationsanalysen bei Patienten mit Polymedikation, z. B. routinemäßig bei Aufnahme in das Heim oder nach Entlassung aus dem Krankenhaus. Zudem besteht auch die Möglichkeit, dass der alte Mensch selbst oder seine Angehörigen bereits bei Einzug in eine Einrichtung einwilligen, dass Medikationsdaten und Diagnosen an die Apotheke zur Überprüfung weitergegeben werden. Es gibt Heime, die diese erste Medikationsanalyse durch die Apothekerin dem alten Menschen nach Rücksprache individuell in Rechnung stellen.

Ein Pflegedienst kann sich eine Schwerpunktapotheke auswählen und mit ihr die Vereinbarung treffen, dass Klientinnen eine Medikationsanalyse von der Apotheke angeboten wird. So wird sichergestellt, dass der Pflegedienst ein Feedback über Risikofaktoren der Therapie bekommt und eine Apotheke als AMTS-Partner für Fragen um die Medikation zur Verfügung steht. Die Kommunikation mit den Ärztinnen zu den Ergebnissen der Medikationsanalyse erfolgt in diesem Fall direkt durch die Apothekerin.

> **Was ist unter einer Medikationsanalyse zu verstehen?**
>
> Die Apothekerin überprüft systematisch die Gesamtmedikation der Person mit dem Ziel, die Effektivität der Arzneimitteltherapie zu erhöhen und die Risiken zu minimieren.
>
> - Alle zurzeit eingenommenen Medikamente mit Dosierungsintervall und Darreichungsform werden aufgenommen. Erfragt werden alle aktuellen gesundheitlichen Beschwerden, die mit den Medikamenten in Zusammenhang stehen könnten. In der Regel nutzt die Apothekerin zur Überprüfung Datenbanken, die mögliche Wechselwirkungen unter den Arzneimitteln, leitliniengerechte Dosierungen, Kontraindikationen, Teilbarkeit, Anwendungshinweise und Nebenwirkungen anzeigen.
> - Die Apothekerin fasst die Ergebnisse der Überprüfung zusammen und klärt arzneimittelbezogene Probleme mit der Pflegekraft oder der Ärztin. Gemeinsam werden Maßnahmen beschlossen und die Therapie angepasst.
>
> Beispiel: Es wird festgestellt, dass die Dosierung von Metformin (Antidiabetikum) mit 3000 mg/Tag bei höherem Lebensalter und einer eingeschränkten Nierenfunktion zu hoch ist. Die Person klagt vermehrt über Übelkeit. Der Zusammenhang mit einer zu hohen Dosis

> Metformin wird vermutet. Nach Rücksprache mit der Ärztin wird die Dosierung auf 1000 mg/Tag vermindert und die Beschwerden verschwinden.

Die beschriebenen Säulen sind zentral. Im Fokus muss der pflegebedürftige Mensch stehen und keine Einzelinteressen. Nur die Verantwortung und das Mitdenken aller Akteurinnen führen zu einer Optimierung.

To-dos – Empfehlungen für den Alltag

- Schulen Sie Ihre Mitarbeiterinnen im Hinblick auf mobilitätshemmende sowie sturzfördernde Arzneimittel und vereinbaren Sie ein Vorgehen, wie Beobachtungen dokumentiert und weiterbearbeitet werden.
- Neben den Erstschulungen für neue Mitarbeiterinnen ist es ebenso wichtig, Auffrischungsangebote zu machen und Neuerungen zu schulen. Die Verstetigung der Fortbildungsmaßnahmen stellt möglicherweise die größte Hürde dar.
- Besorgen Sie sich die ATMS-Ampel und die PRISCUS-Liste für den Schreibtisch und thematisieren Sie diese Instrumente mit den Mitarbeitenden.[11]
- Analysieren Sie regelmäßig das tatsächlich durchgeführte Medikamentenmanagement auf Schwachstellen und Fehler. So können Gefahrenquellen frühzeitig erkannt werden, wie z. B. das Lagern ähnlich aussehender Medikamentenpackungen nebeneinander, was leicht zu Verwechslungen führt.
- Achten Sie im Rahmen der Maßnahmen zur Sturzprophylaxe und Bewegungsförderung auf den Bereich Medikamente und thematisieren Sie problematische Punkte mit Apothekerin und Ärztin. Insbesondere nach Krankenhausaufenthalten ist darauf zu achten, dass Medikamente überprüft und ggf. auch wieder abgesetzt werden.
- Hinterfragen Sie Schmerzen bei den Bewohnerinnen/Klientinnen. Es gibt verschiedene Arten von Schmerz, die mit verschiedenen Schmerzmitteln behandelt werden. Alleine immer nur die Dosis (z. B. von Novalminsulfon) zu erhöhen, ist nicht immer die erfolgreiche Strategie, ggf. ist es hilfreicher, das Arzneimittel zu wechseln.
- Schließen Sie Kooperationsverträge mit Apotheken, die regelmäßig Fallbesprechungen und Schulungen in den Einrichtungen und Diensten durchführen.
- Informieren und beraten Sie Angehörige, Klientinnen und Bewohnerinnen über die Möglichkeit, einen »Medikamentencheck« vorzunehmen. Ermutigen Sie Bewohnerinnen/Klientinnen, ihre Wahrnehmungen zu thematisieren (z. B. Übelkeit, Schwindel).
- Zusammenarbeit ist keine Einbahnstraße. Klären Sie Kommunikationswege und wie der Medikationsprozess gemeinsam in den Blick genommen und gesteuert wird. Sorgen Sie daher für einen regelmäßigen Austausch aller Akteurinnen, auch in der Häuslichkeit.

Resümee

Auf den Punkt gebracht: Es ist wichtig, dass der pflegebedürftige Mensch im Mittelpunkt des Geschehens steht. Die Professionen müssen sich das im Rahmen der Zusammenarbeit immer wieder ins Gedächtnis rufen, um das Ziel nicht aus den Augen zu verlieren. Hilfreich ist, wenn alle Professionen mitdenken und

---

11 Merkkarte AMTS-Ampel: https://www.amts-ampel.de/fileadmin/img/downloads/AMTS-Karte_final.pdf
PRISCUS-Liste für den Schreibtisch: https://www.aok.de/gp/fileadmin/user_upload/Arzt_Praxis/Wirtschaftliche_Verordnung/priscusliste_gpp.pdf, Zugriff jeweils am 30.11.2021

klare Strukturen zur Zusammenarbeit vereinbart werden. Kompetenzerweiterung auf allen Seiten ist gefragt, und zwar im Hinblick auf den gesamten Medikationsprozess. Gemeinsam auf dem Weg zu sein bedeutet aber auch eine Begegnung auf Augenhöhe und eine gute Gesprächs- und Fehlerkultur. Letztere muss eingeübt werden, Hierarchien und das Ausspielen von Machtpositionen sind in einem solchen Prozess hinderlich. »Viel hilft nicht viel« heißt: beobachten, einschätzen und diskutieren, damit Menschen in Bewegung bleiben!

> **Weiterführende Informationen und Downloads**
>
> FORTA App – Download unter https://apps.apple.com/au/app/forta/id1280597173 (Apple App Store) oder https://play.google.com/store/apps/details?id=de.sisdev.forta&hl=de (Android App Store)
> Optimierte Arzneimittelversorgung pflegebedürftiger Patienten. Mehr Sicherheit, Schutz und Lebensqualität. (https://www.oav-geriatrie.de/index.php/allg-infos/pflege-apotheken-aerzte, Zugriff am: 30.09.2021)

P Der Sturz im Kopf: »Bleiben Sie mal lieber sitzen, damit Sie nicht fallen!«

Bianca Berger, Christina Kümmel und Nicole Zenker

Hinführung

Das Thema »Der Sturz im Kopf« wurde in einer Arbeitsgruppe angesprochen. Diese Formulierung erschien interessant für das Thema: Was trägt im Alltag dazu bei, Bewegung zu verhindern oder zu vermindern? »Die Angst vor dem Sturz«, was meinte die Kollegin damit? Sie schilderte, welche Konsequenzen mit einem Sturz einhergehen. Zudem erläuterte sie auch, dass in einer knapp besetzten Schicht einige Bewohnerinnen mit Sturzgefährdung gebeten werden: »Bleiben Sie mal lieber sitzen, damit Sie nicht fallen.« Gleiches berichten Bewohnerinnen/Klientinnen, die Angst vor einem (weiteren) Sturz haben oder auch Angehörige: Das Sitzenbleiben wird als Maßnahme zur Sturzreduktion wahrgenommen.

Sicherheit und Angst sind die beiden Aspekte, die in diesem Zusammenhang häufig genannt werden, das Handeln mitbestimmen, aber das Repertoire an Maßnahmen auch »verengen« können. Diese Gemengelage aus Angst und Sicherheit auf der einen Seite sowie Mut und Risiko auf der anderen Seite, führt zu diffizilen Herausforderungen, die im Alltag jeweils austariert werden müssen und die folgend skizziert werden.

Informationen rund um das Thema Sturz

Der Sturz – Lebensrisiko, Definition, Häufigkeit und Folgen

Stürze gehören zum allgemeinen Lebensrisiko von Menschen. Jährlich ereignen sich weltweit ungefähr 37 Millionen behandlungsbedürftige Sturzunfälle. Von diesen Personen versterben nach Schätzungen zirka 646.000 Menschen an den Folgen, und zwar unabhängig vom Alter (Saß et al. 2019). Stürze können somit in jeder Lebensphase und -situation geschehen. Der Expertenstandard »Sturzprophylaxe in der Pflege« (Stand 2013) verweist auf ein Risiko, welches über dieses alltägliche

Risiko zu stürzen hinausgeht, und zwar dergestalt, dass die Fähigkeit zur Vermeidung eines Sturzes verloren geht. Insbesondere alten und hochbetagten Menschen gelingt es demnach nicht mehr, den Körper in Balance zu halten oder zu bringen. Zudem können Sturzfolgen durch entsprechende Schutzreaktionen nicht (mehr) minimiert oder verhindert werden (DNQP 2013).

Definiert wird ein Sturz wie folgt (DNQP 2013, S. 20): »Ein Sturz ist ein Ereignis, bei dem der Betroffene unbeabsichtigt auf dem Boden oder auf einer anderen tieferen Ebene aufkommt.« Das heißt Stürze sind auch solche Ereignisse, bei denen der Betroffene den Boden oder die tiefere Ebene nicht mit dem ganzen Körper berührt. Beinahe-Stürze können Hinweise auf zugrundeliegende Sturzrisikofaktoren geben, werden aber im Sinne des Expertenstandards nicht als Stürze berücksichtigt. Wie häufig Stürze vorkommen, ist je nach Versorgungsart unterschiedlich.

- Für den häuslichen Bereich geht man davon aus, dass mehr als ein Drittel aller über 65-Jährigen und die Hälfte der über 80-Jährigen mindestens einmal pro Jahr stürzen. Das Risiko, dann innerhalb der nächsten zwölf Monate erneut zu stürzen, liegt bei ca. 70 %. Eine Sturzanamnese mit mindestens einem Sturz pro Quartal und insbesondere Stürze, die mit nachfolgendem hilflosem Liegen einhergehen, sind Prädiktoren für eine wahrscheinliche Aufnahme in eine stationäre Pflegeeinrichtung (Zeeh 2019).
- Für den Bereich der stationären Altenhilfe verweisen die Autoren des Expertenstandards (DNQP 2013) auf Beobachtungsstudien von Eriksson et al. (2008) und Pellfolk et al. (2009), in denen dargelegt wird, dass 40 % der pflegebedürftigen Menschen innerhalb von sechs Monaten mindestens einen Sturz erlebt haben. Bei Menschen mit Demenz erhöht sich die Inzidenz auf 62 %. Zu einer weiteren interessanten Erkenntnis kommt eine ältere Studie, die

davon ausgeht, dass 20 % der Personen, die einen Sturz mit Hüftfraktur erlebt haben, innerhalb eines Jahres versterben (Zuckerman 1996).

Stürze verursachen teilweise Verletzungen unterschiedlicher Art, beispielsweise Quetschungen, Abschürfungen, Platzwunden, Prellungen, Schmerzen oder Verstauchungen sowie Frakturen. Es können aber auch Todesfälle mit einem Sturz einhergehen. Rund ein Drittel aller Stürze alter und hochbetagter Menschen (unabhängig vom Setting) führen zu einer Verletzung (Zuckerman 1996). Mit schweren Verletzungen (z. B. Frakturen) ist in 1–5 % der Fälle zu rechnen.

Thomsen (2020) verweist darauf, dass im Alter von 65 bis 75 Jahren etwa 16 % der Personen mit einem Oberschenkelhalsbruch ins Krankenhaus eingewiesen werden müssen, bei den über 75-Jährigen sind dies 71 %. Der Oberschenkelhalsbruch (Hüftfraktur) gehört laut Bartens (2018) zu den fünf großen gesundheitlichen Problemen älterer Menschen. Die Folgen sind bemerkenswert: Mehr als 10 % der Personen versterben binnen der ersten 30 Tage nach einem Sturz. Bis zu 20 % der Personen, die gestürzt sind, entwickeln eine Bettlägerigkeit oder Gebrechlichkeit, die den Einzug ins Pflegeheim nach sich ziehen kann. Nur 40–60 % der Personen erreichen nach einer Fraktur ihr vorheriges Mobilitätsniveau (Bartens 2018).

Neben den Folgen für das Individuum entstehen bei einem Sturz hohe Folgekosten. In einer deutschen Studie (Heinrich et al. 2011) wurde z. B. eine Schätzung von Krankheitskosten für hüftgelenksnahe Frakturen bei Bewohnerinnen vorgenommen. Diese beliefen sich auf rund 7.500 € an direkten Kosten für die Krankenkassen, um die Sturzfolgen zu behandeln. Das heißt sowohl die körperlichen als auch die psychischen Folgen eines Sturzes können einen Einschnitt in die selbständige Lebensführung darstellen. Der Verlust des Vertrauens in die eigenen Fähigkeiten und ein sich verdichtender Bewegungsradius können zum Verlust der Teilhabe und zur Isolation führen (Schmidt 2020).

»Die Angst im Kopf« – Fokus pflegebedürftige Menschen und ihre Angehörigen

Unabhängig von der Schwere der Verletzungen zeigt sich aber ein häufig unterschätztes Phänomen, nämlich die Angst vor einem (weiteren) Sturz und dessen Folgen (Zeeh 2019). 25 % der Gestürzten zeigen Symptome eines solchen Post-Fall-Syndroms (Thomsen 2020). Diese panische Furcht (Zeeh 2019) führt dazu, dass die Personen immobil werden und ein Teufelskreis aus Angst und zunehmender Immobilität entsteht, der zu einem Muskelabbau führt und in Folge wiederum das Sturzrisiko erhöht. Das Phänomen »Sturzangst« wurde von Schoene et al. (2019) in einem Review untersucht. Insgesamt wurden 30 Studien zum Phänomen »Angst vor Stürzen« und dessen Auswirkungen auf die Lebensqualität in die systematische Übersichtarbeit einbezogen. Die Autorinnen beschreiben eine große Bandbreite in der Prävalenz von Sturzangst (3 % bis zu 92 %). Von einem sogenannten »Post-Sturz-Syndrom« ist etwa ein Drittel der Älteren betroffen, die in Folge eines Sturzes ins Krankenhaus eingeliefert wurden. Es hat sich zudem gezeigt, dass auch bei mehr als 50 % der Menschen ohne vorherige Sturzerfahrung eine Angst vor Stürzen besteht.

Die Autorinnen verweisen auf zwei konzeptionelle Ansätze zur Sturzangst. Ein Ansatz fokussiert auf die Angst selbst. Hier wird die tägliche Vorwegnahme zukünftiger Stürze in den Blick der Betroffenen genommen. Folgende Frage kann hilfreich sein: Sind Sie zum jetzigen Zeitpunkt sehr ängstlich, etwas ängstlich oder nicht ängstlich, dass Sie fallen könnten? Der zweite Ansatz fußt auf Banduras Theorie der Selbstwirksamkeit. Hierbei wird vor allem auf den Verlust an Vertrauen in die eigenen Fähigkeiten bei bestimmten Aufgaben des täglichen Lebens geachtet. Eine wesentliche Folge dieser Angst ist die anschließende Reduktion von Aktivitäten. Eine Abwärtsspirale von Inaktivität und Vertrauensverlust führt in Folge zu einem erhöhten Sturzrisiko. Daher ist es nicht überraschend, so die Autorinnen (Schoene et al. 2019), dass Sturzangst und Gebrechlichkeit bei älteren Personen zusammentreffen. Die Einschränkung von Aktivitäten, die durch das Vermeidungsverhalten aus Angst befördert wird, reduziert demnach auch die Teilnahme an sozialen Aktivitäten und führt dazu, dass die Betroffenen eine reduzierte Lebensqualität empfinden.

Diese Ergebnisse dieser systematischen Übersichtsarbeit (Schoene et al. 2019) zeigen die Bedeutung der Sturzangst für die Lebensqualität älterer Menschen auf, und zwar unabhängig von einem vorherigen Sturzereignis und dem jeweiligen konzeptionellen Verständnis. Es konnte ein starker Zusammenhang zwischen einer geringen Angst vor Stürzen und einer höheren wahrgenommenen Lebensqualität festgestellt werden. Sturzangst ist damit nicht nur ein »Nebenprodukt«, sondern ein eigenständiger Risikofaktor, der häufig unterschätzt wird.

Interessant erscheinen zudem die Erkenntnisse (Schoene et al. 2019), dass ängstliche Personen bei alltäglichen Aktivitäten »Haltungsreaktionen« hervorrufen, die sich bei jüngeren ängstlichen Menschen zeigen, wenn sie einer Höhe > 3 m ausgesetzt sind. Emotion und Gleichgewichtskontrolle stehen also im Zusammenhang. Ängstlichere Menschen lernen demnach spezifische Aufgaben und Anforderungen mit einer Vermeidungsreaktion zu begegnen. Diese Kompetenz der Vermeidung gefährlicher Situationen, um sich zu schützen, ist bereits im Kindesalter zu beobachten. Wenn die Vermeidung im Alter aber eine bestimme Schwelle übersteigt, dann wirkt diese lähmend und der bereits beschriebene Teufelskreis aus Aktivitätsreduktion und körperlichem und geistigem Verfall wird in Gang gesetzt.

Aussagen wie »Sie müssen keine Angst haben« sind wenig hilfreich und führen dazu, dass alte Menschen diese Angst nicht mehr thematisieren. Sicherheit ist bei Menschen mit einer eingeschränkten Mobilität ein wichtiger Faktor und Angst führt zur Einengung von Handlungsspielräumen. Sturzangst zu reduzieren ist ein Prozess, denn sie muss immer wieder thematisiert werden und Angehörige sind einzubeziehen. Letztere insbesondere dann, wenn die Angst sich auf Angehörige überträgt und freiheitsentziehende Maßnahmen erwartet werden.

Der Sturz – von der Einschätzung bis zur Evaluation

Der Expertenstandard Sturzprophylaxe in der Pflege liegt in der ersten aktualisierten Fassung von 2013 vor und soll bis 2022 aktualisiert werden. Die Inhalte dieses Expertenstandards werden im Folgenden allerdings nicht im Detail dargestellt. Wichtig erscheint dennoch, die Inhalte und Empfehlungen verkürzt vorzustellen. Auf eine fortlaufende Nennung der Quelle wird verzichtet.

Einschätzung

Im Rahmen der Einschätzung muss zu Beginn des pflegerischen Auftrags eine Erfassung des individuellen Sturzrisikos erfolgen, und zwar anhand der personen-, medikamenten- und umgebungsbezogenen Sturzrisikofaktoren. Einzelne Faktoren, aber auch die Kombination mehrerer Faktoren machen die Einschätzung komplex. Die Faktoren stellen Hintergrundwissen dar, das bei der individuellen Einschätzung genutzt werden kann. Bei den Risikokonstellationen ist zu beachten: Diese variieren je nach Setting und Person.

Eine Einschätzung erfolgt bei den Personen, bei denen ein Risiko nicht ausgeschlossen werden kann. Eine Aktualisierung oder Neueinschätzung wird in individuell festzulegenden Abständen sowie bei Veränderung der Pflegesituation (z. B. Veränderung des Gesundheitszustandes, Rückkehr aus dem Krankenhaus etc.) sowie bei der Überarbeitung der Pflegeplanung oder nach einem Sturz durchgeführt. Situationen, wie z. B. ein Zimmerwechsel, sind gleichermaßen zu berücksichtigen. Das Ziel ist die Erfassung eines über das alltägliche Risiko hinausgehenden Risikos zu stürzen – mit der Identifikation der relevanten Sturzrisikofaktoren. Die Ergebnisse werden dokumentiert und alle Mitarbeitenden über die vorliegenden Sturzrisikofaktoren informiert.

Im Setting der ambulanten Pflege ist darauf zu verweisen, dass das Erkennen von Sturzrisiken notwendig, die Einleitung von Maßnahmen durch den Pflegedienst aber nur dann möglich ist, wenn der Vertrag diesen Leistungsumfang vorsieht. Jedoch oder gerade deshalb muss ein Schwerpunkt auf der Information, Beratung, Anleitung und Schulung liegen.

Sturzrisikofaktoren alphabetisch geordnet (DNQP 2013, S. 25)

Personenbezogene Risikofaktoren

- Beeinträchtigungen funktioneller Fähigkeiten und sensomotorischer Funktionen und/oder der Balance, z. B. Einschränkung der Gehfähigkeit
- Gesundheitsstörungen, die mit Schwindel, kurzzeitigem Bewusstseinsverlust oder ausgeprägter körperlicher Schwäche einhergehen
- Depression, kognitive Beeinträchtigungen (akut und/oder chronisch)
- Kontinenzprobleme
- Sehbeeinträchtigungen
- Sturzvorgeschichte und -angst

> *Medikamentenbezogene Risikofaktoren*
>
> - Antihypertensiva oder psychotrope Medikamente
> - Polypharmazie
>
> *Umgebungsbedingte Risikofaktoren*
>
> - Freiheitsentziehende Maßnahmen
> - Gefahren in der Umgebung (z. B. Hindernisse auf dem Boden, zu schwache Kontraste, geringe Beleuchtung)
> - Inadäquates Schuhwerk

Information, Beratung, Anleitung und Schulung

Beratungskompetenz ist notwendig, um die pflegebedürftigen Personen gezielt zu beraten, und zwar mit dem Ziel, die Selbstpflegefähigkeiten zu erhalten oder zu erhöhen und Alltagskompetenzen zu stärken. Die Mobilität steht dabei im Fokus, diese gilt es zu erhalten bzw. zu fördern. Beratung soll die Eigenverantwortung zur Entscheidung stärken und muss ergebnisoffen gestaltet werden. Schulungen, insbesondere für Angehörige in der Häuslichkeit, ergänzen das Angebot.

- Schulungen sollten auf die Einübung neuer oder auf die Verbesserung vorhandener Kompetenzen fokussieren. Gleiches gilt auch für das korrekte Handling mit Hilfsmitteln (z. B. Rollator)
- Eine Beratungsbox kann sinnvoll sein. Diese kann schriftliche Informationen beinhalten zu:
  - Informationen zu Sturzrisiken, wie z. B. Stolperfallen im Haus oder im Zimmer und Maßnahmen und Übungen zur Minimierung des Sturzrisikos im Alltag.
  - Hilfreich kann auch Anschauungsmaterial sein, wie z. B. Stoppersocken oder Hüftprotektoren.

Wichtig erscheint, dass die pflegebedürftigen Menschen und ihre Angehörigen über das individuell erhobene Sturzrisiko informiert werden und der Fokus darauf gelegt wird, dass das Risiko durch Maßnahmen minimiert wird.

Die Betroffene sollte zudem über die kognitiven Kompetenzen verfügen, um dem Beratungsgespräch inhaltlich folgen zu können. Beratungsgespräche sollten sachlich und wahrheitsgemäß erfolgen. Vor- und Nachteile von Maßnahmen sind darzustellen, aber auch mögliche Alternativen sind zu benennen. Beratung ist ein andauernder Prozess, an den man immer wieder anknüpfen kann. Auch die möglichen Folgen, die ohne die Durchführung von Maßnahmen entstehen können, müssen dargestellt werden. Entscheidungen, auch gegen fachlich sinnvolle Maßnahmen, müssen respektiert werden. Informationsmaterialien können praktisch und bedeutsam sein, damit die Betroffenen sich in Ruhe informieren können. Alle Maßnahmen dienen dazu, dass die pflegebedürftigen Menschen und ihre Angehörigen eine Entscheidung treffen können, die für sie sinnvoll und geeignet erscheint, das individuelle Sturzrisiko zu senken. Vereinbarte Maßnahmen und Absprachen sind zu dokumentieren.

Kooperation und Koordination

Der Informationsfluss innerhalb und außerhalb der Organisation sollte sichergestellt werden, und zwar im Hinblick auf die jeweiligen Sturzrisikofaktoren und die Maßnahmen. Insbesondere wenn es zu einem Wechsel des Settings kommt, müssen relevante Informationen mitgeteilt werden. Je nach Kurzfristigkeit gilt es, eine sinnvolle Auswahl der Maßnahmen mitzuteilen. Die Informationsweitergabe kann (fern-)mündlich, schriftlich oder auch persönlich mit einer kurzen Einweisung erfolgen. Bei Überleitung ins Krankenhaus sollte auf das Sturzrisiko und die prophylaktischen Maßnahmen hingewiesen werden. Generell gilt: Alle an der Pflege und Betreuung Beteiligten sollten über die Maßnahmen Bescheid wissen und die pflegebedürftigen Menschen dazu ermutigen, diese umzusetzen.

Maßnahmen

Je nach Setting und Auftrag werden Maßnahmen vereinbart und in Zusammenarbeit mit den an der Versorgung involvierten Akteurinnen umgesetzt. Die individuellen Interessen der pflegebedürftigen Menschen sind zu berücksichtigen. Die Pflegefachkraft koordiniert die unterschiedlichen Maßnahmen und stellt sicher, dass Absprachen getroffen und eingehalten werden. Die Kontaktaufnahme zu den Kostenträgern oder Sanitätshäusern erfolgt gleichermaßen, wenn Hilfsmittel wie z. B. ein Rollator notwendig werden. Eine kontinuierliche Einhaltung des Maßnahmenplans ist zu überprüfen. Maßnahmen, wie das Feststellen der Bremsen am Nachttisch oder die Einstellung einer geeigneten Höhe des Bettes, sollten beachtet werden. Einfache, aber wirksame Maßnahmen!

Beispiele für Maßnahmen

- Einzel- oder Gruppeninterventionen zur Bewegung wie körperliches Training zur Kraft-Ausdauer, Balance oder Koordinationsübungen über einen längeren Zeitraum. Die Maßnahmen sind an das Aktivitätsniveau der pflegebedürftigen Person anzupassen. Letztlich muss aber auch so viel Bewegung wie möglich in das pflegerische Handeln integriert werden. Die Einbeziehung der Ressourcen in die Pflege ist unerlässlich.
- Multimodale Interventionen, wie z. B. die Kombination von Wohnraum- und Schuhwerkanpassung mit körperlichem Training, zeigen im häuslichen Bereich eine sturzpräventive Wirkung. Für den stationären Bereich sind die Effekte von Interventionsprogrammen hinsichtlich Sturzinzidenz uneinheitlich.
- Anpassung der Wohnumgebung, wie z. B. der Lichtverhältnisse, das Anbringen von Haltegriffen und die Verwendung von rutschfesten Materialien im Nassbereich, sind sinnvoll. Die Beseitigung von Stolperfallen wie Kabel und Teppiche ist gleichermaßen zu empfehlen. Im ambulanten Bereich könnten diese Maßnahmen empfohlen werden.
- Anpassung der Medikation und Beobachtung von Medikamentenwirkungen und -nebenwirkungen sturzrisikoerhöhender Medikamente. Eine entsprechende Rücksprache mit der Ärztin oder Apothekerin hat zu erfolgen (▶ Teil 5, Kap. O).
- Bei Verschlechterung der Sehbeeinträchtigung sollte die Augenärztin oder die Optikerin kontaktiert werden. In der ersten Zeit nach Anpassung oder Umstellung der Sehhilfe ist besondere Aufmerksamkeit gefragt (z. B. Gleitsichtbrille) bis Gewohnheitseffekte eintreten.
- Die Nutzung von Niedrigflurbetten und der Einsatz von Hüftprotektoren zur Vermeidung/Minimierung von Sturzfolgen. Die Wirksamkeitsnachweise sind uneinheitlich, daher sollte individuell abgewogen werden, ob der Mensch davon profitiert oder nicht.

Evaluation

Jeder Sturz muss dokumentiert und analysiert werden. Dabei sind die folgenden Fragen in den Blick zu nehmen: Warum ist der pflegebedürftige Mensch gestürzt? Was kann getan werden, um einen weiteren Sturz zu verhindern oder Verletzungen in Folge eines Sturzes zu vermeiden?

In Einrichtungen der Altenhilfe muss klar sein, was unter einem Sturz verstanden wird und was konkret nach einem Sturz zu tun ist, z. B. ein Sturzprotokoll anzufertigen, um die individuellen Umstände des Sturzes anhand der Risikofaktoren zu analysieren. Physische und psychische Folgen eines Sturzes wie Schmerz oder Verletzungen sind zu dokumentieren. Folgemaßnahmen wie der Anruf bei der Ärztin oder Einweisung ins Krankenhaus sind ebenfalls darzustellen. Die Pflegefachkraft sollte die bisherigen Maßnahmen überprüfen und ggf. anpassen. Im Team wird auf den Sturz und das Sturzprotokoll verwiesen und auf eventuelle Veränderungen in der Pflegeplanung hingewiesen. Bei Bedarf werden die Ärztin und die Angehörigen informiert. Sturzhäufigkeiten werden im Rahmen des Qualitätsmanagements erfasst, systematisch ausgewertet und auf den unterschiedlichen Ebenen der Organisation zur Verfügung gestellt (stationäre Altenhilfe). Die Erfassung soll ein Bild zum Ausmaß der Stürze geben, indem die Summe der Stürze in das Verhältnis zur Summe der Bewohnerinnentage gesetzt wird. Mehrfachstürzende Menschen sind zu berücksichtigen. Das Ergebnis kann für die Generierung einer Kennzahl genutzt werden. Auch im Rahmen der regelhaften Erhebung der Ergebnisindikatoren werden Stürze mit schwerwiegenden Folgen erfasst. Der Indikator misst den Anteil der Bewohnerinnen, bei denen es in den vergangenen sechs Monaten zu einem Sturz mit gravierenden Folgen gekommen ist (z. B. Wunden oder Frakturen).

»Der Sturz im Kopf« – Fokus Pflegende und die Folgen eines Sturzes auf unterschiedlichen Ebenen

Maßnahmen zur Sturzprophylaxe sind komplex und vielfältig, wie man an den vielfältigen Sturzrisikofaktoren erkennen kann. Oft sind es auch mehrere Faktoren, die gemeinsam in Erscheinung treten, sich überlagern oder erst auf den zweiten oder dritten Blick erkannt werden. Jeder Sturz zeigt, dass Menschen in Bewegung sind. Die Folgen eines Sturzes können gravierend sein, die Angst oder zumindest der Respekt vor einem Sturz und dessen Folgen ist bei allen Akteurinnen präsent.

In Interviews mit Mitarbeitenden zu belastenden Situationen wird auch der Sturz als Belastung genannt, da wie bereits dargestellt durch einen Sturz der Ablauf auf einem Wohnbereich oder im Rahmen einer Tour völlig durcheinandergebracht wird. Wenn die Besetzung der Schicht im stationären Bereich, z. B. durch einen kurzfristigen Krankheitsfall, ohnehin schon unter einer Regelbesetzung ist oder im ambulanten Bereich bereits Klientinnen aus einer anderen Tour übernommen wurden, steigt der Stresspegel für Pflegende deutlich an: »Und wenn dann noch jemand stürzt, dann bin ich echt durch.«

In der folgenden Darstellung wird dieses Phänomen beleuchtet (▶ Abb. 5.23). Die einzelnen Aspekte werden folgend erläutert. Gleich vorab: Für dieses Phänomen gibt es keine Checkliste von fünf Punkten, die man abhaken kann und dann klappt das alles. Vielmehr soll die Darstellung verdeutlichen, dass unterschiedliche Gedankenstränge Pflegende dazu bringen können, gegenüber Pflegebedürftigen den Satz zu äußern: »Bleiben Sie mal lieber sitzen.« Diese Abbildung mit den unterschiedlichen Ebenen kann von den Pflegenden genutzt werden, um zu klären, welche Aspekte für sie besondere Triggerpunkte darstellen, und um zu überlegen, wie man diese bearbeiten kann.

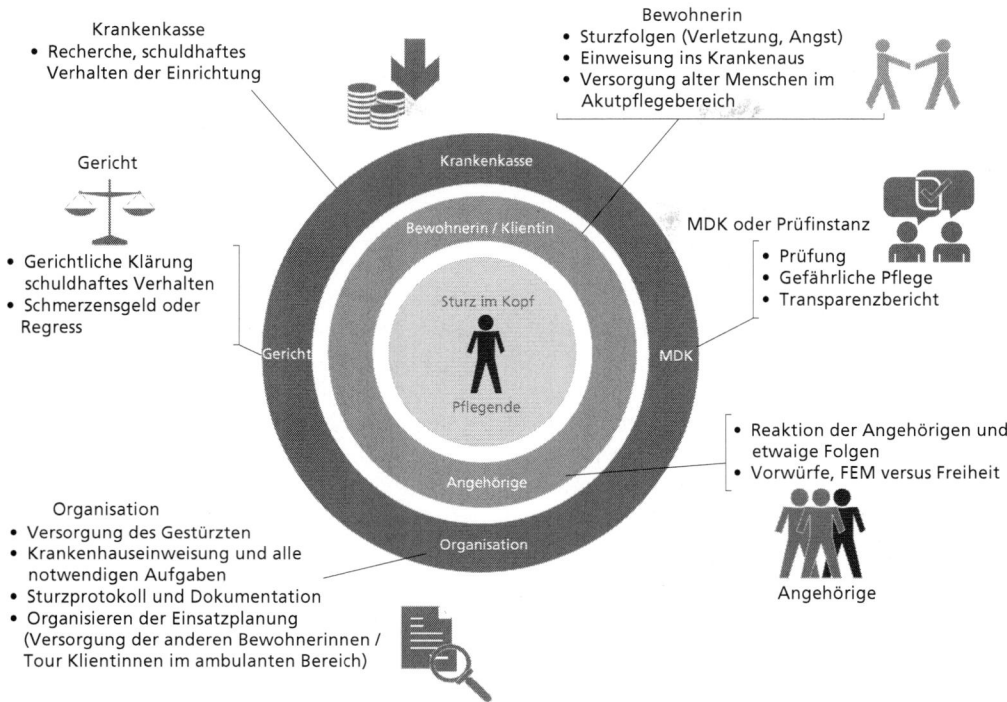

Abb. 5.23: Sturz im Kopf (eigene Darstellung)

Bewohnerinnen/Klientinnen – der Blick auf die individuellen Folgen

Pflegende wissen, dass Stürze nicht immer folgenlos bleiben. Selbst, wenn nur leichte Abschürfungen zu sehen sind, steckt der Sturz der Bewohnerin/Klientin buchstäblich »in den Knochen«. Dies kann dazu führen, dass die Bewegung eingeschränkt wird. Bei Sturzfolgen wie z. B. einer Fraktur müssen Klientinnen/Bewohnerinnen meist ins Krankenhaus eingewiesen werden. Operationen stellen häufig ein hohes Risiko für alte und hochbetagte Menschen dar. Aber auch die Versorgung während des Aufenthalts im Krankenhaus ist nicht immer an den Bedarfen alter Menschen ausgerichtet. Dies kann dazu führen, dass der Schutzgedanke aufgrund der möglichen Folgen für die Bewohnerin/Klientin in den Vordergrund tritt.

Der MDK oder die Aufsichtsbehörden – das vermeintliche Schreckensgespenst

Gutachterinnen prüfen im Rahmen der Qualitätsprüfungen nach § 114 SGB XI die Qualität der Pflege. Ist in der jeweiligen Stichprobe eine gestürzte Person, umfasst der Prüfauftrag die Betrachtung der pflegerischen Risiken und die Überprüfung, ob nach dem aktuellen Stand des Wissens gepflegt wurde und ob geeignete Maßnahmen zur Sturzprophylaxe umgesetzt wurden. Der Satz »Was nicht dokumentiert ist, gilt nicht« ist veraltet, aber dennoch wird dies Pflegenden häufig über die Leitung suggeriert. Wichtig: Die Prüfinstanzen müssen neben der Dokumentation auch andere Datenquellen wie die Aussagen von Pflegenden berücksichtigen. Einige Prüferinnen können sehr massiv auftreten. Letztlich ist die Angst präsent, dass die Einrichtung eine schlechte Note erhält oder eine gefährliche

Pflege bescheinigt bekommt, die ein Anhörungsverfahren von Leistungsträgern und -erbringern nach sich ziehen kann. Diese Verfahren rund um eine Qualitätsprüfung mit der Bescheinigung einer »gefährlichen Pflege« sind mit einem hohen zeitlichen Aufwand verbunden (z. B. Stellungnahme, Anhörung usw.) und befördern eine Habachtstellung.

Reaktion der Angehörigen – der Spagat zwischen berechtigter Forderung und Schuldzuweisung

Nicht immer ist die Reaktion von Angehörigen angenehm. Für viele Angehörige ist es ein großer Schritt, wenn Eltern in eine Einrichtung einziehen, oft sind damit auch innere Konflikte verbunden. Insbesondere in den ersten Tagen und Wochen nach Einzug stürzen die Bewohnerinnen, weil sie unsicher sind oder ihnen die Umgebung unbekannt ist. Die Angehörigen reagieren dann häufig mit Vorwürfen, denn die Sicherheit und die Versorgung durch Profis war die Begründung für den Umzug in die Einrichtung.

Angehörige müssen daher einbezogen und über das Thema Sturz und Maßnahmen zur Prävention von Stürzen informiert werden. Werden Maßnahmen nach einem Sturz eingeleitet, nehmen Angehörige dies wahr. Bei einem weiteren Sturzereignis nehmen die Vorwürfe zumeist ab. Verständlicherweise machen sie sich aber Sorgen um ihre Familienangehörigen und sie wollen dennoch über Sturzereignisse detailliert informiert werden. Das ist auch eine berechtigte Forderung, aber nicht immer sind die Umstände eines Sturzes im Detail darstellbar. Teilweise kann es dazu kommen, dass Angehörige sich im Ton vergreifen und Vorwürfe laut werden wie: »Warum haben Sie das Bettseitenteil nicht hochgezogen, dann wäre meine Mutter nicht gestürzt.« Die Vorwürfe können zu gerichtlichen Auseinandersetzungen führen oder darin münden, dass Angehörige die Aufsichtsbehörden (Heimaufsicht) einschalten. Das Vertrauensverhältnis leidet dann und Pflegende kommen in eine Verteidigungshaltung – auch dann, wenn keine Pflichtverletzung vorliegt. Bei Kategorien von »Schuld« oder »Unschuld« gibt es nur Verliererinnen. Wenn Pflegende um Angehörige wissen, die erfahrungsgemäß in einer solchen Art und Weise reagieren, werden sie im Alltag bei diesen Personen eher Vorsicht walten lassen. Eine Mitarbeiterin äußerte sich wie folgt: »Ja, wenn ich weiß, dass es kritische Angehörige sind, mit denen es Konflikte gibt, dann sage ich schon mal: ›Bleiben Sie sitzen!‹ und bin dann vorsichtiger.«

Organisation, Ablauf – »Ich muss meine Arbeit schaffen«

Ein Sturz, insbesondere mit entsprechenden Folgen, führt meistens dazu, dass der Ablauf auf einem Wohnbereich/der Tour aus den Fugen geraten kann. Die Pflegefachkraft ist vielfältig beschäftigt. Sie muss sich um die gestürzte Person kümmern und Hilfsmaßnahmen einleiten. Zudem muss die weitere Einsatzplanung sichergestellt und ggf. Hilfe angefordert werden. Bei einer notwendigen Verlegung ins Krankenhaus ist der Krankentransport zu arrangieren, eine Tasche für den Betroffenen zu packen und der Überleitungsbogen zu erstellen. Angehörige und ggf. die Ärztin sind zu verständigen. Abschließend sind eine umfangreiche Einschätzung und Dokumentation notwendig. Der gesamte »Tagesablauf« muss dennoch weiterlaufen, und zwar auch dann, wenn im stationären Bereich die Schicht sehr knapp besetzt ist. Stress ist die Folge und in solchen Konstellationen kann es Selbstschutz sein, Bewohnerinnen aufzufordern, lieber sitzen zu bleiben. Denkbar ist auch, dass Pflegende den Ablauf für alle Bewohnerinnen »gut« gestalten möchten und bei knapper Besetzung ein Sturz dazu führen kann, dass nicht alle Leistungen erbracht werden können.

Krankenkassen und Gerichte – wenn es um die Frage der Schuld geht

Durch einen Sturz mit Verletzungsfolge entstehen hohe Kosten. Das führt dazu, dass Krankenkassen eine umfangreiche Aufklärung nach einem Sturz einfordern und Regressansprüche prüfen. Die Klärung eines solchen Sachverhalts ist mit einem hohen Arbeitsaufwand für die Organisation verbunden. Hierzu wurden immer wieder juristische Auseinandersetzungen geführt, in denen die Frage einer schuldhaften Pflichtverletzung jeweils diskutiert wurde. Beispielsweise wurde in einem Urteil des Bundesgerichtshofs (Bundesgerichtshof PM 06/2005) festgestellt, dass alleine der Umstand, dass eine Bewohnerin im Pflegeheim stürzt, nicht automatisch eine schuldhafte Pflichtverletzung bedeutet. Die Bewohnerin war bereits dreimal gestürzt, hochgradig sehbehindert, zeitweise desorientiert und verwirrt und gangunsicher. Dennoch sei kein hinreichender Anlass vorhanden, die Bewohnerin im Bett zu fixieren oder das Bettgitter hochzufahren, wie die Krankenkasse dies gefordert hatte. Ganz abgesehen von der unsinnigen Forderung der Krankenkasse, die Bewohnerin zu fixieren, zeigt dieses Urteil, welche zeitlichen und ggf. monetären Konsequenzen mit einem Sturz einhergehen können und Mitarbeitende quasi in eine »Habachtstellung« versetzen. Zudem wird neben der rein fachlichen auch immer eine moralische »Schuldfrage« aufgeworfen, die man verhindern möchte und die unbewusst das Handeln im Alltag bestimmt. Eine Pflegekraft illustrierte dies mit der Aussage: »Sie wissen ja gar nicht, was da in der Einrichtung los ist und man fühlt sich nach einem Sturz immer schuldig.«

Pflegende haben im Laufe ihrer Berufstätigkeit vielfältige Erfahrung gesammelt, die sie und ihr Handeln beeinflussen. Spezifische Situationen haben einen Wiedererkennungswert und ein »eingespieltes« Handeln. Diese Situationen lösen bei Pflegenden einen unbewussten Abwägungsprozess aus: »Was passiert, wenn jemand stürzt? Ein Sturz bindet Arbeitszeit, könnte ich so eine Situation heute bewältigen? Wie sind dann die anderen Bewohnerinnen/Klientinnen versorgt?«

Überforderung und Stress führen aber in der Regel dazu, dass eine Situation nicht mehr mit Abstand betrachtet wird. Ein Teil der Faktoren in der Abbildung kann von Pflegenden selbst beeinflusst werden (▸ Abb. 5.23). Andere Faktoren hingegen, wie die Angst vor den Prüfinstanzen, müssen im Team besprochen werden. In einrichtungsinternen Regelungen sollte beschrieben sein, wer nach einem Sturz zu Hilfe geholt wird und wer für die Umplanung des Dienstes anzusprechen ist.

To-dos – Empfehlungen für den Alltag

- Wenn jemand gestürzt ist, sind Aussagen von Seiten der Leitung wie: »Jetzt stehen wir schon mit einem Fuß im Gefängnis« oder »Wenn nicht alles ordentlich dokumentiert ist, bekommen wir eine schlechte Note« kontraproduktiv. Angst vor jemandem oder etwas ist nie eine gute Ratgeberin!
- Pflegende sollten sich im Team aussprechen können. Stürze, vor allem bei Minderbesetzung, und Vorwürfe von Angehörigen können zu Schuldgefühlen führen.
- Zumeist besteht bei den Mitarbeitenden die innere Verpflichtung – trotz eines Sturzes – allen anderen Klientinnen/Bewohnerinnen gerecht zu werden. Auch hier braucht es Verfahren, was ggf. von der Folgeschicht oder -tour übernommen werden kann, um die Arbeitsbelastung und Anspannung der Mitarbeitenden zu verringern.
- Einrichtungen und Dienste sollten klare Verfahrensabläufe bei einem Sturzereignis haben. Dabei geht es nicht nur um die Erstellung von Sturzprotokollen und -analysen, sondern auch darum, wie und welche Hilfestellungen Mitarbeitende bei einem Sturzereignis benötigen (z. B. Unter-

stützung bei einer Veränderung der Touren oder Einsatzplanung).
- Unabhängig von einem bereits erlebten Sturz haben alte Menschen Angst vor einem solchen, dies zeigt sich in der Körperhaltung und ggf. an Vermeidungsstrategien im Alltag, z. B. bei Aktivitäten, die mit Bewegung einhergehen. Auch Angehörige nehmen diese Angst wahr.
- Es bedarf daher einer besonderen Aufmerksamkeit, Sturzangst bei pflegebedürftigen Menschen und ihren Angehörigen wahrzunehmen. Beratung ist angesagt. Der Fokus sollte darauf liegen, Sichtweisen zu vermitteln, die die Angst in den Blick nehmen und Verhaltensänderungen bewirken, z. B. die Selbstwirksamkeit stärken. Es muss zudem dargestellt werden, dass Bewegungsvermeidung das Gegenteil bewirkt, nämlich eine Erhöhung der Sturzgefahr.
- Freiheitsentziehende Maßnahmen (Gurte, Bettseitenteile, das Feststellen der Rollstuhlbremsen, wenn diese nicht mehr selbst gelöst werden können, aber auch die Wegnahme von Rollstühlen sowie der Einsatz sedierender Medikamente) sind keine Maßnahmen zur Sturzprävention.
- Bewegung verbessert körperliche und kognitive Funktionsfähigkeiten, bewirkt eine Verringerung von Sturzangst und befördert Lebensqualität. Daher ist Bewegungsförderung zentral.
- Nach einem Sturz sind die Umstände und die Folgen des Sturzes zu analysieren. Dabei ist das Phänomen »Angst und Sicherheit« auf allen Ebenen zu betrachten (Bewohnerinnen, Angehörige und Pflegende). Sturzrisikofaktoren sind neu einzuschätzen und die Maßnahmen anzupassen. Angst kann bei Bewohnerinnen und Angehörigen sehr präsent sein und bleiben.

Resümee

Stürze geschehen in allen Settings und können auch als Hinweis einer aktiven Bewegungskultur betrachtet werden. Sie können also nicht zu 100 % vermieden werden. Bei alten Menschen liegt meistens ein erhöhtes Sturzrisiko vor. Allen Beteiligten ist in der Regel der Wunsch gemein, dass sie sich vor dem Ereignis »Sturz« und den Folgen schützen möchten. Aber es ist auch klar: Bewegung zu vermeiden oder einzuschränken, führt zu einem »Mehr desselben« und befördert durch den Muskelabbau die Gefahr zu stürzen. Mit der Vermeidung von Bewegung wiegt man sich also nur in einer vermeintlichen Sicherheit.

Pflegende sollten darüber nachdenken, welche Aspekte sie selbst als verstärkend wahrnehmen, um die (anderen) Bewohnerinnen/Klientinnen oder sich selbst zu schützen. Zudem kann es zu einer gegenseitigen Übertragung oder Verstärkung kommen. Der Satz »Bleiben Sie lieber sitzen« vermittelt die Angst der Pflegenden und bestätigt die eigene Angst der Bewohnerin/Klientin oder diese entsteht dadurch erst. Die gleiche Situation kann auch von Seiten der Bewohnerin und der Klientin ausgehen.

Das beschriebene Phänomen »Der Sturz im Kopf« kann als »inneres Programm« verstanden werden, das bei Pflegenden situativ zum Vorschein kommt, und zwar insbesondere, um das Thema Sicherheit auf den verschiedenen Ebenen zu bedienen. Letztlich bleibt die Anweisung »Bleiben Sie mal lieber sitzen!« ein Paradoxon, denn die Pflegenden wissen in der Regel, dass mit der Einschränkung von Bewegung auf Dauer das Sturzrisiko verstärkt wird. Einige der Pflegenden sehen die Fixierung immer noch als eine Form der Sturzprophylaxe. Sie werden davon geleitet, dass Sicherheit das höchste Gut ist (»Bei mir stürzt keiner«). Einrichtungen und Dienste sind deshalb gefragt, dieses Phänomen mit den Mitarbeitenden zu thematisieren und sich selbst verstärkende Regelkreise aus Sicherheit und Angst zu unterbrechen. Das bedeutet aber auch, größtmögliche Sicherheit für die Pflegenden zu bieten, dass sie im Falle eines Sturzes hinreichend unterstützt werden und die damit einhergehende Arbeitsbelastung minimiert wird.

Q   Ortsfixierung – die Perspektive Rollstuhl und die zunehmende Kontrollverdichtung

Bianca Berger und Sven Reuther

Hinführung

Das Phänomen der Ortsfixierung wurde im deutschsprachigen Raum von der Pflegeforscherin A. Zegelin erstmalig untersucht und beschrieben (Zegelin 2005a). Ursprünglich wollte die Autorin das Thema »Bettlägerigkeit« in den Blick nehmen, welche im Alltag der Pflege häufiger vorkommt, aber nicht mit entsprechenden Wissensbeständen hinterlegt war und der Begriff nach Belieben genutzt wurde.

Was hat Bettlägerigkeit mit Ortsfixierung zu tun? Im Rahmen ihrer Doktorarbeit führte Zegelin Interviews mit bettlägerigen, älteren Menschen sowohl im ambulanten als auch im stationären Bereich. Diese Menschen lagen wenige Tage oder bereits über Jahre im Bett. Deutlich wurde, dass Bettlägerigkeit schleichend und prozesshaft geschieht und sich in einer »zunehmenden Verwiesenheit auf einen Ort, zunächst die Wohnung, dann ein Sitzmöbel, einen Rollstuhl und schließlich das Bett« (Zegelin 2005a, S. 17) zeigt und als »allmähliche Ortsfixierung« bezeichnet werden kann. Ortsfixierung stellt also eine zunehmende Reduktion von Bewegungsräumen und -möglichkeiten dar.

Ergänzend wird das Thema Bettlägerigkeit im folgenden Kapitel in den Blick genommen. Hier liegt dann der Fokus auf dem vermeintlichen »Endpunkt«, nämlich einer eingetretenen Bettlägerigkeit und den daraus resultierenden Folgen, aber auch auf Möglichkeiten, um den Prozess umzukehren. Die beiden Phänomene können nicht strikt voneinander getrennt werden, sie »überlagern« sich sozusagen.

Häufigkeit und Folgen der Ortsfixierung, des Sitzens und der Bettlägerigkeit

Im deutschsprachigen Raum gibt es nur wenige Untersuchungen zu den Themen Ortsfixierung und Bettlägerigkeit und diese sind bereits fast zehn Jahre alt. In einer Untersuchung in zwölf österreichischen Pflegeheimen mit etwas mehr als 3.000 Personen zeigten Forscherinnen (Schrank et al. 2013), dass die Prävalenz (Anzahl der Fälle in einer definierten Gruppe) der Ortsfixierung bei 61,8 % lag – und zwar unabhängig von Geschlecht, Alter, Bewohnerinnenanzahl je Wohnbereich oder Aufenthaltsdauer innerhalb der Einrichtung.

In den letzten Jahren wurde das Thema »bewegungsarmes Verhalten oder Lebensstil« (»sedentary behavior«) bei alten Menschen stärker in den Blick genommen und untersucht. Unter »bewegungsarmem Verhalten« wird ein Mix von Verhaltensmustern oder Aktivitäten verstanden, die in sitzender oder liegender Haltung vorgenommen werden und für die nur wenig Energie aufgewendet werden muss (Harvey et al. 2013). Unabhängig vom Setting befördert das Sitzen u. a. muskuloskelettale Beschwerden und den Abbau von Muskeln, vor allem dann, wenn das Sitzen über einen langen Zeitraum stattfindet und die Personen sich sonst kaum bewegen. Zudem wurde ein Zusammenhang zwischen der Sitzdauer und negativen gesundheitlichen Folgen, wie z. B. einem erhöhten Risiko für kardiovaskuläre Erkrankungen, festgestellt.

Kim und Lee (2019) kommen in ihrer Erhebung zu dem Ergebnis, dass der Personenkreis der »Hochbetagten« durchschnittlich 9,0 Stunden am Tag sitzend verbringt.

Längere Zeiten des Sitzens waren auch mit einer niedrigen gesundheitsbezogenen Lebensqualität assoziiert. Personen, die weniger sitzen, zeigten hingegen eine Tendenz, erfolgreicher zu altern, und berichten über eine bessere Lebensqualität (Harvey et al. 2013).

Phasen der allmählichen Ortsfixierung (nach Zegelin 2013)

In Abbildung »Prozess und Phasen der Ortsfixierung« wird dieser Prozess selbst dargestellt (▶ Abb. 5.24). Hier liegt der Fokus – auch grafisch – auf der stetigen Abnahme von Bewegung bis hin zur Bettlägerigkeit und zeigt die beeinflussenden Faktoren, die während des gesamten Prozesses wirken.

Phase eins: »Instabilität« – sich wackelig fühlen und Eingrenzung des Bewegungsradius

Diese Phase zeigt sich in der Häuslichkeit meist daran, dass die Personen sich zunehmend auf die eigene Wohnung beschränken und sich auf die eigene Bewegung konzentrieren müssen. Angst, insbesondere vor einem Sturz, und die damit einhergehende Vorsicht, aber auch Schmerzphänomene kennzeichnen diese Phase. Die Betroffenen thematisieren Probleme beim Gehen, aber auch das Gefühl, sich »wackelig« zu fühlen. Das Abstützen an Gegenständen in der Wohnung und die Verwendung von Hilfsmitteln bei der außerhäuslichen Aktivität werden benannt. Zudem kommen häufig noch Hilfen hinzu, wie z. B. eine familiale Unterstützung bei der Begleitung von Aktivitäten oder auch die Beauftragung eines ambulanten Pflegedienstes. Der Bewegungsradius wird von den Betroffenen selbst reduziert, bereits erlebte Vorerfahrungen mit einem Sturz wirken verstärkend. Das bedeutet auch, dass Dienstleistungen, die bisher im Quartier wahrgenommen wurden, in die eigene Häuslichkeit verlegt werden. Ähnliches zeigt sich auch in stationären Einrichtungen, in denen die Organisation selbst diese »Vollversorgung« in der Einrichtung (Friseur, Café, Fußpflege) veranlasst. Eine eigene »Habachtstellung« wird zumeist von den Angehörigen oder der Ärztin verstärkt, indem auf die Folgen eines Sturzes aufmerksam gemacht und vor eigenständiger Bewegung gewarnt oder abgeraten wird.

Phase zwei: »Ereignis«

Der Bewegungsradius wird durch einen »auslösenden Faktor« wie z. B. Sturz (besonders wenn Frakturen mit Krankenhausaufenthalt daraus folgen), Angst oder durch Schmerzen oder eine Verschlechterung der gesundheitlichen Situation nochmals stark eingeschränkt. In der Folge reduziert sich der Bewegungsradius der Menschen häufig auf die Wohnung oder einen einzigen Raum.

Zegelin (2013) verweist in diesem Zusammenhang auf Krankenhausaufenthalte. Meist wird durch die Präsenz des Bettes im Raum bereits eine Aufforderung zum Liegen manifestiert. Da es im Zimmer sonst kaum Möglichkeiten zur Bewegung oder zum Sitzen gibt, wird das Bett zunehmend als privater Raum und Rückzugsort im Krankenhaus wahrgenommen. Das Bett als Aufenthaltsort wird von allen Akteurinnen als selbstverständlich wahrgenommen und wird zum dominierenden Möbel. Mit jedem Aufenthalt im Krankenhaus verschlechtert sich der Mobilitätsstatus, weil wenig Zeit für die Maßnahmen zur Erhaltung und Förderung der Mobilität zur Verfügung steht oder die Haltung der Pflegenden eine zunehmende Immobilisierung befördert. Die betroffenen Personen selbst passen sich an die Organisation und ihre Routinen an, weil man nicht zur Last fallen möchte.

Die Betroffenen können zumeist ohne Unterstützung nicht mehr an das funktionelle Mobilitätsniveau vor einem Klinikaufenthalt anschließen und fürchten daher einen Sturz oder eine Verschlechterung ihres Zustands und einen weiteren Klinikaufenthalt – was

Merkmale / Ortsfixierung
(leichte, mittlere und schwere)
- Transfer ohne Hilfe nicht mehr möglich, aber selbstbestimmt transferiert werden
- Verbleib an einem Ort und sich einrichten
- Gestaltung des Umfelds, so dass tägliche Bedarfsgegenstände greifbar sind
- Teilweise selbstbestimmter Bewegungsradius im Rollstuhl
- Langeweile, Schlafprobleme
- Fernseher und Telefon im Fokus

Merkmale / Instabilität
- Gangunsicherheit, sich wackelig fühlen, Möbel als Stützpunkte
- Zunehmende Beschränkung auf Wohnung/Zimmer durch Einschränkung des Bewegungsradius
- Schlechter Allgemeinzustand
- Organisation von Hilfe
- Hilfsmitteleinsatz (z. B. Stock)
- Angst vor einem Sturz, vorsichtige Bewegung
- Schmerz, Schwindel
- Niedergeschlagenheit oder Depression, z. B. durch kritische Lebensereignisse

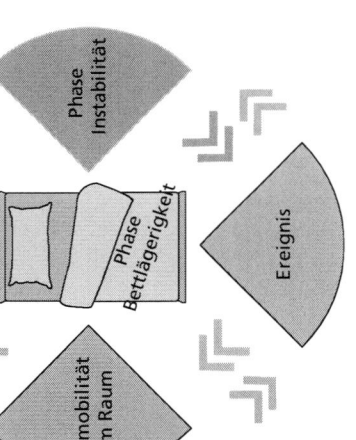

Merkmale / Immobilität im Raum
- Weitere Einschränkungen des Bewegungsradius
- Langes Sitzen an einem Ort
- Mühsamer Transfer zw. Rollstuhl und Sessel
- Transfer mit kleineren Hilfen noch möglich
- Einige Schritte noch möglich
- Schwindel, Benommenheit, Übelkeit
- Weitere Komplikationen, wie z. B. Dekubitus
- Pflegebett ggf. als Signal der Abwärtsbewegung
- Bett wird zum Arbeitsort der Pflegenden
- Rücksichtnahme, keine Umstände machen wollen
- Nachlassen der Denkfähigkeit

Merkmale / Ereignis
- Sturz
- Krankenhausaufenthalt (Bett als Privat- und Rückzugsraum und Aufenthaltsort)
- Hospitalhopping mit eventuellem Beziehungsverlust
- Verstärkte Unsicherheiten, Angst, z. B. beim Transfer
- Verlust von Bewegungsfähigkeiten und Reduktion des Bewegungsradius
- Ggf. Heimeinzug

Abb. 5.24: Prozess und Phasen der Ortsfixierung (angelehnt an Zegelin 2011, eigene Darstellung)

eine weitere Immobilisierung befördert. Ein »Hospitalhopping«, z. B. vom Krankenhaus in eine Rehabilitationseinrichtung, ist für die Personen zumeist mit einer fehlenden Unterstützungsmöglichkeit durch Angehörige verbunden. Gleichzeitig kann es auch sein, dass Betroffene für eine Reha-Maßnahme noch nicht bereit sind und mehr Zeit benötigen, um die Geschehnisse zu verarbeiten.

Phase drei: »Immobilität im Raum«

Die Bewegungseinschränkung schreitet voran und die Personen bleiben lange an einem Ort sitzen und richten sich hier ein (z. B. der Fernsehsessel). Sie wechseln kaum noch oder nur mit großer Anstrengung den Platz und verbringen auch tagsüber Zeiten im Bett. Zur Hilfestellung im Alltag wird personale Hilfe notwendig, da das selbständige Handeln mit Hilfsmitteln in den Hintergrund rückt. Zudem können nur noch wenige Schritte gegangen werden, Toilettengänge sichern zumindest ein Minimum an Bewegung. Komfort im Hinblick auf Sitz- und Liegemöbel sind in dieser Phase besonders wichtig, um den Aufenthalt im Bett zu vermeiden.

Den gesamten Tag zu sitzen führt zu einer zunehmenden Immobilisierung. Der Aufenthalt im Rollstuhl als ein »funktonales Absitzen« kommt in der stationären Pflege oft vor, gleichermaßen das »Geschoben Werden«, das dann die Eigenbewegung unterbindet oder verhindert. Die Anschaffung eines Pflegebettes in der häuslichen Umgebung markiert für viele Betroffene den Übergang zur Pflegebedürftigkeit und wird mit einer Abwärtsentwicklung in Verbindung gebracht.

Der Wunsch oder die Absicht der pflegebedürftigen Menschen, Rücksicht zu nehmen, wird von Zegelin (2013) als Grundthema beschrieben und das nicht »zur Last fallen wollen« wird als Motiv, sich einzuschränken, benannt. Handlungen, die mit Bewegung einhergehen wie das Anziehen, das Aufstehen oder das Gehen werden als Zusatzleistungen wahrgenommen und deshalb auch von den Betroffenen nicht eingefordert. Es wird quasi eine Art Bedürfnislosigkeit an den Tag gelegt oder man will sich von denen, denen es noch schlechter geht, positiv abheben. Die anderen sind die, die Arbeit machen. Dies führt umgekehrt dazu, dass Pflegende die Rücksichtnahme als ein Sich-nicht-bewegen-wollen interpretieren und die Personen im Bett belassen.

Immobilität wirkt sich in dieser Phase zunehmend stärker aus. Das heißt es kann zu Komplikationen kommen, wie z. B. das Auftreten eines Dekubitus. Außerdem sind Reaktionen auf das Liegen zu beobachten, insbesondere Kreislaufreaktionen, die Schwindel und Gangunsicherheit nach sich ziehen, was zu einem Sturz führen und eine weitere Abwärtsentwicklung befördern kann.

Phase vier: »Ortsfixierung«

In dieser Phase ist ein Wechsel zwischen Bett und Rollstuhl, Sessel oder Toilette nicht mehr alleine möglich. Die Personen halten sich an einem Ort auf, richten sich ein und benötigen Unterstützung beim Transfer. Sie sind an einen Ort fixiert. Man kann diese Phase als Eintritt in eine Bettlägerigkeit bezeichnen. Fokus ist die Fixierung auf das Möbel, also auf einen Ort, den man sich einrichtet. Mit den verbliebenen Fähigkeiten sollen persönliche Dinge von diesem Ort erreichbar sein und ein Tagesablauf gestaltet werden können. Oswald (2014) nennt dies *Kontrollverdichtung*. Alltagsgegenstände werden griffbereit platziert, so dass das tägliche Leben mit minimalem Bewegungsaufwand von diesem Ort sichergestellt werden kann: »Gerahmte Fotos, Radio, Blumen, Zeitschriftenstapel, Uhr, Papiertücher, Getränke, Medikamente und vieles andere sind in den Greifradius gerückt.« (Oswald 2014, S. 129). Dieses »Sich Einrichten« geschieht prozesshaft und kann auch als Kompetenz verstanden werden, Verbesserungen und selbst entwickelte Lösungen werden perfektioniert, schränken aber die Bewegung zunehmend ein.

Die Situation des Transfers wird von den Betroffenen als »Gezerre« und angstbesetzt beschrieben, weil der Transfer von den Pflegenden völlig unterschiedlich durchgeführt wird und die Betroffenen wenig Anleitung oder Information erhalten und »der Pflegebedürftige wird unter Kraft- oder Hilfsmittelaufwand passiv umgesetzt oder herübergehoben« (Zegelin 2010, S. 121).

Das heißt das »Sich Einrichten« kann auf der einen Seite eine positive Auseinandersetzung mit der Situation vermitteln, um ein Mindestmaß an Aktivitäten und Selbstbestimmtheit zu erhalten. Auf der anderen Seite kann es aber auch ein Hinweis sein, dass sich die Person mit der Situation dauerhaft abfindet und sich ihrem Schicksal ergibt. Ereignisse von außen, wie z. B. die Entsorgung von Straßenschuhen, kann die Einstellung transportieren, dass nur noch mit einer Verschlechterung der Mobilität zu rechnen ist. Für die Bewältigung erscheint die subjektive Deutung der Situation wichtig zu sein. Hier stellt sich die Frage, ob die Betroffenen noch Sinn in ihrem Leben sehen, sich wertgeschätzt und gebraucht fühlen und noch eigene Ziele entwickeln oder sich als Opfer wahrnehmen.

Die Angst vor langem Sitzen außerhalb des Bettes kann dazu führen, dass die Person lieber im Bett bleibt. Oft tragen die Personen Nachtkleidung – Kämpfer gegen einen Abwärtstrend oder diejenigen, die noch Verbesserung erwarten, ziehen die Tageskleidung vor. Der Hauptgrund für den Verzicht auf Tageskleidung besteht darin, dass die Menschen keine zusätzliche Arbeit machen wollen; oft wird die Nachtwäsche als bequemer empfunden.

Phase fünf: »Bettlägerigkeit«

Die pflegebedürftigen Menschen liegen im Bett und verlassen dieses kaum oder gar nicht mehr. Das Bett wird zum Lebensraum. Die spezifischen Folgen wie das Gefühl von Zeitverlust oder das Gefühl von Abhängigkeit, das Warten auf Hilfe sowie Kontaktverlust werden in Kapitel »Bettlägerigkeit – das Bett im Kopf« eingehend beschrieben (▶ Teil 5, Kap. R).

Konstante Einflussfaktoren

Auf Basis der in der Arbeit von Zegelin beschriebenen Fallanalysen konnten außerdem konstante Einflussfaktoren identifiziert werden, die unabhängig in jeder der beschriebenen Phasen den Prozess der Bettlägerigkeit weiter beeinflussen können. Hier zeigte sich u. a., dass die Bewältigung der eigenen Situation erheblich davon abhängig war, ob sich der Zustand weiter verschlechterte. Auch beeinflussten zusätzlich auftretende Krankheiten häufig den Zustand. Auch die Liegepathologie wird als Einflussfaktor beschrieben. Hier geht es darum, dass sich die Betroffenen in der liegenden Position immer mehr »einrichten«. Das Sitzen oder Stehen wird immer mehr als belastend und unangenehm empfunden. Hier ist die Perspektive der Pflegenden ebenfalls von entscheidender Bedeutung für den weiteren Verlauf. Wenn die Bewegungsarmut und damit verbunden die Radiusverkleinerung als altersbedingt hingenommen wird, kann sich aufgrund fehlender Fördermöglichkeiten der Zustand weiter verschlechtern (Zegelin 2013).

Formen der Ortsfixierung

Insgesamt zeigen sich unterschiedlich schwer ausgeprägte Formen der Ortsfixierung. Sie können bei den Bewohnerinnen und Klientinnen genutzt werden, sich ein Bild zu machen.

- *Leichte Form der Ortsfixierung:* Die Bewohnerin bewegt sich in weiten Teilen selbstständig und bestimmt über ihren Bewegungsradius selbst. Sie benötigt aber Hilfe beim Transfer.
- *Mittelschwere Form der Ortsfixierung:* Die Bewohnerin fährt in einem geringen Maße

(kurze Strecken) den Rollstuhl noch selbständig. Ihr Bewegungsradius innerhalb der Einrichtung ist aber eingeschränkt.
- *Schwere Form der Ortsfixierung:* Die Bewohnerin hält sich die überwiegende Zeit des Tages an einem Ort (im Stuhl/Rollstuhl) auf, ohne sich fortzubewegen. Sie bewegt den Rollstuhl nicht selbst.

In mancher Situation kann es Sinn machen, bei Bewohnerinnen/Klientinnen jeweils zu überlegen, ob sie ein Risiko haben, eine Ortsfixierung zu entwickeln oder ob bereits eine solche vorliegt und wenn ja, in welcher Form (Zegelin 2010).

Exkurs Perspektivwechsel Ortsfixierung – oder heute schon gesessen?

Im Rahmen einer Studie (PEBKO) wurde erfasst, wie sich Menschen verhalten, die zunehmend auf einen Platz verwiesen sind. Zudem wurde die Perspektive gewechselt, indem der Platz einer Bewohnerin eingenommen wurde. Diese Beobachtungen sind als Anregungen zu verstehen, sich mit dieser Perspektive auseinanderzusetzen.

Die sitzende Perspektive

Wenn man das Sitzen im Rollstuhl selbst erlebt, dann fällt zuerst auf, dass alle anderen Personen auf einen herunterblicken. Man muss den Kopf heben, um Augenkontakt herzustellen. Wenn man die Gestaltung der Räumlichkeiten aus dieser Perspektive wahrnimmt, dann fallen vor allem die langen Gänge und die Handläufe auf. Das Betrachten von Bildern oder das Lesen von Texten ist erschwert. Im Zimmer selbst setzt sich dieses Erleben fort, die angebrachten Bilder von Angehörigen sind zumeist nicht im direkten Sichtfeld, Gegenstände können nicht immer erreicht werden. Man kann die Einschränkung der Bewegungsfreiheit mit dem Rollstuhl nachempfinden, man braucht viel Raum, muss bedacht durch das Zimmer rollen und zudem braucht man Kraft in den Armen.

Wenn die Fußstützen angebracht sind und man am Tisch sitzt, haben insbesondere die Beine und Füße kaum Bewegungsfreiheit. Die Wahrnehmung des Bodens als Standpunkt fehlt. Eine Bewohnerin, die viele Stunden des Tages im Rollstuhl verbracht hat, bringt dies beim Aufstehen zum Ausdruck und sagt: »Das tut gut.« Gemeint ist die Bodenhaftung als Standortbestimmung und die Wahrnehmung der eigenen Person im Raum.

Als sitzende Person im Rollstuhl muss oft um Hilfe gefragt werden, weil der »Bewegungshorizont« eingeschränkt ist bzw. die Umwelt (Räumlichkeiten, Ausstattung etc.) auf stehende und gehende Personen eingestellt ist. Das Tempo beim Geschoben Werden erlaubt es kaum, das Geschehen rund um die eigene Person in Ruhe wahrzunehmen. Die Geschwindigkeit der schiebenden Person bestimmt also die Möglichkeiten der Wahrnehmung.

Folgen eines Verhaltens mit reduziertem Bewegungsumfang – Fallbeobachtungen

Frau Kress sitzt im Rollstuhl, die Bremsen sind festgestellt. Sie sitzt an einem Tisch mit einer weiteren Person und blickt auf die Terrasse. Die ältere Dame mit Demenz ist nicht mehr in der Lage, die Bremsen am Rollstuhl selbst zu lösen. Nach der Mittagsruhe sitzt sie ca. 3,0 Stunden in dieser Position. Nach dem Kaffeetrinken fällt auf, dass sie mit Summen beginnt und der Oberkörper ganz leicht mitschwingt. Eine Reaktion auf diesen reduzierten Bewegungsumfang und die begrenzten Perspektiven? Diese Verhaltensweisen könnten eine Reaktion sein, wobei der Körper als Resonanzraum genutzt wird, man sich selbst wahrnimmt und sich in einer Form der Selbstwahrnehmung einschwingt, die sich an einem eigenen Rhythmus orientiert. Es fällt auf, dass die Pflegenden von hinten an Frau Kress herantreten und wortlos eine Serviette umlegen.

Frau Kress kann die Pflegenden nicht sehen, gleichermaßen ist es ihr nicht möglich, die anderen Bewohnerinnen wahrzunehmen, die »hinter ihrem Rücken« sitzen. Durch das Feststellen der Bremsen ist der Bewegungsradius buchstäblich fixiert auf den Ort und eine Perspektive.

Das ist ein Beispiel aus einer Reihe von Beobachtungen, die in der stationären Pflege vorkommen und zeigen, dass die Personen Verhaltensweisen entwickeln, um mit dieser Situation der Ortsfixierung zurechtzukommen. In der Tagespflege konnte hingegen beobachtet werden, dass viele Angebote tisch- und sitzzentriert erfolgen, aber die Mitarbeitenden präsent waren, Orientierung ermöglichten und der Langeweile gezielt entgegenwirkten (z. B. durch Gespräche, Spiele etc.).

Erschließung von Bewegungsräumen – Abwärtsspiralen stoppen

Maßnahmen zur Vermeidung oder Verbesserung einer zunehmenden Ortsfixierung

Bei einer zunehmenden Ortsfixierung sind neben den bereits dargestellten Phasen auch weitere Einflussfaktoren zu beachten. Einerseits ist die Persönlichkeit der pflegebedürftigen Person entscheidend, wie sie mit unterschiedlichen Anforderungen des Lebens umgeht. In diesem Zusammenhang sind auch Zukunftsperspektiven als Einflussfaktoren zu nennen und ob jemand noch Erwartungen an das eigene Leben hat. Darüber hinaus ist die Ausprägung der Ortsfixierung und der entsprechenden Liegepathologien zu beachten, insbesondere ist zu prüfen, wie lange eine Person schon immobil ist. Wieder gehfähig zu werden, bedarf dann einer größeren Anstrengung. Das Engagement und Wissen der Pflegenden sind entscheidend, um bei geringen Kompetenzen der Person motivierend einzuwirken. Einstellungen, wie beispielsweise »Die will nicht mehr«, wirken hingegen wenig förderlich.

Die nachfolgende Abbildung zeigt die unterschiedlichen Maßnahmen, die in zwei Richtungen wirken können: Erstens kann eine Abwärtsspirale vermieden und zweitens eine Verbesserung ermöglicht werden, d. h. Ortsfixierung oder die damit einhergehenden Phänomene wie das dauerhafte Sitzen sind reversibel (▶ Abb. 5.25).

Die Maßnahmen werden auf drei Ebenen dargestellt, die miteinander verwoben sind. Wichtig erscheint dabei, dass man ausgehend von der Person und der jeweiligen Phase einer allmählichen Ortsfixierung überlegt, welche Phänomene zu beobachten sind und welche Maßnahmen für *diese* Person jeweils sinnvoll sind. Hierfür ist eine Einschätzung, Beratung und Information unerlässlich, um ein individuelles »Maßnahmenpaket« in den Blick zu nehmen.

Auf Ebene der Einrichtungen und Dienste ist eine bewusste Entscheidung zur Bewegungsförderung als übergreifendes Ziel wichtig, um eine gemeinsame Haltung bei den pflegebedürftigen Menschen und ihren Angehörigen, aber auch bei den Pflegenden und den Kooperationspartnerinnen zu befördern. Umkehrprozesse kosten Zeit und Mühe und bedürfen der Kontinuität und laufen nicht »nebenher« oder »zufällig«. Die Leitung sollte sich zum Prozess der allmählichen Ortsfixierung positionieren.

Fokus Bewohnerinnen/Klientin

Wollen, nicht wollen oder nicht können – Abwägungsprozesse

Die allmähliche Ortsfixierung ist kein hinzunehmendes Schicksal; der Prozess ist umkehrbar, dazu bedarf es aber unterschiedlicher Maßnahmen. Gleichzeitig gibt es aber auch Menschen, die für sich entscheiden »Es ist genug«. Wiederum andere haben nur noch wenige Kraftreserven, weil sie an einer Erkrankung (z. B. Tumorerkrankungen oder

5 A – Z zur Erhaltung und Förderung der Mobilität

Multiple Sklerose) leiden, bei der die Kraft auf den gesamten Tag gut verteilt werden muss. Dieses nicht mehr Wollen oder Können sollte gemeinsam thematisiert werden und man muss sicherstellen, dass nicht andere Gründe vorliegen, wie die Angst vor einem Sturz, nicht »zur Last fallen« wollen, das Gefühl von Machtlosigkeit angesichts eines hohen Hilfebedarfs, Angst vor einem als »Gezerre« empfundenen Transfer oder das Zurückstellen eigener Bedürfnisse, um anderen mit höherem Pflegebedarf keine knappe Personalzeit »wegzunehmen«. Bei diesen Gründen findet zumeist eine Veränderung der Wahrnehmung statt. Während bisher die »anderen« hilfsbedürftig waren, war Pflegebedürftigkeit weit entfernt. Wenn man jedoch selbst betroffen ist und der Hilfe anderer bedarf, dann wird diese Erfahrung nah- und erlebbar und verändert auch das Erleben der eigenen Würde.

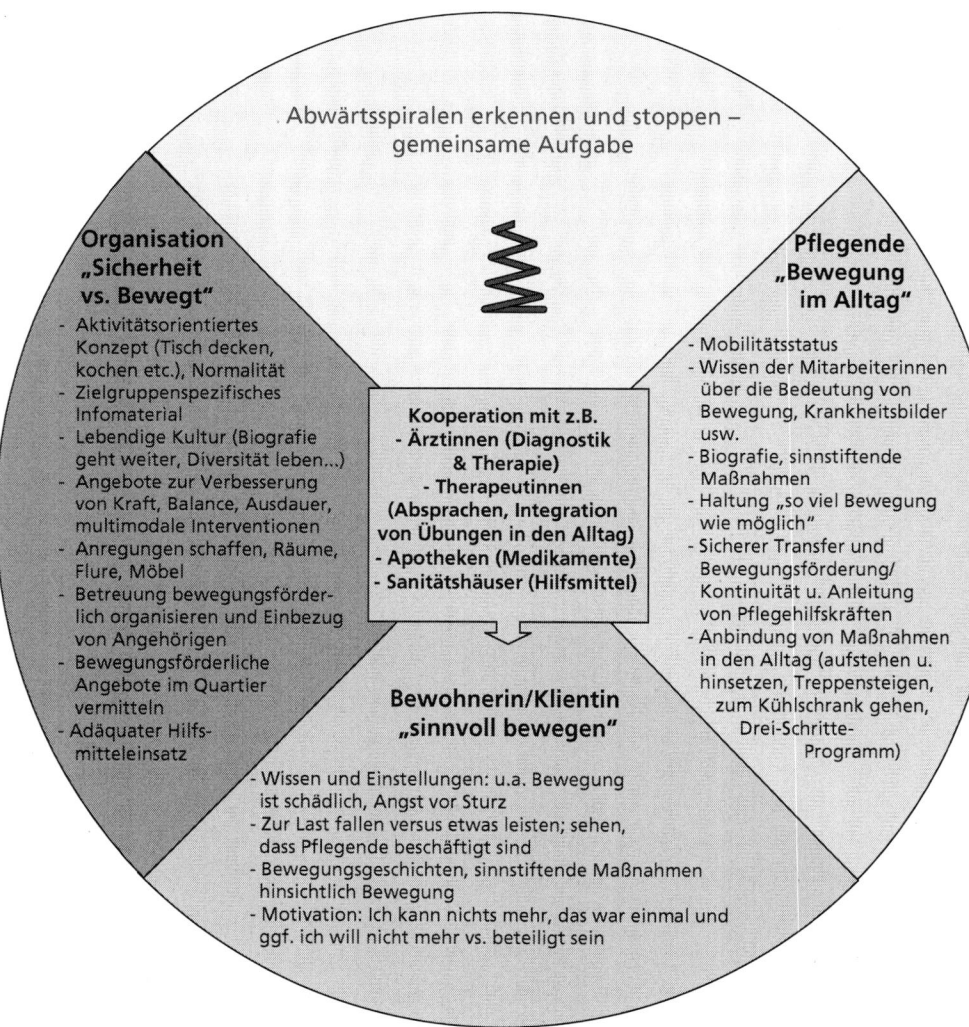

Abb. 5.25: Fokus und Maßnahmen gegen den Prozess der allmählichen Ortsfixierung (eigene Darstellung)

Den Bewegungsradius z. B. auf einen Sessel oder das Bett einzugrenzen, ermöglicht, dass eine partielle Autonomie erfahrbar ist. Auch wenn das dazu führen kann, dass Fähigkeiten oder Muskelkraft verloren gehen und der Zustand sich verschlechtert, können innere Abwägungsprozesse dazu führen, diese Nachteile in Kauf zu nehmen.

Sinn empfinden oder wiederentdecken

Nicht alle älteren Menschen haben Interesse an Bewegung oder können sich dafür motivieren. Die Gründe für diese fehlende Motivation liegen darin, dass kein Nutzen in Bewegung gesehen wird oder diese sogar als schädlich angesehen wird (Franko et al. 2015), Bewegungsanlässe werden nicht (mehr) wahrgenommen.

Innere Bewegungsräume erschließen äußere Bewegungsmöglichkeiten. Was ist damit gemeint? Die Person muss es als sinnvoll erachten sich zu bewegen, d. h. einen Grund haben, für den es sich lohnt, jeden Tag aufzustehen. Das kann eine Sitznachbarin beim Frühstück sein, mit der man sich gut unterhalten kann und mit der man ein Gespräch führen kann. Das kann aber auch der angekündigte Besuch von Enkelinnen oder der eigenen Kinder sein. Die Gründe, warum ein Leben jeweils noch als sinnvoll erlebt wird oder nicht, sind vielfältig.

Beispielsweise berichtete eine Bewohnerin im Rahmen einer Beratung davon, dass sie ja in der Küche helfen müsse, da das Personal so überlastet sei. Andere hingegen antworteten auf die Frage nach einem Wunsch im Leben: »Ja, dass der liebe Gott mich holt.« Wenn es keine inneren Bewegungsräume mehr gibt, Sinn verloren gegangen ist, dann wird man eine Person nur schwierig zur äußeren Bewegung motivieren können. Durch Beziehungsaufbau und Interaktion können Pflegende in jedem Setting herausfinden, ob innere Bewegungsräume vorhanden sind und wenn ja, wie man diese für die Erhaltung und Förderung der Mobilität nutzen könnte. In einer Einrichtung half ein älterer Herr beispielsweise dem Hausmeister beim Streichen der Gartenbänke und erlebte Gemeinschaft mit diesem Mitarbeitenden, aber auch ein Gefühl von Sinnhaftigkeit. Eine andere Klientin ging regelmäßig mit dem Hund einer Nachbarin spazieren und freute sich darauf. Das Aufeinander Verwiesen sein und das Gefühl, etwas beizutragen oder etwas zu leisten, ist in jedem Alter wichtig und vermittelt Sinn.

Kritische Lebensereignisse wie der Einzug in ein Heim oder der Tod der Partnerin können dazu führen, dass »Sinn« wiederentdeckt werden muss. Pflegebedürftige Menschen müssen das Gefühl vermittelt bekommen, dass Interesse an ihnen vorhanden ist. Eine Klientin gab an, dass sie zu einer Pflegekraft ein besonders gutes Verhältnis habe. Sie hätten sich »gesucht und gefunden« und sie hätte ihr Mut gegeben, dass sie wieder gehen könne.

Bewegungsgeschichten und Biografie

Eine Mitarbeiterin in der Tagespflege berichtete uns von einem Gast mit Demenz, der bei einer Tanzveranstaltung mit seiner Frau tanzte und die Führung übernahm und sie seither immer wieder ein Tänzchen mit ihm wagt (▶ Teil 4, »Tagespflege in Bewegung«)

Abraham (2008) meint mit der Biografie eine biografische Perspektive – also die Bewegungsgeschichte – der Person systematisch zu berücksichtigen. Sie geht davon aus, dass in Erzählungen das »Selbst- und Weltverständnis« (Abraham 2008, S. 178) der Person zum Tragen kommt, indem jeweils subjektiv bedeutsame Situationen des eigenen Lebens dargestellt werden. Es werden Lebensziele und Hoffnungen, aber auch das Verständnis von Bewegung deutlich, ebenso ein Rückschluss auf die Lebenslagen und Verhältnisse – es werden aber auch individuelle Entwicklungen sichtbar. Diese Erkenntnisse vervollständigen – nach Meinung der Autorin (Abraham

2008) – das Wissen um eine Person und ihren Körperzustand und deren Umgang mit dem eigenen Körper und helfen dabei, individuelle Angebote zu entwickeln. Sie kommt zu dem Schluss: »Wer sich ernsthaft – also sowohl empathisch wie auch analytisch distanzierend – mit dem Lebensschicksal eines Menschen auseinandersetzt, der bekommt ein Gespür für die Macht und die Eigenwürde des Gewesenen und der entwickelt eine Haltung der Sorgfalt und Umsicht, wenn es darum geht, diesem Menschen »helfen« und ihm »Gutes« [...] angedeihen lassen zu wollen.« (Abraham 2008, S. 181).

Beispielsweise zeigt sich in dieser Annäherung ein »hedonistisches« oder ein »funktionales« Bewegungsverständnis. Bei einem »hedonistischen« Verständnis stehen Spaß an Bewegung, Gemeinschaft oder aber auch der Genuss wie das Erleben der Natur im Vordergrund. Bei einem funktionalen Verständnis hat Bewegung vor allem ein Ziel, das mit beruflicher oder privater Arbeit einhergeht, z. B. Holzhacken, Hausarbeit, aber auch körperliche Arbeit im Betrieb.

Fokus Organisation »Bewegt«

Bewegung und Aktivität als verbindendes Ziel

Die strukturellen Voraussetzungen wurden bereits im Kapitel »Expertenstandard zur Erhaltung und Förderung der Mobilität« vorgestellt (▶ Teil 1). Letztlich sollte eine Einrichtung oder ein Dienst sich für ein bewegungsförderliches Konzept entscheiden, damit die Vermeidung der allmählichen Ortsfixierung als Ziel der Organisation gemeinsam getragen wird.

Tisch- oder sitzzentrierte Angebote – insbesondere Betreuungsangebote – sollten durch bewegungsanregende Angebote der Betreuung ergänzt oder ersetzt werden (▶ Teil 5, Kap. K). Auch Ehrenamtliche und Angehörige können unabhängig vom Setting hierbei eingebunden werden. Es geht darum, eine lebendige Kultur zu etablieren, in der Biografie weitergelebt werden kann und gemeinsame Erlebnisse und Erfahrungsräume geteilt werden. Der Sicherheitsgedanke spielt sicher immer eine große Rolle, sollte aber nicht dazu führen, dass Bewegung in einer Einrichtung verhindert wird.

Bewegungsangebote wie Tanzcafés oder die Durchführung von Festen oder Ausflügen bewegen die ganze Seele. Menschen haben unterschiedliche Interessen, das ist keine neue Erkenntnis, aber das muss auch eine Diversifizierung der Angebote nach sich ziehen. Zegelin (2017a, S. 126) resümiert, es werden »Bespaßungen angeboten, aber auch diese beschränken sich oft auf Rituale. Singen, Basteln, Gedächtnistraining, Sturzvorbeugung [...], daneben werden Jahresfeste begangen. Dazwischen entsteht Langeweile. Es fehlt oft an kleinen, kurzfristigen Aktivitäten, an biografisch orientierten und Sinn stiftenden Events – Beschäftigungen im ganzen Haus (und draußen), die intrinsisch motiviert und mit Bewegung verbunden sind«.

Angebote der Einrichtung und Dienste zur Bewegung können intern oder von Externen erbracht werden. Angebote sollten die Förderung der Beweglichkeit, der Kraft, Balance und Ausdauer zum Ziel haben und können einer allmählichen Ortsfixierung entgegenwirken, wenn sie kontinuierlich angeboten werden. Sie ersetzen in keinem Fall die Integration von »so viel Bewegung wie möglich« in die Alltagsaktivitäten. Für die Auswahl und Entscheidung, ob ein Angebot passend ist, bedarf es edukativer Angebote, die auch zielgruppenspezifisches Informationsmaterial einschließen. Wichtig ist, dass Angebote nicht in Stein gemeißelt sind, sondern dem Bedarf und den Bedürfnissen der Menschen entsprechen. Auch Pflegedienste können ihre Angebotspalette auf Bewegung ausrichten oder weiterentwickeln (bewegungsförderliche Betreuungsgruppen, aktivierende Hausbesuche). Zudem können auch Angebote außerhalb der Einrichtung/der Wohnung vermittelt werden. Ziel muss es sein, Spaß und Freude an Bewegung zu vermitteln, aber auch die Teilhabe im Quartier und an der Gemeinschaft zu stärken. Mittlerweile gibt es ein breit gefächertes Angebot von bewegungsförderlichen Maßnahmen wie beispielsweise Bewegungsparcours oder Stadtteilspaziergänge etc. (▶ Teil 5, Kap. L)

Vielfalt und Kreativität sind angesagt – das impliziert, dass Routinen und Angebote der Einrichtung und Dienste hinterfragt werden sollten. Bewegungsförderung in diesem Sinne meint eine Einbindung von Bewegung in die Aktivitäten des Alltags. Oder auch wie im Projektbeispiel »Ich bin dann mal raus...« (▶ Teil 3) in den Schrebergarten oder an den See zu fahren. Kurzum: Die Pflege alter Menschen anders zu denken und haftungsrechtliche Aspekte und Sicherheitsbedenken hintenanzustellen.

Umgebungsgestaltung

Die Gestaltung der Umgebung kann dazu beitragen, dass zur Bewegung angeregt wird. Dies beginnt mit der Flurgestaltung (z. B. interessante Wände, Bewegungsecken, interessante Sitzecken, Sportgeräte), geht weiter über eine Ausstattung der öffentlichen Räume mit Sitz- und Liegemöbeln und guten Lichtverhältnissen (z. B. ein der Tages- und Nachtzeit angepasster Lichtverlauf, sogenanntes zirkadianes Licht) und endet bei der individuellen Gestaltung des Zimmers, in der Möbel und Gegenstände bewegungsförderlich angeordnet werden. Perspektivenvielfalt in der Gestaltung von Räumlichkeiten bedeutet auch, die Personen zu bedenken, die im Rollstuhl sitzen. Eine wohnliche Gestaltung der Zimmer oder der Wohnung ist unerlässlich und impliziert auch, dass die Berufsgruppe Pflege den Raum nicht vollständig einnimmt und funktionale Aspekte Oberhand gewinnen (z. B. sichtbar gelagertes Inkontinenzmaterial, Verbandsmaterial).

Eine bisher selbständig lebende Bewohnerin musste aufgrund eines Krankenhausaufenthaltes und der zugrundliegenden Erkrankung sehr schnell in eine Pflegeeinrichtung umziehen und konnte die Auflösung ihrer Wohnung nicht mehr begleiten. Im Gespräch deutete sie an, dass andere ihr Leben auflösen. Heimatverlust in einem doppelten Sinn. Alter geht mit kritischen Lebensereignissen und Verlusten einher – trotzdem sollten das Eigene und Vertraute weiter zur Verfügung stehen, denn eine fremde Umgebung oder ein funktional eingerichtetes Zimmer fördern nicht das Interesse an Bewegung. Persönliche Gegenstände und Erinnerungsstücke hingegen vermitteln einen Einblick in das Leben des pflegebedürftigen Menschen und ermöglichen Gespräche. Kleine Zimmer mit Standardmöblierungen, wie z. B. Bett, Schrank, Tisch und Nachttisch grenzen den persönlichen Gestaltungsspielraum ein. Es ist wichtig, Angehörige und Bewohnerinnen bei Einzug in ein Pflegeheim zu animieren, die Lebenserinnerungen mitzubringen und das Zimmer entsprechend zu gestalten. Ansonsten kann das Bild eines »vorauseilenden Lebensabschieds« (Zegelin 2017b, S. 44) entstehen, der mit Verzicht assoziiert wird.

Zur Umgebungsgestaltung gehört auch der Einsatz von Hilfsmitteln. Bei Rollatoren sind die korrekte Einstellung, das Handling, aber auch die Funktionstüchtigkeit und Sauberkeit zu beachten. Im Bereich der Häuslichkeit sind Angehörige über mögliche Schäden zu informieren (weitere Hinweise zur Umgebungsgestaltung ▶ Teil 5, Kap. F)

Rollstühle sind Hilfsmittel, die nur dann einzusetzen sind, wenn sie wirklich erforderlich sind. Das Geschoben Werden im Rollstuhl von Ort A nach B fördert Passivität und eine überwiegend sitzende Position führt zu einem Verlust der Muskulatur. Während der Beobachtungen im Rahmen des Projekts PEBKO wurden vornehmlich Transportrollstühle als problematisch wahrgenommen. Diese sind meist zu groß, die Personen sitzen unbequem und können keine stabile Sitzposition halten – sie neigen sich zur Seite. Sie verbringen einen Großteil des Tages in diesem

Rollstuhl und ein Transfer auf einen Stuhl erfolgt selten. Sie werden geschoben, obwohl eine trippelnde Fortbewegung noch gut möglich wäre.

Einrichtungen und Dienste können somit vielfältig dazu beitragen, den Prozess der allmählichen Ortsfixierung zu verlangsamen oder entgegenzuwirken. Insbesondere der Einzug in ein Pflegeheim kann für die Erhaltung und Förderung der Mobilität kritisch sein, wenn eine falsch verstandene Servicekultur und Versorgungsroutinen im Vordergrund stehen und somit eine Passivität der pflegebedürftigen Personen befördert wird (Zegelin 2017a). Diese Versorgungskultur kann aber auch in der Tagespflege/der Häuslichkeit beobachtet werden.

Fokus Pflegende »Spurensuche«

Wissen und Spurensuche

Das Wissen der Mitarbeiterinnen über die Bedeutung von Mobilität ist wichtig, insbesondere auch zu Krankheitsverläufen und wie Bewohnerinnen oder Klientinnen auch bei chronischen Erkrankungen zur Bewegung (wieder) motiviert werden können. Der Prozess und die Phasen der allmählichen Ortsfixierung sowie deren Merkmale sollten den Mitarbeiterinnen gleichermaßen bekannt sein.

Die Einschätzung des Mobilitätsstatus (auch im Verlauf) gleicht einer Spurensuche nach Bewegungsgeschichten, sinnstiftenden Bewegungsanlässen, aber auch nach Gründen, die Bewegung verhindern. Die Biografie ist eine Quelle für Bewegungsanlässe, die für die Person Sinn machen. Zegelin (2013) spricht in diesem Zusammenhang von biografischen Splittern, also von persönlichen Informationen, die im Zimmer mit kleinen Notizen auf einer Tafel festgehalten werden können. Hieraus lassen sich Anregungen für Gespräche und Freizeitangebote ableiten. Eine ältere Dame teilte uns im Rahmen des Projekts PEBKO in der Tagespflege mit: »Ich würde gerne mal wieder auf den Hohenstaufen laufen.« Angehörigen diesen Wunsch weiterzugeben oder Gleichgesinnte zu finden ist möglich, z. B. auch über eine einfache Idee, wie ein Schwarzes Brett mit einer Kategorie »Ich suche«. Beispielsweise suchte eine Skatspielerin zwei weitere Mitspielerinnen.

Auch bei einer Verschlechterung des Zustands muss immer wieder ausgelotet werden, ob es noch Bewegungswünsche gibt, z. B. einen gewissen Teil des Tages in der Gemeinschaft zu verbringen. Auch die Einstellung der Pflegenden selbst ist relevant, ob Maßnahmen der Bewegungsförderung wiederaufgenommen werden oder unterbleiben.

Haltungen thematisieren

Sinnvoll erscheint es, eine gemeinsame Haltung im Team zu entwickeln, die das Ansinnen, »dem Alltag mehr Bewegung zu geben«, fördert. Kulturelle Unterschiede bei den Mitarbeiterinnen sind zu thematisieren, denn in einigen Kulturen ist das Übernehmen von Maßnahmen eine Wertschätzung des alternden Menschen. An einem »Strang ziehen« bedeutet, dass Bewegungsförderung keine Einzelveranstaltung weniger Mitarbeiterinnen ist, sondern kontinuierlich umgesetzt wird. So viel Bewegung wie möglich impliziert auch, so wenig wie möglich an Tätigkeiten zu übernehmen.

Dem Pflegealltag mehr Bewegung geben und einen Transfer gestalten

Die Integration von Bewegungsübungen in den Alltag, wie das Aufstehen oder Hinsetzen, das Treppen steigen oder das Gehen in der Wohnung/Einrichtung, kann zur Bewegung animieren. Angst vor einem Transfer kann entgegengewirkt werden, wenn dieser schrittweise angeleitet wird und die Bewohnerin/Klientin aktiv eingebunden wird. Pflegehilfskräfte oder Angehörige in der Häuslichkeit müssen dazu angeleitet werden. Pflegerische Routinen wie ein Gang zur Toilette können bewegungsförderlich gestaltet werden (▶ Teil 5, Kap. K; siehe Zusatzmaterial 10).

Transfersituationen sind oft angstbehaftet. Ein gelungener Transfer vermittelt Selbstvertrauen, auch das Umsetzen vom Rollstuhl in einen Stuhl, um sich besser wahrzunehmen. Wie bereits an anderer Stelle erwähnt, teilte eine Bewohnerin mit, dass ein gelungener Transfer ihr vermittelt, dass sie noch etwas beitragen könne. Auch die Qualität des Transfers konnte von der Bewohnerin sehr gut eingeschätzt werden. Wichtig erscheint dabei, dass beim Transfer Sicherheit vermittelt wird und eine konkrete Anleitung erfolgt. Das Anbahnen von Bewegung und die Einbindung von Restkompetenzen des pflegebedürftigen Menschen sind vorteilhaft.

Personen, die Angst haben sich zu bewegen oder die sich bereits eine sehr lange Zeit kaum oder gar nicht bewegt haben, müssen in kleinen überschaubaren Schritten wieder an Bewegung herangeführt werden. Das sogenannte Drei-Schritte-Programm wird von Zegelin (2017a, S. 125) als »eine Sonderform des Transfers, ein mehrwöchiges Übungs- und Motivationsprogramm, um Menschen wieder ›auf die Beine zu bringen‹« bezeichnet. Was passiert? Die Bewohnerinnen oder Klientinnen werden bei jedem Transfer dabei unterstützt aufzustehen und die letzten drei Schritte zum Ziel (Stuhl, Toilette, Bett) zu gehen. Am Anfang kann ein hoher Hilfebedarf notwendig sein, der Zeit kostet, weil z. B. zwei Personen zum Einsatz kommen. Das Team und auch die Angehörigen müssen informiert sein, damit dieses Drei-Schritte-Programm kontinuierlich und konsequent durchgeführt wird. Das Ziel ist, wie bei Frau Maier (s. Einführung des Buches), dass ein paar Schritte, z. B. zur Toilette, wieder möglich werden und mit Lebensqualität einhergehen.

To-dos – Empfehlungen für den Alltag

- Die Leitung ist gefragt und muss Position beziehen! Es bedarf einer bewussten Entscheidung und Unterstützung der Leitung, damit Ortsfixierung und Bettlägerigkeit in den Blick genommen werden.
- Die Förderung der Selbständigkeit und der Bewegung ist ein Qualitätsmerkmal für Einrichtungen und Dienste und zeugt von einer lebendigen Kultur, die die Kompetenzen der pflegebedürftigen Menschen in den Blick nimmt.
- Ortsfixierung ist kein Einzelschicksal, sondern ein allgegenwärtiges Phänomen. Individuelle Maßnahmen zur Initiierung von Umkehrprozessen oder zur Vermeidung von Ortsfixierung müssen vom Team getragen und kontinuierlich umgesetzt werden. So viel Bewegung wie möglich und die Integration in alltägliche Aktivitäten sind unerlässlich.
- Bewohnerinnen, Mitarbeiterinnen und Organisationen sind miteinander verwoben. Veränderung und Weiterentwicklung betrifft daher alle Ebenen und jeder pflegebedürftige Mensch offenbart seine eigene Bewegungsgeschichte und sein Geworden Sein, die in den Blick genommen werden müssen, um individuelle Bewegungsangebote zu entwickeln und Ortsfixierung zu verhindern.
- Beachten Sie auch vernachlässigte Gruppen, u. a. vergleichsweise junge Menschen mit psychischen Erkrankungen. Ihr Leben wird durch eine Vielzahl von Medikamenten (teilweise über 20 Arzneimittel) und deren Wirkung bestimmt. Sie erscheinen antriebslos und müde, zwar sind sie mobil und gehfähig, aber reduzieren das Leben auf ihr Zimmer, schlafen viel und entwickeln eine Ortsfixierung.
- Es macht Sinn, Verfahren zu etablieren, die das Phänomen in den Blick nehmen. Einmal im Quartal sollten alle Personen

erfasst werden, die ortsfixiert sind, und es sollte auch erfasst werden, welche Form vorliegt. Die Anzahl der ortsfixierten Personen kann genutzt werden, um individuelle Maßnahmen zu vereinbaren und Erfolge sichtbar zu machen.
- Weniger ist manchmal mehr. Wichtig ist: Kontinuität! Das Drei-Schritte-Programm sollte bei jedem Transfer umgesetzt werden. Es muss klar sein, bei welchen Klientinnen oder Bewohnerinnen dieses Programm angewendet wird. Als Team muss man dieses Programm wollen, denn für diesen erweiterten Transfer wird mehr Zeit benötigt. Jedoch sind die Erfolgsaussichten positiv. Die Erfahrung zeigt: Aus einem Schritt werden mehr und die Personen erleben wieder Selbstvertrauen und partielle Autonomie.
- Die Ablehnung von Maßnahmen ist zu akzeptieren, die Gründe aber zu hinterfragen!

Resümee

Eine gemeinsam getragene Haltung befördert Bewegung und fokussiert das Potential der Menschen, nicht nur das Defizit. Der Prozess der allmählichen Ortsfixierung ist häufig reversibel, vorausgesetzt der pflegebedürftige Mensch möchte das. Persönliche Grenzen bei pflegebedürftigen Personen sind zu akzeptieren. Umkehrprozesse müssen von Mitarbeitenden und Angehörigen unterstützt werden. Es geht nicht um eine »Aktivierung bis in den Sarg«, sondern den Menschen so viel Bewegungsmöglichkeiten und Selbständigkeit zu ermöglichen, dass sie bis zum Lebensende zumindest eine partielle Autonomie erleben können. Sicherheitsbedenken oder die Angst vor rechtlichen Konsequenzen engen das Repertoire von kreativen Angeboten zur Bewegung meist ein. Es bedarf mehr Mut zur Bewegung und ein Umdenken, denn: »Während die Immobilisierung hingenommen wird – Ortsfixierung geschieht allmählich – wird ein Dekubitus oder ein Hüftbruch monetär wahrgenommen. Aus meiner Sicht ist die zunehmende Schwäche durch Muskelschwund und ein Schicksal im Rollstuhl ebenso tragisch – dies ist Juristen nur schwer verständlich zu machen« (Zegelin 2017c, S. 10). Was bleibt ist: sich auf das zu besinnen, was im »normalen Leben« auch gelebt wird. Für die Pflege alter Menschen braucht es Grenzgänger, die mutig vorangehen, Barrieren im Kopf überwinden und Gestaltungsspielräume eröffnen.

R   Bettlägerigkeit: Das Bett im Kopf oder heute schon die weiße Decke beobachtet?

Bianca Berger und Sven Reuther

Hinführung

Michael Schmieder, Leiter der Einrichtung »Sonnweid« in der Schweiz, hatte sich vorgenommen, einen Tag im Bett zu verbringen. Die Überschrift des Beitrages »Tag des Scheiterns« verrät, dass das Experiment missglückt ist. Lediglich zehn Stunden konnte er es im Bett aushalten. Er beschreibt, wie quälend die Zeit verging: »Ich war auf eine Art und Weise mit mir selbst konfrontiert, wie ich es nicht erwartet hatte. Das ›nichts tun dürfen, nichts tun können‹ hat mir meine eigenen Grenzen aufgezeigt: wie wenig es braucht, um uns zu destabilisieren« (Schmieder 2017, S. 10). Das heißt unabhängig von den jeweiligen Gründen, im Bett zu bleiben, besteht die Gefahr einer sozialen Isolation. Bettlägerige Menschen »verschwinden« immer mehr in ihren Zimmern oder in ihrem Bett und das Gefühl für Zeit und Raum geht verloren. Sie können oder wollen nicht mehr aktiv ihre Bedürfnisse äußern oder diese werden ggf. nicht hinreichend wahrgenommen.

Können bei Menschen Umkehrprozesse zu mehr Bewegung außerhalb des Bettes initiiert werden, gilt es kreativ zu sein. Das Vorgehen muss kleinschrittig und kontinuierlich sein. Jemanden wieder in Bewegung zu bringen, erfordert einen langen Atem und ist abhängig von der jeweiligen Motivation des Betroffenen. Wenn dies nicht mehr möglich ist, dann gilt es das Leben im Bett (nicht nur) bewegungsförderlich zu gestalten. Problematisch ist, dass Interventionen zur Bewegungsförderung vornehmlich auf vergleichsweise fitte Personen abheben. Höhergradig Beeinträchtigte, wie z. B. Ortsfixierte oder Bettlägerige, werden mit diesen Maßnahmen aber kaum erreicht. Kleina et al. (2016b, S. 28) fordern deshalb: »Eine Neu- und Weiterentwicklung bewegungsfördernder Interventionen für diese bislang selten erreichte Zielgruppe [...].«

Es wird folgend verdeutlicht, wie anspruchsvoll die Tätigkeit der Pflege für diesen Personenkreis ist, nämlich nicht nur Körper zu verwalten, sondern Interaktions- und Beziehungsprozesse zu gestalten und den ganzen Menschen in den Blick zu nehmen.

Prävalenz

Bezüglich des Phänomens der Bettlägerigkeit konnte Zegelin (2013) feststellen, dass Einrichtungen der Pflege und Betreuung zumeist davon ausgehen, dass Bettlägerigkeit bei ihnen nicht vorkommt, weil die Personen regelmäßig mobilisiert werden (Zegelin 2005a).

Zum Thema Prävalenz von Bettlägerigkeit existieren wenige Studien für den deutschsprachigen Raum. Im Expertenstandard »Erhaltung und Förderung der Mobilität in der Pflege« wird darauf verwiesen, dass bei 30–40 % der Bewohnerinnen, die keine oder geringe kognitive Einbußen haben, und bei 50–60 % der Bewohnerinnen mit schweren kognitiven Einschränkungen es ohne Krankheitsgeschehen zu einem schleichenden Abbau der Mobilität innerhalb von sechs Monaten kommt, der sich bis hin zur Bettlägerigkeit entwickelt (DNQP 2014). Für den häuslichen Bereich fehlen entsprechende Studien.

Schrank et al. (2013) zeigen in einer Untersuchung in den Pflegeeinrichtungen mit 3.054 Teilnehmerinnen, dass die Prävalenz von Bettlägerigkeit bei 49,8 % liegt, und zwar unabhängig von Geschlecht, Alter, Anzahl der Bewohnerinnen je Wohnbereich sowie Aufenthaltsdauer innerhalb der Einrichtung. In einer Studie von Fox und Kolleginnen (2009) wurden 46 Personen eine Woche lang beobachtet. Während dieses Beobachtungszeitraums verbrachten die Teilnehmerinnen durchschnittlich 4,5 Tage im Bett. Für die Häuslichkeit liegen in Deutschland keine Erhebungen vor. Klar ist aber, dass bereits wenige Tagen im Liegen Auswirkungen auf die pflegebedürftige Person haben können (Dirks et al. 2016).

Definition von Bettlägerigkeit

Bettlägerigkeit nach den Arbeiten von Zegelin bedeutet, dass ein Mensch die meiste Zeit des Tages und auf Dauer im Bett liegt. Unterschieden werden dabei drei Formen.

- *Leichte Form der Bettlägerigkeit:* »In einer leichten Form der Bettlägerigkeit kann der Mensch ungefähr 4 bis 5 Stunden außerhalb des Bettes sein, etwa in einem Rollstuhl oder in einem Sessel sitzend.«
- *Mittelschwere Form der Bettlägerigkeit:* »Bei einer mittleren Ausprägung verlässt der Mensch für wenige Handlungen kurze Zeit das Bett, etwa um auszuscheiden, zur Körperpflege oder zum Essen.«
- *Schwere Form der Bettlägerigkeit:* »In einer strikten (schweren) Form von Bettlägerig-

keit steht der Mensch überhaupt nicht mehr auf« – verbringt also 24 Stunden am Tag im Bett (Zegelin 2010, S. 164 f.).

Die Zeit außerhalb des Bettes wird bei einer leichten Form noch sitzend verbracht, bei der mittelschweren Form wechselt die Aktivität in den Modus Funktion, also das Sitzen erfolgt dann nur noch zu den Mahlzeiten oder im Zusammenhang mit der Ausscheidung oder der Körperpflege. Bei der schwersten Form findet das gesamte Leben im Bett statt.

Diese dargestellten Formen der Bettlägerigkeit sind sicherlich nicht immer trennscharf zu sehen. Sie können jedoch zur Orientierung dienen, um zum einen einen Status der Einrichtung zu erhalten und zum anderen, um frühzeitig präventive Maßnahmen einzuleiten.

Gründe für das im Bett bleiben

Neben den Arbeiten von Zegelin haben sich auch weitere Studien mit dem Phänomen beschäftigt und Gründe identifizieren können. Eine qualitative Studie wurde hierzu z. B. von Fox et al. (2009) durchgeführt, um die Wahrnehmung von sogenannten Bett-Tagen durch die betroffenen Personen zu untersuchen. Als Bett-Tage wurden Tage definiert, an denen die Personen ein- oder mehrmals in der Woche im Bett bleiben. Ein Krankheitsbeginn oder die Verschlimmerung einer Krankheit waren die am häufigsten identifizierten Gründe. Weitere Gründe, im Bett zu bleiben, waren eine eingeschränkte Mobilität, Müdigkeit, neue Kräfte zu sammeln für zukünftige Aktivitäten, sowie Schmerzen. Gleichsam wurden auch Maßnahmen des Abführens genannt.

Interessant erscheint (Fox et al. 2009), dass eine eingeschränkte Mobilität und die damit einhergehende Wahrnehmung von Abhängigkeit ein wichtiger Grund war, um im Bett zu bleiben. Die Personen hatten ein hohes Maß an Einschränkungen und benötigten in fast allen Bereichen des täglichen Lebens Hilfe. Eine Bewohnerin lehnte es z. B. ab, im Rollstuhl »herumgerollt« zu werden, denn damit wurde Abhängigkeit nach außen sichtbar. Im Bett zu bleiben bedeutete daher, unabhängig zu sein. Betroffene gestalten sich somit eine Umgebung, die sie unabhängig von fremder Hilfe macht, indem sie einen Raum »schaffen«, der für sie gestaltbar und überschaubar ist.

> **Zusammenfassung: Die Gründe im Bett zu bleiben aus Sicht der Betroffenen**
>
> - Sie wollen den Pflegenden keine Arbeit machen und nicht zur Last fallen und der notwendige Transfer wird als zeitraubend und angstbesetzt (z. B. Sturz) empfunden.
> - Menschen fühlen, dass sie lebenssatt sind und es genug ist und sie sterben möchten. Aussagen wie »Der Herr kann jetzt kommen« – ein Phänomen, das bereits in der Bibel beschrieben ist: »Hiob starb alt und lebenssatt« (Hiob 42,7). Die Vorstellung, einmal wirklich satt gewesen zu sein, mag helfen, das Phänomen »lebenssatt« zu verstehen.
> - Menschen streben nach partieller Autonomie und das Bett gibt ihnen Sicherheit, diesen Raum selbst zu gestalten. Alte und hochbetagte Menschen beklagen häufig ein Gefühl von körperlicher Schwäche, Müdigkeit oder Kraftlosigkeit. Sie bleiben daher lieber im Bett, weil ihre Erfahrung oft zeigt, dass aus zwei vereinbarten Stunden des Sitzens am Tisch mehr werden. Überforderung entsteht auch durch die Geräusche und die zu spürende Hektik, die leiblich wahrgenommen und als belastend empfunden werden.
> - Abhängigkeit zeigt sich auch darin, dass man sich selbst nicht mehr fortbewegen kann, man im Rollstuhl geschoben wird. Auch die Inkontinenz, die sich am sichtbaren Katheterbeutel zeigt, kann für Menschen schambehaftet sein. Der Rückzugsort Bett ermöglicht es, sich geschützt zu fühlen.

- Alte und hochbetagte Menschen beschreiben häufig Phänomene wie Schwindel oder das »Schwarz vor Augen werden« sowie Übelkeit oder Schmerzen. Diese wirken für sie bestätigend. Sie sind daher der Meinung, dass das im Bett bleiben das Beste sei, um sich zu schonen.
- Fehlendes Wissen oder der Glaube, dass man sich die Zeit im Bett verdient hat, werden von den Betroffenen als Grund für den Verbleib im Bett angeführt.

Zu den genannten Aspekten aus Sicht der Betroffenen werden in der Literatur weitere Gründe beschrieben. Bettlägerigkeit wird an einigen Stellen von den Pflegenden häufig noch als Teil des normalen Alterungsprozesses bzw. als ein unumstößlicher Zustand angesehen, der nicht umkehrbar erscheint. So berichten Kolleginnen auch von Routinen, z. B. den »Duschtagen« und das damit verbundene Ritual, im Bett zu bleiben. Gleichermaßen wird die Personalausstattung als Grund genannt, warum die Personen tagsüber längere Zeit im Bett verbringen. Bewohnerinnen mit ähnlichen körperlichen Beeinträchtigungen in stationären Einrichtungen mit geringerer Personalausstattung haben eine fast sechsmal höhere Wahrscheinlichkeit, im Bett zu verbleiben als Bewohnerinnen in Heimen mit hoher Personalausstattung. Die Frage des Personaleinsatzes, aber auch die Frage der Haltung erscheinen somit als wichtige Faktoren, um der Entstehung und Verfestigung von Bettlägerigkeit entgegenwirken zu können (Bates-Jensen et al. 2004).

Folgen des Liegens und was zu tun oder auch zu lassen ist

Die negativen Folgen des längeren Liegens im Bett sind in der Literatur hinreichend belegt (u. a. Zegelin 2010; Guedes et al. 2018). So zeigt eine Studie beispielsweise, dass bei mehr als 50 % der Beobachtungen der Verbleib im Bett für Menschen mit körperlichen Einschränkungen sogar kontraindiziert war, weil diese Personen als besonders gefährdet galten, einen schnelleren Funktionsverlust zu erleben (Thomas et al. 2002).

In der Regel entwickelt sich nach zwei Tagen des Liegens eine Liegepathologie mit Auswirkungen auf alle Körpersysteme. Insbesondere psychische und physische Veränderungen setzen einen Teufelskreis in Gang (Zegelin 2005a). In Abbildung 5.26 sind mögliche Folgen der Bettlägerigkeit dargestellt (▸ Abb. 5.26). Es kann festgehalten werden: Es gibt keine wissenschaftlichen Belege, die die Verweildauer im Bett über einen langen Zeitraum am Tag rechtfertigen.

Atmung

Mit zunehmendem Alter zeigen sich Veränderungen im Bereich der Lunge: Es kommt zu einer verringerten Austauschfläche zwischen Alveolen und Blutkapillaren. Gleichzeitig nimmt die Elastizität von Alveolengängen und -wänden ab und die Durchblutung wird vermindert (Rensing & Rippe 2014). Die Geschwindigkeit des Gasaustausches verringert sich. Eine Rolle spielen auch eine veränderte Nachgiebigkeit des Brustkorbs und eine zunehmende Schwächung der Atemmuskulatur.

Wenn Menschen sich nicht mehr bewegen, zeigen sich weitere Phänomene: Die Atmung wird zunehmend flacher, tieferliegende Abschnitte der Lunge werden nicht hinreichend belüftet und damit auch schlechter durchblutet. Eine Kettenreaktion folgt: Lungenbläschen kollabieren, verkleben, Teile der Lunge sind von der Luftzirkulation ausgeschlossen (Büttner-Tillmann 2015). Die Folgen: Erschwertes Abhusten von Sekret in liegender Position sowie die Entstehung von Entzündungen wie Bronchitis und Pneumonien.

5 A – Z zur Erhaltung und Förderung der Mobilität

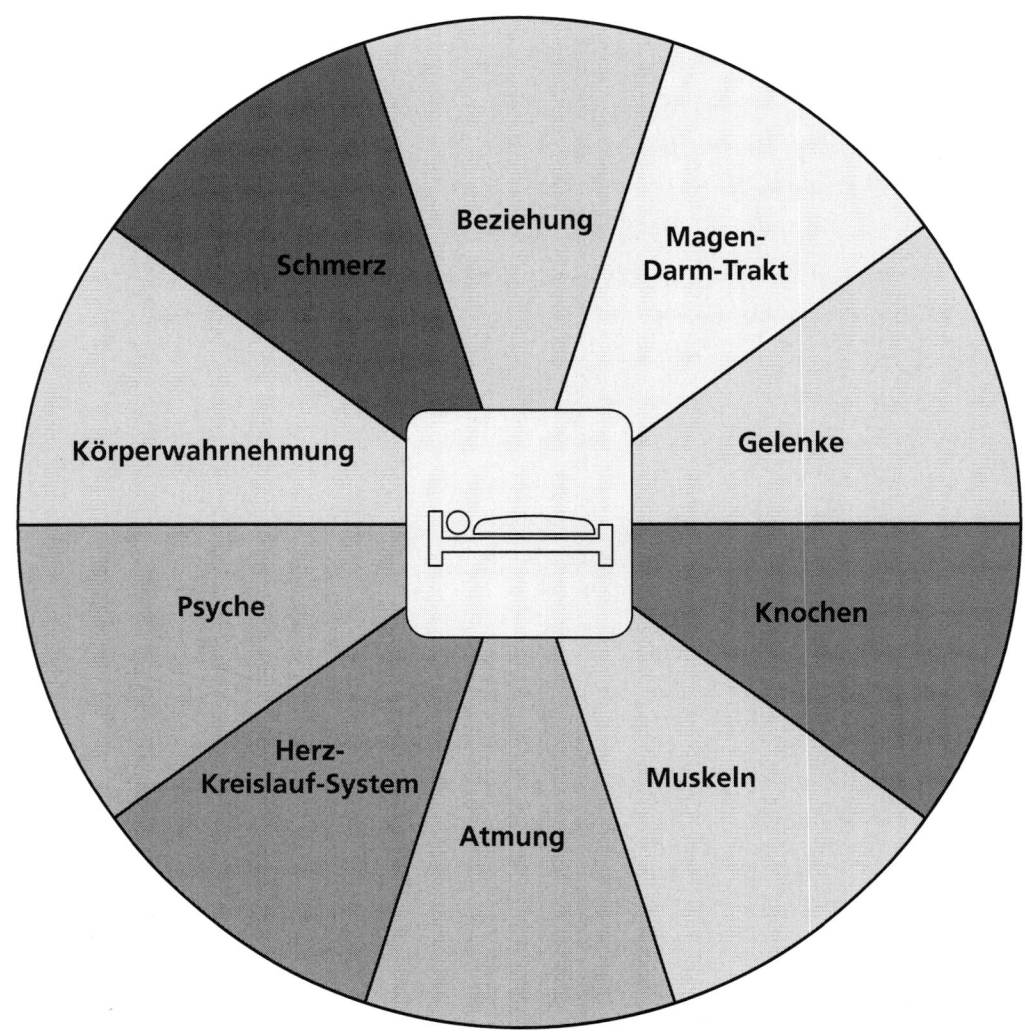

Abb. 5.26: Folgen des Liegens/der Bettlägerigkeit (eigene Darstellung)

Herz-Kreislauf- und Ausscheidungssystem

Mit zunehmendem Alter steigt durch die alternde Zellschicht an der Innenfläche der Arterienwände das Risiko für Herz-Kreislauf-Erkrankungen. Entzündungsprozesse in der Arterienwand führen zu Verdickungen, die die Durchblutung beeinträchtigen und in Folge zu einer verringerten Sauerstoffzufuhr führen und die Bildung von Thromben befördern können (Rensing & Rippe 2014).

Durch das Liegen nimmt das Herzschlagvolumen ab und die Durchblutung der Extremitäten ist eingeschränkt (z. B. kalte Gliedmaßen). Das kardiovaskuläre System verschlechtert sich bei längerer Bettruhe, in Rückenlage kommt es zu einer Umverteilung des Blutes von den unteren Gliedmaßen in die Brusthöhle, was zu einer Umverteilung von bis zu einem Liter Flüssigkeit in 24 Stunden Bettruhe führt (Knight 2018).

Büttner-Tillmann (2015) verweist darauf, dass mit einer Bettlägerigkeit die Regulierung des Kreislaufs beeinträchtigt sei und die Anpassung an einen Lagewechsel bei immobilisierten Menschen erschwert ist. Dies äußert sich durch einen starken Blutdruckabfall beim Aufrichten und Hinsetzen sowie einer verlangsamten Regulation, die sich z. B. durch Schwindel oder durch ein Schwarz-Werden vor den Augen zeigt (Büttner-Tillmann 2015).

Magendarmtrakt, Nieren, Blase

Knight (2019a) verweist auf Studien, die bei Bettlägerigkeit auf einen reduzierten Geschmacks- und Geruchssinn sowie auf Appetitlosigkeit aufmerksam machen. In liegender Position ist das Schlucken schwieriger und die Nahrung braucht länger, um durch den Magen zu gelangen als in aufrechter Position (Thomas et al. 2002). Büttner-Tillmann (2015) beschreibt, dass es bei einer Bettlägerigkeit häufig zu Obstipation kommt, nach Knight (2019a) bis zu 16 Mal häufiger als bei mobilen Menschen. Das liegt vor allem daran, dass durch die fehlende Bewegung der Bauchmuskeln die Anregung der Darmtätigkeit wegfällt. Ein weiterer Grund liegt darin, dass das Bett, der eigentliche Rückzugsort, zur Toilette wird, an dem Intimes öffentlich und sichtbar wird. Unter Umständen wird die Ausscheidung zurückgehalten (»verkniffen«). Eine chronische Obstipation kann auch zu einem Darmverschluss führen (Büttner-Tillmann 2015).

Allerdings ist Obstipation im Alter meist ein multifaktorielles Geschehen und wird u. a. auch auf eine mangelnde Flüssigkeitsaufnahme zurückgeführt, die auch entsteht, wenn Bettlägerige nicht mehr selbst trinken können oder die Hilfe beim Trinken viel Zeit in Anspruch nimmt. Dies kann neben der Obstipation zu einer Exsikkose führen, die Benommenheit, Schläfrigkeit und zunehmende Verwirrtheit auslöst und die Motivation zur Bewegung weiter senkt (Büttner-Tillmann 2015).

Betrachtet man die Funktion von Nieren und Blase, so zeigen laut Knight (2019b) die Studien zu diesem Thema, dass es bei einer verlängerten Bettruhe (≥ 60 Tage) zu einer Verringerung der Geschwindigkeit kommt, mit der Flüssigkeit durch die Niere gefiltert wird. Durch das Liegen kann die Bildung von Nierensteinen befördert werden (Knight 2019b) In der Rückenlage verschieben sich außerdem die Bauchorgane in Richtung Brustkorb, der Druck auf die Blase wird reduziert. Der Harndrang kann sich auch bei gefüllter Blase verringern. Bettlägerige Personen haben zudem oft Schwierigkeiten, die Blase vollständig zu entleeren (Knight 2019b), was zu Blasenentzündungen führen kann. Zu beachten ist hierbei: Die Versorgung mit einem Dauerkatheter bedarf einer medizinischen Indikation und sollte nicht einer »Pflegeerleichterung« dienen.

Knochen, Muskeln und Gelenke

Mit zunehmendem Alter nimmt die Muskelquantität ab – dies kann unterschiedliche Gründe haben, z. B. eine verminderte Nahrungsaufnahme, Veränderungen des Stoffwechsels, chronische Inflammationen oder ungünstige Ernährung. Bei einem Gewichtsverlust »trennt« sich der Körper am schnellsten von Muskelgewebe, zunehmende Immobilisierung kann diesen Prozess beschleunigen.

Guedes et al. (2018) verweisen in einem Review auf die muskoskeletalen Auswirkungen der Bettlägerigkeit. Die berücksichtigten Studien zeigen z. B., dass eine Woche Bettruhe zu einem Verlust von 10–15 % der Muskelkraft und -masse führen kann (Wall et al. 2014, zit. n. Guedes et al. 2018), In drei bis fünf Wochen kann durch Ruhigstellung sogar die Hälfte der normalen Kraft verloren gehen (Dittmer et al. 1993, zit. n. Guedes et al. 2018). Eine weitere Folge ist eine adaptive Verkürzung der Muskel-Sehnen-Einheit, was das Risiko einer Kontraktur erheblich erhöht (Huhn 2012).

Bettlägerige Menschen kommen in der Regel nicht mehr nach draußen ins Sonnenlicht, so dass die körpereigene Produktion von Vitamin D wegen der geringeren UVB-Bestrahlung nachlässt (Huhn 2012) und die Entstehung einer Osteoporose befördert wird. Selbst bei Anlässen wie dem Transfer in den Rollstuhl kann es zu Knochenbrüchen kommen (Büttner-Tillmann 2015).

Schmerz

Wer sich krank fühlt, erlebt einen Tag im Bett in den allermeisten Fällen als erholsam. Spätestens abends stellen sich dann aber oftmals Schmerzen vom Liegen ein und die betreffende Person möchte gerne einige Schritte gehen. Büttner-Tillmann (2015) verweist darauf: Wenn bettlägerige Personen Schmerzen empfinden, aufgrund des langen Liegens, nehmen sie eine Schonhaltung ein, die zu Verspannungen und Fehlhaltung führt. So entsteht ein Teufelskreis des Schmerzes, wodurch die Menschen ihre Bewegung weiter einschränken, der Schmerz aber weiter zunimmt. Schmerzen entstehen aber auch, wenn Personen sich nach langer Zeit wieder bewegen sollen oder chronische Schmerzen haben, die sie an Bewegung hindern (z. B. Rheuma oder Arthrose) (Büttner-Tillmann 2015).

Beziehung und Teilhabe

Wenn sich Menschen immer mehr im Zimmer oder in ihrem Bett »zurückziehen«, verringert sich damit häufig die Teilhabe an der Gemeinschaft, so entsteht die Gefahr der Deprivation. Diese geht häufig mit einem Verlust an Zuwendung einher. Meist zieht dieser Verlust Kreise, weil Angehörige/Freunde immer weniger zu Besuch kommen, es zu Berührungsängsten mit dem im Bett Liegenden kommt, die Begegnung Unsicherheit hervorruft. Aussagen wie »Was soll ich hier eigentlich?«, »Die kriegt ja eh nichts mehr mit« oder »Ich fühle mich hilflos, wenn ich das sehe« werden von Angehörigen oder Freunden geäußert.

Leib- und Körperwahrnehmung und Psyche

Durch das Liegen kommt es zu einer Minderdurchblutung des Gehirns, wodurch sich die geistige Leistungsfähigkeit verringert (Büttner-Tillmann 2015). Studien anhand von Magnetresonanztomographien haben gezeigt, dass längere Bettlägerigkeit die Struktur des Hirngewebes verändert. Verluste von grauer Substanz im Temporal- und Frontallappen werden mit einer verminderten Synapsenbildung in Verbindung gebracht. Gleiches gilt für negative Auswirkungen auf die Lokomotion, Koordination sowie das Lernen und das sich Erinnern (Li et al. 2015).

Menschen, die im Bett liegen, werden außerdem von der Welt außerhalb des Zimmers immer mehr abgeschnitten. Der Blick an die weißen Wände, an die Zimmerdecke, führen zu einer Monotonie im Tagesablauf und zu einem Dämmern und »Abschalten«. Die bettlägerigen Personen berichten davon, dass sie müde werden, schläfrig sind und Phasen von Wachen und Schlafen sich abwechseln. Es können auch Verhaltensweisen beobachten werden, die häufig dazu dienen, sich selbst zu spüren, wie z. B. rufen, vor sich hin summen oder sich wiederholende Bewegungen, wie hin und her wiegen. Manche Personen wirken teilnahmslos, selbst ein Fernseher, der den gesamten Tag läuft, wird ignoriert. Eine erhöhte Aggressivität sowie Schlaflosigkeit können sich gleichermaßen einstellen (Knight 2019a). Die Abnahme des Serotoninspiegels bei bettlägerigen Menschen (Knight 2019a) ist außerdem mit Depressionen assoziiert (Knight 2019a). Das Gefühl für Proportionen geht verloren. Warum? Unter anderem werden Personen wie Pflegende nur ausschnittsweise wahrgenommen, weil sie von oben herabschauen und somit nur der Oberkörper im Blickfeld ist. Gleichermaßen verlieren bettlägerige Personen auch das Gefühl einer räumlichen Verortung im Bett. Sie nehmen nicht mehr wahr, wie viel Raum noch zum Bettrand oder zum Fußende des Bettes vorhanden ist.

Maßnahmen

Atmen, Ausscheiden usw.

Aufgrund der unzureichenden Belüftung der Lunge im Liegen sind Maßnahmen der Pneumonie-Prophylaxe durchzuführen. Beispiele dafür sind: eine atemerleichternde Positionierung, wie das Aufsetzen im Bett, die Ausrichtung der Person hin zum geöffneten Fenster oder das Sprechen und gemeinsame Singen. Aber auch das regelmäßige und ausreichende Trinken sowie die Mundpflege sind wichtige Maßnahmen (Büttner-Tillmann 2015).

Das erhöhte Dekubitusrisiko erfordert neben dem Positionswechsel auch den Einsatz von entsprechenden Matratzen und Lagerungsutensilien. Bei der Auswahl ist die veränderte Wahrnehmung bettlägeriger Menschen zu bedenken. Der Einsatz von Weichlagerungsmatratzen kann Spontanbewegungen reduzieren, weil pflegebedürftige Menschen mehr Kraft benötigen, um sich im Bett zu bewegen. Schröder et al. (1997, S. 115) weisen zudem darauf hin, dass bei Personen, die eine »extreme Weichlagerung« erfahren, »sich die Körperwahrnehmung im Bereich des Rückens und des Sakrums erheblich reduziert.« Es sollte insgesamt nur so viel Lagerungsmaterial wie nötig zum Einsatz kommen, damit noch Bewegungsspielräume vorhanden sind.

Maßnahmen der Obstipationsprophylaxe, wie z. B. die zur Ausscheidung notwendige Intimsphäre sicherzustellen oder das Sitzen auf einem Toilettenstuhl zu ermöglichen, sind wichtig. Es muss aber auch ein Mindestmaß an Bewegung sichergestellt werden, um die Darmperistaltik anzuregen. Gleiches gilt für eine regelmäßige Flüssigkeitszufuhr und eine ballaststoffreiche Ernährung. Wenn diese Maßnahmen nicht erfolgreich sind, sollte die Ärztin angesprochen werden.

Schmerz in all seinen Dimensionen

Cicely Saunders definierte in den 60er Jahren das *Total-Pain*-Konzept (Knaus 2020; Feichtner 2014; Goebel et al. 2009). Neben der körperlichen umfasst Schmerz demnach weitere Dimensionen: die seelische, die soziale und die spirituelle. Bei der seelischen Dimension des Schmerzes wird der Person bei einem Voranschreiten der körperlichen und sozialen Einschränkungen der Prozess des Entwerdens und des Abschiednehmens zunehmend bewusst. Bei der sozialen Dimension nimmt die Person z. B. den Verlust der sozialen Rolle wahr, die ihr wichtig war und die das Leben bestimmt hat, aber auch den Verlust des sozialen Umfelds. Die spirituelle Dimension beinhaltet existentielle Fragen (»Warum darf ich nicht sterben«) und Fragen, die das eigene Leben rückblickend betrachten (»Was war wertvoll in meinem Leben?«) – hier können seelsorgerische Gespräche und religiöse Rituale hilfreich sein, um »innerlich« zu bewegen. Wenn körperlicher Schmerz empfunden wird, ist im Rahmen vor einer Intervention zur Bewegung auf eine ausreichende Schmerzmedikation zu achten, denn bereits die Angst vor Schmerz kann Bewegung verhindern.

»Der Kreislauf« und was zu beachten ist

Bei Positionswechsel, z. B. vom Liegen in das Sitzen, muss die Person gut beobachtet und es muss mit Bedacht die Position gewechselt werden. Nach Beendigung der Bettruhe hat das kardiovaskuläre System Schwierigkeiten, das Herzzeitvolumen adäquat zu erhöhen. Es kommt zu einer verminderten Fähigkeit des Herz-Kreislauf-Systems, effektiv gegen die Schwerkraftbelastung zu funktionieren. Symptome wie Schwindel, Müdigkeit und Schwäche sollten beobachtet werden (u. a. Fox et al. 2010). Problematisch sind diese orthostatischen Effekte, wenn sie beim Aufstehen erlebt und beim Liegen gelindert werden. Dann entsteht die Überzeugung, dass die Bettruhe der beste Weg ist, um diese Symptome und die damit verbundenen Ängste (z. B. Sturz und Verschlimmerung von Gesundheitsproblemen) zu bewältigen. Dies zeigt, wie wichtig es ist, früh in diesen Kreislauf einzugreifen, indem die Bettlägerigkeit reduziert wird und/oder Aktivitäten mit geringer Intensität gefördert werden. Es sollte daher für kleine Aktivitäten geworben werden, wie am Bettrand sitzen oder Beine kreisen lassen. Regelmäßige Bewegungsübungen im Liegen (z. B. zur Muskel-Venenpumpenaktivierung) können einer Thrombose vorbeugen und bringen den »Kreislauf« in Schwung.

Die Bedeutung des Transfers

Der Transfer aus dem Bett nimmt eine zentrale Bedeutung ein. Das Gefühl von Sicherheit beim Transfer ist zentral und das Sitzen im Rollstuhl oder Stuhl sollte als angenehm empfunden werden. Erstens muss ein Transfer der bettlägerigen Person das Gefühl geben, dass dieser sicher durchgeführt wird, d. h. die Restkompetenzen müssen eingebunden werden, es muss schrittweise vorgegangen werden und die Person muss um die einzelnen Schritte wissen. Hektik und Schuldzuweisungen, wie »Helfen Sie doch mal mit!«, sind zu unterlassen, da dies für die Betroffenen mit Scham oder Versagen assoziiert wird. Alle an Pflege und Betreuung beteiligten Personen müssen ein einheitliches Verständnis eines gelungenen Transfers verinnerlichen – dabei können im Zimmer der Person sichtbar angebrachte Fotostrecken von gelungenen Transfers hilfreich sein.

Zweitens ist der kräfteraubende oder anstrengende Aufwand eines Transfers für eine Person dann lohnend, wenn nach dem Transfer der Blick in den Garten möglich ist, man am offenen Fenster sitzen kann oder etwas tun kann, was für die Person von Wert ist (z. B. ein Spiel am Tisch spielen, wenn die Enkel zu Besuch kommen). Diese Wünsche und Bedürfnisse können dazu beitragen, dass jemand zumindest für ein bis zwei Stunden das Bett verlassen möchte.

Ein Grund, das Bett nicht mehr verlassen zu wollen, kann neben dem Aufwand auch die Dauer des Sitzens sein. Fox und Kolleginnen (2009) konnten durch die Befragung von Betroffenen zeigen, dass den Personen das Sitzen meistens zu lang wird. Sie äußern die Befürchtung, dass man nicht nur eine Stunde sitzt, sondern man warten müsse, bis die Pflegenden sie wieder zurück ins Bett bringen. Das heißt es sind klare Absprachen zu treffen, auf die sich die Klientinnen/Bewohnerinnen verlassen können. Wenn es nicht nur der Wunsch nach einem Transfer ist, sondern die Person das Bett wieder verlassen möchte, dann sind Umkehrprozesse zu gestalten. Diese sind zeit- und betreuungsintensiv, aber in jeder Hinsicht lohnenswert. In der Praxis kann man immer wieder erleben, wie scheinbar »abgeschriebene« Personen wieder Mut fassen und aufstehen.

Wichtig erscheint, dass ein Positionswechsel vom Liegen zum Sitzen »durch Übungen zur Kräftigung, für das Gleichgewichtsgefühl und die Wahrnehmung der unteren Extremitäten, etwa durch streichendes Umfassen der Beine und Druck gegen die Fußsohlen« (Zegelin 2013, S. 199), vorbereitet werden muss. Insbesondere werden auch der selbstständige Positionswechsel, das Verwenden eines Bettfahrrades sowie das Krafttraining der Arme aufgeführt, um die Bewegung bettlägeriger Menschen zu fördern (Zegelin 2013) und wieder in Gang zu bringen. Bettlägerigkeit bedeutet nicht in jedem Fall Bewegungsunfähigkeit (Zegelin 2013). Das »3-Schritte-Programm« kann bei diesen Personen ein Start in die Bewegung sein. Das heißt, wenn jeweils die letzten drei Schritte bei einem Transfer (zum Bett, zur Toilette usw.) selbständig umgesetzt werden, werden daraus oft mehr als drei Schritte. Zu Beginn der Intervention ist es gut, wenn man diese zu zweit umsetzt (Zegelin 2013).

Die Gestaltung des Raumes »Bett« und Anregungen schaffen

Eine Gestaltung des Raumes Bett, in dem selbständig und selbstbestimmt agiert werden kann, ist für viele Personen mit Würde assoziiert, da sie nicht dauerhaft auf pflegerische Unterstützung angewiesen sind. Nur so viel Hilfe wie nötig fokussiert auch auf Eigenbewegung im Bett.

Die Anordnung von Gegenständen kann so vorgenommen werden, dass z. B. die Person die Hand heben muss, um an die Fernbedienung zu kommen oder sich zur Seite drehen muss, um die Fernsehzeitschrift zu greifen. Einen Anlass schaffen, sich zu bewegen, steht bei diesen Interventionen im Vordergrund (wofür lohnt es sich, sich zu bewegen?). Wie bereits erwähnt, sind hier die Kompetenzen des pflegebedürftigen Menschen entscheidend. Wenn man Bonbons so platziert, dass diese mit den verbliebenen Kompetenzen nicht mehr erreicht werden können, dann hat das nichts mit der hier vorgestellten Förderung zu tun.

Eine Einzelbetreuung sollte gleichermaßen auf Bewegung abzielen. Daher sollten Bewegungsanreize je nach Fähigkeiten auch bei Menschen, die bettlägerig sind, gesetzt werden, um die Restmobilität zu erhalten. Ein auf die Person abgestimmtes Hilfsmittelangebot kann sinnvoll sein, damit Handgriffe von den Bewohnerinnen/Klientinnen selbst übernommen werden können, wie etwa ein Öffner für Flaschen mit Schraubverschluss usw. (siehe Zusatzmaterial 8).

Bei Menschen mit Bewegungseinschränkungen bzw. Kontrakturen ist die Zusammenarbeit mit der Physio- oder Ergotherapie unerlässlich. Man sollte gemeinsam besprechen, was konkret von den Pflegenden im Rahmen der Pflege umgesetzt werden kann. Wichtig: Für das sogenannte »passive Durchbewegen« fehlt es an Wirksamkeitsnachweisen (Daubner et al. 2011). Es kann sich sogar um eine gefährliche Maßnahme handeln (Huhn 2012), wenn die Person nicht mehr über ausreichend Schutzreflexe bei auftretenden Schmerzen verfügt. Mikroverletzungen können entstehen, die über Schmerzen und schmerzbedingte Fehlstellungen das Kontrakturrisiko weiter erhöhen (Runge & Rehfeld 2001).

Maßnahmen zur Anregung der Sinne können unterstützen, für deren Umsetzung ist der Hinweis von Kehrein (2017, S. 15) beachtenswert: »All dies geschieht auf eine achtsame und respektvolle Art und Weise, welche nie vergisst, dass es bei all den praktischen und körperbezogenen Aufgaben im Kern immer darum geht, Beziehung zu gestalten. Wenn es Pflege und Betreuung gelingt, Menschen in größter Abhängigkeit das Erleben gleichwertiger Beziehung zu ermöglichen, schafft sie die Voraussetzung für größtmögliche Lebensqualität – auch bei weit fortgeschrittener Demenz.« Folgende Maßnahmen (nach Berger & Hennings 2014b, angelehnt an die Basale Stimulation®, erweitert durch die Autorinnen) können förderlich sein:

- *Visuelle Stimulation*: Individuelle Gestaltung von Wänden und Decke im Blickfeld der Betroffenen, z. B. mit Fotos, Kalenderblättern, Lichtspielen oder an die Decke projizierten Bildern, die den Vorlieben der Person entsprechen. Um für Abwechslung zu sorgen, sollen die Bilder in regelmäßigen Abständen und entsprechend dem Jahreskalender ausgetauscht werden. Ggf. kann es Sinn machen, das Bett immer wieder unterschiedlich im Raum zu positionieren, um einen Wechsel der Perspektiven vorzunehmen. Fernsehen kann für die Person eine Abwechslung sein, der Einsatz über den gesamten Tag ist kontraproduktiv, weil damit keine Stimulation, sondern eine Dauerberieselung einhergeht. Das Säubern und Aufsetzen der Brille und das Bereitlegen derselben in Griffnähe gehört zu den grundlegenden pflegerischen Aspekten. Auch die Möglichkeit, das Licht selbständig zu regulieren, führt zu einer Wahrnehmung des Raumes und der Gegenstände.
- *Auditive Stimulation*: Gemeinsamer Gesang, aber auch das Hören von Radiomusik, CDs mit der Lieblingsmusik der Betroffenen, Windspiele oder der Einsatz von Hörbüchern können sinnvoll sein. Ein gezielter Einsatz ist entscheidend, d. h. eine Dauerbeschallung ist zu vermeiden. Ehrenamtliche oder Angehörige können vorlesen und Geschichten von früher erzählen. Das Hörgerät sollte regelmäßig

eingesetzt und für dessen Funktionsfähigkeit sollte gesorgt werden.
- *Olfaktorische Stimulation*: Im Rahmen der Körperpflege, z. B. Einsatz von Parfüm der Betroffenen oder von Aromatherapie. Prüfen Sie, ob die Betroffene empfindlich reagiert. Stark riechende Gewürze, Kräuter etc. oder auch das Kochen am Bett können anregend wirken.
- *Gustatorische Stimulation*: Verwendung von Lieblingsgetränken und Lieblingsspeisen bei der Mundpflege. Für das Lutschen können Eiswürfel aus Orangensaft oder Sekt anregend wirken.
- *Taktil-haptische Stimulation*: Belebende Ganzkörperwaschungen, z. B. mit Massagebürsten, oder das Eincremen können anregend sein. Aber auch das Tasten von unterschiedlichen Materialien (Wolle und Stoff) und Gegenständen (Bälle, Kirschkernkissen) kann stimulierend wirken.
- *Vestibuläre Stimulation*: Angehörige können ermutigt und eingebunden werden, Nähe zu gestalten. Eine mögliche Bitte könnte sein sich hinter die Betroffene zu setzen, sie mit beiden Armen zu umfassen und Wiegebewegungen auszuführen oder sich überhaupt einmal zur Partnerin in das Bett zu legen. Es geht darum, einen Raum für Zärtlichkeit, Berührung und Annäherung zu schaffen. Dieses Bedürfnis nach Nähe bleibt, ist aber je nach Person individuell ausgeprägt.

In diesem Zusammenhang ist es wichtig, nahestehenden Personen oder Mitbewohnerinnen Anregungen zu geben, wie man einen Besuch gestalten kann und dass es darum geht, herauszufinden, was der bettlägerige Mensch braucht, mag oder eben auch ablehnt. Es kann ausreichend sein, dass die Besucherin nur im Zimmer sitzt, vorliest oder von sich selbst erzählt, ein Hörbuch mit anhört oder an die Zimmerdecke angebrachte oder mit dem Beamer projizierte Bilder ansieht.

Die Interaktion und Zuwendung (Gespräch, Berührung) erscheint besonders wichtig, denn häufig besteht hier die Gefahr, dass Zuwendung nur noch durch einen funktionalen Zugang (Positionswechsel, Essen reichen, Körperpflege) wahrgenommen wird. Häufig wird die Pflege dieses Personenkreises an den Versorgungsablauf angepasst und erfolgt dann, wenn die anderen Bewohnerinnen versorgt sind. Es ist daher sinnvoll, auf bettlägerige Personen regelhaft und aktiv zuzugehen, z. B. können Kurzinterventionen, wie ein Lied zu singen, eine Person in »Bewegung« bringen. Es gilt auch eine Tages- und Nachtstruktur durch den Wechsel der Kleidung zu unterstützen.

Frau Maurer wollte nach einem Krankenhausaufenthalt nicht mehr aufstehen. Eine Mitbewohnerin fragte, wo Frau Maurer denn sei. Sie habe sie bereits lange nicht mehr gesehen. Sie wolle aber keinen Besuch abstatten, da ihr das unangenehm sei, wenn Frau Maurer »noch im Bett liege und nicht angezogen sei«. Eine Pflegekraft erzählte Frau Maurer von ihrer Mitbewohnerin und fragte, ob sie am Nachmittag mitsamt dem Bett nicht einmal in das Wohnzimmer kommen wolle. Nach kurzem Zögern willigte sie ein. Alle Mitbewohnerinnen freuten sich, kamen zum Bett, hielten ein Schwätzchen und Frau Maurer war sichtlich gerührt. Nach etwas mehr als einer Stunde wollte sie gerne wieder zurück in ihr Zimmer. Die Mitbewohnerin, die sich erkundigt hatte, besuchte sie dann fast täglich. Ein- bis zweimal in der Woche war Frau Maurer auch bereit, für eine bis zwei Stunden im Pflegerollstuhl am Alltagsleben teilzunehmen. Klar ist, dass diese Zeit im Pflegerollstuhl auch gestaltet werden muss, damit die Personen eben nicht nur »irgendwie« am Alltag teilnehmen, sondern sich als Teil der Gemeinschaft erleben. Pflegende oder Betreuende sind dabei »Katalysatoren« für die Anbahnung von Interaktion, d. h. sie sollten wahrnehmen, welche Gelegenheiten der Interaktion sich ergeben oder Ideen entwickeln, wie Personen miteinander ins Gespräch kommen.

Was ist, wenn jemand nicht mehr will?

Es gibt Menschen, die sich aus sehr unterschiedlichen Gründen (bewusst) dafür entscheiden, im Bett bleiben zu wollen. Daher ist man als Pflegefachkraft herausgefordert, immer wieder mit der Bewohnerin/Klientin, den Angehörigen und dem Team zu reflektieren, welche Gründe im Vordergrund stehen. Es geht also um das Spannungsfeld im Alltag: einerseits zu entscheiden, ob Umkehrprozesse gestaltet werden können, andererseits, wie der Lebens- und Erlebensraum Bett gestaltet werden soll. Es bleibt die Frage: Wie können die Aushandlungsprozesse im Alltag so gestaltet werden, dass das Mögliche getan, aber der Willen der Person akzeptiert wird? In der Praxis ist das nicht immer so einfach – der Grat zwischen ermunternder Beziehungs- und Überzeugungsarbeit und vermeintlichem Zwang ist schmal.

Entscheidet sich eine Person dafür, nicht mehr aufzustehen, können die Gründe für diese Entscheidung nur über eine Spurensuche erkundet werden. Information und Beratung sind für das Treffen einer »guten Entscheidung« unerlässlich. Ziel von Maßnahmen kann es sein, die Folgen der Bettlägerigkeit zu vermindern und Menschen im Bett in Bewegung zu bringen. Es sind jeweils andere Interventionen notwendig. Was heißt das? Das Gefühl, zur Last zu fallen, sollte nicht dazu führen, dass jemand nicht mehr das Bett verlässt. Hier sind andere Maßnahmen notwendig als bei einer Person, die lebenssatt ist und nicht mehr aufstehen möchte.

> In einer Einrichtung verließ eine Bewohnerin ihr Bett nicht mehr, weil man im Speiseraum den Katheterbeutel sehen konnte. Ein schön gestalteter Beutel führte dazu, dass die Bewohnerin wieder einige Stunden draußen saß.
> Eine andere Dame bemängelte, dass aus einer vereinbarten Stunde des Sitzens immer ein Nachmittag würde. Das lange Sitzen würde ihre Kräfte übersteigen. Das sind keine bösen Absichten, sondern der Alltag holt Pflegende ein. Personen, die sich wehren oder aus Rücksicht zurückstecken, werden dann ggf. übersehen.

Wenn eine Lösung gemeinsam vereinbart wurde, ist diese im Team zu besprechen. Denn es ist sinnvoll, die unterschiedlichen Einstellungen und angesprochenen Werte eines solchen Wunsches zu thematisieren, daher empfiehlt sich eine (ethische) Fallbesprechung. Für Pflegende und/oder Angehörige ist es häufig sehr schwierig, den (selbstgewählten) Rückzug zu akzeptieren, da dies mit Schuld- und Versagensgefühlen, aber auch mit dem Gefühl von Ohnmacht einhergeht, also einem Mitleiden im wahrsten Sinne. Oft wird den Betroffenen aber auch die Lebensqualität angesichts des eingeschränkten Bewegungsradius »Bett« abgesprochen bzw. werden die eigenen Ansprüche an das Leben und die Wahrnehmung von Lebensqualität gekoppelt.

Eine offene Kommunikationskultur im Team trägt dazu bei, dass Werte benannt und thematisiert werden und auch das Gefühl der eigenen Hilflosigkeit reflektiert werden kann. Es geht um ein echtes gemeinsames Ringen. Anregungen können den Kapiteln »Ethische und philosophische Betrachtungen von Bewegung und Mobilität« (▶ Teil 1) oder »Nicht können oder nicht wollen – ethische Aspekte der Mobilität« (▶ Teil 5, Kap. Z) entnommen werden.

Ist die Entscheidung gefallen und die Person steht nicht mehr auf, dann gilt es diesen Wunsch oder die Entscheidung zu akzeptieren. Hier sind die Pflegenden, Angehörige in der Häuslichkeit und in der Einrichtung, Freunde, Mitbewohnerinnen und Nachbar*innen aufgefordert, dass diese Menschen nicht aus dem Blickfeld geraten und Angebote erhalten, die dazu beitragen, die Folgen der Bettlägerigkeit zu reduzieren bzw. das Leben im Bett lebenswert zu gestalten.

Bei der Lebensgestaltung im Bett besteht die Herausforderung darin, dieses Leben in einer Art und Weise zu gestalten, die die Abhängigkeit und das Angewiesen Sein auf die Hilfe anderer wahrnimmt und dennoch lebensbejahend ist und der bettlägerige Mensch weiterhin das Gefühl haben sollte, dass er dem Gegenüber etwas geben kann, Dialog und Beziehungsgestaltung sind angesagt. Damit ist aber ein wirklicher Dialog gemeint, der sich auf Beziehung einlässt. Ethisches Handeln ist nicht nur das Ergebnis von Fallbesprechungen, in denen Reflexion ermöglicht wird oder »Gefühlswelten« und Dilemmata thematisiert werden, sondern zeigt sich durch Tun und Handeln (Bejick 2015).

Ein weiterer wichtiger Aspekt, in dem sich auch ethisches Handeln zeigt, liegt darin, dass man dem Betroffenen Wahl- und Entscheidungsmöglichkeiten gibt, diese »vielen kleinen alltäglichen Möglichkeiten oder Unmöglichkeiten, die ein selbstwirksames Leben ausmachen« (Bejick 2015, S. 21). Das heißt diese Gelegenheiten müssen von Pflegenden bewusst wahrgenommen und gestaltet werden, damit die bettlägerigen Personen Selbstwirksamkeit erleben können. Dies beginnt mit dem Klopfen an der Tür und endet mit dem Sich Versichern, dass die Person alle nötigen Gegenstände erreichen kann, wenn man das Zimmer verlässt. Die folgenden Fragen können Anregungen dafür bieten, zu welchen Themen jemand in Entscheidungen eingebunden werden kann (u. a. Bejick 2015):

- Wie möchte die Betroffene ihren Tag gestalten und wie möchte sie den Raum des Bettes gestalten und für sich nutzen?
- Welche Kleidung möchte die Betroffene tragen und welche Lieblingsgetränke sollen für sie griffbereit stehen?
- Ob und wie möchte sich die Betroffene im Bett bewegen, möchte sie Besuch erhalten oder lieber für sich sein?

Empathie bedeutet, sich in Lage des Gegenübers zu versetzen, wenn man dem Blick anderer ausgeliefert ist. Daher gilt es umso mehr, die Intimsphäre zu wahren und Schamgrenzen anzuerkennen (Bejick 2015). Häufig ist das »ständig und für alles Hilfe« annehmen zu müssen selbst schon schambehaftet, weil es mit dem eigenen Selbstbild nicht vereinbar ist (»Ich kann gar nichts mehr«).

To-dos – Empfehlungen für den Alltag

Bettlägerigkeit zu verhindern, ist ein wichtiges Ziel – unabhängig vom Setting. Der Körper und seine Funktionen arbeiten am besten in aufrechter Position.

- Erheben Sie in Ihrer Einrichtung oder in der Häuslichkeit, wie viele Personen von Bettlägerigkeit betroffen oder gefährdet sind.
- Erstellen Sie ein Konzept zur Pflege und Betreuung von ortsfixierten und bettlägerigen Personen, das einerseits auf die Prävention derselben fokussiert, andererseits aber auch bettlägerige Personen in den Blick nimmt und Maßnahmen benennt, die bei diesen Personen dazu dienen, den Lebensraum und die Lebenswelt Bett zu gestalten.
- Bewegung muss Sinn machen, nutzen Sie die Biografie und bisherige Gewohnheiten, wie Hobbys oder andere individuelle »Bewegungsanlässe«. Führen Sie daher Kurzfallbesprechungen zum Thema Mobilität bei Bettlägerigkeit ein, u. a., um Informationen zur Biografie auszutauschen und Interventionen abzustimmen. Überlegen Sie im Kolleginnenkreis, ob ein Umkehrprozess initiiert werden kann.
- Wenn man mit der pflegebedürftigen Person/Angehörigen zur Entscheidung kommt, dass man ein Mehr an Bewegung wagen möchte: Fangen Sie klein an und steigern Sie, aber führen Sie die Maßnahmen kontinuierlich durch. Halten Sie sich an Vereinbarungen: Eine Stunde außerhalb des Bettes sollte auch eine Stunde sein, Überforderung ist zu vermeiden.
- Gemeinsame Strategien sind wichtig, um eine schrittweise Steigerung der Mobilität in den Blick zu nehmen. Interventionen der

Pflege sollten daher durch die Physio- und Ergotherapie unterstützt werden. Vereinheitlichen Sie die Transfers, um Ängste zu minimieren und beziehen Sie die Kompetenzen der pflegebedürftigen Person mit ein.
- Überprüfen Sie Ihre Bewegungs- und Aktivitätsangebote und stimmen Sie diese auf inaktivere und bettlägerige Personen ab. Wenn die Person nicht mehr zur Veranstaltung kommt, dann muss das Angebot zur Person kommen und sollte auf Bewegungsimpulse abzielen. Dabei geht es um »innere« und »äußere Bewegung«. Überlegen Sie Kurzinterventionen und sammeln Sie diese in einer Ideenbox (siehe Zusatzmaterial 23).
- Binden Sie Angehörige und Freunde, aber auch Ehrenamtliche in die Pflege und Betreuung ein. Ermutigen Sie sie, sich einzubringen, die Lebenswelt Bett zu gestalten und Nähe – wo gewünscht – zu leben. Hilfreich können Anregungen sein, welche (bewegungsförderlichen) Interaktionen mit der bettlägerigen Person möglich sind.

Resümee

Die Prävention von Bettlägerigkeit ist wichtig und sie hängt damit zusammen, dass Menschen einen Beweggrund brauchen. Sinnhaftigkeit heißt das Stichwort. »Wer sich nur noch als ›Pflegelast‹ sieht, wird auch keine Perspektive der Beweglichkeit entwickeln« (Abt-Zegelin 2011, S. 325). Bettlägerigkeit umzukehren ist sehr anspruchsvoll und erfordert Geduld. Für die Abwägung, ob Menschen nicht mehr aufstehen wollen oder können, bedarf es in allen Settings einer Kultur, um zu gemeinsamen Entscheidungen zu kommen. Haltung braucht Halt und eine Gesprächskultur, in der ethische Fragen offen geklärt werden können. Das Phänomen Bettlägerigkeit zeigt, wie anspruchsvoll Pflege ist. Bruno Bienzle bringt in einem Interview die Erwartung an Pflegende aus Sicht der Personen, die im Bett liegen, wie folgt zum Ausdruck: »Respekt, Umsicht und Sorgfalt. Sie leiht mir Auge, Ohr und Hand. Sie sollte einfühlsam sein und präsent. Das ist eine Frage der Einstellung und Haltung.« (Entenmann 2017, S. 20).

S Mobilisation, tagesformabhängig – ein Alles oder Nichts! Was ist damit eigentlich gemeint?

Bianca Berger und Gundula Essig

Hinführung

Bei Praxisbesuchen wird man häufig mit Aussagen konfrontiert wie: »Der oder die wird doch raus mobilisiert« oder »Wir mobilisieren doch alle Bewohnerinnen«. Auch in der Pflegedokumentation sind Standardformulierungen wie beispielsweise »Im Rahmen der Grundpflege wurde die Klientin mobilisiert«, »Die Bewohnerin wird nach Tagesform mobilisiert« anzutreffen. Standardformulierungen und fast floskelartige Aussagen machen stutzig und werfen Fragen auf:

- Gibt es ein objektives Verständnis von *Mobilisation* auf das hier Bezug genommen wird, das also jeder verstehen müsste und daher keiner weiteren Erklärung bedarf?
- Was ist eigentlich mit dem Begriff *Tagesform* konkret gemeint? Welche pflegerischen Handlungen wurden dann am konkreten Tag tagesformabhängig zur Mobilisation durchgeführt?

- Welcher Stellenwert wird der Mobilisation beigemessen, ziehen wirklich alle Mitarbeitenden im Team am gleichen Strang?

In diesem Kapitel werden diese o. g. Formulierungen kritisch reflektiert. Es soll »hinter« die Formulierung geblickt und mögliche Gefahren und Probleme in den Blick genommen werden.

Gleich zu Anfang: Es gibt Gründe und es ist nachvollziehbar, wenn jemand für sich entscheidet, im Bett zu bleiben bzw. der Zustand einer Bewohnerin/Klientin ihr das Aufstehen nicht ermöglicht. In diesem Kapitel soll aber schwerpunktmäßig darüber nachgedacht werden, ob die oben genannten Begriffe viel oder auch zu viel Handlungsspielraum eröffnen, so dass Maßnahmen zur Bewegungsförderung nicht oder überwiegend personenabhängig stattfinden.

Um den o. g. Fragen auf die Spur zu kommen und Antworten zu finden, werden zunächst Definitionen zur Mobilisation vorgestellt. Es soll geprüft werden, ob es in der gesichteten Fachliteratur einen Konsens über das Verständnis von Mobilisation gibt. Auch der Begriff »Tagesform« wird unter die Lupe genommen. Praktische Tipps werden angeboten, wie man im Team konkreter darstellen kann, wann oder warum eine Bewohnerin/Klientin nicht aufsteht und was sinnvollere Alternativen sein könnten, um den Begriff Mobilisation zieldienlicher zu beschreiben.

Mobilisation und tagesformabhängig – Begriffe, das jeweilige Verständnis und mögliche Konsequenzen

Was versteht man unter dem Begriff der Mobilisation? Im Folgenden hierzu einige Definitionen:

- »Unter dem Begriff Mobilisation versteht man die Bewegung eines Menschen im Bett und aus dem Bett heraus. Darunter fallen alle Maßnahmen, die der körperlichen Aktivierung einer Person dienen. Ziel ist es, dadurch Beweglichkeit und Selbstständigkeit zu erhalten und zu fördern. Nur so kann man die Komplikationen einer Immobilität verhindern.« (Steigele 2016, S. 96)
- »Der Begriff *Mobilisation* [...] meint aktivierende Maßnahmen. Abhängig vom Zustand eines Patienten kann eine effektive Mobilisation nach Anleitung selbständig erfolgen oder nur mit Unterstützung einer Fachkraft. Ziel dieser Maßnahmen ist es, die Fähigkeit zur Eigenbewegung zu erhalten und zu fördern. In der Pflege findet Mobilisation meist als Bewegung des Patienten *im* oder *aus dem* Bett statt.« (Eggert 2018, o. S.)
- »Im Fachbereich der Pflege sind unter diesem Begriff alle Maßnahmen zu verstehen, mit denen sich die Beweglichkeit der Gelenke und die Muskelkraft erhalten sowie die Folgen von Immobilität (z. B. Kontrakturen, Dekubitalulzera, Immobilisationssyndrom, verzögerte Heilungsverläufe, Obstipation, soziale Isolation, mangelnde Selbstpflegefähigkeit) vermeiden lassen.« (Hein 2014, S. 1)
- »Mobilisation (lat. Mobilitas = Beweglichkeit): Maßnahme zur Aktivierung und Bewegungsförderung der Patienten« (Asmussen et al. 2019, S. 227)

Auf eine neue Perspektive verweist Wagner (2018) im Zusammenhang mit dem Begriff der Mobilisation. Er vertritt die Auffassung, dass vielen Pflegenden nicht klar sei, dass damit ausschließlich die eigene Bewegung des pflegebedürftigen Menschen gemeint ist. Pflegende können Menschen also nicht mobilisieren, sondern die pflegebedürftigen Menschen können lediglich dabei helfen oder hilfreich unterstützen. Er resümiert, dass man oft höre, die Bewohnerin/Klientin habe »mitgeholfen« und damit die Botschaft transportiert wird, dass Pflegende »machen« und die Bewohnerin/Klientin »freundlicherweise hilft […].« (Wagner 2018, S. 49). Im Expertenstandard »Erhaltung und Förderung der Mobilität« (2020) wird darauf hingewiesen, dass bei allen Maßnahmen die Ressourcen der Betroffenen aktiv zu nutzen sind. Aktiv beteiligen ist also ein Unterschied zu passiv mobilisiert werden.

Diese Sammlung von Definitionen und Perspektiven ist nicht vollständig. Das ist auch nicht die Intention, denn man könnte diese Aufzählung weiterführen. Was damit gezeigt werden soll? Die jeweiligen Verständnisse reichen von Bewegung im Bett und aus dem Bett heraus über die körperliche Aktivierung und Bewegungsförderung bis hin zu Maßnahmen, mit denen sich die Beweglichkeit der Gelenke und die Muskelkraft erhalten lassen und die Folgen von Immobilität verhindert werden sollen. Die Frage, »welche Form der Hilfestellung« notwendig ist, wird nur in einer Definition angedeutet, und zwar wie folgt: »nach Anleitung selbständig« oder »nur mit Unterstützung« (Eggert 2018, o. S.).

Als erstes Fazit kann also festgestellt werden, dass es keine einheitliche oder konsentierte Definition von *Mobilisation* gibt. Ein erster Grund, warum Pflegekräfte in der Dokumentation allgemeingültige Phrasen schreiben, liegt also in der Heterogenität. Man könnte auch sagen, es liegt an den vielen Gesichtern des Begriffs Mobilisation. Entsprechend der Definition nach Steigele (2016) ist ein aktives oder passives Durchbewegen der Beine im Bett genauso Mobilisation wie ein Spaziergang im Grünen. Die unterschiedlichen Definitionen sind, wie in der Überschrift dieses Kapitels angedeutet, ein Hinweis darauf, dass Mobilisation sehr unterschiedlich verstanden wird und werden kann. Reicht diese Schlussfolgerung, um die einleitenden, allgemeinen Aussagen von Pflegenden zu rechtfertigen und damit zufrieden zu sein? Nein, mitnichten, die Heterogenität des Begriffs mag möglicherweise einen erklärenden Grund liefern, birgt aber gleichzeitig eine Gefahr. In der Vielfalt können handlungsleitende Impulse und Verbindlichkeit verloren gehen. Die Herausforderung der Vielfalt gilt es anzunehmen und gezielt und jeweils individuell zu agieren, gleichzeitig aber die Mobilisation nicht der Beliebigkeit preiszugeben.

Wenn solch allgemeingehaltene Formulierungen eine Art »Sammelbezeichnung« darstellen, die eine weite Interpretation erlauben, so dass jeder nach seiner Expertise »mobilisieren« kann und die Dokumentation auch dann noch passt, wenn gar nicht mobilisiert wird, bringt dies Probleme für den konkreten Pflegealltag und den Pflegebedürftigen mit sich. In einer allgemeingehaltenen Ausdrucksweise von »Mobilisation« spiegelt sich im schriftlichen und sprachlichen Ausdruck eine herausfordernde Gemengelage an Ursache, Wirkung (Beliebigkeit), objektiver Notwendigkeit und Interessen von Beteiligten bei der tatsächlichen Umsetzung wider. Um diese positiven Wirkungen der Erhaltung und Förderung der Mobilität zu entfalten, braucht es aber eine konsequente und stetige Umsetzung. Gerade wenn das individuelle Handeln nicht *unmittelbar* eine individuelle Verantwortung zur Folge hat, braucht es eine starke Verantwortung des Teams.

Pflegedokumentation und inhaltliche Klarheit der Formulierungen

Wenn in der Pflegedokumentation folgender Satz zu lesen ist: »Wird aus dem Bett mobilisiert«, berichteten die Kolleginnen im persönlichen Gespräch genauer, was damit gemeint ist. Die folgenden Aussagen beziehen sich auf die gleiche Person und was die Pflegenden jeweils mit dieser Phrase verbinden:

- »Ja, ich hab die Bewohnerin an die Bettkante gesetzt.«
- »Die Bewohnerin wurde im Bad auf dem Stuhl gewaschen.«
- »Die Bewohnerin wurde zum Essen an den Tisch im Zimmer gesetzt.«

- »Die Bewohnerin wurde in den Rollstuhl mobilisiert und hat am Essen im Speiseraum teilgenommen.«

Die Leserin wird einwenden: Wird das nicht bei der »Tagesstruktur« in der jeweiligen Dokumentation beschrieben? Ja, aber dennoch kommt es immer wieder zu diesen vielfältigen Deutungen, welche vom Sitzen an der Bettkante bis hin zur Teilnahme am Essen reichen.

Gut, dass die Bewohnerin in dem oben genannten Beispiel überhaupt aus dem Bett aufsteht, aber wenn Maßnahmen zur Erhaltung und Förderung der Mobilität kontinuierlich umgesetzt werden sollen, dann macht eine konkrete Beschreibung der Mobilisation mehr Sinn. Sie sorgt für mehr Transparenz für die Kolleginnen und schafft Verbindlichkeit und ist dazu noch die Basis, um in einem Teamgespräch u. a. die Fähigkeiten, vielleicht aber auch Abhängigkeiten von einer bestimmten Pflegeperson, Motive, Vorlieben und Zeitabhängigkeiten zu reflektieren. Daher ist es anzuraten, sich über den Begriff der Mobilisation auszutauschen bzw. zu überlegen, ob man nicht einfach beschreibt, welche Maßnahme in welcher Weise umgesetzt wird.

- Frau Kasper steht morgens auf, es erfolgt ein Transfer von der Bettkante in den Rollstuhl, sie trippelt mit dem Rollstuhl selbständig zum Waschbecken. Nach der Morgenhygiene trippelt sie dann selbständig mit dem Rollstuhl an den Tisch. Der Transfer wird konkret beschrieben oder mit einem Foto hinterlegt.

Und gleich der Hinweis: Es geht nicht um eine perfekte Sprache. Und nein, es geht auch nicht um den MDK, sondern darum, dass für eine andere Person deutlich werden sollte, welche Maßnahmen bei der Bewohnerin/Klientin XY konkret umgesetzt werden soll – was Mobilisation also ganz konkret bedeutet.

Zum Begriff der Tagesform

Es ist nachvollziehbar, dass jemand für sich entscheidet, im Bett zu bleiben, dass der Zustand einer Bewohnerin/Klientin das Aufstehen nicht ermöglicht (z. B. Grippe) oder dass ein Aufstehen am Morgen nicht möglich ist, weil die Bewohnerin die ganze Nacht nicht geschlafen hat. Individuell muss dann auch eine Strategie nachjustiert werden. In den nachfolgenden Fallbeispielen geht es aber gerade um die nicht eindeutigen Fälle, in denen es gewissermaßen einen Graubereich in der Art gibt, wie der Begriff Tagesform ausgelegt werden kann: Mit dem zweiten Wort »Tagesform«, verhält es sich nämlich ähnlich wie mit dem Begriff der Mobilisation. Man kann eine große Breite an konkreter, pflegerischer Interpretation und Auslegung finden. Beispielsweise liest man in einer Dokumentation: »Tagesformabhängig wird die Bewohnerin aus dem Bett mobilisiert«. Mit Hilfe von zwei Fallbeispielen sollen die Gedanken zur Tagesform konkretisiert werden.

> Wir konnten einen hochbetagten älteren Herrn kennenlernen, der im Bett lag. Als ich zu ihm sagte, dass ich seinen Händedruck gar nicht spüren könne, legte der Bewohner nach und ich musste zusehen, dass ich mich aus dem Griff wieder lösen konnte. Nach einem Gespräch mit ihm kam eine Pflegende in den Raum und sprach mit dem Bewohner: »Du bist aber heute gut drauf.« Es geht nicht um das »du«, sondern dass in der Dokumentation hinterlegt war, dass der Bewohner bei guter Tagesform aus dem Bett in den Rollstuhl mobilisiert wird. Auf Nachfrage bei der Pflegenden, was denn eine gute Tagesform sei, wurden Merkmale beschrieben, die bei dem älteren Herrn alle zutreffend waren. Im Team war dies wohl nicht abgestimmt bzw. wurde der Begriff »Tagesform« individuell gedeutet. Der ältere Herr blieb trotz guter Tagesform den gesamten Tag im Bett.

Bei einer anderen Bewohnerin ging eine Kollegin zu ihr und fragte: »Frau Sohn, möchten sie aufstehen?« Diese antwortete mit einem »Nein«. Ohne weiteres Nachhaken verließ die Pflegende das Zimmer und gab im Flur die Information weiter, dass Frau Sohn nicht aufstehen wolle, sie sei nicht gut drauf. Knapp eineinhalb Stunden später ging eine andere Pflegende in das Zimmer und stellte die gleiche Frage. Wieder ein »Nein«. Die Pflegende machte aber deutlich, wie wichtig das Aufstehen aus dem Bett sei, vor allem weil Frau Sohn krank gewesen war. Sie solle doch wenigstens ein bis zwei Stunden auf sein, das würde ihr guttun. Frau Sohn fragte: »Meinen Sie?« Die Pflegende antwortete: »Ja, klar.« Kurze Zeit später saß Frau Sohn bis nach dem Mittagessen am Tisch.

Man sieht, wie unterschiedlich die Pflegenden reagieren und agieren und natürlich auch, wie unterschiedlich die Ergebnisse sind. Wenn jemand ein Risiko hat, bettlägerig zu werden, dann ist es entscheidend, gemeinsam zu überlegen, was die Kriterien für die Umschreibung »Tagesform«, bezogen auf die jeweilige Person, konkret meinen. Legen Sie gemeinsam fest, ob ein »Nein« oder »Die ist heute nicht gut drauf« als Begründung ausreichend ist, im Bett zu bleiben. Vereinbaren Sie in Ihrem Team ein abgestimmtes Vorgehen und entwickeln Sie Strategien, wie jemand zu ein bisschen mehr Bewegung am Tag motiviert werden kann. Erfolgreiche Strategien anderer Personen lassen sich nicht immer eins-zu-eins umsetzen. Aber mehrere Strategien und Ideen erhöhen die Chance, dass die Bewohnerin das Bett verlässt und ggf. auch positive Erfahrungen macht, z. B. wenn sich jemand freut, wenn die Bewohnerin mit ihr beim Essen ins Gespräch kommt. Und wenn eine Bewohnerin im Bett liegen bleibt oder liegen bleiben möchte, ist zu überlegen, was alternativ an Maßnahmen zur Erhaltung und Förderung der Mobilität umgesetzt werden kann. Gleichzeitig muss aber auch bedacht werden, dass Bewohnerinnen/Klientinnen ein gutes Gespür dafür haben, bei welchen Pflegekräften eine Strategie (z. B. im Bett bleiben zu wollen) erfolgreich umgesetzt werden kann. Bleibt es beim »Nein«, ist das zu akzeptieren!

To-dos – Empfehlungen für den Alltag

- Überlegen Sie im Team, welche Bewohnerinnen/Klientinnen nicht aufstehen möchten.
    - Gibt es bestimmte Motive, warum jemand im Bett bleiben möchte, z. B. Schmerz, nicht zur Last fallen zu wollen, Angst vor einem Sturz usw.? Welche Motive können durch das Verhalten der Pflegekräfte beeinflusst werden?
    - Die Frage, wofür es sich lohnt, jeden Tag aufzustehen, gilt es in den Blick zu nehmen. Das können z. B. Hobbys (singen), bestimmte Veranstaltungen oder Personen sein. Zeigen Sie der Bewohnerin/Klientin Wertschätzung, wenn sie sich entscheidet, aufzustehen.
    - Tauschen Sie sich aus, welche Strategien erfolgreich waren, und legen Sie gemeinsam Vorgehensweisen fest, um jemanden zum Aufstehen zu motivieren, z. B.: »Frau X sitzt am Tisch und würde sich freuen, wenn Sie dazukommen.« Dokumentieren Sie vereinbarte Strategien kurz und bündig in Ihren eigenen Worten.
    - Verstehen Sie die Erhaltung und Förderung der Mobilität als Teamaufgabe, die einer Strategie bedarf. Planen Sie regelmäßige Reflexionszeitpunkte: Was hat sich in den letzten zwei Wochen im Bereich der Mobilität bei der Bewohnerin X getan?

- Vermeiden Sie den Begriff »Mobilisation«, sondern beschreiben Sie lieber konkret, welche Interventionen umgesetzt werden sollen und welche Unterstützung der pflegebedürftige Mensch benötigt.
- Dokumentieren oder fotografieren Sie ggf. einen Transfer, der die Fähigkeiten des pflegebedürftigen Menschen mit einbezieht und der ihm Sicherheit vermittelt.
• Planen Sie eine Fallbesprechung, wenn jemand tatsächlich nicht mehr aufstehen möchte, denn es macht Sinn, zu einer gemeinsamen Entscheidung zu kommen. Personen haben das Recht, sich gegen eine Maßnahme zu entscheiden. Handlungssicherheit ist aber für die Mitarbeitenden in solchen Fällen wichtig.

Resümee

Das Problem der Deutungsvielfalt gibt es häufig in der Pflege. Beim Begriff der »Pflegequalität« könnte man auch denken: Völlig klar, was damit gemeint ist. Aber die Frage, was unter guter Qualität verstanden wird, ist immer wieder Diskussionsgegenstand. Dabei steht zwar das Ziel der Akteurinnen im Mittelpunkt, eine »gute Pflegequalität« zu bewirken, was darunter jedoch jeweils verstanden wird, hängt von der Perspektive ab und existiert meist nur als eine »implizite Vorstellung« (Mittnacht 2010). Ähnlich verhält es sich mit dem Begriff der Mobilisation.

In vielen Beratungen wird genau das deutlich. Wenn der Begriff »Mobilisation« zur Sprache kommt, zeigt sich eine große Spanne an Deutungen. Damit wird klar: Der Austausch dazu kann hilfreich sein, denn es gibt keine allgemeingültige Definition von Mobilisation. Die Verwendung der Begrifflichkeit, die im Alltag unterschiedlich gedeutet wird, führt aber dazu, dass Mitarbeiterinnen (berechtigterweise) davon ausgehen, »richtig« zu handeln.

Aber die tatsächlich durchgeführte Maßnahme, die unter dem Begriff der Mobilisation jeweils verstanden wird, ist dann von der Entscheidung der jeweiligen Pflegekraft abhängig. Diese Entscheidung wird beeinflusst von deren Einstellung, ihrem Verständnis und von den jeweiligen Zeitressourcen. Das ist ein Stück weit auch gut so, um einen individuellen Spielraum in der täglichen Pflege zu haben. Im Umkehrschluss ist es aber genau dieser unterschiedliche Umgang, der dann dazu beitragen kann, den Mobilitätsstatus der pflegebedürftigen Personen zu verschlechtern.

Individuelles Agieren darf nicht bedeuten, dass die konkreten Vereinbarungen von Maßnahmen zur Mobilität als Teamaufgabe verloren gehen und jeweils beliebig gestaltet werden. Denn zu viel Spielraum kann bei hochbetagten Menschen dazu führen, dass jemand im Bett bleibt und sich nicht mehr oder kaum bewegt. Wichtig ist aber Kontinuität und Klarheit für alle Beteiligten. Gemeinsam vereinbarte Maßnahmen schaffen Verbindlichkeit und Klarheit!

T Kontinuität – bewegungsförderliche Maßnahmen (mal nicht personenabhängig)?

Bianca Berger

Hinführung

Kontinuität leitet sich vom lateinischen Wort »Continuitas« ab und bedeutet übersetzt »ununterbrochene Fortdauer«. Man hört diesen oder ähnliche Begriffe in den letzten Jahren häufiger, beispielsweise in Sätzen wie »Kontinuierliche Durchführung von Maßnahmen« oder »Eine Kontinuität der Maßnahmen ist sicherzustellen«. Im Duden sind für diesen Begriff u. a. die folgenden Bedeutungen hinterlegt: »Stetigkeit; gleichmäßiger Fortgang von etwas« (Duden 2021b, o. S.). Für die Pflege alter Menschen ist das Wort »Stetigkeit« besonders passend. Die Intention wird besonders deutlich, wenn man sich die entsprechenden Synonyme ansieht: Ausdauer, Beharrlichkeit, Beständigkeit. Es geht also darum, etwas stetig, ausdauernd, beharrlich und beständig umzusetzen.

Was hat das mit der Erhaltung und Förderung der Mobilität zu tun? Eine ausdauernde und beständige Durchführung von Maßnahmen ist hilfreich, damit diese eine Wirkung entfalten können. Das Gegenteil ist Beliebigkeit, die sich daran zeigen kann, dass einzelne oder mehrere Personen jeweils das Handeln bestimmen oder vereinbarte Maßnahmen nicht dauerhaft oder in unterschiedlicher Weise durchgeführt werden. Maßnahmen zur Erhaltung und Förderung der Mobilität brauchen aber einen langen Atem, also Kontinuität. Häufig kommt es auch zu Rückschlägen: Beispielsweise sind die betreffenden Personen entmutigt, wenn sie erkranken und sie das Gefühl haben, »man fängt wieder von vorne an« oder »das bringt ja alles sowieso nichts mehr«.

Im Folgenden sollen die Dimensionen des Begriffs Kontinuität entfaltet und auf die Erhaltung und Förderung der Mobilität übertragen werden. Es wird dargestellt, was mit »personenabhängig« gemeint ist und welche Konsequenzen daraus entstehen können.

Personelle Kontinuität

Personelle Kontinuität ist für pflegebedürftige Menschen und ihre Angehörigen ein wichtiger Aspekt und ein Qualitätsmerkmal, um eine tragende Pflegebeziehung aufzubauen, die von Vertrauen und Empathie geprägt ist. Respekt für die individuellen Bedürfnisse und Gewohnheiten der Personen sind gleichermaßen ein Kennzeichen für eine gelingende Interaktion (Wingenfeld & Schaeffer 2001). Damit die Bedürfnisse, Gewohnheiten und Eigenheiten beachtet werden können, bedarf es also einer Kontinuität in der Betreuung. Eine Dienst- und Einsatzplanung sollte so gestaltet werden, dass nicht immer wechselnde Personen bei den jeweiligen Bewohnerinnen/Klientinnen zum Einsatz kommen. Zudem macht es Sinn, persönliche Sympathien in Bezug auf den Einsatz der Pflegekräfte zu berücksichtigen, denn die pflegedürftigen Menschen bauen Beziehungen auf, die für sie tragend sind. Hierzu zwei Beispiele:

> Eine Bewohnerin erzählte von einer Pflegefachkraft, mit der sie sich besonders gut verstehe. Sie könne sich das nicht erklären, aber das sei von Anfang an so »was« gewesen. Mit ihr bespreche sie wichtige Angelegenheiten und ihr könne sie vertrauen. Eine andere Klientin erzählte: »Ja, da gibt es so eine junge Pflegekraft, die nimmt mich immer in den Arm, da fühle ich mich als Person und wenn sie sagt, dass etwas nicht geht, dann glaub ich ihr das.« Beide Bewohnerinnen berichten davon,

dass der Aufbau dieser Beziehung wichtig für sie gewesen sei.

Zudem sollten Einrichtungen und Dienste die Pflege anhand eines Bezugspflegesystems organisieren, das die Verantwortlichkeit für die Planung, Durchführung und Beurteilung der Pflege in die Hand einer Fachkraft legt. Ausdrücklich sei an dieser Stelle darauf hingewiesen, dass ein Bezugspflegesystem sich nicht darauf beschränkt, die Pflegeplanung zu schreiben.

Um zu verdeutlichen, wie wichtig dieser Aspekt der personellen Kontinuität für alle an der Pflege Beteiligten ist, wird auf eine Studie von Nolan und Kollegen (2006) verwiesen, die einen konzeptionellen Rahmen für die Altenpflege entwickelt haben. Es handelt sich hierbei um Erkenntnisse aus Befragungen von Bewohnerinnen, Angehörigen und Familien sowie Mitarbeitenden. Fokus dieser Befragungen war, was diesen Personen im Pflegeheim am wichtigsten ist. Als eine zentrale Dimension wurde dabei Kontinuität genannt, um Beziehungen zu knüpfen und Verbundenheit zu fühlen. Diese ist eine Voraussetzung dafür, einen pflegebedürftigen Menschen dauerhaft begleiten und unterstützen zu können. Verbundenheit vermittelt das Gefühl bedeutsam zu sein, Ziele zu formulieren und zu erreichen. Anhand dieser Aufzählungen wird klar: Pflege ist von Interaktions- und Aushandlungsprozessen geprägt. Diese gelingen in der Langzeitpflege unabhängig vom Setting auch durch personelle Kontinuität. Diskontinuität hingegen hemmt die Bewohnerinnen/Klientinnen. Hier wird von den Personen einerseits illustriert, dass ein ständiger Personalwechsel mit Abschieden von Personen verbunden sei, an die man sich gewöhnt habe. Andererseits wird darauf verwiesen, dass die »Neuen« sich nicht auskennen.

Was hat die personelle Kontinuität mit der Erhaltung und Förderung der Mobilität zu tun? Erstens: Tragfähige Beziehungen helfen dabei, Informationen zur Biografie und zu sinnstiftenden Maßnahmen dialogisch zu erhalten. Zudem kann Vertrautheit dazu beitragen, die Bewohnerin/Klientin für bewegungsförderliche Interventionen zu gewinnen. Abgestimmte und eingeübte Bewegungsabläufe vermitteln zudem Sicherheit. Zweitens: Personelle Kontinuität ermöglicht eine Beobachtung der Bewohnerin/Klientin im Hinblick auf die Erhaltung und Förderung der Mobilität. Das heißt entsprechende Veränderungen bezüglich des Status der Mobilität können sensitiver erfasst und beurteilt werden. Oder einfacher gesagt: Eine Pflegende, die Bewohnerinnen/Klientinnen mit deren Fähigkeiten und Bedürfnissen kennt, registriert Abweichungen und kann gezielt darauf reagieren.

Inhaltliche Kontinuität

Die inhaltliche Kontinuität von Maßnahmen geht davon aus, dass Maßnahmen und Angebote zur Erhaltung und Förderung der Mobilität in einer Art und Weise erbracht werden, die inhaltlich beschrieben und abgestimmt sind und von allen Pflegenden und Betreuenden in der gleichen Art und Weise erbracht werden. Es geht dabei um das gezielte Einüben von Bewegungsabläufen und -übungen, die gemäß Expertenstandard (2020) »von allen Beteiligten nach gleichen Prinzipien vermittelt« (S. 27) werden sollen. Warum ist eine inhaltliche Kontinuität wichtig? Erstens: Es geht um den Aspekt Sicherheit oder »sich sicher fühlen«. Ein Beispiel hierzu: Eine Bewohnerin berichtet, dass sie bei einigen Personen Angst habe, aus dem Bett zu kommen. Sie mache es abhängig davon, welche Pflegekraft morgens zu ihr komme, ob sie lieber im Bett bleiben möchte. In diesem Beispiel wird eine Diskontinuität hinsichtlich eines Transfers beschrieben, die auf Seiten der Bewohnerin/Klientin dazu führt, dass Unklarheit, Unsicherheit und Angst entstehen und dann die Bewegungsintervention, wie das Aufstehen aus dem Bett, abgelehnt wird. Eingespielte Transfers haben einen klaren Ablauf und die

Bewohnerinnen/Klientinnen wissen um die einzelnen Schritte.

Zweitens: Gleiches gilt für alle Maßnahmen zur Erhaltung und Förderung der Mobilität, wenn sie nur von einzelnen Personen oder in völlig unterschiedlicher Art und Weise erbracht werden. Solche Vorgehensweisen sind von wenig Erfolg gekrönt und führen zu Konflikten im Team und mit den pflegebedürftigen Menschen, weil manche Mitarbeitende etwas von den pflegebedürftigen Menschen einfordern, andere hingegen nicht (▶ Teil 5, Kap. S).

> Wenn beispielsweise Bewegungsabläufe und -übungen, die in die tägliche Pflege integriert werden, keine »Routine« entwickeln, bleiben sie wirkungslos. Lernen braucht Übung und Wiederholung, also inhaltliche Kontinuität.

Zeitliche Kontinuität

Die zeitliche Kontinuität geht oft auch mit der Koordination unterschiedlicher Maßnahmen und Personengruppen einher. Es geht hierbei um die Einhaltung von festen Zeiten, aber auch Terminen. Beispielsweise muss klar sein, ob alle zwei Tage oder täglich eine spezifische Übung durchgeführt werden und wann dies im Tagesablauf erfolgen soll. Termine mit Physio- und Ergotherapeutinnen oder spezifische Bewegungsangebote, die in der Einrichtung oder im Quartier angeboten werden, sollten mit bedacht werden, z. B. Sturzprophylaxe, Sitztanz, Tanzcafé oder auch Seniorengymnastik. Wie bereits einleitend angedeutet, geht es bei der zeitlichen Kontinuität auch darum, dass die Pflegefachkraft die unterschiedlichen Angebote koordiniert. Hierbei ist auch die Integration in den Alltag der Bewohnerinnen/Klientinnen gemeint. Die Angebote sollten im Tages- und Wochenverlauf gut verteilt werden, um eine Überforderung zu vermeiden (DNQP 2020).

Personenabhängig

Personenabhängig kann als eine Folge verstanden werden, wenn die drei Dimensionen von Kontinuität nicht beachtet werden. Dann bleibt Förderung und Erhaltung von Mobilität auf der Ebene persönlichen Engagements, eben personenabhängig, und verpufft, sobald diese Person nicht da ist. Dieses Phänomen kann auch außerhalb der Pflege beobachtet werden. Während einer Beobachtung in einer Tagespflege wurde die Physiotherapie eines älteren Herrn zweimal begleitet. Dabei fiel auf, dass zwei unterschiedliche Therapeutinnen Leistungen erbracht haben, die nicht aufeinander abgestimmt waren. Während der zweiten Sitzung wurde die Therapeutin auf die Übungsinhalte der ersten Sitzung aufmerksam gemacht und nach dem Ziel der Therapieeinheit gefragt. Folge war, dass einige Inhalte der ersten Sitzung, wie beispielsweise das Treppensteigen, dann erst geübt wurden. Für pflegebedürftige Personen ist eine kontinuierliche, auch inhaltlich abgestimmte Therapie wichtig, um Trainingserfolge oder Fortschritte wahrnehmen zu können.

In diesem Kapitel wurde bereits »personenabhängig« in Beispielen illustriert und auf die Folgen einer Diskontinuität, wie z. B. Angst und Unsicherheit, Konflikte und Unwirksamkeit von Maßnahmen, aufmerksam gemacht. All diese Folgen können eine zunehmende Ortsfixierung befördern. Das Gegenteil von Kontinuität wird auch als Wechselhaftigkeit beschrieben. Wechselhaftigkeit kann zur Beliebigkeit führen, die letztlich für alle Beteiligten ein gemeinsames Handeln im Alltag erschwert oder sogar verunmöglicht. Handlungssicherheit im Alltag ist wichtig, da pflegebedürftige Personen sonst durch unterschiedliche Handlungslogiken und Handlungen eine gewisse Orientierungslosigkeit erleben.

Häusliche Pflege und Tagespflege

Kontinuität hängt vom jeweiligen Auftrag ab. Was bedeutet das? Wenn man beispielsweise jeden Tag für den Leistungskomplex »Erweiterte kleine Körperpflege« beauftragt wird, dann können der Transfer aus dem Bett und die daran anschließenden Leistungen mit Maßnahmen zur Erhaltung und Förderung der Mobilität kombiniert werden. Wenn aber die häusliche Versorgung darin besteht, morgens Insulin zu verabreichen, kann nur in einem Beratungsgespräch mit der Klientin/den Angehörigen auf die Wichtigkeit von Kontinuität im Zusammenhang mit der Erhaltung und Förderung der Mobilität aufmerksam gemacht werden.

To-dos – Empfehlungen für den Alltag

- Entwickeln Sie ein gemeinsames Verständnis von Bezugspflege und überlegen Sie, welche Aufgaben daran anschließen und wie ein Bezugspflegesystem sich in der Dienst- und Einsatzplanung widerspiegelt.
- Sorgen Sie für eine personelle Kontinuität in der Einsatz- und Tourenplanung. Ermöglichen Sie aber auch bei Konflikten einen Wechsel der Personen in der Planung.
- Sorgen Sie dafür, dass die Bezugspflegekraft Maßnahmen mit der Bewohnerin/Klientin abspricht, diese dokumentiert und im Pflegealltag auch tatsächlich umgesetzt werden.
- Abweichungen vom vereinbarten Vorgehen sind möglich. Dies sollte jedoch transparent und offen gehandhabt und an die Kolleginnen weitergegeben werden (auch unter dem Aspekt, dass die nachfolgende Kollegin diese Begründung auch mit in ihre Entscheidung einbeziehen kann).
- Vereinbaren Sie im Team, sich gegenseitig auf Vereinbarungen aufmerksam zu machen. Nehmen Sie Diskontinuitäten zum Anlass, diese im Team offen anzusprechen und ggf. Ziele und das gemeinsame Vorgehen anzupassen.
- Achten Sie im Team darauf, dass Termine und Angebote verbindlich eingehalten werden und reflektieren Sie eine Überforderung der betroffenen Person im Team.
- Schulen Sie Mitarbeitende zur Erhaltung und Förderung der Mobilität und verweisen Sie auf die Wichtigkeit von personaler, inhaltlicher und zeitlicher Kontinuität. Machen Sie zudem auf die Folgen von Diskontinuität aufmerksam.
- Vereinheitlichen Sie Transfers und leiten Sie Pflegehilfskräfte und andere Berufsgruppen dazu an, die Transfers einheitlich durchzuführen.
- Weniger, aber konsequent umgesetzt, ist manchmal mehr als viel und beliebig.

Resümee

Ausnahmen bestätigen die Regel. Ja, es gibt Ausnahmen und es ist auch Teil eines professionellen Verständnisses, dass man vom Plan abweichen kann und muss. Dieses Kapitel sollte aber eher dazu dienen, nochmals innezuhalten und zu überlegen, wie halten Sie es im Alltag mit der Kontinuität? Wie wird sichergestellt, dass die Maßnahmen zeitlich und inhaltlich aufeinander abgestimmt werden? Wie gehen Sie damit um, wenn einzelne Mitarbeitende sich nicht an gemeinsame Vereinbarungen halten? Man könnte diese Aufzählung fortführen.

Wichtig erscheint abschließend nochmals darauf zu verweisen, dass beispielsweise Bewohnerinnen/Klientinnen eigene für sie bedeutsame Qualitätsmaßstäbe haben (Hasseler 2019). Für den stationären Bereich konnte durch die Befragung von Bewohnerinnen und Angehörigen (Vinsens et al. 2012) beispielsweise erhoben werden, dass u. a. der »Erhalt von physischen Fähigkeiten« sowie »Sicherheit« wichtige Qualitätsmerkmale für diesen Personenkreis sind.

In der Häuslichkeit hingegen werden neben der personellen Kontinuität auch die Aspekte »Verlässlichkeit, Transparenz und zeitgerechte Verfügbarkeit« als Qualitätsmaßstäbe genannt (Wingenfeld & Schaeffer 2001, S. 145). Stichwörter wie Verlässlichkeit, Sicherheit etc. dokumentieren den Wunsch nach kontinuierlichem Handeln auf der einen Seite. Auf der anderen Seite wird durch die Formulierung des Wunsches »Erhalt von Fähigkeiten« auch deutlich, dass hierfür ein kontinuierliches, abgestimmtes Vorgehen zum Tragen kommen sollte. Kontinuität ist daher eine wichtige Voraussetzung, mehr noch: Sie ist unumgänglich.

U Keine Zeit! Perspektiven auf die Zeit und was kann im Rahmen der Pflege an Bewegungsförderung integriert werden?

Bianca Berger, Christina Kümmel und Nicole Zenker

Hinführung

Es ist keine Zeit für ein freundliches Wort – so oder so ähnlich berichten Pflegende. Man könnte schnippisch fragen: »Aber für ein Unfreundliches?« Aber ernsthaft: Diese einleitenden Worte verweisen auf eine wahrgenommene und reale Not der Pflegenden und zeigen, dass ein wichtiges Motiv der Berufswahl nicht mehr hinreichend gelebt werden kann. Beschleunigung, Verdichtung und Qualitätsvorgaben, aber auch der Personalnotstand ist in vielen Einrichtungen und Diensten angekommen bzw. an der Tagesordnung. Der Dienstplan bleibt fragil, Ausfälle von Mitarbeitenden sind an der Tagesordnung und Mitarbeitende neigen dazu, das Tempo anzuziehen oder nach dem Dienst länger zu bleiben, weil man seine Arbeit schaffen muss (Arnold 2008) und die Bewohnerinnen/Klientinnen gut versorgt sein sollen. Zeit wird zu einem bestimmenden »Mantra« in der Pflege, ohne sie geht nichts und sie fehlt meistens. Selbst, wenn dann wieder mehr Zeit zur Verfügung steht, berichten Pflegende, dass sie »erst mal runterkommen müssen« oder sie dann »wieder mal einige Tage so pflegen können, wie sie das gelernt haben.«

Pflegeheime sind Orte, an denen die pflegebedürftigen Menschen in der Regel ihren letzten Lebensabschnitt verbringen. Angesichts der Zunahme hochaltriger Menschen mit schweren Erkrankungen werden Altenheime also immer mehr zu Einrichtungen, in denen Palliativversorgung und Hospizkultur entwickelt und umgesetzt werden muss. Es ist und bleibt skandalös, dass die Personalausstattung im Hospiz um ein Vielfaches höher ist als in der Altenhilfe, denn auch dort sterben täglich Menschen und leben in hochfragilen Lebenssituationen oder brauchen Unterstützung, um ihr Leben zuhause menschenwürdig zu gestalten. Alte und gebrechliche Menschen brauchen Zeit, sie sind das schnelle Tempo nicht mehr gewöhnt. In vielen Gesprächen mit Bewohnerinnen/Klientinnen wird davon berichtet, dass »es husch, husch geht«, dass »man nicht mehr mitkommt« und der »Stress der Mitarbeitenden spürbar ist«, aber auch der ständige Wechsel beim Personal wird wahrgenommen.

Was nun? Ist es nur die Zeit? Aufgrund der Erfahrung aus den Praxisprojekten und den Beobachtungen muss man sagen: Nein, nicht nur. Die zur Verfügung stehende Zeit oder der Einsatz der jeweiligen Berufsgruppen lässt

Spielräume für die Bewegungsförderung zu, die nicht immer konsequent genutzt werden. Vielfach ist aber auch eine gewisse Ideenlosigkeit erkennbar, wenn tisch- oder sitzenzentriert Angebote erfolgen, die kaum zur Bewegung anregen und für bestimmte Zielgruppen, wie Menschen mit Demenz, wenig Anregung bieten. Eine Kollegin aus der Praxis schreibt hierzu:

> »Ja, es gibt Tage, an denen die Besetzung so ist, wie man es sich eigentlich vorstellt. Es ist dennoch keine alltägliche Situation und die Arbeit wird genauso (schnell) getan, wie sonst auch. Ja, für die dann aber vorhandene Zeit benötigen einige Kolleginnen Anregungen und Ideen. Finde ich aber okay, denn wir überlegen dann meist zusammen, was jetzt mit den Bewohnerinnen zusammen getan werden kann. Jede Kollegin hat auch ein unterschiedlich strukturiertes Zeitmanagement, was die alltäglichen Aufgaben betrifft. Auch Flexibilität und der Ausbruch aus gewohnten Ablaufmustern ist nicht für jede Kollegin unproblematisch.«

Gleichermaßen ist die Haltung entscheidend, beispielsweise dann, wenn Bewohnerinnen/Klientinnen alles abgenommen wird – selbst dann, wenn kein Zeitdruck vorhanden ist. Auch wie Pflege- und Betreuungskräfte auf die Bewohnerinnen/Klientinnen zu- und eingehen ist entscheidend. Es konnte vielfach beobachtet werden, wie eine aufmunternde und zugehende Art einzelner Mitarbeiterinnen motivierend wirkt und selbst dösende Bewohnerinnen in Bewegung bringt.

Das Plädoyer lautet daher: »So viel Bewegung in den Alltag und in die pflegerischen und betreuerischen Tätigkeiten einzubinden wie möglich.« Das heißt Aktivitäten zu unterstützen, die mit Bewegung einhergehen. Es muss nicht immer alles aufwändig organisiert werden, denn bereits ein Toilettengang kann bewegungsförderlich gestaltet werden. Auch die Einbindung in Alltagsaktivitäten, wie beispielsweise das Herstellen eines Nachtisches oder das gemeinsame Essen, bei dem die Schüsseln herumgereicht werden, sind gute Möglichkeiten, den Tag mit Bewegung anzureichern.

Im Folgenden wird dargelegt, wie das Phänomen »Zeit« in der Altenhilfe aus unterschiedlichen Perspektiven wahrgenommen werden kann. Dienst- und Einsatzplanung werden als Möglichkeit skizziert, die zur Verfügung stehende Zeit für Mobilität zu nutzen. Es werden Maßnahmen vorgestellt, die in die Pflege integriert werden können und Selbständigkeit befördern. Es soll verdeutlicht werden: Jede Bewegung zählt!

Die Wahrnehmung von Zeit aus unterschiedlichen Perspektiven

Zeit aus Sicht des Managements (Einrichtungen und Träger)

Die folgenden Ausführungen werden pointiert dargestellt. Es geht im Kern darum, die jeweiligen Perspektiven auf das Phänomen »Zeit« zu vermitteln.

Pflegeschlüssel sind länderspezifisch in den sogenannten Rahmenverträgen nach § 75 SGB XI festgelegt, u. a. werden dort auch eventuelle Sonderpersonalschlüssel beschrieben. Diese Schlüssel sind je Bundesland sehr unterschiedlich und stellen das Verhältnis dar, wie viel Personal je Bewohnerin abhängig vom Pflegegrad zur Verfügung steht. Im stationären Bereich wird das Personal also über die Pflegesätze und Pflegesachleistungen je nach Pflegegrad von den Pflegekassen und den Bewohnerinnen/Klientinnen oder dem Sozialhilfeträger refinanziert.

Pflegesatzverhandlungen finden in der Regel mit den Einrichtungen und/oder den Trägervertreterinnen direkt statt und die Einrichtung verhandelt mit den Leistungserbringern und den Sozialhilfeträgern den jeweiligen Pflegesatz, der dann die unterschiedlichen Bestandteile für Unterkunft und Verpflegung etc. ausweist. Kurz gesagt: Personalschlüssel sind die Grundlage für den möglichen Personaleinsatz, also für die zur Verfügung stehende Zeit im Alltag. Ein Betrag x steht zur Verfügung, mit dem der Träger oder die Einrichtung Mitarbeitende für den Bereich der Pflege, Hauswirtschaft, Verwaltung etc. einstellen können. Ein Träger oder eine Einrichtung müssen damit wirtschaften.

Wie dieses Geld eingesetzt wird, hängt vom Konzept und der Leitung ab. Beispielsweise fokussieren dezentrale Versorgungskonzepte wie Haus- und Wohngemeinschaften darauf, dass so viele Leistungen wie möglich nahe an dem pflegebedürftigen Menschen erbracht werden. So wird z. B. das Kochen von den Alltagsbegleiterinnen oder Präsenzkräften in der Haus- und Wohngemeinschaft selbst übernommen. Bewohnerinnen können dann in diese haushaltsnahen Tätigkeiten eingebunden werden. Modellprojekte entwickeln diese Versorgungsform noch weiter, so dass Angehörige Leistungen in der stationären Altenhilfe erbringen können, also eine Form von ambulanter Pflege im Heim stattfinden kann (BeneVit 2020).

In der ambulanten Pflege werden vereinbarte Leistungen auf Grundlage eines Pflegevertrages abgerechnet, der mit den Klientinnen oder den Angehörigen geschlossen wird. Welche Beträge tatsächlich für die jeweiligen Leistungen abgerechnet werden können, wird über ausgehandelte Punktwerte berechnet. Diese Verhandlungen werden meist durch Trägerverbände, Leistungsträger und überörtliche Träger der Sozialhilfe geführt, was lokal zu unterschiedlichen Ergebnissen führt. Auch hier gibt es Ansprüche, die gegenüber der Pflegekasse (Geld- oder Sachleistung etc.) und Krankenkasse (häusliche Krankenpflege) bestehen. Auch wenn die Systematik des neuen Pflegebedürftigkeitsbegriffs scheinbar die Selbständigkeit in den Vordergrund stellt, bleibt es dabei, dass ein höherer Pflegegrad zu höheren Geld- oder Sachleistungen führt.

Bezogen auf die Ausgangsfrage wird klar, dass die jeweiligen Vergütungsvereinbarungen und die Einnahmen (Belegung einer Einrichtung/Auslastung eines Pflegedienstes) die Zeit bemessen, die für die Pflege zur Verfügung steht, also in Personalstellen umgerechnet wird. Die Mitarbeiterinnen haben wiederum einen vereinbarten Beschäftigungsumfang, den sie in die Pflege oder Betreuung der Bewohnerinnen/Klientinnen einbringen. Leitungen berichten sehr häufig davon, dass sie bereits das vorhandene Budget »ausreizen«, aber dennoch das Gefühl einer Unterbesetzung bei den Mitarbeitenden vorhanden ist.

> Perspektive: Zeit muss finanziert werden und monetäre Interessen sind wichtig. Das ist per se nicht verwerflich, denn nur das, was eingenommen wird, kann auch ausgegeben werden. Wie dieses Geld eingesetzt wird und welche Leistungen damit erbracht werden sollen, beeinflusst der Träger. Übergreifende Stellen eines Trägers sind ebenfalls aus diesem Budget (ggf. auch über Sonderpersonalschlüssel) als Umlage zu bestreiten.

Mitarbeiterinnen – Zeitdruck

Die Zeit, die zur Verfügung steht, muss zwischen unterschiedlichen Bewohnerinnen/Klientinnen (Tour) und ihren jeweiligen Bedarfen geteilt werden. Damit alle Aufgaben geschafft werden, werden dann häufig Leistungen im Bereich der Mobilität übernommen, die die Bewohnerinnen, aber auch die Klientinnen im häuslichen Bereich noch selbständig übernehmen könnten. Das Argument lautet: Dieses Handeln ist zeitsparender.

Wenn Kolleginnen erkranken, wird die Zeit noch knapper und die Pflegenden versuchen, die gleichen Leistungen über eine höhere Arbeitstaktung oder Mehrarbeit zu kompensieren. Das Gefühl von Zeitdruck, Belastung und Beanspruchung nimmt dann Einfluss auf das individuelle Zeit- und Stresserleben. Die schwierige Personallage führt häufig zum Phänomens des »Einspringens«. Das kann mit zusätzlichen Belastungen und einem Konflikt zwischen Privat- und Arbeitsleben einhergehen. Eine Mitarbeitende erklärte: »Entweder habe ich Ehekrach, wenn ich einspringe, oder ich bin ein Kollegenschwein, wenn ich nicht einspringe.«

Bates-Jensen et al. (2004) konnten zudem aufzeigen, dass in Einrichtungen mit einer besseren Personalausstattung mehr Menschen in der Lage waren, zu gehen. In Einrichtungen mit einer geringen Personalausstattung blieben 43 % der pflegebedürftigen Menschen »tagsüber im Bett liegen«, bei hohem Personaleinsatz waren es nur 26 %. Ehrlicherweise muss man aber auch erwähnen: Selbst, wenn genügend Mitarbeiterinnen im Dienst sind, wird diese Situation nicht immer konsequent genutzt, um die Erhaltung und Förderung der Mobilität zu fördern. Daran wird deutlich, dass es auch unterschiedliche Haltungen gibt, was jeweils unter guter Pflege alter Menschen verstanden wird. Schnell und pünktlich fertig zu werden, artet teilweise zu einem internen Ranking aus, wer als gute oder schlechte Pflegekraft wahrgenommen wird. In einigen Gesprächen mit Mitarbeiterinnen wird diese unterschiedliche Haltung thematisiert und frustriert motivierte Mitarbeiterinnen, weil sie das Gefühl haben, dass sie mehr Zeit benötigen, um die vorgegeben Standards zu erfüllen. Zugleich möchten sie auch ihrem Eigenanspruch gerecht werden.

> Die Perspektive der Mitarbeiterinnen ist, dass »eigentlich« selten genügend Zeit zur Verfügung steht bzw. mehr Zeit benötigt wird, um eine Pflege zu erbringen, die den eigenen Ansprüchen genügt oder die in der Pflegeplanung hinterlegt ist. In Beratungen erzählen Pflegende (stationärer Bereich), dass sie zwar teilweise Leistungen abzeichnen, diese aber nicht erbringen. Hierdurch entsteht der Eindruck, dass man sogar mit weniger Mitarbeiterinnen die gleichen Leistungen erbringen kann.

Bewohnerinnen/Klientinnen zwischen Langeweile und Zeitdruck der Mitarbeiterinnen

Bewohnerinnen berichten häufig davon, dass der Tag lang ist oder wird. Der Tag wird insbesondere durch die Mahlzeiten geprägt und strukturiert. In fast allen Gesprächen teilen die Betroffenen mit, dass die Pflegenden keine oder nur sehr wenig Zeit haben, im Stress sind und sich um »die anderen« kümmern müssen. Die »anderen« sind zumeist Menschen mit Demenz oder Menschen, die noch einen höheren Hilfebedarf haben als die betreffende Person selbst. In der individuellen Pflegezeit, die den Bewohnerinnen/Klientinnen zur Verfügung steht, wird dieser Stress der Pflegenden am eigenen Leib erfahrbar, sei es beim Transfer oder dem Wunsch, sich mit jemandem zu unterhalten. Eine Bewohnerin teilte mit, dass sie sich dann als Person fühlt, wenn sie in den Arm genommen wird. Eine Umarmung ist aber nur dann möglich, wenn das Gegenüber Zeit hat.

Bei Klientinnen kommt es vor allem darauf an, ob und wie die Personen in das Umfeld oder die Familie integriert sind. Alleine lebende Menschen sind durchaus mit Bewohnerinnen in stationären Einrichtungen vergleichbar bzw. die Pflegenden sind teilweise der einzige Kontakt am Tag. Die zur Verfügung stehende Zeit mit der Pflegekraft ist aber häufig funktional ausgerichtet.

Pflegebedürftige Menschen nehmen also die Zeit als ausgedehnt wahr, manchmal sind sie auch gelangweilt. Demgegenüber steht die Wahrnehmung, dass Pflegende gestresst sind und wenig Zeit haben. Sie zeigen Verständnis, fühlen sich als Pflegelast, sie stecken eigene Wünsche zurück und Leistungen der Mobilität werden als Zusatzleistung verstanden, die man nicht einfordern möchte.

Exkurs Ökonomisierung – ein flüchtiger Blick

Warum der Blick auf die Ökonomisierung? Die Debatte um die Ökonomisierung ist nicht neu: Mit der Einführung der Pflegeversicherung ist die Rede von Markt und Wettbewerb laut geworden und damit gehen auch die Themen Zeit und Geld einher, denn »Zeit ist

Geld«. Letztlich soll mit diesem Exkurs der Blick auf gesellschaftliche Prozesse geschärft werden, dass eine zunehmende Ökonomisierung die Interaktion von Pflegenden und Pflegebedürftigen und damit letztlich die »gute Pflege« beeinflusst.

Bauer (2006) unterscheidet zwei Ebenen der Ökonomisierung voneinander. Die erste Ebene fokussiert auf die Folgen einer Institutionalisierung der pflegerischen Versorgung, wie beispielsweise die Einführung der Pflegeversicherung. Die Finanzierung über »solidarisch kalkulierte[] Zwangsbeiträge« (Bauer 2006, S. 18) gehe mit einer Ausrichtung an Kriterien von Effizienz und Kosteneffektivität einher, um eine zuverlässige und dauerhafte Versorgung der Bürger sicherzustellen. Auf dieser zweiten Ebene wird der Begriff immer mehr als eine Art »Chiffre« synonym zu den Begriffen »Liberalisierung« und »marktwirtschaftliche Deregulierung« genutzt. Betriebswirtschaftliche Nutzeroptimierung ist damit die Leitplanke einer Gewinnmaximierung, an der sich die pflegebezogenen Handlungen maßgeblich orientieren. Diese Logik – so Bauer (2006) – und die daraus resultierenden Motive werden dann stärker als professionelle Qualitätsstandards gewertet.

Die Intensität und Radikalität dieser Denkweise wird von Kühn (2004, S. 26) prägnant umschrieben. Er spricht von einer zunehmenden »Landnahme kapitalistischer Wirtschaftsprinzipien«, die sich in eine »Mittel-Zweck-Beziehung« verkehrt. Er führt hierzu aus: »Geld bleibt nicht Mittel zur Sicherstellung der Versorgung, sondern die Versorgung von Kranken wird tendenziell zum Mittel, durch das Gewinn erzielt werden soll« (Kühn 2004, S. 26). Für den Bereich der Altenhilfe bedeutet dies: Mit Pflegebedürftigen wird in erster Linie Geld verdient. Nicht verwerflich, aber dies stimmt meist mit den normativ aufgeladenen Leitbildern nicht überein und fördert das Unbehagen der Mitarbeitenden, die häufig die Auffassung vertreten, dass die zur Verfügung stehenden Mittel primär zur Sicherstellung der Versorgung eingesetzt werden sollen.

Abschließend: Die Einführung der Pflegeversicherung sollte das Lebensrisiko der Pflegebedürftigkeit solidarisch absichern. Die damit verbundene Intention war es, einen Markt zu schaffen, um Wettbewerb und damit die Bemühungen um eine gute Pflege zu befördern. Der Verbraucher sollte sich quasi autonom für die beste Einrichtung entscheiden können. Preise für die Leistungen der Pflege und Qualitätsstandards werden jedoch zwischen den Vertragsparteien abseits eines Marktgeschehens festgelegt. Folge: Es wird zwar vom Markt gesprochen, dieser kommt aber nicht zum Tragen. Denn in einem Wettbewerb könnte sich die gute (Pflege-)Qualität als Wettbewerbsvorteil zeigen und man könnte darstellen, wie mit einem Mehraufwand Folgekosten verringert werden könnten und welchen Preis eine gute Pflege inklusive einer Mobilitätsförderung hat.

Dienst- und Einsatzplanung – Impulse

Dienst- und Einsatzplanung sind keine losgelösten Themen, sondern sie sind immer als Teil einer Gesamtkonzeption zu sehen, die das Ziel der Erhaltung und Förderung der Mobilität im Blick hat. Viele Einrichtungen und Dienste haben sich mit den folgenden Themen bereits intensiv auseinandergesetzt. Für andere hingegen können die Ausführungen Impulse bieten.

Dienstplanung

Das Thema Dienstplangestaltung soll nur im Hinblick auf drei Punkte fokussiert werden: Kontinuität, Rahmendienstplan, Personaleinsatz. Leitungskräfte kennen die Grundlagen der Dienstplangestaltung und diese müssen hier nicht eingehend beleuchtet werden.

Erstens ist für eine kontinuierliche Förderung und Erhaltung der Mobilität eine Dienstplangestaltung sinnvoll, die Kontinuität sicherstellt. Ohne Frage, Krankheitsausfall kann dem einen Strich durch die Rechnung machen. Es kann aber beispielsweise sinnvoll sein, dass eine Pflegefachkraft, die auch Bezugspflegekraft ist, eine Woche im Frühdienst eingeteilt wird und Pflegehilfskräfte tatsächlich dazu anleitet, einen sicheren Transfer vorzunehmen oder überprüft, dass etwa Übungen in die morgendliche Pflege einbezogen werden oder den Bewohnerinnen nicht alles abgenommen wird (z. B. sich mit dem Rollstuhl selbständig fortzubewegen). Gleichermaßen kann Kontinuität auch über die Praxisanleitung oder Qualitätsbeauftragte sichergestellt werden, die Alltagsbegleiterinnen und Betreuungsmitarbeiterinnen anleiten und immer wieder vor Ort Tipps geben. Für den Bereich der häuslichen Pflege scheint das Thema Kontinuität gleichermaßen wichtig.

Als zweiter Punkt ist der Rahmendienstplan (»Schichten«, »Besetzungsstärke« und »Wochenarbeitszeit«) anzusprechen. Pflegekräfte teilen mit, dass sie keine Zeit haben, die pflegebedürftigen Menschen auf dem Weg zum Speiseraum zu begleiten und sie sie aufgrund der Zeitnot im Rollstuhl schieben. An dieser Stelle macht es Sinn, zu überlegen (je nach Konzept), ob die Dienstzeiten so abgestimmt werden, dass beispielsweise die Betreuungskräfte nicht erst um 08:00 Uhr ihren Dienst aufnehmen, sondern bereits früher starten, damit der Weg zum Speiseraum als eine bewegungsförderliche Betreuungsintervention erfolgen kann. Zudem können noch weitere Übungen auf dem Weg in den Speiseraum eingebunden werden. Betreuungskräfte müssen hierzu angeleitet werden.

Drittens hat die Berufsgenossenschaft (2011) vor einigen Jahren ein Projekt mit dem Namen *al.i.d.a – Arbeitslogistik in der Altenpflege* entwickelt, in dem der Personaleinsatz und der Pflegebedarf aufeinander abgestimmt werden. Ziel ist es, in den Arbeitsspitzen genügend Mitarbeiterinnen zur Verfügung zu stellen und den Zeitdruck zu minimieren. Es geht bei diesem Projekt also um eine Verbindung von Einsatz- und Dienstplanung. Dort heißt es:

»Starre Pflegeabläufe zwingen sowohl Pflegekräfte als auch Bewohner in ein enges Zeitkorsett. Wenn alle Bewohner zur gleichen Zeit gewaschen und angezogen werden müssen, essen oder ins Bett gehen, kommt es regelmäßig zu hohen Arbeitsbelastungen für das Pflegepersonal. Für individuelle Wünsche und Bedürfnisse der Seniorinnen und Senioren bleibt keine Zeit.« (BGW 2011, S. 7).

Einsatzplanung – Routinen hinterfragen

In den Fortbildungen zur Erhaltung und Förderung der Mobilität teilen Mitarbeiterinnen immer wieder mit, dass es um 08:00 Uhr oder auch etwas später in der Einrichtung Frühstück gibt und »dass alle Bewohnerinnen dann draußen sein müssen«. Die Begründungen, warum es so sein muss, sind meist etwas »mager«. Dann geht die Diskussion weiter und andere Mitarbeiterinnen berichten davon, dass in ihrer Einrichtung die pflegebedürftigen Menschen frühstücken können, wann sie das möchten, oder ein Zeitkorridor bis zu einer bestimmten Uhrzeit vorgegeben ist. Dann geht die Diskussion in eine weitere Runde und die Frage der Mahlzeitenpause (Nachtruhe) wird intensiv abgewogen. Auch die Frage, ob die Küche die Zeitkorridore von Beginn und Ende der Mahlzeiten bestimmt, kommt zur Sprache. Aber: Es ist unbestritten, dass es Arbeit wie am Fließband ist, wenn eine Pflegende bis morgens um 8 Uhr sechs oder sieben Personen pflegen und betreuen muss, damit sie »frühstücksbereit« sind. In einem Zeitfenster von 1,5 Stunden kann die Erhaltung und Förderung der Mobilität oder die Förderung der Selbständigkeit nicht realisiert, geschweige denn eine würdige Pflege erbracht werden. Schaffen Sie sich Spielräume! Abgesehen davon ist das Argument »Die Bewohnerinnen wollen das so« nur ein Teil der Wahrheit. In der Regel sind hier Anpassungsvorgänge an die Routinen der Einrichtung zu beobachten. Bei Einrichtungen, die nach Konzepten arbeiten, die mehr Spielräume lassen, lässt sich dieses Verhalten bei den Bewohnerinnen wenig oder kaum beobachten.

Im Rahmen der Einsatzplanung sollte auch überlegt werden, welche Berufsgruppen über den Tag verteilt welche Angebote zur Erhaltung und Förderung der Bewegung einbringen könnten. Dabei ist eine gemeinsame Einsatzplanung der Berufsgruppen sinnvoll. In einer Einrichtung übernehmen z. B. die Alltagsbegleiterinnen/Präsenzkräfte vor dem Mittagessen die Aufgabe, Bewegungsübungen durchzuführen, Betreuungskräfte hingegen das Angebot von Sitzgymnastik und Pflegende binden Übungen in die morgendliche Pflege ein. Es ist also nicht immer nur die Pflege gefragt, sondern auch andere Berufsgruppen sind einzubinden. So können die Erfahrungen und Interventionen aufeinander abgestimmt werden (▶ Teil 5, Kap. K).

Bewegung und Pflege – Integration von Bewegung in die Tätigkeiten der Pflegenden und Einsatz von Hilfsmitteln

»Guten Morgen, Frau Müller!« – die erste Intervention am Morgen: die Hand zu geben und die Bewohnerin oder die Klientin zu begrüßen. Jetzt könnte man sagen: Echt jetzt? Ja, denn es sind die vielen kleinen Bewegungsimpulse, die in den Alltag integriert werden können, die Menschen in Bewegung bringen. Voraussetzung: nicht zufällig, sondern kontinuierlich. An einem Beispiel – einem Toilettengang – soll exemplarisch dargelegt werden, wie eine »kleine« Intervention mit Bewegung hinterlegt werden kann. Weitere Ideen und Impulse, wie Bewegung in den Alltag integriert werden kann, können dem Anhang entnommen werden (siehe Zusatzmaterial 10).

Der Weg von der Toilette zurück – mal anders

- Drei-Schritte-Programm vom Rollstuhl zur Toilette und zurück und von der Toilette aufstehen und hinsetzen (ein- bis zweimal mehr als notwendig)
- Die Handläufe an der Wand oder das Waschbecken nutzen/in der Häuslichkeit: Küchenzeile, Kommode oder Waschbecken
  - Tandemgang (Ferse des einen Fußes wird an Fußspitze des anderen Fußes gesetzt) an Handlauf/Möbel oder, wenn möglich, einige Schritte ohne Geländer gehen (Abwägung Sturzgefahr, 10–15 Schritte)
  - Einbeinstand mit oder ohne Abstützen (Abwägung Sturzgefahr!) und/oder »Seiltänzer«: auf Seil mit Tandemgang gehen
  - Fersengang/Zehenspitzengang oder auf die Fersen und Zehenspitzen stellen, wenn die Person über die Fähigkeit verfügt
  - Beim Händewaschen auf einem Balance-Pad stehen
- Rollstuhl vor Waschbecken aufstellen, Bremsen feststellen, Aufstehen und Hinsetzen (je nach Fähigkeiten drei- bis zehnmal wiederholen), mit einer geringen Anzahl starten und steigern
- Fragen, ob die Person ein Pedalo® nutzen möchte, wenn sie am Tisch/im Sessel Platz genommen hat, oder auf kleinere Bewegungsübungen aufmerksam machen, z. B. Finger ausstrecken und zur Kralle formen (fünf- bis zehnmal wiederholen) oder Wasserflasche in die Hand geben (0,5–1,5 Liter) und je nach Kraft die Hand zur Schulter führen (fünf- bis zehnmal)

Wichtig ist, dass alle Mitarbeitenden die Übungen kontinuierlich umsetzen. Eine Abstimmung im Team ist daher notwendig. Es ist zu entscheiden, welche Übungen von der Bewohnerin/Klientin noch durchgeführt werden können. Je nach Möglichkeiten und Restkompetenzen gilt »weniger ist manchmal mehr« oder »fordern und nicht überfordern«. Bewohnerinnen/Klientinnen sollten Erfolge erleben, damit sie weiter am »Ball bleiben«. Wertschätzung und Anerkennung für das Geleistete können motivierend wirken. Wirksamkeit zu erleben, ist ein wichtiges Moment, das Menschen in Bewegung bringen oder halten kann.

Hilfsmittel

In allen Settings konnte beobachtet werden, dass Angehörige, Betreuende oder Pflegende dazu neigen, Maßnahmen zu übernehmen und damit die Menschen abhängiger machen. Das geschieht in guter Absicht! In den allermeisten Fällen hatten die Menschen aber noch die Kompetenz, diese Tätigkeiten mit Anleitung durchzuführen, z. B. das Brot zu schmieren. In anderen Fällen aber zeigt sich, dass ein gezielter Hilfsmitteleinsatz die personale Hilfe ggf. überflüssig macht. Das typische Beispiel ist das Öffnen der Mineralwasserflasche oder, in der Häuslichkeit, das Öffnen von Glaskonserven. Die Handkraft fehlt oder der Verschluss sitzt fest. Hier sind entsprechende Öffner im Angebot, die es ermöglichen, dass die Person die Sprudelflasche oder das Glas selbst öffnen kann. Die Angebotspalette ist groß und es ist sinnvoll, sich mit Hilfsmitteln vertraut zu machen oder die möglichst selbständige Umsetzung mit Hilfe der Ergotherapie zu trainieren.

In der Anlage kann eine kleine Zusammenstellung von Hilfsmitteln vom Strumpfanzieher über die Einschäumhilfe bis zur Greifzange eingesehen werden (siehe Zusatzmaterial 8). Ein breitgefächertes Angebot steht zur Verfügung. Zu prüfen ist, ob eine Refinanzierung durch die Krankenkasse möglich ist oder nicht. Informationen rund um den Bereich Hilfsmittel, inklusive einschlägiger Internetadressen, sind in der Anlage einzusehen. Vor allem im Bereich der häuslichen Pflege profitieren die Personen ganz besonders vom Hilfsmitteleinsatz, da die personale Hilfe ggf. nur punktuell am Tag zur Verfügung steht. Selbständigkeit im Alltag kann dazu beitragen, so lange wie möglich zuhause wohnen zu bleiben.

To-dos – Empfehlungen für den Alltag

- Prüfen Sie die Aspekte »Dienst- und Einsatzplanung«, aber auch das Ausfallmanagement.
- Überlegen Sie mit den Bezugspflegekräften, welche Bewegungsübungen sinnvoll und umsetzbar erscheinen und für die jeweilige Bewohnerin/Klientin oder auch den Tagesgast sinnvoll sind. Beziehen Sie den pflegebedürftigen Menschen/Angehörigen ein.
- Starten Sie mit einem Beispiel wie dem Toilettengang und erläutern Sie das Vorgehen so, dass es allen Mitarbeitenden bekannt ist. Stellen Sie sicher, dass Hilfskräfte angeleitet werden. Legen Sie die Übungen fest und schätzen Sie die Fortschritte wert. Dokumentieren Sie Erfolge und besprechen Sie diese im Team. Wenn Bewegungsübungen routiniert umgesetzt werden, können weitere Impulse in den Alltag integriert werden.
- Prüfen Sie bewohnerinnen- und klientinnenbezogen den Einsatz von Hilfsmitteln zur Erhöhung der Selbständigkeit.
- Es macht Sinn, sich im Team gegenseitig auf die Kontinuität aufmerksam zu machen – vor allem dann, wenn beobachtet wird, dass Tätigkeiten übernommen werden, die von den Personen noch selbständig umgesetzt werden könnten.

Resümee

Zeit ist ein wichtiger Faktor in der Altenhilfe. Die Logiken und Sichtweisen auf dieses Phänomen unterscheiden sich zwischen den unterschiedlichen Organisationsebenen und im Hinblick auf die jeweilige Rolle. In der Interaktions- und Beziehungsgestaltung wird Zeitdruck und Stress empfunden.

Es macht Sinn, das Thema Dienst- und Einsatzplanung in den Blick zu nehmen und mit einem Konzept zur Bewegungsförderung in Einklang zu bringen. Zudem sind die jeweiligen Aufgaben zur Erhaltung und Förderung der Mobilität berufsgruppenübergreifend im Tagesablauf aufeinander abzustimmen. Weniger ist manchmal mehr: Es geht darum, dem Tag mehr Bewegung zu geben. Hierbei ist der Einsatz von Hilfsmitteln unerlässlich, denn auch partielle Unabhängigkeit oder das Wahrnehmen von Fähigkeiten gehen mit dem Erleben von Lebensqualität einher. Der anfängliche Mehraufwand lohnt sich für alle, denn mehr Selbständigkeit bedeutet auf längere Sicht auch weniger Zeitdruck.

Pflege am Limit ist auf Dauer nicht tragbar, daher gilt es auch das Thema »Positionierung zum Selbst- und Fremdschutz« in den Blick zu nehmen. Jeder Mitarbeiterin steht es offen, als letztes Mittel eine Überlastungs- oder Gefährdungsanzeige zu stellen, wenn die Qualitätsstandards in der Pflege auf Dauer nicht mehr eingehalten oder sichergestellt werden können. Es ist eine Wertschätzung gegenüber der eigenen Person, zu merken, dass man an Grenzen kommt, gleichzeitig aber auch ein Schutz für die Pflegebedürftigen. Wenn Leistungen nicht erbracht wurden, sollten diese auch nicht dokumentiert werden. Es muss sichtbar werden, dass mit weniger Personal nicht die gleichen Leistungen erbracht werden können.

Zum Schluss noch der Kommentar einer Kollegin: »Besorgt macht mich, dass seit Corona noch mehr Kolleginnen als sonst den Beruf verlassen wollen [...]. Viele Quellen beschreiben auch die Zunahme der Arbeitsverdichtung und der Belastung des Personals in der Altenpflege. Aber: Unser Beruf ist für mich nach wie vor einer der Schönsten, die es gibt. Ich wünsche mir nur, dass wir endlich die Zeit und die Anerkennung erhalten, die wir verdienen! Wir können gute Pflege!«

V   Wofür zahle ich 3.000 Euro? Dienstleistungsmentalität, erlernte Hilflosigkeit und Krankheitsgewinn

Bianca Berger

Hinführung

Dienstleistungsmentalität, erlernte Hilflosigkeit und Krankheitsgewinn – was haben diese Begriffe mit der Erhaltung und Förderung der Mobilität zu tun? Es handelt sich um potentielle Phänomene oder Strategien, die dazu führen, Abhängigkeit und Unselbständigkeit zu erhöhen. Diese Strategien erfolgen nicht immer aktiv oder berechnend, sondern geschehen auch implizit, d. h. durch Beobachtung anderer Personen und deren Verhaltensweisen wird das eigene Verhalten angepasst.

Menschen in Bewegung zu bringen, ist auch mit Konflikten behaftet, weil die Bewohnerinnen/Klientinnen und ggf. ihre Angehörigen mit Verweis auf die Bezahlung der Heimentgelte eine starke Forderungshaltung entwickeln und diese auch vehement einfordern. Im Rahmen eines Interviews berichtet z. B. eine Bewohnerin davon, dass andere Bewohnerinnen sie dazu aufgefordert hätten, auf den Rollstuhl umzusteigen. Die Begründung hierfür lautete, man bezahle ja viel Geld für den Pflegeheimplatz, wie es im Titel des Kapitels bereits angeklungen ist.

Im Folgenden werden die drei Begriffe »Dienstleistungsmentalität«, »erlernte Hilflosigkeit« sowie »Krankheitsgewinn« erklärt und jeweils mit Beispielen hinterlegt. Daran anschließend wird überlegt, wie man diesen Phänomenen im Alltag begegnen bzw. entgegenwirken kann.

Die Begriffe »Dienstleistungsmentalität«, »erlernte Hilflosigkeit« und »Krankheitsgewinn«

Dienstleistungsmentalität

Dienstleistungsmentalität wird im Zusammenhang mit Kundenorientierung erwähnt. Haubrock & Öhlschlegel-Haubrock (2015) bezeichnen diese als Dauerbrenner, sogar als Reizthema. Die Wichtigkeit von Kundenorientierung werde zwar immer stark betont, aber zumeist mit negativen Beispielen einer mangelnden Dienstleistungsmentalität untermauert. Hierzu zwei Gedanken: Zum einen werden Bewohnerinnen/Klientinnen häufig als Kundinnen bezeichnet. Es stellt sich die Frage, wie kam es dazu? Die Entwicklung hin zum *Verständnis Kundinnen* hat mit Einführung des Pflegeversicherungsgesetzes an Fahrt aufgenommen. Neben der Absicherung des Risikos der Pflegebedürftigkeit – so Rothgang (2000) – habe der Wettbewerbsgedanke in der neu eingeführten Pflegeversicherung eine zentrale Rolle gespielt. Pflegebedürftige Menschen wurden als Konsumentinnen oder Verbraucherinnen oder eben auch als Kundinnen konstruiert, die eigenverantwortlich zu handeln haben und denen Wahlfreiheit bei der Auswahl der Einrichtungen zugesprochen wird (vgl. hierzu § 2 Abs. 2).

Mit der Weiterentwicklung und Novellierung des SGB XI, insbesondere durch das Pflegeweiterentwicklungsgesetz (2008), wurden dann jährlich unangemeldete Prüfungen gesetzlich verankert und mit dem Verbraucherschutz legitimiert. Erklärtes Ziel war es, die Transparenz für den Verbraucher zu erhöhen, indem die in den Pflegeeinrichtungen erbrachten Leistungen und deren Qualität verständlich, umfassend und nachprüfbar dargestellt werden (Berger 2010).

Es wird also im Zusammenhang mit der Pflegeversicherung häufig von »Verbraucherinnen« und »Kundinnen« gesprochen. Der Begriff »Kundin« muss aber kritisch in den Blick genommen und überlegt werden, ob dieser passend ist. Der Begriff suggeriert nämlich eine symmetrische Beziehung zwischen Pflegenden und Pflegeempfängerinnen, tatsächlich ist diese aber durch eine Asymmetrie gekennzeichnet. Gebert et al. (2003) fassen den Begriff der Kundin im Bereich der stationären Altenhilfe, der teilweise auch auf den teilstationären und ambulanten Bereich übertragbar ist, wie folgt zusammen:

> »Diese Begrifflichkeit und die damit verbundenen theoretischen Aspekte sind problematisch. Impliziert wird damit eine ökonomische Betrachtung des Heimes und des Lebens im Heim. Die Kundenperspektive ist dann angebracht, wenn das Verhalten von Menschen und die Interaktion zwischen Menschen der Logik des Marktes gehorchen und somit das Verhältnis zwischen Anbieter und Nachfrager primär ökonomischen Regeln unterliegt. Das setzt nach den üblichen marktwirtschaftlichen Vorstellungen Konkurrenz, Markttransparenz, Informiertheit über den Markt sowie Entscheidungsfreiheit voraus.« (Gebert et al. 2003, S. 345)

Die Ausführungen sollen erläutern, dass die Entwicklungen im Bereich der Pflegeversicherung eine Orientierung am Kundenbegriff, also an der Kundenzufriedenheit und -orientierung, forciert haben und diese bei den Bewohnerinnen/Klientinnen und ihren Angehörigen »angekommen ist« und im Alltag auch eingefordert wird. Nichtsdestotrotz kann die Forderung nach Kundenorientierung berechtigt sein, wenn diese als ein Eingehen auf die Bedürfnisse und Bedarfe der Bewohnerin oder der Klientin verstanden wird. Wenn aber eine Forderungshaltung entsteht und von Pflegenden eine All-Inklusive-Behandlung (»sich bedienen und versorgen lassen«) erwartet wird, ist diese Haltung nicht zielführend. Und zwar deshalb, weil die von ihnen gewünschten Interventionen dazu führen, dass sie immer mehr in die Abhängigkeit und Unselbständigkeit geraten und Abbauprozesse bis hin zur Immobilität befördert werden. In diesem Zusammenhang kann nicht von einer »verdrehten« Kundenorientierung gesprochen werden.

Ein Beispiel: Frau Müller sitzt im Rollstuhl am Tisch im Speisesaal. Sie nickt der Pflegenden zu: Sie möge ihr Kaffee einschenken und sie hätte gerne ein Stück Kuchen. Die Pflegende schenkt den Kaffee ein und reicht das Stück Kuchen. Ein erneutes Nicken von Frau Müller nach Beendigung des Kaffeetrinkens: »Bringen Sie mich jetzt ins Zimmer.« Die Pflegende antwortet der alten Dame: »Frau Müller, Sie können das doch selbst, bitte trippeln Sie mit den Füßen.« Frau Müller antwortet: »Wofür bezahle ich hier eigentlich 3.000 Euro? Das werde ich meinem Sohn erzählen, das geht nicht.« Die Pflegende nickt und wiederholt den Hinweis, Frau Müller möge bitte selbst zum Zimmer »rollen«. Mit schimpfendem Gemurmel verlässt sie schließlich selbständig den Raum und fährt zu ihrem Zimmer.

Diese Haltung von Frau Müller kann man tatsächlich als »verdrehte« Dienstleistungsmentalität deuten. Warum? Die Bewohnerin beauftragt die Pflegenden und Betreuenden, Hilfeleistungen zu erbringen, die sie eigentlich nicht benötigt. Sie geht vielmehr davon aus, dass ihr die Dienstleistung aufgrund der hohen Kosten für ihre Unterbringung zustehe. Das Sich »Bedienen Lassen« steht hier im Vordergrund und kein notwendiger Hilfebedarf. Das zeigt: Eine Fixierung auf den Kundenbegriff oder Kundenorientierung im Sinne von »der Kunde ist König« greift zu kurz. Denn selbst im Pflegeversicherungsgesetz (§ 6 Abs. 2) ist unmissverständlich auf die Verpflichtung des Pflegebedürftigen hingewiesen, an einer »aktivierenden Pflege mitzuwirken, um die Pflegebedürftigkeit zu überwinden, zu mindern oder eine Verschlimmerung zu verhindern«.

Ein weiteres Beispiel aus dem Bereich der häuslichen Pflege macht deutlich, dass diese Mentalität des »Sich Bedienen Lassens, weil man dafür bezahlt« noch einen weiteren Aspekt beinhaltet, den man beachten sollte.

Frau Keller ist in der Lage, sich die Socken selbst anzuziehen. Etwas beschwerlich und mit etwas mehr Zeitaufwand, aber sie kann diese Tätigkeit selbständig ausführen. Sie spricht die Pflegenden aber jeden Tag darauf an, dass man ja wohl erwarten könne, dass man ihr die Socken anzieht, denn immerhin zahle sie ja genügend Geld. Eines Tages kommt dann der weitere Hinweis: »Und wissen Sie, Ihre Kollegin macht das immer. Nur Sie sind immer die, die das nicht machen will.«

Was zeigt dieses Beispiel? Die Forderung der Klientin ist das eine, die andere Frage ist aber, wie geht man im Team mit diesen Forderungen um? Die Erfahrung, dass eine Erfüllung des Wunsches personenabhängig möglich ist, kann bei der pflegebedürftigen Person dazu führen, dass die Forderung vehementer und auf einer persönlichen Ebene eingefordert wird. Eine Pflegende, die mit dem Ziel der Förderung von Mobilität und Selbständigkeit dem Wunsch nicht nachkommen will, erfährt Druck und wird verunsichert. Die Kollegin, die hilft, darf sich der Gunst der Bewohnerin/Klientin sicher sein.

Forderungshaltungen, wie in den Beispielen dargestellt, müssen thematisiert werden. Sinnvoll ist es, diese Haltung bereits bei Heimeinzug/Vertragsabschluss zu thematisieren. Wenn es zu Konflikten (z. B. gegenseitigen Vorwürfen) kommt, sollte man das Handeln im Team gemeinsam abstimmen.

> »Kundenorientierung« heißt, dass keine Leistung erbracht wird, die vom pflegebedürftigen Menschen noch selbst umgesetzt werden kann, weil diese »Überbetreuung« mit Nachteilen einhergeht und ein »Mehr« an Abhängigkeit entsteht.

Erlernte Hilflosigkeit und erlernte Abhängigkeit

Die erlernte Hilflosigkeit ist ein Phänomen, das an dieser Stelle nur in Grundzügen vorgestellt werden kann. Seligmann hat im Jahr 1975 das Konzept der »erlernten Hilflosigkeit« beschrieben. Kurz gesagt wird dabei von der These ausgegangen, dass Hilflosigkeit tatsächlich erlernt werden kann. Dies geschieht, wenn Bewohnerinnen/Klientinnen Ereignisse in ihrem Nahraum oder in ihrer Umwelt als unkontrollierbar oder wenig beeinflussbar erleben.

Der Heimeinzug, aber auch das Eintreten von Pflegebedürftigkeit können als kritische Lebensereignisse bezeichnet werden. Sie können mit dem Gefühl einhergehen, zunehmend die Kontrolle über das eigene Leben und Entscheidungsräume zu verlieren. Koch-Straube (1997) beschreibt in ihrer Studie »Fremde Welt Pflegeheim«, dass das Gefühl von Unkontrollierbarkeit zu einem Rückzug führen kann und damit auch Anpassungsvorgänge an die Institution und deren Regeln befördert werden. Die Folgen reichen von Passivität über fehlende Kraft und Motivation, um etwas Neues zu erlernen (z. B. das Gehen mit einem Rollator), bis hin zu einem Empfinden von Sinnlosigkeit und Traurigkeit, so dass Ängstlichkeit oder Depression folgen können (Hausmann 2019). Diese Phänomene können durch eine »Überbetreuung« verstärkt werden (Hornung 2006).

Mitte der 1990er Jahre formulierte Baltes das Konzept der »erlernten Abhängigkeit«, das als »Unselbständigkeits-Unterstützungs-Muster« beschrieben wird (Baltes 1995). Es handelt sich hierbei um einen weiteren Ansatz (neben der erlernten Hilflosigkeit), der Abhängigkeit und Unselbständigkeit erklärt und begründet. Zusammenfassend wird davon ausgegangen, dass alte Menschen unselbständiges Verhalten zeigen, obwohl sie selbst die Fähigkeiten besitzen und in der Lage dazu sind, die Aktivität selbständig auszuführen. Warum tun sie das? Weil sie auf diese Verhaltensweisen positive Reaktionen von Pflegenden oder Angehörigen erfahren, und zwar unabhängig vom Setting. Das Umfeld unterstützt und verstärkt sozusagen dieses abhängige Verhalten.

Das Pflegepersonal neigt demnach dazu, ältere Menschen generell als hilfebedürftig und unselbständig wahrzunehmen und Verhalten entsprechend zu verstärken, während umgekehrt selbständige und die Hilfe des Personals überflüssig machende Verhaltensweisen ignoriert werden (»Selbständigkeits-Ignoranz-Muster« bzw. »independency-ignorance-script«). Diese sich wechselseitig bedingenden Reaktionsweisen – die auch bei pflegenden Angehörigen zu beobachten sind – legen den älteren Menschen unselbständige Verhaltensmuster nahe. Solche hinderlichen Verhaltensmuster werden häufig als Ausdruck einer Überfürsorglichkeit beschrieben, die auf Mitleid beruhen und damit auch ein alterstereotypes Handeln befördern (»compassionate stereotyping«) (Amrhein & Backes 2007).

Anhand von Beobachtungsstudien von Baltes wurden zwei Interaktionsmuster identifiziert. Abhängiges Verhalten der älteren Menschen wird tendenziell verstärkt, während unabhängiges oder eigenständiges Verhalten in der Regel ignoriert wird. Dies führt zu dem Schluss, dass Abhängigkeit zumindest zum Teil sozial erzeugt wird (Guberman 1997).

Bei einem Interaktionsmuster, bei dem keine Reaktion oder fehlende Anerkennung auf Selbständigkeit erfolgt, spricht Baltes von einem Unselbständigkeits- oder auch Abhängigkeits-Unterstützungsmuster (Guberman 1997). Zu ähnlichen Ergebnissen kommt auch eine Studie von Lukas (2007): »Eine Person, die sich unselbständig und hilflos zeigte, erhielt mehr unselbständigkeitsfördernde Hilfe, als eine Person, die sich selbständig verhielt« (Lukas 2007, S. 170).

Diese unselbständigen Verhaltensweisen können also dazu führen, dass der pflegebedürftige Mensch mehr soziale Zuwendung und Kontrolle über die Pflegenden erlangt (Neumann 1997). Folge ist, dass die individuellen Ressourcen nicht mehr genutzt werden und sich ggf. eine erhöhte (tatsächliche) Hilfs- und Pflegebedürftigkeit entwickelt. Deutlich wird daran, dass Unselbständigkeit auch von unterschiedlichen Verstärkermustern in den Organisationen der Altenhilfe abhängt (Kruse 2013).

Abschließend ist zu erwähnen, dass Bewohnerinnen/Klientinnen andere Personen in ihrer Umgebung wahrnehmen, die mehr Hilfe und Zuwendung erhalten, wenn sie sich abhängig zeigen. Selbständiges Verhalten hingegen erhält weniger Anerkennung oder wird ignoriert. Es bleibt die Frage: Was würden Sie tun, um mehr Zuwendung zu erhalten?

Krankheitsgewinn

Krankheitsgewinn ist ein weiteres Phänomen, welches zu mehr Abhängigkeit führen kann. Es gibt drei unterschiedliche Varianten, den primären, sekundären und tertiären Krankheitsgewinn. Beim primären Krankheitsgewinn zieht der Erkrankte einen inneren Nutzen aus der Krankheit bzw. aus den Symptomen, beispielsweise können unangenehme Situationen, Tätigkeiten oder auch Konflikte vermieden und an einer Krankheit festgemacht werden (Hambrock 2018).

Der sekundäre Krankheitsgewinn (Freud 1959) »besteht in den äußeren Vorteilen, die der kranke Mensch aus bestehenden Symptomen ziehen kann, wie den Zugewinn an Aufmerksamkeit und Beachtung durch seine Umwelt sowie eine Entlastung von Alltagsaufgaben« (Kier et al. 2011, S. 327).

Der tertiäre Krankheitsgewinn hingegen betont die Vorteile für die Umwelt der erkrankten Person, im Normalfall die Angehörige(n). Die Pflege und Betreuung kann von diesen Personen als bereichernd wahrgenommen werden. Außerdem vermittelt das Umfeld Wertschätzung und Anteilnahme. Die Wahrnehmung der Pflege kann das Selbstwertgefühl steigern, indem sich z. B. Rollen und -verteilungen verändern (Dansak 1973).

> Hierzu ein Beispiel für einen sekundären Krankheitsgewinn: Herr Kugler berichtet von seiner Ehefrau, die an einer chronischen Krankheit leidet, dass sie zuhause keine Aufgaben im Haushalt mehr wahrnehme, obwohl sie das noch könnte, und sie sich von ihm vollständig versorgen lasse. Er führt den Haushalt alleine und hat quasi die Rolle seiner Frau übernommen. Im Rahmen der Pflege war uns das bereits aufgefallen. Frau Kugler nahm für jede Tätigkeit Hilfe in Anspruch, ließ sich z. B. mit dem Rollstuhl zur Toilette fahren. Als ihr Ehemann sie abholte, staunten wir: Frau Kugler stand auf, nahm den Rollator und lief nach draußen zum Auto.

Der Krankheitsgewinn in dem beschrieben Beispiel von Frau Kugler liegt in der vollständigen Umsorgung durch den Ehemann, aber auch durch die Mitarbeitenden in der Tagespflege. Gleiche Folgen können aber auch dann erwartet werden, wenn Angehörige die erkrankten Personen »überpflegen« und darüber Anerkennung für sich selbst generieren. Es geht nicht darum, den Zeigefinger zu heben, aber darum, eine Sensibilität für diese Phänomene und deren mögliche Folgen zu entwickeln.

To-dos – Empfehlungen für den Alltag

Drei Phänomene mit ähnlicher Wirkung! Die Folgen sind meist Abhängigkeit von Hilfe, Unselbständigkeit und eine zunehmende Immobilität. Lang und Ruprecht (2012) verweisen auf die bereits o. g. Studie von Baltes (1996) und machen deutlich, dass es auch »Umkehrmöglichkeiten« gibt. Wenn Pflegende gezielt geschult werden auf unabhängiges Verhalten mit einer vermehrten Zuwendung und mehr Sozialkontakten zu reagieren, werden ältere Menschen wieder zunehmend selbstständig. Dafür ist aber entscheidend, nicht nur einzelne Defizite, wie z. B. eine zunehmende Demenz, wahrzunehmen, sondern auch zu überlegen, welche Fähigkeiten besonders gut entwickelt sind, z. B. Sozialkompetenz.

Ein Beispiel: In einer Tagespflegeeinrichtung konnte eine Dame mit Demenz beobachtet werden, die starke Defizite im Bereich der Kognition hatte. Zwei Fähigkeiten waren aber besonders auffällig und haben beeindruckt: Erstens konnte sie Tai Chi-Übungen nicht nur durchführen, sondern auch darin einweisen und zweitens ging sie auf Menschen zu, die besonders traurig wirkten. Diese Fähigkeiten wurden jedoch bis dato weder zu ihrem eigenen Gewinn noch dem der Gruppe eingesetzt. Es ist lohnend, solche Ressourcen zu erkennen, nicht nur zu tolerieren, sondern zu bestärken und zu nutzen, um Selbstständigkeit auf verschiedenen Ebenen zu erhalten. Folgende Empfehlungen für den Pflegealltag können hilfreich sein:

- Vor Abschluss eines Pflege-/Heimvertrages sollte das Konzept einer bewegungsförderlichen Einrichtung oder Dienstes vermittelt werden, welches so viel Bewegung wie möglich in den Alltag integriert und die Selbständigkeit und Alltagskompetenz der pflegebedürftigen Menschen in den Blick nimmt. Es gilt zu begründen, warum die Übernahme von Tätigkeiten, die eine Person noch selbst durchführen kann, von den Mitarbeitenden nicht übernommen wird.
- Wenn Aussagen wie »Ich zahle 3.000 Euro« fallen, muss mit dem pflegebedürftigen Menschen und den Angehörigen ein Beratungsgespräch erfolgen. Beraten und binden Sie Angehörige in allen Settings ein. Suchen Sie das Gespräch bei sich anbahnenden Konflikten.
- Einrichtungen und Dienste müssen Mitarbeitende schulen und darauf aufmerksam machen, wie Abhängigkeit entstehen kann und welchen Anteil sie daran haben können. Zudem sind die Mitarbeitenden zu schulen, wie Selbständigkeit befördert werden kann. Es sollte vermittelt werden, wie wichtig ein abgestimmtes Verhalten im Team ist. Reflektieren Sie daher im Team, wie Sie auf Abhängigkeit reagieren und wie Sie ggf. Selbständigkeit zukünftig positiv verstärken oder fördern können.
- Initiieren Sie bei Bewohnerinnen/Klientinnen, die gefährdet sind, Abhängigkeit oder Unselbständigkeit zu entwickeln, Strategien und setzen Sie diese kontinuierlich um. Kontinuierlich heißt nicht in »Stein gemeißelt«. Manchmal braucht es einen langen Atem und es müssen unterschiedliche Strategien versucht werden. Holen Sie Angehörige mit ins Boot.
  - Bieten Sie Entscheidungsmöglichkeiten an, stellen Sie Fragen, was jemand konkret möchte und wozu sie aus ihrer Sicht in der Lage ist (Selbsteinschätzung). Bei Menschen mit Demenz muss überlegt werden, ob beispielsweise eine Auswahl von Alternativen bereits gewinnbringend sein kann.
  - Überlegen Sie, wie Entscheidungs- und Kontrollmöglichkeiten in der häuslichen und (teil-)stationären Pflege erhöht werden können (beispielsweise Tagesgestaltung, Einbindung bei der Auswahl von Mahlzeiten, Auswahl von Kleidung).
  - Setzen und verfolgen Sie mit dem pflegebedürftigen Menschen persönliche Ziele und üben Sie diese Fertigkei-

ten ein. Achten Sie ggf. darauf, dass erst einmal ein überschaubareres Ziel vereinbart wird, an dem die Person auch arbeiten möchte.
- Bieten Sie Handlungsspielräume an, um Aufgaben zu erledigen (z. B. Weihnachtsschmuck abnehmen, Tisch decken, Blumen gießen) oder binden Sie die Personen in Tätigkeiten des Alltags ein, die Spaß machen und mit Bewegung einhergehen (z. B. den Boden kehren usw.).
- Erst fragen, dann handeln (»Ist es Ihnen recht, wenn ich…?«, »Was wünschen Sie sich jetzt?«). Erkennen Sie Beteiligung und selbständiges Handeln an und schätzen Sie dies wert.

Resümee

Die hier beschriebenen Phänomene zeigen Parallelen, und zwar im Hinblick auf Kontrollverlust, der den Abbau von Fähigkeiten begünstigt und sich in einer zunehmenden Immobilität zeigt. Meist entstehen »Teufelskreise«, die dazu führen, dass jemand immer mehr Aufmerksamkeit durch Abhängigkeit erlangt und dann auch mehr Hilfe erhält, was wiederum eine Erhöhung der Abhängigkeit befördert und Menschen tatsächlich dann hilfs- oder pflegebedürftiger werden lässt.

Umkehrprozesse zu mehr Unabhängigkeit und Selbständigkeit sind mühsam und nicht durch schnelle Erfolge gekennzeichnet. Sie müssen individuell in den Blick genommen werden, befördern aber Handlungs- und Gestaltungsspielräume für die pflegebedürftigen Menschen – auch wenn diese minimal sind. Es bedarf aber individuell abgestimmter Maßnahmen. Wird beispielsweise ein Krankheitsgewinn vermutet, sind andere Maßnahmen zu überlegen als bei jemandem, der Leistungen einfordert, weil er ja so viel Geld für Pflegeleistungen bezahlt. Es gilt auch anzuerkennen, dass es im Alter zu einer zunehmenden Abnahme von Fähigkeiten kommen kann. Die Unterscheidung, ob es sich um erlerntes Verhalten, um einen Krankheitsgewinn oder tatsächlich um eine altersbedingte Einschränkung handelt, muss sorgfältig eingeschätzt werden.

Hilfreiche Links

BMFSFJ (Hrsg.) (2019) Länger zuhause leben. Ein Wegweiser für das Wohnen zuhause (https://www.bmfsfj.de/resource/blob/94192/75567c550f5b3674e9fc1e9444714bf6/laenger-zuhause-leben-deutsch-data.pdf, **Zugriff am: 26.06.2021**)

W   »Dieses Gezerre an mir… Ich weiß, dass Sie keine Zeit haben!« Wie fühlt sich das eigentlich an, was wir da tun?

Bianca Berger

Hinführung

»Gezerre« ist ein eigentümliches Wort. Im Duden (2021c, o. S.) wird das Wort mit dem »Gezerre des Hundes« beschrieben. Es kommt unweigerlich ein inneres Bild von einer Hundebesitzerin zum Vorschein, die überfordert ist, weil der Hund stark an der Leine reißt und man sehr viel Kraft und Körperspannung aufwenden muss, um den Hund zurückzuhalten. Was hat dieses Bild mit der Pflege alter Menschen zu tun? Die in diesem Buch bereits häufig zitierte Studie »Festgenagelt« von Zegelin (2013) brachte dieses Phänomen oder vielmehr den Begriff zum Vorschein. Alte Menschen berichteten vom »Gezerre« beim Transfer und dass sie sich dadurch gehemmt fühlen oder Angst haben.

Zeit oder auch zu wenig Zeit gehen mit diesem Phänomen einher und die alten Menschen spüren bereits, wenn jemand auf sie zukommt, dass die Person wenig Zeit hat. Zeitnot geht häufig mit einer erhöhten Körperspannung einher, die beim Gegenüber auch zu einer Erhöhung der Körperspannung führt und das »Gezerre« ist dann zumeist eine Folge. Pflegekräfte, die Menschen täglich bewegen, und Menschen, die bewegt werden, wissen sicher sofort, was »Gezerre« hier umschreiben will. Man möchte »noch schnell« jemandem helfen, ist in Gedanken aber schon beim nächsten Arbeitsschritt. Es entsteht eine Bewegung über die Bewohnerin hinweg. Weitere Folgen der buchstäblich spürbaren Hektik zeigen sich darin, dass die pflegebedürftigen Menschen ihre Bedürfnisse zurücknehmen oder resignieren, wenn sie z. B. unbequem sitzen und diese Position aufgrund von Zeitmangel nicht korrigiert werden kann. Für Pflegekräfte ist ein Transfer oft eine von vielen noch schnell zu erledigende Aufgabe. Für die betroffene Person ist ein solches »Bewegt werden« eine Erfahrung, die »etwas« mit ihnen macht, was sie als unangenehm oder angstbesetzt empfinden. Häufen sich diese Erfahrungen, können sie Bewohnerinnen/Klientinnen von Bewegung fernhalten oder ein Gefühl von Machtlosigkeit auslösen, z. B. wenn ihre Hinweise, wie ein Transfer zu gestalten ist, nicht wahrgenommen werden.

Dieses Kapitel möchte den Schwerpunkt auf die Perspektive der alten Menschen lenken. Es soll nachempfunden werden, wie es jemandem ergeht, der unter Umständen sehr viele Defizite im Laufe seines Lebens entwickelt hat und an dem pflegerische Handlungen vollzogen werden. Selbstwahrnehmung und Perspektivwechsel sind Handlungsempfehlungen für Pflegende und die Teams, in denen sie arbeiten.

Dieses Gezerre und keine Zeit – Perspektiven von Bewohnerinnen, Klientinnen und Gästen

Die folgenden Schilderungen stammen aus realen Situationen und sollen die Perspektive zum Thema Bewegung, Transfer und Zeitnot verdeutlichen. Es geht nicht darum, den Zeigefinger zu heben, sondern die Perspektive der Personen mit Hilfebedarf einzunehmen und zu reflektieren.

- Eine Bewohnerin berichtet, es müsse bei der Pflege »husch, husch gehen mit dem Anziehen«. Sie würde sich mehr Zeit und Ruhe wünschen und empfinde das Hantieren an ihr als »Ziehen«.
- Eine andere Bewohnerin hält sich mit ihren Bedürfnissen nach Bewegung zurück, weil sie darum weiß, dass »nur zwei Schwestern« da sind. Sie berichtet, dass sie mitbekomme, wie viel die Mitarbeitenden zu tun haben, insbesondere bei Bettlägerigen. Sie halte sich zurück.
- Ein chronisch erkrankter Bewohner teilt seine Erlebnisse mit. Er sitze im Rollstuhl und wolle das Stehen üben, um es nicht zu verlernen. Er gibt an, dass dazu die Zeit fehle, es müsse »mehr oder weniger zack, zack« gehen. Von den Pflegekräften nimmt er vor allem wahr, dass die meisten bloß »durch die Gegend rennen«, »die haben keine Zeit«. Persönliche Wünsche zum bequemen Sitzen werden von einigen Pflegenden wenig berücksichtigt, u. a. auch mit dem Argument: »keine Zeit«. Der Bewohner merkt außerdem an, dass er mehr Zeit benötige, weil es mit den körperlichen Handicaps nicht mehr so schnell gehe. Wenn der Einwand »Ich bin noch nicht fertig« nicht berücksichtigt werde, dann fühle er sich machtlos.

- Eine Bewohnerin resümiert, dass sie sich bei einer Bewegung mit dem Lifter »wie ein Stück Vieh« fühle. Der Transfer mittels Lifter sei für sie sehr unangenehm.
- Eine Bewohnerin kann einen – für sie gelungenen – Transfer beschreiben und teilt mit, dass sie bei einer schrittweisen Anleitung das Gefühl habe, noch etwas zu können.
- Eine Klientin in der Häuslichkeit berichtet, dass die Mitarbeiterinnen beim Waschen bereits auf die Uhr sehen würden. Sie merke, dass die Pflegenden weitermüssten. Gerne würde sie mehr Zeit haben, um das Gehen in der Wohnung auszuprobieren.
- Ein Klient aus der Häuslichkeit teilt mit, dass »das aus dem Bett holen mit manchen Pflegenden schwierig sei«. Manche Pflegende seien unsicher, weil er ja auch nicht der Leichteste sei. Man würde an ihm herumziehen, bis er im Rollstuhl sitze. Das sei sehr unangenehm.
- Ein Klient berichtet von seinen Erlebnissen beim Transfer, der den Pflegenden mehr Probleme mache als ihm selbst. Es sei nicht so einfach, ihn in den Rollstuhl zu transferieren. Er könne seine Beine nicht durchdrücken. Es gäbe Leute, »die können das«. Eine Helferin wollte den Hinweisen des Klienten jedoch nicht folgen. Der Klient habe ihr mitgeteilt, dass er ihr fast garantieren könne, dass der Transfer scheitert. Den Versuch bezeichnete er als »Desaster«.

Diese Schilderungen verweisen auf sehr unterschiedliche Erfahrungen von pflegebedürftigen Menschen. Allen Beispielen ist gemein, dass sie negative Auswirkungen oder Erfahrungshorizonte vermitteln oder die Unterschiede in der Kompetenz der Mitarbeitenden zum Ausdruck bringen. Sinnvoll erscheint es, gemeinsam mit den Kolleginnen und den Bewohnerinnen einen gemeinsamen Transfer einzuüben, damit dieser nicht zur »mentalen Bewegungsbarriere« wird.

Wie fühlt sich das an, was wir da tun? Übungen zur Selbstwahrnehmung

Selbstwahrnehmung geht auch mit Selbstachtsamkeit einher. Im Alltag bleiben beide Aspekte häufig auf der Strecke, weil beispielsweise die Schichtbesetzung aufgrund von Krankheit reduziert ist oder andere Vorkommnisse auf der Tour oder auf dem Wohnbereich den Arbeitsanfall erhöhen oder die Zuständigkeiten und Aufgaben nicht immer klar sind. Der Fokus liegt dann mehr auf dem Aspekt »Ich muss doch meine Arbeit schaffen« (Arnold 2008). Es zeigt sich aber auch anhand von Beobachtungen in der Praxis, dass bestimmte Verhaltensweisen von Personen übernommen werden, die sie in ihrem Alltag beobachtet haben. Diese entwickeln sich zu Routinen, die nicht mehr hinterfragt werden (z. B. jemanden mit dem Rollstuhl zu fahren, obwohl er noch über Restkompetenzen verfügt).

> Als eine erste Übung zur Selbstwahrnehmung wird »Teste Deine Wahrnehmung« empfohlen. Die Übung ist unter folgendem Link zu finden:
>
> - Dirk Hannemann-Trainer (2011, 1. November) Teste Deine Wahrnehmung - Ergebnis in 2 Minuten [YouTube] (https://www.youtube.com/watch?app=desktop&v=9hV8-tEka4E, Zugriff am: 20.05.2021)

Im betreffenden Kurzfilm wird zu Beginn die Aufgabe gestellt, die eigene Wahrnehmung zu testen. Man sieht ein Team, das mit einem Ball spielt. Man wird dazu aufgefordert zu zählen, wie häufig die Spielerinnen in der weißen Kleidung den Ball zu ihrem Team spielen – der Fokus liegt darauf, die Ballkontakte zu zählen. Ohne zu viel zu verraten, wird am Ende eine Frage gestellt, die die Zuschauerinnen in den meisten Fällen verwirrt und eindrücklich demonstriert: Wenn ich meine Aufmerksamkeit auf eine bestimmte Aufgabe richte, dann sehe ich andere Dinge nicht. Das Wahrnehmungsexperiment verdeutlich damit kurz gesagt: Der Fokus bestimmt die Aufmerksamkeit und andere Dinge können dadurch vollständig ausgeblendet werden.

Es wird dazu eingeladen, die Perspektive zu wechseln und auszuprobieren, wie alte Menschen das Handeln der Pflegenden wahrnehmen. Veränderte Sinneswahrnehmungen, aber auch die Simulation, »sich als alter Mensch« zu fühlen, sollen diesen Perspektivwechsel unterstützen. Fragen ermöglichen es, das eigene Handeln zu reflektieren.

Die Augen

Verbinden Sie Ihrer Kollegin die Augen mit einem dunklen Tuch. »Haken Sie unter« und führen Sie Ihre Kollegin zielstrebig zu einem Stuhl und bitten Sie sie, sich zu setzen. Verzichten Sie dabei auf lange Erklärungen. Fragen Sie nach der Übung, wie sich das angefühlt hat. Was war für Ihre Kollegin angenehm oder unangenehm, wo hat sie sich sicher oder unsicher gefühlt? Tauschen Sie die Rollen.

Im Anschluss daran probieren Sie zwei weitere Möglichkeiten aus, »geführt« zu werden: Erstens bieten Sie Ihrer Kollegin Ihren Unterarm an und die Möglichkeit, den eigenen Arm und ihre Hand darauf abzulegen. Führen Sie die Kollegin zum Stuhl. Erklären Sie am Stuhl, wohin die Kollegin greifen muss, indem Sie die Hand zur Armlehne des Stuhls führen und sie diese sicher greifen kann. Zweitens umgreifen Sie die Hüfte der Kollegin mit einem Arm und reichen Sie den Unterarm als Auflagefläche für Ihre Kollegin. Führen Sie Ihre Kollegin zum Stuhl, geben Sie Impulse mit Arm und Hand an der Hüfte und wiederholen Sie wie bei der ersten Variante die Hinweise, sich zu setzen. Wechseln Sie die Rollen und tauschen Sie sich über Ihre jeweilige Wahrnehmung aus. Was war angenehm, was nicht? Haben Sie sich sicher gefühlt oder nicht?

Wenn die Sehkraft nachlässt, dann ist es notwendig, dass man sich auf das Gegenüber verlassen kann und man die Führung erhält, die Sicherheit bietet. Wie weit ist das Bett entfernt, wenn man sich setzt, wie sind Gegenstände auf dem Tisch angeordnet usw. Bei der Auswertung dieser Selbsterfahrung wird in der Regel deutlich, dass die Personen sehr unterschiedliche Bedürfnisse haben, um sich beim Gehen sicher zu fühlen. Die klare Anleitung und das Schritt-für-Schritt-Erklären wird aber in der Regel von allen Personen, die dieses Experiment ausprobieren, als sicherheitsförderlich empfunden. Die erste dargestellte Möglichkeit wird meist als sehr unangenehm empfunden und geht mit einer beidseitigen hohen Körperspannung der Beteiligten einher.

Wie es sich anfühlt, an einer entsprechenden Augenerkrankung zu leiden, ermöglichen Simulationsbrillen. Im Angebot sind Brillen für die folgenden Erkrankungen oder altersbedingten Veränderungen: AMD (altersbedingte Makuladegeneration), Glaukom (Grüner Star), RP (Retinitis pigmentosa), Katarakt (Grauer Star) sowie Retinopathie (diabetische Netzhauterkrankung). Diese können für knapp zehn Euro im Internet bestellt werden.

> Ein Simulator der PRO RETINA Deutschland e. V. simuliert die Krankheitsverläufe der häufigsten Augenerkrankungen und zeigt, wie die Sehfähigkeiten der Betroffenen sich zunehmend verändern:
>
> - PRO RETINA Deutschland e. V. (2018) Sehstörungen: Simulator von PRO RETINA und BKK. Retinitis Pigmentosa, Makuladegeneration, Grauer und Grüner Star, Diabetische Retinopathie, Netzhautablösung, Glaskörpertrübung, Astigmatismus, Kurzsichtigkeit (https://www.pro-retina.de/simulation, Zugriff am: 20.05.2021)

Diese Simulationen ermöglichen einen guten Einblick, wie eine Person ihre Umgebung wahrnimmt und welche Hilfestellungen notwendig sind, damit die Betroffene ein Gefühl von Sicherheit bei der Bewegung im Raum entwickelt und ggf. Risiken in der Umgebung minimiert werden können. Für Pflegende werden ggf. viele Reaktionsweisen der Betroffenen verständlicher, weil sie am eigenen Leib nachvollzogen und erlebt wurden. Beispielweise zeigt sich bei einem fortschreitenden Glaukom, dass Räume nur noch punktuell, wie durch einen Türspion, wahrgenommen werden, was mit einer hohen Unsicherheit beim Gehen einhergeht. Insbesondere dann, wenn man mit dem Raum nicht vertraut ist, man sich mit der Person, die das Gehen begleitet, unsicher fühlt (z. B. zu schnelles Tempo) oder die Umgebung eine zusätzliche Barriere darstellt (z. B. schlechte Beleuchtung oder ein Pflegewagen vor dem Handlauf).

Ohren

Stecken Sie Ohrstöpsel in Ihre Ohren. Lassen Sie sich von einer Kollegin zu Beginn des Experiments eher leise ansprechen. Sie bittet Sie, vom Stuhl aufzustehen, und teilt Ihnen mit, dass sie Sie gerne zu Ihrem Zimmer begleiten möchte. Wechseln Sie die Rollen und tauschen Sie sich aus, wie Sie die Aufforderungen wahrgenommen haben. Wieder sind zwei weitere Varianten möglich. Erstens ahmen Sie eine Person nach, die schlecht Deutsch spricht. Belassen Sie die Ohrstöpsel im Ohr und machen Sie Ihrer Kollegin klar, dass Sie sie zu einer Veranstaltung oder zum Mittagessen begleiten möchten. Die andere Variante: Bemühen Sie sich, laut und deutlich zu sprechen, und warten Sie jeweils die Reaktion der Kollegin ab. Teilen Sie erneut mit, dass Sie Ihre Kollegin zum Esszimmer begleiten möchten.

Im Rollentausch wird klar, dass die letzte Variante die sein wird, die vom Gegenüber als angenehm empfunden wird. Es bedarf einer erhöhten Aufmerksamkeit am Tag, um sich immer wieder zu vergegenwärtigen und darauf zu achten, dass jemand nicht mehr gut hören kann. Die zweite Variante soll ausländische Mitbürgerinnen in keinem Fall diskriminieren. Aber mit Hörproblemen können bestimmte vertraute Sprachfetzen ergänzt werden. Wenn der Wiedererkennungswert gering ist, wird das Gegenüber weniger die Aufforderungen und die entsprechenden Anforderungen hören. Das kann für Menschen mit Migrationshintergrund aber ein Hinweis sein, bestimmte Aufforderungen sprachlich einzuüben. In vielen Konstellationen im Alltag zeigt sich zudem, dass Probleme mit dem Hören dazu führen, dass die Personen sich teilweise gar nicht angesprochen fühlen und man Sichtkontakt oder Berührung gezielt einsetzen muss. Sicherheit beim Transfer hängt davon ab, ob die Person die jeweiligen Anforderungen und die einzelnen Hinweise oder Schritte versteht. Eine visuelle Unterstützung (Gestik) kann hilfreich sein.

> Ähnlich wie beim Thema »Sehen«, gibt es Simulationen im Internet, die unterschiedliche Schwierigkeiten beim Hören nachahmen und damit die Möglichkeit bieten, diese Einschränkung nachzuempfinden:
>
> - Hear-it AISBL (Hrsg.) (o. J.) Wie ist es, einen Tinnitus oder Hörschaden zu haben? (https://www.hear-it.org/de/Wie-ist-es-einen-Tinnitus-oder-Horschaden-zu-haben-, Zugriff am: 20.05.2021)

Beispiele für Einschränkungen des Gehörs sind u. a. Schallleitungsschwerhörigkeit, sensorineuraler oder konduktiver Hörverlust sowie Tinnitus. Personen, die schwer hören, äußern häufig das Gefühl, dass an ihnen gezerrt wird, weil sie eben die Anweisungen oder Hinweise nicht hören und damit nicht verstehen können.

Eingeschränktes Hören, Sehen, Kraftverlust und Koordinationsstörungen – sich »alt« fühlen

Das Altern bringt Veränderungen, insbesondere auch körperliche Einschränkungen, mit sich, die Bewegung oder das sich Bewegen erschweren. Das Sehen und Hören wurden bereits exemplarisch angesprochen und zeigen, dass die Reaktionen und die Geschwindigkeit der älteren Menschen eine andere Taktung haben und sich diese von der der Pflegekräfte unterscheiden. Wenn man diese Selbsterfahrungsreise weiter erleben möchte, dann sind sogenannte Alterssimulationsanzüge zu empfehlen. Diese gibt es in unterschiedlichen Ausführungen und mit diversen Zusatzausstattungen. Man kann somit immer noch eine »Schippe mehr« an Einschränkungen testen und nachempfinden, wie man sich damit bewegen kann, z. B. ob das Treppensteigen möglich ist oder wie man das Zurücklegen einer kurzen Gehstrecke empfindet. Alterssimulationsanzüge können in der Regel die folgenden Einschränkungen nachahmen:

- Einengung des Gesichtsfeldes, Eintrübung der Augenlinse sowie Hochtonhörschwierigkeiten
- Einschränkung der Beweglichkeit (z. B. Kopf, Knie), Gelenkversteifung und Rundrücken (Kyphose) sowie Schwierigkeiten bei der Koordination und des Koordinationsvermögens
- Kraftverlust, aber auch Phänomene wie z. B. Schmerz, Tremor, Atemnot oder Hemiparese

Unterschiedliche Hersteller bieten diese Anzüge zum Kauf oder zur Miete an, um alters- und krankheitsbedingte Körpereinschränkungen nachzuempfinden und sich in die Situation hineinzuversetzen.

Im Folgenden werden einige Übungen vorgestellt, die man mit einem solchen Anzug durchführen kann:

- Setzen Sie sich auf einen Stuhl. Eine Kollegin bittet Sie aufzustehen. Nach zwei bis drei Sekunden soll die Kollegin Sie unter der Achsel greifen und nach oben ziehen. Die zweite Variante: Ihre Kollegin soll Ihnen genügend Zeit beim Aufstehen lassen. Tauschen Sie sich über die Erfahrung aus.
- Bleiben Sie auf dem Stuhl sitzen. Bitten Sie Ihre Kolleginnen darum, einmal stark gestikulierend etwas lauter und schnell durch den Wohnbereich zu gehen. Können Sie das Phänomen Zeitdruck wahrnehmen? Bitten Sie Ihre Kolleginnen, zügig und leise ohne Gestik durch den Raum zu gehen. Können Sie einen Unterschied zur ersten Übung wahrnehmen?
- Bei der folgenden Übung setzen Sie sich bitte auf den Stuhl und Ihre Kollegin soll sich von hinten nähern und Ihnen wortlos eine Serviette umlegen. Wiederholen Sie die Übung. Die Kollegin soll Sie einmal von der Seite und einmal von vorne ansprechen und Ihnen dann die Serviette umlegen. Entscheiden Sie, welche Variante für Sie am angenehmsten ist.

Sie haben einige Anregungen zum Perspektivwechsel erhalten. Notieren Sie sich Ihre Erfahrungen und überlegen Sie, was Sie bei bestimmten Bewohnerinnen/Klientinnen künftig verändern möchten und was für Sie ggf. leicht veränderbar erscheint. Tauschen Sie sich über Ihre Wahrnehmung und den Perspektivwechsel aus und überlegen Sie im Team, welche Konsequenzen sich daraus ergeben. Veränderungen sind leichter umzusetzen, wenn sie gemeinsam getragen werden. Vereinbaren Sie Maßnahmen und geben Sie sich gegenseitig die Erlaubnis, sich im Alltag darauf aufmerksam zu machen, wenn Vereinbarungen nicht eingehalten werden. Routinen sind mächtig, Veränderung braucht Zeit.

Ein Perspektivwechsel – »Schattentage«

Diese Methode geht auf ein Projekt des Bundesministeriums für Familie, Senioren und Jugend (BMFSFJ) aus dem Jahre 2008 zurück, welches darauf ausgerichtet war, die »Charta für Pflegebedürftige« in Einrichtungen steht vielmehr die Erwartung seitens der pflegebedürftigen Menschen, dass Pflegende ihre aktuelle Befindlichkeit, ihre Gewohnheiten und situativen Bedürfnisse berücksichtigen, das heißt sie als Person ernst nehmen.« (ZQP 2016, S. 6). Die Schattentage sollen »Lernen durch Erleben und Erfahren« ermöglichen (ZQP 2016, S. 9).

Unterschieden werden zwei Formen des Perspektivwechsels: erstens die Schattentage als beobachtende Begleitung. Mitarbeitende verbringen dabei einen definierten Zeitraum an der Seite einer Bewohnerin/Klientin. Sie sind quasi der Schatten der jeweiligen Person und nehmen das Geschehen aus unmittelbarer Nähe und aus deren Perspektive wahr, ohne sich zu positionieren oder einzugreifen. Es sei denn, eine Gefahr muss abgewendet werden. Beobachten soll die Mitarbeiterin die folgenden festgesetzten Kriterien:

- Interaktionen, Abläufe und Routinen

Sinnvoll ist es, wenn ein anderer Bereich für die Durchführung eines Schattentages gewählt wird. Das heißt die Mitarbeitende sollte dort sonst nicht tätig sein. Die jeweilige Mitarbeiterin erhält die Aufgabe, die Beobachtungen zu notieren. Denkbar ist diese Methode in leicht abgewandelter Form auch im häuslichen Bereich. Zweitens: der Rollentausch, auch »Schattenfrau« genannt. In dieser Form des Perspektivwechsels geht es darum, die Pflege an sich selbst zu erfahren. Für eine festgelegte Zeit schlüpft die Mitarbeiterin in die Rolle der pflegebedürftigen Person. Ausmaß der Pflegebedürftigkeit, aber auch der Umfang der Pflegemaßnahmen werden vorab – je nach persönlicher Grenze – mit der Mitarbeitenden vereinbart. Das heißt eine Mitarbeiterin entschließt sich dazu, sich waschen zu lassen und sich bei Toilettengängen »pflegen zu lassen«. Eine andere hingegen nimmt nur den Transfer ins Bett und das Sitzen am Tisch wahr. Das ZQP verweist darauf, dass die persönlichen Grenzen wichtig

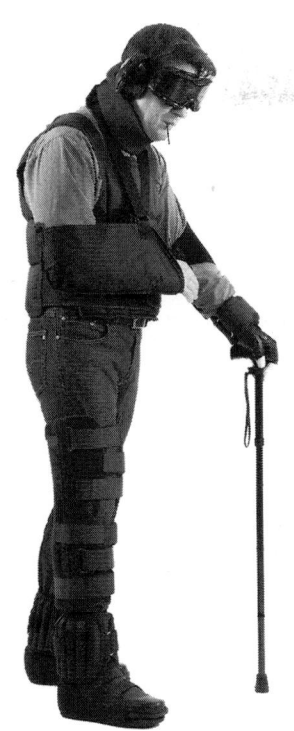

Abb. 5.27: Alterssimulationsanzug GERT® (© Wolfgang Moll 2021)

umzusetzen. Das Deutsche Zentrum für Qualität (ZQP 2020c) hat im Jahr 2012 zum ersten Mal diese Methode aufbereitet und stellt kostenfrei Materialien zur Verfügung.[12]

Ziel ist es einerseits, organisationbezogene Prozesse und Routinen zu reflektieren, andererseits soll das eigene Handeln der Mitarbeiterinnen durch einen Perspektivwechsel in den Blick genommen werden und die Selbstreflexion anregt werden, um eine bedürfnisorientierte Pflege zu befördern. Die Autorinnen kommen zu dem Schluss: »Konträr zu einer routinemäßigen schematischen Durchführung der Pflege be-

---

12 Methode Schattentage: https://www.zqp.de/wp-content/uploads/zqp-pflegecharta-methode-schattentage.pdf, Zugriff am 30.11.2021

sind und zur »Authentizität der Erfahrung« beitragen (2016, S. 10).

Man sollte sich für eine Methode des Perspektivwechsels entscheiden, die in ein Projekt eingebettet werden sollte. Hierfür sind Verantwortliche zu benennen, die mit den einzelnen Mitarbeitenden Vor- und Nachgespräche zur Reflexion der Erlebnisse führen. Bei der Einführung geht es primär um das Abstecken von persönlichen Grenzen und um die Darlegung der Methode sowie der entsprechenden Beobachtungskriterien. Beide Methoden sollten in einem Vieraugengespräch reflektiert werden. Mit etwas Abstand gilt es, die Erfahrungen im Team zu reflektieren und gemeinsam zu überlegen, ob Maßnahmen umgesetzt werden können.

Eine Priorisierung der Veränderungsvorschläge kann kriteriengeleitet erfolgen. Das heißt Maßnahmen mit hohem Potenzial, die die Bedürfnisse der alten Menschen verbessern können und die mit wenig Aufwand umzusetzen sind, können dabei als Erstes vereinbart werden. Wichtig erscheint, dass diese Perspektivwechsel und die gemeinsamen Ergebnisse oder Vereinbarungen nicht im Sand verlaufen, denn die Glaubwürdigkeit des Projekts bzw. des Perspektivwechsels könnte darunter leiden.

Der Perspektivwechsel kann dabei gezielt auf das Thema »Erhaltung und Förderung der Mobilität« gelenkt werden. Das heißt die zu beobachtenden Kriterien fokussieren auf Fragen wie beispielsweise:

- Wie fühlen sich unterschiedliche Arten von Transfer an? Wann kann ein Transfer als gelungen beschrieben werden und wann nicht?
- Wie fühlt sich der Tagesablauf an, wenn man über eine gewisse Zeit des Tages sitzt und sich nicht selbständig bewegen kann bzw. auf Hilfe zur Mobilität angewiesen ist?
- Wie fühlt es sich an, wenn man im Rollstuhl geschoben wird oder sich selbständig trippelnd fortbewegen kann? Welche Impulse zur Bewegung werden von den Kolleginnen gegeben?
- Wie werden die Abläufe und Routinen wahrgenommen? Haben diese Auswirkungen auf das eigene Erleben oder die Formulierung von eigenen Wünschen und Bedürfnissen?

Bewegung ist ein zentrales Bedürfnis von Menschen. Ein Perspektivwechsel kann Erfahrungen zutage bringen, wie z. B. ein misslungener oder gelingender Transfer aus Sicht von Pflegebedürftigen empfunden wird und was zur Bewegung anregt oder diese verhindert. Daher kann diese Methode, bezogen auf die Mobilität, wichtige Erfahrungen ermöglichen und individuelle und teambezogene Lernprozesse in Gang setzen.

To-dos – Empfehlungen für den Alltag

- Perspektivwechsel, wie die dargestellten Schattentage, sollen nicht dazu dienen, dass man den Kolleginnen im Anschluss an diese Erfahrungen Vorhaltungen macht. Eine solche Erfahrung führt die Methode ad absurdum (Dyck 2016). Verdeutlichen Sie, dass es um eine berufliche Selbstreflexion und um die Auseinandersetzung mit eigenen Werten und Haltungen geht (Dyck 2016).
- Planen Sie sich Selbsterfahrungseinheiten zum Thema Bewegung ein. Auch kleinere Einheiten (wie z. B. das Nutzen der Simulationsbrillen) können wirkungsvoll sein. Auszubildende oder Personen, die bisher noch nicht in der Pflege tätig waren, profitieren genauso wie Mitarbeitende, die bereits sehr lange in der Pflege sind.
- Betten Sie diese Methoden in ein Projekt ein. Die gemachten Erfahrungen sollen thematisiert werden. Kommen Sie über diese Einschätzungen und die wahrge-

nommenen Hindernisse für Bewegung ins Gespräch.
- Besprechen Sie als Team, was die Mitarbeitenden gerne ändern würden. Legen Sie Maßnahmen fest, die Sie sofort umsetzen können, und überlegen Sie gemeinsam, welche Maßnahmen einer sorgfältigen Planung bedürfen. Beispielsweise lassen sich Abläufe in der Regel nicht von heute auf morgen verändern oder ggf. sind Anschaffungen notwendig. Ideen sollten aber nicht unter den Tisch fallen.
- Der Eindruck, dass gewünschte Veränderung nicht zum Tragen kommt, frustriert Kolleginnen und lässt die Bereitschaft schwinden, sich auf solche »Experimente« künftig einzulassen. Vereinbaren Sie daher gemeinsam: Besprochene Maßnahmen werden von allen umgesetzt. Die Kolleginnen unterstützen sich, gegenseitig eingeschliffene Verhaltensmuster zu überwinden, und geben sich bei Bedarf Rückmeldungen. Das »Wie« der Rückmeldung ist entscheidend!

Resümee

In die Schuhe des anderen zu schlüpfen, ermöglicht, dessen Perspektive einzunehmen. Auf die Frage, ob es überraschende Momente in der Zeit als Schattenmann gegeben habe, antwortete ein Pflegeassistent, es habe sich bestätigt, »[…] dass das Verhalten der Pflegekräfte besonders wichtig ist. Ganz konkret heißt das – wirken sie ruhig oder gestresst? Bewegen sich schnell oder langsam? Wie kommunizieren sie? Aus meiner Perspektive als Bewohner hat sich mir nochmal sehr deutlich bestätigt, wie wichtig ruhige Bewegungen sind, um den eigenen Stress nicht auf die Bewohnerinnen und Bewohner zu übertragen und ihnen das Gefühl zu geben, dass man für sie da ist.« (ZQP 2016, S. 24).

Die Ausgangsfrage »Wie fühlt sich das eigentlich an, was wir da tun?« zeigt, dass Selbstwahrnehmung und Perspektivwechsel eindrucksvolle Erlebnisse ermöglichen, um sich in die Lebenssituation und das tägliche Handeln einzufühlen. Das heißt u. a. das Zerren, das schlechte Sehen und Hören oder auch das Gefühl von Zeitnot am eigenen Leib zu spüren. Es geht also darum, achtsam und empathisch mit sich und den Personen umzugehen und zu reflektieren, warum Menschen sich nicht mehr bewegen können, wollen oder welche Schwierigkeiten bestehende Beeinträchtigungen auf die Bewegungsfähigkeit nehmen. Diese erlebte Praxis, die sich aus eigenen Erfahrungen und Beobachtungen speist, bietet immer wieder Anlass, beweglich zu sein und zu bleiben. »Beweglich« zu sein, heißt das eigene Tun und Handeln zu hinterfragen und Menschen vor diesem Erfahrungshintergrund in Bewegung zu bringen bzw. Hindernisse für Bewegung zu minimieren oder zu beseitigen.

X »Ich sag's Ihnen ehrlich: Ich habe keine Lust!« Ablehnungsgründe verstehen und Lust zur Bewegung wecken

Bianca Berger

Hinführung

Dieser einleitende Satz war über ein Jahr lang Begleiter bei einem Einsatz in der Häuslichkeit. Einmal in der Woche ging es darum, gemeinsam die Wohnung in Ordnung zu bringen, miteinander ins Gespräch zu kommen und gemeinsam eine Runde spazieren zu gehen. Der Begrüßungssatz beim Eintritt in die Wohnung war schon zum gemeinsamen Ritual geworden.

Die Antwort: »Frau Kessler, Zähne putzen mag ich auch nicht, aber dennoch ist es sinnvoll.« In 90 % der Fälle fand der gemeinsame Spaziergang statt und wurde für beide ein positiv besetztes Ereignis, und zwar nicht (nur) deshalb, weil Frau Kessler sich zu einem Fan von Spaziergängen entwickelt hatte, sondern weil man gute Gespräche führte, Lebenserfahrungen teilte und ein echter Dialog entstand. Erst hierbei kristallisierte sich heraus, wie ein Sturz eine Kaskade an Entwicklungen in Gang gesetzt hatte, die schließlich zu dem rituell geäußerten Satz »Ich sag's Ihnen ehrlich: Ich habe keine Lust!« führte. Insbesondere dann, wenn man einen Verlust von Selbständigkeit erfahren musste und sich Bewegungsfähigkeiten wieder erarbeiten muss, sind Dialog und Spurensuche von enormer Bedeutung.

Keine Motivation (mehr) zu haben, wird vor dem Hintergrund der Lebensgeschichte und kritischer Lebensereignisse verständlicher. Stürze, chronische Erkrankungen oder auch der Tod einer Bezugsperson sowie der Einzug in ein Pflegeheim verändern das Erleben von Abhängigkeit und die Wahrnehmung der eigenen Rolle und können den bisherigen Lebensentwurf durcheinanderbringen. Solche Ereignisse treten mit zunehmendem Alter häufiger auf. Hier ist einerseits Empathie angesagt, andererseits liegen im Erkennen solcher Ereignisse besondere Chancen, die Verluste und damit verknüpfte Lebensveränderungen in den Blick zu nehmen und Menschen wieder zur Bewegung zu motivieren, aber – immer mit Sinn und Ziel.

Im vorliegenden Kapitel wird der Begriff »kritisches Lebensereignis« in den Blick genommen. Überlegt wird, wie das Wissen um die Bedeutung und Auswirkungen dieser Ereignisse helfen kann, motivationsfördernde Anreize zur Erhaltung und Förderung der Mobilität zu schaffen. Das eingangs dargestellte Fallbeispiel begleitet durch den Beitrag.

Entwicklungsaufgaben und Übergänge

Entwicklungspsychologie und Alter? Ja, denn menschliche Entwicklung findet ein Leben lang bis ins hohe Alter statt. Je nach Theorie unterscheiden sich die entwicklungspsychologischen Stadien im Hinblick auf die Altersabstufungen und die Aufgaben, die in der jeweiligen Lebensspanne zu bewältigen sind. Eine Entwicklungsaufgabe steht somit immer in einem Spannungsverhältnis zwischen individuellen Bedürfnissen, persönlichen Werten und Erfahrungen auf der einen Seite und Anforderungen der Gesellschaft, wie z. B. Erwartungen oder Normen, auf der anderen Seite.

Kritische Lebensereignisse

Filipp & Aymanns (2018) verweisen auf Entwicklungsaufgaben und Phasen des Übergangs (z. B. Berentung) als Ereignisse, die von den jeweiligen Personen bewältigt werden müssen und ggf. eine Neuorientierung der gesamten Lebensbezüge und -inhalte nach sich ziehen können. Das treffe auf Übergänge zu, auf die man sich in der Regel vorbereiten kann. Bei kritischen Lebensereignissen handle es sich aber in der Regel um Ereignisse die »[…] weit außerhalb des normalen Erwartungs- und Erfahrungshorizonts und jenseits des Alltags von Menschen liegen und […] von heftigen Emotionen begleitet sind. Die Tatsache, dass es sich um einschneidende, das Leben oft gravierend verändernde und in aller Regel außerordentlich belastende Erfahrungen handelt, rückt sie in die konzeptuelle Nähe zu Stress, auch wenn kritische Lebensereignisse in der Regel weit über das hinaus gehen, was wir in der Alltagssprache unter ›Stress‹ verstehen.« (Filipp & Aymanns 2018, S. 31).

Kritische Lebensereignisse, so die Autorinnen, sind verbunden mit unwiderruflichem und unwiederbringlichem Verlust geliebter Menschen durch Tod oder Trennung oder wertvoller Ressourcen (z. B. Hörvermögen, Gesundheit) oder dem Verlust geliebter Objekte, z. B. des Hauses/Gartens. »Kritisch« sind diese Ereignisse auch deshalb, weil diese meist zu Veränderungen führen, die das Selbstbild betreffen, wie z. B. die Veränderung der sozialen Rolle, der Haltung oder auch der persönlichen Ziele und Motivationen. Das Leben gerät häufig aus dem Gleichgewicht und die Personen sind damit beschäftigt, ihre Aufmerksamkeit auf die Bereiche zu fokussieren, die durch das Ereignis betroffen sind (Filipp & Aymanns 2018).

Kritische Lebensereignisse können positive Entwicklungen befördern und eine Person stärken, gleichermaßen kann es aber auch dazu kommen, dass eine Anpassung an die neue Situation und die Gegebenheiten nicht gelingt und mit gesundheitlichen Belastungen einhergeht (Franke et al. 2017). Bisherige Erfahrungen und Gewohnheiten, Werte und Erwartungen treten in Konflikt mit den veränderten Rahmenbedingungen und Konstellationen. Die Folgen können sehr unterschiedlich sein, wenn Menschen sich ggf. nicht (oder noch nicht) an die neuen, veränderten Lebenssituationen anpassen können. Kritische Lebensereignisse sind also Wendepunkte, die sehr unterschiedlich wahrgenommen und erlebt werden.

Bei Personen im hohen Alter – so Franke et al. (2017) – sind Veränderungen der Entwicklungs- und Lebenssituationen besonders in den Blick zu nehmen, weil damit auch der Beginn einer chronischen Erkrankung oder der Eintritt von Pflegebedürftigkeit verbunden sein kann. Auch erhebliche Gesundheitsrisiken oder andere tiefgreifende Wirkungen können sich entfalten, mit denen die Betroffenen überfordert sind und die in Folge zu einem Kontrollverlust und zu Existenzängsten führen können (Franke et al. 2017). Zwar sind manche Ereignisse erwartbar, der konkrete Eintritt aber nicht vorhersehbar.

»Jeder Übergang und umso mehr jedes kritische Ereignis erfordern individuelle Anpassungsleistungen, die gerade für ältere Menschen eine Herausforderung sein können. Zwar können sie bei Konfrontation mit kritischen Lebensereignissen zumeist auf einen reichen Erfahrungsschatz von Bewältigungsstrategien zurückgreifen. Allerdings liegen die kritischen Lebensereignisse, die typischerweise im Alter erlebt werden, oft jenseits des alltäglichen Erfahrungshorizontes« (Franke et al. 2017, S. 1)

Alltag

Das Stichwort Alltag ist wichtig, denn ohne »Alltag« wären Menschen heillos überfordert. Dieser ermöglicht Ordnung und Gliederung: Ereignisse, die den Tag strukturieren, aber auch das Wissen um Abläufe sowie das eigene und das Verhalten anderer. Der Alltag vermittelt Ziele, die man verfolgen möchte, und welche Aufgaben und Pflichten zu erfüllen sind, was man tun und nicht tun will. Gleichermaßen ist der Sinn und Zweck des Handelns und Tuns vertraut und das, was im Alltag geschieht, ist erklär- und nachvollziehbar. Alltag geht also mit Handlungsroutinen einher und bedeutet ein Stück weit Entlastung, weil Ziele und Handlungen nicht ständig hinterfragt oder neu bedacht werden müssen. Gewohnheiten vermitteln Sicherheit und Wohlbefinden, gleichermaßen aber auch das Erleben von Lebensqualität (Filipp & Aymanns 2018).

Alltag ist im Alter ein wichtiger Impulsgeber, denn die Routinen erleichtern die Aufrechterhaltung von Selbständigkeit und das Gefühl von Autonomie. Wichtige Aspekte der Lebensführung können, auch wenn körperliche oder kognitive Beeinträchtigungen sich im Alltag bemerkbar machen, weitergeführt werden. Auch dann, wenn beispielsweise bestimmte Aufgaben schwerfallen, die Kraft nachlässt usw. Alltagskompetenz besteht also darin, dass man Bewährtes abrufen kann. Wenn bis dahin vorhandene Ressourcen verloren gehen oder eingeschränkt sind, kann die Situation problematisch werden, da das Gewohnte zur Problembewältigung nicht mehr greift.

Eintritt von Pflegebedürftigkeit

Kurzfristige Krankheitsereignisse sind in der Regel bekannt, dauerhafte Funktions- und Fähigkeitseinbußen erfordern aber eine Neudefinition von »Alltag«. Die entstanden Beeinträchtigungen selbst erschweren eine Anpassung an einen »neuen« Alltag. Kritische Lebensereignisse, wie der Eintritt der Pflegebedürftigkeit, gehen häufig mit Verlust und Einschränkungen ganz unterschiedlicher Art einher. Meist reagiert man nur noch auf diese Ereignisse und steht den Veränderungen ohnmächtig und hilflos gegenüber. Dies kann auch zu einem Verlust der Handlungsfähigkeit führen (Filipp & Aymanns 2018). Kurz gesagt: Für die Betroffenen bestehen oft überhaupt keine Handlungsoptionen, die sie aus dem bisherigen Lebens- und Erfahrungsschatz abrufen können, um mit dieser neuen Situation umzugehen. Bisherige Bewältigungsmuster und Routinen sind nicht anwendbar. In Folge kann ein Bedarf an Hilfs- und Unterstützungsleistungen entstehen, weil die Überforderung nicht kompensiert werden und der Alltag nicht mehr allein bewältigt werden kann. Die geschilderten Folgen und Einschränkungen können zu der Einsicht führen, dass eine dauerhaft selbständige Lebensführung in der eigenen Häuslichkeit unmöglich ist, so dass der Einzug in ein Pflegeheim notwendig wird. Dieser Einzug kann wiederum als ein kritisches Lebensereignis bezeichnet werden (z. B. Verlust der gewohnten Umgebung, das Empfinden von dauerhafter Abhängigkeit, Einschränkung einer autonomen Lebensführung).

Viele Personen zeigen bei Einzug in eine Einrichtung Trauer- und Verabschiedungsprozesse von Vertrautem und müssen diese Veränderungen im wahrsten Sinne des Wortes unter die Füße bekommen. Die Lust, sich zu bewegen, an Veranstaltungen teilzunehmen oder Sozialkontakte wahrzunehmen, kann dadurch beeinträchtigt sein oder werden.

Beeinflussbarkeit kritischer Lebensereignisse – positive und negative Einflussfaktoren

Kritische Lebensereignisse sind beeinflussbar, ein sehr wichtiger Faktor ist dabei die Verfügbarkeit und Verlässlichkeit sozialer Beziehungen. Diese helfen dabei, negative Emotionen zu regulieren und das emotionale Wohlbefinden zu sichern (Filipp & Aymanns 2018). Beziehungen können aber auch gegenteilig wahrgenommen werden und das Belastungserleben verstärken. Insbesondere dann, wenn negatives oder ablehnendes Verhalten gegenüber der betroffenen Person an den Tag tritt. Dies kann u. a. der Fall sein, wenn die Erkrankung oder der Funktionsverlust oder die Bewegungseinschränkung das bisherige Beziehungsgefüge durcheinanderbringen und sich etablierte Rollen und Aufgaben verändern. Die Betroffene kann dies ggf. als eine Abwertung ihrer Person empfinden, ganz unabhängig davon, ob dies vom Gegenüber so intendiert ist. Zusammenfassend kann aber festgestellt werden, dass soziale Unterstützung eine belastungsmindernde Wirkung hat (Filipp & Aymanns 2018). Gleichermaßen muss aber auch überlegt werden, wie außerhalb der Familie oder des näheren Umfeldes tragfähige Hilfsstrukturen, also soziale Netzwerke mit entlastender und helfender Wirkung, etabliert werden (Franke et al 2017).

Hierbei muss auf die Wichtigkeit von Information, Beratung und Anleitung aufmerksam gemacht werden. Die Betroffenen selbst und die Angehörigen sollten über Angebote im Quartier oder auch über die Möglichkeit informiert werden, wie die Leistungen der Pflegeversicherung vollumfänglich auszuschöpfen sind (Franke et al. 2017). Insbesondere bewegungsförderliche Angebote im Quartier können Teilhabe und das Erleben von Gemeinschaft ermöglichen.

Filipp und Aymanns (2018) verweisen hierzu auf individuelle Ressourcen zur Bewältigung kritischer Lebensereignisse. Insbesondere Gesundheit und die körperliche Fitness, also auch Bewegung, können bei der Bewältigung von kritischen Lebensereignissen hilfreich sein. In der Regel – so die Autorinnen (Filipp & Aymanns 2018) – können Personen eher ihre Fitness als andere personale Ressourcen beeinflussen. Diese kann sich positiv auf die eigene Widerstandskraft, das Selbstwertgefühl, das Stressempfinden und auf das körperliche Wohlbefinden auswirken. Zudem könne körperliche Aktivität Menschen »wieder zu den Dingen hinlenken, die sie ›eigentlich‹ tun wollten, und sie vielleicht auch darin bestätigen, diese Dinge als machbar wahrzunehmen.« (Filipp & Aymanns 2018, S. 317)

Wie bereits dargestellt, sind mit zunehmendem Alter Einschränkungen durch Erkrankungen wahrscheinlich, die sich auf die Alltagaktivitäten und den Mobilitätsstatus negativ auswirken. Die Zeitspanne, um etwaige Folgen zu bearbeiten oder Lösungsansätze zu entwickeln oder sich an die neue Lebenssituation anzupassen, verkürzt sich. Veränderungen und damit einhergehende Einschränkungen können somit schwieriger kompensiert werden. Ein eingeschränkter Gesundheitsstatus wird daher als Risikofaktor bei der Bewältigung von kritischen Ereignissen wahrgenommen, weil man von einer Wechselwirkung von Funktionsstatus und Depression im Alter ausgehen kann. Insbesondere das Ausmaß der Aktivitätseinschränkungen – so die Autorinnen – sei eine wichtige Querverbindung zwischen einer Vielzahl gesundheitsbezogener Stressoren und Depressivität sowie negativer Stimmung. Das Gefühl von Abhängigkeit geht mit einem Kontrollverlust über wichtige Aspekte des Lebens und mit einer Bedrohung des Selbst einher (Filipp & Aymanns 2018).

Das heißt aber auch: Die Erhaltung und Förderung der Mobilität und die Verbesserung der Alltagskompetenzen können bei der Bewältigung kritischer Lebensereignisse unterstützend wirken und eine individuelle Anpassungsleistung befördern. Solche Interventionen können hilfreich sein, die veränderten Lebensumstände und die neuen Anforderungen bewältigbar zu machen, weil die Person dazu befähigt werden kann, eine größtmögliche Selbständigkeit wiederzuerlangen. Ziel muss es sein, die Alltagsaktivitäten und die Mobilität in den Blick zu nehmen und gemeinsam zu überlegen, welche Wünsche und Ziele die betroffene Person selbst hat und was dafür getan werden kann, diese Ziele zu erreichen. Häufig ist ein sinnstiftendes Ziel förderlich, um die Person wieder in Bewegung zu bringen, da man mit dem angestrebten Ziel Lebensqualität und Selbständigkeit verbindet.

Eine solche Entwicklung kann nur schrittweise erfolgen und wirkt dem Kontrollverlust und dem Gefühl einer schwindenden Autonomie entgegen. Motivation in diesem Sinne bedeutet, an bestimmte Aspekte des bisherigen Lebens wieder anzuknüpfen, und zwar immer mit der Prämisse: Wenn etwas nicht mehr geht, was ist dann möglich, um Sinnhaftigkeit und Wirksamkeit zu erleben?

Exkurs: Motivation zur Mobilität – förderliche und hemmende Faktoren

Kritische Lebensereignisse in den Blick zu nehmen und Motivation zu schaffen, um an einen »neuen Alltag« anzuknüpfen, ist ein wichtiger Aspekt. Ein anderer bedeutender Aspekt ist zu wissen, dass Betroffene unabhängig von diesen Ereignissen sehr verschieden sind und ihre Motivation zur Erhaltung und Förderung der Mobilität gleichermaßen heterogen ist. Das Engagement alter Menschen bezüglich körperlicher Aktivitäten kann durch verhaltensbezogene Faktoren, wie Motivation und persönliche Überzeugungen, aber auch Umweltfaktoren beeinflusst werden. Es ist wichtig, um diese Faktoren zu wissen, insbesondere im Rahmen der Einschätzung, aber auch bei der Beratung von Bewohnerinnen/Klientinnen. Dann können Maßnahmen mit den Betroffenen abgestimmt werden.

Interessant erscheint in diesem Zusammenhang ein Review von Franco et al. aus dem Jahre 2015. Die Autorinnen haben Studien dahingehend analysiert, welche Erfahrungen, Überzeugungen und Einstellungen älterer Menschen zur Teilnahme an körperlichen Aktivitäten beitragen. Die Teilnehmenden lebten in allen Settings der Altenhilfe und nahmen an sehr unterschiedlichen Maßnahmen zur Erhaltung und Förderung der Mobilität teil.

Von den Autorinnen wurde überlegt, wie man die Erkenntnisse nutzen könnte, um sie auf die tägliche Praxis zu übertragen. Im Folgenden werden die Aspekte »Wahrnehmung eines persönlichen Nutzens« sowie »Motivationen und Überzeugungen« skizziert, weil es um das Thema »Motivation für Bewegungsinterventionen« geht. Die Befragungen geben Hinweise, die es zu berücksichtigen gilt.

Persönlicher Nutzen

Im Rahmen dieser Kategorie wurden unterschiedliche Aspekte subsummiert, die kurz erläutert werden und vor allem als Motivationsfaktoren für die Teilnehmerinnen verstanden werden können.

- *Muskelkraft, Balance und Beweglichkeit*
  Teilnehmerinnen aus 69 Studien sind davon überzeugt, dass körperliche Aktivität ihren körperlichen Zustand verbessern würde und zu einer Verbesserung der Muskelkraft, des Gleichgewichts oder der Beweglichkeit führen könnte. Einige Befragte nahmen körperliche Aktivität als eine wichtige Strategie wahr, um das Sturzrisiko zu verringern, die Mobilität zu verbessern und den Alterungsprozess zu verlangsamen.
- *Selbstvertrauen*
  In 23 der Studien konnte die Bewältigung einer Aktivität ein Gefühl von Kompetenz vermitteln, das die Personen dazu ermutigte, weiterhin zu trainieren. Einige Teilnehmerinnen erlebten eine Verbesserung des Selbstbewusstseins/-wertgefühls und fühlten sich dadurch motiviert.
- *Selbstständigkeit*
  Teilnehmerinnen aus 26 Studien wollten es vermeiden, sich auf andere verlassen zu müssen oder abhängig von anderen Personen zu sein. Sie hatten den Wunsch, für sich selbst sorgen zu können. Sie waren daher der Meinung, dass sie durch ein Training ihre Unabhängigkeit bewahren und ihr Selbstwertgefühl erhalten können.
- *Verbesserte Gesundheit und psychisches Wohlbefinden*
  In 103 Studien glaubten die Teilnehmerinnen, dass körperliche Aktivität wichtig sei, um die Gesundheit zu erhalten, die Stimmung zu verbessern und Stress abzubauen. Zudem wurden positive Effekte, z. B. für die Verdauung, das Herzkreislaufsystem, die Schlafqualität und die Atmung, berichtet. Eine Verbesserung der geistigen Leistungsfähigkeit wurde eben-

falls wahrgenommen, so dass die Teilnehmerinnen davon ausgingen, dass körperliche Aktivität dazu beitragen kann, psychischen Beeinträchtigungen vorzubeugen.

Diese Motivationsfaktoren und die damit verbundenen Wirkungen auf das tägliche Leben können bei einer Beratung thematisiert werden. Dabei kann es hilfreich sein, darauf zu verweisen, dass Personen aus der Altersgruppe zu dieser Einschätzung gelangt sind.

»Überzeugungen«

Unter dieser Überschrift werden Überzeugungen vorgestellt, die überwiegend eine völlig andere Haltung zur Erhaltung und Förderung der Mobilität widerspiegeln als bei der Kategorie »Persönlicher Nutzen«, also eher Einstellungen zum Ausdruck bringen, warum sich jemand nicht (mehr) bewegen möchte (Franco et al. 2015).

- *Apathie*
  Teilnehmerinnen berichteten, dass Gleichgültigkeit ihr Bewegungsverhalten beeinflusste. Einige drückten dabei ihr Desinteresse an körperlicher Aktivität aus, weil sie glaubten, dass sie keinen gesundheitlichen Nutzen daraus ziehen würden. Andere wiederum – obwohl sie die Vorteile körperlicher Aktivität klar erkennen – berichteten, dass Faulheit oder eine geringe Motivation ihre Teilnahme an solchen Aktivitäten verhinderte.
- *Irrelevanz und Unwirksamkeit*
  Die Teilnehmerinnen gehen davon aus, dass Bewegung für ältere Menschen unnötig und sogar schädlich sein könne. Einige waren sogar der Meinung, dass sich die Gesundheit mit dem Älterwerden unweigerlich verschlechtere und dass körperliche Aktivität diesen Prozess nicht verlangsamen würde. Andere hingegen gingen davon aus, dass sie zu jung seien, um zu stürzen. Bewegungsinterventionen zur Sturzprävention seien daher irrelevant.
- *Gewohnheiten beibehalten*
  Teilnehmerinnen berichteten, dass ihr früherer Lebensstil ihr aktuelles Verhalten beeinflusse. Einige gaben an, im höheren Alter körperlich aktiv zu sein, weil sie schon immer körperlich aktiv waren. Andere, die noch nie regelmäßig körperlich aktiv waren, zögerten, im Alter mit körperlicher Aktivität zu beginnen.

Diese Hinweise können gleichermaßen im Alltag genutzt werden, z. B. bei Einzug in die Einrichtung oder bei Angebotsgesprächen in der Häuslichkeit. Dabei können Überzeugungen genutzt werden, die man in ein Gespräch einfließen lassen kann, wie z. B. die Auffassung, dass Bewegung schädlich sei oder die Verschlechterung von Fähigkeit ein hinzunehmendes Altersschicksal sei. Man kann sich für diese Aspekte vorab Argumente überlegen.

Abschließend werden noch zwei Problemfelder benannt, weil diese bei Bewohnerinnen/Klientinnen Bewegung verhindern oder reduzieren (Franco et al. 2015). Es handelt sich um die wirkungsmächtigen Faktoren Angst und Schmerz, die man auch als Mobilitätsbarrieren bezeichnen kann. Bei der Angst vor (weiteren) Stürzen befürchten die Betroffenen, bei körperlichen Aktivitäten zu stürzen und sich schwere Verletzungen zuzuziehen. Zum Thema »Schmerz« berichten Betroffene, dass sie intensive körperliche Aktivität als belastend und unerträglich wahrnehmen.

Die jeweiligen Aussagen, Überzeugungen und Wahrnehmungen zeigen, dass Maßnahmen jeweils individuell ansetzen müssen und es je nach persönlicher Überzeugung und Wahrnehmung anderer Strategien bedarf. Jemand, der Sturzangst hat und sich nicht mehr bewegen will, muss anders in den Blick genommen werden als jemand, der von sich behauptet, dass er »schon immer faul war«.

Und jetzt – ein Blick auf das Fallbeispiel zu Beginn

Bitte rufen Sie sich das eingangs vorgestellte Fallbeispiel von Frau Kessler nochmals vor Augen. Sehr lapidar wurde festgestellt, dass sich die gemeinsamen Spaziergänge positiv entwickelt hätten. Das mag und kann sicher mit der Kontinuität zusammenhängen. Denn für die Bewältigung von kritischen Lebensereignissen kann es auch hilfreich sein, routinemäßig Alltagsstrukturen zu leben, die kontinuierlich durchgeführt werden. Diese tragen dazu bei, den Kreislauf von Immobilität und Sturzgefahr zu durchbrechen und sich im Alltag wieder kompetent zu erleben.

- Bei Frau Kessler bedeutete dies, dass eine Gehstrecke von 500 Metern zu Beginn mit mindestens drei, manchmal mit vier Pausen bewältigt wurde. Zuerst veränderten sich die Anzahl der Pausen und dann die Länge der Gehstrecke. Diese Veränderung kann ein motivationsfördernder Hinweis für die Betroffenen sein, dass sie im buchstäblichen Sinne bereits ein Stück Weg geschafft haben, insbesondere dann, wenn die Lust nachlässt oder man das Gefühl hat, dass die Einschränkungen gleichbleibend sind und »es nicht voran geht«.
- Beim Umgang mit dem Rollator wurde auf ein sicheres Handling im Alltag geachtet. Selbständige Spaziergänge stärkten das Gefühl von Selbständigkeit und -bestimmung.
- Durch die Beratung und Information zum Entlastungsbetrag nach SGB XI, der auch bereits bei Pflegegrad eins in Höhe von 125,00 € zur Verfügung steht, wurde durch die Familie ein aktivierender Hausbesuch veranlasst. Wöchentlich kam eine Ehrenamtliche (Übungsleiterin), um gezielt Bewegungsübungen zum Aufbau von Kraft und Balance durchzuführen.

Zwei Punkte abschließend, die durch die Gespräche bei den Spaziergängen deutlich wurden und die für die Motivation, sich zu bewegen, wichtig waren und an die Ausführungen zu den »kritischen Lebensereignissen« anschlussfähig sind: Erstens hatten die Folgen eines Sturzes massive Auswirkungen auf das Beziehungsgefüge. Eine vormals selbstbestimmte Frau musste »vieles« aufgeben und war auf Hilfe angewiesen. Zweitens war Frau Kessler eine Dame, die gerne und viel unterwegs war und die es verstand, Genussmomente in das eigene Leben zu integrieren (z. B. shoppen, Wellness). Es wurden Situationen und Momente erlebt, die mit Lebensqualität assoziiert sind. Das Ziel, solche Genussmomente zu erleben, war ein wesentlicher Faktor, um auf die Wichtigkeit der Mobilität aufmerksam zu machen und eine Motivation zu schaffen, hieran wieder anzuknüpfen.

Kritische Lebensereignisse wie bei Frau Kessler führen zu einer schicksalhaft empfundenen Einschränkung des Lebens, die plötzlich und unerwartet eintritt und mit Veränderungen einhergeht, die einem buchstäblich über den Kopf wachsen und auch ein familiales System völlig durcheinanderrütteln. Eine Perspektive von außen kann hilfreich sein. Eine tragfähige Beziehung ermöglicht einen Dialog, so dass Probleme zur Sprache gebracht werden können, die man mit der eigenen Familie ggf. nicht besprechen möchte. Motivation zu Bewegung ist dabei ein dauerhafter Prozess, der ggf. nur kleine Verbesserungspotentiale zeigt, aber an eigene Ziele anschließt, z. B. wieder shoppen gehen zu können.

Solche Prozesse sind auch im stationären Altenhilfebereich immer wieder erlebbar. Eine 95-jährige Dame erzählte, wie schwierig es gewesen sei, ihr Haus aufzugeben. Ihr Mann sei gestorben, dann sei sie gestürzt und nach einem Kurzzeitpflegeaufenthalt hatten die fünf Kinder sie davon überzeugt, dass der Einzug in ein Pflegeheim doch das Sicherste für sie sei. Sie selbst wolle ihren Kindern nicht zur Last fallen. Sie berichtete zudem, dass sie hier im Heim nur mit Menschen mit Demenz zu tun habe und sie kein Gegenüber finde. Sie verbrachte viel Zeit in ihrem Zimmer und reduzierte die Bewegung, wirkte unmotiviert und lustlos. Der Verlust bleibt und das Gefühl, viel aufzugeben auch. Dass die Einrichtung nicht das Zuhause ist, kann nachvollzogen werden. Verluste wahrzunehmen und anzuerkennen, kann hilfreich sein. Dialog und Empathie ermöglichen es hingegen, die Person zu verstehen und hinter die Fassade zu blicken. Was war der Schlüssel? Die ältere Dame teilte mit, sie würde so gerne an ihrer Seniorengruppe im Ort teilnehmen, aber das sei ja als Heimbewohnerin nicht möglich. Zum Schluss nahm die ältere Dame wieder an einer Seniorengruppe im Quartier teil. Einerseits erlebte diese ältere Dame damit ein Gefühl von Teilhabe, aber auch das Gefühl, mit ihren Bedürfnissen ernst genommen zu werden. Andererseits konnte sie an einer Aktivität mitwirken, die für sie selbst Sinn machte. Verlusterfahrungen, die nicht ausgesprochen werden und mit kritischen Lebensereignissen zusammenhängen, können Personen lähmen. Zu erkennen, was die jeweilige Person motiviert, kann hingegen innerliche und äußerliche Bewegung befördern.

To-dos – Empfehlungen für den Alltag

- Nehmen Sie sich Zeit, Trauerprozesse nach kritischen Lebensereignissen wahrzunehmen. Hören Sie zu und schaffen Sie eine Vertrauensbasis. Dialog ist aber keine Einbahnstraße.
- Schaffen Sie Kontinuität im Alltag, selbst wenn anfangs nur einige Maßnahmen zur Erhaltung und Förderung der Mobilität umgesetzt werden, kann dies strukturierend wirken, Sicherheit vermitteln und Immobilität verhindern. Eine Steigerung der Aktivität ist immer möglich, und zwar im Spannungsfeld von fordern und fördern, aber nicht überfordern.
- Versuchen Sie herauszufinden, was die Bewohnerin/Klientin als sinnstiftend erlebt. Welches Ziel möchte die Person mit der Erhaltung und Förderung der Mobilität realisieren und was könnte für sie motivationsfördernd sein (z. B. Bummeln gehen, Gartenarbeit)?
- Beraten Sie Bewohnerinnen/Klientinnen zu Vorurteilen, aber auch zu den Vorteilen der Erhaltung und Förderung der Mobilität und zeigen Sie Möglichkeiten auf, wie eigene Ziele erreicht oder Verschlechterungen entgegengewirkt werden können.
- Beteiligen Sie auf Wunsch die Angehörigen und verweisen Sie darauf, wie wichtig die individuellen Ziele für die betreffende Person sind und wie man diese unterstützen kann (z. B. von einer dauerhaften Übernahme von Tätigkeiten abzusehen etc.)
- Folgen kritischer Lebensereignisse sind gravierend. Auch im Alter kann eine Psychotherapie oder ein Beratungsgespräch bei Beziehungsproblemen initiiert werden.
- Nehmen Sie kritische Lebensereignisse wahr. Unterstützen Sie die Bewohnerinnen, sich im Heim einzuleben, und zeigen Sie in der ambulanten Pflege Wege auf, den Alltag neu zu strukturieren. Verweisen Sie auf die Leistungen nach dem SGB XI und wie die häusliche Versorgung unterstützt, entlastet oder ergänzt werden kann. Verweisen Sie auch darauf, dass Angebote im Quartier wahrgenommen werden können, z. B. Seniorengymnastik oder Stadtteilspaziergänge.
- Nehmen Sie die Gelegenheiten wahr, bei Angehörigenabenden oder bei Veranstaltungen im Quartier etc. auf die Bedeutung von Bewegung im Alter und deren Wirkung auf Gesundheit, Selbständigkeit und Teilhabe aufmerksam zu machen.

Resümee

Das Leben hält viele Überraschungen bereit. Kritische Lebensereignisse stellen das Leben erst einmal auf den Kopf. Im Alter können die Ressourcen fehlen, um sich an die neuen Lebensumstände anzupassen bzw. die Ereignisse geben sich manchmal die Klinke in die Hand, so dass man mehr mit dem Reagieren und nicht mit dem Agieren beschäftigt ist.

Der Eintritt von Hilfs- und Pflegebedürftigkeit ist ein Prozess, den es zu verarbeiten gilt. Dieser kann mit dem Verlust von Unabhängigkeit und dem Gefühl der Gefährdung der eigenen Würde einhergehen. Fehlende Motivation, sich zu bewegen, sich »aufzuraffen«, ist verständlich.

Beziehungs- und Aushandlungsprozesse helfen, hinter die Fassade eines Ausspruchs wie »keine Lust« zu sehen. Zuhören und die Folgen eines kritischen Lebensereignisses wahrzunehmen, eröffnen Gesprächsmöglichkeiten. Eine Beratung kann den Beitrag von Erhaltung und Förderung der Mobilität zum Erreichen eigener Ziele beinhalten oder auch helfen, mit Lebensqualität assoziierte Vorhaben wieder in den Blick zu nehmen. Die Einstellungen der jeweiligen Person zur Mobilität sind wichtig. Hier gibt es ein weites Feld zu bearbeiten, das von Angst und Bequemlichkeit (»den inneren Schweinehund überwinden«) bis hin zur Überzeugung reicht, dass man sich im Alter nicht zu viel bewegen sollte. Eine spannende Herausforderung für Pflegende, aber eine lohnenswerte Aufgabe!

Y Bewegung erleben bis zum Schluss: Mobilität in palliativen Situationen

Manfred Baumann

Hinführung

Mobilität ist die Fähigkeit zur »Eigenbewegung des Menschen mit dem Ziel, sich fortzubewegen oder eine Lageveränderung des Körpers vorzunehmen« (DNQP 2020, S. 14). In Lehrbüchern und Forschungsarbeiten zu Palliative Care findet sie als eigenständiges Thema kaum Beachtung. Der Erhalt, die Förderung und der Verlust von Mobilität in palliativen Situationen sollen im Folgenden aus sehr unterschiedlichen Perspektiven betrachtet werden: Welche Bedeutung kommt Mobilität in einem ganzheitlich orientierten palliativen Konzept zu? Welche Bedeutung hat der Teufelskreis von abnehmender Mobilität und zunehmender Symptomlast für Menschen in palliativen Situationen? Was kann unternommen werden, um den Raum für die Erfahrung sinnstiftender Selbstwirksamkeit angesichts eines stetig kleiner werdenden Bewegungsradius und abnehmender Bewegungsmöglichkeiten solange wie möglich zu erhalten? Welches pflegerische Handeln ist in palliativen Situationen zur Förderung oder zum Erhalt von Mobilität (noch) angemessen? Ist es möglich, über den Grad an Mobilität die verbleibende Lebenszeit einzuschätzen? Was hat Mobilität mit der Unruhe am Lebensende zu tun? Was bedeutet Trauer über den Verlust von Mobilität? Inwiefern ist aus Care-ethischer Perspektive die Abnahme von Mobilität mit einer Abwertung des auf Pflege angewiesenen Lebens verbunden?

Mobilität in palliativen Situationen ganzheitlich verstehen

Als ganzheitliche Sorge für schwerstkranke und sterbende Menschen soll Palliative Care an allen Orten wirksam sein, an denen Menschen mit unheilbaren, lebensverkürzend fortschreitenden Erkrankungen behandelt und gemeinsam mit ihren Familien begleitet werden (DHPV 2021). Körperliche, psychische, soziale und spirituelle Not und Beschwerden sollen früh erkannt und gelindert werden – ab dem Zeitpunkt, »ab dem feststeht, dass eine Genesung unmöglich ist« (Feichtner 2016, S. 14) und bis zur Begleitung der Hinterbliebenen in ihrer Trauer. Die Bedeutung, die dem Erhalt und der Förderung von Mobilität in palliativen Situationen zukommt, kann an den Eckpfeilern von Palliative Care veranschaulicht werden – der ganzheitlichen Sorge zur Verbesserung der Lebensqualität, der Behandlung belastender Symptome durch ein multiprofessionelles Team und ihrem gesellschaftlichen Auftrag (Baumann 2013).

Im Verständnis der *ganzheitlichen Herangehensweise von Palliative Care* ist Mobilität mehr als nur die Fähigkeit zum Positions- und Lagewechsel, um physische Risiken zu verringern. Mobilität wirkt sich immer auf den ganzen Menschen mit seinen physischen, psychischen, sozialen und spirituellen Bedürfnissen und Ressourcen aus und umgekehrt. An diesem Wissen orientiert sich die *Behandlung belastender Symptome*. Nicht das Symptom, sondern der Mensch wird behandelt. Cicely Saunders hat das im Konzept des »total pain« beschrieben: Ängste, Einsamkeit und Hoffnungslosigkeit können das Erleben eines zerstörerischen Schmerzes verstärken. Schmerzen wiederum können die Mobilität einschränken, während Ängste »durch tatsächliche oder befürchtete Symptome und Funktionseinschränkungen, wie z. B. Atemnot, Schmerzen oder Verlust der Mobilität« (Leitlinienprogramm Onkologie 2020, S. 354) verursacht werden können. Ein anderes Beispiel ist der Erhalt und die Förderung auch kleinster Bewegungsfähigkeiten. Denn bis zuletzt selbstwirksam sein zu können, bedeutet, sich als selbstbestimmtes Subjekt wahrnehmen zu können und nicht als Objekt professioneller Sorge behandelt zu werden. Palliative Care versucht das subjektive Erleben des anderen ernstzunehmen und Möglichkeiten zu fördern, den »Alltag und die sozialen Beziehungen befriedigend zu gestalten.« (Steffen-Bürgi 2006, S. 32) Palliative Care orientiert sich daran, dass die auf Pflege angewiesenen und in ihrer Mobilität eingeschränkten Menschen selbst die besten Expertinnen für ihre *Lebensqualität* sind, d. h. für das, was ihnen für das eigene Wohlbefinden wichtig ist.

Für eine ganzheitlich orientierte Sorge ist ein *multiprofessionelles Team* notwendig. So fördern beispielsweise Physio- und Ergotherapeutinnen die Koordination, Beweglichkeit, Mobilität, Funktionalität und Körperwahrnehmung der Betroffenen und können dadurch belastende Symptome wie Schmerzen, muskuläre Verspannungen, Ödeme, Dyspnoe und Obstipation lindern (Vira et al. 2020). Ehrenamtliche Kolleginnen sind ein unerlässlicher Teil dieses Teams. Die mitmenschliche Begleitung von schwerstkranken, sterbenden und trauernden Menschen bleibt durch sie eine alltägliche Erfahrung (*gesellschaftlicher Auftrag*). Sie bringen Zeit und Erfahrung mit und erweitern durch Angebote, wie z. B. Spaziergänge, den Bewegungsraum der Betroffenen. Sie bleiben bei ihnen, wenn ihre Bewegungsräume kleiner werden. Sie halten mit ihnen ihre Trauer über den Verlust ihrer Mobilität aus.

Den Teufelskreis von abnehmender Mobilität und zunehmender Symptomlast verlassen

Viele Erkrankungen und deren Behandlung wirken sich negativ auf die Mobilität von schwerstkranken Menschen aus. Tumorerkrankungen sind häufig mit Schmerzen, Fatigue, Verwirrtheit, verminderten Koordinationsfähigkeiten (durch Hirnmetastasen, Hirntumoren etc.) und einer damit einhergehenden Abnahme von Mobilität assoziiert. Bewegungseinschränkungen können ein Hinweis auf pathologische Prozesse sowie auf pathologische Frakturen sein, Knochen- und Weichteilschmerzen können bewegungsabhängig auftreten und bei malignen Wunden kann es zu Bewegungsschmerzen kommen. Bewegung wird dann vermieden, die Mobilität nimmt ab (Leitlinienprogramm Onkologie 2020). Mobilität kann risikobehaftet sein. So können Stürze bei Menschen mit Knochenmetastasen zu pathologischen Frakturen und bei Menschen mit Gerinnungsstörungen sowie bestimmten Tumoren zu unstillbaren Blutungen führen. Viele Therapien verursachen Taubheitsgefühle in Händen und Beinen mit der Gefahr einer erhöhten Sturzneigung. Neurologische Erkrankungen können zum Verlust der Mobilität führen, Herz- und Nierenerkrankungen gehen häufig mit einem ausgeprägten Fatigue-Syndrom und dessen Risiken einher.

> Mobilität ist ein wichtiger Faktor, da eine Abnahme ebendieser zur Verschlechterung eines belastenden Symptoms und die Förderung von Mobilität zu dessen Linderung führen kann.

So kann die Angst, durch Abnahme der Mobilität auf andere angewiesen zu sein, das Gefühl von Hoffnungs- und Sinnlosigkeit verstärken. Dieses Gefühl kann das Vertrauen in die eigenen Fähigkeiten schwächen und zur weiteren Abnahme von Mobilität führen. Der Teufelskreis von abnehmender Mobilität und zunehmender Symptomlast ist beschritten. Diesen Zusammenhang beschreibt auch die Studie von Roh et al. (2014) über die Mobilität älterer palliativ versorgter Menschen: Ein Mehr an Mobilität geht mit weniger Schlafstörungen, Fatigue und Schmerzen einher. Umgekehrt haben Menschen mit weniger physischen Symptomen auch eine bessere Mobilität. Nimmt die Mobilität hingegen ab, nehmen Schlafstörungen und Fatigue zu, was wiederum zu mehr Schwäche führt. Außerdem nimmt die Motivation, sich zu bewegen, ab und schließlich sinkt durch Fatigue, Schwäche und Motivationsabnahme die Mobilität – eine Abwärtsspirale (Roh et al. 2014). Die »Erweiterte S3-Leitlinie Palliativmedizin für Patienten mit einer nicht-heilbaren Krebserkrankung« weist auf weitere Zusammenhänge hin. Erbrechen kann bewegungsabhängig (organisch bedingt, durch Lagewechsel bei Hirnprozessen etc.) auftreten, was wiederum zur Einschränkung der Mobilität führt. Bewegungsübungen können das Fatigue-Syndrom positiv beeinflussen und die Förderung von Mobilität kann den Kreislauf durchbrechen: Atemnot führt zu Bewegungseinschränkung, diese führt zu Immobilität, welche wiederum zu weiterer Atemnot führt (Leitlinienprogramm Onkologie 2020, S. 143).

Sich selbst als wirksam erfahren dürfen im kleiner werdenden Bewegungsraum

Stefan Dreßke (2005) beobachtet im Rahmen seiner Feldstudie in zwei Hospizen, wie der Raum der Präsenz von schwerstkranken und sterbenden Menschen erhalten und erweitert werden kann und sie hierdurch Teil der Gemeinschaft bleiben und Normalität erfahren. Bei Abnahme der Mobilität und selbst bei Immobilität setzen Pflegende – wenn der Hospizgast einverstanden ist – alles daran, Teilhabe zu ermöglichen: So können nicht nur geh- oder rollstuhlfähige, sondern auch hoch pflegebedürftige und bettlägerige Patientinnen ihre Zimmer verlassen. Eine Spazierfahrt durch das Hospiz ist für sie oft das erste Mal seit langem, dass sie ihr Bett oder ihr Zimmer verlassen können oder das Bett wird im Wohnzimmer oder auf der Terrasse aufgestellt. Die Gäste können auf diese Weise ihr Territorium ausdehnen und haben Zugang zu Aktivitäten (Dreßke 2005). Wenn der Bewegungsraum durch Abnahme der Mobilität kleiner wird, kann die Aufmerksamkeit auf geringste noch verbliebene Bewegungsressourcen gerichtet werden. Sie können sich durch das Anbahnen von Bewegung und durch das Fördern und Erhalten auch nur kleinster Bewegungsmöglichkeiten eines Körperteils als selbstwirksam und dies als sinnhaft erfahren.

> Ein Erlebnis aus eigener Praxis soll illustrieren, wie angesichts der vermeintlichen Unfähigkeit, sich zu bewegen, doch noch viel möglich war und Selbstwirksamkeit und Sinn erfahren werden konnten. So zeichnete ein fünfzigjähriger an amyotropher Lateralsklerose erkrankter Mann, der nur noch zwei Finger der einen Hand etwas bewegen konnte, in wochenlanger Arbeit unter Anleitung der Kunsttherapeutin eine sehr feine und sehr filigrane Feder. Über den Weg zum Ergebnis und über das Ergebnis selbst zeigte er sich sehr zufrieden.

Eine gute palliative Praxis täglich neu aushandeln

Pflegende, die Mobilität zu erhalten und zu fördern suchen, nehmen ihre Verantwortung für das Wohlergehen der anderen wahr, indem sie zwei Ziele verfolgen, die im Selbstverständnis beruflich Pflegender fest verankert sind: Präventive Maßnahmen (Prophylaxen) sollen vor den gesundheitlichen Risiken abnehmender Mobilität bewahren. Außerdem soll die mobile Selbstständigkeit zum Zwecke der Selbstbestimmtheit erhalten und gefördert werden. Ein ethisches Dilemma entsteht dann, wenn Pflegende aufgrund des nahen Lebensendes oder aufgrund der Reaktionen der Betroffenen auf das pflegerische Handeln Zweifel haben, ob die prophylaktischen Maßnahmen noch immer dem Wohl dienen oder eher schaden. Wenn Atemnot, Schmerzen, Übelkeit, Unruhe, der Wunsch nach ungestörter Ruhe oder Ängste durch Positions- und Lagewechsel verstärkt und nicht gelindert werden, verunsichert das und wirft Fragen auf.

- Bringt Bewegung Freude oder Last? (Schmid 2018a, S. 208)
- Basiert Wohlbefinden auf dem Vermeiden von Risiken und potentiellen Problemen oder auf der Linderung belastender Symptome?
- Darf das eine gegen das andere aufgewogen werden, da eingetretene Schäden (Dekubitus, Kontrakturen, Obstipation etc.) weitere Schmerzen, größere Atemnot und eine weitere Abnahme der Mobilität mit sich bringen können?
- Wann ist der richtige Zeitpunkt, das eine zu lassen und etwas anderes zu tun? Dies soll jeden Tag neu geprüft und entschieden werden. Eine Maßnahme heute sein zu lassen, bedeutet nicht, dass sie bei einer Veränderung des Zustands nicht wieder begonnen werden kann oder muss.
- Was tun, wenn pflegefachliche mit ärztlichen Einschätzungen, institutionellen Aufträgen und Interessen oder aber mit den Interessen von An- und Zugehörigen kollidieren, die sich auf einen anderen Weg noch gar nicht einlassen können, weil er ihnen Angst macht und ihnen die Hoffnung (auf Besserung) nimmt?
- Was tun, wenn die auf Pflege angewiesenen Menschen die Maßnahmen ablehnen und gleichzeitig Zweifel an deren Selbstbestimmtheit bestehen oder Zweifel daran, ob die wahrgenommenen nonverbal ablehnenden Signale auch richtig gedeutet werden? Dann entsteht möglicherweise ein Konflikt zwischen dem verbal/nonverbal geäußerten Willen und dem beruflichen Verständnis von der Notwendigkeit durchzuführender Maßnahmen.

Die Konfliktanlässe sind zahlreich und komplex. Das ethische Dilemma als *Konflikt zwischen den Wünschen und Bedürfnissen der Patientinnen einerseits und einer fachgerechten Pflege andererseits* (Schmid 2018b, S. 209) aufzufassen, bleibt ungenau. Fachgerecht ist mehr als das Befolgen pflegerischer Routinen zur Vermeidung physischer Schäden und mehr als das Erhalten und Fördern der mobilen Selbstständigkeit um der Selbstständigkeit willen.

Pflegende handeln *fachgerecht*, wenn sie dieses Wissen am Wissen der auf Pflege angewiesenen Menschen um ihr Wohl orientieren und gemeinsam mit ihnen entscheiden, was nützt und was schadet. Es handelt sich also vielmehr um den Konflikt zwischen unterschiedlichen Vorstellungen vom Wohl des anderen und davon, mit welchen Maßnahmen seiner Vorstellung von seinem Wohl entsprochen werden kann. Eine fachgerechte Pflege übernimmt Verantwortung für das Wohl des anderen, indem sie sich stets aufs Neue auf den Aushandlungsprozess zwischen pflegefachlichem Wissen und der Situation eines konkreten Menschen mit seiner Vorstellung von seinem Wohl einlassen kann. »Die Vereinbarung und Umsetzung eines pflegerischen Auftrags zwischen dem pflegebedürftigen Menschen und der Pflegefachkraft ist das Ergebnis eines Aushandlungsprozesses. Als allgemeiner Grundsatz professionellen Pflegehandelns gilt dabei die Berücksichtigung des Selbstbestimmungsrechts des pflegebedürftigen Menschen« (DNQP 2020, S. 16). Dieser Aushandlungsprozess berücksichtigt verschiedene Ebenen, auf denen Pflegende Verantwortung übernehmen:

- Pflegende sind (mit-)verantwortlich für das Wohl des anderen – auf der Suche nach einem Weg zwischen präventiver, kurativer, rehabilitativer und palliativer Fürsorge.
- Sie sind verantwortlich für ihr eigenes Wohl – z. B. wenn ihnen nicht wohl ist beim Befolgen von pflegerischen Routinen oder beim Zuwiderhandeln gegen diese.
- Sie sind in Verantwortung gegenüber Kolleginnen und deren eigenen Auffassungen, die auch ihre Berechtigung haben.
- Sie sind verantwortlich gegenüber anderen Berufsgruppen (beispielsweise in Konflikten zwischen Ärztinnen und Pflegenden).
- Sie stehen in Verantwortung gegenüber ihrer Institution, in der sie arbeitet und die sich ihrerseits anderen Kontrollinstanzen gegenüber zu verantworten hat.
- Schließlich sind sie in Verantwortung gegenüber An- und Zugehörigen, die emotional oft an ganz anderer Stelle – zwischen Hoffen und Bangen – stehen und überfordert sind durch die ihnen angetragene Entscheidungsverantwortung in letzten gesundheitlichen Fragen.

> Der Alltag der Sorgenden ist komplex. In Hinblick auf Wohl und Mobilität des anderen ringen sie um die Frage, wie den Wünschen und Bedürfnissen des auf Pflege angewiesenen Menschen ethisch gut begründet entsprochen werden kann. Innezuhalten und sich ethisch zu beraten, dient der Orientierung in diesen Situationen.

Den Zeitpunkt des Versterbens einschätzen

In der terminalen Phase des Lebens kann Mobilität ein Prädiktor für die verbleibende Lebenszeit sein. Für die Entscheidung zur Fortführung belastender Therapien und angesichts der drängenden Frage der Familien, wie lange der vertraute Mensch noch leben wird bzw. muss, stehen in palliativmedizinischen Kontexten mehrere Einschätzungsskalen zur Verfügung. Sie geben mit Hilfe des Grades an verbliebener Mobilität und anderer Faktoren Auskunft über die verbleibende Lebenszeit: der Karnofsky-Index, der ECOG/WHO-Score und die Palliative Performance Scale. Je höher das Funktionsniveau, desto länger wird jemand vermutlich leben (Harris et al. 2013), wenngleich eine große Ungewissheit bleibt (Mosich et al. 2019). Außerdem haben unterschiedliche Erkrankungen ihre je eigenen Verläufe: Menschen, die einen plötzlichen Tod erleiden, haben eine hohe Funktionalität bis nahe an den Tod. Bei Tumorerkrankten lässt die lange Zeit aufrechterhaltene hohe Funktionalität drei Monate vor dem

Versterben rapide nach. Menschen mit Organversagen zeigen fluktuierende Muster mit einem deutlichen Einbruch drei Monate vor dem Tod. Gebrechliche Menschen sind bereits im letzten Jahr sehr eingeschränkt und besonders im letzten Monat abhängig in den Aktivitäten des täglichen Lebens (Lunney et al. 2003). Gemeinsam ist allen Krankheitsverläufen, dass der schnellste Funktionsverlust in den letzten zwei Wochen vor dem Tod eintritt (Morgan et al. 2019).

Menschen mit Unruhe und Bewegungsdrang am Lebensende begleiten

Bei Sterbenden ist in der Nähe des Todes häufig eine Phase der Unruhe mit einem oft unbändigen Bewegungsdrang zu beobachten. Eine ehrenamtliche Begleiterin erzählte: »Ich saß bei einer Frau, die unruhig wirkte. Sie deckte sich auf und zu, sie setzte sich auf und legte sich wieder hin. Sie wollte an die Bettkante und wieder zurück. Und dabei stöhnte sie leicht. Als ich sie fragte, was das für eine Unruhe in ihr sei, antwortete sie: ›Welche Unruhe?‹« Was Außenstehende als Unruhe deuten, wird von den Betroffenen nicht zwingend als solche erlebt. Für An- und Zugehörige, aber auch für Pflegende kann die wahrgenommene Unruhe belastend sein. Der Betroffene kann, muss darunter aber nicht leiden.

Es kann Erstaunen, aber auch Beunruhigung bei den Umstehenden auslösen, wenn Menschen, die lange bewegungslos waren, wieder in Bewegung kommen, das Bett verlassen und aufstehen möchten. Wenn Sterbende ihre Beine aus dem Bett hängen lassen, kann das bedeuten, dass die Beine *draußen bleiben müssen*, weil sie den Kontakt zum Boden suchen. Unruhe kann sehr wichtig sein im Prozess des Abschied-Nehmens und sollte nicht reflexartig unterdrückt werden. Den Bewegungsdrang nicht zu verhindern, sondern zu unterstützen, braucht aber Zeit und einen Menschen, der unterstützt – beim Aufsitzen und Stabilisieren im Sitzen, beim Rutschen an die Bettkante und dabei, zu zweit ein paar Schritte zu gehen. Dem Bewegungsdrang Raum zu geben, kann zu mehr Ruhe, Entspannung und einer plötzlich einsetzenden Müdigkeit führen (Kränzle 2018).

> Es ist hilfreich, in Situationen terminaler und finaler Unruhe die Wahrnehmung nicht nur auf die Sterbenden zu lenken, sondern auch auf die Anwesenden und auf sich selbst, und dann zu unterscheiden, wen was warum belastet.

Über den Verlust der Mobilität trauern dürfen

Trauer ist die Antwort der Seele und des Körpers auf einen schweren Verlust. Schwerstkranke und sterbende Menschen trauern um den Verlust ihrer Mobilität und um das mit dem Verlust der Mobilität verlorene Leben. Denn mit der Abnahme der Mobilität sind häufig ein sozialer Rückzug und der Verlust sozialer Rollen verbunden – als Kollegin, als Freundin, als Partnerin. Auch An- und Zugehörige sind von Beginn der Erkrankung an Trauernde. Sie trauern um das verlorene gemeinsame Leben und sie trauern um das eigene Leben, das sich nun verändert und ein Leben ohne den anderen sein wird. Auch ihnen gilt die aufmerksame Sorge.

Die Trauer über das soziale Sterben ist verbunden mit der Trauer über den Verlust des Bewegungsraums. Die Räume für persönliche Begegnungen werden kleiner, weil auch der Bewegungsradius kleiner wird. Die Lebensräume werden kleiner: das Zimmer im Krankenhaus, in der Pflegeeinrichtung, im Hospiz oder in häuslicher Umgebung. Die Betroffenen leiden unter dem Verlust von Rückzugsmöglichkeiten sowie ihrer Privat- und Intimsphäre.

Die Trauer über das soziale Sterben und über den Verlust des Bewegungsraums ist verbunden mit der Trauer über den Verlust der körperlichen und seelischen Integrität. So geht der Verlust der Mobilität einher mit dem Verlust der Selbstständigkeit, von körperlichen Funktionen, von Körperteilen nach Operationen, von körperlicher Vollständigkeit und Unversehrtheit. Der Verlust der Körpergrenzen durch Wunden sowie durch künstliche Zugänge und Ausgänge, die die Körperhülle durchbrechen und sie entgrenzen, schränkt die Mobilität weiter ein.

- *Unmittelbar*, weil Zu- und Ableitungen (verbunden mit einer zunehmenden Schwäche) den Bewegungsraum einschränken können.
- *Mittelbar*, weil der Verlust der Körpergrenzen (durch exsudierende oder entstellende Wunden), der Verlust der Kontinenz (mit notwendigen Ableitungen und sichtbaren Ausscheidungen) sowie der Verlust des Schutzes der Intimsphäre häufig mit Schamerfahrungen einhergehen, die die Mobilitätsmotivation beeinträchtigen können.

Die Verletzung der seelischen Integrität wirkt sich auf die Mobilität aus – infolge von Schlafstörungen, Erschöpfung, Angst, nicht mehr zu existieren, sowie infolge des Verlusts von Hoffnung und wichtigen Sinnerfahrungen.

Mit dieser Komplexität des Trauerns gehen Sorgende in palliativen Kontexten täglich um – und mit ihrer eigenen Trauer. Trauer kann sich in Zorn, Wut und im Gefühl von Chaos, aber auch in Rückzug und Schweigen äußern. Diese Gefühle können Sterbende selbst, An- und Zugehörige und auch beruflich Pflegende manchmal nur schwer aushalten. Trauer braucht kein Machen, sondern Raum und Menschen, die in diesem Raum Menschen in ihrer Trauer aushalten und ihnen Zeit für ihre Trauer lassen können. Der Raum besteht aus Angeboten, die angenommen werden können oder auch nicht: dazubleiben und nicht allein zu lassen, über den Verlust darf gesprochen oder geschwiegen werden, Wut und Rückzug dürfen sein und sie dürfen abwechselnd sein. Es kann sein, dass nichts und niemand sie trösten können. Doch allein, dass die Untröstlichkeit Raum haben darf, kann schon tröstlich sein. Zu bedenken ist auch: Abschiede können Begleiterinnen schmerzen und bedrohen – durch die Berührung mit der eigenen Verletzlichkeit und Sterblichkeit und durch eine besondere Verbundenheit mit den Sterbenden und ihren An- und Zugehörigen. Auch diese Trauer braucht Raum und Anerkennung.

Abhängigkeit aus Care-ethischer Perspektive betrachten

Unser Handeln ist stets eingebettet in gesellschaftlich gültige Einstellungen und Vorstellungen, die unser Denken, Fühlen und Handeln beeinflussen. So sind im Rahmen eines mächtigen Unabhängigkeitsdiskurses Abhängigkeit und ein auf andere Angewiesen-Sein, z. B. durch den Verlust der Mobilität, grundsätzlich problematische Zustände, die vermieden werden müssen. Eva Feder Kittay (2004) warnt vorm Teufelskreis der Entwertung, wenn infolge der negativen Bewertung von Abhängigkeit sowohl die Menschen, die auf Sorge angewiesen sind, als auch die Sorge für sie und schließlich die Sorgenden selbst negativ bewertet werden. Care-ethische Ansätze steuern einer solchen Entwertungspraxis gegen. Sie fassen Abhängigkeit als Bedingung unseres Mensch-Seins auf und übersetzen diese in ein notwendiges Bezogen-Sein auf andere: Als soziale Wesen sind wir immer schon Beziehungswesen. Dieses Bezogen-Sein ist Bedingung und Anfang aller Sorge füreinander (Baumann & Kohlen 2019). Das schließt die Sorge für Menschen ein, die aufgrund abnehmender Mobilität auf die Hilfe anderer angewiesen sind. Dies umfasst außerdem die Sorge für menschenfreundliche und gerechte Rahmenbedingungen für Care-Empfangende und Care-Gebende – wenn wir ernst nehmen, dass das eigene Wohlergehen mit dem des anderen stets verbunden ist (Kittay 2004). Gerechte Sorgeverhältnisse brauchen Zeit als Bedingung, um eine ganzheitlich orientierte Zuwendung ermöglichen zu können (Baumann & Kohlen 2018). In gerechten Sorgeverhältnissen wird anerkannt, dass schwerstkranke und sterbende Menschen ein Recht auf lebensbejahende Kontexte haben, in denen sie sich trotz eingeschränkten Bewegungsraums geborgen und getragen wissen (Charta zur Betreuung schwerstkranker und sterbender Menschen in Deutschland 2010). Lebensbejahende Kontexte beinhalten:

- Von Beginn einer Krankheit an bis zum Tod stets an *Orten* zu sein, an denen man sich wohl und geborgen fühlen kann.
- Dass andere bis ans Lebensende dafür sorgen, dass man sich *selbst als wirksam* erleben kann.
- Dass man *helfende Menschen* an seiner Seite hat. Solche, die verstehen, und solche, die auch praktisch anpacken können (Gärtner 2015).

To-dos – Empfehlungen für den Alltag

- Bleiben Sie als Team aufmerksam für alle Faktoren, die belastende Symptome verstärken oder lindern könnten.
- Entwickeln Sie im Team aus hauptamtlichen und ehrenamtlichen Kolleginnen Ideen, die den Teufelskreis von abnehmender Mobilität und zunehmender Symptomlast durchbrechen könnten.
- Vertrauen Sie auf Ihre eigene Kreativität und auf die Ihrer Teamkolleginnen und entdecken Sie gemeinsam mit dem auf Pflege angewiesenen Menschen Möglichkeiten selbstwirksamer und sinnhafter Erfahrungen.
- Besprechen Sie mit dem auf Pflege angewiesenen Menschen und im Team täglich neu, ob Bewegung Freude oder Last in das Leben dieses Menschen bringt und ob und inwieweit bestimmte pflegerische Maßnahmen aus Sicht des auf Pflege angewiesenen Menschen seinem Wohl entsprechen.
- Prüfen Sie jeden Tag neu, ob eine Maßnahme noch sinnvoll ist oder wieder sinnvoll ist, und orientieren Sie sich dabei an der Frage, was für den konkreten Menschen jetzt und in diesem Moment heilsam sein könnte.
- Wenn Sie Zweifel am Sinn einer Maßnahme haben oder der auf Pflege angewiesene Mensch laut oder leise widerspricht – dann halten Sie inne und beraten sich mit Ihren Teamkolleginnen oder lassen sich von außen ethisch beraten.
- Nutzen Sie Fall- und Teamsupervisionen, um im geschützten Rahmen über den auf Pflege angewiesenen Menschen mit seinen An- und Zugehörigen nachzudenken und zu sprechen. Aber auch um selbst einen geschützten Raum zu haben für die eigenen Gedanken und Gefühle und die der Teamkolleginnen.
- Wenn Menschen am Lebensende unruhig sind und einen unbändigen Bewegungsdrang haben – dann halten Sie inne und prüfen, wen was warum in dieser Situation belastet und ob es die Möglichkeit gibt, dem Wunsch des Sterbenden nach Bewegung Raum zu geben.
- Bedenken Sie, dass schwerstkranke und sterbende Menschen und auch ihre An- und Zugehörigen vom Beginn der Erkrankung an Trauernde sind – mit allen wilden Gefühlen, die sich im Gewand der Trauer verbergen und dann auch zeigen können.
- Bedenken Sie, dass es sein kann, dass nichts und niemand den anderen trösten kann. Geben Sie seiner Untröstlichkeit Raum, denn allein das kann schon tröstlich sein.
- Seien Sie sich Ihrer eigenen Trauer als beruflich Sorgender bewusst und bedenken Sie, dass Abschiede schmerzen und auch bedrohen können, weil sie Ihnen die eigene Sterblichkeit vor Augen führen können.
- Denken Sie immer wieder über Ihre Bilder vom Alter, vom Sterben und vom Tod

nach und prüfen Sie, ob und wie diese Bilder Ihr Denken, Fühlen und Handeln beeinflussen.

Resümee

Palliative Care versteht Abhängigkeit als verantwortliches Bezogen-Sein. Sie reduziert den Menschen nicht auf das, was er nicht mehr kann, sondern sucht gemeinsam mit den Betroffenen ressourcen- und bedürfnisorientiert nach Räumen für Sinnerfahrung. Eine bedarfs- und bedürfnisorientierte Palliativversorgung legt dem Handeln ein bedarfs- und bedürfnisorientiertes Mobilitätskonzept zugrunde. Mobilität wird darin auf den Menschen in all seinen Dimensionen hin bedacht. Pflegerisches Handeln und die Reflexion palliativer Praxis richten sich daran aus.

Z   Nicht können oder nicht wollen – ethische Aspekte der Mobilität

Andrea Schiff und Hans-Ulrich Dallmann

Hinführung

Der folgende Beitrag geht von Bedingungen und Einflussfaktoren auf Mobilität aus und beschreibt fünf typische Konstellationen ethischer Konflikte (Abwägung zwischen Sicherheit und Autonomie, paternalistisches Mobilisieren, vorschnelles Akzeptieren von Wünschen, in Ruhe gelassen zu werden, Fragen bei Menschen mit Demenz sowie gesellschaftliche und organisatorische Rahmenbedingungen). Als ethischer Bezugsrahmen fungiert die Orientierung an den Perspektiven, die durch die Personalpronomen eröffnet werden (Selbstvergewisserung und Selbstbestimmung, wechselseitige Verantwortung sowie Verallgemeinerung), die inhaltlich mit den Prinzipien der Bioethik nach Beauchamp und Childress (Non-Malefizienz, Benefizienz, Autonomie und Gerechtigkeit) gefüllt werden. Daran anschließend werden Beispiele für die genannten Konstellationen analysiert und Schlussfolgerungen in Form einer Fragenliste formuliert.

Bedingungen und Einflussfaktoren auf Mobilität

Äußere Bedingungen

Vielfältige Bedingungen und Einflussfaktoren wirken sich auf den Erhalt von Mobilität aus (Reuther 2014; Zegelin 2005b). Reuther konnte in qualitativen Fallanalysen bei Heimbewohnerinnen zeigen, dass zum einen äußere Bedingungen – wie eine vorliegende Erkrankung – den Verlauf von Bewegungsfähigkeit beeinflussen, wenn z. B. Krankheitsschübe Mobilität zeitweise unmöglich machen. Andere Phasen im Krankheitsverlauf erleichtern die Bewegungsfähigkeit, z. B. wenn sie mit weniger Schmerzen verbunden sind. Weitere Bedingungen sind plötzliche Ereignisse, wie sie durch einen Krankenhausaufenthalt oder durch einen Sturz vorliegen können. Auch die Räumlichkeiten beeinflussen als äußere Faktoren die Entstehung von Immobilität, etwa wenn in Pflegeeinrichtungen keine ausreichenden Sitzgelegenheiten vorhanden sind (Reuther 2014) oder in der häuslichen Umgebung wichtige Utensilien des Alltags nicht mehr zugänglich sind (Zegelin 2005b). Die Ausstattung an Hilfsmitteln und Trainingsmöglichkeiten unterstützt oder begrenzt die Mobilität. Oftmals sind Hilfsmittel ungeeignet oder nicht ausreichend an die individuellen Bedingungen angepasst (▶ Teil 5, Kap. D).

Einstellungen der Beteiligten

Einerseits beeinflussen die individuellen Einstellungen und Haltungen von Gepflegten die Entstehung von Immobilität (Reuther 2014). Andererseits variieren die Sichtweisen der beruflich Pflegenden stark. Manche sind geprägt durch ideologisch überformte Vorstellungen von Aktivierung, womit aber teils eine reine Dislokation gemeint ist und die Gepflegten lediglich an einem anderen Ort erneut fixiert werden (Zegelin 2005b). Andere wiederum haben die Vorstellung, dass mit Hochaltrigkeit immer eine Einschränkung der Bewegung einhergeht und mobilitätsfördernde Interventionen nicht mehr notwendig seien. Aufgrund der unterschiedlichen Annahmen schätzen Pflegende die Bedürfnisse und Fähigkeiten von Bewohnerinnen unterschiedlich ein. Dies kann sich sowohl unterstützend als auch hemmend auswirken. Bewegungsfördernde Maßnahmen sollten deswegen in den Pflegeteams abgestimmt und dokumentiert werden, damit alle in die gleiche Richtung agieren und eine Mobilitätsentwicklung sichtbar gemacht wird (DNQP 2020).

Nicht zuletzt beeinflussen Angehörige die Bewegungsfähigkeit, indem sie beispielsweise unterstützend und motivierend agieren oder ängstlich und Stürze befürchtend, Mobilität zu verhindern suchen. Oft genug entstehen Konflikte zwischen professionell Pflegenden und Angehörigen, beispielsweise, wenn Angehörige Mobilität verhindern und fixierende Maßnahmen fordern.

Ethische Problemkonstellationen

In der Pflegeethik hat das Prinzip der Patientinnenautonomie einen zentralen Stellenwert. Dieses Prinzip ist bei der Frage der Mobilität von großer Bedeutung. Hier ergeben sich typische Problemstellungen. Wir werden sie später ausführlicher diskutieren; an dieser Stelle sollen sie zunächst vorgestellt werden.

Eine *erste* ist die Abwägung zwischen Sicherheit und Autonomie. Zu Pflegende, aber auch ihre Angehörigen und Pflegefachkräfte, versuchen z. B. das Sturzrisiko und die einhergehenden möglichen Folgen (etwa Frakturen) durch Maßnahmen zu minimieren. Solche Interventionen reichen von der – rechtlich und ethisch äußerst problematischen – Fixierung durch Bettgitter oder weniger auffällig durch Stühle mit Tisch-Vorrichtung bis zur fürsorglichen Demobilisierung, wenn alles getan wird, damit sich betroffene Personen nicht bewegen müssen, um ihre täglichen Aktivitäten zu bewältigen.

Eine *zweite* Problemkonstellation ist das Gegenstück zur fürsorglichen Demobilisierung. Man könnte es »paternalistisches Mobilisieren« nennen. Paternalistische Handlungen sind in der Pflegeethik solche, die ohne oder gegen den Willen Betroffener ausgeführt werden, um ihnen (vermeintlich) Gutes zu tun. Mit mehr oder minder sanftem Druck, der von Drohungen (»Wenn Sie sich nicht mehr bewegen, dann…«) bis zum – unter Umständen manipulativen – Motivieren (»Gehen wir heute in den Park oder üben wir Treppen steigen?«) reichen kann, sollen aktivierende Maßnahmen gegen den Widerwillen Betroffener durchgesetzt werden.

Eine *dritte* Variante ist umgekehrt das (vorschnelle) Akzeptieren der Wünsche von Bewohnerinnen oder Patientinnen, in Ruhe gelassen zu werden. Hier ist es wichtig, z. B. die Äußerung »Ich will nicht!« angemessen zu interpretieren und – mit den Betroffenen – herauszufinden, was durch diesen Satz ausgedrückt werden soll. Die Bandbreite des Verständnisses dieses Satzes ist groß: Es kann sich tatsächlich um eine dezidierte Willensäußerung handeln, kann aber auch bedeuten, dass die Person es nicht auf diese Weise oder zu diesem Zeitpunkt will. Es ist aber ebenso möglich, dass die Betroffene ihr Leid über die Situation klagt und Trauer und Resignation oder aber Zorn über die erlebten Einschränkungen äußert. Darüber hinaus kann die Beziehungsebene angesprochen sein (»Ich will mit dir oder Ihnen nicht!«).

Eine *vierte* Konstellation ergibt sich bei Menschen mit Demenz. Hier wird der unter Umständen vorhandene Bewegungsdrang oft als Problem empfunden. Andere Personen können dadurch z. B. gestört werden, wenn etwa jemand dauernd nachts auf den Fluren unterwegs ist. Zudem besteht die Gefahr, dass Bewohnerinnen nicht mehr den Rückweg finden und sich so in bedrohliche Situationen bringen. Eine Folge ist dann oft, dass Maßnahmen implementiert werden, die Mobilität regulieren und einschränken. Im Folgenden wird die erste Konstellation anhand eines Fallbeispiels ausführlicher besprochen.

Erste Konstellation: Fürsorgliches Demobilisieren

Frau S. lebt zuhause. Die Tochter ist sehr fürsorglich und kümmert sich um die 90-jährige Mutter. Sie richtet der Mutter alles am Tisch und rund um den Tisch so ein, dass sie alles erreichen kann, wie z. B. Medikamente, Getränke, Obst und das Telefon. Frau S. ist vor drei Monaten gestürzt, seitdem rät die Tochter ihrer Mutter, dass sie nicht mehr allein aufstehen solle. Sie kommt dreimal täglich. Wenn Frau S. zur Toilette muss, solle sie in die Einlage pinkeln. Frau S. ist unglücklich über diesen Zustand, hält sich aber an den Rat der Tochter, weil sie sie nicht verärgern möchte. Der ambulante Dienst, der einmal am Tag noch zusätzlich zu Besuch kommt, nimmt diese Situation wahr, versucht Frau S. zur Bewegung zu motivieren und merkt den zunehmenden »wackeligen« Gang von Frau S.

Angehörigen ist die Sicherheit Pflegebedürftiger besonders wichtig. Insbesondere, wenn z. B. die Mutter schon einmal gestürzt war, ist die Vorstellung belastend, dass dies ein weiteres Mal geschehen könnte und sie unter Umständen hilflos längere Zeit in der Wohnung liegt. Eine typische Reaktion ist dann, Maßnahmen zu treffen, die Mobilität nach Möglichkeit einschränken oder gar verhindern wie im genannten Fallbeispiel. Die Folge ist dann in der Regel eine Abwärtsspirale. Die reduzierte Mobilität führt zu einem erhöhten Sturzrisiko, das wiederum führt zu weiteren Einschränkungen der Mobilität, wenn die Spirale nicht gestoppt wird.

Selbst wenn die Maßnahmen fürsorglich geschehen, schränken sie die Autonomie der betroffenen Personen ein. Zumal – und das ist keine seltene Konstellation – es gar nicht allein um die Vermeidung eines Schadens geht, sondern um eine Abwägung: Ist es richtig wegen der Minimierung eines Sturzrisikos mittel- bis langfristig eintretende Verschlechterungen in Kauf zu nehmen? Oder umgekehrt gefragt: Ist die Möglichkeit, sich bewegen zu können, das Risiko einer gravierenden Einschränkung durch einen Sturz wert?

Häufig wird die Sicherheit Betroffener in den Vordergrund gerückt, ohne auf die persönliche Einschätzung dieser Personen Rücksicht zu nehmen. Ein Beispiel aus der jüngsten Zeit ist die Durchsetzung des Besuchsverbots in Einrichtungen während der Covid-19-Pandemie. Das Risikoverhalten variiert zwischen Personen erheblich. Es ist beeinflusst von Haltungen und Einstellungen, aber auch vom Lebensstil und von der biografischen Prägung; nicht zuletzt spielen kulturelle Einflüsse eine Rolle. Deshalb ist es notwendig, individuell die Balance zwischen Sicherheit und Autonomie auszuhandeln. Es ist wichtig, ein Arrangement zu finden, das für beide Seiten akzeptabel ist. Sicherheit hat – auch ethisch und rechtlich – nicht automatisch den Vorrang vor autonomem Verhalten, selbst wenn dieses als riskant angesehen wird (Gaßner & Schottky 2006). Es gibt – zugespitzt formuliert – das Recht auf den eigenen Sturz.

Hinzu kommt, dass bewegungseinschränkende Maßnahmen die persönliche Integrität der Betroffenen angreifen können. Im Fallbeispiel klingt das an: Frau S. ist unglücklich, da sie in die Einlage urinieren soll. Für viele Menschen ist dies schambelastet. Der Verlust der Kontrolle über die Körperausscheidungen ist eine der zentralen Quellen der Scham (Gröning 1998). Die Beschämung anderer Personen ist ein Angriff gegen deren Menschenwürde. Natürlich gibt es bei Inkontinenz Konstellationen, in denen es nicht anders geht, als Vorlagen zu verwenden. Das ist für Betroffene, auch wenn es für das Selbstbild problematisch bleibt, einfacher hinzunehmen, als wenn sie unfreiwillig dazu gezwungen werden – selbst wenn es ein fürsorglicher Zwang ist. Deshalb ist die Einbeziehung der Betroffenen bei solchen Entscheidungen unabdingbar. Dies gilt erst recht, wenn es um den Einsatz von Maßnahmen wie Bettseitenteilen oder Therapietischen geht. Letztlich sind dies freiheitsentziehende Maßnahmen, die – wenn überhaupt – nur vorübergehend oder aufgrund einer richterlichen Entscheidung statthaft sind.

Doch nicht nur die mobilitätseingeschränkten Personen, sondern auch die Pflegenden werden durch eine solche Konstellation in ihrer Würde tangiert. Denn meist ist ihnen klar, dass sie sich nicht richtig verhalten, wenn sie andere auf diese Weise beschämen. Insbesondere pflegende Angehörige stehen vor einem Dilemma. Sie fürchten, dass ihr Familienmitglied stürzt und fühlen sich in diesem Fall dafür verantwortlich. Ihnen fällt es oft schwer, mit daraus resultierenden Schuldgefühlen zurechtzukommen. Allerdings ist in dieser Hinsicht die Alternative nicht besser. Was für die Betroffenen vorzuziehen ist, das Sturzrisiko mit den möglichen Folgen und Einschränkungen oder die schambesetzte Situation, wird individuell variieren.

Auch Pflegebedürftige haben unter Umständen Angst vor einem Sturz und ziehen deshalb die Verwendung einer Vorlage als kleineres Übel vor. Für andere ist es wichtiger, mobil und nach Möglichkeit unabhängig zu sein und dafür ein Risiko in Kauf zu nehmen. Dieses Dilemma lässt sich nicht auflösen, sondern nur in gemeinsamen Absprachen gestalten.

Die Tochter und der ambulante Dienst scheinen sich nicht im notwendigen Maß zu verständigen. Beide Seiten konterkarieren die Absichten der jeweils anderen Seite. Das zeigt, wie wichtig es ist, dass Betroffene, Angehörige und Pflegefachkräfte sich austauschen und die Maßnahmen aufeinander abgestimmt werden. Hinzu kommt, dass im Fallbeispiel nicht deutlich wird, inwieweit Mobilitätshilfen und andere technische Systeme (z. B. Notrufsystem) genutzt werden, um Mobilität zu unterstützen und Risiken zu minimieren. Erfahrungen zeigen, dass oft noch mehr getan werden könnte. Zudem werden vorhandene Hilfsmittel nicht oder nur ungenügend genutzt, weil z. B. die Anleitung unzureichend war.

Es wird deutlich, dass die ethischen Problemkonstellationen mehrere Perspektiven aufweisen. Sie stellen sich aus der Perspektive der Betroffenen anders dar als aus der der Bezugspersonen. Deswegen stehen die Probleme in einem Beziehungsgeflecht, das sich durch eine wechselseitige Verwiesenheit auszeichnet. Hinzu kommt eine generelle oder normative Perspektive, also die allgemeiner Regeln und Grundsätze bzw. Prinzipien. Weiter wird am Beispiel deutlich, dass unterschiedliche Prinzipien zum Tragen kommen, hier etwa die Vermeidung von Schädigungen und die Orientierung an der Selbstbestimmung der Betroffenen. Im Folgenden werden zwei theoretische Rahmen vorgestellt, die es erlauben, systematisch die unterschiedlichen Perspektiven und relevanten Prinzipien zu reflektieren und auf ähnliche Fälle anzuwenden.

Theoretischer Rahmen

Ethische Dimensionen

Jede der eingangs beschriebenen Konstellationen lässt sich in Bezug auf drei unterschiedliche Dimensionen analysieren. Ein hilfreicher Zugang ist das System der Personalpronomen, der persönlichen Fürwörter (Habermas 2019). Die erste Dimension ist die der ersten Person (ich, wir). Mit ihr ist die reflexive Perspektive angesprochen. Zentrale Fragen sind im Blick auf Handlungen: »Was soll ich, was sollen wir tun?« Bezogen auf die Lebensführung bedeutet dies zu fragen: »Wie will ich, wie wollen wir leben?«, »Was ist für mich, was ist für uns ein gutes Leben?« Die Perspektive der zweiten Person (du, ihr) eröffnet einen gemeinsamen Raum der Verantwortung. Sobald Personen sich auf diese Perspektive einlassen, gehen sie ein Verhältnis wechselseitiger Abhängigkeit ein (Habermas 2019, S. 460). Es ist das konkrete Gegenüber, von dem die Aufforderung ausgeht, ihm zu antworten. Die Perspektive der dritten Person (er, sie, es, sie) eröffnet einen objektivierenden Blick auf das Handeln und die Lebensführung – entweder im beschreibenden Sinn, woran Handeln und Lebensführung faktisch orientiert sind oder im normativen Sinn, woran beide sich orientieren sollen. Für die Ethik der Pflege sind alle drei Perspektiven von Bedeutung (Schiff & Dallmann 2021).

Zuerst geht es in der *ersten Person* um Orientierung im Sinne von Selbstvergewisserung und Selbstbestimmung. Menschen müssen ihr Leben selbst führen – was nicht heißt, dass sie es alleine führen. Selbstvergewisserung bedeutet, den Kontext einer gegebenen Situation wahrzunehmen, um davon ausgehend die Möglichkeiten zu prüfen, wie es weitergehen kann. Selbstbestimmung bedeutet, dass die Entscheidung darüber selbst getroffen und begründet werden muss. Selbst wer sich dabei von anderen bestimmen lässt, hat sich genau dafür entschieden. Es geht darum, welches Leben man wie führen will und welche Person man ist oder sein möchte. Solche Fragen betreffen die Identität einer Person. Sie lassen sich zwar mit Gründen erörtern, aber nicht für alle festlegen. Sie sind verwurzelt in speziellen Lebensformen und erhalten ihre Bedeutung innerhalb geteilter Lebenswelten. *Lebensformen* sind dauerhafte Arrangements, in denen Gemeinsamkeit mit anderen Menschen gelebt wird. Mit ihnen wird der Lebensführung eine bestimmte Prägung gegeben. Beispielhafte Lebensformen sind Ehen, Patchworkfamilien, Alleinlebende, Regenbogenfamilien. Lebensformen sind kulturell und gesellschaftlich vermittelt und geben damit einerseits Halt, sie üben andererseits einen Konformitätsdruck aus. Die *Lebenswelt* wiederum bezeichnet die gemeinsam geteilten Hintergrundüberzeugungen, die es ermöglichen, sich über die erlebte Welt zu verständigen und dem Erlebten Sinn und Bedeutung zuzuschreiben. Hier sind historische, gesellschaftliche und biografische Einflüsse zu nennen, die sich auf Überzeugungen auswirken. So beispielsweise die Relevanz von Bescheidenheit, die Stigmatisierung von Schwäche und Behinderung, die Bedeutung von Verzicht, Kontrolle und Abhängigkeit etc. oder dem Wunsch nach Selbstbestimmung, Unabhängigkeit und Teilhabe. Bedeutung und Relevanz differieren zwischen Menschen, z. B. zwischen Generationen, teils erheblich. Wenn die Verständigung nicht mehr gelingt oder wenn die Lebensformen für Personen problematisch werden, entsteht die Notwendigkeit, sich neu zu orientieren. Solche auf die Lebensführung bezogenen Fragen sind geprägt sowohl von der eigenen Vergangenheit als auch von den Projektionen in die Zukunft. Deshalb hat die Reflexion auf die Lebensführung die Form einer verstehenden Interpretation der Lebensgeschichte. Im Fallbeispiel zeigt sich diese Perspektive in den persönlichen Haltungen und Einstellungen von Frau S. und im Verhältnis zu ihrer Tochter. Ebenfalls in den Blick gerät ihre persönliche Integrität, die dadurch angegriffen wird, dass sie in eine Vorlage Urin lassen soll, was in der Regel schambesetzt ist. Weiterhin sind die eigenen Präferenzen bei der Abwägung zwischen Sicherheit und Autonomie von Bedeutung, die sich am persönlichen Risikoverhalten ablesen lassen.

Die Perspektive der *zweiten Person* eröffnet den Raum wechselseitiger Verantwortung. Wer ein dialogisches Verhältnis mit einer anderen Person eingeht, räumt dieser den Anspruch ein, Antworten auf ihre Fragen zu erhalten. Beide Personen sind in einem Verhältnis *wechselseitiger Verantwortung*. Niemand muss sich auf eine Beziehung zu einer konkreten zweiten Person einlassen. Wer diese aber eingeht, übernimmt Verpflichtungen, wenn die andere Person durch die Handlungen der ersten betroffen ist. Weil dies auch im Plural gilt, entsteht eine *kollektive Verantwortung*, wenn Einzelne oder Gruppen von den Handlungen von Kollektiven betroffen sind. Insofern spielen pflegerische Teams und ihre internen Hierarchien und Differenzierungen eine Rolle. Im Fallbeispiel wird dies bei der Aushandlung der Beteiligten zwischen dem Wunsch nach Sicherheit bzw. Autonomie deutlich; es muss ein für beide Seiten akzeptables Arrangement hergestellt werden. Die Verantwortungsdimension zeigt sich im Dilemma pflegender Angehöriger, die sich z. B. einen möglichen Sturz als eigene Schuld zuschreiben, weil sie sich für die Sicherheit ihrer Angehörigen verantwortlich fühlen.

Die Perspektive der *dritten Person* ist die der Generalisierung oder Universalisierung. Hier steht zur Debatte, was für alle gilt oder für alle gelten soll. Hierfür wird meist der Begriff Moral gebraucht. Moral setzt einen Perspektivenwechsel voraus, bei dem Beteiligte die Position der anderen berücksichtigen müssen. Es geht um Regelungen normativer Art. Diesen müssen prinzipiell alle zustimmen können. Im Fallbeispiel ist dies die Achtung der Menschenwürde, das »Recht auf Sturz« sowie die grundsätzliche Ablehnung freiheitseinschränkender Maßnahmen, die nur in Ausnahmefällen zulässig sein können (dies wird später im Abschnitt »Vierte Konstellation: Probleme im Zusammenhang mit Demenz« ausführlicher aufgegriffen).

> Das System der Personalpronomen verweist in der ersten Person auf Fragen der Identität. Diese wird reflexiv hergestellt und ist die Basis für Selbstvergewisserung und Selbstbestimmung. Die Perspektive der zweiten Person macht die Differenz deutlich. In der Beziehung aufeinander werden Personen wechselseitig zu einem »Alter Ego«, einem anderen Ich. Dieses erhebt den Anspruch, als dieses andere Ich anerkannt zu werden. So entsteht ein Raum der Verantwortung. Die Drittpersonenperspektive schließlich steht für Allgemeinheit. Hier wird von den Besonderheiten abstrahiert. Allerdings besteht dabei die Gefahr, dass das abstrakt Allgemeine das jeweils konkret Besondere von Personen übergeht und ihnen damit nicht gerecht wird.

Für die Frage der Mobilität bedeutet das, dass das Erleben und Verstehen der beteiligten Personen (Perspektive der ersten Person) wahrgenommen werden müssen. Es geht um deren Überzeugungen und Haltungen, aber auch um deren Wünsche oder Befürchtungen. Diese müssen nicht unverändert bleiben, aber von ihnen ist zuerst auszugehen. Sie verdienen, ernst genommen zu werden. Das erfordert unter Umständen Zeit und Geduld. Denn nicht immer ist Personen deutlich bewusst, was sie eigentlich wünschen oder wollen und nicht immer ist ihnen ihre Situation verständlich.

Die beteiligten Personen sind aufeinander angewiesen und voneinander in bestimmtem Maße abhängig (Perspektive der zweiten Person). Sie sind deshalb nicht nur für sich, sondern auch für die Gestaltung ihrer Beziehung verantwortlich. Mindestens sind Gehör und der Versuch, die andere Person zu verstehen, dafür notwendig. Die Beteiligten haben einen Anspruch auf Erklärung und Begründung für das Handeln der jeweils anderen.

Das jeweilige Handeln und die Gestaltung der spezifischen Arrangements müssen allgemeinen Regeln und Prinzipien genügen (Perspektive der dritten Person). Die in der Pflege einschlägigen Prinzipien sind die Orientierung am Wohl der Patientinnen und Bewohnerinnen (die Prinzipien, ihnen nicht zu schaden und sie hinsichtlich ihrer Lebensqualität zu unterstützen), die Orientierung an ihrer Selbstbestimmung (das Prinzip der Patientinnenautonomie) und schließlich die Orientierung an Gleichheit und Gerechtigkeit, also daran, dass niemand aufgrund bestimmter Merkmale benachteiligt oder bevorzugt werden darf.

Ethische Prinzipien

Im Rahmen des heilberuflichen Handelns spielen vier Prinzipien eine zentrale Rolle. Sie wurden von den Medizinethikern Tom L. Beauchamp und James F. Childress entwickelt (Beauchamp & Childress 1979). Sie sind Bezugspunkt der meisten normativen Ethiktheorien in der Bioethik und auch in der Ethik der Pflege von Bedeutung. Sie stellen einen grundsätzlichen Orientierungsrahmen bereit, der auch beim Thema Mobilität von Bedeutung ist. Diese vier Prinzipien sind:

- Non-Malefizienz (Nicht-Schadens-Prinzip),
- Benefizienz (Prinzip der Fürsorge bzw. Hilfeleistung),
- Autonomie und
- Gerechtigkeit.

Die beiden ersten Prinzipien lassen sich gemeinsam erläutern, da sie als positive und negative Seite des Prinzips der Fürsorge verstanden werden können. Negativ besagt das *Non-Malefizienzprinzip*: Wie auch immer gehandelt wird, grundsätzlich muss dafür Sorge getragen werden, Betroffene nicht zu schädigen. Positiv besagt das *Benefizienzprinzip*: Wie auch immer gehandelt wird, grundsätzlich muss dafür Sorge getragen werden, dass das Wohl Betroffener gefördert wird.

Wie lässt sich das Prinzip, nicht zu schädigen, näher bestimmen? Zunächst muss geklärt werden, was überhaupt als Schaden zu verstehen ist. In erster Linie geht es um die physische und psychische Integrität betroffener Personen. Dabei ist zu beachten, ob es um aktuelle Schädigungen geht oder um eine zeitliche Perspektive. Jede Maßnahme muss dahingehend abgewogen werden, wie aktuelle und künftige Schäden ins Verhältnis zu setzen sind. Komplexer wird der Sachverhalt, wenn Dritte betroffen sind. Das ist der Fall, wenn deren Wohl nur zu erhalten ist, wenn eine Person in ihren Möglichkeiten eingeschränkt werden muss (z. B. durch eine Fixierung).

Das Benefizienzprinzip zielt auf das Wohl der Patientinnen und Bewohnerinnen, deswegen wird auch von Fürsorge gesprochen. In der Pflege wurde dieser Begriff wiederum in den letzten Jahren durch den englischsprachigen Begriff Care bzw. Caring ersetzt.

Der moderne Begriff der *Autonomie* stammt aus der Aufklärung. Der Mensch wird als autonom (von griechisch »autos« = selbst und »nomos« = Gesetz), als selbstgesetzgebend verstanden, als ein Wesen, das sich unabhängig von allen äußeren Bindungen und frei im Willen und Urteilen selbst bestimmt.

In der Ethik ist Autonomie ein Grundbegriff. Autonomie wird vorausgesetzt, um ethisches Handeln zu begründen, und sie ist Ziel ethischen Handelns. Fraglich sind die Grenzen menschlicher Autonomie. Versteht man diese als Freiheit zu handeln, wie man will, muss die eigene Autonomie mit der anderer Personen, die ebenso handeln, wie sie wollen, vermittelt werden. Im Kontext der Gesundheitsversorgung bedeutet Autonomie, dass der Wille der Betroffenen zentraler Orientierungspunkt sein soll. Die Sozialethikerin Monika Bobbert identifiziert fünf zentrale Elemente des Rechts auf Autonomie (Bobbert 2002, S. 134–150):

- Recht auf Zustimmung oder Ablehnung,
- Recht auf Information,

- Recht auf Festlegung des Eigenwohls,
- Recht auf Wahl zwischen Alternativen und
- Recht auf möglichst geringe Einschränkung des Handlungsspielraums durch Institutionen.

Der erste Punkt bezieht sich auf die Regelung der informierten Zustimmung, die anderen Punkte weisen darüber hinaus. Von großer Bedeutung ist in der Praxis das Recht auf Information. Die Festlegung des Eigenwohls geht davon aus, dass jede Person ihren Lebensentwurf und ihre Vorstellungen von gelingender Lebensführung nur selbst bestimmen kann. Allein sie kann sagen, was für sie gut ist. Ihre Vorstellungen stehen im Zentrum und nicht die Meinungen der Professionellen. Sie soll deswegen aber nicht bei ihrer Entscheidung allein gelassen werden. Es gehört zu den positiven Verpflichtungen, sie nicht direktiv zu beraten. Autonomie im Sinne von Wahlfreiheit setzt Alternativen voraus. Nur wer mehrere Möglichkeiten hat, kann wirklich wählen. Es müssen verschiedene realistische Interventionen aufgezeigt und in ihrem Für und Wider abgewogen werden, damit Autonomie ausgeübt werden kann. Schließlich dürfen die Entscheidungsspielräume von Betroffenen nicht der Organisationslogik der Einrichtungen oder den eingespielten Handlungsroutinen und -vorgaben zum Opfer fallen.

Schließlich ist mit dem Prinzip der *Gerechtigkeit* angesprochen, dass niemand aufgrund irgendwelcher Merkmale bevorzugt oder benachteiligt werden darf. In dieser Hinsicht bezieht sich Gerechtigkeit auf die Ablehnung jeglicher Form von Ungleichbehandlung. Im positiven Sinn bedeutet die Orientierung an Gerechtigkeit, dass jeder Person die Möglichkeit eingeräumt und die nötigen Mittel zur Verfügung gestellt werden sollen, die sie benötigt, um ihre zentralen Bedürfnisse zu befriedigen und ihr Leben nach eigenen Vorstellungen im Rahmen ihrer Möglichkeiten zu gestalten.

> Eine grundlegende ethische Orientierung geben die vier Prinzipien der Bioethik: Non-Malefizienz (Nicht-Schaden), Benefizienz (Orientierung am Patientinnenwohl, Autonomie (Selbstbestimmung) und Gerechtigkeit. Das Prinzip der Patientinnenautonomie lässt sich näher bestimmen als Recht auf: Zustimmung oder Ablehnung, Information, Festlegung des Eigenwohls, Wahl zwischen Alternativen und möglichst geringe Einschränkung des Handlungsspielraums durch Institutionen.

Analyse typischer Konstellationen

Wir nehmen an dieser Stelle die Analyse der oben beschriebenen Problemkonstellationen anhand der Auseinandersetzung mit typischen Fallbeispielen wieder auf.

Zweite Konstellation: Paternalistisches Mobilisieren

> Frau W. lebt zuhause. Als die Betreuungskraft kommt, die mit ihr eine Runde spazieren gehen soll, wird diese wie folgt begrüßt: »Frau B., ich sage es Ihnen ganz ehrlich. Ich habe keine Lust.« Die Betreuungskraft fragt, warum Frau W. keine Lust hat. Sie antwortet, dass das Frau B. nicht verstehen könne, da sie ja noch jung sei. Sie habe keine Motivation mehr zu gehen, jeder Schritt falle ihr schwer. Die Betreuungskraft erwidert, dass es sicher schwer sei, aber wenn man sich nicht bewege, der Zustand sich verschlechtern würde. Es erfolgt eine längere Diskussion. Frau W. antwortet: »Na gut, dann machen wir das halt.«

Die Szene wirkt vertraut, ein ähnliches Setting ist auch in einer Einrichtung der stationären Langzeitpflege vorstellbar. Auf der einen Seite ist Bewegung sinnvoll und nötig, damit sich die gesundheitliche Situation nicht verschlechtert oder sich verbessern kann. Auf der anderen Seite sind Personen hierfür nicht immer motiviert. Im vorgestellten Fall zeigt sich: Frau W. spürt die Last des Alters, insbesondere die Schwierigkeiten und Schmerzen bei der Bewegung. Sie geht davon aus, dass die Betreuungskraft dies nicht nachvollziehen könne, »da sie ja noch jung sei«. Diese wiederum nimmt das auf, hält aber dagegen. Sie verweist auf die Notwendigkeit von Bewegung, wenn sich der Zustand von Frau W. nicht verschlechtern soll. Dem folgt eine längere Diskussion. Frau W. ist offensichtlich nicht sofort überzeugt, denn es braucht Zeit, bis sie – resigniert oder doch überzeugt? – einwilligt, eine »kleine Runde« zu machen. Diese Einschränkung weist darauf hin, dass sie nicht vollständig ihre Weigerung rückgängig macht, denn sie geht einen Kompromiss ein.

Die Situation illustriert die bisweilen vorhandene Spannung zwischen der Orientierung an der Patientinnenautonomie und dem Nicht-Schadens- bzw. Patientinnenwohlprinzip. Die Betreuungskraft interpretiert die Äußerung »Ich habe keine Lust« als eine Entscheidung, die nicht im wohlverstandenen Selbstinteresse von Frau W. ist. Sie hält damit eine der Voraussetzungen des Autonomieprinzips für nicht gegeben, das der rationalen Einschätzung der Folgen einer Entscheidung. Sie beginnt deshalb zu diskutieren und fragt, ob sie sich der Tragweite ihrer Entscheidung bewusst ist. Sie fragt nach ihren Gründen. Das ist legitim, denn Frau B. und Frau W. stehen in einem Verantwortungsverhältnis: Als Betreuungskraft hat Frau B. die Aufgabe, sich am Wohlbefinden von Frau W. zu orientieren und dieses zu fördern. Deshalb kann sie erwarten, dass sie auf ihre Frage eine Antwort erhält (Perspektive der zweiten Person). Fraglich ist an diesem Beispiel allerdings, ob Frau B. mit ihrem Insistieren auf ihrem Anliegen zu weit geht. Sicherlich übt die längere Diskussion Druck auf Frau W. aus. Offen bleibt in der Beschreibung, ob die Lösung für sie ein akzeptabler Kompromiss ist oder ob sie sich dem Druck nur beugt. Grundsätzlich hat jeder Mensch ein Recht auf Immobilität. Niemand darf gegen seinen Willen gezwungen werden, sich zu bewegen (Perspektive der dritten Person).

Offen bleibt, was diese Szene für die Zukunft des Verhältnisses zwischen den beiden Personen bedeutet. Wenn jedes Mal erst nach längerer Diskussion ein Spaziergang möglich ist, wird das für beide Seiten anstrengend. Es bleibt dann letztlich ungeklärt, was überhaupt Gegenstand der »Verhandlung« ist. Braucht Frau W. den Widerspruch, um sich selbst als handelnde und entscheidende Person verstehen zu können? Oder ist sie immer irgendwann zu schwach für weiteren Widerstand? Soll aus dieser Szene kein immer wieder praktiziertes Ritual werden, ist es nötig zu klären, worum es Frau W. tatsächlich geht (Perspektive der ersten Person). Sollte Frau W. in Ruhe gelassen werden wollen, wohl wissend, dass sich das negativ auf ihren Zustand auswirken kann, muss das letztlich akzeptiert werden. Frau Ws. Willen zu brechen, ist keine legitime Möglichkeit. Allerdings wird dann zu fragen sein, wie sich das mit Frau Bs. Pflegeverständnis, ihren Verpflichtungen und Aufgaben als Betreuungskraft in Einklang bringen lässt.

Was folgt daraus für die Praxis? Zunächst ist zu betonen, dass über die Autonomie von Patientinnen oder Bewohnerinnen nicht einfach hinweggesehen werden darf. Das bedeutet kein unkritisches Einverständnis; es ist legitim und notwendig, nach Gründen zu fragen und sinnvoll, die Hintergründe solcher Entscheidungen gemeinsam zu klären. Oft spielen mehr als ein Grund oder Motiv eine Rolle. Meist kommen mehrere Aspekte zusammen, z. B. die momentane Stimmung oder der aktuelle körperliche Zustand, aber vielleicht auch Grundsätzliches, wenn eine Situation nicht mehr oder so nicht mehr erträglich ist (etwa, weil es zu Hause nicht mehr so weitergeht oder eine Person ihren

Lebenswillen verloren hat). Dabei muss ausgehandelt werden, wie und mit welchen Folgen in Zukunft weiter miteinander umgegangen werden soll.

Dritte Konstellation: Vorschnelle Akzeptanz

> Frau H. lebt im Pflegeheim. Sie hatte eine Lungenentzündung und ist seit einigen Tagen wieder zurück aus dem Krankenhaus. Auf die Frage: »Frau H., wollen Sie aufstehen und sich raus an den Tisch setzen?«, verneint die Bewohnerin dies. Die Pflegekraft akzeptiert diesen Wunsch und verlässt das Zimmer mit der Aussage: »Sie will nicht!« Etwas später geht eine zweite Pflegekraft in das Zimmer und spricht die ältere Dame erneut an: »Frau H., es wäre gut, wenn Sie aufstehen, wenigstens für zwei Stunden, und sich an den Tisch im Speiseraum setzen, damit sie besser atmen können. Den gesamten Tag im Bett zu verbringen, ist nicht gut für sie oder schadet ihrer weiteren Genesung.« Frau H. entscheidet sich, aufzustehen.

Menschen wissen häufig nicht so genau, was sie eigentlich oder wirklich wollen. Geäußerter Unwille kann – wie in diesem Fallbeispiel – Unterschiedliches bedeuten. Der Satz »Ich will nicht!« kann so gemeint sein, wie er klingt. Er kann aber auch bedeuten: »Ich will *so* nicht!« Ebenfalls möglich ist, dass er im Sinne von »Lassen Sie mich (jetzt) in Ruhe!« zu verstehen ist. Auch die Emotionen, die im Satz anklingen, können von Resignation bis Trotz reichen. Oft wird es sich um eine Mischung all dieser Bedeutungsnuancen handeln, die so in Kurzform geäußert werden.

Herauszufinden, was Personen tatsächlich wollen, benötigt den gemeinsamen Austausch und damit Zeit. Diese ist in der stationären Langzeit-, aber auch in der häuslichen Pflege oft ein knappes Gut. Wegen der Knappheit der Zeit und der – tatsächlichen oder vermeintlichen – Vordringlichkeit anderer Aufgaben und Verpflichtungen liegt es dann nahe, solche Aussagen ohne weitere Nachfrage zu akzeptieren, weil damit die Pflegenden entlastet werden. Darin spiegelt sich die Tendenz, kurzfristigen Nutzen höher einzuschätzen als ein längerfristig zu befürchtender Schaden. Die Entlastung im Moment wird von der Pflegefachkraft unter Umständen durch eine spätere größere Belastung erkauft – wobei die eigentlich Leidtragende in diesem Fallbeispiel die Bewohnerin ist. Hier geht es letztlich darum, was Frau H. *wirklich* will, also um die Verwirklichung ihrer Autonomie. Der Wille Betroffener ist ja die zentrale Kategorie – auch der Ethik in der Pflege. Es ist hilfreich, sich hierbei an der Theorie des Willens des amerikanischen Philosophen Harry G. Frankfurt (Frankfurt 2007) zu orientieren.

Frankfurt (2007) unterscheidet zwischen Volitionen (Willensregungen wie Emotionen = Gefühlsregungen) erster und zweiter Ordnung. Willensregungen erster Ordnung sind Impulse, die unwillkürlich auftauchen können: der Wunsch nach einem Stück Schokolade oder einer Tasse Kaffee. Willensregungen und Emotionen stehen in einem engen Zusammenhang. Volitionen sind positiv oder negativ getönt, mit Lust oder Abscheu, mit Sympathie oder Antipathie verbunden. Menschen sind in der Lage, sich reflexiv zu diesen Willensregungen erster Ordnung zu verhalten. Sie können Willensregungen zweiter Ordnung ausbilden, die ausdrücken, was sie »eigentlich« oder »wirklich« wollen. Eine Person hat z. B. den Impuls, ein Stück Schokolade zu essen, will aber den Zuckerkonsum reduzieren. Dann kann die Willensregung zweiter Ordnung sich gegen die Regung erster Ordnung durchsetzen. Tut sie das nicht, steht in Frage, ob diese Willensregung zweiter Ordnung tatsächlich besteht, denn der Wille bietet für Frankfurt einen ausreichenden Grund, entsprechend zu handeln.

Die Unterscheidung zwischen Volitionen erster und zweiter Ordnung verbindet Frankfurt mit Überlegungen dazu, wie sich diese höherstufigen Willensregungen ausbilden. Ihm zufolge sind sie verknüpft mit den Dingen, die Gegenstand der Sorge sind (»what we care about«). Was Menschen wichtig ist und was sie lieben, suchen sie sich nicht einfach aus. Es entstammt den Besonderheiten der eigenen Lebensgeschichte, hat sich in Begegnungen mit anderen Menschen entwickelt oder in Erlebnissen gezeigt. In Frankfurts Ansatz schließen sich Autonomie und Bindung nicht aus, sondern sind eng miteinander verknüpft. Wie könnte sich ein Mensch zu etwas entscheiden, was für ihn oder sie nicht von Bedeutung ist? Die Beziehungen zu Menschen, Dingen und Überzeugungen sind es, die Menschen mit Gründen zu handeln versorgen. Sie sind Bedingung der Autonomie und nicht ihre Begrenzung.

Das genannte Fallbeispiel kann vor diesem Hintergrund so interpretiert werden, dass Frau H. sich um ihre Gesundheit sorgt. Das ist Grund genug, sich über kurzfristige Wünsche (etwa nach Bequemlichkeit, oder fehlender Lust aufzustehen) hinwegzusetzen. Die Äußerung der zweiten Pflegefachkraft spricht genau diese zweite Ebene an. Sie lässt dabei Frau H. Entscheidungsspielraum, indem sie nicht normativ kommuniziert (»Sie müssen jetzt aufstehen, damit nicht...«), sondern ihr verdeutlicht, dass es für sie gut wäre, das zu tun. Selbstverständlich muss letztlich immer die Betroffene selbst für sich bestimmen, was für sie gut ist (Perspektive der ersten Person). Die Aufgabe der Pflege liegt darin, diese dabei zu unterstützen, ihre Entscheidung zu treffen. Dazu ist es wichtig, in der Kommunikation ein Gespür dafür zu entwickeln, was Personen wie zum Ausdruck bringen wollen und, wenn nötig, im Gespräch gemeinsam auszuloten, wie der eigentliche Wille zur Artikulation gebracht werden kann.

Vierte Konstellation: Probleme im Zusammenhang mit Demenz

> Frau S. lebt zuhause. Sie besucht dreimal in der Woche die Tagespflege, sie hat eine kognitive Beeinträchtigung, ist aber noch sehr mobil. Jedes Mal, wenn Frau S. aufsteht, wird sie zu ihrem Platz zurückgebracht. Beim Spaziergang einer kleineren Gruppe wird sie nicht mitgenommen, und zwar mit der Begründung, dass eine Beaufsichtigung nicht möglich sei. Frau S. war körperlich sehr aktiv und sitzt überwiegend auf ihrem Stuhl.

Menschen mit Demenz sind häufig sehr mobil. Einige von ihnen bilden eine Hinlauftendenz aus. Sie wollen irgendwohin, haben aber kein Verständnis, dass sie das nicht können (weil es z. B. diesen Ort nicht mehr gibt). Für die sie pflegenden Personen ist das häufig nicht einfach. So besteht das Risiko, dass Menschen mit Demenz den Weg zurück nicht mehr finden und sich damit gefährden. Da unter Umständen das Zeitgefühl beeinträchtigt ist, sind sie unterwegs, wenn andere schlafen wollen. Andere verwechseln ihr Zimmer, manchmal wird das Verhalten als herausfordernd erlebt. Eine Reaktion von Seiten Pflegender ist deshalb, wie im Fallbeispiel, Mobilität nach Möglichkeit einzuschränken, zu regulieren oder gar zu verhindern. Hier geschieht das zum einen relativ aufwändig, wenn Frau S. immer wieder an ihren Platz zurückgebracht wird, wenn sie aufsteht. Zum anderen werden ihr gemeinsame Aktivitäten – hier der Spaziergang – vorenthalten, weil eine »Beaufsichtigung« nicht gewährleistet sei.

Hier wird deutlich, dass die Pflegenden das leibliche Bedürfnis nach Bewegung als »Spürerfahrung« gar nicht als solches wahrnehmen. Gerade Menschen mit kognitiven Einschränkungen wollen sich selbst spüren. Durch das Zurücksetzen in den Stuhl wird die Person eingeengt, der Wunsch nach Bewegung und Weite (Uzarewicz & Moers 2012) wird unterminiert. Diese Begrenzungen als wahrgenommene Enge können den Wunsch nach Bewegung sogar noch verstärken. Fachlich und ethisch geeigneteres Handeln wäre, das Bedürfnis nach Bewegung zuzulassen und die Person dabei zu begleiten. Hierbei kann dann eine Berührung durch die Pflegeperson sogar hilfreich sein, da Spüren und Kontakt ermöglicht werden. Hier gilt es, sensibel auf jegliche Abwehr zu reagieren, da Anfassen auch als unangenehme Enge erfahren werden kann. Eine Begleitung kommt dem grundlegenden menschlichen Bedürfnis nach Resonanz und Spürerfahrung nach und kann sogar weniger zeitaufwendig sein als ein »Immer-wieder-in den-Stuhl-setzen«, denn dieses arbeitet dem Bedürfnis nach Bewegung entgegen.

Als Reaktion auf solche Probleme wurden u. a. architektonische und technologische Lösungen entwickelt. Ein Baukonzept, das vor allem in Pflegeheimen Anwendung findet, ist z. B. der von Architektinnen so genannte Rundlauf oder Endlosweg (Marquardt & Schmieg 2009). Pflegestationen werden nach diesem Konzept so angelegt, dass man eine Verkehrszone baut, die ringsum läuft. So soll das Weglaufen verhindert werden. Ignoriert wird, dass es sich möglicherweise nicht um ein Weg-, sondern um ein Hinlaufen zu einem Ziel – z. B. dem Ausgang – handelt. Der Sache nach liegt damit eine freiheitseinschränkende Maßnahme vor. Denn die freie Wahl, dahin zu gehen, wohin man möchte, wird durch diese Bauweise verhindert. Zu solchen Maßnahmen gehören auch vorgetäuschte Bushaltestellen, die Menschen mit Demenz einen Ort geben sollen, damit sie nicht umherlaufen. Bushaltestellen haben zwar einen kommunikativen Charakter, denn Menschen treffen sich dort. Aber es wird vermittelt, dass ein Bus kommt und die Personen mitgenommen werden, was niemals passieren wird. Fragen, die sich stellen, sind: Wie weit dürfen Möglichkeiten der Täuschung gehen, um ein Ziel zu erreichen? Und: Ist das Ziel möglicherweise nicht die Verbesserung der Lebensqualität von Menschen mit Demenz, sondern Ruhe und Kontrolle?

Solche Maßnahmen haben zumindest den Vorteil, dass Bewegung ermöglicht, aber gleichzeitig reguliert und gesteuert wird. Trotzdem sind sie ethisch nicht unproblematisch, weil Menschen mit ihnen getäuscht werden. Zugespitzt gesagt: Die kognitiven Einschränkungen von Menschen mit Demenz werden genutzt, um sie zu einem Verhalten zu bringen, dass sie selbst nicht gewählt haben. Ob dies mit der Achtung ihrer Würde und Autonomie vereinbar ist, wird aktuell kontrovers diskutiert (Perspektive der dritten Person). Ein Hinweis auf die Unzulässigkeit solcher Maßnahmen ist, dass man sehr vorsichtig damit wäre, Vergleichbares mit Menschen ohne Demenz und kognitive Einschränkungen zu machen.

Noch einmal anders zu werten sind mobilitätsverhindernde Interventionen, wie sie auch im Fallbeispiel vorkommen (Köbke & Brase 2017). Nach der FEM-Leitlinie (FEM = Freiheitseinschränkende Maßnahmen) fallen darunter alle Maßnahmen oder Prozeduren, die Patientinnen oder Bewohnerinnen daran hindern, sich an einen anderen Ort oder in eine andere Position zu begeben, sowie solche, die den freien Zugang zum eigenen Körper begrenzen und die nicht durch die betroffenen Personen kontrolliert oder entfernt werden können. Zu nennen sind insbesondere:

- Gurtfixierung, medikamentöse Fixierung, Fixierung durch Bettseitenteile oder Therapietische
- Wegnahme von Bewegungshilfen, Abschließen von Zimmern oder Bereichen

Je nach Methode (1-Punkt-, 3-Punkt-, 5-Punkt-, 9-Punkt-Fixierung, Stuhlgurt u. Ä.) wird mit Gurten die Autonomie der Betroffenen stark bis maximal eingeschränkt. Studien belegen körperliche und psychische Schäden durch Gurtfixierungen bis hin zu Todesfällen. Die medikamentöse Fixierung greift nicht nur in die Bewegungsfreiheit der Betroffenen ein, sondern verändert – je nach Wirkstoff unterschiedlich stark – auch deren Persönlichkeit. Da die Wirkstoffe aber auch zur Behandlung eingesetzt werden, entsteht das Problem der Doppelwirkung. Die Frage ist, welche (Neben-)Wirkungen in Kauf genommen werden, um bestimmte therapeutische Ziele zu erreichen. Die Fixierung durch Bettseitenteile oder Therapietische beschränkt den Bewegungsradius der betroffenen Personen. Die Fixierung durch Bettseitenteile ist insofern riskant, als sie beim Versuch, das Bett zu verlassen, zu Stürzen und zu Einklemmungen führen kann (Köpke et al 2015). Die Wegnahme von Bewegungshilfen macht die betroffenen Personen faktisch immobil, das Verschließen von Zimmern oder Bereichen schränkt den Bewegungsraum ein. Grundsätzlich kann die Fixierung, wenn sie nicht auf der Zustimmung der Betroffenen beruht, als demütigende Praxis erlebt werden und damit als Angriff auf zentrale Bereiche der Menschenwürde (Perspektive der ersten und dritten Person). Mit der Demütigung kann Beschämung einhergehen, denn Scham steht im Zusammenhang mit fehlender Kontrolle über den Körper und seine Funktionen.

Resümee – was ist unter ethischen Aspekten für Entscheidungen zur Mobilitätsförderung relevant?

Aus den zuvor beschriebenen Konstellationen lassen sich eine Reihe von Fragen ableiten, die als Hilfestellung bei einer Entscheidung bezüglich Mobilität und Mobilitätsförderung dienen können.

- Welche Einstellungen und Haltungen beeinflussen das Erleben und Handeln der beteiligten Personen und wie sind die Beteiligten durch ihre Lebensform geprägt?
- Wie wirkt sich ihre lebensweltliche Prägung aus (was sind z. B. ihre Vorstellungen von Normalität, Krankheit oder Einschränkungen)?
- Welche Rolle spielt die Lebensgeschichte in der Verarbeitung der aktuellen Situation (z. B. Stigmatisierung von Schwäche innerhalb der Biografie)?
- Was fürchten die beteiligten Personen (was sollte auf keinen Fall passieren) und was gibt ihnen Stärke?
- An welchen ethischen Bezugspunkten orientieren sich die Beteiligten (z. B. Schadensvermeidung, Orientierung am Wohl der pflegebedürftigen Person, Autonomie oder Orientierung unter eingeschränkten Ressourcen am Gerechtigkeitsprinzip)?
- Besteht ein vertieftes Verständnis über die Gründe, weshalb Personen auf eine bestimmte Weise handeln?
- Werden die Elemente des Rechts auf Autonomie beachtet (Recht auf Zustimmung oder Ablehnung, auf Information, auf Bestimmung des eigenen Wohls, auf Wahl zwischen (echten) Alternativen, auf Handlungsspielraum)? Wird offen über Handlungsalternativen zu Maßnahmen und Bedingungen diskutiert?
- Inwieweit bestimmen Umgebungsbedingungen die Mobilität (z. B. architektonische Bedingungen, aber auch Teamkonstellationen und Diskussionskultur)?
- Stehen eher Kontrolle und Sicherheitsdenken im Vordergrund oder die Stärkung der Selbstbestimmung und Freiheit?

Bei Fragen der Mobilität und der Mobilitätsförderung ist es von zentraler Bedeutung, die betroffenen Personen in ihrer spezifischen Situation und in ihren lebensgeschichtlichen und lebensweltlichen Prägungen und Besonderheiten als autonom handelnde Personen anzuerkennen. Auf dieser Basis kann ausgehandelt werden, welche Perspektiven angestrebt und welche Möglichkeiten wie genutzt werden. Dabei ist es für die Pflegefachkräfte wichtig, eigene Haltungen und Prägungen und die organisationalen Rahmenbedingungen zu reflektieren. Grundsätzlich ist die Orientierung an der Autonomie der Personen, die in deren Ausübung gestützt und begleitet werden müssen, wichtig.

Mobilität benötigt ein entsprechendes kommunales und institutionelles Umfeld. Oft sind es Barrieren wie Treppenaufgänge, hohe Bordsteine oder fehlende Handläufe, die die Menschen einschränken. Die daraus folgende Benachteiligung ist ein grundlegender Verstoß gegen das Prinzip der (sozialen) *Gerechtigkeit*. Entsprechend verpflichtet Artikel 9 Absatz 1 der UN-Behindertenrechtskonvention die unterzeichneten Staaten, »geeignete Maßnahmen mit dem Ziel, für Menschen mit Behinderungen den gleichberechtigten Zugang zur physischen Umwelt, zu Transportmitteln, Information und Kommunikation, einschließlich Informations- und Kommunikationstechnologien und -systemen, sowie zu anderen Einrichtungen und Diensten, die der Öffentlichkeit in städtischen und ländlichen Gebieten offenstehen oder für sie bereitgestellt werden, zu gewährleisten.« Hierzu gehört explizit auch die Bereitstellung von Mobilitätshilfen und neuer technischer Unterstützungssysteme (Artikel 4 Absatz 1 Punkt h UN-BRK). Ohne geeignete Rahmenbedingungen bleibt Mobilitätsförderung oft erfolglos.

6 Zum guten Schluss – Mut zur Bewegung!

Fabian Graeb, Bianca Berger, Gundula Essig, Petra Reiber und Reinhold Wolke

»Alt werden ist nichts für Feiglinge.«
(Joachim Fuchsberger)

Zwei zentrale Gedanken bringen dieses Buch auf den Punkt: *Was geht noch* (wenn nichts mehr zu gehen scheint) und *mehr Mut!* Es ist leicht den Mut zu verlieren, vor allem wenn das Gefühl besteht, es geht nichts (mehr). Das ließe sich auf die Menschen münzen, die professionelle Unterstützung brauchen, aber auch auf die Unterstützenden, die Pflegenden selbst.

Auf der einen Seite stehen die Beschwerlichkeiten, die mit hohem Alter, ggf. Krankheit und Pflegebedürftigkeit einhergehen. Hier ist es menschlich, auch mal den Mut zu verlieren und keine Lust mehr zu haben. Auf der anderen Seite stehen Pflegende, Betreuungskräfte und andere Menschen, die im Alltag unterstützen. Diese agieren in einem Pflegesystem, das deutlicher Verbesserungen bedarf. Auch unter den Gegebenheiten des akuten und strukturellen Personalmangels, bei fragwürdigem Finanzierungsumfang der Pflegeversicherung und manchmal undurchsichtig erscheinenden Möglichkeiten oder Ansprüchen auf Hilfeleistungen kann leicht Resignation eintreten und die Überzeugung »hier geht nichts (mehr)«. Im Alltag mündet diese doppelte Mutlosigkeit dann manchmal in eine reine Zustandsverwaltung, zwar engagiert und menschlich zugewandt, aber ohne Ziel, ohne Bewegung, im wörtlichen wie übertragenen Sinne. Auf keinen Fall soll an dieser Stelle nur an die beteiligten Akteurinnen appelliert werden; »Jetzt macht mal, Kopf hoch und los.« So einfach ist es nicht! Es geht vielmehr darum, sich erst einmal bewusst zu machen, dass in fast allen Fällen noch immer »was geht«. Ja, hohes Alter und Pflegebedürftigkeit hängen mit Einschränkungen der Bewegungsfähigkeit und Mobilität zusammen. Nein, das ist nicht schicksalshaft unumkehrbar und Interventionen lohnen sich!

Das Ziel ist nicht, den älteren Menschen zu einem Leistungssportler zu formen, sondern Bewegungsfähigkeiten zu erhalten, vielleicht zu verbessern oder den Abbau der Fähigkeiten zu bremsen, um Lebensqualität oder schlicht Freude am Leben zu erhalten. Denn Bewegung ist Leben, ist (Teil-)Selbstständigkeit, ist Gesellschaft, ist ein Stück Normalität.

»Es gehört oft mehr Mut dazu, seine Meinung zu ändern, als ihr treu zu bleiben.«
(Christian Friedrich Hebbel)

Obwohl die Förderung der Mobilität ein Kernanliegen der Pflege darstellt, gelingt es im Alltag häufig nicht, dies entsprechend umzusetzen. Dafür gibt es Gründe. Diese sind so individuell wie die beteiligten Personen. Neben den schwierigen Bedingungen sind es aber auch häufig schlicht die Gewohnheiten und Erwartungen, die bremsend wirken. Wenn ich erwarte, dass Personen immobil, ortsfixiert und bettlägerig sind, dann werden sie es auch mit größerer Wahrscheinlichkeit sein oder werden. Was kann getan werden, schließlich sind diese Menschen doch älter und ggf. am Ende ihres Lebens?

Zunächst: Nur weil Menschen älter und ggf. am Ende ihres Lebens sind, bedeutet dies nicht, dass hier »nichts mehr möglich« wäre. Es gilt daher auch kritisch zu hinterfragen: Habe ich persönlich eventuell ein zu negatives

Altersbild? Und welche Befürchtungen habe ich eigentlich, was hält mich davon ab aktiver zu sein, mehr in Bewegung zu kommen? Daher ist auch zu prüfen: Ist mir Bewegung wichtig? Ist uns als Einrichtung/Dienst Bewegung wichtig? Warum gelingt es nicht mehr Bewegung im Alltag zu integrieren, was sind unsere Stolpersteine? Sind wir grundsätzlich zu vorsichtig, von Angst oder der Kontrolle geleitet?

Wenn eine solche kritische Selbstreflexion als Einrichtung oder Team gelingt, können Veränderungen im Alltag erreicht werden. Dieses Buch soll daher auch nicht nur für die Herausforderung sensibilisieren. Es soll als Mutmacher dienen. Mut dazu, etwas zu verändern, in Gang zu bringen. Die Beispiele aus den PEBKO-Projekten berichten von Einrichtungen und Trägern, die unter denselben schwierigen allgemeinen Bedingungen sich dennoch auf den Weg gemacht haben. Beginnend mit einer Reflexion, die eigenen Defizite aufzuarbeiten. Der schwierige Alltag, der einen gefangen hält, verstellt auch manches Mal den Blick auf die Möglichkeiten. Zum Teil sind es rein fachliche und organisatorische Fragen, die zu einer besseren Bewegungsfähigkeit beitragen können. Gute Beispiele hierfür sind die beschriebenen Themen wie der Einsatz von Hilfsmitteln, die Wohnraumgestaltung oder die Herausforderungen des Medikamentenmanagements. Nicht nur die Ressourcen der Pflegebedürftigen bleiben häufig ungenutzt, auch die personellen Möglichkeiten. Spezielle Fähigkeiten der Mitarbeitenden, die gewinnbringend eingesetzt werden könnten, sind oft nicht bekannt. Fähigkeiten, Beobachtungen und Sensibilisierung von Ehrenamtlichen, Alltags- und Pflegehelferinnen, grundsätzlich die Schätze, die im alltäglich erlebten Personalmix verborgen liegen.

Gleichzeitig liegt mit dem Buch eine Sammlung von Praxisbeispielen von Menschen und Einrichtungen vor, die ungewöhnliche, unorthodoxe Wege gehen. Dazu gehört es, die Einrichtung zu verlassen und sich an normalen Freizeitaktivitäten zu orientieren, wie wandern, schwimmen gehen, gärtnern oder Stadionbesuchen. So etwas anzubieten, sich immer wieder darauf einzulassen, erfordert Mut.

Da ist es wieder, das Leitmotiv dieses Buches. Mut zur Veränderung und zum Experiment, Mut zur Bewegung, letztlich Mut zum normalen Leben. Denn das ist auch ein zentrales Motiv, um solche Veränderungen in Gang zu bringen. Das Ziel, den Bewohnerinnen/Klientinnen zu einem Leben zu verhelfen, das möglichst nah an dem dran ist, was wir selbst auch als normal und damit lebenswert empfinden würden. Sie halten eine Ideensammlung in Händen, die Ihnen hoffentlich eine Hilfe sein kann. Nehmen Sie sich das heraus, was für Sie, Ihr Team und Ihre Einrichtung hilfreich erscheint. Es werden Rückschläge kommen, manches wird vielleicht nicht auf Anhieb funktionieren. Aber bleiben Sie dran, bleiben Sie in Bewegung, bleiben Sie mutig.

Digitales Zusatzmaterial

Die folgenden Zusatzmaterialien können Sie unter diesem Link[13] kostenfrei herunterladen:
https://dl.kohlhammer.de/978-3-17-039584-8

- Zusatzmaterial 1
  Ermöglichungsbedingungen versus Verhinderungs-/Risikofaktoren von Mobilität (▶ Teil 1, »Bewegtes Altern oder Altern in Bewegung?!«)
- Zusatzmaterial 2
  Anforderungen an aktivierende Sitzmöbel (▶ Teil 2, »Aktivitas – der Mix macht's!«)
- Zusatzmaterial 3
  Einschätzungsfragen zur Mobilität für eine strukturierte Informationssammlung/Klientinnen und Tagesgäste (▶ Teil 4, »Tagespflege in Bewegung«)
- Zusatzmaterial 4
  Informations- und Beratungsinhalte zur Erhaltung und Förderung der Mobilität/Tagespflege und Häuslichkeit (▶ Teil 4, »Tagespflege in Bewegung«)
- Zusatzmaterial 5
  Einschätzungsfragen zur Mobilität für eine strukturierte Informationssammlung SIS/Stationäre Pflege-Bewohnerinnen (▶ Teil 4, »Rumliegen/-sitzen?‹ – Mobilität bei Menschen mit Ortsfixierung oder Bettlägerigkeit«)
- Zusatzmaterial 6
  Beobachtungscheckliste »Einschätzung« für Betreuungs- oder Präsenzkräfte (▶ Teil 4, »Rumliegen/-sitzen?‹ – Mobilität bei Menschen mit Ortsfixierung oder Bettlägerigkeit«; ▶ Teil 1, »Expertenstandard »Erhaltung und Förderung der Mobilität in der Pflege« – Mut zur Bewegung!«; ▶ Teil 5, Kap. K)
- Zusatzmaterial 7
  Mögliche Informations- und Beratungsinhalte zur Erhaltung und Förderung der Mobilität/stationäre Pflege (▶ Teil 4, »Rumliegen/-sitzen?‹ – Mobilität bei Menschen mit Ortsfixierung oder Bettlägerigkeit«)
- Zusatzmaterial 8
  »Kleine« Auswahl an Hilfsmittel-Möglichkeiten zur Förderung der Selbständigkeit (▶ Teil 4, »Rumliegen/-sitzen?‹ – Mobilität bei Menschen mit Ortsfixierung oder Bettlägerigkeit«; ▶ Teil 5, Kap. R, Kap. U)
- Zusatzmaterial 9
  Fragen zur eigenen Reflexion – eine Frage der Haltung (▶ Teil 5, Kap. A)
- Zusatzmaterial 10
  Bewegungsübungen, die in die Pflege jeweils integriert werden können (▶ Teil 4, »Rumliegen/-sitzen?‹ – Mobilität bei Menschen mit Ortsfixierung oder Bettlägerigkeit«; ▶ Teil 5, Kap. B, Kap. J, Kap. K, Kap. Q, Kap. U)
- Zusatzmaterial 11
  Unterschiede von Pflege mit und ohne Ausrichtung an Alltagskompetenzen und

---

13 Wichtiger urheberrechtlicher Hinweis: Alle zusätzlichen Materialien, die im Download-Bereich zur Verfügung gestellt werden, sind urheberrechtlich geschützt. Ihre Verwendung ist nur zum persönlichen und nichtgewerblichen Gebrauch erlaubt. Jede Verwendung außerhalb der engen Grenzen des Urheberrechts ist ohne Zustimmung des Verlags unzulässig und strafbar. Das gilt insbesondere auch für Vervielfältigungen, Übersetzungen, Mikroverfilmungen und für die Einspeicherung und Verarbeitung in elektronischen Systemen.

Fähigkeiten am Beispiel Mobilität im Bett – vollständige Tabelle (▶ Teil 5, Kap. B)
- Zusatzmaterial 12
AMTS-Merkkarte (▶ Teil 5, Kap. O)
- Zusatzmaterial 13
Interdisziplinäre Optimierungszirkel – Beispiel für einen möglichen Ablauf (▶ Teil 5, Kap. O)
- Zusatzmaterial 14
Aktivitäten im Raum und Überprüfung von Angeboten (▶ Teil 5, Kap. F)
- Zusatzmaterial 15
Flyer Zimmergestaltung (▶ Teil 5, Kap. F)
- Zusatzmaterial 16
Thema Finanzierung zur Anpassung und Veränderung des Wohnraums (▶ Teil 5, Kap. H)
- Zusatzmaterial 17
Informationen zu Heil- und Hilfsmitteln (▶ Teil 5, Kap. F, Kap. I)
- Zusatzmaterial 18
Wochenplan 10-Minuten-Übungen (▶ Teil 5, Kap. K)
- Zusatzmaterial 19
Mögliche Schulungsinhalte zur Erhaltung und Förderung der Mobilität im Bereich Betreuung und Alltagsbegleitung (▶ Teil 5, Kap. K)
- Zusatzmaterial 20
Bezugsquellen für Informationsmaterialien (▶ Teil 5, Kap. J)
- Zusatzmaterial 21
Bewegungsecken (▶ Teil 5, Kap. J)
- Zusatzmaterial 22
Lebensmittel mit hohem Eiweißanteil und deren Wertigkeit (▶ Teil 5, Kap. N)
- Zusatzmaterial 23
Übungen für Bettlägerige und stark ortsfixierte Bewohnerinnen (▶ Teil 5, Kap. R)
- Zusatzmaterial 24
Übersicht ausgewählter Quartiersprojekte zum Thema Bewegung (▶ Teil 5, Kap. L)
- Zusatzmaterial 25
Zusammenfassung der Studien zu multimodalen/multikomponenten Interventionen (▶ Teil 5, Kap. M)

Literatur

Abraham A (2008) Körperlichkeit und Bewegung im biographischen Kontext. Zur Notwendigkeit einer körper- und bewegungsbezogenen biographischen Perspektive in der Gerontologie, Z Gerontol Geriat, 41(3), S. 177–181

Abt-Zegelin A (2011) Bewegungsförderung. Mobil im Pflegeheim, Die Schwester | Der Pfleger, 50 (4), S. 322–325

Actimentia Project Consortium (Hrsg.) (2021) Projektstartseite (https://actimentia.eu/?lang=de, Zugriff am: 26.02.2021)

ADFC & Bremer Heimstiftung (Hrsg.) (2017) Begleitete Radtouren für Menschen mit beginnender Demenz und ihre Angehörigen (http://www.adfc-bremen.de/fileadmin/user_upload/pdf/Touren/Begleitete_Radtouren_Flyer_02-2017_RZ.PDF, Zugriff am: 01.12.2021)

Adorno TW (1985) Minima Moralia. Reflexionen aus dem beschädigten Leben. Frankfurt/M.: Suhrkamp

Affolter F (2001) Wahrnehmung, Wirklichkeit und Sprache. Wissenschaftliche Beiträge aus Forschung, Lehre und Praxis zur Rehabilitation behinderter Kinder und Jugendlicher. Villingen-Schwenningen: Neckar-Verlag

Afram B, Verbeek H, Bleijlevens MHC et al. (2015) Needs of informal caregivers during transition from home towards institutional care in dementia: a systematic review of qualitative studies, International psychogeriatrics, 27(6), S. 891–902

Alagic V, Staudinger B (2011) Lebensqualität in deutschen Pflegeeinrichtungen – Ergebnisse einer Befragung mittels dem EQ-5D Instrument, Gesundheitswesen, 73(12), S. 795–802

Alkjaer T, Larsen PK, Pedersen G et al. (2006) Biomechanical analysis of rollator walking, Biomedical Engineering Online, 5, 2, doi: 10.1186/1475-925X-5-2

Alves AJ, Viana JL, Cavalcante SL et al. (2016) Physical activity in primary and secondary prevention of cardiovascular disease: overview updated, World J Cardiol, 8(10), S. 575–583

Aly A-F (2014) Arzneimitteltherapie – ein Was ist Was der Arzneimitteltherapie, (https://www.akdae.de/Kommission/Presse/DAe/20141031.pdf, Zugriff am: 09.06.2021)

Alzheimer Disease International (Hrsg.) (2019) World Alzheimer Report (https://www.alzint.org/resource/world-alzheimer-report-2019/, Zugriff am: 10.05.2021)

Amrhein L, Backes GM (2007) Alter(n)sbilder und Diskurse des Alter(n)s: Anmerkungen zum Stand der Forschung, Zeitschrift für Gerontologie und Geriatrie, 40(2), S. 104–111

Anders J (2008) Mobilität im Alter und Immobilitätssyndrom. In: Renteln-Kruse W von (Hrsg.) Medizin des Alterns und des alten Menschen. 2., überarb. u. aktualis. Aufl. 05. Heidelberg: Steinkopff. S. 84–97

Anonymus (2007) Wohin mit Vater? Ein Sohn verzweifelt am Pflegesystem. Frankfurt/M.: S. Fischer

Ansai Hotta J, Aurichio Rabiatti T, Goncalves R et al. (2016) Effects of two physical exercise protocols on physical performance related to falls in the oldest old: A randomized controlled trial, Geriatrics Gerontology International, 16, S. 492–499

Arnold B, Brinkschmidt T, Casser HR et al. (2014) Multimodale Schmerztherapie für die Behandlung chronischer Schmerzsyndrome, Der Schmerz, 28(5), S. 459–472

Arnold D (2008) Aber ich muss ja meine Arbeit schaffen! Ein ethnografischer Blick auf den Alltag im Frauenberuf Pflege. Frankfurt/M.: Mabuse

Artner L, Atzl I, Depner A et al. (Hrsg.) (2017) Pflegedinge. Materialitäten in Pflege und Care. Bielefeld: transcript

Asmussen M, Huhn S, Zegelin A, unter Mitarbeiter von Kurz A (2019) Bewegung. In: Lauster M, Seitz A-M, Drescher A, Kühnel K, Menche N (Hrsg.) Pflege Heute. 7. Aufl. München: Urban & Fischer in Elsevier, S. 212–245

Baltes MM (1995) Verlust der Selbständigkeit im Alter: Theoretische Überlegungen und empirische Befunde, Psychologische Rundschau, 46, S. 159–170

Baltes MM (1996) Many Faces of Dependency in Old Age. New York: Cambridge University Press

Baltes PB, Staudinger UM, Lindenberger U (1999) Lifespan-Psychology: Theory and Application to intellectual and functioning, Rev. Psychol. 50 (1), S. 471–507

Baranzke H (2015) Menschenwürde, Autonomie, Selbstbestimmung und soziale Ehre. In: Brandenburg H, Güther H (Hrsg.) Lehrbuch Gerontologische Pflege. Bern: Hogrefe. S. 87–104

Barbosa Rezende A, Fernandes de Miranda E, Souza Ramalhoa H et al. (2015) Effects of sensory motor training of lower limb in sedentary elderly as part of functional autonomy, Revista Andaluza de Medicina del Deporte, 8(2), S. 61–66

Barken R (2017) ›Independence‹ among older people receiving support at home: the meaning of daily care practices, Ageing and Society, 39 (3), S. 518–540 doi: https://doi.org/10.1017/S0144686X17001039

Bartels F, Eckhardt C, Wittekindt S et al. (2016) Aktivierend-therapeutische Pflege in der Geriatrie. Band 1: Grundlagen und Formulierungshilfen. Stuttgart: Kohlhammer

Bartens W (2018) Überleben nach dem Sturz. In: Süddeutsche.de (https://www.sueddeutsche.de/gesundheit/studie-zu-oberschenkelhalsbruechen-ueberleben-nach-dem-sturz-1.4145668, Zugriff am: 24.03.2021)

Bartolome G, Schröter-Morasch H (Hrsg.) (2006) Schluckstörungen Diagnostik und Rehabilitation. 3. Aufl. München, Jena: Urban Fischer

Bates-Jensen BM, Schnelle JF, Alessi CA et al. (2004) The Effects of Staffing on In-Bed Times of Nursing Home Residents, Journal of the American Geriatrics Society, 52(6), S. 931–938

Bauer U (2006) Die sozialen Kosten der Ökonomisierung von Gesundheit, Aus Politik und Zeitgeschichte (8/9), S. 17–24

Baumann M (2013) Palliative Haltung. Masterarbeit. Vallendar (https://kidoks.bsz-bw.de/frontdoor/deliver/index/docId/403/file/Masterarbeit_Vallendar_25.08.2014.pdf, Zugriff am: 22.01.2021)

Baumann M, Kohlen H (2018) «Zeit des Bezogenseins» als Merkmal einer sorgeethisch begründeten palliativen Praxis. In: Bergemann L, Hack C, Frewer A (Hrsg.) Entschleunigung als Therapie? Zeit der Achtsamkeit in der Medizin. Jahrbuch Ethik in der Klinik (JEK) Band 11. Würzburg: Verlag Königshausen & Neumann. S. 95–118

Baumann M, Kohlen H (2019) Welche Ethik braucht Palliative Care? Ein Plädoyer für eine Ethik der Sorge. In: Kreutzer S, Oetting-Ross C, Schwermann M (Hrsg.) Palliative Care aus sozial- und pflegewissenschaftlicher Perspektive. Wiesbaden: Beltz Juventa. S. 88–113

Beauchamp TL, Childress JF (1979) Principles of Biomedical Ethics. New York, Oxford: Oxford University Press

Becker S, Kaspar R, Kruse A (2010) H.I.L.DE.: Heidelberger Instrument zur Erfassung der Lebensqualität demenzkranker Menschen. Bern: Huber

Beckmann M (1996) Rehabilitation in der Krankenpflege. 3. überarb. Aufl. Hagen: Brigitte Kunz

Beckmann M (2000) Die Pflege von Schlaganfallbetroffenen. Nach dem Konzept der Aktivitas-Pflege®. Hannover: Schlütersche (Nur noch als Kopie bei der Aktivitas-Pflege® zu erhalten)

Beckmann M (2014) Den Tonus regulieren, Altenpflege, 2.14, Teil 2, S. 29–34

Beckmann M (2021) Bewegungsanalyse. Unveröffentlichtes Skript Trainerausbildung. Frankfurt 2020–2022

Beckmann M, Müller-Hesselbach U (2013) Aktivieren durch Sitzen im Bett, Heilberufe/Das Pflegemagazin, 65(4), S. 26–28

Beer P, Erven S, Rudolph E et al. (2011) Bewegte Lebenswege. Begleitbroschüre zur Ausstellung. Herausgegeben von Landesvereinigung für Gesundheit Bremen e. V., Hamburgische Arbeitsgemeinschaft für Gesundheitsförderung e. V., Landesvereinigung für Gesundheit und Akademie für Sozialmedizin Niedersachsen e. V. & Landesvereinigung für Gesundheitsförderung in Schleswig-Holstein e. V. Hannover

Behrens J (2002) Inklusion durch Anerkennung. Chronische Krankheiten, das Veralten der Indikatoren sozialer Ungleichheit und die Herausforderungen an die Pflege und andere Gesundheitsfachberufe, Österreichische Zeitschrift für Soziologie, 27(4), S. 23–41

Bejick U (2014) »Drei Mahlzeiten, das Bett, dann und wann eine Stimme«. Bettlägerige Menschen als Maßstab ethischen Handelns, Dr. Med. Mabuse, 212(6), S. 28–31

Beijck U (2015) Drei Mahlzeiten. Das Bett, dann und wann eine Stimme – Bettlägerige alte Menschen als Maßstab ethischen Handelns. In: Scholz-Weinrich G, Graber-Dünow M. (Hrsg.) Lebensraum Bett. Bettlägerige alte Menschen im Pflegealltag. Hannover: Schlütersche Verlagsgesellschaft. S. 14–28

Benevit (2020) Ambulante Individualität und stationäre Sicherheit vom Modell zur praktischen Umsetzung. Präsentation. Nicht veröffentlicht.

Benjamin, K, Edwards, N, Ploeg et al. (2014) Barriers to physical activity and restorative care for residents in long-term care: a review of the literature, Journal of aging and physical activity, 22(1), S. 154–165

Bensch S, Haas M (2019) Fortbildungsreihe Haltung entwickeln – Gute Pflege von Menschen mit Demenz. (https://msagd.rlp.de/fileadmin/msagd/Publikationen/Soziales/Haltung_entwickeln_Demenz.pdf, Zugriff am: 03.02.2021)

Berendonk C, Stanek S, Schönit M et al. (2011) Biographiearbeit in der stationären Langzeitpflege von Menschen mit Demenz, Zeitschrift für Gerontologie und Geriatrie, 44(1), S. 13–18

Berg C (2019) Kommunikation zwischen Arzt und Apotheker stärken. Pharmazeutische Zeitung, 04.03.2019 (https://www.pharmazeutische-zeitung.de/kommunikation-zwischen-arzt-und-apotheker-staerken/, Zugriff am: 07.06.2021)

Berger B (2010) Analyse der Pflegetransparenzvereinbarung – stationär anhand des Aspektes Pflegequalität. Nicht veröffentlichte Masterarbeit. Vallendar: Pflegewissenschaftliche Fakultät der Philosophisch-Theologischen Hochschule Vallendar

Berger B, Hennings D (2014a) Mehr Mut zur Bewegung. Erhaltung und Förderung der Mobilität. Heilberufe/Das Pflegemagazin, 66(7), doi: 10.1007/s00058-014-0784-6

Berger B, Hennings D (2014b) Bettlägerigkeit verhindern – Bewegung fördern, Demenz – das Magazin, 22, S. 27–29

Berger B (2018) »Mehr Mut zur Bewegung!« – Impulse zur Umsetzung des Expertenstandards »Erhaltung und Förderung der Mobilität in der Pflege«, Fachzeitschrift für Geriatrische und Gerontologische Pflege, 2(4), S. 173–182

BGW – Berufsgenossenschaft für Gesundheitsdienst und Wohlfahrtspflege (Hrsg.) (2011) Wege zu einer neuen Pflegequalität al.i.d.a – Arbeitslogistik in der Altenpflege (https://docplayer.org/56070558-Wege-zu-einer-neuen-pflegequalitaet-al-i-d-a-arbeitslogistik-in-der-altenpflege.html, Zugriff am: 17.06.2021)

Bienstein C (2011) Leben heißt, in Bewegung sein, praxis.wissen psychosozial, 5, S. 4–6

Bienstein C, Fröhlich A (2012) Basale Stimulation in der Pflege. Grundlagen. 7. Aufl. Bern: Hans Huber

Birnbacher D (2015) Ist Sterbefasten eine Form von Suizid? Ethik in der Medizin, 27(4), S. 315–324

Bischoff L, Cordes T, Meixner C et al. (2021) Can Cognitive-Motor Training Improve Physical Functioning and Psychosocial Wellbeing in Nursing Home Residents? A Randomized Controlled Feasibility Study as Part of the PROCARE Project, Aging Clinical and Experimental Research, 33, S. 943–956

BITKOM – Bundesverband Informationswirtschaft, Telekommunikation und neue Medien e. V. (Hrsg.) (2020) Die Zukunft der Consumer Technology – 2020 Marktentwicklung, Trends, Mediennutzung, Technologien, Geschäftsmodelle (https://www.bitkom.org/sites/default/files/2020-08/200826_ct_studie_2020_online.pdf, Zugriff am: 19.03.2021)

BIVA-Pflegeschutzbund – Bundesinteressenvertretung für alte und pflegebetroffene Menschen e. V. (Hrsg.) (o. J.) Hausrecht in Heimen (https://www.biva.de/beratungsdienst/hausrecht-in-heimen/, Zugriff am: 08.05.2021)

BIVA-Pflegeschutzbund – Bundesinteressenvertretung für alte und pflegebetroffene Menschen e. V. (Hrsg.) (2019) Häusliche Betreuung durch Betreuungsdienste. Neuerung zur »pflegerischen Betreuung« weitgehend unbemerkt (https://www.biva.de/betreuungsdienste/, Zugriff am: 02.06.2021)

BIVA-Pflegeschutzbund – Bundesinteressenvertretung für alte und pflegebetroffene Menschen e. V. (Hrsg.) (2015) BIVA kritisiert regelwidrigen Einsatz von Betreuungskräften (»§ 87b-Kräfte«) (https://www.biva.de/biva-kritisiert-regelwidrigen-einsatz-von-betreuungskraeften-nach-%C2%A787b/, Zugriff am: 02.06.2021)

Blättner B (2007) Das Modell der Salutogenese. Prävention und Gesundheitsförderung, 2, S. 67–73

Blüher S, Schnitzer S, Kuhlmey A (2017) Der Zustand Pflegebedürftigkeit und seine Einflussfaktoren im hohen Lebensalter. In: Jacobs K, Kuhlmey A, Greß S et al. (Hrsg.) Pflege-Report 2017 »Die Versorgung der Pflegebedürftigen«. Stuttgart: Schattauer, S. 3–11

BMFSFJ – Bundesministerium für Familie, Senioren, Frauen und Jugend (Hrsg.) (2005) Möglichkeiten und Grenzen selbstständiger Lebensführung in Privathaushalten. Ergebnisse der Studie MuG III. Kurzversion (https://www.bmfsfj.de/blob/79306/eac099e1655fa73eb5866d5b33b7e998/selbststaendigkeit-im-alter-kurzfassung-data.pdf, Zugriff am: 04.09.2020)

BMFSFJ – Bundesministerium für Familie, Senioren, Frauen und Jugend (Hrsg.) (2008) Möglichkeiten und Grenzen selbstständiger Lebensführung in stationären Einrichtungen (MuG IV). Befunde und Empfehlungen (https://www.bmfsfj.de/blob/79340/650af5ba5a7b779d3a019a140b2a196e/zusammenfassung-mug4-data.pdf, Zugriff am: 17.08.2020)

BMFSFJ – Bundesministeriums für Familie, Senioren, Frauen und Jugend (Hrsg.) (2020) Achter Bericht zur Lage der älteren Generation in der Bundesrepublik Deutschland. Ältere Menschen und Digitalisierung (https://www.bmfsfj.de/blob/159916/9f488c2a406ccc42cb1a694944230c96/achter-altersbericht-bundestagsdrucksache-data.pdf, Zugriff am: 09.03.2021)

BMFSFJ (Bundesministerium für Familie, Senioren, Frauen und Jugend) & BMGS (Bundesministerium für Gesundheit und Soziale Sicherung) (Hrsg.) (2018) Charta der Rechte hilfe- und pflegebedürftiger Menschen (https://www.bmfsfj.de/resource/blob/93450/534bd1b2e04282ca14bb725d684bdf20/charta-der-rechte-hilfe-und-pflegebeduerftiger-menschen-data.pdf, Zugriff am: 09.07.2021)

BMVBS – Bundesministerium für Verkehr, Bau- und Stadtforschung (Hrsg.) (2011) Wohnen im Alter. Forschungen Heft 147. Berlin.

Bobath B (1985) Die Hemiplegie Erwachsener. Befundaufnahme, Beurteilung und Behandlung. 4. unveränd. Aufl. Stuttgart, New York: Thieme

Bobath B (1993) Die Hemiplegie Erwachsener. Befundaufnahme, Beurteilung und Behandlung. 5. überarb. Aufl. Stuttgart, New York: Thieme

Bobbert M (2002) Patientenautonomie und Pflege. Begründung und Anwendung eines moralischen Rechts. Frankfurt/M., New York: Campus

Böhme G (1992) Natürlich Natur. Über Natur im Zeitalter ihrer technischen Reproduzierbarkeit. Frankfurt/M.: Suhrkamp

Böhme G (2003) Leibsein als Aufgabe. Leibphilosophie in pragmatischer Hinsicht. Kusterdingen: SFG

Böhme G (2008a) Ethik leiblicher Existenz. Frankfurt/M.: Suhrkamp

Böhme G (2008b) Invasive Technisierung. Technikphilosophie und Technikkritik. Kusterdingen: SFG

Böhme G (2019) Leib. Die Natur, die wir selbst sind. Berlin: Suhrkamp

Böhnke U (2011) Dem Leibkörper auf der Spur. Theoretischer Begründungsrahmen professioneller reflexiver Könnerschaft. Osnabrück: V&R

Borges Machado F, Ribeiro O, Sampaio A et al. (2019) Feasibility and Impact of a Multicomponent Exercise Intervention in Patients With Alzheimer's Disease: A Pilot Study, American Journal of Alzheimer's Disease & Other Dementias, 34(2), S. 95–103

Bouaziz W, Lang PO, Schmitt E et al. (2016) Health benefits of multicomponent training programmes in seniors: a systematic review, The International Journal of Clinical Practice, 70(7), S. 520–536

Bourdieu P (1979) Entwurf einer Theorie der Praxis auf der Grundlage der kabylischen Gesellschaft. Frankfurt/M.: Suhrkamp

Brandenburg B, Kricheldorff C, Berger B et al. (2018) Multiprofessioneller Personalmix in der Langzeitpflege (PERLE) – Abschlussbericht (https://sozialministerium.baden-wuerttemberg.de/fileadmin/redaktion/m-sm/intern/downloads/Downloads_Pflege/Inno-programm-Pflege_Abschlussb_PERLE_2018.pdf, Zugriff am: 01.12.2021)

Braun S, Kleynen M, Bleijlevens, MHC, Moser A et al. (2015) »Interactive surfaces« technology as a potential tool to stimulate physical activity in psychogeriatric nursing home residents, Disability & Rehabilitation: Assistive Technology, 10 (6), S. 486–492

Brieskorn-Zinke M (2019) Leiblichkeit als Herausforderung für die Pflegebildung, Pflege & Gesellschaft, 24(2), S. 167–182

Brüchert T, Quentin P (2018) Altersgerechte Quartiere. In: Baumgart S, Köckler H, Ritzinger A et al. (Hrsg.) Planung für gesundheitsfördernde Städte. Hannover: Verl. d. ARL, S. 353–365 (https://www.ssoar.info/ssoar/handle/document/59540, Zugriff am: 25.06.2021)

Bruun-Pedersen JR, Serafin S, Kofoed LB (2016) Restorative Virtual Environment Design for Augmenting Nursing Home Rehabilitation, Journal of Virtual Worlds Research, 16, 9(3), S. 1–26

Buber M (2005) Ich und Du. 14. Aufl. Gütersloh: Lambert Schneider

Buckley C, McCormack B, Ryan A (2018) Working in a storied way-Narrative-based approaches to person-centred care and practice development in older adult residential care settings, J Clin Nurs, 27(5-6), e858–e872

Bundesgerichtshof (Hrsg.) (2005) Pressemitteilung 068/2005 (https://www.bundesgerichtshof.de/SharedDocs/Pressemitteilungen/DE/2005/200568.html, Zugriff am: 27.02.2021)

Bundesinstitut für Bevölkerungsforschung (Hrsg.) (2015) Rund ein Drittel mehr Pflegebedürftige bis 2030. Pressemitteilung, Nr. 7/2015 vom 24.06.2015 (https://www.bib.bund.de/DE/Service/Presse/2015/2015-06-Rund-ein-Drittel-mehr-Pflegebeduerftige-bis-2030.html?nn=9755196, Zugriff am: 01.12.2021)

Burgwedel A (2020) Umgang mit Arzneimitteln professionell gestalten. Bonn: PPM

Büscher A, Blumenberg P (2018) Expertenstandards als Instrument der Qualitätsentwicklung. In: Jacobs K, Kuhlmey A, Greß S et al. (Hrsg.) Pflegereport 2018: Qualität in der Pflege. Heidelberg: Springer. S. 63–70

Büttner-Tillmann I (2015) Medizinische Aspekte der Bettlägerigkeit. In: Scholz-Weinrich G, Graber-Dünow M (Hrsg.) Lebensraum Bett. Bettlägerige alte Menschen im Pflegealltag. Hannover: Schlütersche Verlagsgesellschaft. S. 29–43

BZgA – Bundeszentrale für gesundheitliche Aufklärung (Hrsg.) (2021a) Gesundheit älterer Menschen (https://www.bzga.de/programme-und-aktivitaeten/gesundheit-aelterer-menschen/, Zugriff am 25.02.2021)

BZgA – Bundeszentrale für gesundheitliche Aufklärung (Hrsg.) (2021b) Recherche von Angeboten in der Projektdatenbank (https://www.gesund-aktiv-aelter-werden.de/projektdatenbank/interviews-mit-projektverantwortlichen/recherche-von-angeboten-in-der-projektdatenbank/, Zugriff am: 01.12.2021)

Cameron ID, Fairhall N, Langron C et al. (2013) A multifactorial interdisciplinary intervention reduces frailty in older people: randomized trial, BMC Medicine, 65(11), doi: 10.1186/1741-7015-11-65

Carvalho A, Rea IM, Parimon T et al. (2014) Physical activity and cognitive function in individuals over 60 years of age: a systematic review, Clinical interventions in aging, 9, S. 661–682

Chen F, Lam R, Shaywitz D et al. (2011) Evaluation of early biomarkers of muscle anabolic response to testosterone, Journal of Cachexia, Sarcopenia and Muscle, 2(1), S. 45–56

Chow RB, Lee A, Kane BG et al. (2019) Effectiveness of the »Timed Up and Go« (TUG) and the Chair test as screening tools for geriatric fall risk assessment in the ED. Am J Emerg Med, 37(3), S. 457–460

Clemson L, Munro J, Singh MF (2014) Lifestyle-integrated Functional Exercise (LiFE) program to prevent falls Participant's manual. Sydney: University Press (https://open.sydneyuniversitypress.com.au/files/9781743324004.pdf, Zugriff am: 02.06.2021)

Coombes K (1996) Von der Ernährungssonde zum Essen am Tisch – Aspekte der Problematik, Richtlinien für die Behandlung In: Lipp B, Schlaegel W (Hrsg.) »Wege von Anfang an« Frührehabilitation schwerst hirngeschädigter Patienten. Villingen: Neckar-Verlag

Corbin J, Strauss AL (2010) Weiterleben lernen. Verlauf und Bewältigung chronischer Krankheit. 3. Aufl. Bern u. a.: Huber

Costamagna E, Thies SB, Kenney LPJ et al. (2019) Objective measures of rollator user stability and device loading during different walking scenarios, PloS One, 14(1), e0210960, doi.org/10.1371/journal.pone.0210960

Crocker T, Forster A, Young J et al. (2013) Physical rehabilitation for older people in long-term care, Cochrane Library, 17(2), doi: 10.1002/14651858.CD004294

Cruz-Jentoft AJ, Baeyens JP, Bauer JM et al. (2010) Sarcopenia: European consensus on definition and diagnosis: Report of the European Working Group on Sarcopenia in Older People, Age and ageing, 39(4), S. 412–423

Cummings SR, Studenski S, Ferrucci L (2014) A diagnosis of dismobility–giving mobility clinical visibility: A Mobility Working Group recommendation, JAMA, 311(20), S. 2061–2062

Dangel B, Korporal J (2003) Kann Pflege im Rahmen der Pflegeversicherung Grundlage eines spezifischen pflegerischen Ansatzes der Rehabilitation sein? Zeitschrift für Gerontologie und Geriatrie, 36(1), S. 50–62

Dansak DA (1973) On the tertiary gain of illness. Comprehensive Psychiatry, 14(6), S. 523–534

Darmann I (2002) Bewegung als Interaktion – Systemisch-konstruktivistische Sichtweise von Bewegung und Konsequenzen für die Pflege, Pflege, 15, S. 181–186

Daubner A, Herold-Majumdar A, Offenbächer M et al. (2011) Kontrakturprävention in der Langzeitpflege Älterer. Stand der Forschung und Bedeutung für die Praxis. Herausgegeben vom Institut für Qualitätssicherung in der Pflege (http://www.iqp-ev.de/clients/IQP/IQP_Content.nsf/res/Kontrakturpr%C3%A4vention%20in%20der%20Langzeitpflege%20%C3%84lterer.pdf/$FILE/Kontrakturpr%C3%A4vention%20in%20der%20Langzeitpflege%20%C3%84lterer.pdf, Zugriff am: 17.06.2021)

DBfK – Deutscher Berufsverband für Pflegeberufe (Hrsg.) (2014) ICN-Ethikkodex für Pflegende (https://www.wege-zur-pflege.de/fileadmin/daten/Pflege_Charta/Schulungsmaterial/Modul_5/Weiterfu%CC%88hrende_Materialien/M5-ICN-Ethikkodex-DBfK.pdf, Zugriff am: 31.05.2021)

Demenz Support Stuttgart gGmbH (Hrsg.) (2016, 2018) Wandern. Was geht! Sport, Bewegung und Demenz. Kleine Praxisfibel 1: Lust am Wandern. Elektronisch bestellbar beim Bundesministerium für Familie, Senioren, Frauen und Jugend unter Mail 301@bmfsfj.bund.de

Demografieportal (Hrsg.) (2021) Ältere Bevölkerung (https://www.demografie-portal.de/DE/Fakten/aeltere-bevoelkerung.html, Zugriff am: 28.06.2021)

Destatis – Statistisches Bundesamt (Hrsg.) (2015) Bevölkerung Deutschlands bis 2060 (https://www.destatis.de/DE/Themen/Gesellschaft-Umwelt/Bevoelkerung/Bevoelkerungsvorausberechnung/Publikationen/Downloads-Vorausberechnung/bevoelkerung-deutschland-2060-presse-5124204159004.pdf, Zugriff am: 18.06.2021)

Destatis – Statistisches Bundesamt (Hrsg.) (2017) Pflegestatistik – Pflege im Rahmen der Pflegeversicherung Deutschlandergebnisse (https://www.statistischebibliothek.de/mir/servlets/MCRFileNodeServlet/DEHeft_derivate_00042871/5224001159004.pdf, Zugriff am: 01.12.2021)

Destatis – Statistisches Bundesamt (Hrsg.) (2020) Pflegestatistik – Pflege im Rahmen der Pflegeversicherung Deutschlandergebnisse 2019 (https://www.destatis.de/DE/Themen/Gesellschaft-Umwelt/Gesundheit/Pflege/Publikationen/Downloads-Pflege/pflege-deutschlandergebnisse-5224001199004.pdf;jsessionid=68AD4DD7532A6 8F45BEB3CC199DCB2E7.live741?__blob=publicationFile, Zugriff am: 18.06.2021)

Deutsche Gesellschaft für Palliativmedizin e. V., Deutscher Hospiz- und PalliativVerband e. V., Bundesärztekammer (Hrsg.) (2010) Charta zur Betreuung schwerstkranker und sterbender Menschen in Deutschland. Berlin

Deutscher Olympischer Sportbund (Hrsg.) (2021) Wissen für die Praxis: Bewegungsangebote 70

Plus. Werkheft 7, S. 5–7 (https://cdn.dosb.de/alter_Datenbestand/fm-dosb/arbeitsfelder/Breitensport/demographischer_wandel/PDFs/Werkheft_Bewegungsangebote_70_plus_neu.pdf, Zugriff am: 03.01.2022)

Deutscher Turner-Bund (Hrsg.) (2018) Sturzprophylaxe Training. 4. Aufl. Aachen: Meyer & Meyer

Deutz NEP, Ashurst I, Ballesteros MD et al. (2019) The Underappreciated Role of Low Muscle Mass in the Management of Malnutrition, Journal of the American Medical Directors Association, 20 (1), S. 22–27

Deutz NEP, Bauer JM, Barazzoni R et al. (2014) Protein intake and exercise for optimal muscle function with aging: Recommendations from the ESPEN Expert Group, Clinical nutrition, 33 (6), S. 929–936

DGE – Deutsche Gesellschaft für Ernährung (Hrsg.) (2018) Selbstdiagnose Unverträglichkeit: »frei von«-Lebensmittel nur bei bestimmten Lebensmittelunverträglichkeiten sinnvoll (https://www.dge.de/presse/pm/selbstdiagnose-unvertraeglichkeit/, Zugriff am: 15.06.2021)

DGE – Deutsche Gesellschaft für Ernährung (Hrsg.) (2020) Vollwertig essen und trinken nach den 10 Regeln der DGE (https://www.dge.de/ernaehrungspraxis/vollwertige-ernaehrung/10-regeln-der-dge/, Zugriff am: 27.11.2020)

DHPV – Deutscher Hospiz- und PalliativVerband e. V. (Hrsg.) (2021) Palliative Pflege/Palliative Care (WHO) (https://www.dhpv.de/themen_hospiz-palliativ_palliative-pflege.html, Zugriff am: 21.01.2021)

Dieckmann P (2008) Sturzsyndrom. In: Renteln-Kruse W von (Hrsg.) Medizin des Alterns und des alten Menschen. 2., überarb. u. aktualis. Aufl. 05. Heidelberg: Steinkopff. S. 98–109

Diehl W, Schüle K, Kaiser T (2008) Apparativ-assistives Bewegungstraining der unteren Extremitäten in der geriatrischen Rehabilitation, Neurogeriatrie, 5(1), S. 3–12

Ding-Greiner C (2011) Herausforderung der vierten Lebensphase. In: Gabriel K, Jäger W, Hoff GM (Hrsg.) Alter und Altern als Herausforderung. Freiburg i. Breisgau: Karl Alber. S. 125–146

Dirks ML, Wall BT, van de Valk B et al. (2016) One Week of Bed Rest Leads to Substantial Muscle Atrophy and Induces Whole-Body Insulin Resistance in the Absence of Skeletal Muscle Lipid Accumulation, Diabetes, 65(10), S. 2862–2875

Dittmer DK, Teasell R (1993) Complications of immobilization and bed rest. Part 1: Musculoskeletal and cardiovascular complications, Can Fam Physician, 39, S. 1428–1437

DNQP – Deutsches Netzwerk für Qualitätsentwicklung in der Pflege (Hrsg.) (2013) Expertenstandard Sturzprophylaxe in der Pflege: Entwicklung – Konsentierung – Implementierung. Schriftenreihe des Deutschen Netzwerks für Qualitätsentwicklung in der Pflege. Osnabrück: Hochschule Osnabrück

DNQP – Deutsches Netzwerk für Qualitätsentwicklung in der Pflege (Hrsg.) (2014) Expertenstandard nach §113a SGB XI Erhaltung und Förderung der Mobilität in der Pflege. Abschlussbericht des Deutschen Netzwerkes für Qualitätsentwicklung in der Pflege (DNQP). Osnabrück: Hochschule Osnabrück (https://www.mds-ev.de/fileadmin/dokumente/Publikationen/SPV/Expertenstandards_113/Pflege_Expertenstandard_Mobilitaet_Abschlussbericht_14-07-14_finaleVersion.pdf, Zugriff am: 01.12.2021)

DNQP – Deutsches Netzwerk für Qualitätsentwicklung in der Pflege (Hrsg.) (2019) Methodisches Vorgehen zur Entwicklung, Einführung und Aktualisierung von Expertenstandards in der Pflege und zur Entwicklung von Indikatoren zur Pflegequalität auf Basis von Expertenstandards (https://www.dnqp.de/fileadmin/HSOS/Homepages/DNQP/Dateien/Weitere/DNQP-Methodenpapier2019.pdf, Zugriff am: 06.06.2021)

DNQP – Deutsches Netzwerk für Qualitätsentwicklung in der Pflege (Hrsg.) (2020) Expertenstandard nach §113a SGB XI »Erhaltung und Förderung der Mobilität in der Pflege«. Aktualisierung 2020 im Auftrag der Vertragsparteien nach §113 Abs. 1 SGB XI vertreten durch den Verein Geschäftsstelle Qualitätsausschuss Pflege e. V. Osnabrück: 30.10.2020 (https://www.gs-qsa-pflege.de/wp-content/uploads/2020/12/Expertenstandard-%E2%80%9EErhaltung-und-Fo%CC%88rderung-der-Mobilita%CC%88t-in-der-Pflege%E2%80%9C-Aktualisierung-2020.pdf, Zugriff am: 01.12.2021)

Domes M, Wagner L (2020) Haltung (Gesinnung). socialnet Lexikon. Bonn: socialnet, 23.07.2020 (https://www.socialnet.de/lexikon/Haltung-Gesinnung, Zugriff am: 31.01.2021)

Dörner K (2002) Arzt vom Anderen her. In: Schnell MW (Hrsg.) Pflege und Philosophie. Interdisziplinäre Studien über den bedürftigen Menschen. Bern u. a.: Huber. S. 137–172

Dreßke S (2005) Sterben im Hospiz. Der Alltag in einer alternativen Pflegeeinrichtung. Frankfurt/New York: Campus Verlag

Duden, Bibliographisches Institut GmbH (Hrsg.) (2021a) Haltung. Duden-online (https://www.duden.de/node/62662/revision/62698, Zugriff am: 03.02.2021)

Duden, Bibliographisches Institut GmbH (Hrsg.) (2021b) Kontinuität. Duden-online (https://www.duden.de/node/82397/revision/82433, Zugriff am: 28.01.2021)

Duden, Bibliographisches Institut GmbH (Hrsg.) (2021c) Gezerre. Duden-online (https://www.duden.de/node/57766/revision/57802, Zugriff am: 28.10.2021)

Dyck W (2016) Das ist Qualitätssicherung auf menschlichster Ebene – jenseits von Bürokratie und Kontrolle. In: Zentrum für Qualität in der Pflege (Hrsg.) Perspektivwechsel Methode »Schattentage« in der Pflege. Bedürfnisorientierte Qualitätsentwicklung in der Pflege, 2. überarbeitete Auflage, Berlin, S. 14–16 (https://www.zqp.de/wp-content/uploads/Perspektivenwechsel_Methode_Schattentage_Pflege_Qualitaetssicherung.pdf, Zugriff am: 01.12.2021)

Eckardt D (2013) Drums against falls: Einfluss einer Drums Alive/Golden Beats-Intervention auf das Sturzverhalten bei älteren Menschen. Dissertation. Chemnitz: Technische Universität Chemnitz (https://d-nb.info/1214245382/34, Zugriff am 01.12.2021)

Eggert F (2018) Mobilisation in der Pflege. Springer Pflege (https://www.springerpflege.de/mobilisation/mobilisation/mobilisation-in-der-pflege/15286314, Zugriff am: 18.01.2021)

Ehret AM, Berking M (2013) DSM-IV und DSM-5: Was hat sich tatsächlich verändert? Verhaltenstherapie, 23(4), S. 258–266

Elsbernd A, Wientjens R, Graeb F et al. (2018) GernEssen im Marienhospital – Geriatrisches nutritional care Konzept Esslingen: Ein Konzept zur Prävention von Mangelernährung bei älteren Menschen im Krankenhaus. Stuttgart, Esslingen: Hochschule Esslingen, Marienhospital Stuttgart

Endres HG, Kaufmann-Kolle P, Steeb V et al. (2016) Association between potentially inappropriate medication (PIM) use and risk of hospitalization in older adults: an observational study based on routine data comparing PIM use with use of PIM alternatives, PLoS One, 11(2), e0146811, https://doi.org/10.1371/journal.pone.0146811

Engels D, Peuffer F (2007) Die Einbeziehung von Angehörigen und Freiwilligen in die Pflege und Betreuung in Einrichtungen. Untersuchung des Instituts für Sozialforschung und Gesellschaftspolitik e. V. (https://www.isg-institut.de/download/ISG-Bericht%20MuG4.pdf, Zugriff am: 26.04.2021)

Entenmann U (2017) Ein Leben im Liegen. Interview mit Bruno Bienzle. Rumliegen! Sonnweid, das Heft, 7, S. 18–21 (https://www.sonnweid.ch/media/7_170303_sonnweid_heft7_web.pdf, Zugriff am: 01.12.2021)

Eriksson S, Gustafson Y, Lundin-Olsson L (2008) Risk factors for falls in people with and without a diagnose of dementia living in residential care facilities: a prospective study, Archives of gerontology and geriatrics, 46(3), S. 293–306

Fairhall N, Sherrington C, Kurrle S et al. (2012) Effect of a multifactorial interdisciplinary intervention on mobility-related disability in frail older people: randomised controlled trial. BMC Medicine, 120(10), doi: 10.1186/1741-7015-10-120

Feichtner A (2014) Lehrbuch der Palliativpflege. 4., überarb. Aufl. Wien: Facultas.wuv

Feichtner A (2016) Palliativpflege in der Praxis. Wissen und Anwendungen. Wien: Facultas Verlags- und Buchhandels AG

Feil N (1990) Validation. Ein neuer Weg zum Verständnis Alter Menschen. 3. überarb. Aufl. Augsburg: Waschzettel-Buchversand Alexander Möcke

Feil N (1993) Ausbruch in die Menschenwürde. Validation – einfache Techniken um Menschen mit Altersverwirrtheit/Demenz vom Typus Alzheimer zu helfen. Wien: Altern und Kultur

Feldenkrais M (1978) Bewußtheit durch Bewegung. Der aufrechte Gang. Frankfurt/M.: Suhrkamp Taschenbuch Verlag, Taschenbuch 429

Fiatarone MA, O'Neill EF, Ryan ND et al. (1994) Exercise training and nutritional supplementation for physical frailty in very elderly people, N Engl J Med, 330(25), S. 1769–1775

Filipp SH, Aymanns P (2018) Kritische Lebensereignisse und Lebenskrisen: Vom Umgang mit den Schattenseiten des Lebens, 2. aktualisierte Aufl. Stuttgart: Kohlhammer

Fleiner T (2013) Der »bewegte Flur« der LVR-Klinik Köln – gezielte körperliche Aktivierung in der voll- und teilstationären Gerontopsychiatrie. XI. DGGPP-Kongress Essen: Abstracts. 10.

Fleming R, Goodenough B, Low LF et al. (2016) The relationship between the quality of the built environment and the quality of life of people with dementia in residential care. Dementia – International Journal of Social Research and Practice, 15, S. 663–680

Fox MT, Sidani, S, Brooks D (2009) Perceptions of bed days for individuals with chronic illness in extended care facilities, Research in Nursing & Health, 32(3), S. 335–344

Fox MT, Sidani S, Brooks D (2010) The relationship between bed rest and sitting orthostatic intolerance in adults residing in chronic care facilities, J Nurs Healthc Chronic Illn, 2(3), S. 187–196

Franco MR, Tong A, Howard K et al. (2015) Older people's perspectives on participation in physical activity: a systematic review and thematic synthesis of qualitative literature, Br J Sports Med, 49(19), S. 1268–1276

Franke A, Heusinger J, Konopik N et al. (2017) Kritische Lebensereignisse im Alter – Übergänge gestalten. Forschung und Praxis der Gesundheitsförderung: Band 49. Köln: Bundeszentrale für gesundheitliche Aufklärung (BZgA)

Frankfurt HG (2007) Sich selbst ernst nehmen. Frankfurt/M.: Suhrkamp

Franz I-W, Mellerowicz H, Noack H (1985) Training und Sport zur Prävention und Rehabilitation in der technisierten Umwelt 1984. Deutscher Sportärztekongreß. Berlin: Springer

Fraunhofer-Institut für Software- und Systemtechnik ISST (Hrsg.) (2012) Vom Software-Bauhaus zu den Architekten der Informatik – 20 Jahre Fraunhofer ISST, S. 30–39 (https://www.isst.fraunhofer.de/content/dam/isst-neu/documents/Publikationen/Jahresberichte/Festschrift_20_Jahre_FraunhoferISST_2012.pdf, Zugriff am: 01.12.2021)

Freiberger E, Häberle L, Spirduso W et al. (2012) Long-Term Effects of Three Multicomponent Exercise Interventions on Physical Performance and Fall-Related Psychological Outcomes in Community-Dwelling Older Adults: A Randomized Controlled Trial, The American Geriatrics Society, 60, S. 437–446

Freise J (2017) Diversitätsbewusste soziale und pädagogische Arbeit in der Migrationsgesellschaft. In: Polat A (Hrsg.) Migration und Soziale Arbeit. Wissen, Haltung, Handlung. Stuttgart: Kohlhammer. S. 109–129

Freud S (1959) Some general remarks on hysterical attacks. In: Strachey J (Hrsg.) The Standard edition of the complete psychological works of Sigmund Freud. Vol. 9. London: Hogarth Press, S. 227–234

Friesacher H (2008) Theorie und Praxis pflegerischen Handelns. Begründung und Entwurf einer kritischen Theorie der Pflegewissenschaft. Osnabrück: V&R

Friesacher H (2011) Anerkennung und Leiblichkeit. Zwei konstitutive Elemente einer mehrdimensionalen Gerechtigkeitskonzeption in der Pflege. In: Dederich M, Schnell MW (Hrsg.) Anerkennung und Gerechtigkeit in Heilpädagogik, Pflegewissenschaft und Medizin. Bielefeld: transcript. S. 77–105

Friesacher H (2017) Ethik – Herausforderungen und Entscheidungen. In: Schewior-Popp S, Sitzmann F, Ullrich L (Hrsg.) Thiemes Pflege. 13. Aufl. Stuttgart, New York: Thieme. S. 177–192

Friesacher H (2019a) Arbeit, die Würde schafft. Ein Plädoyer für die Wertschätzung der Körperpflege, CNE.magazin, 5, S. 6–8

Friesacher H (2019b) Fürsorge – trotz oder mit Technik? In: Hauck C, Uzarewicz C (Hrsg.) I, robot – I, Care. Möglichkeiten und Grenzen neuer Technologien in der Pflege. Berlin: De Gruyter. S. 27–48

Fromme J (2006) Zwischen Immersion und Distanz: Lern- und Bildungspotenziale von Computerspielen. In: Kaminski W, Lorber M (Hrsg.) Clash of Realities. Computerspiele und soziale Wirklichkeit, S. 172–196

Fuchs T (2015) »Körper haben oder Leib sein«, Gesprächspsychotherapie und Personenzentrierte Beratung, 3, S. 147–153

Fuchs T (2018) Leib, Raum, Person. Entwurf einer phänomenologischen Anthropologie. 2. Aufl. Stuttgart: Klett-Cotta

Fuchs T (2021) Verteidigung des Menschen. Grundfragen einer verkörperten Anthropologie. Berlin: Suhrkamp

Galik E, Hammersla M, Resnick B et al. (2013) Optimizing Function and Physical Activity Among Nursing Home Residents With Dementia: Testing the Impact of Function-Focused Care, The Gerontologist, 54(6), S. 930–943

Gärtner HW (2015) »Nur damit Du es weißt: Ich werde nicht leiden und mein Ende selbst bestimmen...« Die Geschichte eines angekündigten, aber nicht vollzogenen Suizids einer Frau mit Hirnmetastasen. In: Niederschlag H, Proft I (Hrsg.) Recht auf Sterbehilfe? Politische, rechtliche und ethische Positionen. Reihe: Ethische Herausforderungen in Medizin und Pflege Band 7. Ostfildern: Matthias Grünewald. S. 73–85

Gaßner M, Schottky E (2006) Freiheit vor Sicherheit oder umgekehrt? Analyse und Kritik der zivilrechtlichen Rechtsprechung zu Stürzen in Alten- und Pflegeheimen, MedR, 24(7), S. 391–399

Gaugler JE, Pearlin LI, Leitsch SA et al. (2001) Relinquishing in-home dementia care: Difficulties and perceived helpfulness during the nursing home trasition, American Journal of Alzheimer's Disease & Other Dementiasr, 16(1), S. 32–42

GBA – Gemeinsamer Bundesausschuss (Hrsg.) (2020) Hilfsmittel (https://www.g-ba.de/themen/veranlasste-leistungen/hilfsmittel/, Zugriff am: 08.06.2021)

GBA – Gemeinsamer Bundesausschuss (Hrsg.) (2021a) Richtlinie des Gemeinsamen Bundesausschusses über die Verordnung von Heilmitteln in der vertragsärztlichen Versorgung (Heilmittel-Richtlinie/HeilM-RL) in der Fassung vom 19. Mai 2011 veröffentlicht im Bundesanzeiger Nr. 96 (S. 2247) vom 30. Juni 2011 in Kraft getreten am 1. Juli 2011 zuletzt geändert am 18. März 202. In Kraft getreten am 1. April 2021 (https://www.g-ba.de/downloads/62-492-2471/HeilM-RL_2021-03-18_iK-2021-04-01.pdf, Zugriff am: 08.06.2021)

GBA – Gemeinsamer Bundesausschuss (Hrsg.) (2021b) Richtlinie des Gemeinsamen Bundesausschusses über die Verordnung von Hilfsmitteln in der vertragsärztlichen Versorgung (Hilfsmittel-Richtlinie/HilfsM-RL) in der Fassung vom 21. Dezember 2011/15. März 2012. In Kraft getreten am 1. April 2012 zuletzt geändert am 18. März 2021 veröffentlicht im Bundesanzeiger (BAnz AT 15.04.2021 B3) in Kraft getreten am 1. April 2021 (https://www.g-ba.de/downloads/62-492-2467/HilfsM-RL_2021-03-18_iK-2021-04-01.pdf, Zugriff am: 08.06.2021)

Gebel C, Gurt M, Wagner U (2004) Kompetenzförderliche Potenziale populärer Computerspiele. Hrsg. vom Institut für Medienpädagogik in Forschung und Praxis (http://www.abwf.de/content/main/publik/report/2005/report-92b.pdf, Zugriff am: 19.03.2021)

Gebert AJ, Kneubühler H-U, Klie T (2003) Qualitätsbeurteilung und Evaluation der Qualitätssicherung in Pflegeheimen: Plädoyer für ein gemeinsames Leben. 2. Aufl. Bern: Hans Huber

Generali Deutschland AG (2017) Generali Altersstudie 2017: Wie ältere Menschen in Deutschland denken und leben. Berlin: Springer

Gholamzadeh S, Khastavaneh M, Khademian Z et al. (2018) The effects of empathy skills training on nursing students' empathy and attitudes toward elderly people, BMC medical education, 18(1), 198, https://doi.org/10.1186/s12909-018-1297-9

Gill TM, Allore HG, Hardy SE et al. (2006) The dynamic nature of mobility disability in older persons, Journal of the American Geriatrics Society, 54(2), S. 248–254

Gillis A, MacDonald B, MacIsaac A (2008) Nurses' knowledge, attitudes, and confidence regarding preventing and treating deconditioning in older adults, The Journal of Continuing Education in Nursing, 39(12), S. 547–554

GKV-Spitzenverband – Verbände der Pflegekassen auf Bundesebene (Hrsg.) (2020) Gemeinsames Rundschreiben zu den leistungsrechtlichen Vorschriften des SGB XI vom 21.04.2020, § 40 SGB XI Pflegehilfsmittel und wohnumfeldverbessernde Maßnahmen, Punkt 4 (https://www.gkv-spitzenverband.de/media/dokumente/pflegeversicherung/richtlinien_vereinbarungen_formulare/empfehlungen_zum_leistungsrecht/2020_05_18_Gemeinsamen_Rundschreiben_Pflege_Stand_21-04-2020.pdf, Zugriff am: 01.12.2021)

GKV-Spitzenverband (Hrsg.) (2012) Betreuungskräfte in Pflegeeinrichtungen. Schriftenreihe Modellprogramm zur Weiterentwicklung der Pflegeversicherung Band 9 (https://www.gkv-spitzenverband.de/media/dokumente/pflegeversicherung/beratung_und_betreuung/betreuungskraefte/GKV_Schriftenreihe_Band_9_Pflege_Betreuungskraefte.pdf, Zugriff am: 02.06.2021)

GKV-Spitzenverband (Hrsg.) (2016) Betreuungskräfte-Richtlinie nach § 53b SGB XI (https://www.gkv-spitzenverband.de/media/dokumente/pflegeversicherung/beratung_und_betreuung/betreuungskraefte/2016_11_23_Pflege_Betreuungskraefte-RL_53b_SGB_XI.pdf, Zugriff am: 02.06.2021)

GKV-Spitzenverband (Hrsg.) (2020) Häufig gestellte Fragen. Empfehlungen nach § 126 Abs. 1 Satz 3 SGB V (https://www.vqz-bonn.de/dokumente/upload/4283c_Haeufig_gestellte_Fragen_12.2020_barrierefrei1.pdf, Zugriff am: 01.12.2021)

Global Council on Brain Health (GCBH) (Hrsg.) (2016) The Brain-Body Connection: GCBH Recommendations on Physical Activity and Brain Health (https://www.aarp.org/content/dam/aarp/health/brain_health/2016/05/gcbh-the-brain-body-connection.pdf, Zugriff am: 10.05.2021)

Goebel JR, Doering LV, Lorenz KA et al. (2009) Caring for special populations: total pain theory in advanced heart failure: applications to research and practice, Nursing forum, 44(3), S. 175–185

Görres S, Rothgang H (2016) Modellhafte Implementierung des Expertenstandardentwurfs »Erhaltung und Förderung der Mobilität in der Pflege« (EXMO), Abschlussbericht (https://www.gkv-spitzenverband.de/media/dokumente/pflegeversicherung/qualitaet_in_der_pflege/expertenstandard/2016-08-31_Pflege_Abschlussbericht_ExMo.pdf, Zugriff am: 06.06.2021)

Grammer I (2019) Angehörige im Altenpflegeheim. Eine empirische Analyse der Alltagsvorstellungen und -theorien bei Mitarbeitern. Inaugural-Dissertation zur Erlangung des Doktorgrades der Pflegewissenschaft (Dr. rer. cur.) an der Pflegewissenschaftlichen Fakultät der Philosophischen-Theologischen Hochschule Vallendar (https://kidoks.bsz-bw.de/frontdoor/deliver/index/docId/1448/file/Diss_IlonaGrammer.pdf, Zugriff am: 19.04.2021)

Gräßel E, Stemmer R, Eichenseer B et al. (2011) Eine nicht-medikamentöse, multimodale Gruppentherapie für Patienten mit degenerativer Demenz: eine randomisiert-kontrollierte Studie über 12 Monate. Deutsche Übersetzung (https://www.maks-therapie.de/wp-content/uploads/2017/03/Graessel_Stemmer_etal_2011.pdf, Zugriff am: 02.06.2021)

Grau H, Berth H, Lauterberg J et al. (2016) »Zuhause geht es nicht mehr« – Gründe für den Wechsel ins Pflegeheim bei Demenz, Gesundheitswesen, 78(8-09), S. 510–513

Gröning K (1998) Entweihung und Scham. Grenzsituationen in der Pflege alter Menschen. Frankfurt/M.: Mabuse

Gröning K (2014) Entweihung und Scham. Grenzsituationen in der Pflege alter Menschen. 6. Aufl. Frankfurt/M.: Mabuse

Gröschke D (2002) Leiblichkeit, Interpersonalität und Verantwortung – Perspektiven der Heilpädagogik. In: Schnell MW (Hrsg.) Pflege und Philosophie. Interdisziplinäre Studien über den bedürftigen Menschen. Bern: Huber. S. 81–108

Guberman N (1997) Margaret M. Baltes. The Many Faces of Dependency in Old Age. New York: Cambridge University Press, 1996. Reviewed by Guberman N (1997), Canadian Journal on Aging, 16(4), S. 701–705

Gudlaugsson J, Gudnason V, Aspelund T et al. (2012) Effects of a 6-month multimodal training intervention on retention of functional fitness in older adults: A randomized-controlled cross-over design, International Journal of Behavioral Nutrition and Physical Activity, 107(9), doi: 10.1186/1479-5868-9-107

Guedes LPCM, de Oliveira MLC, de Azevado Carvalho G (2018) Deleterious effects of prolonged bed rest on the body systems of the elderly – a review. Revista Brasileira de Geriatria e Gerontologia, 21(4), S. 499–506

Gugutzer R (2016) Der Körper der Gesellschaft. Eine soziologische Entdeckungsreise. In: Uschok A (Hrsg.) Körperbild und Körperbildstörungen. Handbuch für Pflege- und Gesundheitsberufe. Bern: Hogrefe. S. 69–84

Guoyuan H, Ru W, Peijie C et al. (2016) Dose-response relationship of cardiorespiratory fitness adaptation to controlled endurance training in sedentary older adults, European Journal of Preventive Cardiology, 23(5), S. 518–529

Haas C, Turbanski S, Markitz S et al. (2006) Stochastische Resonanztherapie in der Therapie von Bewegungsstörungen, Bewegungstherapie und Gesundheitssport, 22(2), S. 58–61

Habermas J (1981) Theorie des kommunikativen Handelns. Band 2: Zur Kritik der funktionalistischen Vernunft. Frankfurt/M.: Suhrkamp

Habermas J (2019) Auch eine Geschichte der Philosophie. Band 1: Die okzidentale Konstellation von Glauben und Wissen, Band 2: Vernünftige Freiheit. Spuren des Diskurses über Glauben und Wissen. Berlin: Suhrkamp

Hafskjold L, Sundler, AJ, Holmström IK et al. (2015) A cross-sectional study on person-centred communication in the care of older people: the COMHOME study protocol, BMJ open, 5(4), e007864, https://doi.org/10.1136/bmjopen-2015-007864

Hagemann T (2017) Digitalisierung und technische Assistenz im Sozial- und Gesundheitswesen. In: Hagemann T (Hrsg.) Gestaltung des Sozial- und Gesundheitswesens im Zeitalter von Digitalisierung und technischer Assistenz. Baden- Baden: Nomos. S. 9–17

Hagen S, Simonson J (2017) Inhaltliche Ausgestaltung und Leitungsfunktionen im freiwilligen Engagement. In: Simonson J, Vogel C, Tesch-Römer C (Hrsg.) Empirische Studien zum bürgerschaftlichen Engagement. Freiwilliges Engagement in Deutschland: Der Deutsche Freiwilligensurvey 2014. Wiesbaden: Springer VS. S. 299–331

Hambrock U (2018) Die Suche nach Gesundheitsinformationen. Patientenperspektiven und Marküberblick. Bertelsmann Stiftung (https://www.bertelsmann-stiftung.de/index.php?id=5772&tx_rsmbstpublications_pi2%5bdoi%5d=10.11586/2017053&no_cache=1, Zugriff am: 21.01.2021)

Hamburg Media School (Hrsg.) (2020) Die Games-Branche in Deutschland 2018/19/20 (https://www.game.de/wp-content/uploads/2020/12/Games-Studie_2018-20_HMS_2021-01-26_V3.pdf, Zugriff am: 19.03.2021)

Hanke F (2014) Eine Untersuchung arzneimittelbezogener Probleme in stationären Alteneinrichtungen als methodische Grundlage einer Geriatrischen Pharmazie. Dissertationsschrift Universität Witten Herdecke

Hardinghaus W (2015) Für eine sorgende Gesellschaft. In: Niederschlag H, Proft I (Hrsg.) Recht auf Sterbehilfe? Politische, rechtliche und ethische Positionen. Reihe: Ethische Herausforderungen in Medizin und Pflege Band 7. Ostfildern: Matthias Grünewald. S. 37–45

Harris AB, Harris TA (1990) Einmal o.k. immer o.k. Transaktionsanalyse für den Alltag. Hamburg: Rowohlt Taschenbuchverlag

Harris P, Wong E, Farrington S et al. (2013) Patterns of Functional Decline in Hospice: What Can Patients and Families Expect? J Am Geriatr Soc., 61(3), S. 413–417

Hartmann L, Renom-Guiteras A, Meyer G et al. (2017) Rollenwechsel: Angehörige von Menschen mit Demenz nach Einzug ins Pflegeheim, Pflegezeitschrift, 70(9), S. 49–52

Harvey JA, Chastin SFM, Skelton DA (2013) Prevalence of Sedentary Behaviour in Older Adults: A Systematic Review, Int. J. Environ. Res. Public Health, 10(12), S. 6645–6661

Hasseler M (2019) Kritische Diskussion zur bisherigen Qualitätsdebatte in der Langzeitpflege – ein Plädoyer für eine systemische und auf empirischen Erkenntnissen beruhende Betrachtung der Entwicklung und Messung von Qualität in der Langzeitpflege, Zeitschrift für Gerontologie und Geriatrie, 52(5), S. 468–476

Hatch F, Maietta L, Schmidt S (1992) Kinästhetik. Interaktion durch Berührung und Bewegung in der Krankenpflege. Eschborn: Verlag Krankenpflege

Hatch F (2016) Vortrag im Rahmen eines Pilotprojekts von AOK und KMLH, 31.05.2016, Bretten

Haubrock A, Öhlschlegel-Haubrock S (2015) Der Mythos vom König Kunde. Wiesbaden: Springer Fachmedien

Hausmann C (2019) Psychologie und Kommunikation für Pflegeberufe: Ein Handbuch für Ausbildung und Praxis. 4., überarbeitete und erweiterte Aufl. Wien: Facultas

Hein B (2014) PflegeWissen Mobilisation. Jena: Urban & Fischer/Elsevier

Heinrich S, Rapp K, Rissmann U et al. (2011) Service use and costs of incident femoral fractures in nursing home residents in Germany: the Bavarian Fall and Fracture Prevention Project (BF2P2), Journal of the American Medical Directors Association, 12(6), S. 459–466

Helfferich C (2016) Biografien und Lebenslauf. In: Scherr A (Hrsg.) Soziologische Basics. Wiesbaden: Springer. S. 43–49

Herder K (2008) Arbeitspapier des DZD Zusammenarbeit Pflege und Medizin: Probleme und Wissensbedarfe Pflegender in der Zusammenarbeit mit der Medizin (http://dzd.blog.uni-wh.de/wp-content/uploads/2015/10/Zusammenarbeit_Pflege-Medizin-1.pdf, Zugriff am: 08.06.2021

Hermes A (2018) Effekte eines motorisch-kognitiven Trainingsprogramms auf die körperliche Leistungsfähigkeit und die Selbsthilfefähigkeit geriatrischer pflegebedürftiger Patienten: Evaluation des Projekts »Lübecker Modell Bewegungswelten«. Dissertation. Kiel: Christian-Albrecht-Universität Kiel

Hieber A, Oswald F, Rott C et al. (2006) Selbstbestimmt Älterwerden in Arheilgen. Eine Befragung der Wissenschaftsstadt Darmstadt – Sozialverwaltung – und der Ruprecht-Karls-Universität Heidelberg. Abschlussbericht. (https://www.psychologie.uni-heidelberg.de/mediendaten/ae/apa/ab_arheilgen.pdf, Zugriff am: 17.06.2021)

Hindrichs S, Fährmann E (2017) Der schmale Grat, Altenpflege, 5, S. 50–54

Hinneburg I (2013) Verwirrt durch Medikamente, Pharm. Ztg., 158(25), S. 20–21

Hofer A (2009) Das Affolter-Modell. Entwicklung und gespürte Interaktionstherapie. München: Pflaum

Hollstein T (2019) Sport als Prävention. Fakten und Zahlen für das Maß an Bewegung, Dt. Ärzteblatt., 116(35-36), S. 1544–1548

Holthoff VA, Marschner K, Scharf M et al. (2015) Effects of Physical Activity Training in Patients with Alzheimer!s Dementia: Results of a Pilot RCT Study, PLOS ONE, 10(4), e0121478

Honneth A (2003) Unsichtbarkeit. Stationen einer Theorie der Intersubjektivität. Frankfurt/ M.: Suhrkamp

Höpflinger F (2009) Sozialbeziehungen im höheren Lebensalter (http://www.hoepflinger.com/fhtop/Soziale-Kontakte.pdf, Zugriff am: 08.06.2021)

Hörder H, Johansson L, XinXin G et al. (2018) Midlife cardiovascular fitness and dementia: A 44-year longitudinal population study in women, Neurology, 90(15), S. e1298–e1305

Horn A, Kleina T, Vogt D et al. (2013) Bewegungsfördernde Interventionen als Option für Prävention und Gesundheitsförderung in der stationären Langzeitversorgung. Ergebnisse einer Literaturrecherche. IPW: Bielefeld

Hornung R, Lächler J (2018) Psychologisches und soziologisches Grundwissen für Gesundheits- und Krankenpflegeberufe. Weinheim: Beltz

Horx M (2008) Game-O-Lution. Die Evolution der Computerspiele und wie Gaming Teil unseres Lebens wird. Kelkheim: Zukunftsinstitut GmbH

Huhn S (2012) Praxisheft Kontrakturenprophylaxe. Aktueller Wissensstand pflegerischer Interventionen. Potsdam: DBfK Nordost e. V.

Huizing K (2016) Scham und Ehre. Eine theologische Ethik. Gütersloh: GV

Hülsken-Giesler M (2016) Körper und Leib als Ausgangspunkt eines mimetisch begründeten Pflegehandelns. In: Uschok A (Hrsg.) Körperbild und Körperbildstörungen. Handbuch für Pflege- und Gesundheitsberufe. Bern: Hogrefe. S. 55–67

Hüther G (2006) Wie Embodiment neurobiologisch erklärt werden kann. In: Storch M, Canetieni B, Hüther G, Tschacher W (Hrsg.) Embodiment. Die Wechselwirkung von Körper und Psyche verstehen und nutzen. Bern: Huber. S. 73–98

Huxhold O, Müller D (2017) Werthaltungen und freiwilliges Engagement. In: Simonson J, Vogel C, Tesch-Römer C (Hrsg.) Empirische Studien zum bürgerschaftlichen Engagement. Freiwilliges Engagement in Deutschland: Der Deutsche Freiwilligensurvey 2014. Wiesbaden: Springer VS. S. 485–498

Illig C, Pfeffer I (2010) Fördert ein multidimensionales Gesundheitssportprogramm kognitive und motorische Fähigkeiten im höheren Erwachsenenalter?, Sportwissenschaft, 40(2), S. 110–119

Immenschuh U (2020) Unerhörte Scham. Über die Notwendigkeit einer unbeliebten Emotion. Frankfurt/M.: Mabuse

Jäger U (2004) Der Körper, der Leib und die Soziologie. Entwurf einer Theorie der Inkorporierung. Königstein/Taunus: Ulrike Helmer

Janssens JP, Pache JC, Nicod LP (1999) Physiological changes in respiratory function associated with ageing, The European respiratory journal, 13(1), S. 197–205

Jensen GL, Cederholm T, Correia MITD et al. (2019) GLIM Criteria for the Diagnosis of Malnutrition: A Consensus Report From the Global Clinical Nutrition Community, JPEN. Journal of parenteral and enteral nutrition, 43 (1), S. 32–40

Jeon Y-H, Tudball J, Nelson K (2019) How do residents of aged care homes perceive physical activity and functional independence? A qualitative study, Health & social care in the community, 27(5), S. 1321–1332

Johansson K, Borell L, Rosenberg L (2020) Qualities of the environment that support a sense of home and belonging in nursing homes for older people. Ageing & Society, S. 1–22, doi: 10.1017/S0144686X20000896

Joseph A, Zimring C, Harris-Kojetin L et al. (2006) Presence and Visibility of Outdoor and Indoor Physical Activity Features and Participation in Physical Activity Among Older Adults in Retirement Communities, Journal of Housing for the Elderly, 19(3-4), S. 141–165

Jung D, Hyesoon L, Minkyung L (2020) Function-Focused Care Programme for Older People in Korean Long-Term Care Facilities, International journal of older people nursing, 15, S. e12277

Katsching H (2002) Zur Geschichte der Angehörigenbewegung in der Psychiatrie, Psychiat Praxis, 29, S. 113–115

Kehrein G (2017) Immobilität – die körperliche Seite der Demenz, Rumliegen! Sonnweid, das Heft, 7, S. 14–15

Kerkovius T (2017) Angehörigenarbeit. In: Gronemeyer R, Jurk C (Hrsg.) Entprofessionalisieren wir uns! Ein kritisches Wörterbuch über die Sprache in Pflege und sozialer Arbeit. Bielefeld: Transcript. S. 33–38

Kiel S, Zimak C, Chenot J et al. (2020) Evaluation of an ambulatory geriatric rehabilitation program – results of a matched cohort study based on claims date, BMC Geriatrics, 20(30), doi: 10.1186/s12877-020-1415-5

Kier A, Kral S, Kirchner B et al. (2011) Partnerschaft und Krebs: Erleben Krebspatienten und deren Partner in ihrer Beziehung durch die Erkrankung Veränderungen – kann ein sekundärer bzw. tertiärer Krankheitsgewinn festgestellt werden? Wien Med Wochenschr, 161, S. 326–332

Kim Y, Lee E (2019) The association between elderly people's sedentary behaviors and their healthrelated quality of life: focusing on comparing the young-old and the old-old, Health and Quality of Life Outcomes, 131(17), doi: 10.1186/s12955-019-1191-0

Kittay EF (2004) Behinderung und das Konzept der Care Ethik. In: Graumann S, Grüber K, Nicklas-Faust J et al. (Hrsg.) Ethik und Behinderung. Ein Perspektivenwechsel. Frankfurt/M., New York: Campus. S. 67–80

Kitwood T (2000) Demenz. Der Personenzentrierte Ansatz im Umgang mit verwirrten Menschen. Deutsche Ausgabe herausgegeben von Christian Müller-Hergl. Bern, Göttingen, Toronto, Seattle: Huber

Kitwood T (2008) Demenz. Der person-zentrierte Ansatz im Umgang mit verwirrten Menschen. Bern: Huber Verlag

Klein B, Graf B, Schlömer IF et al. (2018) Robotik in der Gesundheitswirtschaft. Einsatzfelder und Potenziale. Herausgegeben von Stiftung Münch. Heidelberg: medhochzwei

Kleina T, Brause M, Horn A et al. (2012) Qualität und Gesundheit in der stationären Altenhilfe. Eine empirische Untersuchung. Zentrum für Qualität in der Pflege (https://repository.publisso.de/resource/frl:5900597-1/data, Zugriff am: 18.08.2020)

Kleina T, Horn A, Schaeffer D (2016a) Empfehlungen zur Implementation gesundheitsfördernder (Gruppen-) Interventionen in stationären Pflegeeinrichtungen am Beispiel der Bewegungsförderung. Abschlussbericht (https://www.zqp.de/wp-content/uploads/2016_11_Handreichungen_formatiert_vf.pdf, Zugriff am: 14.05.2021)

Kleina T, Horn A, Schaeffer D (2016b) Interventionen zur Mobilisierung von hochaltrigen Bewohner/-innen in stationären Einrichtungen: Entwicklung einer Handreichung zum Theorie-Praxis-Transfer. Abschlussbericht (https://www.zqp.de/wp-content/uploads/Abschlussbericht_Handreichung-Bewegungsf%C3%B6rderung.pdf, Zugriff am: 30.04.2019)

Klein-Vogelbach S (1990) Funktionelle Bewegungslehre. 4. überarb. Aufl. Berlin, Heidelberg: Springer

Klein-Vogelbach S (1995) Gangschulung zur Funktionellen Bewegungslehre. Berlin, Heidelberg: Springer

Knaus C (2020) Das Total Pain Konzept in der wissenschaftlichen Literatur – Ein Literaturreview zur Erlangung des akademischen Grades Bachelor of Nursing Science (BScN). Graz: Medizinische Universität Graz, Institut für Pflegewissenschaft

Knight J (2018) Effects of bedrest 1: introduction and the cardiovascular system, Nursing Times, 114(12), S. 54–57

Knight J (2019a) Effects of bedrest 3: gastrointestinal, endocrine and nervous systems, Nursing Times, 115(2), S. 50–53

Knight J (2019b) Effects of bedrest 4: renal, reproductive and immune systems, Nursing Times, 115(3), S. 51–54

Köbke C, Brase S (2017) Freiheitsentziehende Maßnahmen wirksam reduzieren, Pflegez, 70 (11), S. 53–56

Koch HG, Geng V (2021) Querschnittlähmung verständlich erklärt. Bd. 2, Kapitel 1.30. Manfred-Sauer-Stiftung und Schweizer Paraplegiker Vereinigung, Lobbach: Selbstverlag Nottwil

Koch-Straube U (1997) Fremde Welt Pflegeheim. Bern: Hans Huber

Köpke S, Möhler R, Meyer G (2015) Zur Sturzprophylaxe nicht geeignet…, Pflegez, 68(4), S. 196–198

Kortebein P, Ferrando A, Lombeida J et al. (2007) Effect of 10 Days of Bed Rest on Skeletal Muscle in Healthy Older Adults, JAMA, 297(16), S. 1769

Krainer L, Raitinger E (2008) Wenn Waschen zur Qual wird. In: Reitinger E (Hrsg.) Transdisziplinäre Praxis. Forschen im Sozial- und Gesundheitswesen. Heidelberg: Karl Auer. S. 153–165

Kramer A, Dettmers C, Gruber M (2013) Gleichgewichtstraining in der neurologischen Rehabilitation. Bad Honnef: Hippocampus

Kränzle S (2018) Die Unruhe sterbender Menschen. In: Kränzle S, Schmid U, Seeger C (Hrsg.) Palliative Care. Praxis, Weiterbildung, Studium. 6., aktualisierte und erweiterte Aufl. Berlin: Springer. S. 291–293

Kreutzner G (2008) »Sich regen bringt Segen: Bewegung als Therapeutikum für Menschen mit Demenz?«, Let's move: Bewegung und Demenz, dess_orientiert, (2), S. 23–32 (https://www.demenz-support.de/media/dessjournal_2_2008_bewegung.pdf, Zugriff am: 10.05.2021)

Krobath T, Heller A (2010) Ethik organisieren. Handbuch der Organisationsethik. Freiburg i. Br.: Lambertus

Kruse A (2013) Grundriss Gerontologie. Das letzte Lebensjahr: Zur körperlichen, psychischen und sozialen Situation des alten Menschen am Ende seines Lebens. 2. Aufl. Urban-Taschenbücher: Bd. 771. Stuttgart: Kohlhammer

Kruse A, Becker G, Remmers H et al. (2019) Selbstgestaltungs- und Präventionspotenziale hochaltriger Menschen in der stationären Langzeitversorgung, Bundesgesundheitsblatt, Gesundheitsforschung, Gesundheitsschutz, 62(3), S. 247–254

Kuhlmey A, Blüher S (2015) Pflegebedürftigkeit: Herausforderung für spezifische Wohn- und Versorgungsformen – eine Einführung in das Thema. In: Jacobs K, Kuhlmey A, Greß S et al. (Hrsg.) Pflege-Report 2015, Schwerpunkt: Pflege zwischen Heim und Häuslichkeit. Stuttgart: Schattauer. S. 3–14

Kühn H (2004) Die Ökonomisierungstendenz in der medizinischen Versorgung. In: Elsner G, Gerlinger T, Stegmüller K (Hrsg.) Markt versus Solidarität. Gesundheitspolitik im deregulierten Kapitalismus. Hamburg: VSA. S. 25–41

Kühn H (2007) Der Ethikbetrieb in der Medizin. Korrektur oder Schmiermittel der Kommerzialisierung? In: Gerlinger T, Lenhardt U, Simon M (Hrsg.) Jahrbuch für Kritische Medizin 44: Geld als Steuerungsmedium im Gesundheitswesen. Hamburg: Argument. S. 64–97

Kuhn-Thiel AM, Weiß C, Wehling M et al. (2014) Consensus Validation of the FORTA (Fit fOR The Aged) List: A Clinical Tool for Increasing the Appropriateness of Pharmacotherapy in the Elderly, Drugs Aging, 31, S. 131–140

Landesbüro altengerechte Quartiere.NRW (Hrsg.) (o. J.) Definition des Quartiers (https://www.aq-nrw.de/quartier-gestalten/prozessmodul/uebersicht-prozessmodul/definition-des-quartiers/?schluessel=wie#wie, Zugriff am: 04.02.2021)

Landessportbund Nordrhein-Westfalen e. V. (Hrsg.) (2012a) Bewegt ÄLTER werden in NRW! Programm des Landessportbundes NRW im Verbundsystem mit den Fachverbänden und Bünden in Nordrhein-Westfalen (https://www.lsb.nrw/fileadmin/global/media/Downloadcenter/Bewegt_Aelter_werden/Konzept_Programm_Bewegt_AELTER_werden_in_NRW.pdf, Zugriff am: 19.05.2021)

Landessportbund Nordrhein-Westfalen e. V. (Hrsg.) (2012b) Gesundheitsförderung in Lebenswelten: Grundlagen und Orientierungen für Fachverbände, Stadt-/Kreissportbünde, Stadt-/Gemeindesportverbände und Sportvereine (https://www.vibss.de/fileadmin/Vereinsservice/Sport_und_Gesundheit/Broschuere_Gesundheitsfoerderung_in_Lebenswelten.pdf, Zugriff am: 19.05.2021)

Landessportbund Nordrhein-Westfalen e. V. (Hrsg.) (2012c) Grundorientierung: Chancen ergreifen, Perspektiven schaffen, unsere Gesellschaft mitgestalten – Vereinssport 2020 (https://www.lsb.nrw/fileadmin/global/media/Downloadcenter/Bewegt_Aelter_werden/Grundorientierung_Chancen_ergreifen_Perspektiven_schaffen_Vereinssport_2020.pdf, Zugriff am: 19.05.2021)

Landessportbund Nordrhein-Westfalen e. V. (Hrsg.) (2020) Der Bewegende Flur. Bewegungsangebote für den Alltag mit älteren und Pflegebedürftigen Menschen (https://www.qualifizierung-im-sport.de/angebote/qualifizierung/sportpraxis/fortbildungen-1-lizenzstufe/erwachsene-aeltere/g2022-014-23440, Zugriff am: 01.12.2021)

Lang FR, Rupprecht R (2012) Konzepte der lebenslangen Entwicklung. In: Tesch-Römer C, Wahl HW, Ziegelmann JP (Hrsg.) Angewandte Gerontologie. Stuttgart: Kohlhammer. S. 66–71

Lanham-New SA (2008) Importance of calcium, vitamin D and vitamin K for osteoporosis prevention and treatment, The Proceedings of the Nutrition Society, 67(2), S. 163–176

Lee, SJ, Kim MS, Jung YJ et al. (2019) The Effectiveness of Function-Focused Care Interventions in Nursing Homes: A Systematic Review, The journal of nursing research, 27(1), S. 1–13

Leitlinienprogramm Onkologie (Deutsche Krebsgesellschaft, Deutsche Krebshilfe, AWMF) (Hrsg.) (2020) Erweiterte S3-Leitlinie Palliativmedizin für Patienten mit einer nicht-heilbaren Krebserkrankung. Langversion 2.2 – September 2020. AWMF-Registernummer: 128/001OL (https://www.leitlinienprogramm-onkologie.de/fileadmin/user_upload/Downloads/Leitlinien/Palliativmedizin/Version_2/LL_Palliativmedizin_Langversion_2.2.pdf, Zugriff am: 07.01.2021)

Lenk H (1992) Handlung(stheorie). In: Seiffert H, Radnitzky G (Hrsg.) Handlexikon zur Wissenschaftstheorie. München: dtv. S. 119–127

Lesker M (2008) Biografische Kommunikation: notwendige Kompetenzen sowie Wirkungsweisen am Beispiel Altenpflege, Zeitschrift für Gerontopsychologie & -psychiatrie, 21(2), S. 129–135

Li K, Guo X, Jin Z et al. (2015) Effect of Simulated Microgravity on Human Brain Gray Matter and White Matter – Evidence from MRI, PLOS ONE, 10(8), doi: 10.1371/journal.pone.0135835

Liga der freien Wohlfahrtspflege Baden-Württemberg e. V. (Hrsg.) (2009) Präsenzkräfte in der Altenhilfe Tätigkeitsprofile und Anforderungen (https://liga-bw.de/wp-content/uploads/2020/09/0907_ligabw_publikation_praesenzkraefte_in_der_altenhilfe.pdf, Zugriff am: 02.06.2021)

Lindemann U, Schwenk M, Klenk J et al. (2016) Problems of older persons using a wheeled walker, Aging Clinical and Experimental Research, 28(2), S. 215–220

Lindemann U, Schwenk M, Schmitt S et al. (2017) Effect of uphill and downhill walking on walking performance in geriatric patients using a wheeled walker, Zeitschrift für Gerontologie und Geriatrie, 50(6), S. 483–487

Lindenberger U, Baltes PB (1999) Die Entwicklung der Psychologie der Lebensspanne (Lifespan-Psychology): Johann Nicolaus Tetens (1736-1807) zur Ehren, Zeitschrift für Psychologie 207, S. 299–323

Littbrand H, Rosendahl E, Lindelöf N (2014) The High-Intensity Functional Exercise Program (HIFE Program). 2. Aufl. Umeå: Umeå University (https://www.hifeprogram.se/media/1017/engelsk-version-2014-28-nov.pdf, Zugriff am: 02.06.2021)

Liu JYJ, Reijnierse EM, van Ancum JM et al. (2019) Acute inflammation is associated with lower muscle strength, muscle mass and functional dependency in male hospitalised older patients, PLOS ONE, 14(4), doi: 10.1371/journal.pone.0215097

Löfqvist C, Nygren C, Brandt A et al. (2009) Very old Swedish women's experiences of mobility devices in everyday occupation: A longitudinal case study, Scandinavian Journal of Occupational Therapy, 16(3), S. 181–192

Lukas C (2007) Das Abhängigkeitsunterstützungskript im Pflegesetting. Experimentelle Studien zu situativen und personalen Moderatoren. Dissertation. Trier: Universität Trier (https://ubt.opus.hbz-nrw.de/opus45-ubtr/frontdoor/deliver/index/docId/272/file/Christina_Lukas_Abh%C3%A4ngigkeitsunterst%C3%BCtzungsskript.pdf, Zugriff am: 20.01.2021)

Lunney JR, Lynn J, Foley DJ et al. (2003) Patterns of Functional Decline at the End of Life, JAMA, 289(18), S. 2387–2392

Maietta L, Hatch F (2013) Bildungssystem Teil 1: Das Kinaesthetics Konzeptsystem. 4. Aufl. Pfullingen: Fink

Maietta L, Hatch F (2014) MH Kinaesthetics – What's in the Name?: Anlässlich 40 Jahre Kinaesthetics (1974-2014). Pfullingen: Fink

Maietta L, Hatch F (2015): Maietta-Hatch Kinaesthetics für Berufe im Gesundheitswesen: Zertifizierungskurs Protokollheft. Pfullingen: Fink

Maietta L, Hatch F (2018) Maietta-Hatch Kinaesthetics Basics – Lernen lernen: Protokollheft. 3. Aufl. Pfullingen: Fink

Manz U (2015) Ein anderer Blick auf die Dinge? Von »Pflegehilfsmitteln« zu »Partizipanden des Tuns«, Pflege & Gesellschaft, 20(3), S. 213–226

Manzeschke A (2015) Ethische Herausforderungen technologischen Wandels. Vortrag anlässlich der Tagung »Serviceroboter und Avatare – Assistive Systeme im Gesundheitswesen« am 19. und 20. Februar 2015 in der Ev. Bildungsstätte auf Schwanenwerder. Ev. Akademie zu Berlin zusammen mit der Ev. Akademie Sachsen Anhalt und dem Institut Technik, Theologie, Naturwissenschaften an der Ludwig-Maximilians-Universität München (https://www.eaberlin.de/aktuelles/2015/assistive-systeme-im-gesundheitswesen/ethische-herausforderungen-a-manzeschke.pdf, Zugriff am 20.11.2020)

Manzeschke A, Weber K, Rother E et al. (2013) Ethische Fragen im Bereich Altersgerechter Assistenzsysteme: Ergebnisse der Studie. München: VDI/VDE Innovation + Technik (https://www.interaktive-technologien.de/service/publikationen/ethische-fragen-im-bereich-altersgerechter-assistenzsysteme, Zugriff am: 01.12.2021)

Margalit A (1999) Politik der Würde. Über Achtung und Verachtung. Frankfurt/M.: Fischer

Marquardt G, Schmieg P (2009) Demenzfreundliche Architektur. Möglichkeiten zur Unterstützung der räumlichen Orientierung in stationären Altenpflegeeinrichtungen, Z Gerontol Geriat, 42(5), S. 402–407

Maslow AH (1981) Motivation und Persönlichkeit. 15. Aufl. Hamburg: Rowohlt Taschenbuch Verlag

Matzk S, Tsiasioti C, Behrendt S et al. (2020) Pflegebedürftigkeit in Deutschland. In: Jacobs K, Kuhlmey A, Greß S et al. (2020) Pflege-Report 2020. Neuausrichtung von Versorgung und Finanzierung. Berlin: Springer. S. 237–277

MDS – Medizinischer Dienst des Spitzenverbandes Bund der Krankenkassen (Hrsg.) (2017) Das neue Begutachtungsinstrument der Sozialen Pflegeversicherung. Essen (https://www.mds-ev.de/uploads/media/downloads/Fachinfo_PSG_II.pdf.pdf#:~:text=Januar%202017%20ein%20neuer%20Pflegebe%20%20%C2%AD%20d%C3%BCrftigkeitsbegriff,Ma%C3%9F%20f%C3%BCr%20die%20Pflege%20%20bed%C3%BCrftigkeit%20eines%20Menschen, Zugriff am: 01.12.2021)

Meißner A (2017) Technisierung der professionellen Pflege. Einfluss. Wirkung. Veränderung. In: Hagemann T (Hrsg.) Gestaltung des Sozial- und Gesundheitswesens im Zeitalter von Digitalisierung und technischer Assistenz. Baden-Baden: Nomos. S. 155–171

Meyer-Kühling I, Frankenberg C, Schröder J (2015) Erwartungshaltungen, Kommunikation und Kooperation von Pflegenden und Ärzten in der stationären Altenpflege, HeilberufeSCIENCE, 6(3), S. 70–75

Mittnacht B (2010) Qualitätsentwicklung und Nachhaltigkeit im Kontext häuslicher Pflegearrangements. Entwicklungstrends und Perspektiven. Lage: Jacobs

Moe A, Hellzen O, Enmarker I (2013) The meaning of receiving help from home nursing care, Nursing ethics, 20(7), S. 737–747

Morales CR, Brodo J, Haberstock B (1991) Die Orofasziale Regulationstherapie. München: Pflaum

Morgan DD, Tieman JJ, Allingham SF et al. (2019) The trajectory of functional decline over the last 4 months of life in a palliative care population: A prospective, consecutive cohort study, Palliat Med, 33(6), S. 693–703

Mosich V, Andersag M, Watzke H (2019) Frau Doktor, wie lange noch? Die Palliative Performance Scale (PPS) als Hilfsmittel zur Einschätzung der Lebenszeit von PalliativpatientInnen – Validierung einer deutschen Version, Wien Med Wochenschr, 169, S. 387–393

Müller-Hesselbach U, Beckmann M (2006) Kontrakturprophylaxe und Positionierungen. Unveröffentlichtes Skript aus dem Seminar G1 des Studiengangs Pflege an der University of Applied Sciences Frankfurt am Main

Mundt M, Bastia J-P, Markert B et al. (2019) Walking with rollator: a systematic review of gait parameters in older persons, European Review of Aging and Physical Activity, 16(15), doi: 10.1186/s11556-019-0222-5

Musich S, Wang SS, Ruiz J et al. (2018) The impact of mobility limitations on health outcomes among older adults, Geriatric Nursing, 39(2), S. 162–169

Nagel B, Pfingsten M, Brinkschmidt T et al. (2012) Struktur- und Prozessqualität multimodaler Schmerztherapie, Der Schmerz, 26(6), S. 661–669

Nash P, Stuart-Hamilton I, Mayer P (2014) The continuation of prejudice: Addressing negative attitudes in nurse training and continuing professional education, Educational Gerontology, 40(1), S. 53–60

Neumann E-M (1997) Selbständigkeit im Alter- ein Trainingsprogramm für Pflegende. 2. Aufl. Göttingen: Hogrefe

Nguyen MH, Kruse A (2012) A randomized controlled trial of Tai chi for balance, sleep quality and cognitive performance in elderly Vietnamese, Clinical Interventions in Aging, 7, S. 185–190

Nobis C, Kuhnimhof T (2018) Mobilität in Deutschland – MiD Ergebnisbericht. Studie von infas, DLR, IVT und infas 360 im Auftrag des Bundesministers für Verkehr und digitale Infrastruktur (http://mobilitaet-in-deutschland.de/pdf/MiD2017_Ergebnisbericht.pdf, Zugriff am: 28.06.2021)

Nolan MR, Brown J, Davies S et al. (2006) The Senses Framework: Improving care for older people through a relationship-centred approach, Getting Research into Practice (GRiP), Report No 2. University of Sheffield (https://core.ac.uk/download/pdf/99946.pdf, Zugriff am: 01.12.2021)

Nordin S, McKee K, Wallinder M et al. (2017) The physical environment, activity and interaction in residential care facilities for older people: a comparative case study, Scand J Caring Sci, 31, S. 727–738

Nowossadeck S, Engstler H (2017) Wohnung und Wohnkosten im Alter. In: Mahne K, Wolff JK, Simonson J et al. (Hrsg.) Altern im Wandel: Zwei Jahrzehnte Deutscher Alterssurvey (DEAS). Wiesbaden: Springer VS. S. 287–300

Nowossadeck S, Mahne K (2017) Soziale Kohäsion in der Nachbarschaft. In: Mahne K, Wolff JK, Simonson J et al. (Hrsg.) Altern im Wandel: Zwei Jahrzehnte Deutscher Alterssurvey (DEAS). Wiesbaden: Springer VS. S. 315–328

Nüchtern E, Gansweid B, Gerber H et al. (2017) Teilhabe als Ziel von Sozialmedizin und Pflege: –

Definition von Pflegebedürftigkeit – Prävention von Pflegebedürftigkeit, Das Gesundheitswesen (Bundesverband der Arzte des Öffentlichen Gesundheitsdienstes (Germany)), 79(1), S. 37–41

O'Keeffe M, Kelly M, O'Herlihy E et al. (2018) Potentially modifiable determinants of malnutrition in older adults: A systematic review, Clinical Nutrition, 38(6), S. 2477–2498

Online-Wohn-Beratung (Hrsg.) (2021) Ratgeber Wohnungsanpassung barrierefrei (um-)Bauen – Tipps & Lösungsbeispiele, Bad und WC (https://www.online-wohn-beratung.de/wohnungsanpassung-barrierefrei-(um-)-bauen/ratgeber-wohnungsanpassung-barrierefrei-(um-)-bauen-tipps-loesungsbeispiele/bad-und-wc/badumbau-auch-zur-altersvorsorge/worauf-es-ankommt/, Zugriff am: 09.03.2021)

Orem DE (1997) Strukturkonzepte der Pflegepraxis. Mit Beiträgen von Susan G. Taylor und Kathie Mclaughlin. Berlin, Wiesbaden: Ullstein Mosby

Oswald F (2014) Wohnen Drinnen und Draußen – Zur Bedeutung der Verbundenheit mit dem Quartier für Gesundheit und Wohlbefinden. Vortrag auf dem 6. Norddeutschen Wohn-Pflege-Tag, 30. Oktober 2014, Lübeck (https://kiwa-sh.de/images/6.Nordeutscher-Wohn-Pflege-Tag/Prof._Dr._Frank_Oswald_Goethe-Universitaet_Frankfurt_am_Main.pdf, Zugriff am: 22.06.2021)

Oswald F, Konopik N (2015) Bedeutung von außerhäuslichen Aktivitäten, Nachbarschaft und Stadtteilidentifikation für das Wohlbefinden im Alter, Zeitschrift für Gerontologie und Geriatrie, 48(5), S. 401–407

Parker C, Barnes S, McKee K et al. (2004) Quality of life and building design in residential and nursing homes for older people, Ageing & Society, 24, S. 941–962

Pellfolk T, Gustafsson T, Gustafson Y et al. (2009) Risk factors for falls among residents with dementia living in group dwellings, International psychogeriatrics, 21(1), S. 187–194

Petereit-Zipfel H (2021) Angehörigenarbeit ist keine Familientherapie, PiD – Psychotherapie im Dialog, 22(01), S. 52–55

Pflaum M, Lang FR, Freiberger E (2015) Fit mit Rollator. Mobilitätstraining für Rollatornutzer (Manual) (https://www.geronto.fau.de/wp-content/uploads/2015/11/ipg-research-notes_13-2015.pdf, Zugriff am 08.02.2021)

Pflaum M, Lang FR, Freiberger E (2016) Active and safe with wheeled walkers: Pilot study on feasibility of mobility exercises for wheeled walker users, Zeitschrift für Gerontologie und Geriatrie, 49(5), S. 366–371

Pieper R (2009) Technikeinsatz im Spannungsfeld von Ethik, Sicherheit und Autonomie. Vortrag auf dem 5. Gradmann Kollegium bei Demenz Support Stuttgart (www.demenz-support.de/Repository/fundus_vortrag_2009_3.pdf, Zugriff am: 15.12.2020)

Pirlich M, Norman K (2011) Ursachen. In: Löser C, Arends J (Hrsg.) Unter- und Mangelernährung: Klinik, moderne Therapiestrategien, Budgetrelevanz. Stuttgart: Thieme. S. 33–41

Pleschberger S (2005) Nur nicht zur Last fallen: Sterben in Würde aus der Sicht alter Menschen in Pflegeheimen. Palliative Care und Organisationsrethik Bd. 13. Freiburg im Breisgau: Lambertus

Plessner H (1970) Lachen und Weinen. In: Plessner H (Hrsg.) Philosophische Anthropologie. Frankfurt: Suhrkamp. S. 11–171

Pott E (2017) Lebenserwartung und Lebensgefühl älterer Menschen in Deutschland. In: Generali Deutschland AG (Hrsg.) Generali Altersstudie 2017. Wie ältere Menschen in Deutschland denken und leben. Berlin: Springer. S. 170–184

Prohl R, Seewald J (Hrsg.) (1995) Bewegung verstehen. Facetten und Perspektiven einer qualitativen Bewegungslehre. Schorndorf: Karl Hofmann

Radtke R (2021) Lebenserwartung in Deutschland bei Geburt nach Geschlecht (https://de.statista.com/statistik/daten/studie/273406/umfrage/entwicklung-der-lebenserwartung-bei-geburt–in-deutschland-nach-geschlecht, Zugriff am: 18.06.2021)

Radzey BS (2008) Editorial, Demenz Support: DeSS-orientiert. Let's move – Bewegung und Demenz, 02/08, S. 4–5 (https://www.demenz-support.de/Repository/dessjournal_2_2008_bewegung.pdf, Zugriff am: 25.05.2021)

Radzey BS (2009) Anforderung an die Wohnqualität im Pflegeheim. Gradmannkolloquium 2008 (https://www.demenz-support.de/media/fundus_vortrag_2009_4-pdf.pdf, Zugriff am: 03.05.2021)

Radzey BS (2014) Lebenswelt Pflegeheim. Eine nutzerorientierte Bewertung von Pflegeheimbauten für Menschen mit Demenz. Frankfurt/M.: Mabuse

Rathnayake S, Athukorala Y, Siop S (2016) Attitudes toward and willingness to work with older people among undergraduate nursing students in a public university in Sri Lanka: A cross sectional study, Nurse education today, 36, S. 439–444

Reckwitz A (2003) Grundelemente einer Theorie sozialer Praktiken, Zeitschrift für Soziologie, 34(4), S. 282–301

Reichardt C, Gastmeier P (2013) »Patient Empowerment«, Krankenhaushygiene up2date, 08 (03), S. 157–164

Reid N, Eakin E, Henwood T et al. (2013) Objectively measured activity patterns among adults in residential aged care, International journal of environmental research and public health, 10 (12), S. 6783–6798

Remmers H (2000) Pflegerisches Handeln. Wissenschafts- und Ethikdiskurse zur Konturierung der Pflegewissenschaft. Bern: Huber

Remmers H (2016) Zur Relevanz des Körpers im Kontext pflegerischen Handelns. In: Uschok A (Hrsg.) Körperbild und Körperbildstörungen. Handbuch für Pflege- und Gesundheitsberufe. Bern: Hogrefe. S. 25–43

Renner (2020) Arzneimittel im Straßenverkehr (https://ptaforum.pharmazeutische-zeitung.de/sicherheit-im-strassenverkehr-121484/, Zugriff am: 09.06.2021)

Rensing L, Rippe V (2014) Altern. Zelluläre und molekulare Grundlagen, körperliche Veränderungen und Erkrankungen, Therapieansätze. Heidelberg: Springer

Renteln-Kruse W von (2008) Geriatrische Methodik und Versorgungsstrukturen. In: Renteln-Kruse W von (Hrsg.) Medizin des Alterns und des alten Menschen. 2., überarb. u. aktualis. Aufl. 05. Heidelberg: Steinkopff. S. 40–62

Resnick B, Galik E, Gruber-Baldini AL et al. (2009) Nursing Home Resident Outcomes from the Res-Care intervention, Journal of the American Geriatrics Society, 57(7), S. 1156–1165

Resnick B, Galik E (2013) Using Function-Focused Care to Increase Physical Activity Among Older Adults, Annual review of nursing research, 31, S. 175–208

Reuther S (2008) Mobilitätsbeeinflussende Faktoren bei Bewohner/Innen in einem deutschen Alten- und Pflegeheim. Fallanalysen über den Verlauf der Mobilität. Masterarbeit Universität Witten/Herdecke

Reuther S (2014) Mobilitätsbeeinflussende Faktoren bei Bewohnern der stationären Altenhilfe in Deutschland. Pflege und Gesellschaft, 19(2), S. 124–138

Richardson C, Percy M, Hughes J (2015) Nursing therapeutics: Teaching student nurses care, compassion and empathy, Nurse education today, 35 (5), S. e1–e5

RKI – Robert Koch-Institut in Zusammenarbeit mit dem Statistischen Bundesamt (Hrsg.) (2002) Gesundheitsberichterstattung des Bundes. Gesundheit im Alter. Heft 10, Berlin: Verlag Robert Koch-Institut (https://www.gbe-bund.de/pdf/Alter.pdf, Zugriff am: 01.12.2021)

RKI – Robert Koch-Institut (Hrsg.) (2014) Daten und Fakten: Ergebnisse der Studie »Gesundheit in Deutschland aktuell 2012«. Beiträge zur Gesundheitsberichterstattung des Bundes. Berlin: RKI

RKI – Robert Koch-Institut (Hrsg.) (2015) Gesundheit in Deutschland. Gesundheitsberichterstattung des Bundes. Gemeinsam getragen von RKI und Destatis. Berlin: RKI (https://www.rki.de/DE/Content/Gesundheitsmonitoring/Gesundheitsberichterstattung/GesInDtld/gesundheit_in_deutschland_2015.pdf, Zugriff am: 18.06.2021)

Robert-Bosch-Krankenhaus (Hrsg.) (2013) Schritt halten – aktiv älter werden in Reutlingen. Ein Forschungsprojekt der Robert Bosch Gesellschaft für medizinische Forschung Klinik für Geriatrische Rehabilitation am Robert-Bosch-Krankenhaus (https://www.schritthalten.info/assets/files/download/schritthalten-printbroschuere.pdf, Zugriff am: 01.12.2021)

Roes M (2009) Aktivierende und/oder rehabilitative Pflege?, Heilberufe, 61(8), S. 17–18

Rogers CR (1973) Entwicklung der Persönlichkeit: Psychotherapie aus der Sicht eines Therapeuten. Stuttgart: Klett-Cotta

Rogers CR (2012) Die klientenzentrierte Gesprächspsychotherapie. Frankfurt/M.: Fischer Taschenbuch

Roh S-Y, Yeom H-A, Lee M-A et al. (2014) Mobility of older palliative care patients with advanced cancer: A Korean study, European Journal of Oncology Nursing, 18, S. 613–618

Rohr-Zänker R, Müller W (1998) Die Rolle von Nachbarschaften für die zukünftige Entwicklung von Stadtquartieren. Expertise im Auftrag der Bundesforschungsanstalt für Landeskunde und Raumordnung. Oldenburg (https://stadtregion.net/fileadmin/downloads/Rolle_von_Nachbarschaften.pdf, Zugriff am: 01.12.2021)

Romão Preto L, Lamas Gomes J, Morais Pinto Novo J et al. (2016) Effects of a Rehabilitation Nursing Program on the Functional Fitness of Institutionalized Elderly, Revista de Enfermagem Referencia, 4(8), S. 55–63

Rosa H (2016) Resonanz. Eine Soziologie der Weltbeziehung. Berlin: Suhrkamp

Rosenberg MB (2002) Gewaltfreie Kommunikation. Aufrichtig und einfühlend miteinander sprechen. Neue Wege in der Mediation und im Umgang mit Konflikten. Übers. von Ingrid Holler. 2. Aufl. Paderborn: Jungfermann

Rosendaal FR, van Hylckama VA, Doggen CJM (2007) Venous thrombosis in the elderly, Journal of thrombosis and haemostasis, 5(Suppl 1), S. 310–317

Rosso AL, Taylor JA, Tabb LP et al. (2013) Mobility, disability, and social engagement in older

adults, Journal of Aging and Health, 25(4), S. 617–637
Roth G (2001) Fühlen, Denken, Handeln. Wie das Gehirn unser Verhalten steuert. Frankfurt/M.: Suhrkamp
Rothgang H (2000) Wettbewerb in der Pflegeversicherung. In: Igl G (Hrsg.) Das Gesundheitswesen in der Wettbewerbsordnung: wissenschaftliche Tagung des Instituts für Sozialrecht und Sozialpolitik in Europa der Christian-Albrechts-Universität zu Kiel und der AOK Schleswig-Holstein – Die Gesundheitskasse. 25./26. November 1999, Kiel. (Sozialpolitik in Europa, Bd. 4). Wiesbaden: Chmielorz. S. 147–172
Rott C (2015) Gut zusammenleben in Schleswig-Holstein – Die Chancen des demographischen Wandels. Vortrag in Rendsburg am 04.06.2015 (https://www.seniorenpolitik-aktuell.de/wp-content/uploads/2015/06/Vortrag-Dr.-Rott.pdf, Zugriff am: 18.06.2021)
Rott C, Jopp DS (o. J.) HD 100 – Die Heidelberger Hundertjährigen-Studie (https://www.gero.uni-heidelberg.de/forschung/hd100.html, Zugriff am: 18.06.2021)
Rott C, Jopp DS (2012) Das Leben der Hochaltrigen. Wohlbefinden trotz körperlicher Einschränkungen, Bundesgesundheitsblatt, 55(4), S. 474–480
Runge M, Rehfeld G (2001) Geriatrische Rehabilitation im therapeutischen Team. Stuttgart: Thieme
Rush KL, Hickey S, Epp S, Janke R (2017) Nurses' attitudes towards older people care: An integrative review, Journal of clinical nursing, 26(23-24), S. 4105–4116
Russ J, Weyh C, Pilat C (2020) High-intensity exercise programs in people with dementia – a systematic review and meta- analysis, German Journal of Exercise and Sport Research, 51, S. 4–16
Sadjak A (2017) Pathophysiologische Veränderungen im Alter. In: Likar R, Bernatzky G, Pinter G et al. (Hrsg.) Lebensqualität im Alter. Therapie und Prophylaxe von Altersleiden. 2. Aufl. Berlin: Springer. S. 155–172
Salminen AL, Brandt A, Samuelsson K et al. (2009). Mobility devices to promote activity and participation: A systematic review, Journal of Rehabilitation Medicine, 41(9), S. 697–706
Sanerma P, Miettinen S, Paavilainen E et al. (2020) A client-centered approach in home care for older persons – an integrative review, Scandinavian journal of primary health care, 38(4), S. 369–380
Saß A-C, Varnaccia G, Rommel A (2019) Sturzunfälle bei Erwachsenen. Prävention und Gesundheitsförderung, 14(4), S. 355–361

Saup W (1993) Alter und Umwelt. Eine Einführung in die Ökologische Gerontologie. Stuttgart: Kohlhammer
Schernus R (1997) Abschied von der Kunst des Indirekten. Oder: Umwege werden nicht bezahlt. Mit Bemerkungen zu Aus- und Nebenwirkungen von Pflegeversicherungsgesetz und BSHG- Novellierung. In: Blume J, Bremer F, Meier J (Hrsg.) Ökonomie ohne Menschen? Zur Verteidigung der Kultur des Sozialen. Neumünster: Paranus. S. 85–109
Schiff A, Dallmann HU (2021) Ethik in der Pflege. München: Reinhardt (UTB)
Schirghuber J, Schrems B (2018) Ortsfixierung und Bettlägerigkeit im Kontext von Gebundenheit (boundedness). Die Entwicklung einer konzeptuellen Begriffsdefinition auf Grundlage einer integrativen Übersichtsarbeit, Pflege, 31(2), S. 87–99
Schleef T, Junius-Walker U, Krause O (2019) Sicheres Medikamentenmanagement im Pflegeheim, Z Allg Med, 95(2), S. 59–65
Schmid U (2018a) Prophylaxen. In: Kränzle S, Schmid U, Seeger C (Hrsg.) Palliative Care. Praxis, Weiterbildung, Studium. 6., aktualisierte und erweiterte Aufl. Berlin: Springer. S. 207–208
Schmid U (2018b) Lagerung. In: Kränzle S, Schmid U, Seeger C (Hrsg.) Palliative Care. Praxis, Weiterbildung, Studium. 6., aktualisierte und erweiterte Aufl. Berlin: Springer. S. 208–209
Schmidhuber M (2019) Freiwilliger Verzicht auf Flüssigkeit und Nahrung – Sterbefasten als ein Ausweg am Lebensende?, Aktuelle Ernährungsmedizin, 44(01), S. 43–45
Schmidt G (2011) Einführung in die hypnosystemische Therapie und Beratung. 4. Aufl. Heidelberg: Carl Auer
Schmidt G (2012) Liebesaffären zwischen Problem und Lösung. Hypnosystemisches Arbeiten in schwierigen Kontexten. 4. Aufl. Heidelberg: Carl Auer
Schmidt S (2020) Expertenstandards in der Pflege – eine Gebrauchsanleitung. Berlin, Heidelberg: Springer
Schmieder M (2017) Selbstversuch. Der Tag des Scheiterns. Rumliegen! Sonnweid, das Heft, 7, S. 9–13
Schneekloth U, von Törne I (2007) Entwicklungstrends in der stationären Versorgung – Ergebnisse der Infratest-Repräsentativerhebung. In: Schneekloth U, Wahl HW (Hrsg.) Möglichkeiten und Grenzen selbständiger Lebensführung in stationären Einrichtungen (MuG IV). Demenz, Angehörige und Freiwillige, Versorgungssituation sowie Beispielen für »Good Practice«. Integrierter Abschlussbericht. Forschungs-

bericht im Auftrag des Bundesministeriums für Familie, Senioren, Frauen und Jugend, S. 53–168 (https://www.bmfsfj.de/resource/blob/78928/9465bec83edaf4027f25bb5433ea702e/abschlussbericht-mug4-data.pdf, Zugriff am: 25.06.2021)

Schoene D, Heller C, Aung YN et al. (2019) A systematic review on the influence of fear of falling on quality of life in older people: is there a role for falls? Clinical interventions in aging, 14, S. 701–719

Schoolmann S, Stephanow V (2017) Klassische Pflegetheorien. In: Schewior-Popp S, Sitzmann F, Ullrich L (Hrsg.) Thiemes Pflege. 13. Aufl. Stuttgart: Thieme. S. 80–90

Schrank S, Zegelin A, Mayer H (2013) Prävalenzerhebung zur Bettlägerigkeit und Ortsfixierung. Eine Pilotstudie, Pflegewissenschaft, 11(4), S. 231–238

Schrems B (2020) Vulnerabilität in der Pflege. Was verletzlich macht und Pflegende darüber wissen müssen. Weinheim, Basel: Juventa

Schrems B (2021) Der Prozess des Diagnostizierens in der Pflege. Wien: Facultas

Schröder G, Neander K-D, Bienstein C (1997) Lagerung zur Dekubitusprophylaxe. In: Bienstein C, Schroeder G, Braun M et al. (Hrsg.) Dekubitus: Die Herausforderung für Pflegende. Stuttgart: Thieme. S. 105–129

Schurig AM, Böhme M, Just KS et al. (2018) Adverse Drug Reactions (ADR) and Emergencies, Dtsch Arztebl International,115(15), S. 251–258

Schwenk M, Schmidt M, Pfisterer M et al. (2011) Rollator use adversely impacts on assessment of gait and mobility during geriatric rehabilitation, Journal of Rehabilitation Medicine, 43(5), S. 424–429

Seewald J (2007) Der Verstehende Ansatz in Psychomotorik und Motologie. München, Basel: Reinhard

Seliger R (2012) Das Dschungelbuch der Führung: Ein Navigationssystem für Führungskräfte. 3. Aufl. Heidelberg: Carl-Auer

Seligmann M (1975) Erlernte Hilflosigkeit. München: Urban & Schwarzenberg

Senge PM, Kleiner A, Smith B et al. (2000) Das Fieldbook zur Fünften Diszipin. 4. Aufl. Stuttgart: Klett Cotta

Seniorenwohnkonzept Rödental (Hrsg.) (o. J.) Fit für den Alltag! (https://www.aelter-werden-in-balance.de/fileadmin/user_upload/aewib/kommunaler_wettbewerb/2015/docs/faltblatt_praevprogramm1.pdf, Zugriff am: 01.12.2021)

SGB V – Sozialgesetzbuch Fünftes Buch – Gesetzliche Krankenversicherung § 126 Versorgung durch Vertragspartner Artikel 1 des Gesetzes vom 20. Dezember 1988, BGBl. I S. 2477

SGB IX – Sozialgesetzbuch Neuntes Buch – Rehabilitation und Teilhabe von Menschen mit Behinderungen vom 23. Dezember 2016. Zuletzt durch Artikel 43 des Gesetzes vom 20. August 2021 (BGBl. I S. 3932) geändert

SGB XI – Sozialgesetzbuch Elftes Buch – Soziale Pflegeversicherung vom 26. Mai 1994. Zuletzt durch Artikel 3 des Gesetzes vom 22. Dezember 2020 (I 3299) geändert

Shumway-Cook A, Woollacot MH (1995) Motor Control: Theory and Practical Applications, Philadelphia: Lippincott Williams & Wilkins

Shumway-Cook A, Ciol MA, Yorkston KM et al. (2005) Mobility limitations in the Medicare population: Prevalence and sociodemographic and clinical correlates, Journal of the American Geriatrics Society, 53(7), S. 1217–1221

Simonson J, Vogel C (2017) Organisationale Struktur des freiwilligen Engagements und Verbesserungsmöglichkeiten der Rahmenbedingungen. In: Simonson J, Vogel C, Tesch-Römer C (Hrsg.) Empirische Studien zum bürgerschaftlichen Engagement. Freiwilliges Engagement in Deutschland: Der Deutsche Freiwilligensurvey 2014. Wiesbaden: Springer VS. S. 523–548

Simonson J, Ziegelmann JP, Vogel C et al. (2017) Zentrale Ergebnisse des Deutschen Freiwilligensurveys 2014. In: Simonson J, Vogel C, Tesch-Römer C (Hrsg.) Empirische Studien zum bürgerschaftlichen Engagement. Freiwilliges Engagement in Deutschland: Der Deutsche Freiwilligensurvey 2014, Wiesbaden: Springer VS. S. 21–27

Singer T, Bolz M (Hrsg.) (2013) Mitgefühl in Alltag und Forschung. München: eBook Max Planck Society

Smith TJ, Smith KU (1972) Social Tracking and Social Feedback Control: The Experimental Foundations of Social Cybernetics. Madison Wisconsin: Behavioral Cybernetics Laboratory

Smith TJ, Smith KU (1988) The Cyernetic Basis of Human Behavior and Performance, A Newsletter of Ideas in Cybernetics Number, 15, S. 1–30

Sondell A, Rosendahl E, Yngve G et al. (2018) The Applicability of a High-Intensity Functional Exercise Program Among Older People With Dementia Living in Nursing, Journal of Geriatric Physical Therapy, 42(4), S. 16–24

Spiegel H von (2018) Methodisches Handeln in der Sozialen Arbeit: Grundlagen und Arbeitshilfen für die Praxis. 6. Aufl. München: Reinhardt

SPV – Schweizer Paraplegiker Vereinigung (Hrsg.) (2017) Transfer von Personen im Rollstuhl. Lobbach: Selbstverlag Nottwil

Stadt Köln (Hrsg.) (o. J.) Rundgänge mit Tiefgang (https://www.stadt-koeln.de/artikel/03023/index.html, Zugriff am: 01.12.2021)

Staudhammer M (2018) Prävention von Machtmissbrauch und Gewalt in der Pflege. Heidelberg: Springer

Steffen-Bürgi B (2006) Reflexionen zu ausgewählten Definitionen der Palliative Care. In: Knipping C (Hrsg.) Lehrbuch Palliative Care. Bern: Hogrefe. S. 30–38

Steigele W (2016) Bewegung, Mobilisation und Lagerung in der Pflege. Berlin: Springer

Stiftung Sicherheit im Sport, Landessportbund NRW (Hrsg.) (2016) Handlungsempfehlung zur sicheren Nutzung nicht normierter Sport- und Bewegungsräume für den Sport der Älteren. (https://www.lsb.nrw/fileadmin/global/media/Downloadcenter/Sportraeume/Handlungsempfehlung_Aeltere.pdf, Zugriff am: 19.05.2021)

Storch M (2006) Wie Embodiment in der Psychologie erforscht wurde. In: Storch M, Cantieni B, Hüther G et al. (Hrsg.) Embodiment. Die Wechselwirkung von Körper und Psyche verstehen und nutzen. Bern: Huber. S. 35–72

Storch M, Cantieni B, Hüther G et al. (2011) Embodiment: Die Wechselwirkung von Körper und Psyche verstehen und nutzen. 2. erw. Aufl. Bern: Huber

Storch M, Tschacher W (2014) Embodied Communication. Bern: Huber

Straubmeier M, Behrndt E, Seidl H et al. (2017) Nichtpharmakologische Therapie bei Menschen mit kognitiven Einschränkungen: Ergebnisse der randomisierten kontrollierten German-Day-Care-Studie, Deutsches Ärzteblatt, 114(48), S. 815–821

Streicher M, van Zwienen-Pot J, Bardon L et al. (2018) Determinants of Incident Malnutrition in Community-Dwelling Older Adults: A MaNuEL Multicohort Meta-Analysis, JAGS, 66(12), S. 2335–2343

Swertz C (2008) Der Bildungsbeitrag des Digital Play-Based Learnings. In: Mitgutsch K, Rosenstingl H (Hrsg.) Faszination Computerspielen. Theorie – Kultur – Erleben, Wien: new academic press. S. 127–137

Swoboda NL, Dahlke S, Hunter KF (2020) Nurses' perceptions of their role in functional focused care in hospitalised older people: An integrated review. International journal of older people nursing, 15(4), e12337

Tenorth H-E, Tippelt R (Hrsg.) (2007) Studium Pädagogik. Beltz Lexikon Pädagogik. Weinheim: Beltz

Thiel C, Braun T, Grüneberg C (2019) Körperliches Training als Kernkomponente multimodaler Behandlung älterer Menschen mit Frailty – Studienprotokoll einer randomisierten kontrollierten Pilotstudie, Zeitschrift für Gerontologie und Geriatrie, 52(1), S. 45–60

Thiele J (1995) »Mit anderen Augen« – Bewegung als Phänomen verstehen. In: Prohl R, Seewald J (Hrsg.) Bewegung verstehen. Facetten und Perspektiven einer qualitativen Bewegungslehre. Schorndorf: Karl Hofmann. S. 57–76

Thesing T (2009) Betreute Wohngruppen und Wohngemeinschaften für Menschen mit geistiger Behinderung. Freiburg i. Breisgau: Lambertus

Thomas DC, Kreizman IJ, Melchiorre P et al. (2002) Rehabilitation of the patient with chronic critical illness, Critical Care Clinics, 18(3), S. 695–715

Thomson M (2019) Fixierungen vermeiden. Alternativen zu freiheitsentziehenden Maßnahmen in der Pflege. 2. Aufl. Berlin: Springer

Thomsen M (2020) Stürze verhindern ohne Fixierung. Sturzursachen suchen und beseitigen, Heilberufe, 72(11), S. 24–27

Thürmann P, Jaehde U (2011) Arzneimitteltherapiesicherheit in Alten- und Pflegeheimen: Querschnittsanalyse und Machbarkeit eines multidisziplinären Ansatzes (https://www.bundesgesundheitsministerium.de/fileadmin/Dateien/5_Publikationen/Gesundheit/Berichte/Abschlussbericht_Arzneimitteltherapiesicherheit_in_Alten-_und_Pflegeheimen_Querschnittsanalyse_und_Machbarkeit_eines_multidisziplinaeren_Ansatzes.pdf, Zugriff am: 09.06.2021)

Thürmann P, Jaehde, U (2016) Abschlussbericht zum Projekt Arzneimitteltherapiesicherheit bei Patienten in Einrichtungen der Langzeitpflege (AMTS-AMPEL). Eine prospektive Interventionsstudie (https://www.bundesgesundheitsministerium.de/fileadmin/Dateien/5_Publikationen/Gesundheit/Berichte/AMPELAbschlussbericht-gesamt-15-12-16.pdf, Zugriff am: 18.02.2021)

Torrington J (2009) The design of technology and environments to support enjoyable activity for people with dementia. ALTER, European Journal of Disability Research Band 3, Issue 2, S. 123–137

Tugendhat E (1993) Vorlesungen über Ethik. Frankfurt/M.: Suhrkamp

Tugendhat E (2000) Was heißt es, moralische Urteile zu begründen? In: Tugendhat E (Hrsg.) Aufsätze 1992–2000. Frankfurt/M.: Suhrkamp. S. 91–108

Uzarewicz M (2011) Der Leib und die Grenzen der Gesellschaft. Eine neophänomenologische Soziologie des Transhumanen. Stuttgart: Lucius

Uzarewicz C, Moers M (2012) Leibphänomenologie für Pflegewissenschaft – eine Annäherung, PfleGe, 17(2), S. 101–110

v. Weizsäcker V (1950) Der Gestaltkreis. Stuttgart: Thieme

Vaismoradi M, Wang I-L, Turunen H et al. (2016) Older people's experiences of care in nursing homes: A meta-synthesis, International Nursing Review, 63(1), S. 111–121

van Dronkelaar C, Tieland M, Aarden JJ et al. (2019) Decreased Appetite is Associated with Sarcopenia-Related Outcomes in Acute Hospitalized Older Adults, Nutrients, 11(4), doi: 10.3390/nu11040932

Van Hoof, J, Verhagen MM, Wouters EJM et al. (2015) Picture Your Nursing Home: Exploring the Sense of Home of Older Residents through Photography, Journal of Aging Research Volume 2015, doi: 10.1155/2015/312931

Van den Berg MEL, Winsall M, Dyer SM et al. (2020) Understanding the Barriers and Enablers to Using Outdoor Spaces in Nursing Homes: A Systematic Review, Gerontologist, 60(4), S. 254–269

Vásquez-Morales A, Wanden-Berghe C, Sanz-Valero J (2013) Ejercicio físico y suplementos nutricionales; efectos de su uso combinado en las personas mayores de 65 años; una revisión sistemática, Nutricion Hospitalaria, 28(4), S. 1077–1084

Vaupel P, Biesalski HK (2018) Proteine. In: Biesalski HK, Bischoff SC, Pirlich M, Weimann A (Hrsg.) Ernährungsmedizin: Nach dem Curriculum Ernährungsmedizin der Bundesärztekammer. 5., vollständig überarbeitete und erweiterte Aufl. Stuttgart, New York: Thieme. S. 145–163

Vellas B, Villars H, Abellan G et al. (2006) Overview of the MNA® – Its history and challenges, The journal of nutrition, health & aging, 10(6), S. 456–464

Vinsnes AG, Nakrem S, Harkless GE (2012) Quality of care in Norwegian nursing homes – typology of family perceptions, Journal of Clinical Nursing, 21, S. 243–254

Vira P, Samuel SR, Amaravadi SK et al. (2020) Role of Physiotherapy in Hospice Care of Patients with Advanced Cancer: A Systematic Review, American Journal of Hospice and Palliative Medicine, 8, S. 1–9

Vogel C, Hagen S, Simonson J et al. (2017) Freiwilliges Engagement und öffentliche gemeinschaftliche Aktivität. In: Simonson J, Vogel C, Tesch-Römer C (Hrsg.) Empirische Studien zum bürgerschaftlichen Engagement. Freiwilliges Engagement in Deutschland: Der Deutsche Freiwilligensurvey 2014, Wiesbaden: Springer VS. S. 91–152

Vogelgesang W (2008) Die eigenwillige Mediennutzung von Jugendlichen, Fachzeitschrift der Aktion Jugendschutz, 44(1), S. 4–13

Volkert D (2015) Generelle Mangelernährung. In: Volkert D (Hrsg.) Ernährung im Alter. Berlin, Boston: De Gruyter. S. 66–90

Volkert D, Chourdakis M, Faxen-Irving G et al. (2015) ESPEN guidelines on nutrition in dementia, Clinical Nutrition, 34(6), S. 1052–1073

Volkert D, Kiesswetter E, Cederholm T et al. (2019a) Development of a Model on Determinants of Malnutrition in Aged Persons: A MaNuEL Project, GGM, 5, doi: 10.1177/2333721419858438

Volkert D, Beck AM, Cederholm T et al. (2019b) ESPEN guideline on clinical nutrition and hydration in geriatrics, Clinical Nutrition, 38(1), S. 10–47

Volkert D, Weber J, Kiesswetter E et al. (2020) Ernährungssituation in Krankenhäusern und Pflegeheimen – Auswertung der nutritionDay-Daten für Deutschland. In: Deutsche Gesellschaft für Ernährung e. V. (DGE) (Hrsg.) 14. DGE-Ernährungsbericht. Bonn: DGE. S. 199–258

Wagner U (2018) Mehr Mut zur Bewegung. Die Schwester | Der Pfleger, 57(7), S. 47–49

Wahl HW, Schneekloth U (2007) Der Hintergrund: Forschungen zur Lebensführung in stationären Einrichtungen. In: Schneekloth U, Wahl HW (Hrsg.) Möglichkeiten und Grenzen selbständiger Lebensführung in stationären Einrichtungen (MuG IV). Demenz, Angehörige und Freiwillige, Versorgungssituation sowie Beispielen für »Good Practice«. Integrierter Abschlussbericht. Forschungsbericht im Auftrag des Bundesministeriums für Familie, Senioren, Frauen und Jugend, S. 23–52 (https://www.bmfsfj.de/resource/blob/78928/9465bec83edaf4027f25bb5433ea702e/abschlussbericht-mug4-data.pdf, Zugriff am: 25.06.2021)

Wall BT, Dirks ML, Snijders T et al. (2014) Substantial skeletal muscle loss occurs during only 5 days of disuse, Acta Physiol., 210(3), S. 600–611

Webber SC, Porter MM, Menec VH (2010) Mobility in older adults: a comprehensive framework, Gerontologist, 50(4), S. 443–450

Weber K (2017) Demografie, Technik, Ethik: Methoden der normativen Gestaltung technisch gestützter Pflege, Pflege & Gesellschaft, 22(4), S. 338–352

Weidert S (2007) Leiblichkeit in der Pflege von Menschen mit Demenz. Frankfurt/M.: Mabuse

Westphal C, Dobelhammer G (2018) Demografischer Wandel und Auswirkungen auf die Bevölkerungsstruktur. In: Granacher U, Mechling H, Voelcker-Rehage C (Hrsg.) Handbuch Bewegungs- und Sportgerontologie. Schorndorf: Hoffmann, S. 37–49

Wettreck R (2001) »Am Bett ist alles anders« – Perspektiven professioneller Pflegeethik. Münster: LIT

Wettreck R (2020) »Am Bett ist alles anders« – Perspektiven professioneller Pflegeethik. 3. Aufl. Münster: LIT

WHOLE Project Consortium (Hrsg.) (2016) Intellectual Output 1. Needs for implementing healthy choices for older adults and their carers: the stakeholder view: O1 A2 International Literature Review (https://www.uni-muenster.de/ProjectWhole/projectresults/, Zugriff am: 26.02.2021)

WHOLE Project Consortium (Hrsg.) (2018) Intellecutal Output 4. Pilot Summary Report (https://www.uni-muenster.de/ProjectWhole/wp-content/uploads/2018/09/O4-A3-Pilot-summary-report.pdf, Zugriff am: 26.02.2021)

Wiemeyer J (2018) Spielerische Förderung körperlicher Aktivität von Älteren: Theorie und Empirie, Prävention und Gesundheitsförderung, 13 (4), S. 285–291

Wiener N (1948) Cybernetics. New York: Wiley

Wildt A (1997) Gefühle in Ernst Tugendhats Konzeption der Moralbegründung, Dtsch. Z. Philos., 45(1), S. 119–136

Wingenfeld K (2014) Die Entwicklung der Mobilität von Heimbewohnern, Pflege und Gesellschaft, 19(2), S. 113–124

Wingenfeld K, Schaeffer D (2001) Nutzerperspektive und Qualitätsentwicklung in der ambulanten Pflege, Zeitschrift für Gerontologie und Geriatrie, 34(2), S. 140–146

Wolters FJ, Chibnik LB, Waziry R (2020) Twenty-seven-year time trends in dementiaincidence in Europe and the United States, Neurology, 95, e519–e531

WHO – World Health Organization (Hrsg.) (2007) Global Report on Falls in Older Age (https://www.bing.com/search?q=http%3A%2F%2Fwww.who.int%2Fageing%2Fprojects%2Ffalls_prevention_older_age%2Fen%2F%2C+&form=ANNTH1&refig=be38f7277de94239af5c99e9b4b71bd5, Zugriff am: 14.01.2021)

WHO – World Health Organization (Hrsg.) (2010) Global recommendations on physical activity for health (http://whqlibdoc.who.int/publications/2010/9789241599979_eng.pdf, Zugriff am: 30.09.2021)

WHO – World Health Organization (Hrsg.) (2018) Ageing and health (https://www.who.int/newsroom/fact-sheets/detail/ageing-and-health, Zugriff am: 01.02.2021)

Yamada M, Higuchi T, Nishiguchi S et al. (2013). Multitarget Stepping Program in Combination with a Standardized Multicomponent Exercise Program Can Prevent Falls in Community-Dwelling Older Adults: A Randomized, Controlled Trial, The American Geriatrics Society, 61, S. 1669–1675

Young IM (1993) Werfen wie ein Mädchen. Eine Phänomenologie weiblichen Körperverhaltens, weiblicher Motilität und Räumlichkeit, Deutsche Zeitschrift für Philosophie, 41, S. 707–725

Zahner L, Donath L, Faude O et al. (2014). Krafttraining im Alter: Hintergründe, Ziele und Umsetzung, Schweizerische Zeitschrift für Sportmedizin und Sporttraumatologie, 62(4), S. 23–28

Zeeh J (2019) Den Ursachen auf der Spur Sturz im Hausflur: War nur der Perserteppich schuld? Geriatrie-Report, 14(2), S. 14–18

Zegelin A (2005a) »Festgenagelt sein«. Der Prozess des Bettlägerigwerdens durch allmähliche Ortsfixierung, Pflege, 18(5), S. 281–288

Zegelin A (2005b) »Festgenagelt sein«. Der Prozess des Bettlägerigwerdens durch allmähliche Ortsfixierung. Bern: Huber

Zegelin A (2010) »Festgenagelt sein«. Der Prozess des Bettlägerigwerdens. 2. Nachdruck. Bern: Huber

Zegelin A (2011) Bewegungsförderung. Mobil im Pflegeheim, Die Schwester | Der Pfleger, 50(4), S. 322–325

Zegelin A (2013) »Festgenagelt sein«. Der Prozess des Bettlägerigwerdens. 2., ergänzte Aufl. Bern: Huber

Zegelin A (2017a) Kernkategorie der Pflege. Mobilitätsförderung kontra Sturzvermeidung?, RDG, 14(3), S. 122–127

Zegelin A (2017b) Beweggründe schaffen, Die Schwester | Der Pfleger, 56(10), S. 40–44

Zegelin A (2017c) Zentrale pflegerische Aufgabe: Bewegungsfähigkeit erhalten, Pflegezeitschrift, 70(7), S. 9–11

Zegelin A (2018) Die Biografie im Blick, Die Schwester | Der Pfleger, 57(2), S. 40–43

ZQP – Zentrum für Qualität in der Pflege (Hrsg.) (2016) Perspektivwechsel Methode »Schattentage« in der Pflege. Bedürfnisorientierte Qualitätsentwicklung in der Pflege (https://www.zqp.de/wp-content/uploads/Perspektivwechsel_Methode_Schattentage_Pflege_Qualitaetssicherung.pdf, Zugriff am: 20.05.2021)

ZQP – Zentrum für Qualität in der Pflege (Hrsg.) (2020a) Rollator. Tipps zum sicheren Umgang (https://www.zqp.de/wp-content/uploads/ZQP_Ratgeber_Rollator.pdf, Zugriff am: 08.02.2021)

ZQP – Zentrum für Qualität in der Pflege (Hrsg.) (2020b) ZQP-Übersicht. Bewegungsförderung in der stationären Pflege (https://www.zqp.de/wp-content/uploads/ZQP_%C3%9Cbersicht_Bewegungsf%C3%B6rderung.pdf, Zugriff am: 25.05.2021)

ZQP – Zentrum für Qualität in der Pflege (Hrsg.) (2020c) Bewusstsein schaffen: Sensibilisierung und Qualitätseinschätzung (https://www.zqp.de/wp-content/uploads/zqp-pflegecharta-methode-schattentage.pdf, Zugriff am: 19.03.2021)

Zuckerman JD (1996) Hip fracture, The New England journal of medicine, 334(23), S. 1519–1525

Die Herausgebenden

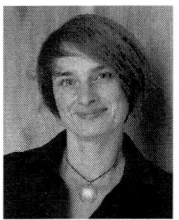 **Bianca Berger,** Dipl.-Pflegewirtin (FH), M. Sc., Wissenschaftliche Mitarbeiterin an der Fakultät Soziale Arbeit, Bildung und Pflege der Hochschule Esslingen.

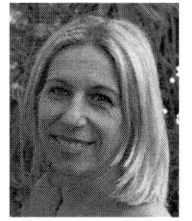 **Petra Reiber,** M. A., Wissenschaftliche Mitarbeiterin an der Fakultät Soziale Arbeit, Bildung und Pflege der Hochschule Esslingen.

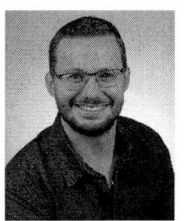 **Fabian Graeb,** M. A., Wissenschaftlicher Mitarbeiter an der Fakultät Soziale Arbeit, Bildung und Pflege der Hochschule Esslingen.

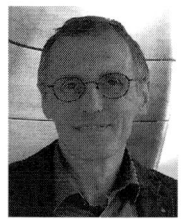 **Prof. Dr. P. H. Reinhold Wolke,** Professor für Gesundheits- und Sozialökonomie an der Fakultät Soziale Arbeit, Bildung und Pflege der Hochschule Esslingen.

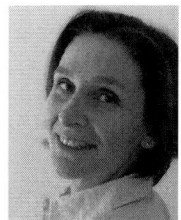 **Gundula Essig,** M. Sc., Dipl.-Gesundheitsökonomin, Wissenschaftliche Mitarbeiterin an der Fakultät Soziale Arbeit, Bildung und Pflege der Hochschule Esslingen.

Die Autorinnen, die Autoren

Manfred Baumann, Leitung Hospiz Stuttgart.

Christine Bäumler, Sport- und Gymnastiklehrerin, Kinaesthetics- und Sturzpräventionstrainerin, Wilhelmshilfe Göppingen e. V.

Prof. Marlies Beckmann, Professorin für Klinische Pflege und Pflegewissenschaft a. D., Begründerin der Aktivitas-Pflege®.

Bianca Berger, Dipl.-Pflegewirtin (FH), M. Sc., Wissenschaftliche Mitarbeiterin an der Fakultät Soziale Arbeit, Gesundheit und Pflege der Hochschule Esslingen.

Judith Blau, Referatsleiterin, Breitensport/Generationen, Landessportbund Nordrhein-Westfalen e. V., Duisburg.

Katrin Brandenberg, Projektkoordinatorin BAP 2.0, Referat Breitensport/Generationen, Landessportbund Nordrhein-Westfalen e. V., Duisburg.

Michael Breuckmann, Inhaber der Aktivitas-Pflege®.

Holger Carstensen, stellvertretende Pflegedienstleitung, Stadtdomizil Altenpflege-Zentrum GmbH.

Prof. Dr. Hans-Ulrich Dallmann, Professor für Ethik am Fachbereich Sozial- und Gesundheitswesen der Hochschule für Wirtschaft und Gesellschaft Ludwigshafen.

Ruth Dankbar, Projektleiterin, Abteilung Forschung und Entwicklung Wohlfahrtswerk für Baden-Württemberg, Stuttgart.

Margret Eberl, Beraterin BAP 2.0, Landessportbund Nordrhein-Westfalen e. V., Duisburg.

Gundula Essig, Dipl.-Gesundheitsökonomin, Wissenschaftliche Mitarbeiterin an der Fakultät Soziale Arbeit, Gesundheit und Pflege der Hochschule Esslingen.

PD Dr. Ellen Freiberger, Institut für Biomedizin des Alterns, Friedrich-Alexander-Universität, Erlangen-Nürnberg.

Dr. Heiner Friesacher, Pflegewissenschaftler und Dipl.-Berufspädagoge, Fachkrankenpfleger für Intensivpflege.

Veronika Geng, Projektmanagement in der Manfred-Sauer-Stiftung, Lobbach.

Fabian Graeb, M. A., Wissenschaftlicher Mitarbeiter an der Fakultät Soziale Arbeit, Gesundheit und Pflege der Hochschule Esslingen.

Silvia Grunert, Praxisanleiterin im Pflegezentrum Bethanien, Stuttgart.

Ute Müller-Hesselbach, Seniortrainerin der Aktivitas-Pflege® Kirchzarten.

Michaela Holke, Leitung Sozialstation, Wilhelmshilfe Göppingen e. V.

Elke Kälberer, Mitarbeiterin Tagespflege Bartenbach und Sozialstation, Wilhelmshilfe Göppingen e. V.

Dr. Gabriele Kreutzner, Leitung Projekt »Lust am Wandern«, Demenz Support Stuttgart gGmbH und Schwäbischer Albverein.

Christina Kümmel, Qualitätsbeauftragte, Diak. Altenhilfe, Stuttgart.

Melanie Kutschke-Frye, Leitung Tagespflege Bartenbach, Wilhelmshilfe Göppingen e. V.

Katharina Lang, Leitung Alltag und Wohnen, Pflegezentrum Paulinenpark, Stuttgart.

Dr. Ulrich Lindemann, Wissenschaftlicher Mitarbeiter, Robert-Bosch-Krankenhaus, Abteilung Geriatrie und Klinik für Geriatrische Rehabilitation.

Roya Babaie Masoum, Studentin der Hochschule Esslingen.

Petra Reiber, M. A., Wissenschaftliche Mitarbeiterin an der Fakultät Soziale Arbeit, Gesundheit und Pflege der Hochschule Esslingen.

Dr. Katja Renner, Apothekerin, Apotheke am MDZ in Heinsberg.

Dr. Sven Reuther, Organisation und Entwicklung, Städtische Seniorenheime Krefeld gemeinnützige GmbH.

Laura Ruby, Studentin der Hochschule Esslingen.

Prof. Dr. Andrea Schiff, Professorin für Pflegewissenschaft am Fachbereich Gesundheitswesen der Katholischen Hochschule Nordrhein-Westfalen, Abteilung Köln.

Dorit Schneider, Physiotherapeutin, Stuttgart.

Anja Schwarz, Vorstand der BAG Wohnungsanpassung e. V.

Graciela Sosa-Köttermann, Studentin der Hochschule Esslingen.

Carmen Steinmetz-Ehrt, Geschäftsführerin Kinaesthetics-mlh GmbH, Starzach.

Katja Thiele, Pflegereferentin, Wilhelmshilfe Göppingen e. V.

Boris Troll, sportwissenschaftliche Betreuung und Leitung des Bewegungsbereiches, Marienhaus St. Johann e. V., Freiburg.

Tibor Vetter, Projektleiter, Abteilung Forschung und Entwicklung, Wohlfahrtswerk für Baden-Württemberg, Stuttgart.

Prof. Dr. P. H. Reinhold Wolke, Professor für Gesundheits- und Sozialökonomie an der Fakultät Soziale Arbeit, Gesundheit und Pflege der Hochschule Esslingen.

Silvia Wydra, Studentin der Hochschule Esslingen.

Nicole Zenker, Pflegefachkraft und Multiplikatorin für das Thema »Erhaltung und Förderung der Mobilität in der Pflege«, Pflegezentrum Paulinenpark, Stuttgart.